CONGRÈS PÉRIODIQUE INTERNATIONAL

DES

SCIENCES MÉDICALES.

8ME SESSION

COPENHAGUE 10–16 AOÛT 1884.

CONGRÈS
PÉRIODIQUE INTERNATIONAL
DES
SCIENCES MÉDICALES.

8me SESSION — COPENHAGUE 1884.

COMPTE-RENDU

PUBLIÉ AU NOM DU BUREAU

PAR

C. LANGE
SECRÉTAIRE-GÉNÉRAL.

TOME IV.

COPENHAGUE.
LIBRAIRIE GYLDENDAL (F. HEGEL & FILS).
1886.

Imprimerie de I. Cohen. Copenhague.

Table des matières.

Section de Laryngologie.

Démonstrations :

Section d'Otologie.

Démonstrations:

Section d'Hygiène et de Médecine légale.

Section de Médecine militaire.

XI. Section de Laryngologie.

Président:

M. le Dr. MORELL MACKENZIE, de Londres.

Présidents d'honneur:

M. le Dr. BAYER, de Bruxelles.
» Dr. BOSWORTH, de New-York.
» Prof. B. FRAENKEL, de Berlin.
» Dr. J. GOTTSTEIN, de Breslau.
» Dr. T. HERING, de Warsovie.

M. le Dr. E. J. MOURE, de Bordeaux.
» Prof. RAUCHFUSS, de St. Petersbourg.
» Dr. F. SEMON, de Londres.
» Prof. J. SCHNITZLER, de Vienne.

Secrétaires:

M. le Dr. HOOPER, de Boston.
» Dr. KRAUSE, de Berlin.
» Dr. MARTEL, de Paris.

M. le Dr. MYGIND, de Copenhague.
» Dr. E. SCHMIEGELOW, de Copenhague.

Lundi 11 août à 10 heures constitution de la section.

M. le Dr. W. MEYER, Président du comité d'organisation a ouvert la séance par le discours suivant:

Gentlemen, much honoured Colleagues!

In the name of the organizing committee I have first and foremost to wish you heartily welcome to our country, our capital and to this place of work for promoting laryngological science.

I have to thank you for honouring these meetings with your presence as well as for many a valuable advice, many a clever suggestion, always given in a most generous way, concerning the subjects for discussion and the mode of treating them. We have, by your kindness and experience been much alleviated in our serious endeavours for preparing these meetings.

Had it not been for these feelings of welcome and thankfulness filling our hearts until overflowing I should have begun my adress to you with a congratulation. I am glad indeed, nay let me say, I am very proud to open the meeting of the laryngological Section the first time, that this Section takes an independent position at an international medical Congress.

That this independent position of Laryngology is fully deserved, there can not be any doubt. It is deserved by the importance of its contents, by the strenuousness, energy and genius of the men who have worked at it, it is deserved by the great results — equally great scientifically and practically — which have been obtained. In fact very few other medical disciplines have in a space of time, equal to that elapsed from my friend Czermaks discovery until this day developped themselves so as to bear more brillant blossoms, more really useful fruits, than Laryngology. Look at the vastness of the field, that has been cultivated — a field so vast indeed, that possibly a part of it soon will want its own independent culture —, and look at the range of laryngological study and practice — from the subtlest inquiries about nervous influence to the most daring (some even say, too daring) operations.

It has been fortunate, but by no means unheard of in the history of science, that so many eminently gifted men — of whome we have the honour of seeing not a few in our presence — at the same time have given their interest and labour to this comparatively young discipline, Laryngology, whose independence they in fact had secured long before it could be proclaimed — never to be lost. —

But Gentlemen, whilst we enjoy the presence and soon are going to hear the voices of these prominent men, let us not forget those cooperators, whose voice since the last international Congress has become silent. I need not remind you of Dr. Fowlis of Glasgow, whose able introduction many of us have listened to at the last Congress. Next we deeply regret the loss of Professor Krishaber, whom I have heard called — and justly too — the father of scientific Laryngology in France. Last, not least let me recall the death of Professor Bruns of Tübingen, alike eminent as a man and a professor, one of the heroes in the laryngological army.

The holes in the ranks have not been left open; other, not less able men have fallen in — yet we owe them, that have gone, just at this occasion a most honourable, most thankful remembrance.

Let me conclude with the sincere wish, and, I venture to say, the just hope, that for a long time to come the endeavours of Laryngologists may be crowned with the same success and followed by the profession with the same esteem and acknowledgement as hitherto. And may the proceedings of the Laryngological Section at this 8th International medical Congress form a conspicuous link in the chain of proceedings, by which on similar occasions this discipline has shown and will show its life and progress.

On procéde alors à la nomination du président, des présidents honoraires et des secrétaires dessus cités.

Ueber die Anwendung der Chromsäureätzungen bei Krankheiten der Nasenhöhle.

Sur l'emploi des cauterisations d'acide chromique dans les maladies de la cavité nasale.

On the use of chromic acid in the diseases of the nasal cavity.

Dr. **Hering**, de Varsovie.

In der Pharmacologie geht es gewissen Mitteln, wie in der Welt den Menschen. Während die einen auf leichte Weise eine sociale Stellung erringen und zu Ehren kommen, werden andere unverdienter Maassen verkannt, vergessen, missachtet.

In der Reihe der caustischen Mittel ist diese traurige Rolle der Chromsäure zugefallen.

Man hat ihr viel Schlimmes nachgesagt, vor ihren toxischen Eigenschaften gewarnt, gefährliche Vergiftungserscheinungen notirt, ja sogar ihre Gönner spendeten das Lob mit solcher Reserve, dass ich, der nach vielfachen Versuchen und Beobachtungen zu ganz anderen Schlüssen gelangt bin, mit einer gewissen Befangenheit vor Ihnen stehe, indem ich befürchte des Chauvinismus oder der Selbsttäuschung beschuldigt zu werden. — Denn es ist, M. H., heutzutage immer noch leichter, einem neuen Heilmittel den Weg in die Praxis zu schaffen, als ein altes, wenig erprobtes, discreditirtes Mittel wieder zu Ehren zu bringen.

Im April dieses Jahres habe ich in der Plenarsitzung der französischen Laryngologen in Paris eine vorläufige Mittheilung über die Anwendung von Chromsäureätzungen bei Affectionen der Nase, des Pharynx und des Kehlkopfes vorgelesen und ihre trefflichen Eigenschaften hervorgehoben.

Seit dieser Zeit hatte ich Gelegenheit, sie vielfach anzuwenden und die Zahl meiner Beobachtungen bedeutend zu vermehren. Ich werde an dieser Stelle nur von der Anwendung der Chromsäure bei chronischen Erkrankungen der Nase, ihrer Nebenhöhlen und des Nasenrachenraumes berichten, und zwar um das Programm unserer Sitzung nicht zu überschreiten.

Die positiven Resultate, die ich damit bei Erkrankungen des Pharynx und Larynx gewonnen habe, sollen an einer anderen Stelle berücksichtigt werden.

Die Chromsäure wurde bisher wegen ihrer giftigen Eigenschaften nur versuchsweise, von Wenigen, äusserlich angewandt, weil sie bei Gegenwart alcalischer Basen sehr leicht absorbirt wird und Angaben existiren, dass nach Cauterisationen heftiges Erbrechen, Durchfall, Collaps, ja tödliche Vergiftungen unter ausgesprochenen choleriformen Erscheinungen vorkommen können. (A. Mayer, Bruck).

Diese Ansichten sind nicht nur in den älteren Arbeiten vertreten, sie finden sie auch in den neuesten Publicationen, die sich über dieses Mittel und seinen therapeutischen Werth aussprechen. Prof. Lewin, der die Chromsäure vielfach angewandt und empfohlen hat, warnt dennoch vor ihrer Anwendung in den Schleimhauthöhlen, da sie Vergiftungserscheinungen hervorrufen kann. Bernhard Fränkel beschreibt in seinem Handbuch der Nasenkrankheiten sehr präcise ihre schrumpfende Wirkung auf die Schleimhäute, empfiehlt sie auch bei Ulcerationen und Granulationsbildungen, mahnt aber zur Vorsicht und zwar nicht ihrer toxischen Eigenschaften wegen, sondern weil sie zu heftig auf die Schleimhäute einwirkt und deshalb nur auf kleinen Flächen applicirt werden kann.

Bei Besprechung der Therapie des chronischen Nasencatarrhs schildert sie Lefferts als ein wenig zuverlässiges und nicht zu empfehlendes Mittel.

Gottstein betont ebenfalls ihre heftige ätzende Action, die sich auf die Nachbartheile ausdehnt und ausgebreitete Aetzschorfe verursachen kann. Im Larynx soll sie Glottiskrampf hervorrufen, sogar wenn sie in cachirten Trägern angewandt wird.

Sie sehen aus diesen Citaten, meine Herren, wie wenig Erfreuliches bisher mit der Chromsäure geleistet worden ist; denn entweder wurden damit zu heftige Wirkungen erzielt oder Intoxicationserscheinungen beobachtet.

Ob nun diesen Nachtheilen nicht vorzubeugen wäre, ob die Chromsäure für die Rhinologie keinerlei Vortheile bietet, werde ich mich bemühen, Ihnen an der Hand von Thatsachen zu beweisen und die bisher herrschenden Anschauungen kritisch zu beleuchten.

Der Grund der mangelhaften oder negativen Resultate bei Anwendung der Chromsäure als Aetzmittel, war die unbequeme und mangelhafte Applicationsmethode. Es wurden die rothen Crystalle entweder mit einem Holzstäbchen, einem Glasstabe oder einem Pinsel aus Silberdrath oder Asbest an die krankhaften Stellen applicirt. Fand dies im Pharynx statt oder in anderen Körperhöhlen, so war es selbstverständlich, dass die Crystalle keine präcise Wirkung entwickeln konnten, da sie nur theilweise zerflossen, theilweise vom Finger herabfielen und gesunde Theile anätzten.

Von einem Dosiren der Wirkung konnte ebensowenig die Rede sein, wie von einem sicheren Manipuliren in solchen Schleimhauthöhlen wie Nase und Larynx.

Es galt also vor Allem eine andere Applicationsweise aufzufinden, welche diese Mängel nicht besass, und einfach und leicht angewandt werden konnte. Als solche, allen Anforderungen entsprechende, sichere, das Dosiren der Aetzwirkung ermöglichende Methode, hat sich mir folgendes Verfahren, das ich Ihnen, meine Herren, sofort demonstriren werde, vollkommen bestätigt.

Ein ganz kleines Crystall von Chromsäure wird mittelst einer entsprechend dicken Silbersonde über einer gewöhnlichen Petrol- oder Gaslampe, resp. einer Kerze, ganz allmählig und vorsichtig erwärmt. Unter leichtem Knistern und Prasseln schmelzen die Crystalle nach $^1/_4$—$^1/_2$ Minute und verwandeln sich in eine klebrige, dickflüssige, braunschwarze Masse, die das Ende der Sonde überreicht und sofort nach dem Erkalten erstarrt. Sie sehen nun das Ende der Sonde mit einer braunrothen, homogenen, den schwedischen Streichhölzern ähnlichen Masse überzogen, die sehr fest anhaftet, sich nicht abbröckelt, und nach Belieben in verschiedener Dicke aufgetragen werden kann.

Wird eine zu lange dauernde Erwärmung oder eine zu hohe Temperatur angewandt, so verwandelt sich der rothe Ueberzug in eine schwarzgrüne poröse, bröcklichte Schichte, die aus Chromoxyd besteht, und der jede ätzende Wirkung abkommt.

Wenn eine auf diese Weise präparirte Sonde etwas länger an der Luft gelassen wird, so zieht sie lebhaft Wasser an, verliert die rothbraune Farbe, wird flüssig, kann aber sofort durch Nachwärmen in den früheren festen Aggregatzustand verwandelt werden.

Diese Methode erlaubt es also, die Chromsäure als intensiv wirkendes Aetzmittel zu gebrauchen, zu dosiren und je nach der Menge der angeschmolzenen Crystalle, der Zeit der Application und des Druckes nach Belieben schwächere, bis stark destruirende Wirkungen zu erzielen.

Bei weiteren Versuchen zeigte es sich, dass statt Silbersonden das Anschmelzen auch an Neusilberdrähten, Eisenstäbchen oder Stricknadeln gelingt, ebenso an Glasstäbchen ausgeführt werden kann. Der geringen Oxydation wegen ist aber Silber oder Platindraht, dessen Ende eine Oese trägt, vorzuziehen.

Mit einer auf solche Weise armirten Sonde wird nun die Schleimhaut des Nasenrachenraumes oder des Pharynx, resp. des Larynx geätzt. Es ist vor Allem die geringe Schmerzhaftigkeit der Procedur, welche Ihre Aufmerksamkeit, meine Herren, erregen wird. Ich habe mit solchen Sonden die Schleimhaut des Larynx, d. h. der Stimmbänder, ja sogar der Pars arytänoidea geätzt, und erstaunte über die Toleranz, mit der diese Manipulation ertragen wurde. Manchmal wurde nicht einmal Husten ausgelöst, der Schmerz war in der Regel Null.

Da nun andere Forscher, wie Gottstein, nach Application von Chromsäure Kehlkopfkrampf beobachtet haben und vor ihrem Gebrauche warnten, so sah ich mich veranlasst, den Grund dieses frappanten Controverses zu suchen und fand ihn in der Verunreinigung der im Handel vorkommenden Chromsäure. Wie Ihnen bekannt, wird dieses Präparat aus concentrirten Lösungen des rothen Chromsalzes, nach Zusatz von Schwefelsäure, ausgeschieden, und ist immer durch Schwefelsäure verunreinigt. Dass ein solcher Zusatz die Schmerzhaftigkeit der Cauterisation erhöhen muss, ist selbstverständlich, und galt es vor allem, sich ein reines Präparat zu verschaffen. Die Methoden der Reinigung sind aber sehr complicirt und fordern Zeit und gewisse Uebung, desshalb suchte ich auf eine andere Weise diesen Uebelständen abzuhelfen. Nach verschiedenen Versuchen zeigte es sich nun, dass die von mir beschriebene Methode der Anwendung der Chromsäure sie zu gleicher Zeit von dem Zusatz von Schwefelsäure befreit, also noch diesen wichtigen Vortheil in sich vereinigt. Diese Thatsache lässt sich auf folgende Weise sofort bestätigen.

Wird eine kleine Menge von Chromsäure in destillirtem Wasser aufgelöst und eine Lösung von Chlorbarium hinzugefügt, so erfolgt ein starker weissgelber Niederschlag von schwefelsaurem Baryt, der rasch niedersinkt.

Wenn Sie aber eine mit geschmolzener Chromsäure armirte Sonde in destillirtes Wasser eintauchen, so werden Sie beim Zusatz von Chlorbarium keinen Niederschlag erhalten, die Flüssigkeit bleibt grün, ein Beweis, dass keine Schwefelsäure mehr in der Lösung enthalten ist. Durch das Schmelzen der Chromcrystalle werden dieselben von der Schwefelsäure befreit ohne ihre chemische Zusammensetzung zu verlieren. Ob die sich dabei entwickelnden Gasbläschen aus Sauerstoff bestehen, konnte ich bisher nicht entcheiden.

Nachdem eine sichere, Jedem zugängliche Methode der Chromsäureätzung gefunden war, ging ich daran, die schon früher accentuirten, gefürchteten Vergiftungserscheinungen zu prüfen und einen Weg zu finden um denselben vorzubeugen, eventuell sie beseitigen zu können.

Die erste Frage war, ob die Intoxication durch locale Absorption oder durch die Wirkung auf den Magen bedingt werde, da es ja bekannt ist, dass Chromsäure, innerlich, schon in minimalen Mengen von 0,02—0,03 Erbrechen hervorrufen kann.

Bei meinen ersten Versuchen mit Aetzungen der Nasenschleimhaut habe ich keine Intoxicationserscheinungen beobachtet, weil ich sofort nach der Aetzung die Nase gehörig mit Wasser ausspritzte, bis dasselbe rein, ohne gelbe Färbung, herausfloss.

Bei einem älteren Herrn, der an chronischem Nasenrachenkatarrh mit Erschlaffung des Velum und Polypenbildung litt, stellte sich zwei Stunden nach der Aetzung mit Chromsäure Erbrechen ein. Der Grund davon war der unvollkommene Abschluss der Rachenhöhle, so dass der Patient etwas von dem zum Ausspritzen benutzten, mit Chromsäure verunreinigten Wasser, verschluckt hatte. Um diese unangenehme Nebeneinwirkung der Chromsäure zu neutralisiren, benutzte ich zur Ausspritzung Sodalösungen 8,0 auf einen Liter und liess vor der Aetzung, eine Lösung von 4,0 auf 100 Wasser zu sich nehmen. Auf diese Weise wurde die Wirkung der überschüssigen Chromsäure neutralisirt und dem Erbrechen vorgebeugt. Dieses Verfahren habe ich von nun an vor jeder Aetzung im Pharynx und Larynx angewandt und das Erbrechen vermeiden können.

Nie sind mir bei Aetzungen mit Chromsäure andere Nebenwirkungen, z. B. Diarrhoe, Collaps, vorgekommen, und sind dieselben bei vorsichtigem Cauterisiren in der Nase gar nicht zu befürchten.

Von allen bisher von mir angewandten Mitteln gegen chronischen Nasenkatarrh haben sich mir Chromsäureätzungen als die beste, am schnellsten wirkende, wenig schmerzhafte Behandlungsmethode bewährt, besonders in solchen Fällen, die sich durch eine chronische Schwellung der Schleimhaut der Muschel, mit Verstopfung der Nase und Secernirung von schleimig-eitrigem Sekret, charakterisiren.

In Fällen von stärkerer, bindegewebiger Hypertrophie oder polypöser Degeneration der Muschel habe ich, nach Abtragung der vorderen Muschelenden mittelst der galvanokaustischen Schlinge, die Aetzung der geschwollenen Schleimhaut vorgenommen, und bin damit rascher vorwärts gekommen als bei Benutzung des Galvanokauters. Ich habe früher bei Hunderten die galvanokaustiche Behandlung des chronischen Nasenkatarrhs angewandt, bin aber allmählig zu der Ueberzeugung gelangt, das mit diesem Mittel manchmal nicht nur wenig Nutzen erzielt wird, sondern dass man in gewissen Fällen geradezu schaden kann.

Ich sah einigemal bei Patienten die entzündliche Reaction 3—4 Wochen anhalten, die Schwellungen der Muscheln zunehmen, den Ausfluss sich vergrössern. Der Heilungsvorgang verzögerte sich ungemein, trotz aller Cautelen, die ich bei der Aetzung beobachtet hatte, als Schonung der Nebentheile durch Einlegen von Elfenbeinplatten, Verstopfen der Nase mit Watte sofort nach der Operation, Vermeidung von kalter oder staubiger Luft oder von Einspritzungen nach dem Cauterisiren. Nach den letzten Arbeiten von Hack, die Ihnen allen, meine Herren, bekannt sind, und die ich zum grössten Theil vollkommen, was ihre Actiologie anbetrifft, bestätigen kann, habe ich nach seinen Angaben, durch Einstechen eines spitzen Galvanokauters die geschwollenen Muschelenden zu zerstören getrachtet, aber nicht immer mit gutem Erfolg. Dabei machte ich die Beobachtung, die an einer andern Stelle ausführlich besprochen werden soll, dass die nach Hack auf Schwellung der vorderen-unteren Muschelenden basirenden Reflexneurosen sehr oft durch krankhafte Zustände der mittleren Muscheln bedingt waren, und durch Chromsäureätzung schmerzloser, schneller, ohne bedeutende Reaction zu beseitigen sind.

Ich sah in solchen Fällen, dass der Gebrauch des Galvanokauters bisweilen zur Denudation der knöchernen Unterlage führte, oder bei tieferer Einstechung langwierige Necrose und Fistelgänge veranlasste. Ich betone, dass dieser Uebelstand nur in einigen Fällen von mir constatirt worden ist, u. z. durch Furchenziehung, die ich seit langer Zeit gebrauche und die auch in der letzten Arbeit von Hack empfohlen worden ist. Aber, meine Herren, manchmal können schon einige Misserfolge den Werth einer Methode verringern und ihr Ansehen schädigen, fordern also zur Vorsicht auf und müssen berücksichtigt werden.

Ich wende die Chromsäureätzung in der Nase auf folgende Weise an:

Nachdem die Nasenhöhle mit lauwarmem Wasser oder Boraxlösung von Eiter oder Borken befreit worden ist, mache ich mit der armirten Sonde die Aetzung der am meisten geschwollenen Muschel und zwar gewöhnlich nur auf einer Seite. Der Schmerz ist gering, verschwindet bald nach dem Ausspritzen mit Sodalösung. Die Schleimhaut überzieht sich mit einer gelben Schicht, schrumpft zusammen, und war die Touchirung auf ziemlicher Fläche angewandt, so ist schon nach einer Aetzung das Abschwellen so bedeutend, dass die Nase sofort für die Luft oder den Wasserstrahl permeabel wird.

Betrachten Sie am nächsten Tage die geätzte Stelle, so finden Sie bei Berührung mit der Sonde die Muschel härter, sie ist geschrumpft und mit einem gelblichen, filzigen Schorfe bedeckt, der sich in 3—8 Tagen abstösst. Die entzündliche Reaction ist meist eine minimale, die Schwellung gering, die Röthung hat abgenommen.

Ist der Erfolg der ersten Aetzung ungenügend, so schreite ich nach ein Paar Tagen, oft früher, nach Ablösung des Schorfes zur Wiederholung der Cauterisation der übrig gebliebenen geschwollenen Theile der Schleimhaut. Je nach dem einzelnen Falle sind 2—6 Cauterisationen genügend, um sogar in hartnäckigen Fällen eine Schrumpfung der Muscheln und Permeabilität der Nasenhöhlen zu erzielen.

Sofort nach der Cauterisation wird die betreffende Nasenhälfte durch ein kleines Wattekügelchen vor kalter Luft und Staub geschützt, und die folgenden Tage der Schorf mit einer Salbe von Jodoformvaselin bedeckt.

Nur bei geräumiger Nasenhöhle, wenn sich die erkrankten Partien nicht mehr berühren und Borkenbildung und reichliches Secret zu constatiren ist, mache ich selber eine Einspritzung von lauwarmer Borsäurelösung (3—5 %), und sind die Schorfe locker, so entferne ich sie mit einer Pincette, Blutungen kommen nicht vor, die Wunde reinigt sich schnell und heilt rasch zu.

Bei chronischen Schwellungen der hinteren Muschelenden oder Granulationsbildung cauterisire ich dieselben mittelst einer entsprechend gebogener armirten Silbersonde.

Bei adenoiden Wucherungen des Nasenrachenraumes habe ich nach Abtragung derselben mittelst der Drathschlinge oder der scharfen Zange die Reste, die manchmal aus der Rosenmüllerschen Grube schwer zu entfernen sind, mit Chromsäure auf leichte und schmerzlose Weise zerstört. Ausser dem Vortheile, dass hierbei die unangenehme Wirkung der strahlenden Wärme des Galvanokauters vermieden wird, habe ich zu notiren, dass ich nie Otitis constatirt habe, was mir bei der Benutznng des Galvanocauters zwei Mal vorgekommen ist. Ferner habe ich Chromsäure nach

Entfernung von Nasenpolypen, um die Reste derselben zu zerstören, angewandt, doch muss ich gestehen, dass sie mich in dieser Hinsicht nicht ganz befriedigt, da eine wiederholte Cauterisation zur vollständigen Ausrottung der Reste nothwendig wurde.

Bei Erkrankungen der Keilbeinhöhle, die eine der hartnäckigsten Formen des chronischen Katarrhs bilden und entweder durch Schwellung und Verlegung der die Abflussöffnung umliegenden Schleimhaut oder durch Polypenbildung unterhalten werden, habe ich in einem seit 1 1/2 Jahren sich hinschleppenden Falle, in dem mich die Galvanocaustik im Stich gelassen, endlich durch einige Aetzungen mit Chromsäure eine solche Abschwellung der Mucosa erzielt, so dass zwei kleine Polypen sichtbar wurden, die ich mit der Schlinge entfernen konnte. Das Sekret hat sich nun fast ganz vermindert und ist die vollständige Heilung nicht mehr zu bezweifeln.

Um die Wirkung der Chromsäure auf die Schleimhaut der hypertrophischen Muschel besser studiren zu können, habe ich bei einigen Patienten nach der Aetzung dieselbe am nächsten Tage entfernt und nach Härtung in Alcohol, mikroskopische Präparate angefertigt.

An den mit Picrocarmin gefärbten Präparaten fand ich, dass die geätzte Partie die Färbung sehr schwach angenommen und der Zelleninhalt dieser Schicht geronnen war. Die reactive Entzündung, die sich an der Grenze der geätzten Theile und des darunterliegenden Gewebes durch eine intensiv gefärbte, aus mässig mit lymphoiden Elementen infiltrirte Zone charakterisirte, war ganz unbedeutend. Unter dieser Schicht fand ich Durchschnitte von Blutgefässen, deren Inhalt geronnen, deren Lumen geschrumpft erschien.

Durch die Wirkungen der Chromsäure wird nicht nur in blutreichen Theilen eine Mortification der geätzten Partie erzielt, sondern auch, durch Compression des Gewebes und Thrombose, Verödung der entfernteren Gefässramification herbeigeführt, also Abschwellung und Verminderung des Blutreichthums veranlasst.

An mikroskopischen Präparaten, die ich von hypertrophischen nach der Aetzung mit Chromsäure ausgeschnittenen Mandeln mir angefertigt hatte, konnte ich ausserdem die Wege der Resorption der Chromsäure studiren. Es zeigte sich nämlich an leicht mit Picrocarmin gefärbten Schnitten, dass von der geätzten Peripherie aus das die tiefer gelegenen lymphatischen Follikel umgebende Bindegewebe, in welchem die lymphatischen Räume enthalten sind, gelb tingirt ist, und der Inhalt des Follikels gelblich erscheint und geronnen ist, deshalb keine Färbung angenommen hatte. Dieser Umstand erklärt die schnelle und schrumpfende Wirkung der Chromsäure auf Organe, die reichlich mit lymphatischen Elementen und adenoidem Gewebe versehen sind, also auf die Mandeln, die Rachentonsille, die Follikel der Pharynxschleimhaut.

Weitere Versuche, die ich mit dieser Behandlungsmethode vornehmen werde und zu deren Wiederholung ich Sie, meine Herren, einlade, werden die Indicationen für dieselbe noch klarer präcisiren und dadurch zu ihrer Verbreitung führen.

DISCUSSION.

Prof. B. Fränkel, de Berlin: Ich habe seit Bekanntwerden der Hering'schen Methode der Anvendung der Chromsäure, dieses intensiven

Ätzmittels, wieder häufig angewendet Denn diese Methode nimmt der Chromsäure die Nachtheil, die das frühere Verfahren, sie anzuwenden, an sich trägt. Sie ist ungeheuer einfach. Es genügt einen Krystall an eine Platinnadel anzuschmelzen, die in einem geraden oder knieförmig gebogenen Glasstiele eingeschmolzen ist; man kann damit in allen Gegenden der Nase, auch in der von Zuckerkandl beschriebenen Region, auf's leichteste und bequemste Ätzungen ausführen. Die entstehenden Schörfe fallen zuweilen erst nach 14 Tagen ab. Die Schleimhaut wird dadurch in eine Coagulationsnecrose versetzt. Im Vergleich zu der Galvanokaustik ist zunächst hervorzuheben, dass die Chromsäure keinen Apparat erfordert. Der entstehende Schmerz ist meist geringer und kürzer wie der, den die Galvanokaustik erzeugt. Man kann darüber Versuche machen, indem man einen und denselben Patienten auf der einen Seite mit Chromsäure und auf der anderen mit Galvanokaustik behandelt. Solche Versuche zeigen aber, dass der Erfolg der Galvanokaustik ein intensiverer ist. Nach 4 oder 6 Wochen ist die Seite, die mit Galvanokaustik behandelt worden ist, erheblich mehr abgeschwollen, wie diejenige, die mit Chromsäure geätzt wurde. Dagegen kommen nach Anwendung der Chromsäure weniger leicht Verwachsungen vor.

Dr. Bayer, de Bruxelles, bestätigt im Allgemeinen die von H. und Fränkel erzielten Resultate. Derselbe hat mit dieser Methode, welche er seit zwei Monaten beinahe täglich anwendet, stark hypertrophische Mandeln zum Abschwellen gebracht, adenoide Vegetationen nach mehrmaligen Touchirungen zurückgehen und die dadurch hervorgerufenen Symptome auffallend rasch verschwinden gesehen. B. glaubt nicht, dass die Chromsäure die Galvanocaustik, die Schlinge etc. für Polypenoperationen ersetzen werde, aber um die Polypenreste, flach aufsitzende Polypen, hypertrophische Muscheln zu behandeln, dazu eignet sich die Chromsäure ganz vorzüglich.

Ausserdem giebt es viele Patienten, welche vor Operationen eine Scheu haben und sich ganz einfach weigern, sich operiren zu lassen, weder mit der Schlinge noch mit der Galvanocauter. Bei solchen Fällen ist nun die Chromsäure eine ganz unersetzliche Methode, welche nichts Erschreckendes hat.

B. wendet einfache Glasstäbe an, welche mit Leichtigkeit in allen möglichen Formen angefertigt werden können. Nach jeder Aetzung macht er Ausspülungen oder Injectionen mit reinem Wasser. Was die Schmerzhaftigkeit anbelangt, so hat B. beobachtet, dass dieselbe viel geringer ist als bei der Galvanocaustik und beinahe augenblicklich nach einer Injection oder Bespülung mit reinem Wasser verschwindet. Nur in einem Falle, in welchem B. auf der einen Seite mit der Galvanocaustik operirte, auf der anderen mit der Chromsäure touchirte, klagte der Patient über einen Kopfschmerz, welcher beinahe 2 Tage dauerte und von der Chromsäuretouchirung herkam, so dass derselbe sich ganz entschieden für die Galvanocaustik aussprach.

Intoxications- und sonstige Nebenerscheinungen hat B. bei Chromsäurebehandlung nicht beobachtet.

Dr. Böcker, de Berlin: Meine Herren, was die Anwendung der Chromsäure betrifft, deren Vortheile in so beredten Worten vom Collegen Hering angeführt sind, so möchte ich mir über die Art der Anwendung der Chromsäure einige Bemerkungen erlauben. Herr College Hering hat Chromsäure angeschmolzen an die Sonde in der Weise, wie man auch Höllenstein anschmilzt. Ich selber habe mir ganz concentrirte Lösungen von Chromsäure anfertigen lassen und die Spitze einer Sonde, eines Glasstabes in dieselbe eingetaucht. Es bleibt von der Chromsäure soviel an der Sonde hängen, es legt sich so viel der Sonde auf, als zu einer Aetzung gehört. Ist die zu ätzende Stelle gross, so kann die Sonde alsbald wieder armirt werden durch einfaches Eintauchen. Die Resultate, welche ich mit diesen Aetzungen erzielt habe, sind ähnliche wie sie College Hering erzielt.

Was den Ausdruck des Collegen Hering betrifft, »das Furchenziehen von Hack«, so möchte ich nur bemerken, dass diese Art der Behandlung alt ist. Wir haben dieses früher nur nicht Furchenziehen, sondern Stricheziehen genannt. Jedenfalls muss ich dagegen protestiren, dass es nun Einzelnen zugeschrieben wird, was längst Allgemein gut war.

Das Absterben einzelner Knochentheile der Muschel durch Aetzungen mit Galvanocaustik, das College Hering erwähnt hat, ist mir bei sehr ausgedehnter Anwendung der Galvanocaustik bis jetzt nicht passirt. Man kann ja auch im Allgemeinen die Stärke des galvanocaustichen Stromes genau bemessen, und wird hierdurch das Absterben der geätzten Theile fast umgangen werden können.

Dr. T. Hering, de Varsovie: Ich habe trotz sehr zahlreicher Beobachtungen nie Kopfschmerzen nach dem Gebrauch von Chromsäureätzungen beobachtet und bin überzeugt, dass dieselben in keinem ursächlichen Zusammenhange mit der Cauterisation standen.

Ich glaube nicht, dass trotz der ausgezeichneten Erfolge, die mit Chromsäureätzungen bei chronischen Nasencatarrhen von mir constatirt worden sind, diese jemals die Galvanokaustik ganz verdrängen, hoffe aber, und das bestätigen zu meiner grossen Freude schon jetzt Fachmänner, wie Prof. Fränkel und Dr. Bayer, dass damit in vielen Fällen die Galvanokaustik ersetzt werden kann. Trotzdem ich sie heute noch öfters anwende, so muss ich sagen, dass ich in sehr vielen Fällen, die ich früher mit Galvanokaustik behandelte, jetzt vollkommen mit der Chromsäure ausreiche und bessere Erfolge als früher erreicht habe. Ein Zerfliessen der Chromsäure auf grössere Flächen ist bei einer gewissen Uebung leicht zu vermeiden. Ich behaupte nicht, dass Hack, der Erfinder einer Methode, des Furchenziehens sei, denn dies ist von vielen gebraucht, und wird auch von mir seit Jahren, wenn ich stärkere Wirkung erreichen wollte, angewandt. Ich habe nur erwähnt, dass Hack dieses Verfahren zur Zerstörung der Nasenmuscheln in seiner letzten Arbeit dem Einstechen des Galvanocauters vorzieht.

Wenn Dr. Böcker so glücklich war, noch nie bei energischem Brennen mit dem Galvanocauter eine Entblössung des Periosts an der mittleren Muschel zu constatiren, so kann dadurch die Thatsache, dass ich in einigen Fällen langwierige Entzündungen, Fistelgänge und Verzögerung der Heilung beobachtet habe, nicht beseitigt werden. Ich halte es für meine Pflicht auf derartige unangenehme Erreignisse und Folgezustände aufmerksam zu machen, sie zu publiciren. Meiner Ueberzeugung nach wird heutzutage die Galvanokaustik sehr gemissbraucht, besonders bei der Behandlung des chronischen Nasencatarrhs. Auch eine nützliche Behandlungsweise kann durch schablonenhafte Anwendung in Misscredit kommen. Dies zu verhüten war der Zweck, wesshalb ich auch die negativen Resultate, die zuweilen vorkommen, betont habe, und glaube mich in dieser Hinsicht deutlich genug ausgesprochen zu haben, um nicht missverstanden zu werden.

Der gegenwärtige Stand der Inhalationstherapie.

Inhalations médicamenteuses dans les maladies des voies aëriennes.

The treatment of diseases of the Respiratory Passages by Inhalations.

Prof. Dr. **Johann Schnitzler**, de Vienne.

Die Inhalationstherapie bildet einen Theil der örtlichen Behandlung der Krankheiten der Athmungsorgane. Wenn auch minder eingreifend und daher auch weniger wirksam als die directe Application der Arzneimittel auf die kranke Schleimhaut, wie wir dies jetzt unter Leitung des Spiegels im Kehlkopfe, im Nasenrachenraume und theilweise auch in der Luftröhre auszuführen im Stande sind, lässt sich doch der therapeutische Werth der Inhalationen bei den Krankheiten der Athmungsorgane nicht im Abrede stellen. Besonders wirksam sind sie selbstverständlich in den ersten Luftwegen, wo sie einerseits direct als Heilmittel, andererseits als die locale Therapie im engeren Sinne des Wortes unterstützende Methode mit unzweifelhaftem Erfolge angewendet werden; aber auch in den tieferen Luftwegen, wo eine andere directe Behandlung nicht gut durchführbar ist, bilden die Inhalationen ein höchst werthvolles, durch keine andere Behandlung zu ersetzendes Heilverfahren.

Bevor wir zur Besprechung der einzelnen Mittel und Methoden, die bei der Inhalationstherapie zur Anwendung gelangen, übergehen, muss die Frage beantwortet werden: 1) In welcher Form gelangen die bei der Inhalationspraxis angewendeten Arzneimittel am sichersten in die Luftwege; 2) wie weit dringen sie daselbst ein, und 3) in wie fern können sie da eine Wirkung ausüben. — Am leichtesten und tiefsten dringen in die Luftwege die gasförmigen Körper ein; diesen zunächst stehen die Dämpfe und Schwaden, an diese reihen sich die kalt zerstäubten Flüssigkeiten. — Von den pulverförmigen Mitteln, die mehr zu Insufflationen als zu Inhalationen verwendet werden, sehen wir hier gänzlich ab.

Die gasförmige Körper, die sich schon bei gewöhnlicher Temperatur verflüchtigen, dringen am tiefsten und am besten in die Luftwege ein, und finden daher ihre Verwendung hauptsächlich bei den Krankheiten der Bronchien und Lungen.

Es sollen der Reihe nach besprochen werden: die Sauerstoff-, Stickstoff-, Wasserstoff-, Kohlensäure-, Schwefelwasserstoff-, Jodoform-, Chloroform-, Aether-Amylnitritinhalationen.

Bei den Dampfinhalationen werden die Apparate, die dabei benützt werden, ganz kurz, eingehender dagegen die Medikamente, die zur Anwendung gelangen, erörtert, und sodann ihre Wirkung verglichen mit der Wirkung der mittelst besonderer Apparate bei niederer Temperatur feinzerstäubten Flüssigkeiten. Es wird sodann auf Grund neuer Versuche

Medikaments, wie bei der Inhalation in die Respirationswege gelangen, wirksam sein können, ob beispielsweise die in dieser Weise in den Pharynx und Larynx gelangenden Mengen von Kalkwasser oder Milchsäure im Stande seien Croupmembranen zu lösen.

Dr. SCHAEFFER, de Bremen: Nach meiner Ueberzeugung wäre die Laryngoskopie viel mehr Gemeingut der practischen Aerzte geworden, wenn die Inhalationsbehandlung nicht so weit um sich gegriffen.

Denn zu derselben Zeit als die Laryngoskopie durch Türck-Czermak in die ärztliche Welt eingeführt wurde, kamen auch die verbesserten Inhalationsapparate in Gebrauche. Ohne dieselben wären die pract. Aerzte gezwungen worden, sich der laryngoskopischen Behandlung zuzuwenden, anstatt nur einen Apparat zum Inhaliren kaufen zu lassen. Ich selbst habe bei Larynx-Erkrankungen nie einen Erfolg von der Inhalations-Behandlung gesehen, im Gegentheil eine Masse Patienten geheilt, welche oft jahrelang wergeblich inhalirt hatten.

Dr. REICHERT, de Rostock: Wenn ich auch keineswegs die Inhalationstherapie der laryngoskopischen Behandlung gleich stelle, so möchte ich doch insofern eine vermittelnde Stellung einnehmen, als die Construction der Inhalationsapparate hierbei in Frage kommt. Die Apparate mit gradem Ausflussrohre sind allerdings für die Behandlung des Kehlkopfs und der Luftröhre unzweckmässig, wohl aber halte ich diejenigen Apparate für ganz brauchbar zur örtlichen Behandlung, deren Ausflussende abwärts gebogen ist, so dass die medicamentösen Flüssigkeiten doch zum Theil in den Larynx kommem. Namentlich bei den Kehlkopfaffectionen der Pthisiker haben diese Inhalationen ihren Werth zur Unterstützung der laryngoskopischen Behandlung.

Dr. BESCHORNER, de Dresde, macht darauf aufmerksam, dass die Inhalationstherapie wohl kaum zu entbehren ist bei der Behandlung der Diphteritis, besonders bei Kindern, bei denen ja die Scheu vor Eingriffen wie z. B. Pinseln eine sehr grosse ist. Redner möchte Inhalationen von Kalkwasser, Milchsäure etc. bei der Behandlung der Diphteritis nimmer entbehren; dann aber ist nicht jeder Kranke in der Lage bei Krankheiten der oberen Luftwege die Behandlung von Specialisten anzuwenden. Für das flache Land zum B. wird der Inhalationsapparate jederzeit ein werthvolles Unterstützungsmittel der Behandlung bilden und gewiss häufig dem gänzlichen Sichenthalten localer Applicationen von Medicamenten vorzuziehen sein.

Dr. CATTI, de Fiume, hält der Ansicht von Schäffer und Gottstein entgegen, dass es gewisse Krankheiten giebt, in denen wir von der Inhalationstherapie grossen Nutzen haben, wie z. B. acute Rachen-Kehlkopf- und Luftröhrenkatarrhe; bei Ulcerationen im Kehlkopfe mit Schlingbeschwerden seien auch die Inhalationen sehr am Platze. Der Vortragende warnt, dass wir jetzt vom früheren Optimismus zur völligen Negation der Wirksamkeit der Inhalationsbehandlung übergehen.

Dr. HERING, de Warsovie: Ich stimme vollständig meinem Vorredner Dr. Catti bei, dass man in vielen Fällen bei Erkrankungen des Pharynx und Larynx gute Resultate mit der Inhalationstherapie erlangen kann.

Die negativen Resultate sind öfters bedingt durch Benutzung von schlechten Apparaten und mangelhafter Instruction des Kranken, der vom Arzte nicht instruirt wird, wie geathmet werden solle.

Dr. O. CHIARI, de Vienne: Besonderen Nutzen gewährt die Inhalation bei Erkrankungen der Trachea und der Bronchien, wo eine andere Behandlungs-Methode nicht möglich ist, und ebenso bei acuten Erkrankungen der obersten Luftwege; wichtig ist auch die expectorirende Wirkung der Inhalationen und die antiputride bei putridem Bronchialchatarrhe (Terpentindämpfe).

Dr. BRESGEN, de Frankfort s. M., steht auf dem principiellen Standpunkte, Inhalationsapparate Kranken nicht in die Hände zu geben, ausgenommen beispielsweise bei Pthisis und Bronchiectasie, in welchen Fällen öfters am Tage eine warme Inhalation benöthigt wird. Br. wendet sonst nunmehr die sog. kalten Sprayapparate bei akuten Erkrankungen des Pharynx und des Larynx an, giebt sie den Kranken aber nicht selbst in die Hand, da dadurch nur Unfug gestattet wird, besonders wie die praktischen Ärzte im Allgemeinen die Inhalationsapparate, wie auch Nasendouchen etc. ohne jedwede genauere Indikation missbrauchlich in ausgedehntem Masse verwenden lassen und dadurch nur selten Nutzen sondern vielmehr Schaden in hervorragender Weise verursachen. Besonders gut wirken die kalten Sprays (Zink mit oder ohne Morphin) bei acuter Pharyngitis oder Laryngitis im ersten Stadium sowie bei der sog. Indisposition der Sänger und Schauspieler.

Dr. BÖCKER, de Berlin: Meine Herren, ich möchte hier nur erwähnen, dass ich meine, die Fragestellung ist nicht ganz correct. Man kann nicht fragen: Soll inhalirt werden oder nicht? Sondern wir können die Frage nur dahin präcisiren: In welchen Fällen sollen wir von Inhalationen Anwendung machen? Hierüber will ich aber mich des weiteren gar nicht aufhalten, sondern ich möchte nur daran erinnern, dass wir geradezu gezwungen sind Inhalationen vorzunehmen. In dieser Beziehung will ich nur die Inhalationen nach den Tracheotomien erwähnen; die Resultate, welche ich durch die Inhalation erzielt habe, sind so vorzügliche, dass ich dieselben auf keinen Fall mehr entbehren möchte. Mehr als 66 % der Operirten sind geheilt worden, und seitdem diese Methode, welche ich als systematische Inhalation nach der Tracheotomie im Jahre 1884 beschrieben habe, auch in die Krankenhäuser Eingang gefunden hat, sind die Resultate viel besser geworden. Diese Herren möchten ebenso wenig die Inhalationen entbehren.

Dr. GOTTSTEIN, de Breslau, wiederholt, dass er nicht das Eindringen der Flüssigkeit in die Respirationsorgane durch Inhalationen bezweifelt hat, — diese Frage ist seit länger als 25 Jahre experimentell und klinisch entschieden — sondern er bezweifelt nur, dass die inhalirten Flüssigkeitsmengen gross genug sind, um eine medicamentöse Wirkung hervorzubringen.

Dr. MICHAEL, de Hambourg: Ich möchte mich dagegen aussprechen sich, wie Bresgen meint, auf die kalten Inhalationen zu beschränken; — gerade den warmen Dampfinhalationen mit Salzen und scharfen Adstringentien kommt bei acuten Bronchial- und Larynxkatarrhen erwünschte expectorirende Wirkung in wesentlich höherem Grade zu als den kalten. Auch in Beginn der Pthisis, besonders bei ganz leichten Excoriationen an den Stimmbändern oder kleinen Geschwüren an der hinteren Wand, habe ich von Tannininhalationen grossen Nutzen gesehen.

Dagegen glaube ich, dass bei einigermassen fortgeschrittenen phthisichen Kranken die Inhalationen eine Gefahr bedingen, auf welche bisher meines Wissens noch nicht geachtet ist. Bei Personen, welche grössere Lungeninfiltrationen haben, und sich im übrigen noch relativ wohl befinden, wird zuweilen durch eine reichliche Anwendung warmer Inhalationen der Ausbruch des hectischen Stadiums, und dadurch der traurige Ausgang empfindlich beschleunigt. In welcher Weise dieser unerwünschte Erfolg zu Stande kommt, ob dadurch, dass durch die feuchtwarme Luft die Neigung zum Schrumpfen hervorgebracht wird, oder dadurch, dass durch die Zufuhr von warmem Wasser vielleicht vertrocknete käsige Massen in den Lungen wieder weich und infectiös gemacht werden, wage ich nicht zu entscheiden. Jedenfalls möchte ich nach einer Reihe derartiger Erfahrungen für den Gebrauch warmer Inhalationen bei Phthisis die äusserste Vorsicht zurathen.

Dr. Catti, de Fiume, wiederholt nochmals, dass man die Inhalationstherapie nicht völlig über Bord werfen soll. Wir haben ja viele Krankheiten, bei denen die Kranken positiv angeben, dass sich die subjectiven Symptome nach Anwendung der Inhalationen gebessert hätten, und das sei der beste Beweis, dass die Inhalationstherapie doch etwas nütze.

Dr. Böcker, de Berlin: Meine Herren! Obwohl ja die Ansichten im Allgemeinen schon geklärt sind, möchte ich darauf hinweisen, dass die Fragestellung durch College Gottstein etwas verschoben ist. Wir müssen jedenfalls aus einander halten, wie viel der Wirkung den Medicamente, wie viel dem die Medicamente lösenden Wasser zuzuschreiben ist. In Betreff der medicamentösen Wirkung stehe ich genau auf dem Standpunkte des Collegen Gottstein, dass nämlich bei Diphtheritis und Croup die Wirkung der Medicamente ganz unwesentlich ist, da dieselben nicht in der Concentration Anwendung finden können, welche eine Wirkung erzielen könnte. Ich habe seiner Zeit mit den verschiedensten Medicamenten bei der Diphtheritis Versuche gemacht; ich habe Milchsaüre, Kalkwasser, Salzwasser, doppelkohlensaures Natron, Brom etc. in Anwendung gezogen, und kann nur sagen, dass ich glaube bei der ziemlich gleichmässigen Wirkung aller dieser Medicamente, dass der Hauptnachdruck nicht auf das Medicament, sondern auf den Vehikel, nämlich das Wasser zu legen ist. Jedenfalls sind es wieder hier die Inhalationen, welche in vielen Fällen die günstigen Resultate herbeiführen.

Dr. Beschorner, de Dresde, erwiedert auf die directe Interpellation des Herren Dr. Gottstein, dass er bei seiner Behauptung, die Inhalationstherapie bilde einen wichtigen Bestandtheil der Therapie, inbesondere bei Diphtheritis, stehen bleiben muss. Er kann damit leichter als mit jeder anderen Methode lösend, wenigsten lockernd auf die Membranen einwirken. Die Wichtigkeit dieser Einwirkung dürfte doch kaum zu bestreiten sein. So sehr Redner der Meinung ist, dass der planlosen Anwendung der Inhalationen entgegengetreten werden muss, so hält er sie unbedingt und namentlich da, wo äussere Verhältnisse eine geeignete, andauernde locale Behandlung nicht gestatten, wie zum B. bei Kindern und auf dem platten Lande, für vernünftig und unentbehrlich.

Dr. REICHERT, de Rostock: Es ist bei der Discussion dieser Frage zu berüchsichtigen, auf welche Stellen die Inhalation einwirken soll, und mit welchen Apparaten die Inhalation ausgeführt wird. Bei den Apparaten mit einfach horizontalem Ausflussrohr treffen die Inhalationsflüssigkeiten in erheblicherer Menge nur die hintere und seitliche Pharynxwand; wird das Pharynxende des Ausflussrohres in der Länge von etwa 3 ctm. abwärts gebogen, und bis nahe an die hintere Pharynxwand eingeführt, so gelangt eine immerhin nicht ganz unbedeutende Menge der inhalirten Flüssigkeit wenigstens in den Kehlkopf und veranlasst meist nur auf den Kehlkopf resp. die Luftröhre zu beziehenden Hustenreiz, wie ich ausser an Patienten auch an mir selbst erprobt habe. In diesem Sinne kann ich also die Frage des Herren Dr. Gottstein nur dahin beantworten, dass bei geeigneter Construction des Inhalationsapparates die betreffende medicamentöse Flüssigkeit oft in einer Menge in den Kehlkopf gelangt, welche immerhin von gutem Einfluss sein kann.

Dr. BAGINSKY, de Berlin: Im Anschluss an die Mittheilungen der Herren Vortragenden erlaube ich mir die Bemerkung, das die experimentelle Methode (Inhalation von Ferrocyankalium und Nachweis von Ferrocyankalium) den Nachweis erbringt, dass die Medicamente in die Lungen gelangen; dafür sprechen auch die Staub-Inhalations-Krankheiten.

Prof. Dr. SCHNITZLER, de Vienne, resumirt die Diskussion dahin, dass sich die meisten Redner wie Catti, Chiari, Hering, Beschorner, Reichert für die Methode der Inhalation bei der Behandlung der Luftrohrskrankheiten ausgesprochen haben, ja selbst die Gegener der Methode wie Bresgen, Böcker, Gottstein, können derselben eine unterstützende Heilwirkung nicht absprechen.

Redner glaubt daher, dass die meisten unbefangenen Ärzte den Satz, den er in der Einleitung hingestellt habe, unterschreiben werden: Die Inhalationen bilden ein ebenso rationelles als erfolgreiches Heilsverfahren bei vielen Krankheiten der Respirationsorgane.

On the Localisation of the Cortical Motor Center of the Larynx.

Localisation du centre des mouvements du larynx dans la substance corticale du cerveau.

Lage des motorischen Centrums des Kehlkopfes in der Gehirnrinde.

Dr. **Bryson Delavan,** de New York, U. S. A.

In the light of important discoveries, made in recent years by such investigators as Ferrier, Charcot and others, the theory that there reside in the cortex of the brain definite centers of muscular action has slowly but steadily gained a strong position in physiological science, and has attracted the support of a large and constantly increasing numbre of competent observers.

It will be the object of this paper to call attention to certain anatomical, physiological, pathological considerations, which, if they do not actually prove, at least strongly suggest, the probability that such a center exists for the muscles of the human larynx, and to indicate, as nearly as may be, the precise location of this area.

I. Anatomically. It has long ago been shown that the cortical center for the lower limbs is in the region of the superior part of the fourth frontal and the ascending parietal convolutions; that for the arms in the middle part of the ascending frontal; that for the face in the inferior part of the ascending frontal, while that for speech occupies the lower part of the third left frontal, toward where it joins the ascending frontal. It would be natural to expect to find the center for the larynx in the vicinity of the centre for the movements of the face and for speech. This whole motor region adjacent to the fissure of Rolando is supplied by one of the branches of the middle cerebral artery, for, according to Quain [1]), »the main trunk of the middle cerebral artery passes upward and outward to the Fissure of Silvius, until it reaches the Island of Reil, on the surface of which its divides into four branches. The first branch is limited in its distribution to the inner part of the orbital surface and the adjacent inferior frontal convolution. The third branch passes in the Fissure of Rolando to the rest of the ascending frontal and to the ascending parietal convolutions, and to the anterior part of the superior parietal lobule: and the fourth, lying in the posterior branch of the Fissure of Silvius, supplies the inferior parietal lobule and the superior temporo-sphenoidal convolutions«.

»All of the nutritive arteries are »End-Arteries«, while some of the smaller branches distributed to the Cortex are also of this nature.« [2])

II. Physiologically: At a meeting of the Physiological Society held in Berlin, November 23. 1883, [3]) Dr. H. Krause stated that, in the laboratory of Prof. Munk, he had investigated experimentally the supposition that the voluntary muscles of the larynx would be found to have a cortical center, and had confirmed it. On exposing a dogs larynx and irritating a certain section of the cortex by moderate electrical currents he invariably noticed the rise of the larynx, the movement of the vocal

---

1) Vol. I, pag. 379.
2) Coats Manual of Pathology pag. 414.
3) Archiv für Anatomie und Physiologie.

bands to a position midway between expiration and phonation, the raising of the palate, the contraction of the constrictor pharyngis and movements at the base of the tongue. That the part of the cortex in question was the centre of the laryngeal movements was further confirmed by experiments of extirpation which were performed successfully on both sides in ten dogs. The cortex was experimented on, first on one side and then on the other, and after all the inflammatory symptoms had subsided and the cerebral wounds were cicatrized, or in process of cicatrization, it was found that eight dogs had entirely lost the power of barking, and, on attempting to bark, uttered either no sound or only a hoarse whine. In the case of the two dogs which, after the operation, continued able to bark, it was shown that the excision had not been properly performed.

From these experiments it would appear that there is, in the brain of the dog, a cortical center for the muscles of the larynx.

III. Pathologically: The truth of this statement is strongly corroborated by the two following cases:

Ca e A.

Male, aged 69. Retired merchant. Family history excellent, except for rheumatic diathesis. Has always been very strong and healthy, of regular habits, and strictly temperate in the use of alcoholics, but an immoderate tobacco smoker. Since middle life has suffered much from rheumatism, and has rapidly accumulated fat, but gives no history of any other diathesis. Has also suffered from naso-pharyngeal catarrh. Is right-handed. In 1876 had a slight attack, attended with vertigo, partial insensibility, and numbness, but without any distinct paralysis. A year later was again attacked, this time with a well marked hemiplegia. Although complete insensibility was at no time present there was intense pain in the back of the head and in the nose on the left side. Numbness and impairment of motion of the left arm, leg and side, almost total inability to swallow, and, finally, a remarkable change in the quality of the voice, which from having been full, deep and sonorous was reduced to a cracked, piping and uncertain tone, which rendered its use almost impossible. Articulation was also impaired, the patient for months afterwards being obliged to pronounce each syllable separately, speaking slowly and with difficulty. There was at no time, or to any degree, aphasia.

There was distinct ptosis, with paralysis of the left side of the face and tongue together with burning and formication. After continuing two or three days the general symptoms began to subside, beginning with the leg, then the arm and last of all the face, and slow but steady improvement continued for many months in all the above mentioned conditions except the voice. In this there was little apparent change for some time, but, by degrees, it became more readily controllable and less discordant, although the highpitched quality has continued up to the present time, together with the loss of power and inability to force the voice. In 1882, a laryngoscopical examination showed the existence of a complete paralysis of the left vocal band, the position of which was in the median line. The larynx was remarkably easy of demonstration, and the diagnosis was afterwards confirmed by Dr. Clinton Wagner. Laryngoscopic examinations were made at intervals since 1882, the last one on June 12th

1884, has demonstrated no change in the position of the cord. Efforts made to determine the electrical reaction of degeneration have not, thus far, proved successful. To summarize: in a case of common left hemiplegia, in which pharyngeal and laryngeal paralysis were especially well marked, all of the symptoms have disappeared in regular order except those relating to one set of muscles, namely, the laryngeal abductors of the left side, and these have continued paralyzed for a period of seven years.

Case B.

Seguin reports a case [1]) in which, with common hemiplegia of the left side without loss of consciousness, speech was much impaired by defect in articulation. The paralysis passed away rapidly, but the power of articulation was never wholly regained, the patient never afterwards being able to control the pitch of the voice, apparently from a lack of proper action of the muscles of the pharynx or larynx. No laryngoscopic examination was made. Later the patient died from another hemiplegia, this time of the right side and complete, with absolute aphasia. Autopsy: membranes and sinuses of brain normal. Surface of third frontal convolution of the right side yellow in color, with a tough elastic feel. This lesion, extending through the gray matter, was about an inch square and a quarter of an inch thick. The same change but to less extent was found in the same location on the left side. The left middle cerebral artery was plugged by an embolus at a point one-half an inch from its origin. A spot of brain, about one half inch in diameter and supplied by this artery, was in a softened state.

»An interesting feature in the case«, says Prof. Seguin, »is in connection with the very localized lesion in the right hemisphere, and the first attack of hemiplegia, characterized by slight and transitory paralysis of the limbs, and by very great defect in articulation. Indeed, the patient never recovered the full use of her vocal organs. From this we may infer that the function of the third frontal convolution on the right side, in right-handed human beings, is intimately connected with the muscles governing the movements of articulation and phonation.«

The diagnosis made in case A was: endarteritis of the third branch of the middle cerebral artery. From the reference before made to the anatomy of the brain it is evident that the motor centres supplied by this artery were affected, namely, the centres for the leg, the arm and the face. That the larynx was also paralyzed indicates that the motor center for the larynx was in the course of the occluded vessel. The blood supply of the region, gradually restored by anastomosing branches, first returned at the terminal extremities of the anterior branch. Hence the leg was first to regain its normal function, afterwards the arm, and later still the face. That the laryngeal centre was permanently paralyzed may be explained on the supposition that the arterial branch supplying it was an »end-artery«, given of remotely from the distal or terminal extremities of the main trunk, so that anastomosis was not present and its circulation could not be re-established. That the same accident may have happened in Case B is conjectured by the position of the lesion

---

[1]) Transactions American Neurological Association 1877, page 102.

found post mortem upon the right side of the brain, as well as by the marked similarity of the resulting symptoms.

In reviewing, the above several points are worthy of especial mention:

a. The lesion was in both cases upon the right side of the brain. Irritation of the corresponding part upon the left side in right-handed persons produces aphasia.

b. In both cases the same muscular groups were affected, and in apparently the same manner.

c. In both the general symptoms in the same manner disappeared.

d. In both paralysis of the larynx was permanent.

From the considerations adduced, anatomical, physiological and pathological, the following deductions seem justifiable.

I. That there is a cortical centre of motion for the larynx.

II. That this centre is in the course of the anterior branch of the middle cerebral artery.

III. That it is toward the proximal end of this vessel.

IV. That it is in the vicinity of the convolution of Broca.

In conclusion it is but fair to say that, upon so slender a foundation as that furnished by the two excedingly rare cases related, it is impossible to build any certain and unimpeachable deductions.

I have desired rather to call attention to phenomena which are, to say the least, suggestion, and to place in record propositions which bear with them a reasonable hope that further investigation and a larger accumulation of pathological knowledge will substantiate.

Zur Technik des Luftröhrenschnittes.

La technique de la Laryngotracheotomie.

Technique of Laryngo-Tracheotomy.

Dr. **Georg Catti**, de Fiume.

Jeder Arzt, der die Gelegenheit hatte Laryngo- und Tracheotomieen auszuführen, wird wohl zugeben müssen, dass diese Operation häufig leicht vorzunehmen ist. In vielen Fällen aber ist sie mit grossen mehr oder weniger in der Literatur bekannten Schwierigkeiten verbunden. Wir kennen ja auch Fälle, in denen der minder Geübte die begonnene Operation gar nicht zu Ende führen konnte, und es ist anzunehmen, dass dies häufiger, als es in der Literatur nachweisbar ist, vorgekommen sei. Ich glaube auch, dass wenn nicht die Chirurgen vom Fache, doch viele praktische Aerzte eine gewisse Scheu und Angst vor dieser lebensrettenden Operation haben. Als ein weiteres Zeichen, dass bei der Operation ziemlich viel Hindernisse zu überwinden sind, wären wohl die vielen Modificationen derselben, die Menge Tracheotomen, Hacken, Canülen etc., die bis jetzt angegeben wurden.

Bei Erwachsenen, wenn sie nicht fettleibig sind, keine Struma haben, und wenn nicht, wie es manches Mal vorkommt, der Kehlkopf und die

Luftröhre zu weit nach hinten liegen, ist der Luftröhrenschnitt zumeist leicht. Bei Kindern aber, und speciell bei stärkerer Entwickelung des subcutanen Fettgewebes, ist derselbe ziemlich schwer ausführbar.

Als eine der Hauptschwierigkeiten und vielleicht als die grösste, auf die man während des Operirens Rechnung tragen muss, ist dass der Kehlkopf und die Luftröhre beständig grosse Excursionen nach auf- und abwärts machen. In Folge dessen kann diese Operation bei der Weichheit und Verschiebbarkeit dieser Organe nicht nur während des Einstechens mit dem Spitzbistouri oder Tracheotom, sondern auch selbst während des Fixirens mit den spitzen Hacken, Einführung der Canüle, mit allen möglichen genügend bekannten bösen Complicationen, z. B. Verletzung der hinteren Luftröhrenwand, der Speiseröhre, grösserer Blutung etc. verbunden sein.

Ich glaube, wie ich mich selbst überzeugt habe, dass man die Laryngo- und Tracheotomie um ein bedeutendes leichter und sicherer machen kann, wenn man zuerst einen Catheter in den Kehlkopf einführt, das Instrument von einem Assistenten halten lässt und jetzt direct auf denselben einschneidet. Man wird mir vielleicht vorwerfen, »Ja, wenn man zuerst den Catheterismus des Kehlkopfes ausführen soll, so möge man mit diesem fortfahren und den Luftröhrenschnitt gänzlich vermeiden.«

Wir wissen aber, dass der Catheterismus des Kehlkopfes nur bei gewissen Formen von Larynxstenosen indicirt ist, und dies speciell bei den sogenannten chronischen Formen, z. B. restringirenden Narben, chorditis vocalis inferior hypertrophica etc., bei den acuten aber, wenn wir vielleicht die acute ödematöse Anschwellung der Theile, welche den Eingang in den Kehlkopf begrenzen, und wo ein eingeführtes dickes Schrötter'sches Kautschukrohr auf die geschwellten Theile einen gewissen Druck ausübt, ist dies nicht der Fall. Bei den acuten Kehlkopfverengerungen, die zumeist durch Geschwürsbildung und consecutive Perichondritis crico-arytaenoidea, dann durch gewöhnliche Perichondritis, Gumma etc. bedingt sind, ist der Catheterismus als solcher nicht angezeigt, da die entzündeten Theile durch die Einführung eines Catheters oder Hartkautschukrohres nur gereizt werden, und noch mehr anschwellen als es früher der Fall war. Bei Geschwüren werden durch das Instrument, speciell Hartkautschukröhren, die ohnehin morschen Theile zerfetzt, und nach Entfernung desselben stellen sich die Stenosenerscheinungen noch intensiver [illegible] in.

Ich glaube, dass a[illegible] Collegen, die es versuchten derartige Stenosen mittelst Catheterismus zu behandeln, die Ueberzeugung gewonnen haben, dass selbst bei zehn- bis zwanzigmaliger täglicher Einführung eines Catheters in den Kehlkopf, doch der Luftröhrenschnitt nicht umgangen werden kann. Das einzige, was man dabei gelernt hat, ist, dass man bei den acuten Larynxstenosen ziemlich dicke Hartkautschukröhren durch die verengerte Stelle mit Leichtigkeit in den Kehlkopf einführen kann, während dies bei den chronischen nicht der Fall ist.

Auch bei der sogenannten Paralyse der musculo crico-arytaenoidei postici wird der Kehlkopfcatheterismus nichts nützen. Hack[1]) meint zwar in seiner Arbeit über Kehlkopfstenosen, man solle es

[1]) Volkmann'sche Vorlesungen.

damit versuchen. Ein solcher Versuch wäre aber zwecklos. Denn es ist wohl einleuchtend, dass so lange das Kautschukrohr zwischen den wahren Stimmbändern liegen bleibt, der Kranke ruhig athmet, nach Entfernung desselben, stellen sich aber, da die Stimmbänder an einander treten, die Athembeschwerden wieder ein.

Was den Kehlkopfcroup anbelangt, die häufigste Form von Larynxstenose bei Kindern, so glaube ich, dass man sich allgemein überzeugt hat, es sei der Catheterismus als solcher zumeist erfolglos, und dass man daher viel lieber gleich den Luftröhrenschnitt vornimmt. Die Glottiskrämpfe, die sich einstellen, und die etwaige Verlegung des Luftrohres durch eine mechanisch losgelöste Membran sind in der Praxis so unangenehme und lebensgefährliche Erscheinungen, dass man gerne diese missliche Procedur ganz vermeidet.

Die Vornahme des Luftröhrenschnittes bei Erwachsenen, nachdem man zuerst den Catheterismus ausgeführt hat, geschieht folgendermassen. Das Larynxinnere des Kranken wird zuerst mit Hülfe des Kehlkopfspiegels mittelst einer Metallsonde ein Paar Minuten hindurch einige Male gereizt. Es könnte sonst sehr leicht geschehen, dass sich bei empfindlichen und reizbaren Patienten nach eingeführtem Catheter ein so heftiger Glottiskrampf einstellt, dass das Instrument herausgeschleudert wird und förmliche Erstickungsanfälle eintreten. Will man auch dies vermeiden und sicher vorgehen, so wird der Kranke narcotisirt, was bei Kehlkopfstenosen sehr leicht und rasch geschieht. Nachdem man dann die Zunge mittelst einer Zange hervorgezogen hat, wird mit Hülfe des Kehlkopfspiegels oder auch nöthigenfalls mit Hülfe des Zeigefingers der linken Hand, welcher als Wegweiser dient, und mit welchem gleichzeitig der Kehldeckel emporzuheben ist, ein dickeres Hartkautschukrohr (Nr. 2 bis 5) in den Larynx eingeführt. Im Nothfalle kann auch ein armirter englischer Catheter (Nr. 14 bis 16) genommen werden. Den Mandrin soll man erst, nachdem sich das Instrument in dem Larynxinneren befindet, was sich durch das Zischen der herausströmenden Luft kundgiebt, entfernen. Das eingeführte Rohr, dessen Schnabel bis zum zweiten Luftrörenknorpel und bei Kindern noch tiefer geschoben werden kann, hat ein Assistent zu halten. Man kann sich jetzt leicht überzeugen, dass sowohl der Kehlkopf als auch die Luftröhre vollkommen fixirt und gleichzeitig auch gewissermassen nach Vorne hervorgehoben sind. Die so unangenehmen Bewegungen dieser Theile nach auf- und abwärts haben ganz aufgehört.

Man wird jetzt sehr leicht die Operation vornehmen können, indem man direct nach den bekannten Methoden, auf das deutlich hervortretende harte Rohr schneidet. Auch die vordere Luftröhrenwand (crico-tracheotomie oder tracheotomia suprathyreoidea) kann entweder mittelst Scallpells oder, indem man das eingeführte Rohr etwas hervorzieht, mittelst Spitzbistouri oder Tracheotom eröffnet werden. Erst nachdem man mittelst zwei Bose'schen Häckchen die Luftröhre fixirt und eine Canüle eingeführt hat, soll das Hartkautschukrohr entfernt werden.

Was die Operation bei Kindern anbelangt, so ist es unumgänglich nothwendig, dass dieselbe immer in der Narcose geschehe. Es wird je nach dem Alter des Kindes entweder ein Hartkautschukrohr (Nr. 1) oder ein englischer Catheter (Nr. 12 bis 14) in das Larynxinnere eingeführt. Bei Kindern ist wegen der Weichheit der Organe das Hervortreten und die Fixation des Kehlkopfes und der Luftröhre noch deutlicher als bei Erwachsenen. Die Operation wird dann in derselben Weise, wie es früher beschrieben wurde, vorgenommen.

Was die Dauer der Operation betrifft, so glaube ich, dass die letztere, trotz Narcose, eher weniger Zeit in Anspruch nimmt, als bei anderen Methoden.

Ich hoffe, dass die Herrn Collegen ebenfalls es versuchen werden nach dieser Methode den Luftröhrenschnitt vorzunehmen. Sie werden sich überzeugen, dass wenn auch für den ersten Augenblick das Ganze etwas complicirt zu sein scheint, die Ausführung doch ziemlich einfach ist. Ich bin der Meinung, dass speciell für die Land- und Privatpraxis diese Operationsmethode zu empfehlen ist, da besonders bei Kindern die Tracheotomie dadurch sehr vereinfacht und erleichtert wird.

DISCUSSION.

Dr. Reichert, de Rostock: Meine Herrn! Es hat sein Bedenken, über eine Methode zu sprechen, die man nicht versucht hat. Ich muss gegen die eben empfohlene Methode einwenden, 1) dass mir das Auf- und Niedersteigen der Luftröhre niemals die Tracheotomie besonders schwer gemacht hat; 2) dass durch diese Methode nur a priori die ganze Operation erschwert zu werden scheint.

Dr. Catti antwortet auf die Bemerkungen des Vorredners, dass Jeder, der Gelegenheit hatte viele Luftröhrenschnitte zu machen, sich wohl davon überzeugt haben wird, dass diese Operation manchmal recht schwer ausführbar ist.

Der chronische Nasen- und Rachen-Katarrh. (Pathologie.)

Catarrhe chronique de la cavité naso-pharyngienne. Pathologie.

Chronic Nasal and pharyngeal Catarrh. Pathology.

Dr. **Maximilian Bresgen**, de Frankfurt a. M.

Meine Herrn! Wenn das Komité der vereinigten Sektionen für Laryngologie und Otologie den sogenannten chronischen Nasen- und Rachen-Katarrh zur Diskussion auf unsere Tagesordnung hat setzen zu sollen geglaubt, so ging es zweifellos von der Thatsache aus, dass es noch allseitiger Mitwirkung bedarf, um eine einigermaassen einheitliche Auffassung der jetzt zu besprechenden Erkrankung herbeizuführen. Indem das Komité mich einlud, durch einen Vortrag die Diskussion hierüber einzuleiten, wurde mir eine sehr ehrenvolle, aber doch auch schwierige Aufgabe zu Theil. Denn das zu bewältigende Material ist ein so grosses, dass es unmöglich ist, in der mir zugemessenen Zeit ein vollständiges Bild unseres heutigen Wissens vom sogenannten chronischen Nasen- und Rachen-Katarrhe zu entwickeln. Ich muss mich deshalb darauf beschränken, das Hauptsächlichste und besonders streitige Punkte zu erörtern, und es der

Diskussion überlassen, das von mir Uebergangene oder nur flüchtig Berührte zur Besprechung zu bringen und ihm zu seinem Rechte zu verhelfen.

Zu rechtfertigen habe ich mich noch, dass ich, anstatt des vom Komité gewählten Ausdruckes »Nasenrachenkatarrh« mich zu bedienen, vom chronischen Nasen- und Rachen-Katarrhe sprechen zu müssen glaube. Wollte ich nur von einem chronischen Nasenrachenkatarrhe sprechen, so müsste ich zum Verständnisse desselben dennoch sowohl den chronischen Nasen- wie auch Rachen-Katarrh in den Bereich unserer Erörterung ziehen, da es ja bekanntermaassen keinen isolirten Nasenrachenkatarrh, also keinen isolirten Katarrh des Cavum pharyngo-nasale, giebt. Ich habe es deshalb vorgezogen, von einem chronischen Nasen- und Rachen-Katarrhe zu sprechen, jedoch so, dass ich beide als eine Gesammtkrankheit auffasse.

Wenn ich den chronischen Nasen- und Rachen-Katarrh als einen sogenannten bezeichnet habe, so wird Jeder ohne Weiteres zugeben, dass der Ausdruck »Katarrh« denjenigen Krankheitszustand, welchen wir damit meinen, nicht deckt[1]). Denn »Katarrh« ist nur einem Symptome entnommen und deshalb nothwendig ungenau. In unserem Falle dürfte es vorläufig, bis wir eine treffendere Bezeichnung finden, am geeignesten erscheinen, von einer chronischen Rhinitis und Pharyngitis zu sprechen.

Von besonderer Wichtigkeit erscheint es mir, eine genauere Definition des chronischen Rhinitis und Pharyngitis herbeizuführen. Denn der Mangel einer solchen dürfte am meisten an den noch sehr divergirenden Anschauungen über die genannten Krankheiten, die beide zumeist vergesellschaftet vorkommen, die Schuld tragen.

Wer eine normal beschaffene Nasenschleimhaut besitzt, hat weder bei Tag noch bei Nacht jemals das Gefühl, als ob die eine oder andere Nasenhälfte für die Athmungsluft mehr oder weniger verlegt sei. Untersucht man eine solche normal beschaffene Nase, so findet man allüberall die Schleimhaut dem Gerüste fest anliegend und keinerlei Sondeneindruck gestattend. Denselben Befund haben wir, sobald eine chronische Rhinitis vollkommen geheilt ist; auch verstummen erst dann alle Klagen der Kranken, wenn wir objektiv (durch Sondenuntersuchung) keine Schwellung der Nasenschleimhaut mehr wahrnehmen können. Die Schwellung beruht auf Hyperplasie der Schleimhaut und auf Anfüllung des Schwellnetzes, welches letztere unter mancherlei Einflüssen mehr oder weniger stark und langdauernd erfolgt. Ich sah unter einer sehr grossen Zahl von einschlägigen Fällen abnorme Ausbildung des Schwellnetzes niemals ohne Hyperplasie der dasselbe bedeckenden Schleimhaut und diese niemals ohne jene.

Es scheint sich stillschweigend im Laufe der Zeit, in welcher man es für überflüssig hielt, einem sog. chronischen Nasen- und Rachen-Katarrhe näher zu treten, die Meinung gebildet zu haben, dass in den Fällen, in welchen man von einer chronischen Rhinitis spricht, alle Theile der Nasenschleimhaut im Zustande der Entzündung sich befinden. Es liegt auf der Hand, dass ein solches Verhältniss durchaus nicht nothwendig vorhanden sein muss, wir wissen vielmehr, dass die Symptome des chro-

[1]) Grundzüge einer Pathologie und Therapie der Nasen-Mund-Rachen- und Kehlkopf-Krankheiten für Aerzte und Studierende. Mit 156 Holzschnitten. Wien und Leipzig 1884. Urban und Schwarzenberg. Vorwort S. IV.

nischen Katarrhes in ansehnlichem Maasse vorhanden sein können, wenn wir Hyperplasie des Schleimhautüberzuges, beispielsweise nur der unteren Muschel, finden. Schon Michel[1]) hat ganz besonders darauf hingewiesen, dass bei chronischer Rhinitis vorzugsweise einzelne Stellen der Nasenhöhle, in erster Linie die untere Muschel, für sich erkrankt sein können. Er sieht aber, wie auch Andere, in dieser Erscheinung lediglich verschiedene Grade des genannten Uebels. So kann man also in der Nase neben umschriebene Hyperplasien auch vollkommen entzündungsfreie Schleimhautparteien antreffen, jedoch nur dann, wenn die Rhinitis noch nicht so lange besteht, dass sie von den exponirtesten Stellen, wie untere Muschel und vorderes Ende der mittleren Muschel, sich weiter ausdehnen konnte.

Gleichfalls nur als einen besonderen Grad chronischer Rhinitis vermag ich jenen Zustand anzusehen, der besonders von Hack[2]) als etwas ganz anderes angesehen wird, weil scheinbar die abnorme Sekretion fehlt, und weil er glaubt, die Schleimhaut selbst zeige keine Hyperplasie. Der letzteren Meinung ist vom pathologisch-anatomischen Standpunkte bereits E. Fränkel[3]) entgegengetreten, indem er sagt, dass es sich »um hyperplastische Vorgänge handle, welche bald die eigentlichen Schleimhautbestandtheile, bald das hier befindliche kavernöse Gewebe, bald den Ueberzug in seiner Totalität betreffend, entweder an diffusen Verdickungen oder zu mehr cirkumskripten, tumorähnlichen Anschwellungen führten, wobei die Schneider'sche Membran, je nachdem das kavernöse oder eigentliche Schleimhautgewebe mehr an der Hyperplasie participire, entweder ein dunkelrothes oder grau-opales, durchscheinendes Aussehen und eine elastisch-weiche, oft luftkissenartige Konsistenz darbiete.« Der Hack'schen Auffassung ist auch Schäffer[4]) entgegengetreten, indem er die Hyperplasien der Muschelschleimhaut als Ausdruck chronischer Rhinitis betrachtet.

Wenn Hack sich darauf beruft, dass die Kranken »vor Allem über das lästige Gefühl der steten Trockenheit in der Nase« klagten, und wenn er deshalb das Vorhandensein eines »chronisch-hyperplastischen Nasenkatarrhes« läugnen zu wollen meint, so kann ich dem entgegenhalten, dass die Angaben des Kranken in solchen Fällen sehr unzuverlässig sind, weil die totale Nasenobstruktion, als das unangenehmste Symptom, jedes andere in den Hintergrund drängt. Ueberdies findet in solchen Fällen während des totalen Verschlusses der Nase keine Schleimabsonderung statt; diese tritt erst dann wieder ein — und zwar manchmal gan[illegible] excessiv — sobald die Nase bei Nachlass der Schwellung wieder me[illegible] weniger für Luft durchgängig wird. Je hochgradiger und älter eine chronische Rhinitis ist, desto seltener und kürzer dauernd sind solche Intervalle, und um so weniger haften die weniger unangenehmen Zeichen derselben im Gedächtnisse der Kranken. Je mehr diese sich im Verlaufe der Behandlung ihres Nasenübels auf dessen Verlauf besinnen, um so mehr erinnern sie sich der eben geschilderten Umstände und theilen die-

[1]) Die Krankheiten der Nasenhöhle und des Nasenrachenraumes. Berlin 1876. Hirschwald. S. 17.

[2]) Ueber eine operative Radikalbehandlung bestimmter Formen von Migraine, Asthma, Heufieber sowie zahlreicher verwandter Erscheinungen. Erfahrungen auf dem Gebiete der Nasenkrankheiten. Wiesbaden 1884. Bergmann. S. 3.

[3]) Ein Beitrag zur Lehre von den Hyperplasien der Nasenmuskelbekleidung. Deutsche med. Wochenschrift 1884. Nr. 18.

[4]) Nasenleiden und Reflexneurosen. Deutsche med. Wochenschrift 1884. Nr. 23. 24.

selben oft nachträglich auch ohne Befragen mit. Stets aber haben mir solche Kranke bei der Anamnese erklärt, dass ihrer Nasenobstruktion ein Zustand vorhergegangen sei, in welchem sie sehr starke Sekretion aus der Nasenhöhle durch mehr oder weniger lange Zeit hindurch hatten. Ich kann nach alledem in jener hochgradigen Schwellung der Nasenschleimhaut, besonders auch derjenigen der unteren Muschel, nur einen hohen Grad chronischer Rhinitis erblicken.

Die Frage, wann wir es mit einer chronischen Pharyngitis zu thun haben, bedarf ebenso, wie diejenige, wann es sich um eine chronische Rhinitis handelt, noch einer besonderen Erörterung. Die Erfahrung hat mich gelehrt, dass jene vorliegt, sobald die Schleimhaut des Pharynx einerseits geschwollen und geröthet, andererseits mit mehr oder weniger grossen und zahlreichen Granulis und strang- und listenförmigen Wülsten besetzt und die Sekretion alterirt ist.

Besonders durch Saalfeld's[1]) Untersuchungen wissen wir, dass jedes Granulum aus lymphatischem Gewebe besteht und den erweiterten Ausführungsgang einer hypertrophischen Schleimdrüse umgiebt. Es sind also stets hypertrophische Schleimdrüsen mit Anhäufung lymphatischen Gewebes verbunden, ein Umstand, der nur die sog. Granula als pathologische Produkte erscheinen lassen muss.

Hack[2]) befindet sich meiner Meinung nach in einem Irrthume, wenn er bei seinen Untersuchungen durch den Umstand, dass 472 (75 % seiner Untersuchungsobjekte) Träger sehr zahlreicher Rachengranula nicht die geringsten Beschwerden von denselben hatten, zu dem Schlusse gelangt, »dass das Auffinden von Rachengranulis durchaus nicht genüge, um daraus eine Pharyngitis granulosa zu diagnostisiren«. Nicht »aus Indolenz des Untersuchungsobjekts« soll es erklärt werden, warum so überaus viele Menschen mit hochgradiger Pharyngitis granulosa keinerlei Beschwerden zu haben vorgeben. Hier liegen vielmehr, wie auch so überaus häufig bei unzweifelhafter Rhinitis chronica, wesentlich Unachtsamkeit und Geringschätzung der für den Laien zuerst erkennbaren Symptome, wie vermehrte Schleimabsonderung etc., zu Grunde. Die meisten Menschen halten es für ganz in der Ordnung, wenn sie besonders Morgens grosse Mengen Schleim aus ihrem Rachenraume entfernen. Und doch besinnt sich Jeder von diesen, wenn man zum Nachdenken anregt, dass es eine Zeit gegeben, in welcher er weniger Schleim oder gar keinen auszuwerfen nöthig hatte. Nehmen wir aber solche Personen, welche sich über die grosse Sekretion in der Rachenhöhle beklagen und davon befreit sein wollen, ist es unschwer zu beweisen, dass diese Kranken erst dann sich wohl fühlen, wenn, abgesehen von der Heilung der meist gleichzeitig bestehenden chronischen Rhinitis, alle Granula zerstört, wenn alle Schwellung der Rachenschleimhaut und mit diesen Zuständen auch die übermässige Sekretion beseitigt sind. Solche Fälle zeigen uns doch zweifellos, dass normaler Weise die Rachenschleimhaut nur unbedeutende Sekretion aufweisen soll.

Als eine besondere Ausgangsform der chronischen Pharyngitis haben

1) Ueber die sogenannte Pharyngitis granulosa. Virchow's Archiv 1882. Bd. 82.

2) Ueber die Varianten des physiologischen Kehlkopfbildes. Festschrift der 56. Versammlung Deutscher Naturforscher und Aerzte. Freiburg i B. und Tübingen. 1883. Mohr. S. 164—176.

wir wohl die sog. Pharyngitis sicca anzusehen, ebenso wie aus der chronischen hyperplastischen Rhinitis unter bisher noch nicht genügend aufgeklärten Umständen die fötide Form (sog. Ozaena simplex) ohne Schleimhautulceration hervorgehen kann. Sowohl die an Rhinitis fœtida wie die an Pharyngitis sicca leidenden Kranken geben stets an, dass sie in früherer Zeit an reichlicherer und flüssigerer Sekretion der Nase und des Rachens gelitten hätten und dann erst ganz allmälig der spätere Zustand sich entwickelt habe, besonders aber sei das Gefühl von Trockenheit im Halse früher nicht vorhanden gewesen.

Die von Gottstein[1]), E. Fränkel[2]) und Krause[3]) in ihren bekannten Arbeiten vertretene Ansicht, dass die fötide chronische Rhinitis als eine chronische Atrophie der Schleimhaut und des Gerüstes der Nasenhöhle zu definiren sei, ist bezüglich des schliesslichen Ausganges der Erkrankung gewiss richtig; auch soll die Möglichkeit einer Allgemeingültigkeit nicht geläugnet werden; allein es fehlen uns bis heute dafür noch die Beweise. So lange die Frage nach der Atrophie der Schleimhaut mit der Frage nach dem Fötor identificirt wird, so lange dürfte es schwer sein, die verschiedenen Ansichten zu vereinigen. Es sind von Ziem[4]), Schäffer[5]) und mir[6]) zweifellos Fälle beobachtet worden, bei welchen in vivo innerhalb der Nasenhöhle keinerlei Atrophie nachweisbar war, vielmehr die Hyperplasie der Schleimhaut überwiegend in den Vordergrund trat — es bestand keine Sekretverhaltung —, und doch war exquisiter Fötor vorhanden. Es kann ja sein, dass, wie Krause behauptet, auch in solchen Fällen schon an einzelnen Stellen der Nasenhöhle Atrophie vorhanden sei, weil ohne sie kein Fötor entstehen könne: allein bewiesen ist diese Behauptung noch nicht, und deshalb können wir mit ihr auch nur als mit einer nicht unwahrscheinlichen Hypothese rechnen.

Wenden wir uns zur Aetiologie der chronischen Rhinitis und Pharyngitis überhaupt, so müssen wir, wie ich vor mehreren Jahren schon eingehendes dargelegt habe, zweifellos erbliche Einflüsse als von hervorragendster Bedeutung ansehen. Kommen hierzu noch, wie gewöhnlich, wenig gesundheitsgemässe Lebensweise schon in den Kinderjahren und später noch manche andere Schädlichkeiten, welche das Leben dem Unachtsamen so vielfach bietet, hierzu, so können wir uns wohl nicht wundern, wenn ein der chronischen Rhinitis und Pharyngitis entsprechender vererbter Zustand der Schleimhaut sich stetig verschlimmert oder eine nur vorhandene Disposition zu solcher Erkrankung in Wirksamkeit tritt. Ich habe zahlreiche Beispiele für diese beiden Entstehungsarten zur Verfügung. Es ist mir dagegen noch nie gelungen, unzweifelhaft nachzuweisen, dass eine chronische Rhinitis oder Pharyngitis lediglich aus häufigen Recidiven der akuten Form hervorgegangen wäre, ohne dass erbliche Einflüsse bestimmt auszuschliessen gewesen wären. Ohne damit das

---

[1]) Nasenkrankheiten. Eulenburg's Encyklopädie der gesammten Heilkunde. Bd. 9. Wien und Leipzig 1881. Urban und Schwarzenberg.

[2]) Pathologisch-anatomische Untersuchungen über Ozäna. Virchow's Archiv 1879. Bd. 75. — Ibid. 1882. Bd. 87. — Ibid. Bd. 90.

[3]) Zwei Sektionsbefunde von reiner Ozäna. Virchow's Archiv 1881. Bd. 85.

[4]) Ueber Blennorrhoe der Nase und ihrer Nebenhöhlen (Ozäna). Monatsschrift für Ohrenheilkunde etc. 1880. Nr. 4.

[5]) Ozäna. Monatsschrift für Ohrenheilkunde etc. 1881. Nr. 4.

[6]) Der chronische Nasen- und Rachen-Katarrh. Wien und Leipzig 1881 und 1883. Erste und zweite Auflage.

Hervorgehenkönnen der chronischen aus der akuten Form läugnen zu wollen, möchte ich doch hervorheben, dass es äusserst schwer sein dürfte, bei sorgfältiger Nachforschung erbliche Einflüsse nicht zu finden. Man muss sich nur nicht ohne Weiteres bei den meist sehr ungenauen Angaben der Kranken beruhigen.

Aetiologisch besonders wichtig für die Entstehung eines chronischen Rhinitis und Pharyngitis sind auch der Genuss des Tabaks, in welcher Gestalt es auch sei, und alkoholartiger Getränke in grösserer Menge; ferner Hypertrophie des sog. Tonsilla pharyngea und der Gaumenmandeln. Dass vorhandene Scrophulose ätiologisch von Bedeutung sein kann, soll nicht geläugnet werden. Es scheint mir aber, dass sie häufiger die Folge als die Ursache chronischer Rhinitis und Pharyngitis ist. Denn deren Begleiterscheinungen sind besonders bei Kindern von so maasgebendem Einfluss auf das Wohlbefinden, dass es nicht Wunder nehmen kann, wenn die Entwickelungsstörung als sog. Scrophulose zum Ausdrucke gelangt. Ueberdies verschwindet diese oft überraschend schnell, wenn das primäre Uebel gehoben ist.

Wenden wir uns noch kurz zur Aetiologie des Fötors bei fötider chronischer Rhinitis, so müssen wir konstatiren, dass trotz vortrefflicher Arbeiten mehrerer Autoren der letzten Jahre noch kein abschliessendes Urtheil zu gewinnen ist. Ich kann bei vorurtheilsloser Prüfung den Beweis noch nicht für erbracht finden, dass in einer eigenthümlichen Qualität des Sekretes dasjenige Moment zu suchen sei, welches Fäulnisserregern die zur Hervorrufung des Fötors günstigen Bedingungen gewähre (E. Fränkel); und ebenso erscheint es mir nicht als unumstösslich, dass gerade Atrophie der Schleimhaut und des Knochengerüstes für die Entstehung des Fötors als ätiologisch wichtig anzusehen sei (Gottstein, E. Fränkel, Krause). Mir erscheint es vielmehr immer noch als sehr wahrscheinlich, dass gerade die hyperplastische Schleimhaut einen für die Entwickelung von Fäulnisserregern vorzügliche Boden abgiebt, und dass, da dieser pathologische Boden früher vorhanden ist, als das pathologische Sekret, jener auch eher verantwortlich zu machen sei, als dieses. Nicht unwichtig erscheint es mir auch, die Aufmerksamkeit auf jene Fälle zu lenken, in welchen es im Verlaufe chronischer Rhinitis in Folge von hochgradiger Schleimhautschwellung zu Sekretverhaltung und Fötor kommt, der jedoch nicht identisch mit dem der sog. Ozäna simplex ist. Es wäre nicht undenkbar, dass sich aus solchen Fällen bei nicht eintretender Behandlung die letztere entwickele. Bezüglich die Atrophie muss vor Allem noch festgestellt werden, ob sie nicht eher als eine Folge des den Fötor erzeugenden Umstandes, denn als dessen Ursache betrachtet werden muss. Es erscheint mir als am wahrscheinlichsten, dass zur Entstehung des Fötors in den einzelnen Fällen nicht nur ein Zusammenwirken mehrerer Faktoren stattfindet, sondern dass auch nicht immer die gleichen Faktoren mitzuwirken brauchen.

Von den Begleiterscheinungen und Folgezuständen chronischer Rhinitis und Pharyngitis haben wir einige wegen ihrer Wichtigkeit ganz besonders hervorzuheben. Eine fast regelmässige, oft sehr bedeutungsvolle Begleiterscheinung chronischer Rhinitis ist das sog. spontane Nasenbluten. Tritt solches auf, so fehlt niemals chronische Rhinitis. Theils ist durch eine solche die Schleimhaut in erhöhtem Maasse injicirt, so dass anhaltende Kongestionen nach dem Kopfe, wie sie besonders bei Kindern nicht selten vorzukommen pflegen, oder stärkere und öftere Blutstauung im Bereiche der Kopf- und Halsgefässe bei heftigerem Schnauben der Nase Rupturen der Gefässe der Nasenschleimhaut bewirken können; theils vermag Borkenbildung in der Nase durch Irritation der unter jenen gelegenen Schleimhautpartie Blutungen zu veranlassen, welche scheinbar ohne äusseren Anlass stattfinden, nicht selten aber durch unbewusste leichte Berührung der äusseren Nase zu Stande kommen, ohne aber deshalb durch äussere Gewalt im gewohnten Sinne des Wortes bedingt zu sein. Während die Blutungen der ersteren Art sich vorwiegend im Bereiche der mittleren Muschel finden, kommen die letzteren fast ausschliesslich an der Scheidewand und am Nasenboden vorne in der Nase vor.

Spontane Blutungen, ähnlicher Art wie in der Nase, finden wir nicht selten auch bei chronischer Pharyngitis im obersten Pharynxabschnitte, und zwar an dessen Hinterwand dort, wo das sog. kytogene Lager sich befindet. An dieser Stelle bilden sich besonders über Nacht und bei mehr zäher Sekretion nicht selten borkige Sekretlappen, bei deren Entfernung am Morgen zuweilen kleine, die Kranken oft sehr erschreckende, Blutungen stattfinden. Untersucht man solche Kranken früh am Morgen, so vermag man meistens an der hinteren oberen Rachenwand kleine rothe Blutpunkte zu sehen und kann alsdann die Besorgnisse des Kranken betreffs einer Lungenblutung ohne Weiteres zerstreuen.

Von besonderer Bedeutung für sog. katarrhalische Erkrankungen des Thränennasenkanales und der Konjunktiva sind, wie ich schon früher eingehend darlegte, chronische Rhinitiden. Es sollte stets in hartnäckigen und lange bestehenden derartigen Fällen eine sachgemässe Untersuchung der Nase und eventuel Behandlung derselben von Seiten der Augenärzte veranlasst werden.

Für die Entstehung von Erkrankungen des Ohres sind chronische Rhinitis und Pharyngitis von hervorragendster Bedeutung. Dreierlei Momente sind es, welche hierbei in Betracht kommen. Gleichwie Hypertrophie der Pharynxtonsille, so wirken auch Hypertrophien des Schleimhautüberzuges der hinteren Muschelenden entzündungsregend auf die Tuben und das Ohr. Besonders leicht tritt dieses ein, wenn bei undurchgängiger Nase und bei Ansammlung von Schleim im Pharyngonasalraume die Nase stark geschnaubt wird, so dass nothwendigerweise von dem Schleimhautsekret in die Tuben eindringen muss. Aber auch schon die einfach entzündlich erkrankte Schleimhaut des Pharyngonasalraumes ist geeignet, diesen Process auf die Tuben und das Ohr übergehen zu lassen. Es wird deshalb auch bei Ohrenkrankkeiten mit Recht ein grosses Gewicht auf die Untersuchung und Behandlung der Nasen- und Rachenhöhle gelegt.

Eine grosse Anzahl von Begleiterscheinungen chronischer Rhinitis und Pharyngitis bewegt sich, wie besonders in den jüngsten Jahren durch eine Reihe wohlbekannter Autoren, darunter besonders Hack, dargelegt worden ist, in nervösen Bahnen, welche räumlich oft ganz getrennte Körperregionen mit einander in enge Beziehung bringen.

Einer der häufigsten Folgezustände ist Kopfschmerz, sei es nun Druckgefühl in der Stirne, über den Augen, in der Schläfen- und Hinterhauptsgegend, oder Stechen und dergleichen an diesen Stellen. Migraine, Supraorbitalneuralgien sind keine seltene Erscheinungen. Recht häufig auch findet sich Asthma als Folgezustand; besonders deutlich lässt sich dies erweisen in solchen Fällen, in denen wir es noch nicht mit hochgradigen, schon viele Jahre bestehenden, asthmatischen Anfällen zu thun haben.

In dem letzten Halbjahre sind mir einige sichere Fälle von Melancholie in Folge von chronischer Rhinitis vorgekommen. Die Kranken glaubten die beständigen Kopfschmerzen, das Schwindelgefühl etc. auf schwere Hirnerkrankung zurückführen zu müssen, zumal schon mannichfache Versuche zur Heilung des Uebels von verschiedenen Seiten gemacht worden waren. Viele solcher Kranken ziehen oft lange durch Kaltwasserheilanstalten, ohne dass ihnen geholfen wird. Dass sich in solchen Anstalten wirklich nicht wenige Kranke befinden, deren nervöse Störungen lediglich von chronischer Rhinitis und Pharyngitis abhängig sind, habe ich wiederholt erfahren. Ich halte dafür, dass auch in Irrenanstalten manche Kranke sich befinden, welchen sicherer und rascher durch sachgemässe Behandlung der eben genannten Uebel geholfen werden könnte. Jedenfalls sollte in solchen Anstalten der Nasen- und Rachenhöhle eine ganz besondere Aufmerksamkeit gewidmet werden.

Ich muss mich wegen der beschränkten mir zugemessenen Zeit mit diesen wenigen Andeutungen in Bezug auf die im Gefolge chronischer Rhinitis und Pharyngitis auftretenden nervösen oder reflektorischen Störungen begnügen, der Diskussion es überlassend, eingehender darauf zurückzukommen.

Haben wir bei der Wichtigkeit, die wir der chronischen Rhinitis und Pharyngitis sowohl in Bezug auf das Wohlbefinden im Allgemeinen und in Bezug auf die Körperentwickelung überhaupt, wie auch in Bezug auf Erkrankung der Nachbarorgane sowie auf manche Reflexneurosen, insbesonsere Asthma, Migraine, Kopfschmerzen etc. beimessen müssen, gefordert, dass Nase- und Rachenraum in solchen Fällen stets einer sorgfältigen sachgemässen Untersuchung unterzogen werden, so kommen wir auch naturgemäss zu dem ferneren Schlusse, dass, ehe eine solche stattgefunden hat, jede Behandlung der gekennzeichneten Uebel eine unwissenschaftliche genannt werden muss. Als ganz besonders wichtig aber muss es erklärt werden, dass bei Kindern, wenn deren Nasenluftweg nicht frei erscheint, sowohl Nase wie Nasenrachenraum eine genaue Untersuchung von sachverständiger Seite erfahren müssen. Die Unterlassung einer solchen involvirt eine das Leben und die Gesundheit gefährdende Fahrlässigkeit, indem durch Verlegung des Nasenluftweges die Entwickelung der Lungen und der Thorax ganz erheblich beeinträchtigt und dadurch Kinder von vorneherein schon der Skrophulose und Tuberkulose ausgeliefert werden.

Die grosse Bedeutung, welche die Erkrankungen der Nasen- und Rachenhöhle an und für sich sowie auch auf andere, theils näher, theils entfernter gelegene Körpergebiete geltend zu machen vermögen, rechtfertigt allein schon die Forderung, dass denselben nun mindesten die gleiche Anerkennung und Aufmerksamkeit wie denjenigen der Augen und Ohren, allerseits zu Theil werde. Den vereinten Bemühungen, unsere Specialfächer nicht nur technisch, sondern auch wissenschaftlich stets mehr und mehr auszubauen, kann auch schliesslich die staatliche Anerkennung durch Schaffung von Lehrstühlen an den Universitäten nicht ausbleiben.

DISCUSSION.

Dr. Felix Semon, de Londres: Ich möchte nur mit Bezug auf eine der Bresgen'schen Thesen bemerken, dass nicht-traumatisches Nasenbluten nicht nur durch lokale Erkrankungen der Nase bedingt wird, wie es nach der Fassung des Passus scheinen könnte, sondern auch durch Infektionskrankheiten und Cirkulationsstörungen der verschiedensten Art, Lebercirrhose und andere Störungen im Pfortaderkreislauf, Herz- und Lungenkrankheiten etc.

Dr. O. CHIARI, de Vienne, beobachtete in vielen Fällen bei sonst vollkommen gesunden Menschen, welche auch nicht von chronischer Rhinitis litten, habituelle Epistaxis, welche sehr häufig ihren Ausgang vorne am Septum nahm. Sehr häufig wurde dabei entschieden jedes Jucken in der Nase, welches mechanische Irritationen dieser Gegend hätte veranlassen können, in Abrede gestellt.

Dr. KRAUSE, de Berlin: Die These des Herrn Bresgen, nach welcher die Ozaena simpl. keine selbstständige Erkrankungsform sein soll, ist so wenig treffend wie etwa der Satz sein würde, dass die putride Bronchitis von der gewöhnlichen Bronchitis nicht unterschieden werden dürfe. Die Entstehung des Fötors ist, das wird heute wohl allgemein zugegeben, von dem Sekrete abhängig. Dieses von der atrophischen, drüsen- und blutarmen Schleimhaut gelieferte Sekret ist flüssigkeitsarm, daher dickflüssig, leicht anhaftend und schnell zu Krusten eintrocknend in Folge der durch die Weite der Nasenhöhlen beförderten Verdunstung. In diesem festhaftenden und in allen Buchten der Nase stagnirende Sekrete bildet sich der Fötor, wie ich nachgewiesen habe, durch Entstehung von Fettsäuren aus dem in der atrophischen Schleimhaut vorhandenen und auf die Oberfläche austretenden Fette und, wie ich hinzufügen möchte, durch den Zerfall der Eiweisskörper überhaupt. Davon, dass die Schleimhaut erst in Folge des von ihr gelieferten fötiden Sekrets atrophisch würde, kann nicht die Rede sein, wenn man nicht das Wesen der Krankheit selbst etwa ohne Grund in einer chemischen Specificität des Sekrets suchen will.

Dr. CATTI, de Fiume, möchte zu derjenigen der Bresgen'schen Sätze, wo er sagt, »dass mit der Ozoena stets die atrophische Form der chronischen Pharyngitis in mehr oder weniger Grade verbunden ist«, noch hinzufügen, dass in vielen Fällen gleichzeitig auch der Larynx, die Trachea und Bronchien afficirt sind. Oft sei sogar schwer eine Grenze zwischen der Ozoena und der Störk'sche Blennorrhoe zu ziehen.

Dr. BRESGEN bestätigt Herrn Semon, dass er das Nasenbluten beispielsweise bei Cirrhose, schweren Cirkulationsstörungen etc. ausschliesst und dies nur deshalb nicht ausdrücklich bemerkt habe, weil es sich hier überhaupt nur um die chronische Rhinitis und Pharyngitis handle. Herr Chiari hat bemerkt, dass ohne allgemeine und ohne lokale Erkrankungen dennoch nicht selten Fälle von wiederkehrendem Nasenbluten vorkämen, welche aus vorne an der Nasenscheiderwand anhaftenden Borken resultiere. Diese Blutungen kamen aber weder durch absichtliches noch unabsichtliches Kratzen sondern ohne jeden nachweisbaren Insult zu Stande. Redner macht dem gegenüber geltend, dass, sobald Borkenbildung innerhalb der Nase, auch in geringster Ausdehnung, stattfinde, stets eine chronische Rhinitis vorliege. Denn nur dann könne eine solche nicht vorhanden sein, wenn eine normale Sekretion vorliege; dies sei aber nicht vorhanden, wenn Borkenbildung statthabe. Dabei finde Blutung sehr leicht statt, auch ohne das Kratzen bewusster oder unbewusster

Weise vorliege; es genüge vollkommen das gewöhnliche Schnauben der Nase, wobei sehr leicht und häufig die Borken abgerissen und hiermit Blutungen veranlasst wurden. Von den Bemerkungen des Herrn Krause nimmt Bresgen mit Freude Kenntniss. Er bemerkt ausdrücklich, dass er schon in seinem einleitenden Vortrage die Krause'sche Auffassung von der sog. Ozäna simplex als durchaus keine unwahrscheinliche angesprochen habe. Er behalte sich vor, auch in Zukunft mit Sorgfalt und ohne Voreingenommenheit alle Einwürfe zu prüfen und darnach seine Auffassung entsprechend zu modificiren. Jedenfalls erheische diese Frage noch lange und vielseitige Arbeit. Bresgen berichtigt noch Herrn Krause gegenüber, dass er nicht gesagt habe, der Fötor vermöge möglicherweise Atrophie der Schleimhaut hervorzurufen, sondern das fötide Sekret, wenn wir annehmen, dass schon im hypertrophischen Stadium der chronischen Rhinitis das fötide Sekret sich bilde. Herrn Catti bemerkt Bresgen, dass er ihm nur beipflichten könne; er habe ja schon früher darzulegen versucht, dass die sog. Storck'sche Blennorrhoe nicht anderes sei, als eine Ozäna der Respirationsschleimhaut.

Ueber die Frage der von der Nasenhöhle ausgehenden Reflexneurosen.

Les névroses réflexes qui ont leur origine dans la cavité du nez.

The Reflectory Neuroses which originate in the cavity of the nose.

Prof. **B. Fränkel**, de Berlin.

Meine Herrn! Ich bin erst hier in Copenhagen aufgefordert worden, den einleitenden Vortrag über die von Nasenkrankheiten abhängigen Reflexneurosen zu halten. Ich bin deshalb vollkommen unpräparirt, denn hier hat mich die Gastfreundschaft nicht dazu kommen lassen, die von den Sektionssitzungen freigelassene Zeit zum Arbeiten zu verwenden. Wenn ich trotzdem den Vortrag übernommen habe, so geschah dies, weil ich den Gegenstand für überaus wichtig halte und es mir durchaus nothwendig erscheint, denselben hier zu besprechen.

Die Frage von den Reflexneurosen, die von der Nase ausgehen, ist durch die Beobachtung Voltolini's angeregt worden, dass Nasenpolypen Asthma bronchiale hervorrufen konnten. Die folgenden Arbeiten von M. Schäffer und mir beschäftigen sich auch vorwiegend mit dem Asthma. Durch Hack's Publikationen wurde der Kreis der Reflexkrankheiten wesentlich ausgedehnt. Besonders in Deutschland und Amerika ist die Aufmerksamkeit der Rhinologen in den letzten Jahren diesem Gegenstande zugewendet gewesen; weniger in Frankreich und England. Doch beweist der eben erschienene zweite Band des Buches unseres Herrn Vorsitzenden (M. Mackenzie) und die Anmerkungen des deutschen Herausgebers, dass man auch in England die Wichtigkeit des Gegenstandes nicht unterschätzt.

Was die Krankheiten anbelangt, die von der Nase aus reflectirt werden können, so sind dies zunächst Krankheiten der Nase: Niessreiz, der vasomotorische Schnupfen und das Heufieber, dann Krankheiten der Respirationsorgane: Husten, Asthma, Volumen pulmonum auctum. Hack rechnet den Alpdruck hierher, den er für einen nicht vollkommen ausgebildeten Asthma-Anfall hält. Dann folgen vasomotorische Störungen anderer Organe: Thränenträuflen, Röthung und Oedema des Gesichts, Frostanfälle etc. Die von Duchek, Oppenheimer, Rollet früher beschriebenen Neuralgien des Trigemiuns werden durch neue Beispiele wieder in die Erinnerung gebracht; E. Fränkel fügt die Paræsthesie des Pharynx an. Ich beobachtete einen von der Nase aus geheilten Facialiskrampf. Dann werden Migräne, Schwindel, Erbrechen, Epilepsie und ausgebildete Psychosen beschrieben, die von der Nase aus geheilt wurden. In der That ein grosser Kreis wichtiger Affectionen, die von der Nase aus veranlasst werden sollen, und dabei glaube ich beinahe, dass ich einige anzuführen vergass.

Auf welche Weise denken wir uns, dass diese Leiden und Krankheiten der Nase zusammenhängen? Voltolini liess neben dem Reflexe noch die Stenose als Ursache zu. Jetzt kann nur noch vom Reflex die Rede sein. M. Schäffer nahm an, dass durch Affectionen in den oberen Luftwegen ein Druck auf die hier befindlichen Äste des nervus vagus ausgeübt werde, der den Reflex auslöse. Ich selbst suchte es auch für die Nase wahrscheinlich zu machen, dass, wie überall so auch hier, von einem erhöhten Reizzustand der sensiblen Nerven aus die Reflexe ausgelöst werden. Hack aber fügte ein neues Moment hinzu, durch welches die Nase ganz besonders zu Reflexneurosen prädestinirt scheint: ich meine die Anschwellung der sogenannten Schwellkörper.

Was diesen Schwellkörpern anbelangt, so sind dieselben vor Kohlrausch von Hyrtl und namentlich Kölliker beschrieben worden. Es handelt sich aber nicht um Schwellkörper — denn es fehlt eine bindegewebige Hülle — sondern um cavernöse Venenplexus, die dicht über oder auch im Knochen beginnend die diesem anliegenden, unteren Theile der Schleimhaut zahlreich durchsetzen. Sie finden sich an dieser Stelle der Nase stärker entwickelt, wie an jener, aber so viel ich sehe, in der ganzen Nasenhöhle überall in der Schleimhaut. Hack nimmt nun an, dass die Anschwellung dieser Plexus ein nothwendiges Glied in der Reihe des Reflexvorganges sei, und dass deren Verödung die Reflexe nicht mehr zur Erscheinung kommen lasse. Auf diese Weise würde die Nase eine besondere Vorrichtung zur Auslösung von Reflexen erhalten, und wir können in Ansehung der Multiplizität der Erscheinungen mit grösserem Rechte von einer Rhinie sprechen, als dies von einer Hysterie geschieht. Die neueren Publicationen von Hack nehmen dieser Rhinie ihre portio vaginalis, mit welcher man die vorderen Theile der unteren Muskeln in Hack's früheren Publicationen vergleichen konnte.

Ich bin nun nicht im Stande, diesen Ausführungen Hacks zuzuztimmen. Einmal finde ich, wie dies schon E. Fränkel hervorgehoben hat, dass es sich bei den betreffenden Fällen um eine wirkliche Hyperplasie der ganzen Schleimhaut, der Drüsen, des Epitels, des Bindegewebes, der Blutgefässe dicht unter dem Epitel und auch der cavernösen Plexus handelt. Dann nimmt Hack selbst an, dass die Anschwellung der Plexus selbst bereits ein Reflexvorgang ist. Zudem handelt es sich in manchen Fällen gar nicht von Schwellungen, sondern um zur Atrophie neigenden Catarrh. Bei dem von mir zuerst beschriebenen Reflexhusten haben J. Mackenzie und Hack beide Recht. Denn in den Fällen, in denen es möglich ist,

Husten von der Nasenschleimhaut aus auszulösen, liegen die Punkte bald hier, bald dort durch die ganze Nase hindurch. Aus diesen und anderen Gründen bin ich nicht im Stande, Hack in Bezug auf die Nothwendigkeit der Anschwellung der cavernösen Plexus zu folgen, halte vielmehr daran fest, dass es ein Reizzustand der sensiblen Nerven ist, der hier, wie auch sonst im Körper, die Reflexe auslöst, dass die Nase aber viel häufiger der Ort für einen solchen Vorgang ist, als man dies bis vor Kurzem annahm.

Was sollen wir nun thun, wenn wir Zeichen haben, dass von der Nase aus die vorliegende Krankheit ausgelöst wird? Ich glaube, wir müssen dann die vorhandene Krankheit der Nase nach den bewährten Grundsätzen unserer Kunst heilen. Es ist unverkennbar, dass in dieser Beziehung von der so wirksamen Galvanokaustik ein zu umfassender Gebrauch gemacht wird, und andere Methoden vernachlässigt werden, die beim betreffenden Fall vielleicht mehr Aussicht zur Erfolg geben. Wir haben mit Ausnahme des Hustens bisher nur die eingetretene Heilung als den Beweis dafür, dass ein Zusammenhang zwischen Krankheiten der Nase und den Reflexen besteht. Wir sollten aber bei der wechselvollen Natur der betreffenden Krankheiten immer erst eine genügende Zeit abwarten, bevor wir die Heilung annehmen.

DISCUSSION.

Dr. SEMON, de Londres: Ich möchte vor allen Dingen dagegen warnen, über dem lokalen Nasenleiden die Möglichkeit einer Allgemeinerkrankung zu vergessen, durch welche Reflexneurosen der beschriebenen Art ausgelöst werden können. Die Warnung ist durch Erfahrungen begründet.

Zweitens aber würde es, gegenüber dem Aufsehen, welche diese ganze Frage erregt hat, sehr wünschenswerth sein, dass die anwesenden Kollegen, welche die Gelegenheit gehabt haben in dieser Beziehung eigene Erfahrungen zu sammeln, sich darüber aussprächen, ob man nach Ausschluss aller übrigen nachweisbaren Möglichkeiten, beim Befunde solcher Veränderungen in der Nase, wie sie von Hack beschrieben worden sind, den Patienten mit Bestimmtheit oder nur mit grosser Wahrscheinlichkeit eine Heilung ihrer Reflexneurose in Aussicht stellen könne. Ich selbst stehe bei stricter Beobachtung der Hack'schen Vorschriften und sorgfältiger Auswahl der Fälle nach Erfolgen und Misserfolgen, deren gegenseitiges Verhältniss ich mir nicht erklären kann, augenblicklich auf dem Standpunkte, dass ich die Behandlung als ein reines Experiment betrachte, und den Patienten vor Beginn der Behandlung dies ganz klar aus einander setze.

Dr. E. FRAENKEL, de Hamburg: Meine Herrn! Ich möchte zunächst an den von Herrn Semon in die Diskussion gebrachten Gesichtspunkt anknüpfend bemerken, dass es mir, wenn nicht unmöglich so mindestens sehr schwer erscheint, in einer so definitiven Weise, wie es Herr Semon wünscht, auf die Frage zu antworten, ob man durch Beseitigung der in Rede stehenden localen Nasenerkrankungen im Stande ist, Neurosen — ich vermeide den Ausdruck Reflexneurosen mit Absicht — irgendwelcher Art zum Schwinden zu bringen. Für einen Theil dieser Zustände, speciell die lediglich auf der Nase beschränkten, wie den vasomotorischen Schnupfen und ferner das Heufieber glaube ich indess eine bejahende Antwort geben zu können, wenigstens verfüge ich in dieser Hinsicht über keinen Misserfolg; es muss allerdings radical operirt werden, da selbst kleine Krankheitsheerde bei disponirten Personen ausreichen, um schwere Zustände in die Erscheinung treten zu lassen. Andere Affectionen, wie speciell der Asthma, werden durch lokale gegen die Nasenerkrankung gerichtete Eingriffe weniger günstig resp. gar nicht beeinflusst, und es ist beim Asthma die Prognose einigermassen abhängig von dem Ergebniss der Sputumuntersuchung, insofern die ein charakteristisches, Charcot-Leyden'sche Krystalle und Curschman'sche Spiralen enthaltendes Sputum liefernden Patienten weniger Chance zur Heilung bieten, als die ein indifferentes Sputum expektorirenden Kranken; natürlich kommen nach beiden Richtungen hin Ausnahmen. Dass alle Asthmatiker auch nasenkrank sein müssen, wie das von manchen Seiten behauptet worden ist, muss ebenso energisch zurückgewiesen werden, wie das Gegentheil, dass bei den uns beschäftigenden Nasenaffectionen Asthma oder irgend eine andere Neurose bestehen müsse; es giebt zweifellos viele Personen, bei denen selbst ausgedehntere Muschelüberzugserkrankungen keine Spur von Allgemein- oder localen Erscheinungen machen, und nichts desto weniger stehe ich auf dem Standpunkte, in allen den Fällen, wo bei sonst gesundem Gesammtorganismus Neurosen irgendwelcher Art gleichzeitig mit diffusen oder Heerderkrankungen der Nasenschleimhaut nachweisbar sind, eine örtliche Behandlung der letzteren vorzunehmen, um so eine reine Beobachtung zu bekommen. Aber es kann nicht genug urgirt werden, dass eben eine sorgfältige Untersuchung des Gesammtorganismus dem localen Eingriff immer vorausgeschickt werden muss.

Mit Herrn B. Fränkel stimme ich hinsichtlich seiner Auffassung über die Art und Weise des Zustandekommens der Neurosen bei den Nasenerkrankungen durchaus überein; auch ich halte das Vorhandensein der von Hack so in den Vordergrund gestellten Schwellkörper nicht für erforderlich, sondern sehe als nothwendiges Postulatum die Existenz einer pathologisch veränderten Muschelbekleidung an, wobei vielleicht Alterationen der in das Gewebe eingebetteten Quintusfasern eine Rolle spielen. Dass es sich bei dem Auftreten des Schwellgewebes, wie Hr. B. Fränkel meint, immer um einen Reflexvorgang handelt, kann ich nicht zugeben; gegen diese Auffassung spricht die anatomische Thatsache, dass man an der Leiche entwonnenen Präparaten wirklich cavernenartige Tumoren in der Nasenschleimhaut antrifft. Dass bei den uns beschäftigenden Nasenerkrankungen auch Emphysem vorkam, kann ich nur insofern zugeben, als diese Patienten früher von Asthmaattaquen gelitten haben, ich erkenne aber mit Herrn B. Fränkel an, dass es in den leichteren Fällen von Emphysem gelingt, auch dieses durch eine Beseitigung der Nasenaffection günstig zu beeinflussen, wenn nämlich die Asthmaanfälle cessiren. Experimentell habe ich der vorliegenden Frage insofern näher zu treten mich bemüht, als ich versucht habe, artificiell, durch innere Darreichung von Jodkalium bei Thieren den an der menschlichen Nasenschleimhaut so häufig constatirbaren ähnliche anatomische Veränderungen zu erzielen, indess mit negativem Resultat. Zum Schluss möchte ich nur die von manchen Seiten aufgestellte Behauptung wiederlegen, dass die gegen die Nasenaffection gerichtete Therapie, speciell die galvanokaustische nur die Rolle eines kräftigen Reizes spiele und etwa in Parallele zu fügen sei mit dem Kauterisiren der Helix bei Ischias; wenn das zutreffend wäre, dann musste in

3*

denjenigen Fällen, wie bei intacten Naseneurosen bestehen, das Brennen der normalen Nasenschleimhaut den gleichen Effect haben und das ist, wie ich mich bei einem 20-jährigen Asthmatiker, dessen Nase völlig gesund war, überzeugt habe, nicht der Fall. Ich habe mich zu diesem Eingriff seiner Zeit für berechtigt gehalten, um über diese dem Verständniss schwierige und hoch interessante Frage ins Klare zu kommen und hoffe damit Andere der Mühe überhoben zu haben, gleiche Experimente auszuführen.

Dr. H. Krause, de Berlin: Die Schwäche der enthusiastischen Mittheilungen Hack's ist ihre Einseitigkeit. Dieselben verdienen aber unsere volle Beachtung, denn sie enthalten neben einigen übertriebenen und sanguinischen Mittheilungen viel Wahres. Das wird auch durch das Experiment am Thiere nachzuweisen möglich sein, wie ich zu schliessen mich berechtigt halte durch Beobachtung eines zu anderem Zwecke von B. Baginsky angestellten Experiments. B. rief nämlich durch Einspritzung einer concentrirten Kochsalzlösung in die Nase eines Kaninchens Röthung des äusseren Ohres sowie Schwindel hervor. Eine ähnliche Beobachtung habe ich an einer Patientin gemacht, welche an pendelnden und das Septum streifenden Nasenpolypen der linken Seite litt. Sie klagte über plötzlich auf der Strasse auftretenden Schwindel bis zur Ohnmacht, welcher sie nöthige in ein Haus zu treten und dort das Ende des Anfalls abzuwarten. Es gelang mir mehrere Male einen solchen Anfall durch Andrücken des untersten pendelnden Polypen an das Septum hervorzurufen. Die Pat. sank nach hinten zurück, schloss die Augen, wurde bleich im Gesicht, schien einen Augenblick bewusstlos, und behauptete auch es gewesen zu sein. Der Anfall endete mit Thränenträufeln. Durch Entfernung der Polypen aus der Nase wurde die Pat. von ihren Leiden befreit.

Dr. M. Bresgen, de Frankfurt a. M., bestätigt, dass Nasenhusten von allen Stellen der Nase ausgelöst werden kann, worauf er auch schon früher hingewiesen habe. Die allgemeine Verwendung der Galvanokaustik verurtheilt auch Br.; er habe schon vor mehrere Jahre betont, dass leichte Schwellungszustände der Nasenschleimhaut sehr gut mit Argent. nitr. Pulver, Jodglycerin etc. behandelt werden könnten; man dürfe nicht gleich die Galvanokaustik gebrauchen, da das nur Misbrauch und Verwirrung hervorrufen könne. Besonderen Werth hat Br. stets auf die Allgemeinbehandlung solcher Kranken gelegt, zumal dieselbe sehr häufig körperlich und geistig geschwächt seien. Nur in Verbindung mit weitgehendster Allgemeinbehandlung könne dauernder Erfolg von der lokalen Behandlung der Nase erwartet werden. Die Beobachtung Krause's betreffs der pendelnden Polypen sei gewiss richtig. Br. habe schon früher darzulegen versucht, dass gerade leichte Berührungen zwischen geschwollener Schleimhaut der Muskeln und Septum Reflexerscheinungen vorkommen, gerade so wie das Kitzelgefühl am stärksten hervorgerufen werde, wenn man recht leichte Berührung stattfinden lasse.

Dr. Hering, de Varsovie: Meine Herrn! Nach dem was ich so eben vernahm, scheint die Mehrzahl der Collegen der Hack'schen Theorie gegenüber sich gar nicht oder nur theilweise anschliessen zu können. Ich habe seit der bezüglichen Publicationen ca. 20 Fälle beobachtet, die mir ein Urtheil über diesen Punkt erlauben und werde deshalb meine Ansichten kurz resumiren. Schon nach der Publication von Hack über neuralgische Affectionen bei Pharynxerkrankungen konnte ich gewisse von ihm gemachte Angaben konstatiren, zu denen ich rechne: Pharynxhusten, der hervorgerufen wurde entweder durch Berührung mit der Sonde, von Granulationen der hinteren Rachenwand oder der Seitentheile des Rachens, manchmal der Tonsillen. Auch bin ich im Stande die Beobachtung von Hack zu bestätigen, der nach Cauterisiren einer Granulation im Rachen Torticollis entstehen sah. Der Fall betraf einen Knaben, der sofort nach Ätzung mit dem Cauter über Nasenschmerzen klagte und bei dem sich dann Torticollis einstellte, welches erst nach 8 Tagen, nach Abstossung des Schorfes verschwand.

Was den Zusammenhang von Nasenleiden und Reflexneurosen anbetrifft, so habe ich schon in meinem Vortrage über Chromsäureätzungen bei chronischer Rhinitis den Satz ausgesprochen, dass ich den Zusammenhang von verschiedenen Neurosen mit Erkrankungen der Nase bestätigen kann, dabei aber in einigen Punkten von Hack differire. Ich habe nämlich die Erfahrung gemacht, dass viele dieser Erscheinungen durch krankhafte Veränderungen der mittleren Muscheln zu Stande kamen oder durch Knochenauswüchse am Septum. In beiden Fällen berührten entweder die Muscheln die Nasenscheidewand, oder die Exostose, die Schleimhaut der Muscheln. Experimentell konnte ich durch Andrücken der Muscheln an das Septum den Kopfschmerz erhöhen, Vertigo erzeugen oder Zahnschmerzen, Thränenfluss, Husten auslösen. Ich habe ferner einen Fall beobachtet, wo seit einigen Jahren nächtliche Laryngospasmusanfälle sich einstellten, die den Patienten ganz unglücklich machten und wogegen er überall vergebliche Hülfe suchte. Die Untersuchung zeigte an der mittleren Muschel zwei kleine Schleimpolypen. Sofort nach dem Entfernen der Polypen sagte der Patient das zusammenschnürende Gefühl im Halse loss zu sein. Die nächtlichen Krampfanfälle verschwanden, ein Jahr ist verflossen, sie sind nicht wiedergekommen. Ich habe einen Fall von jahrelang dauernden Kopfschmerzen bei einem jungen Mädchen beobachtet, die durch Erkrankung der mittleren Nasenmuscheln entstanden und nach Ätzung der Muscheln mit Chromsäure, also Abschwellung derselben, verschwanden und seit Monaten nicht mehr wiedergekommen sind.

Bei Polypen in der Nase sah ich bei einem Materiale von ca. 200 Fällen nur einige Mal (3–4) Asthma. Nur in 2 Fällen verschwand dasselbe nach dem Entfernen der Polypen, in den übrigen ist dies nicht gelungen.

Ebenso habe ich in einigen Fällen, nicht in allen, wo Migräne, Vertigo, Asthma, Niesskrampf durch Nasenleiden bedingt zu sein schienen, d. h. wo deutliche Erkrankungen der Nasenschleimhaut zu konstatiren waren, bei entsprechender Behandlung des Leidens, vorwiegend durch Chromsäureätzung, viel seltener durch Galvanokaustik, so gute Erfolge gesehen, dass ich an der Richtigkeit der Grundsätze der Hack'schen Theorie nicht zweifle, zwar nicht Alles acceptire, die exclusive Bedeutung der Erkrankung von der unteren Muschel nicht anerkenne, kann auch die Behandlung mit der Galvanokaustik nicht nur bei Reflexneurosen, sondern überhaupt bei chronischen Nasenleiden als Uebertreibung ansehe, trotzdem aber der Meinung bin, dass wenn auch nur ein Theil der Hack'schen Angaben richtig ist, und dies ist jetzt schon bewiesen, dem Dr. Hack das grosse Verdienst ein neues Feld der Forschung betreten zu haben, nicht abgesprochen werden darf. Die Details meiner Beobachtungen werden binnen Kurzem veröffentlicht werden.

Dr. CATTI, de Fiume, meint, dass wenn auch manches, was Hack sagt, gewagt und theilweise unrichtig sei, müsse doch die Hack'sche Arbeit als eine bahnbrechende bezeichnet werden. Was die Deutung der Erscheinung anbelangt, so schliesst er sich der in der Versammlung ausgesprochenen an. Redner hat auch Gelegenheit gehabt ziemlich viele derartige Fälle zu beobachten, in manchen trat Heilung ein, in manchen aber nicht. Was die von Fränkel erwähnte Erscheinung anbelangt, dass von der Nase aus Husten auf reflectorischem Wege erzeugt werden kann, gilt dies nicht als Regel, da man bei vielen Menschen nicht im Stande ist diese Erscheinung hervorzurufen. Dasselbe gilt vom Ohre. Zum Schlusse bemerkt Dr. Catti, dass er drei Fälle beobachtet habe (zwei klagten über beständigem Kitzelgefühl im Halse, einer litt an nervösem Husten), bei denen nach Entfernung von zufällig entdeckten Ceruminalpröpfe vollkomne Heilung eintrat. Nur müsse er gleich hier bemerken, dass er bei einer grossen Anzahl von anderen Patienten, die an Ceruminalpröpfe litten, eine Neurose des Kehlkopfes nicht beobachtet habe.

Dr. GOTTSTEIN, de Breslau: Redner weiss, dass es schwer ist gegen den Strom zu schwimmen, aber er ist in der peinlichen Lage den Hack'schen Mittheilungen gegenüber auch jetzt noch sich vollständig skeptisch verhalten zu müssen. Schwellungen der Nasenmuscheln kommen unter physiologischen Verhältnissen vor, die wir kaum kennen, und wenn wir eine grosse Zahl von nasengesunden Personen untersuchen, so sind wir überrascht, wie oft Nasenmuscheln vergrössert gefunden werden, und es ist eine natürliche Folge, dass sehr häufig bei Personen, die an irgend eine Neurose leiden, Muschelschwellungen gefunden werden, ohne dass letztere als pathologisch zu betrachten sein werden. Auch machen nicht alle Schwellungen lokale Erscheinungen, ebenso werden häufig Hypersecretionen ohne Schwellung beobachtet. Es scheint nöthig auf diese Punkte aufmerksam zu machen, weil nur in dieser Weise die wiedersprechende Angaben zu lösen sind. Seiner Erfahrung nach sind die von der Nase ausgelösten Reflexneurosen selten. So wie von andern Schleimhäuten und von der äussern Haut aus Neurosen ausgelöst werden können, so werden sie auch von der Nase hervorgerufen, aber in den meisten Fällen müssen wir ausserdem eine besondere Disposition, eine nervöse Belastung der Kranken voraussetzen. Am häufigsten sind die Fälle von Asthma, Supra- und Infraorbitalneuralgie, aber solche Fälle können auch ohne lokale Behandlung heilen, wie Redner wiederholt beobachtet hat; andererseits läugnet er nicht, dass Asthma, das durch Nasenpolypen hervorgebracht wird, durch die Operation der Polypen geheilt werden kann. Keineswegs glaubt Redner, dass in der Schleimhaut der Nasenhöhle oder im Schwellkörper ein besonderes Organ gefunden worden ist, das für manche Erkrankungen des Nervensystems etwa dieselbe Rolle spielt, wie die weibliche Geschlechtsorgane früher gespielt haben und zum Theil noch spielen.

Dr. BÖCKER, de Berlin: Meine Herrn! Ich möchte Ihre Zeit nicht zu lange in Anspruch nehmen und will mich darauf beschränken nur einige Bemerkungen zu machen. Auch ich habe bei den Reflexneurosen in einigen Fällen gute Erfolge von der Behandlung des Nasenleidens gehabt, in anderen hat mich dieselbe entweder vollkommen im Stich gelassen, oder sie haben nur vorübergehend genutzt.

Zur Entscheidung der Frage der Reflexneurosen glaube ich giebt ein Fall, den ich 1876 beobachtete, einigen Aufschluss. Es handelt sich um einen Prediger, welcher jedes Mal, wenn er zum Essen ging, zumal wenn er eine Einladung zur kaiserlichen Tafel bekam, nach der ersten Löffel Suppe asthmatische Anfälle, Speichelfluss, Verstopfung der Nase bekam. Der Mann litt an leichter Schwellung der Nasenmuscheln, doch war die Nase durchgängig, und ausserdem an groben Granulationen der hinteren Rachenwand. Derzeit liess ich ihn Einspritzungen der Nase machen mit Kali chloric.-Lösung und behandelte den Rachenkatarrh mit Jodlösung. Mit dem Verschwinden der Granulationen besserten sich die Erscheinungen und wurde der Patient in etwa 2 Monaten vollständig geheilt. Ich constatire damit, dass durch den Reiz im Rachen plötzlich ein acuter Schnupfen, Speichelfluss, Asthma eintrat, und dass durch Entfernung der verursachenden Schädlichkeit im Rachen auch die secundär auftretenden Erscheinungen verschwanden. In diesem Falle war eben die Nase erst in zweiter Linie betheiligt an den ganzen Symptomenkomplex.

Was die Reflexerscheinungen, das Auslösen von Niesen, Husten etc. von der Nase aus betrifft, so möchte ich folgenden Fall erwähnen. Bei einem Patienten, dessen Vater auch an Nasenpolypen litt, trat auf der einen Seite der Nase, sobald man dieselbe mit dem Speculum erweiterte, ein so starker Niesskrampf ein, dass an eine Entfernung der Polypen dieser Seite nicht zu denken war. Ich musste den Patienten, nach Entfernung einer Polypen auf der anderen Seite, vorläufig aus der Behandlung entlassen um erst die Nase gegen Reiz abzuschwächen.

In Betreff des Heufiebers und sonstiger nervöser Zustände von der Nase aus muss ich bemerken, dass ich in einigen Fällen Heilung gesehen habe nach Ätzung mit Galvanocaustik. In anderen Fällen half die Ätzung auf kurze Zeit, nach einiger Zeit stellten sich die Zustände wieder ein; dieselben Erfolge, wie mit Galvanocaustik, konnte ich in einigen Fällen durch Einblasen von Chinin erzielen.

Einem Collegen mit Migräne nützte die galvanocaustische Ätzung der mittleren Muschel, welche stark vergrössert war, und die Anfälle sind seit dieser Zeit sistirt.

Dr. BOSWORTH, de New York: I am convinced that many so called reflex-neuroses of the air passages are really due more to a disturbance of the normal physiological relation which exists between the nasal cavity and the lower air passages and that the use of the term is carried too far.

Further I wish to say that I concur with the views expressed that the Galvano-cautery is too much used in the nasal cavity. It is a cumbersome and unreliable instrument to accomplish what can be accomplished by simpler, safer, aud less mischeavous methods.

Dr. W. H. DALY, de Pittsburg, U. S. A., said that with reference to reflex neuroses a few well established clinical facts would destroy the finest spun medical theories in the world. Our esteemed friend and president Dr. Morell Mackenzie had in his recent able pamphlet on Hay-asthma said that Dr. Daly of Pittsburgh and later Roe Hack and Allen had e ndeavoured« to show that Hayasthma was due to certain intra-nasal Hypertrophies. Now I desire to say in responsibility for all I asserted 3 years ago, that insofar as my clinical observations published then and some others to be published are concerned I not only »endeavoured« to show but absolutely did prove that the cure of the intra-nasal disease was also attended with a perfect cure of the Hayasthma. In one instance the cure being of seven years standing in a case that had recurred unfailingly for 20 years previously; some 13 cases of a similar character have since been observed.

I do not assert and never claimed that all cases of Hayasthma could be cured by surgical treatment of the intra-nasal structures, but that pathological conditions should there claim our attention and be corrected and we would thereby cure a large proportion of cases. I own that when my observations were first made I hesitated about placing them before the profession knowing I was breaking new ground in the pathology of Hayasthma, and I hoped the initiative would come from some other source; however since the publication of my first observations I have been followed by the investigations of Roe, Hack, and others all corroborating me, and my own subsequent experience in practice has verified all I had originally observed in this field of pathology. I am pleased to listen to so much discussion upon the subject of Reflexneuroses; yet I do not care by what name the pathology of Hayasthma is called so long as further investigation in this matter is prosecuted and freed from its ignorant thraldom of useless theories. I have not claimed more than indisputable clinical proofs warrant.

We have one serious obstacle in the way of clinical investigation in this disease and that is the fact that Hayastmatics seem to be so proud of their possessing such a distinguished disease and find it so convenient to excuse for absenting themselves from the industrial duties of life at recurring periods that they have not to the extent of 2—3 or 5 % submitted to inspections of their nasal cavities fearing that the adequate excuse for the Summer holidays should be taken from them by the Rhinologist.

Dr. CHIARI, de Vienne, beobachtete in einigen Fällen Heilung von Neurosen durch Exstirpation von Nasenpolypen, oder Cauterisation der Muskeln, in anderen wieder nicht. In einem Falle von Aneurysma aortae wurden die asthmatischen Anfälle durch Cauterisation der unteren Muskeln behoben. Chiari macht noch darauf aufmerksam, dass der Kopfschmerz beim heftigen Eindringen von Wasser in die Nase wahrscheinlich auf direktem Insulte der Stirnhöhlen beruhe.

Dr. ROE, de Rochester (N. Y.): Mr. Chairman and Gentlemen! I will not attempt to enter into this discussion of the extensive and interesting subject of reflexneuroses in general, but will as requested by our Chairman make a few remarks on the subject of Hayfever, as it is considered by some to be a neurosis, and also because it is a subject in which I have been for some time much interested.

In the study of any disease, if the relations between cause and effect can be explained in a logical and scientific manner, if the anatomical and physiological relations of the parts involved in the affection are well known, and if the clinical and pathological manifestations sustain our logical deductions and confirm our experimental observations then we have reason to believe we have a rational and sound pathology as a basis for our investigations.

I quite agree with my friend Dr. Bosworth that we are in error when we term every reflected phenomenon a neurosis (which implice a disease of the nerves or nervecentres) when in many cases the reflected phenomena are but an excitation of the normal physiological functions of the parts. We therefore cannot consider hayfever a neurosis for the reason that immediately on removing the cause of the local irritation all symptoms of reflected phenomena at once disappear. If we were however to term it a neurosis we must consider it a neurosis of the terminal filaments of the fifth nerve in the nose or of the nervecentre from which it arises and which is in direct communication with the cervical sympathetic.

In regard to the local cause for hayfever, it must appear an unquestionable fact that the affection is due to a diseased condition of the tissues of the respiratory (and especially the nasal portion) passages which become excited by local irritants brought in contact with this tissue and which has been rendered inordinately sensitive by localized diseased processes: and that the train of symptoms as asthma, suffusion of the eyes, sneezing and other reflected phenomena are simply due to an inordinate excitation of this tissue and which is reflected through the sympathetic nerve to other parts.

It is a well known fact that irritation of a sympathetic nerve will cause dilatation of the capillaries in the part to which this nerve is distributed. Thus, in the production of asthma, the vessel dilatation in the bronchial tubes and air vesicles causes turgescence of the tissue and especially the inner walls of the tubes, narrowing of its calibre and difficult respiration is at once the result.

In regard to a distinct centre in the nose being the seat in all cases of the disease which causes the reflex phenomena as stated by Dr. I. Mackenzie of Baltimore, my later observations do not lead me to agree with him fully, for, although I believe disease is more often located at the region described by him that causes asthma, I find many cases with regions equally sensitive in other parts of the nose the irritation of which will cause the same phenomena.

These sensitive areas can be very readily detected by touching them ligthly with a slender silver probe when the reflected phenomena will at once be demonstrated or if not sufficiently well marked to excite reflected phenomena the patients will at once tell you that they feel the sensation of hayfever.

In regard to the local nature of hayfever and the permanent results given by treating it locally, which are given by no other mode of treatment, my experience fully confirms the clinical observations made by my friend Dr. Daly, and that it is the practical results, that make our theoretical studies of special value.

In the treatment of this affection it is only by the removal of all the diseased conditions in the nose, which have been the cause of the inordinate sensitiveness, and by correcting any deformities that there may be which might cause a return of the local trouble, that we can render the patient exempt from future attacks.

If in any case there is a return of the affection we know that there is present a localized diseased process and that our work has not been complete.

With respect to the use of the galvano-cautery in the nose, I wish to say a word, as I cannot agree with Dr. Bosworth's wholesale condemnation of its use.

I fully concur in the removal of the various diseased conditions in the nose by the easiest and mildest means possible as by the employment of chromic acid, the snare, etc. which has been advocated so strongly here, but for the destruction of these very sensitive areas and the obliteration of the deeper plexuses of vessels in the erectile turbinated bodies no agent has in these cases of hayfever served me so well and efficiently (and I have tried them all most thoroughly) as the galvano-cautery.

I should add that my experience has taught me, in order to avoid all unpleasant effects from the use of the cautery that only a very fine point should be used, that but little tissue should be destroyed at each introduction and that for two or three days afterwards no aqueous solutions or sprays should be used in the nose but the parts should be kept protected by the injection of liquid vaseline.

By following this plan in the employment of the cautery only the best results have been obtained.

Dr. Reichert, de Rostock: Zu dieser Discussion möchte ich beitragen, dass auch ich bei Nasenpolypen Asthma beobachtet und nach Operation der Polypen verschwinden gesehen habe; ebenso Heuasthma und Nieskrämpfe bei chronischer Rhinitis, welche Leiden durch Behandlung der Nase beseitigt wurden. Polypen kommen jedoch sehr viel häufiger ohne Asthma vor, ebenso chronische Rhinitis sehr viel häufiger ohne Heuasthma und Nieskrämpfe. Wir müssen demgemäss eine besondere nervöse Disposition der betreffenden Patienten annehmen. Die Kopfschmerzen dürften bei Nasen- und Nasenrachenraumaffectionen wohl nicht als Reflexneurosen, sondern nur als Ausstrahlung des in der Nase oder im Nasenrachenraum entstandenen Schmerzens anzusehen sein.

Prof. B. Fränkel (Conclusion): Auch mir scheint es nöthig immer den ganzen Körper zu untersuchen, bevor man die Ursache der betreffenden Neurosen in der Nase sucht. In dieser Beziehung möchte ich erwähnen, dass beim Asthma beginnende Fettentartung des Herzens bei Atherom der coronaria cordis leicht übersehen wird. Auch ist es sicher erforderlich dem Schlund, dem Ohr etc. alle Aufmerksamkeit zuzuwenden. Gegen meinen Namensvetter aus Hamburg möchte ich erwähnen, dass ich nur gesagt, dass Hack die Anschwellung der sogenannten Schwellkörper als einen reflectirten Vorgang deutet; ich selbst nehme, wie ich Ihnen durch Zeichnungen an der Tafel illustrirte, Hypertrophie und Hyperämie der cavernösen Plexus an. Das Resultat unserer Debatte glaube ich dahin zusammenfassen zu können, dass Niemand von uns die Hack'sche Theorie in Bezug auf die Schwellkörper vertritt. Ich lege Werth darauf, dies zu constatiren, weil namentlich aus Hack's letzten Publicationen folgt, dass vielfach, wenn die Möglichkeit vorliegt, eine Neurose auf die Nase zu beziehen, blind in der Nase herum gebrannt wird. Sodann ist Uebereinstimmung unter uns darüber vorhanden, dass die Galvanokaustik nur in gewissen Fällen und nicht ausschliesslich angewandt werden darf, dass vielmehr die Auswahl der therapeutischen Methode sich nach dem entsprechenden Fall richten muss, auch wenn es sich um Reflexneurosen handelt. Darum wollen wir aber Hack's Verdienst um diese Frage nicht in Abrede stellen. Denn er hat den Kreis der in Frage kommenden Neurosen wesentlich erweitert, und wir anerkennen alle, dass es vielfache Neurosen giebt, die von der Nase aus ausgelöst werden können. Freilich gehen über die Häufigkeit dieses Vorkommens, sowie über die Sicherheit des Erfolges der darauf basirten Therapie unsere Ansichten einstweilen noch auseinander. Von Wichtigkeit scheint es mir, dass Krause, wie dies früher von Herrn Porter für den Pharynx beschrieben wurde, nun in der Nase den Zusammenhang der Neurose mit den Polypen gleichsam experimentell nachweisen konnte. Freilich ist es ein neuer gewichtiger Beweis gegen die Richtigkeit der Hack'schen Theorie, wenn es Krause gelang, durch Andrücken der pendelnden Polypen gegen die Schleimhaut des Septum die Reflexerscheinungen hervorzurufen. Dass die therapeutischen Erfolge nicht nach Art eines Gegenreizes erzielt werden, zeigen die Fälle, die ohne die Anwendung der Glühhitze geheilt werden. Schliesslich muss ich als Resultat unserer Debatte ganz besonders betonen, dass uns in den betreffenden Fällen die Untersuchung erst dann als abgeschlossen erscheint, wenn auch die Nase kunstgerecht untersucht wurde. Finden sich Krankheiten derselben, so muss der Versuch gemacht werden, die Neurose von der Nase aus zu heilen. Einen Erfolg in dieser Beziehung wird man den Patienten nicht versprechen können. Sie haben aber von der Behandlung jedenfalls den Vortheil nunmehr eine gesunde Nase zu bekommen.

Experimentelle Untersuchungen über die Contracturen der Stimmbandmuskeln.

Recherches expérimentales sur les contractures des muscles des cordes vocales.

Experimental investigations on the contractures of the muscles of the vocal bands.

Dr. **H. Krause**, de Berlin.

Ich freue mich gleich zu Anfang meiner Ausführungen Ihnen mittheilen zu können, dass ich auf anderem Wege mit Bezug auf die Erklärung der ruhigen Respirationsstellung der Stimmbänder zu einer die soeben von Semon gegebene ergänzenden Deutung gekommen bin. Rosenbach und Schech behaupten nämlich, diese Stellung werde hervorgerufen durch das Uebergewicht der Erweiterer, auch in der Ruhe. Eine einfache Ueberlegung zeigt nun, dass wir es hier mit einem Tonus, und zwar mit einem Reflextonus zu thun haben, ähnlich demjenigen, welchen wir an den Mm. bulbo-cavernosus und urethralis, den Sphincteren der Blase, kennen. Wir wissen nämlich durch Rosenthal's Untersuchungen, dass beide Vagi sich dauernd im Zustande der Erregung befinden. Da nun der Kehlkopf, dessen wir uns zur Phonation bedürfen, für die Athmung ein dauerndes Hinderniss, sowohl für die In- wie für die Exspiration, bildet, so muss dieses Hinderniss dauernd beseitigt werden, und dies geschieht durch die tonische Contraction der Mm. postici, reflectorisch hervorgerufen durch die Erregung der Vagi, welche auch in der Exspiration nicht aufhört. Denn wir wissen ebenfalls durch Rosenthal, dass bei der Exspiration nur elastische Kräfte in Wirkung treten, daher ist das Vorrücken der Stimmbänder gegen die Mitte nur ein geringes, sie erreichen die Cadaverstellung nicht. Kämen hier Muskelkräfte in Frage, so müssten die Stimmbänder ja über die Cadaverstellung hinaus zur Mittellinie vorrücken. Da aber eine solche Verengerung des Athmungsrohrs den Gasaustausch auch in der Exspiration behindern würde, so darf die Contraction der Stimmritzenerweiterer auch während der Athempause nicht nachlassen. Ich gehe nunmehr zur Schilderung meiner experimentellen Untersuchungen über.

Zuerst im Jahre 1863 wurde von Gerhardt eine Krankheit beschrieben, welche im wesentlichen in einer dauernden Glottisverengerung (Adductions- oder Medianstellung der Stimmbänder) bestehend zu hochgradiger Athemnoth und Erstickungsanfällen und, wenn nicht rechtzeitig eingeschritten wird, zum Tode führt. Später bestätigten andere Autoren das Vorkommen der Krankheit, meistens bei Aortenaneurysmen, Strumen u. s. w., doch galt sie bis vor kurzem als selten. Man suchte das Wesen der Krankheit ausschliesslich in einer Lähmung der Mm. cricoaryt. postici, oder der zu ihnen führenden Nervenfasern des N. laryng. inf. Neuerdings wurde die Häufigkeit dieses Leidens nachgewiesen und die Ursache desselben bei centralen oder peripheren Läsionen des Vagus, Accessorius und Recurrens in einer »Vorneigung der Abductorfasern eher als die Adductorfasern des Laryng. inf. oder sogar ausschliesslich zu erkranken«, gesucht (Semon). Die meisten Autoren aber, wie Türck, Riegel, Penzoldt, geben zu, dass mit der Annahme der Lähmung der Erweitererfasern oder der Erweiterer selbst als Ursache der Krankheitserscheinungen eine ausreichende Erklärung derselben nicht erbracht sei. Trotzdem halten sie Mangels einer anderen Deutung daran fest. Gerhardt glaubt, myopathische Lähmung der Mm. postici als Ursache annehmen zu müssen. Riegel, obgleich er das ausschliessliche Betroffenwerden der zu den Erweiterern führenden Nervenfasern als ein »besonderes Spiel des Zufalls« bezeichnet, ist doch überzeugt, dass eine andere Deutung als primäre Lähmung der Erweiterernervenfasern nicht zulässig sei. Penzoldt, welcher die Krankheit als ein Symptom bei syphilitischer Gehirnsklerose beobachtete, hält ebenfalls die Erweitererlähmung ätiologisch für ungenügend, acceptirt sie aber doch, und sucht die Erklärung dafür in der isolirten Stellung der Postici gegenüber den übrigen Muskeln, welche durch ihre Synergie an Kraft überwiegen. Rosenbach und Semon urgiren die Analogie der Erweiterer mit den Extensoren und Abductoren der Extremitäten, welche nach ihnen bei Lähmungen in weit stärkerem Maasse afficirt zu werden pflegen als die Beuger und Adductoren. Semon postulirt ausserdem die Existenz eines eigenen Gangliencentrums für die Erweiterer zur Erklärung der Lähmung dieser Muskeln bei centralen Läsionen. Für periphere Läsionen acceptirt er die Deutung Penzoldt's und hält es auch für möglich, dass die mehr automatische Thätigkeit der Abductoren sie zu Erkrankungen geneigter mache als die Adductoren.

Mir schienen diese Erklärungen keinen befriedigenden Aufschluss über das eigentliche Wesen des Leidens zu geben, und ich ging deshalb an die experimentelle Prüfung der Frage, deren Ausführung im physiologischen

Laboratorium der hiesigen Thierarzneischule mir Herr Prof. Munk gütigst gestattet hat.

A. Reizversuche am Recurrens, Laryngeus superior und Vagus.

Zu den Angaben Rosenthal's (Die Athembewegungen, 1862.) möchte ich nur einige Nebenumstände, die R. übergeht, hinzufügen. Auf Reizung des peripheren Endes des Recurrens erfolgt Adduction des gleichseitigen Stimmbandes und zwar derart, dass es sich an das gegenüber liegende, das letztere mag in welcher Stellung immer sich befinden, dicht anlegt. Befindet sich z. B. das gegenüberliegende Stimmband in Inspirationsstellung, so geht das gereizte über die Mittellinie hinaus um sich an das erstere anzulegen. Der Aryknorpel der nicht gereizten Seite aber macht deutlich mit dem der gereizten Seite eine Bewegung zur Mitte, ohne dass jedoch, wie schon erwähnt, sein Stimmband daran theilnimmt. [M. interaryt. wird von beiden Seiten her und von beiden Kehlkopfnerven in gleicher Weise versorgt (Exner).

2) Reizung des Laryng. sup. mit Erhaltung seines äusseren Astes ergiebt festen Glottisschluss, gleichzeitig sphincterartige Verengung des Aditus laryng.

3) Reizung des centralen Endes des durchschnittenen Vagus giebt Inspirationsstellung des gegenüber liegenden Stimmbandes, wenn keine Stromschleifen auf den Laryng. sup. übergehen.

B. Versuche, in welchen unter Nachahmung des Vorganges in der Natur auf Recurrens, oder auf Vagus ein peripherer Druck behufs Studiums der dadurch erzeugten Erscheinungen ausgeübt wurde.

Ich übergehe hier Versuche, welche bezweckten die Affection plötzlich und unter den Augen des Beobachters hervorzurufen, und welche ich, da einige in überraschender Weise gelangen, später ausführlich mittheilen werde, und komme gleich zu denjenigen, welche ich als beweisend ansehe. — Zuvor möchte ich nur noch Einiges anführen, was uns die Physiologie über die mechanischen Einwirkungen auf den Nerven lehrt. Man weiss, dass jeder gröbere mechanische Eingriff den Nerven erregt, bei motorischen Nerven Zuckung, bei sensiblen Schmerz hervorruft. Es scheint, dass hier eine gewisse Plötzlichkeit Bedingung der Erregung ist. (Hermann: Allgemeine Nervenphysiologie.) — Nach Fontana macht eine sehr allmählich gesteigerte Compression die betreffende Nervenstelle zwar für die Erregung undurchgängig, erregt aber nicht. — Jede Durchschneidung, Quetschung, Zerrung, Erschütterung durch Schlag wirkt erregend. Nach Harless, Ranke u. A. wird durch mässigen Druck und mässige Dehnung die Erregbarkeit vorübergehend gesteigert. Von Anderen wird das letztere bestritten. — Die Inspection des Larynx habe ich auch hier, wie ich dies bereits in meinem Vortrage: Ueber die Beziehungen der Grosshirnrinde zu Kehlkopf und Rachen angegeben habe, unter Hervorziehung der Zunge und des Kehldeckels bei einfachem Tageslichte ausgeführt.

Zu meinen Versuchen verwandte ich, nachdem complicirte Apparate sich nicht bewährt hatten, ein dünnes Korkstück und ein Gummiband oder eine in Wasser erweichte Violindarmsaite. Gummiband oder Darmsaite wurden doppelseitig unter den vorsichtig isolirten Recurrens — gleichgültig an welcher Stelle seines Verlaufes, ich variirte die ganze Strecke vom Manubrium sterni bis hinauf zum Ringknorpel, bevor er in die einzelnen Zweige ausstrahlt, — geschoben, und um diesen wie um den

Kork ganz locker, so dass der letztere bequem verschieblich in der Schlinge lag, gebunden. Bald oder einige Stunden nach der Operation zeigen sich einige von der Norm abweichende Erscheinungen. Bei normalen Excursionen des Stimmbandes treten schon jetzt bei intendirter Adduction vibrirende Zuckungen auf, zuweilen bleibt das Stimmband schon etwas länger als vor der Operation in Adductionsstellung, immer aber erfolgen noch die Auswärtsbewegungen regelmässig und kräftig, häufig bis zu weitester Öffnung der Glottis. Bereits 8—10 Stunden später beginnt das Thier stridulös zu athmen und unruhig zu werden. Dies geht bald vorüber, und 24 Stunden nach der Operation athmet der Hund in der Ruhe oder bei ruhiger Bewegung ohne sehr auffällige Veränderung. Laryngoscopirt man jedoch, so sind die eingetretenen Veränderungen sofort in die Augen springend: die Stimmbänder stehen dauernd fest in Medianstellung. Die letztere ist auffälliger ausser als in der Narkose, in welcher die Stimmbänder mehr aus einander weichen, und ist am ausgesprochensten während der Inspiration. Hierbei macht das enge Zusammentreten der Stimmbänder den Eindruck einer durchaus activen Function derselben, und scheint nicht blos der Verdünnung der Luftsäule unter der Glottisenge zuzuschreiben zu sein, sondern wird in seiner Verstärkung wahrscheinlich mitbedingt durch die nach der Theorie Hitzig's bei Contracturen der Muskeln auftretenden abnormen Mitbewegungen. Mehrere Male hatte es sich ereignet, dass der Kork aus der Schlinge herausgefallen war. Trotz hochgradiger Entzündungserscheinungen am Nerven und seinen Hüllen trat dann das bemerkenswerthe Factum ein, dass nun die Bewegungsfähigkeit des betreffenden Stimmbandes nach aussen oder innen gar nicht oder doch — nach beiden Seiten gleichmässig — nur in sehr geringem Maasse behindert war. Wurde der Kork wieder eingelegt, so trat die tonische Contraction sehr bald wieder ein.

Von 12 nach dem oben angegebenen Verfahren operirten Hunden zeigten 11 die gewünschte pathologische Erscheinung in völlig einwandfreier Weise. Das Misslingen des einen Versuchs lag an einem technischen Missgeschicke. Das gleiche Experiment wurde nun am Vagus vorgenommen. Wir mussten erwarten, dass wie die erzielte dauernde Adductionsstellung des Stimmbandes dem durch electrische Reizung des Recurrens hervorgerufenen Effecte entsprach, analog der Reizwirkung am isolirten Vagus eine Inspirationsstellung des Stimmbandes eintreten werde. Auch dieser Versuch gelang. Bei fünf von sechs derartig operirten Thieren zeigte sich das Stimmband der operirten Seite in dauernder ruhiger Inspirationsstellung; der Aryknorpel war nach aussen rotirt, das Stimmband, nirgends schlaff, war scharfrandig, glatt ausgezogen. Um keiner Täuschung zu unterliegen, durchschnitt ich jedesmal, wie den Recurrens in den ersten Versuchen, hier den Vagus nachträglich. Das Stimmband war nun mehr nach der Mitte vorgerückt, schlaff, breitrandig und vorgewölbt.

Das Stimmband der gegenüber liegenden Seite bewegte sich vollkommen frei ein- und auswärts. Eine Einwirkung auf Athmung und Blutcirculation habe ich hierbei mit Sicherheit nicht constatiren können.

An beiden Nerven konnten die beschriebenen Erscheinungen 2 bis 5 Tage andauernd beobachtet werden, nach welcher Zeit totale Lähmung der Stimmbänder eintrat.

Die Gewebsveränderungen am Nerven waren: tiefdunkle Röthung und

Schwellung des umgebenden Gewebes, trübes Aussehen des Nerven, in den späteren Tagen gelblichrothe Färbung des Perineuriums, der Nerv grauroth. Histologisch: Blutextravasate und Lymphzellen zwischen den einzelnen Nervenfibrillen, starke Füllung und Erweiterung der Blutgefässe, sehr beträchtliche Kernquellung und Kernwucherung des Neurilemms und beginnender Zerfall des Markes und Axencylinders einzelner Nervenfasern. In den späteren Tagen an der umschnürten Stelle vorgeschrittener Zerfall vieler Nervenfasern, neben wohlerhaltenen solche, welche zu feinkörnigem Detritus zerfallen waren. Ober- und unterhalb dieser Stelle der Zerfall geringer.

Sehr ähnliche Befunde sind die von Riegel und Penzoldt mitgetheilten.

Der von mir künstlich erzeugte Process ist als eine primäre neuropathische Contractur im Sinne Erb's, Eulenburg's, Seligmüller's u. A. anzusehen, d. h. als eine primär entstandene andauernde Verkürzung (tonische Contraction) der Glottisverengerer, hervorgerufen durch einen den Recurrens treffenden peripheren Reiz, wie sie an anderen Nerven beschrieben sind als Folgen von Neuritis, Neuromen, Fremdkörpern, Schussverletzungen und ähnlichen traumatischen Läsionen des Nerven. Bei centralen Läsionen sind diese Contracturen beschrieben als: Contracturen der Hemiplegischen, oder bei Erkrankungen der Medulla und des Rückenmarkes (bei letzteren beiden häufig bilateral), primär entstehend durch Reizzustände der Centralorgane und die absteigende secundäre Degeneration (Charcot, Eulenburg, Erb, Hitzig, Seligmüller). Zu dieser Kategorie gehören der Fall Penzoldt und andere, z. B. bei Bulbärparalyse beobachtete Fälle von doppelseitigen Contracturen. (Bei einseitiger Contractur wäre die Möglichkeit der isolirten Lähmung der Erweitererfasern nicht absolut auszuschliessen.) Als Beweise für meine obige Auffassung kann ich nach dem Gesagten anführen: 1) die ununterbrochen bis zu 5 Tagen betragende Dauer des Zustandes, 2) den sehr charakterischen path. anat. Befund, 3) die Identität der Processe am Recurrens und am Vagus, 4) die Identität der erzielten Wirkung unseres Reizes mit der des elektrischen Reizes, bei welchem, wie Rosenthal (Athembewegungen S. 212) bemerkt, der Glottisverschluss nur die Folge des Uebergewichts der Verengerer über die Erweiterer ist, und 5) einen regelmässigen Befund in der Todtenstarre des Muskeln: nämlich das feste Geschlossensein der Glottis in ihrer ganzen Länge.

Wir haben also gesehen, dass der gewünschte Reizeffect an den frischen, in seiner Ernährung noch nicht wesentlich veränderten Nerven nicht oder nur erst momentan, vorübergehend auftritt. Ist der Nerv aber erst entzündlich oder regressiv verändert, so bedarf es eines nur mässigen Druckes, um die Contractur hervorzurufen. Die Neuritis allein aber genügt, wie wir uns bei dem Herausfallen des comprimirenden Korks überzeugt haben, hierzu nicht. Entsprechend der obigen Wahrnehmung habe ich beobachtet, dass der entzündlich veränderte Nerv auf genau doppelt so schwache elektrische Reize reagirt als der frische, sofort nach seiner Herauspräparirung gereizte Nerv. Die Grenze dieser Reize liegt für den ersteren bei einem Rollenabstande von 360^{mm}, für den letzteren bei 180^{mm}. Der Vorgang, wie wir ihn uns auch beim Menschen vorzustellen haben, ist also der: Ein mässiger Druck setzt entzündliche und regressive Veränderungen im Nerven. Dadurch steigt die Erregbarkeit des letzteren. Derselbe Druck, welcher am normalen Nerven keinen Effect hervorrief, wird jetzt schon im Stande sein, eine Erregung des Nerven zu erzeugen, welche mit der in Folge des andauernden Druckes zunehmenden Erregbarkeit desselben steigt. In diesem Stadium bleibt die tonische Contraction der Muskeln stationär. Dieser Zustand hat seine Grenze. Er geht entweder in Lähmung über, oder es entwickeln sich secundäre Veränderungen (Degeneration, Atrophie) der Muskeln, der antagonistischen oder der gereizten, welche die erworbene pathologische Stellung fixiren.

Die directen Läsionen der Mm. postici oder der sie versorgenden Nervenästchen durch Oesophaguscarcinome u. s. w. werden durch die Ergebnisse dieser Versuche nicht berührt.

Eine ausführliche Mittheilung wird in Virchow's Archiv erscheinen.

An etiological classification of the motor impairments of the larynx.

Une classification étiologique des Paralysies du larynx.

Eine ätiologische Eintheilung der Larynxparalysen.

Dr. **Felix Semon**, de Londres.

The autor will introduce his subject by giving his reasons for proposing a new classification of the motor disturbances of the larynx. The classifications so far in use are either incomplete and merely made for the sake of convenience, or based upon anatomical principles, by attending to which alone the intimate connection between individual forms of motor derangements is frequently unduly neglected. Finally in not a few cases the so-called classification is merely an enumeration.

Seeing the complexity of the subject, the author hopes, that the following methodical classification, based upon etiological principles and including mechanical as well as nervo-muscular troubles, will not only prove advantageous in teaching, but also useful in correctly interpreting the nature of any motor impairment of the larynx, coming under the observation of the practitioner.

Dr. Semon concluded his introductory paper, by making a preliminary communication, purporting to suggest an explanation of the proclivity of the abductors of the vocal cords, to become sooner disabled, than the adductors, or even exclusively, in all cases of organic disease of or injury to the spinal accessory, pneumogastric and recurrent laryngeal nerves. He said, that ever since he had studied this question, his attempts at explaining this fact, had been hampered, at the very onset, by the consideration of the too much neglected fact, that the width of the glottis was during life and during both in- and expiration considerably

An etiological classification of the motor impairments of the larynx.

Proposed by

Felix Semon (London).

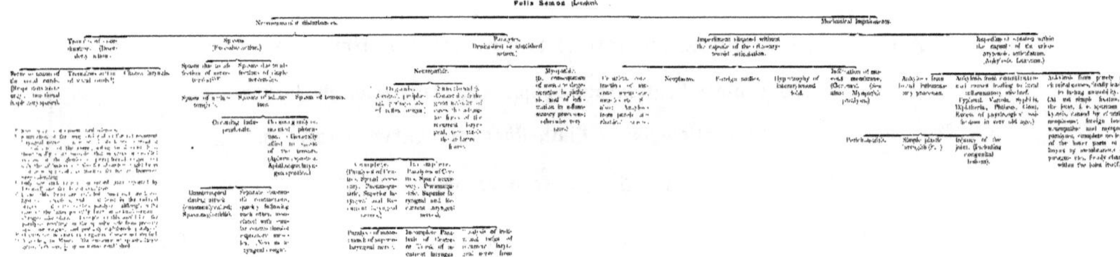

larger, than that seen after death. This he had proved by a large number of direct comparative measurements. He had first thought, that this was indicative of an actual greater strenght of the abductors. Further considerations, however, experiments, and facts etablished by comparative anatomy all of which were detailed to the meeting, had finally convinced him, that the greater width of the glottis seen during life was due to a tonicity of the action of the glottis-openers, they receiving in virtue of their respiratory function an extra-innervation directly from the respiratory centre. This innervation appeared to be of the type of a reflex-tonus, the respiratory centre being in turn constantly stimulated through centripetal fibres, contained very likely in the trunk of the pneumogastric nerve. — Thus the greater width of the glottis during life, i. e. the apparent greater strength of the abductors was explained. In reality, as was shown by cutting the recurrent laryngeal and stimulating its peripheral end, they were the weaker ones, for, if this experiment was performed, the adductors always preponderated and the vocal cord was drawn into the median line. This showed, that the abductor was weaker, than its antagonists, and its greater proclivity to succumb to organic disease could therefore be well understood. Whether the weakness was of a quantitative or of a qualitative character, i. e. whether it was simply due to the number of abductor-fibres being in comparison to those of the adductors probably much smaller, or whether the abductor-fibres were constitutionally the weaker ones, he was not prepared to say at present; possibly it was due to a combination of both these circumstances.

DISCUSSION.

Prof. B. FRAENKEL, de Berlin: In unserer Zeit ist die einfache und natürliche Frage, warum steht gewöhnlich die Glottis offen, in den Vordergrund der Betrachtung getreten. Das Offenstehen der Glottis gehört in das Bereich der Respiration. Ich nehme mit Gad nach Breuer und Hering an, dass ein permanenter inspiratorischer Reiz vorhanden ist, der durch die Ausdehnung der Lungen eine Hemmung erfährt. So denke ich bei theoretischer Betrachtung dieser Verhältnisse, dass dieser inspiratorische Reiz auf die Cricoarytaenoidei postici einwirkt und sie zu einer permanenten Contraction bringt; die durch Ausdehnung der Lungen hervorgerufenen exspiratorischen Reize, die das Spiel der Athmung auslösen, wirken auf diese Muskeln jedoch nicht, und so steht die Stimmritze immer offen. Hemmungen für diese Wirkung ist die Phonation und Reize, die einen Abschluss des Aditus bedingen. Ich bin ausser Stande die Thatsachen der Experimente des Herrn Krause zu prüfen und muss sie als gegeben annehmen. Ich kann aber nicht aufhören trotz desselben das, was wir beim Menschen bisher als Lähmung der Cricoarytaenoidei postici bezeichnet haben, auch fernerhin als eine Lähmung anzusehen. Denn die Antagonisten functioniren dabei und befinden sich zunächst nicht im Zustande der Contractur, wie dies viele klinischen Thatsachen beweisen. Da in den Experimenten des Herrn Krause die Compression, die auf den Recurrens wirkt, andere Erscheinungen hervorbringt, wie die Compression, die auf seinen complicirten Stamm, den nervus vagus wirkt, muss man annehmen, dass der Recurrens bei Hunden ein gemischter Nerv, und nicht, wie beim Menschen, rein motorisch ist, und es handelt sich bei der Compression des Recurrens nicht um einen Reiz, sondern um Ausfallserscheinungen.

Dr. CATTI, de Fiume, meint, dass das Schema, den Dr. Semon angegeben hat, kein vollständiges sei, da auch bei Erkrankungen der unteren Rachengegend Störungen in den Bewegungen der Larynxtheile sich einstellen können, und meint dass man sonst pflegt, wenn von motorischen Störungen gesprochen wird, nur immer auf die neuropathischen und nicht auf die von anderen mechanischen Gründen bedingten zu denken, da man letztere zumeist als selbstverständlich annimmt.

Die perverse Action der wahren Stimmbänder kann Dr. Catti nicht als selbständige Neurose annehmen, sondern nur als eine Reflexerscheinung. Den Name Chorea laryngis möge man wohl behalten, aber man müsse immer dabei denken, dass dabei auch andere Factoren, wie z. B. die Exspirationsmuskeln, in Mitleidenschaft gezogen sind, es sei also die Krankheit keine stricte Larynxneurose.

Dr. Krause und Dr. Semon machen der Wiener-Schule den Vorwurf, dass sie das Vorkommen der Paralyse der musculi crico-arythænoidei postici läugnet. Dr. Catti muss für seine Person bemerken, da er der erste war, der öffentlich im Mailänder-Congress behauptet hat, dass eine Verwechselung in der Diagnose zwischen dieser Form von Lähmung und einer Anchylose der crico-aryth. Gelenken vorkommen könne, ist aber der Meinung, dass eine Lähmung der musculi crico-arythænoidei postici sicher existirt, nur glaubt er, dass mehrere derartige Fälle unrichtig gedeutet wurden und dass selbst die so vielfach erwähnten Penzoldt'sche und Riegel'sche Fälle, trotz Sektionsbefunden nicht als vollkommen positiv aufgeklärt angenommen werden können. Dr. Catti empfehlt, um vielleicht eine richtige Diagnose zu stellen, das Einführen eines dicken Kautschukrohres in den Kehlkopf, bei der Paralyse wird man leicht mit demselben die Glottis passieren können, während bei der Anchylose dies nicht der Fall sei.

Dr. BÖCKER, de Berlin: Meine Herrn! Ich stehe in dieser Frage genau auf dem Standpunkt des Herrn Prof. Fraenkel; auch ich habe die Lähmung der Arytænoidei postici als eine Ausfallserscheinung betrachtet und kann mir kaum einen Krampf der Verengerer vorstellen, welcher in dieser Intensität über eine so lange Zeit besteht. Ausserdem möchte ich darauf hinweisen, dass Kollege Remak verschiedene Fälle, von denen ich den laryngoskopischen Befund festgestellt habe und welche an Posticuslähmung litten, centraler Lähmung der Postici veröffentlicht hat. Hier handelt es sich um Heerderkrankungen bei sonstigen nervösen Leiden, und kann ich nur diese Publication erwähnen. Was aber die Bemerkung des Herrn Kollegen Catti anbetrifft, dass man in vielen Fällen es wohl mit Anchylose des Gelenkes zu thun haben möchte und dass zur differentiellen Diagnose die Einführung eines Catheters Aufschluss geben möchte, so erwidere ich hierauf, dass die Beobachtung hierüber bereits Aufschluss giebt. Lässt man den Patienten intoniren, so wirken die Stimmbänder bis zum absoluten Schluss zusammen; dieses könnte nicht passiren, wenn eine Anchylose des Gelenkes vorhanden wäre. In diesem Falle müssten die Stimmbänder in der Posticusstellung bleiben. Eine Contraction der Crico-arytænoidei laterales müsse ganz resultatlos verlaufen. Auf ein anchylotisches Gelenk, z. B. am Knie, haben in Betreff der Beweglichkeit weder die Beuger noch die Strecker einen Einfluss, es steht eben absolut still.

Dr. MORELL MACKENZIE, de Londres, regretted that, on the subject of Dr. Semon's paper i. e. »the etiological classification of the motor impairments of the larynx«, nearly all the discussion had taken place on the interesting question of paralysis of the ab- and adductors concerning which Dr. Semon had made some most interesting observations and his views appeared to be supported to a great extent by Dr. Krauses most valuable experiments. After pointing out the object of classifications and remarking that none could be perfect, the speaker called attention to spasm of the tensors of the vocal cords, which he thought should be called »speakers cramp« and which he thought was analogous to writers cramp. Dr. Mackenzie described the special functional symptoms of the complaint, which he stated only affected those who spoke a great deal. He had met with it occasionally in the case of clergyman, but only rarely in other people and only in case of women who had to speak constantly to deaf persons.

Dr. KRAUSE, de Berlin: Nach den Bemerkungen des Herrn B. Fraenkel muss ich darauf hinweisen, dass, wie wir die Aetiologi dieses Leidens auch auffassen mögen, wir die dauernde Medianstellung der Stimmbänder immer als durch eine dauernde Verkürzung der Adductoren hervorgerufen anzusehen haben. Diesen Zustand bezeichnet man in der Neuropathologi als Contractur. Bezüglich der an dem Vagus und Recurrens beobachtenden Verschiedenheit der Reizwirkung mache ich darauf aufmerksam, dass der Vagus centripetal, der Recurrens aber centrifugal leitet. Um eine Ausfallserscheinung kann es sich in meinen Experimenten nicht handeln, da ich nachgewiesen habe, dass wir es hier mit einer gleichmässigen Erregung aller Nerven- und Muskelfasern zu thun haben, bei welcher nur die an Kraft stärkere Muskelmasse das Uebergewicht behält. Die Gültigkeit der Thierexperimente auch für die Verhältnisse des Menschen wird nicht angezweifelt werden dürfen, weil im wesentlichen die anatomischen Verhältnisse gleich und die Schech'schen Versuche über die Funktionen der Kehlkopfnerven und Muskeln allseitig acceptirt sind. Die Verstärkung der Adduction während der Phonation kann nicht auffallen, da die Muskeln sich nicht dauernd im Zustande höchster, sondern in Folge des mechanischen Reizes im Zustande einer mässigen tonischen Erregung befinden.

Herrn Catti erwidere ich, dass die Sectionsbefunde von Riegel und Penzoldt mir alle wesentlichen Requisite eines eingehenden Obductionsbefundes für unseren vorliegenden Zweck zu enthalten scheinen. Die von Boecker erwähnten Fälle einseitiger Stimmbandaffektion bei centralen Läsionen mögen ja Lähmung des Erweiterercentrums zu Ursache gehabt haben. Dass Lähmung vorkommt, soll durch meine Versuche auch nicht geläugnet werden.

Dr. FELIX SEMON: Vor allen Dingen danke ich der Section für die freundliche Aufnahme meines Vortrags.

Herrn Catti habe ich Folgendes zu erwidern:

1) Ich habe, wie dies ja sofort zu konstatiren ist, nicht die mecha-

nischen« Bewegungsstörungen unter die »neuropathischen« eingereiht, sondern beide als unabhängig von einander und gleichberechtigt neben einander gestellt.

2) Herr Catti ist die Erklärung vollständig schuldig geblieben, wie die »perverse Action der Stimmbänder« zu Stande kommen soll, wenn nicht durch nervöse Einflüsse.

3) Dass ich von einer »Chorea laryngis« spreche, involvirt durchaus nicht, dass ich eine solche als eine selbstständige Affektion annehme — ich spreche eben nur von choreatischen Bewegungen der Stimmbänder als Theilerscheinungen allgemeiner Chorea.

4) Es scheint mir an der Zeit, bei Discussionen über die Frage: »Ankylose des Crico-arytaenoideal-Gelenks« oder »neuropathische Lähmung« nicht immer auf alte, längst discutirte Fälle zurückzugreifen, sondern die neuere Literatur zu berücksichtigen. Aus meinen eignen Arbeiten über beide Punkte geht mit vollständiger Klarheit hervor, dass ich beide Möglichkeiten stets sorgfältig erwäge. (Einschlägige Citate und Fälle angeführt.)

Was meine ganze Classification anbetrifft, so bin ich weit entfernt, dieselbe für vollkommen zu halten, oder zu glauben, dass sie für immer ausreichen wird. Sie repräsentirt aber, wie ich glaube, den Standpunkt unseres gegenwärtigen Wissens, das seit Türck's Zeiten doch verschiedene Bereicherungen erfahren hat, und wird, wie ich aus Erfahrung versichern zu können glaube, sich beim Lehren als praktisch erweisen.

Ueber die Hemmungstheorie meines Freundes B. Fränkel möchte ich gegenwärtig nicht in eine Discussion eintreten.

Was die von Dr. Mackenzie angeregte Frage der wahren Pathologie der »Aphonia spastica« anbetrifft, so kann ich mir noch keine Meinung darüber erlauben, ob es sich hier um einen isolirten Krampf der Tensoren, oder einen solchen der Tensoren und Adductoren gemeinschaftlich handelt.

Herrn Krause gegenüber möchte ich vor Allem meiner Freude Ausdruck verleihen, dass wir beide, ohne von einander zu wissen und von verschiedenen Erwägungen ausgehend, in einem wichtigen Punkte zu völlig gleichen Resultaten gekommen sind. Dieser Punkt betrifft die beiderseits gewonnene Ueberzeugung, dass die gewöhnliche Respirationsstellung der Stimmbänder die Folge eines auf die Abductoren wirkenden Reflextonus ist. Was seine Ansichten anbetrifft, dass die von mir in allen meinen Arbeiten als Posticusparalyse gedeutete Affection vielmehr eine Stimmbandcontractur darstelle, so muss ich mit meinem Urtheil natürlich vorläufig zurückhalten, kann aber nicht umhin, schon jetzt folgender Punkte zu gedenken:

1) Soll man bei multiplen Lähmungen, wie solche von Remark und mir beschrieben sind, die u. a. vorhandene Stimmbandaffection auch als »Contractur« ansprechen? Warum unter lauter reinen Ausfallserscheinungen diese eine Contractur?

2) Das Auftreten einer so vollkommenen Degeneration der Postici als reine Folge der Contractur der Adductoren ist mir vorläufig noch nicht einleuchtend.

3) Mit allen pathologischen Erfahrungen im vollständigsten Gegensatz würde es stehen, wenn organische Erkrankung eines Vagus eine dauernde Inspirationsstellung des betreffenden Stimmbandes auslösen sollte, wie dies das Resultat der Krause'schen Versuche war. Die

pathologische Erfahrung ergiebt vielmehr ausnahmslos als Resultat einer einen Vagus betreffenden organischen Läsion, so lange dieselbe nicht zur vollständigen Zerstörung des Nerven führt (in welchem Falle natürlich das betreffende Stimmband die cadaveröse Position einnimmt), einseitige (oder in manchen Fällen nach Johnson reflectorisch ausgelöste doppelseitige) Posticusparalyse.

Die genannten erschöpfen nicht meine Bedenken; man wird bei der Schwierigkeit der Frage und der Experimente die Publication der Krause-schen Arbeit abwarten müssen. Ich hoffe jedenfalls zuversichtlich, dass dieselbe im historischen Theile die mehrfach inkorrekte Schilderung des Krause'schen Abstracts hinsichtlich des Verlaufs der Frage und meiner eignen Ansichten über dieselbe rectificiren wird.

Dr. Catti: Trotz der letzten aggressiven Bemerkungen des Dr. Semon muss ich meine Behauptungen aufrecht halten, und wiederhole nochmals, dass es sich hier um keine Negation des Vorkommens einer solchen Krankheit handelt, sondern um die unrichtige Deutung einiger beobachteten Fälle, und meine, dass ich dabei mit keinem Worte die Arbeiten des Dr. Semon angegriffen oder bezweifelt habe. Wenn es sich um eine Deutung von nicht ganz positiv bekannten Sachen handelt, so müsse man nie seine eigene Meinung als eine unfehlbare betrachten.

Dr. Krause: Auf die Bemerkungen des Herrn Semon muss ich erwiedern, dass ich mir den Vorwurf nicht machen kann, seine Kasuistik übersehen zu haben. Im Gegentheil habe ich derselben als Beweismoment für die Constatirung des gesetzmässigen Vorkommens unserer Affection eine grosse Wichtigkeit beigelegt. Nur musste ich den Fällen der früheren Autoren, bezüglich der Erklärungsversuche, grössere Rücksicht schenken. Einen Unterschied zwischen den Qualitäten automatisch und willkürlich leitender Nervenfasern kann ich unter keinen Umständen anerkennen, 1) weil die Erweitererfasern auch die willkürliche Innervation leiten, 2) weil noch nirgends ein Unterschied in dem morphotischen Verhalten solcher Nervenfasern erwähnt worden ist. In den Fällen von Vagus-compression scheint mir nicht genügende Rücksicht auf die gleichzeitige Compression des Recurrens gewonnen zu sein. Bei multiplen Lähmungen kann immer das Primäre die Reizung gewesen sein. welche unter den besondern Verhältnissen des Recurrens zu dem Andauern der Contractur auch bei längerer Dauer des Leidens führen kann, wie ich oben nachgewiesen habe.

The fonction of the Tonsils, with some practical suggestions in regard to their diseases.

Les fonctions des amygdales et leurs maladies, considerées d'un point de vue pratique.

Die Tonsillen, ihre Functionen und ihre Krankheiten von practischem Gesichtspunkte aus.

Dr. **Francke H. Bosworth,** de New York.

Anatomists from the earliest days of medicine have described the tonsil as an almond shaped organ lying between the two pillars of the fauces covered with a fibrous investing membrane, and consisting of a mass of glands whose ducts open upon its outer surface by from seven to twelve openings The idea is thus conveyed that the tonsil is one of the organs of the body, much in the sense that the spleen and liver are organs of the body, and that it therefore has some important function to perform in the economy. I have long been convinced that this is an erroneous and even mischievous teaching. The tonsil is not an organ of the body in the sense above referred to, it is not covered by a fibrous investing membrane, the number of ducts opening upon its surface is dependant on the extent to which the disease has progressed which have given rise to the hypertrophy and the number of mucous glands that are involved in the morbid process. Moreover, the tonsil virtually does not exist in a healthy individual. I have already made this assertion and have been criticised for it, but I am confident that it is a justifiable statement. That there is a large mass of mucous glands lying between the faucial pillars, I do not wish to be understood as questioning, but that a tonsil such as is described by anatomists can be demonstrated I do not believe. A perfectly normal and healthy condition of the mucous membrane of the fauces however, it must be acknowledged is comparatively rare but it is this healthy condition of the tissues, even if exceptional, on which anatomy must be based.

In order to make clear what I would assume to be the proper light in which the tonsil is to be regarded, it will be necessary to briefly consider the function of the nasal and pharyngeal cavities.

The mucous membrane of that portion of the nasal cavity which lies between the nostrils and the posterior nares fulfils two functions. It receives the filaments of the olfactory nerve, and presides over the sense of smell. It also guards the entrance to the lungs, and warms, moistens and cleans the air before it reaches the deeper tissues. For this purpose it is endowed with a very rich supply of glands which secrete in large quantities, mucus and serum. It is covered by columnar ciliated epithelium and belongs exclusively to the air tract.

Immediately behind the cavities above described is what is usually called by anatomists the pharynx, and which is described as extending from the basilar process of the occipital down to the larynx, thus constituting one cavity. This really constitutes two separate and distinct cavities, whose functions are totally different. Here again I think that by following too closely the teachings of anatomy without regard to physiological considerations, or rather by following teaching which have been based on an ignorance of the true physiology of the parts, we have fallen into errors, which have seriously hampered us in our therapeutical efforts, and have oftentimes caused mischief. In that portion of the so called pharynx which lies above the border of the soft palate and which we may call the upper pharynx, we find a mucous membrane very richly endowed with muciparous glands which aggregate themselwes in that region which extends across from one Eustachian orifice to the other. It is covered by columnar epithelium, and constitutes a portion of the air tract. The normal secretion from this region is a viscid, transparent mucus, which is poured out in very large quantities, which probably is not less than from four to five ounces in the twenty four hours.

That portion of the pharynx which is below the border of the soft palate, and which we call the lower pharynx, is a hard, dense membrane, very closely attached to the tissues beneath. It is scantily endowed with glands and is covered with squamous epithelium. This cavity belongs to the food tract and is not properly to be regarded as forming a portion of the air tract. The air passages in their whole extent, are very sensitive, they are covered by the delicate columnar ciliated epithelium, and are in a perfect way fitted to perform their function in serving as a passage for air, while they resent keenly the introduction of any foreign body or irritating fluid. The food passages on the other hand are lined by pavement epithelium, and not sensitive and admit casely of the introduction of solid masses, and are not injured by the passage of a rude, angular bolus of food, which also may be entered at the boiling or freazing point of temperature without causing harm, whereas a variation of a few degrees in the temperature of the inspired air will often cause discomfort.

As the mucous membrane of the lower pharynx is reflected over the palato-pharyngeus muscle it becomes very richly supplied with glands, to such an extent as to cause a marked thickening of the mucus tissue between the two pillars of the fauces. These glands in their normal condition secrete largely of transparent clean viscid mucus.

We then find that the lower pharynx is surrounded on three sides by a large mass of glands, viz: on either side by a mass between the faucial pillars, and above by a mass in the vault of the pharynx, while its own tissues are so scantily supplied with glands, that the mucous secretion from its own surface is probably not sufficient to keep it in a normally soft, moist and pliable condition.

For convenience the glands in the pharyngeal vault may be called the pharyngeal tonsil, and the masses below, the faucial tonsils.

In the act of deglutition, after the food has been masticated, and the saliva thoroughly incorporated with it, the bolus is passed back into the fauces where it recieves a coating of mucus, which is supplied by the faucial and pharyngeal tonsils, this mucus serving as a lubricant to facilitate its passage down into the stomach. This is the function of the tonsils and I believe the only one viz: to supply the lubricant for the bolus of the food.

All mucous membranes are supplied with glands secreting mucus. For the normal performance of their function it is necessary that they be kept constantly moist and pliable. In all membranes of the body the supply is fully equal to the demand with the exception of the lower pharynx which as before stated is not endowed with glands sufficial to supply itself with the moistening mucus. Its supply of mucus therefore is furnished by the aggregations of glands which are massed on its three sides. This insufficiency of glands in the lower pharynx is shown not only by histological investigations, but is also shown by the fact that this portion of the mucous tract if subjected to the passage of a current of dry air in inspiration rapidly becomes itself dry and parchmentlike, whereas in the other portion of the mucous tract, the supply of mucus is fully equal to the tax put upon it when subjected to a current of dry air. A temporary attack of so called pharyngitis sicca may be produced easily and at will in a very few minutes by breathing through the mouth. It is not so however with any other portion of the upper air passages.

I have then endeavored to show that we have really three tonsils and that their anatomy and physiology are identical. Their microscopic anatomy I will not touch upon. This subject I have already written upon and endeavored to show that the pharyngeal tonsil is simply a mass of gland structure, and that in its enlargement we have to do with but one morbid condition viz: a true hypertrophy. Papillomatous growths as described by several writers, in this region I have never met with. In the faucial tonsils also, with a few rare exceptions, enlargement is always due to an hypertrophic process verging in cases upon hyperplasia. In gross appearance also the three tonsils are much alike, but in consistency the pharyngeal glands are much softer and more friable. This is of course due to the fact that it is in a position where it is protected from injury or attrition. The faucial tonsils being constantly impinged upon by the food swallowed, and pressed upon by muscular contraction in the act of deglutition necessarily becomes a hard, dense and resisting mass, following the universal rule.

The similarity of the three tonsils is still further established by the fact that the same diseases which are met with in the faucial tonsils are also met with in the pharyngeal tonsil. These may be briefly considered. Acute catarrhal tonsillitis, is a disease involving the faucial tonsils and is characterized by the development in the glands of a mild catarrhal inflammation attended with redness, swelling, a moderate amount of pain in deglutition, a trivial degree of fever and but a few days of discomfort. In the pharyngeal tonsil the same disease is met with as described by Dr. Meyer in his original paper on adenoid growths. The attack is characterized by the occurrence of the same train of symptoms, together with the adventitious element in the latter disease due to the locality viz: nasal stenosis. In each case the main predisposing cause is hypertrophy of the faucial tonsil in the one case, and of the pharyngeal tonsil in the other, and is therefore generally met with in children.

Acut follicular tonsillitis is a disease of the faucial tonsil characterized by the formation in the crypts of the glands of a croupous deposit. Its onset is marked by a chill or chilly sensation and its progress attended with all the symptoms of active febrile motion. In a paper read last May at the American Laryngological Association I told the ground that the disease should be properly looked upon as one of the continued fevers, and that the white patches on the tonsils bore much the same relation to the fever, as the eruption in variola for instance bore to the septemic condition in that disease. The same disease I have often met with in the pharyngeal tonsil. There is a chill, high fever, pain in the bones and all the evidences of general febrile motion together with moderate pains in swallowing. The rhinoscopic mirror shows the white patches in the vault of the pharynx which are identical in appearance with those seen upon the faucial tonsil in the former disease.

Hypertrophy of the faucial tonsil presents its analogon in the adenoid growths at the pharyngeal tonsil. In each case the clinical history is the same. They are met with in the large majority of cases, in children, they disappear to an extent with, the attainment of puberty, their existence is marked by recurrent attacks of acute catarrhal inflammation and in fact they only differ in those symptoms which are due to the difference in the locality of the growth. They also occur I think with almost equal frequency. The pharyngeal growths however demanding treatment perhaps being met with more frequency. This is due to the fact that between the faucial pillars, a mass of hypertrophied tissue of moderate size may not give rise to symptoms sufficient to warrant operative interference, whereas in the pharyngeal vault a mass of the same size will give rise to symptoms so very marked as to absolutely demand removal.

In each case also I think there should be no question as to the propriety of extirpation. The condition is a pathological one if my view above announced be the correct one in all cases. This question I do not propose to enter upon however, but will only say that from my own point of view, whenever I met with hypertrophied masses of glands, in either of these regions I regard it as my duty to remove them, provided the give rise to any symptoms which may be attributed to their existence.

I am firmly of the opinion that if the view were entertained more generally we should have better success in accomplishing radical cures in more of our cases. As illustrating the different points of view from which laryngologists regard this question I might mention that in the last three years and a half, I have operated on over 300 cases of hypertrophy of the pharyngeal tonsil, or adenoid growths, and yet in talking with a prominent laryngologist in my own country a few weeks ago, and one also who sees a very large number of cases, he told me that he had never met with but three cases of the disease and had operated on but two. I cannot but be convinced that what I regard as a case for operation he regards as a normal pharyngeal tonsils.

In my own cases the result have been so uniformly successful, that I cannot but be convinced that I have removed diseased tissue and not an organ which naturally exists in the region.

Another very striking feature of this affection is that the very large proportion of those cases which present enlarged faucial tonsils, show also enlarged pharyngeal tonsils. The proportion I think is fully three quarter if not more. So noticeable indeed has been this fact in my own observations, that in a number of cases of enlarged faucial tonsils, in which a rhinoscopic view was not secured, I have removed the pharyngeal tonsil without further exploring the cavity. We then see therefore that the same causes which produce hypertrophy in one region, causes it also in the other.

We then see that the three tonsils are identical in their anatomy, their physiology and pathology. The only exception, it will be noticed, is acute suppurative tonsillitis so called or Quinsy. This disease has always been described as an attack of phlegmonous inflammation involving the tonsils and resulting in a majority of cases in the formation of an abscess. Phlegmonous inflammation and abscess formation is not characteristic of glandular tissues but its natural home is in cellular or areolar tissue. I think if any one will carefully examine the tonsils in a case of Quinsy with the tongue well out of the way, and with a good light, that he will be convinced that any inflammation which exists in the tonsil in the disease is quite adventitious and purely secondary, and if now the fauces be explored with the finger and the phlegmon palpated, and this measure should be always used, he will find that the disease has its starting point and center in the areolar tissue of the soft palate or neighbouring parts, and that if the tonsil is displaced or crowded in to the median line as is often the case, this is due to a morbid process beneath the tonsil and not in it. In other words, Quinsy is not a disease of the tonsil but of the areolar tissue beneath it or near it. In a large majority of cases the phlegmon is in the soft palate, in rarer cases it is beneath the tonsils, in certain cases it is in the posterior pillar of the fauces. In one case which I saw last spring, it was beneath the mucous membrane of the lower pharynx, and the tonsil was not even involved secondarily; this would be called perhaps by many a post-pharyngeal abscess, a most objectionable term to describe a number of distinct pathological processes. In certain cases I have seen the phlegmon extend down the pharynx to near the level of the arytenoids. Occasionally the abscess breaks and discharges trough the tonsil it is true, but these are cases in which the phlegmon existed beneath the tonsil; these cases are rare however.

I believe this view to be the correct one. I am confident that were it more generally accepted the management of these cases would be immensely simplified.

Though not entirely german to my subject I am tempted to go farther in regard to this disease Quinsy and say that it seems to me, that there is far more ground for regarding it as a manifestation of the rheumatic habit that is generally accepted. That this is true in all cases I do not believe. That it is true in most cases I believe to be a fact.

Following the suggestion of a writer in the London Lancet whose name I regret exceedingly not to be able to give, I two years ago commenced administering the Salicylate of Soda in Quinsy, and the results were so very satisfactory, that it greatly strenghtened the view entertained before as to the rheumatic origin of the disease. I then sought clinical evidence and I found that about 60 pr. ct. of Quinsy gave a history of rheumatic attacks. In these cases the administration of the Soda if given early enough, almost invariably aborted the attack. In a certain proportion of the cases in which there were no clinical evidences of rheumatic habit, the remedy acted in the same gratifying manner. In certain cases in which either from the lateness of the administration of the Salicylate or from the obstinacy of the case the disease was not aborted it seems to have the effect of hastening suppuration. That this was mere fancy I do not believe, for in no case of Quinsy that I have treated in the past 2 years has the disease lasted longer than 3½ days, and it must be remembered that many of these were cases at my clinic where the class of patients is such, that we do not expect to get result equally favourable to those seen in private practice. In my private practice the longest case under treatment was 52 hours. When I recall my experience of 5 a 10 years ago with poultices, hot water bags, inhalations, spray, gargles, ice lozenges, etc. with the result of breaking up an attack at the end of a week which would probably have lasted no longer had I not been in attendance, I cannot but think that my professional efforts were anything but intelligent.

In the Salicylate of Soda I am convinced that we have a remedy in which we may feel confidence that we are not working in the dark, but have the power to absolutely control the distressing disease.

I usually have prescribed it in doses of 15 grains every 2 hours. At the suggestion of Dr. Barker of New York I have of late added to this the local use of soda bicarb. This is to be taken up on the finger and plastered over the diseased part ad libitum, and by the patient, every 15 minutes. That this has aided much in controlling the disease I am convinced, but just how far I am not ready to say having not observed but a few cases.

It is not to be understood that this is all the treatment of Quinsy. In addition to systemic remedies, I believe it should be always treated as any phlegmon, it is to be watched carefully and examined by the finger, and just as soon as pus is found, it should be evacuated by the bistoury. This is not to be done at random, but the place where the pus is forcing, whether in the palate, pillar of the fauces or pharynx should be ascertained and it always can be, and then the knife should be used.

In addition to this I might mention several cases in which the habit of Quinsy existed, and who has then regular spring and fall attacks, to whom I have given the prescription with direction to take it as soon as the feel an attack coming. With no single exception in these cases there has not been an attack of Quinsy.

DISCUSSION.

Prof. B. FRAENKEL, de Berlin: Es wird schwierig sein, auf die Discussion des Vortrags einzugehen. Die Thesen des Vorträgers weichen in allen Punkten von dem Hergebrachten ab und umfassen das ganze Gebiet der Tonsillen-Krankheiten. Sie sind vorgetragen worden, ohne dass umfassende Beweise für die einzelnen Sätze beigebracht wurden, obgleich Ergebnisse der Forschung unserer besten Namen als falsch bezeichnet wurden. Ich würde **nur** dann in eine Discussion eintreten können, wenn die einzelnen Sätze discutirt wurden, halte mich aber für verpflichtet zu erklären, dass ich mit keinen der vorliegenden Sätze übereinstimme.

Dr. W. H. DALY, de Pittsburgh, Pennsylvania, was pleased to remark the important anatomical and physiological truths enunciated in the first part of Dr. Bosworth's paper. He had for some time believed that any condition of the faucial tonsils extending into the throat a fourth of an inch beyond the edges of the half arches ought to be considered as one of hypertrophy and treated surgically accordingly. He did not regard either the faucial tonsils or the pharyngeal tonsil in an enlarged condition as occupying any proper place in the healthy anatomy of the throat. The time has come when we must do our work more as throat surgeons than throat physicians and by putting the throats and nasal passages of our patients in a normal anatomical condition, thereby rescue the growing empire of Laryngology and Rhinology from its numerous instances of tardy benefit to the patients themselves.

He felt bound to object to the term or practice of extirpation of the tonsils but rather preferred that of abcision, and he did not know one of the many excellent tonsillotoms that would finish the operation of tonsillotomy as it should be done. Properly constructed knives curved latterally upon their flat should be used after the tonsillotome to trim the stump of the Tonsil into a proper contour in order to allow the pillars of the half arches to fall into their proper position.

The careless manner in which tonsillotomy has been performed has in many quarters rendered the operation impopular and its expected benefits fruitless but in no instance where proper care is observed to leave the parts free from irregular unsightly stumps will there be failure to secure improvement in deglutition, respiration and vocalization, not to speak of positive improvement in the general constitution.

Dr. CHIARI, de Vienne, beobachtete bei 2 Kindern Hämorrhagie ein Mal unmittelbar nach der Tonsillotomie und ein Mal 7 Tage nachher. In beiden Fällen war die verlorene Blutmenge sehr gross, Lebensgefahr war dabei nicht vorhanden. Die Blutung stand in beiden Fällen von selbst; das Blut wurde zuerst verschluckt und dann erbrochen.

Dr. FELIX SEMON, de Londres: I support in every respect Prof. Fränkel's views concerning the form of Dr. Bosworth's paper. He has no doubt brought forward a good many new statements; these statements however, being entirely in opposition to generally accepted facts, want verification. At any rate they cannot yet be pronounced as »facts«. I would instance the question of the anatomy of the tonsils, in which Dr. Bosworth opposes the views of Luschka. Again it appears to me much too exclusive to say, that there is but »one« method of treatment of hypertrophic tonsils, viz. extirpation. Further I am convinced from personal experience that it is too absolute to say, that haemorrhage after tonsillotomy is »never dangerous«. Finally the method of performing the operation will vary with the proclivities of different surgeons, but one can hardly proclaim one method as »the best«.

Dr. VILHELM MEYER, de Copenhague: Dr. Bosworth although sometimes much opposite to other opinions has given rise to trying our ideas about the tonsils.

As to the pharyngeal tonsils I have to make some remarks.

1. Their inflammation is always combined with headache.

2. They are not always friable but often their structure is tough by the mucous membran entering into their structure. This is of great practical value in two respects:

a. Concerning difficulty of operation,

b. Concerning the rests of the vegetations and the act of examining them.

As to the bleeding after Amygdalotomy, of 850 cases 4 have bled, 1 operated on by a knife, 3 with Morell Mackenzie, none died.

Dr. EDWARD WOAKES, de Londres: Chief points in my remarks were to call attention to a new symptom in connection with acute inflammation of Luschka's tonsil viz. acute suffocative catarrh or acute asthma which is sometimes the most marked symptom present, and is likely to drow off attention from the nasopharynx to the lungs. This dyspnæa with the severe headache noted by Dr. Meyer will greatly help to identify the disease.

As regards hæmorrhage after tonsillotomy, I have only once experienced any trouble and in that case, a girl, aged 20, every thing failed until the patient fainted after which there was no more trouble.

Fainting is the bulwark which nature interposes to prevent fatal consequences of hæmorrages.

Dr. BOSWORTH: I desire to say in conclusion that in speaking of this affection, I did so very generally and did not desire to go into symptoms as referred to by Drs. Meyer and Woakes.

Dr. Semon speakes of the fibrous sheath of the tonsil described by Luschka. What I wish to say is that the only fibrous sheath that can be demonstrated in the tonsil is the thickened submucous layer which underlies all mucus membranes. On the presenting face of the tonsil I do not think any fibrous sheath can be found.

As regard the question of haemorrhage I should explain that my paper has not gone into that as the published extract states, but I will say, that I have never seen a case of troublesome hæmorrhage in a child. In adults on the other hand the nutrient artery is large and well developed, cut it and as a rule it bleeds. The bleeding however is easely controled touching the cut surface with a hot wire. It is not well to treat them with simple astringent or haemostatics; they are useless against arterial hæmorrhage.

I have been accused of making radical statements. I will go farther and make a more radical statement. Dr. Woakes has spoken of the identity of all inflammations in the fauces except acute and chronic. I believe it to be true and that it will be accepted that always acute catarrhal inflammation is but a symptom of chronic inflammation. The chronic process commences first and recurrent attacks of acute inflammation become one of the most prominent symptoms.

On the treatment of goitre.

Traitement du goître.

Behandlung des Kropfes.

Dr. **Morell Mackenzie**, de Londres.

The philosophical treatment of bronchocele is necessarily based on the careful differentiation of the various forms of the disease; and it is therefore advisable to consider the remedial measures which should be adopted according to the pathological nature of the tumour in different cases.

A d e n o i d goitre seldom calls for any very active treatment of a local kind, constitutional remedies generally proving sufficient. The internal administration of iodine (five grains, three times a day) often quickly effects a cure. Before the discovery of this element by Courtois, in 1812, burnt sponge, which contains a considerable amount of iodine, was a very well-known popular remedy for goitre, and in the hands of some practitioners cured many cases[1]). The success of other favourite remedies, such as rock salt, the mother-liquor obtained from salt marshes, the fucus vesiculosus — not to mention cod-liver oil — is traceable to the same active principle.

Simple hypertrophy occurring in weak anæmic girls is often most effectively treated by the administration of iron and by hygienic measures. Cases not yielding to internal treatment may almost invariably be cured by counter-irritation, or the internal and external treatment may be combined. It matters little what agent is used for counter-irritation, so long as considerable blistering is effected. The liquor epispasticus of the British Pharmacopœia[2]) is the remedy which I generally employ. It will be found convenient to apply the blistering fluid about twice a week on each side of the throat alternately.

Previous to the year 1868 I frequently used the biniodide of mercury ointment for the cure of goitre, but since then I have not employed it, as I have found other treatment more efficacious. The ordinary biniodide of mercury ointment of the British Pharmacopœia is not strong enough; and, should this method of inunction be adopted, the formula of the Pharmacopœia of the Hospital for Diseases of the Throat[3]) had better be used. In my practice, however. I have found it less reliable, and more troublesome than the simple blistering fluid. No doubt the absence here of tropical sun, the direct rays of which are employed in India after the application of the ointment, accounts for the difference in the effects of this remedy in the two countries. Tincture of iodine, when applied externally, may act as a counter-irritant, or it may have a specific action. If the disease does not yield to counter-irritation the parenchymatous injections to be presently described under fibrous bronchocele should be resorted to. In these cases they rapidly effect a cure. Electrolysis has also proved of great service in some cases.

Fibrous goitre may be treated by hypodermic injections of iodine, by setons, or by caustic darts. I formerly used setons with the greatest success, but for the last 12 years I have scarcely employed any other treatment than interstitial injections. My reason for abandoning the treatment by setons was that I found that a cure could be effected by injections, if less rapidly, at any rate much more pleasantly to the patient. Whilst, indeed, the cure by seton implies an ilness — the confinement to bed for a few days, if not longer — the treatment by injections does not require the patient to give up his ordinary occupation for a single day.

The treatment of bronchocele by injections of iodine, was the natural culmination of two different therapeutical discoveries. The employment of subcutaneous injections to relieve pain, led, almost as a matter of course, to the use of similar means to cure disease, and the specific action of iodine in relation to goitre, pointed to that remedy as the most suitable agent for subcutaneous use in enlargement of the thyroid gland.

1) Rullier, Dict. des Sc. Med., t. XVIII, p. 546.
2) This contains 8 parts of powdered cantharides, 4 of acetic acid and 20 of ether.
3) 1 part of red iodide of mercury to 9 parts of the simple ointment of the British Pharmacopœia (which consists of 2 parts of white wax to 3 of prepared lard and 3 of almondoil).

Since 1868 the treatment has been successfully employed by Schwalbe [1]), Stoerk [2]), myself, and many others. It should be here remarked that Schwalbe of Zürich, whose experience is based on the treatment of 106 cases, considers that the curative effects of the injections are due to the alcohol in the tincture of iodine, and not to the iodine, and he now recommends the employment of alcohol alone, which, when diluted with 20 per cent or more of water, he has found to prove as effectual, as it is free from danger. I must here state that my own experiments with alcohol have not yielded nearly such favourable results as those in which iodine was the agent employed. Schwalbe has also used solutions varying in strength from 1 to 3 per cent of the various salts formed in the pattern of chloride of sodium, and he thinks that they are safer than tincture of iodine or strong alcoholic injections. Professor Stoerk, whilst admitting the efficacy of alcohol, believes that its action is slower and less energetic. He has added just sufficient tincture of iodine to the alcohol to prevent acetic fermentation, though Schwalbe contends that there is no danger of this change.

An ordinary screw hypodermic syringe, having a capacity of about 30 minims, is all that is required for parenchymatous injections. It is important that the piston of the syringe should be very accurately fitted to the glass barrel, and that the bore of the barrel should be perfectly true. If these precautions be omitted, the tumours — especially in cases of fibrous bronchocele — often offer so much resistance that the injection-fluid, instead of being forced into the gland, returns behind the piston. As regards the injection-fluid, I formerly used the tincture of iodine of the British Pharmacopœia (1 in 20), but latterly have treated nearly all cases with solution of iodine in absolute alcohol (1 in 12) — the Injectio Iodi Hypoderm. Fortior of the Throat Hospital Pharmacopœia, a solution first suggested by Lévèque [3]). The Injectio fortissima of the Throat Hospital Pharmacopœia is a very powerful solution, originally proposed by Bertin [4]). Each minim contains 3—4 of a grain of free iodine, and the same quantity of iodide of potassium. We seldom use it at the hospital, as it causes a great deal of pain. Not more than a few drops (3 to 5) of this solution should be employed, and it should only be used when the tumour is consistent, and when the syringe can be introduced well into its substance.

With regard to the mode of injection, it is advisable first to freeze the surface with anæsthetic ether. This is really unnecessary, but as the little operation has to be often repeated, it is well to make it as painless as possible. The point of the syringe should be inserted well into the glandtissue. As a rule it is best to vary the place of injection, and when the goitre is large it may be injected at two spots on the same occasion. It is important to avoid wounding any vein. The superficial vessels can of course be easily seen, but the situation of the deeper veins cannot always be ascertained. By pressing the finger firmly from above downwards against the surface of the tumour, however, as has been pointed out by Schwalbe, a sulcus sometimes becomes apparent; or after the vein

---

[1]) Virchow's Archiv, Bd. liv.
[2]) Parenchym. und Cystenkropfes. Erlangen. 1874.
[3]) Thèse du Dr. Lévèque, 1872.
[4]) Arch. gén. de Médecine, avril 1868.

has been emptied in this way, the sudden entrance of the blood into the vein can he felt with the finger. Those cases, however, which are suitable for injection, viz., the adenoid and the fibroid, are generally free from veins. I usually inject very slowly, so as to watch the effect; and, if this precaution be taken, there is probably no risk whatever in the method, as there is no reason to believe that the entrance of a minute quantity of a diluted tincture of iodine into the venous circulation would be attended with any serious results.

No case has occurred in my practice where any unfavourable results have followed the injection, nor am I aware that any accident has happened in the hands of Luton, Lücke, Stoerk, or other physicians[1]), though single fatal cases are recorded by Schwalbe and Kocher[2]).

Cystic goitre can be best treated by injections of perchloride of iron, though many other methods have been recommended, and followed with varying success. In all these methods, with the exception of simple puncture, cure is effected by producing inflammation and suppuration within the cyst; and it is obvious that the best method is that which produces the mildest form of inflammation and yet effects a cure. Simple puncture, the aim of which is cure without inflammation, though recommended in this country by Birkett[3]) and Simon[4]) is seldom an effectual method, while on the Continent it has been credited with as many as nine fatal results (Schwalbe).

Besides iron, iodine has been suggested for injecting into cystic goitres. It has been somewhat largely used for this purpose on the Continent, and though apt to produce a dangerous amount of suppuration, it has often been followed by very satisfactory results. Schwalbe[5]), who has collected a considerable body of statistics as to the results of the various methods of treating bronchocele, states thas out of 106 cases so treated 22 were followed by suppuration, and death occurred in 5. The danger of injections of iodine in cystic goitre arises from the extensive sloughing which they sometimes induce.

My own results[6]), however, with perchloride of iron show that this is a far safer agent. In December 1873, I had treated 68 cases of cystic, and 19 of fibro-cystic goitre by this method. All the purely cystic cases were cured, but one patient with a fibro-cystic tumour died from the entrance of air into a vein during the injection[7]). Since then I have treated a large number of additional cases — amounting, I believe, to at least one hundred and twenty-five — with uniform success. In carrying out this mode of treatment, I use a watery solution (25 %)

---

1) In the fatal case which occurred to Velpeau (reported to the Anatomical Society, in 1857, by Binet), a large trocar was used, blood flowed freely, iodine was injected, the tumour inflamed, and was incised, and the patient died. It will be seen that there is nothing analogous in this treatment to the hypodermic method (Lévèque, op. cit.).

2) Wiener med. Presse, Oct. 6, 1878, p. 1261.

3) Guy's Hosp. Reports, 1861, p. 834.

4) Brit. Med. Journ., oct. 28, 1867.

5) Wiener Med. Presse, Oct. 6, 1878.

6) Clinical Society's Transactions, London 1874, vol. VII, p. 115 et seq.

7) Ibid., p. 119. I think it right to state that in one other case of fibrocystic disease the patient, who had passed out of my hands, died shortly after an injection made by another practitioner.

and I have for many years employed a syringe of somewhat peculiar construction. It consists of an ordinary glass barrel and piston, with a tapering metallic tube fixed sligthly obtuse to its distal extremity. A metal ring screwed on to the shank of the piston regulates the distance to which the latter can descend. The object of this cylinder is to prevent the accidental passage of air into the cyst, and thus into a vein. In an ordinary syringe when the instrument is held horizontally, and is not perfectly full, there is always a little air above the level of the water, and as the piston reaches the extremity of the barrel of the syringe a small quantity of air is not unlikely to be forced out.

The cyst is first punctured and emptied with a trocar at its most dependent part, a drachm or two (according to the size of the cyst) of the solution of perchloride of iron is then injected, the canula with its plug and the iron solution being left in the cyst. After seventy-two hours the plug is removed, and the contents of the cyst withdrawn.

If the fluid be then found to contain much blood, or if it be thin and serous in appearance a second injection must be made. In other words, whilst hæmorrhage must be carefully prevented, a slight inflammation of the lining membrane of the cyst is essential. One injection is generally sufficient, but, if the first injection-fluid be too quickly removed, the process may have to be repeated three or four times, at intervals of two or three days.

When reaction has taken place, and the discharge is free from blood, the canula, with its plug, must still be kept in the cyst. Poultices of linseed meal should be kept constantly applied for three or four weeks — sometimes longer. When suppuration is well set up, the plug may be removed, the canula, however, being allowed to remain until the secretions become limited in amount, and thin in consistence.

When the cyst is very large it is best to try to reduce the quantity of the fluid before injecting. This can often be done by drawing off a small amount, say two or three drachms, at intervals of a day or two, on several occasions. No attempt must, however, be made to empty the sac entirely, for if this is done, hæmorrhage takes place from the lining membrane of the cyst into its cavity, which soon becomes full again.

The duration of treatment is from three weeks to four months, according to the size of the cyst, the usual time being from six to eight weeks.

The following are the conclusions at which I have arrived respecting the treatment of cystic goitre:

a. That any cystic goitre which has attained the size of a hen's egg requires to be actively treated, even when the symptoms are not urgent.

b. That smaller cysts, which give rise to serious dyspnœa or dysphagia, likewise require to be treated.

c. That the conversion of the cyst into a chronic abscess is the safest and most certain mode of treatment.

d. That suppuration is best set up by injections of the perchloride of iron, as the disposition to hæmorrhage is thereby effectually controlled.

e. That when the cyst has been allowed to attain too large a size before treatment there is a risk in the treatment by injections of iron from the occurrence of too profuse suppuration

Excision of the Thyroid Gland. In spite of all the improvements in the treatmens of goitre which have been introduced in recent years, cases will sometimes occur in which it becomes necessary for the sake of the patient's life to resort to more radical measures. Of these, the one most generally adopted is that of total or partial removal of the hypertrophied thyroid gland. Until 1850 this operation was very rarely performed, but since that date more than 300 cases have been placed on record. In the early part of the century cases were published by Desault [1]), Rufz [2]) and Gooch [3]). In Desault's case the right lobe of the gland was excised with success. More recently cases have been recorded by Warren-Green [4]), Brière [5]), Hodder [6]), Fenwick [7]), Timothy Holmes [8]), Maury [9]), Durham [10]) and Heron Watson [11]). In the case reported by Rufz the patient was a male, aged 22, of good constitution, from whose neck Roux removed a goitre about the size of a pome-granate; death took place in about 48 hours from the effects of the operation. In two cases seen by Gooch, the first died of hæmorrhage, and the second was barely rescued from perishing from the same case by pressure kept up with the fingers on the opened vessels day and night for a whole week. Warren-Green, however, reports three cases in which the tumour was removed successfully.

In addition to the cases published by individual operators, several sets of statistics have been collected by different authors with the view of illustrating the dangers of the operation. Brière's figures [12]), published in 1871, showed that of 73 cases as to which he had succeded in obtaining particulars, 50 were successful, whilst in 23 the operation was followed by death. Michel [13]), writing in 1873, stated that out of 91 cases of total or partial extirpation, there were 60 recoveries and 31 deaths. Three years later, Bruberger [14]) published a list of 124 cases, 36 of which were fatal, and in the following year Sasskind [15]) collected 55 cases more or less recently operated on, with a result of 46 recoveries and 9 deaths. Boursier [16]) afterwards published an analysis of 46 cases operated on subsequently to the publication of Sasskind's figures. Of these 46 cases only 8 were followed by a fatal issue. Adding these to all the previous cases of which he could find particulars, Boursier has obtained a total of 215 cases with 46 deaths. In Schwalbe's statistics, however, the total

---

1) Œuvres chirurg., Paris, 1801, t. II, p. 298.
2) Archives gén. de méd., 1836, t. X, p. 25.
3) Cases in Surgery, p. 134.
4) American Journ. of Med. Sc., 1871.
5) Du trait. chir. des goîtres, etc. Lausanne, 1871.
6) Canada Lancet, 1872.
7) Canada Med. Surg. Journ., Nov. 1873.
8) Amer. Journ. Med. Sc., Jan. 1873.
9) Ibid.
10) Brit. Med. Journ., March 15; and second case in Guy's Hospital Gazette, May 31, 1873.
11) Edin. Med. Journ., July 1873.
12) Brière, Op. cit.
13) Michel, Gazette hebdom., 1873, p. 669 and 718.
14) Deutsche Militär. Zeitschrift, 18-6, p. 447.
15) Centralblatt für Chirurgie, 1877.
16) De l'intervention chirurgicale dans les tumeurs du corps thyroïde. (Thèse de Paris, 1880.)

number of cases hitherto operated on is given as 339, with 69 deaths. Thus it appears from a comparative study of all the statistics, that the percentage of fatalities has shown a progressive decrease. Before 1850 the proportion of deaths reached the alarming figure of 40 per cent. At the time when Brière published his monograph, this had declined to 31 per cent. Six years later Bruberger was able to announce a mortality of only 29 per cent, while the percentage of deaths in the 215 cases collected by Boursier, and the 339 collected by Schwalbe, was not more than 21.

The latest statistics are those of Liebrecht [1]), who in a recent work has collected particulars of 356 operations. This total includes all the cases of which the author was able to find a published account up to the end of 1882. Of these 356 cases, 279 were successful, death occurred in 69, whilst in 5 the issue is not stated, and in 2 the operation was left incomplete. The rate of mortality, therefore, was 19,39 per cent, a diminution to be explained by safer modes of operation, and improved after-treatment and especially to the use of antiseptic precautions. Taking, however, the practice of individual surgeons alone into consideration much more favourable results can be shown. For example out of 68 cases operated on by Billroth [2]) between the years 1877 and 1883, there were only 5 (7,35 per cent) deaths.

Kocher [3]), whose remarks are based on an experience of 102 cases gives 5 per cent as the average mortality of the operation, and confidently looks forwards to still better results as the surgical procedure is made more perfect in its details.

Kocher, however, points out that, apart from death, complete extirpation of the thyroid gland may have remote consequences of a very serious nature. Being struck by the condition of one of his former patients several years after the operation, he asked all those, with the exception of very recent cases, on whom he had operated to present themselves for examination. He succeeded in seeing 34, from 16 of whom he had removed only a part of the gland whilst complete ablation had been practised in the remaining 18 cases. In patients belonging to the former category, the results has been excellent, but in the latter a condition of general mental and bodily decay had become established. There was marked anæmia with swelling and infiltration of the skin of the cheeks, nose and other parts of the face, and sometimes of the body — in short a condition resembling myxœdema, a disease of which, it is to be noted, Kocher had at that time never heard. In a few of the cases, the subjects were adolescents and in them the operation had been followed by an arrest of growth.

Bardeleben [4]), however, in the discussion which followed the reading of Kocher's paper, stated that a dog from which he had removed both the thyroid and the spleen, had survived in good health for seven years. He expressed an opinion that the anæmia deemed by Kocher to be a result of the operation was in fact produced by the goitre, and would have come on in any case. Bardeleben, however, does not attempt to

[1]) De l'excision du goître parenchymateux. Bruxelles 1883.
[2]) Wolfler, Deutsche med. Wochenschr., April 1883.
[3]) Prager med. Wochenschrift. 1883, p. 183.
[4]) Ibid.

explain why no such effects were manifested in the 16 cases of partial removal of the thyroid.

The subject has[1]) lately attracted attention in England, but so far no further light has been thrown on it. It is clear, however, in estimating the value of thyroidectomy as a curative measure that not only the immediate, but the remote consequences must be taken into account. Certainly such a consideration should give pause to the surgeon's knife when about to be used — as it often appears to be — not so much for the purpose of warding off death, or relieving pain, as with a merely cosmetic object.

From a consideration of the various facts set forth in this paper, I have arrived at certain conclusions as to the treatment of goitre and I have formulated them in the following propositions:

1° Simple goitre (enlargement of the thyroid body) of recent origin and occurring in young subjects can, in the absence of endemic influences, generally be cured by the administration of iodide of potassium, and in many cases by counter-irritation.

2° Fibrous goitre is best treated by parenchymatous injections of tincture of iodine.

3° Cystic goitre can be most readily cured by the conversion of the cyst into a chronic abscess, which is effected by emptying the sac, injecting a small quantity of a solution of perchloride of iron and allowing it to remain within the sac for three days.

4° When the cyst is of considerable size, it should not be emptied at once, but should be tapped two or three times before the injection is used.

5° Removal of the thyroid body is a dangerous operation which should never be performed for mere cosmetic purposes, nor even for the relief of urgent dyspnœa except when less radical measures have failed.

DISCUSSION.

Prof. Ribbing, de Lund: Le traitement du goître soit par des moyens médicaux soit par chirurgicaux appartient à présent aux chapitres les plus discutés de la pratique, et ne peut pas encore être considéré comme terminé.

Si vous me permettez, Messieurs, à la grande expérience de mon confrère célèbre qui vient de parler, de joindre quelques observations modestes, elles me montrent, que la thérapie purement interne dans les cas de goître que j'ai eu à traiter est presque tout à fait, inefficace. Le même résultat donne la méthode endermatique par la teinture d'iode, le collode iodoformé etc.

Les injections iodeuses dans la substance de la tumeur se sont prouvées bienfaisantes et efficaces. Elles ont été capables d'abolir complètement des goîtres d'un volume moyen, et elles ont dans plusieurs cas très difficiles amené une réduction très importante de la tumeur et si considérablement amoindri les troubles qui en dépendent, que l'opération radicale est devenue superflue.

---

1) Discussion at the Clinical Society of London, reported in the Lancet, 1883, vol. II, p. 952 et seq.

Cependant, il restera sans doute une quantité considérable de cas de goître, où aucune des méthodes nommées n'est applicable, et où l'extirpation est nécessaire. Quand la tumeur a atteint une étendue colossale et par son poids donne origine à des troubles considérables, quand elle comprime ou par l'insulte sur les nerfs recurrents du larynx cause de la dyspnée, quand elle est inaccessible par sa siège plongeante à un autre traitement, on a raison à penser à l'opération radicale.

Les progrès de la chirurgie moderne ont aussi profité à cette opération. Tandis que la période jusqu'à 1860 donne une mortalité de 41 % sur 70 opérations, les insuccès diminuent jusqu'à l'année 1877 à 21 % sur 146 opérations, et à 1883 à 11 % sur 240 cas opérés. Certains opérateurs ont eu des résultats encore plus favorables, notamment dans les goîtres benignes, où la trachéotomie n'a pas été nécessaire. A ces grandes séries des pays centrals de l'Europe, on pouvait ajouter un nombre des cas scandinaves avec de très bons résultats en ordinaire. Cependant on n'a pas tant à discuter le danger immédiat de l'opération radicale que la question des conséquences plus éloignées. Plusieurs opérateurs des plus habiles et des plus heureux de l'Europe ont observé que des perturbations nerveuses et physiques se montrent après cette opération, et que des personnes jeunes, chez lesquelles une extirpation totale de la glande est faite, ne se développent plus, et présentent l'image d'une anémie générale, d'une idiotie. Les pluparts des communications de cette nature viennent de la Suisse et des autres régions de l'Europe, où le crétinisme est endémique et de la même étendue géografique que le goître.

Ainsi il serait d'une très grande importance de savoir, si les malades dans les autres régions de l'Europe et de l'Amérique sont sujets à cette *cachexia strumipriva*. S'il est ainsi, il sera pour l'avenir le problème du médecin de combattre avec toute son énergie le développement du goître avec d'autres moyens que l'extirpation chirurgicale, et dans les cas où ces moyens manquent l'efficacité désiderable, il lui faut entreprendre l'extirpation si tôt, qu'une partie de la glande thyroïdienne est encore intacte, et que cette partie peut rester pour remplir les fonctions importantes de cet organe.

Il me semble ainsi, que la question du traitement du goître n'est pas parvenue à une position stabile comme l'ovariotomie par exemple, où les maximes du traitement sont évidents, mais que sa solution appartient au travail de l'avenir prochain.

Dr. MAX SCAEFFER, de Bremen: Nachdem auch ich verschiedene Strumen mit subcutanen Injectionen von Jodtinctur, Spirit. vini rectificatiss., Jodoformäther, Arsensolutionen behandelt, kam ich wegen der dabei vorgekommenen Missstände auf die elektrolytische Behandlung zurück.

Ich benütze dabei den Strom einer von C. Frommhold in Pest konstruirten Zink-Blei Platinmoor-Batterie von 32 Elementen. C. Frommhold hat diese Batterie 1867 mit einer kleinen Schrift »Der constante galvanische Strom, modificirbar in seinem Intensisäts- und Quantitätswerthe in die Praxis eingeführt. Mein verehrter Lehrer, Victor v. Bruns, giebt in dem 1sten Bande seines Handbuches der chirurgischen Praxis eine kurze Beschreibung der Batterie mit sämmtlichen zugehörigen Instrumenten. Er fand, dass diese Batterie bedeutende Vorzüge vor anderen, wie Stöhrers etc. bei der elektrolytischen Behandlung biete. Bei ihm sah ich die Anwendung derselben zur Zerstörung von Nasenrachenpolypen, Teleangiectasien und Angiomen.

Ich selbst habe dieses Verfahren hauptsächlich bei Lymphdrüsengeschwülsten am Halse und Strumen sowohl fibröser als parenchymatöser und gemischter Natur angewandt. Ich verfuhr dabei in ähnlicher Weise wie sie v. Bruns und Neftel in New York in seiner Arbeit »Weitere Beiträge zur elektrolytischen Behandlung der Geschwülste« im 1sten Heft det 86ten Bandes von Virchows Archiv 1881 näher dargelegt hat.

Statt der Stahl-Platinnadeln bediente ich mich einer goldenen Nadel als Kathode, eines feuchten Schwammes als Anode.

Die Einstichstelle sowie die Nadel wurde mit 5% Carbollösung desinficirt.

Wöchentlich 1 oder 2 Mal applicirte ich, von derselben Stichöffnung aus nach verschiedener Richtung in die Geschwulst selbst sie einstechend, die Nadel und folgte so v. Bruns Räthe, gutartige Geschwülste auf langsame Weise elektrolytisch zu zerstören.

Um die cauterisirende Wirkung bei der percutanen oder parenchymatösen Galvano-Cauterisation zur Geltung zu bringen, verband ich die Nadel immer mit dem negativen Pole, der Kathode.

Die Nadel blieb 15—20 Minuten in der Geschwulst stecken; die Zahl der Elemente bestimmte sich von selbst durch den Patienten. Der eine hat sich mehr, der andere weniger empfindlich gegen den galvanischen Strom mir erwiesen. Der eigentliche Schmerz ist unbedeutend.

Blutungen oder sonstige unangenehme Zufälle habe ich nie beobachtet. Einige Patienten klagten über ein zusammenziehendes Gefühl im Hinterkopfe, andere wurden sehr nervös abgespannt.

War die cauterisirende Wirkung an der Einstick-Stelle an der Haut zu stark, resp. bildete sich ein zu grosser gangränöser Schorf, dann armirte ich die Nadel mit einem Stücke eines dünnen englischen Katheters.

Die zurückbleibende Narbe wurde später sehr schön weiss, war nur linsen- bis halberbsengross, so dass auch vom kosmetischen Standpunkte nichts gegen dieses Verfahren eingewandt werden kann.

Was die Zahl der Sitzungen betrifft, welche zur Entfernung der Geschwülste nothwendig waren, so war sie eine verschiedene und hing viel von der Empfindlichkeit der Patienten ab. 20—30 Sitzungen genügten jedoch um z. B. hühnereigrosse Lymphdrüsen, apfelgrosse Strumen zu beseitigen.

Ich behandelte damit 3 Fälle von ausgesprochenem Morbus Basedowii, bei denen Struma, Exophthalmus und die bekannten Herzerscheinungen vorhanden waren.

2 Fälle wurden vollständig geheilt, 1 so gebessert, dass er die Weiterbehandlung für unnöthig erklärte. Im letzteren Falle hatte sich der Hals um 8 Centimeter verkleinert.

Einfache Strumen behandelte ich damit 2, welche geheilt wurden.

Ebenso verschwanden unter dieser Behandlung in 4 Fällen hühnerei- bis apfelgrosse Drüsen am Halse, ohne zu recidiviren.

Ist die elektrolytische Behandlung des Kropfes auch eine langsam zum Ziele führende, so bietet dieselbe doch manche Vortheile vor anderen Behandlungsmethoden, und möchte ich den Herrn Kollegen dringend empfehlen einmal einen Versuch damit zu machen.

Prof. ROSSANDER, de Stockholm: La question du traitement du goître est à présent à la mode et à juste raison. D'abord elle est récente, car il n'y a que vingt ans qu'elle a été posée; avant cette époque on ne se figurait guère que le goître fût traitable. Puis elle intéresse les médecins aussi bien que les chirurgiens, ceux là espèrent de les faire disparaître par des moyens plus ou moins inoffensifs, tandisque la chirurgie actuelle compte l'exstirpation de la glande thyreoïde altérée parmi les conquêtes les plus brillantes de nos jours. Avant d'entrer dans les détails de la communication que j'ai à faire à la section, je dois mettre en avant deux circonstances importantes — pour moi du moins. Je ne veux à cette occasion traiter autre chose que le traitement iodé du goître, et puis je veux faire observer que mon expérience a pour base seulement le goître, tel qu'il existe en Suède. Cette restriction est nécessaire, parce que je suis convaincu qu'il existe, sous ce rapport, une différence essentielle entre les pays où le goître est endémique et ceux, dans lesquels on n'observe cette maladie que d'une manière pour ainsi dire sporadique. Une expérience tirée d'un pays de la première catégorie ne prouve rien ou du moins pas grande chose pour ceux de la seconde et vice versa. Mais, parce que les contrées où on peut regarder les goîtres comme endémiques forment plutôt l'exception que la règle (quoique le nombre relatif des cas y soit plus considérable) il n'est pas une tâche inutile de parler du traitement des goîtres dans la majorité des pays, ceux auxquels appartiennent aussi les pays du Nord. Chez nous les formes de l'affection sont généralement plus bénignes. Le plus souvent elle appartient aux hypertrophies simples ou aux adénomes. Les formes graves de la Suisse et du Tyrol sont rares. Les goîtres chez nous sont par ce fait beaucoup plus accessibles au traitement médical ou aux injections, et l'exstirpation se trouve assez rarement indiquée.

Peut-être je n'aurais jamais pensé à vous faire part de mes résultats, si les injections iodées dans le traitement des goîtres n'eussent dans les derniers temps par quelques auteurs été condamnées d'une manière absolue et, selon moi, tout à fait injuste. On lui reproche d'être inefficace et trop dangereux. «Je ne fais jamais plus ces injections dans le goître», viennent de dire des chirurgiens de beaucoup de mérite d'ailleurs. L'introduction de l'iode par cette voie amène trop souvent l'intoxication caractéristique. C'est vrai, que l'on n'a jamais prétendu, autant que je sache, que cet iodisme ait causé la mort des malades, mais l'effet a parfois été très fâcheux. Et bien, j'avoue cela; j'ai observé des cas pareils, moi aussi, j'ai vu les effets de l'empoisonnement durer pendant plusieurs jours jusqu'à 2 semaines et peut-être davantage. Mais dans tous ces cas les malades ont guéris, non seulement de la maladie et de la fièvre dues au remède, mais aussi de l'affection primaire, du goître, sauf une seule exception. Et encore ce n'est que dans la proportion de 8, au plus haut 18 per cent que cette complication s'est montrée, toujours à la fin inoffensive.

Et qu'est ce qu'on préscrit pour remplacer les injections iodées? L'iode à usage interne et extérieurement en tintures ou onguents. Quant à ceux-ci, je les ai trouvé tout à fait inefficaces. J'incline en ceci à l'opinion émise par M. Ricord sur les onguents fondants en général: on les appelle fondants non pas parce qu'ils fondent la tumeur mais parce qu'ils fondent sur la tumeur. Pour l'iode, administré par la bouche, j'ai une opinion pas trop défavorable. Il peut rendre des services réels. Comme vous verrez, j'ai obtenu pas mal de guérisons par ce moyen seul, mais j'ai eu de revers aussi, et j'ai guéri par des injections un grand nombre de cas qui avaient resisté à l'iode à l'intérieur, donné parfois d'une manière très opiniâtre. Au contraire, tous les cas que j'ai traités par des injections, et desquels j'ai pu me procurer une notice exacte, ont réussi. Cela ne veut nullement dire, que les injections iodés soient un panacé dans le traitement du goître. Il y a bien de cas, même chez nous, où il faut recourir à l'exstirpation; en ceci, comme partout ailleurs il faut choisir, il faut faire un diagnostic précis et agir selon les circonstances. Mais je veux prouver que les injections iodés, dans des cas appropriés, sont un moyen excellent et qui ne mérite pas la mauvaise opinion qu'on a tenté de lui infliger.

Quant au rapport du goître à la gravidité je n'en ai pas beaucoup à dire. La plupart de mes malades, la grand plupart, sont des femmes. Le nombre total des cas traités ou observés par moi monte à 111. Parmi ceux ne se trouvent que 5 hommes. Mais la maladie a bien souvent débuté chez des jeunes personnes, non mariées, ni mêres, et ce n'est que dans des cas très rares que j'ai pu constater une relation entre le goître et la grossesse. Un cas est pourtant très interessant sous ce rapport.

Une femme observa à sa première grossesse à peu près vers la moitié, une tuméfaction au cou. Elle me consulta et je préscris de l'iode à l'intérieur — la solution de Lugol, qui est, selon moi, beaucoup plus puissante que le iodure du potassium simple dans le traitement du goître. Cela ne fit rien pendant la grossesse. Mais après ses couches elle recommença et prit l'iode pendant 2 mois. A la fin, elle se trouva mal, elle perdait l'appetit, et ne voulait plus prendre le médicament, qui ne lui faisait que de mal. Le goître, de moyenne grosseur, avait envahi principalement le lobe droit. Après 2 injections elle était complètement guérie. Trois ans après, nouvelle grossesse, nouvelle tumeur, cette fois principalement à gauche. Cette fois une seule injection suffit pour faire disparaître la tumeur. Il y a 4 semaines, elle revint pour la troisième fois. Elle avait eu un troisième enfant; et elle présenta un goître dont le siège principal était dans le lobe moyen. Il a fallu faire 3 injections cette fois, la tumeur est devenu beaucoup plus dure et a diminué de 2 tiers, peut-être une quatrième injection sera nécessaire. Elle a toujours eu de malaise et un peu de fièvre après chaque injection, pendant une semaine, mais la preuve qu'elle trouve cela très supportable, c'est précisement qu'elle revient!

Du reste elle n'est pas la seule qui a souffert de l'iode aussi à l'usage interne. J'ai noté quelques cas pareils. C'est du reste tout naturel. Selon mon opinion l'iode, introduit dans la tumeur agit de deux manières, d'abord localement par une irritation que je crois spécifique. Car j'ai tâché de substituer la teinture de l'iode par l'alcohol. Cela a provoqué presque les mêmes douleurs locales, mais pas le même effet. Chez une dame qui a subi près de 200 injections pour un goître enorme, guéri à la fin, j'ai fait l'épreuve décisive. J'ai substitué plusieurs fois l'alcohol à l'iode, mais à la fin elle m'a expressement défendu de continuer ces expériences. Le même dans d'autres cas; c'est pourquoi j'ai abandonné l'alcohol et n'emplois que la teinture iodée au vingtième et quelquefois plus forte encore.

Puis l'introduction de l'iode par l'injection agit de la même façon que l'administration par la bouche. C'est vrai, qu'on introduit une plus considérable quantité du remède héroïque à la fois par une injection que par une dose de la solution de Lugol. Un gramme de la tincture contient beaucoup plus de l'iode que 10 ou 15 gouttes de la solution de Lugol. Mais on ne fait les injections que tous les huit jours quelquefois, et le malade n'en souffre pas plus souvent, mais parfois plus rarement encore. Pour voir quelque effet de l'administration de la solution il faut la répéter 2 ou 3 fois par jour et cela pendant un temps indéfini. En somme, les malades avalent beaucoup plus d'iode par ce traitement que par les injections, et l'effet fâcheux pour l'organisme est certainement autant à craindre dans l'un cas que dans l'autre. L'expérience de tous les jours est là pour le prouver.

Je regrette que dans les séries de cas que je veux mettre sous vos yeux il y a pas mal de lacunes. Le résultat définitif manque pour un certain nombre des traités. Quant à ceux ou plutôt celles, traitées par l'iode à l'intérieur, cela est assez naturel. Ces personnes, venues de toutes les provinces de la Suède moyenne et septentrionale — pour celles du midi du pays, Lund et Copenhague sont trop près et trop tentants — consultent un médecin ou chirurgien et puis disparaissent, souvent sans donner de leurs nouvelles malgrè toutes promesses. Mais mêmes pour quelques unes traitées par des injections, le résultat définitif n'est pas noté, d'abord par la même raison, et puis parce que un certain nombre a été traité à la policlinique de l'hôpital des Séraphins à Stockholm où les régistres laissent beaucoup à désirer. Je vous donne pourtant les chiffres, comme elles sont.

Quant à la nature de la tumeur j'ai déjà avancé qu'il ne s'agit que des hypertrophies ou des adénômes benins. J'avoue que je ne sais pas faire le diagnostic différentiel de ces deux affections dans la plupart des cas du moins, et j'y ai renoncé. J'ai toujours noté les dimensions des tumeurs, mais pour rendre la revue plus facile j'ai cru qu'il suffit de les ranger en 3 catégories: les petites, qui ne surpassent pas la grandeur d'un œuf de poule; les moyennes qui vont jusqu'à la largeur d'un poing de femme, et les plus grandes encore.

Cas traités par l'iode à l'intérieur uniquement:

29 cas, une grande tumeur,
8 moyennes,
20 petites.

Résultats bons 14, rechute 1, dans les autres cas: résultat inconnu.

Cas traités par des injections après que le traitement interne a échoué:

23 cas, 8 grandes tumeurs,
7 moyennes tumeurs,
8 petites.

Tous guéris ou considérablement améliorés.

Cas traités par des injections de prime abord:

49 cas: 14 tumeurs grandes et très grandes,
15 moyennes,

les autres petites; dans quelques cas les dimensions ne sont pas notées.

Résultat: guérison en 28 cas,
amélioration (traitement interrompu) 7 cas,
nul 1 cas,

dans les autres le résultat reste inconnu.

Cas de goître cystique, traités par l'évacuation et l'injection: 10 cas; 8 guérisons, 2 fois il a fallu faire l'incision après.

Böcker, de Berlin: Meine Herrn! Im Allgemeinen kann ich meine Uebereinstimmung mit dem Kollegen Morell Mackenzie ausdrücken.

Wir alle haben wohl Fälle beobachtet, in welchen die Anwendung des Kal. jodat bei der hypertrophischen Form des Kropfes von ausgezeichnetem Erfolg gekrönt war, und brachte ich den Gebrauch desselben in jedem Falle an. Hinzufügen möchte ich aber, dass bei der Struma hypertrophica sehr guten Erfolg auch die Anwendung des konstanten Stroms giebt. Als einen sehr charakteristischen Fall möchte ich folgenden erwähnen, welcher noch aus der Zeit stammt, als ich in Tübingen war. Ein Patient kam, nachdem er früher schon öfter von seinem Leiden geheilt war, wieder auf die chirurgische Klinik. Der Umfang des Halses betrug 43 Centimeter. Nach Anwendung des konstanten Stroms der Frommhold-schen Batterie, von der 6—7 Elemente gebraucht wurden, schwand der Umfang des Halses auf 38 Centimeter nach 5—6 je auf eine Viertelstunde ausgedehnten Sitzungen.

Ueber die Einspritzung von Ferrum sesquichlorat. zur Erregung von Entzündung und Verödung einer bestehenden Cyste habe ich keine Erfahrungen, möchte aber erwähnen, dass auch hier die Injection von Jod häufig eine Verödung der Cyste herbeiführt. Nur in zwei Fällen trat nach der Einspritzung von Jod eine Entzündung des Sackes ein, welche nachher eine Incision desselben nöthig machte. In der Zukunft werde ich jedenfalls auch das Ferrum sesquichl. versuchen.

Dem Kollegen Morell Mackenzie kann man nur zustimmen, wenn er die Operation der Exstirpation des Kropfes als zu gefährlich möglichst beschränkt wissen will; ich selbst würde mich auch nur im äussersten Falle dazu entschliessen können. Einen Fall, bei welchem die Exstirpation wegen circulären Kropfes, durch welchen die Trachea seitlich komprimirt wurde, ausgeführt wurde und den Kollege Hahn operirte, möchte ich wegen der Folgen erwähnen. Bei dem Patienten fand sich ein Kropf, welcher den ganzen Hals circulär umgab. Bei Inspection des Pharynx sah man, dass seitlich rechts eine derbe Geschwulst die hintere Pharynxwand vorbauchte und den Einblick in den Kehlkopf verhinderte und dass die Geschwulst, wie eine Probepunction ergab, aus Strumagewebe bestand. Die Operation ging ohne Zwischenfall von Statten. Die Stimme war klar. Nach etwa 3 Wochen trat Heiserkeit ein, und als der Patient aus dem Spitale entlassen wurde, zeigte sich Recurrenslähmung des linken Stimmbandes, meiner Meinung nach durch Narbenconstriction des Nerven, da bei der Operation eine Verletzung der Nerven nicht gesetzt war. Jedenfalls ist bei der Prognose der Operation die Eventualität der Verletzung des Recurrens oder nachheriger Constriction auf einer oder gar beiden Seiten mit in Berücksichtigung zu ziehen. Ueber die sonstigen Folgezustände hat ja Kocher Veröffentlichungen von grosser Wichtigkeit gemacht und hat Baumgärtner auf dem letzten Congress einschlägiges Material gebracht.

Dr. Felix Semon, de Londres: I would ask Dr. Mackenzie, which are the less radical measures he recommends in cases of urgent dyspnœa, caused by goitre, in preference to removal of the thyroid body. Almost only the measure I could think of in cases of serious dyspnœa caused by paralysis of the motor nerves brought about by pressure or caused by direct compression of the trachea, is tracheotomy, and this, according to the almost universal belief of surgeons, is more dangerous in such cases, than under other circumstances.

We have not heard Dr. Mackenzie's paper in full. I dare say, he will have more strictly differentiated in it, than in his abstract, between total and partial extirpation. Not only is the latter more easy of execution and safer, but also appears not to expose the patients to those dangers, which have been described by Kocher under the name of »cachexia strumipriva« and which appear to be identical with the changes seen in cases of »myxoedema«. Very successful partial extirpations in the shape of division of the isthmus of the thyroid body have lately been performed by my colleague Mr. Sydney Jones of St. Thomas's Hospital, and in several of them later on spontaneous atrophy of the lateral lobes took place.

Dr. HEDLEY, de Middlesborough: I should like to draw the attention of the section to a very successful case of goitre in a woman of about 22 years of age which I recently treated. It was of some years standing and had resisted all internal treatment under me over a period of three months. Iodide of Potassium in large doses alone and in combination with Iron, Tr. of Iodine was at the same time used as an external application and the swelling did not subside at all.

Tincture of Iodine was then used as an injection in doses of 15 minims each time at intervals of about a week — the process of cure was rapid and most satisfactory and in three months she left the Hospital cured.

In this case aphonia resulted after the first injection which lasted about a forthnight, and left a slight hoarseness the whole time of the treatment by injection; she had about ten injections in all. There was also intense pain of the side of the head after the two first injections which lasted for about 24 hours.

Prof. Dr. JOHANN SCHNITZLER, de Vienne, theilt seine Erfahrungen insbesonders über Jod-Arsenikinjektionen und über Anwendung einerseits des Induktions- und andererseits des galvanischen Stromes mit. Bei den parenchymatösen Kropfen empfiehlt er nun erst die Elektricität, namentlich die Galvanisation zu versuchen, da sie nie schadet, häufig aber von ausserordentlicher Wirkung ist. Er theilt einige hierher gehörige Fälle mit. Mit Jod- und Arsenikinjectionen müsse man sehr vorsichtig sein da manche Personen gegen diese Mittel sehr intensiv reagiren; aber wo dieselben vertragen werden, erzielt man meist gute Resultate.

Dr. MORELL MACKENZIE remarked that in his short paper he had not attempted to mention all the methods that are useful, but only those which had proved highly successful in his hands. He had also excluded exophthalmic goitre from consideration. He might say however, that he had used galvanism with great benefit and that he had cured some very impromising cases of fibrous goitre by electro-cautery.

In urgent cases he had found the introduction of a seton very useful. In some instances this treatment had given relief when the dyspnœa was most dangerous. He was aware that division of the isthmus had been attended with good results. He believed it had been used by Mr. Hay of Leeds many years ago. Division of the sheath of the thyroid was an excellent plan for relieving dyspnœa.

A Perfected Method of Photographing the Larynx.

Photographie du Larynx.

Photographie des Kehlkopfes.

Dr. **T. R. French,** de Brooklyn, N. Y.

It is now more than two years ago, that with the assistance of Mr. George B. Brainerd of Brooklyn, I made my first attempt to photograph the larynx of the living subject. The results obtained at that time, were far from being satisfactory, yet we were sufficiently encouraged to continue our experiments, and, though meeting at times with difficulties which seemed almost insurmountable, these experiments have finally been brought to a successful termination.

Our object has been, not only to obtain good photographs, but to devise an easy method by which any expert laryngoscopist can photograph the larynges of his patients in every day practice. This we have accomplished.

The assistance rendered by Mr. Brainerd has been invaluable. This gentleman, who is an extremely skillful amateur photographer, is a civil engineer by profession, and his interest in this work has been purely of a scientific character. He became interested in these experiments while under my care for the treatment of an acute affection of the larynx, nearly two years and a half ago. Having volunteered his services, he entered into the work with great enthusiasm, which has continued unabated until the present time.

Prior to the beginning of our experiments though many had tried, all had failed to produce a good photograph of the larynx. Since then Mr. Lennox Browne and Mr. Emil Behnke of London, have been successful in obtaining some excellent photographs of Mr. Behnke's larynx.

In a paper on »Photography of the Larynx and Soft Palate« by Mr. Lennox Browne read at the annual meeting of the British Medical Association held in Liverpool August 1883, the writer says: »I do not anticipate that photography of the larynx can be extended beyond the boundary of physiology. To expect photographs from life of pathological conditions is plainly unreasonable, since those we have seen could only have been obtained by elaborate and costly machinery, and, above all, from a subject possessed of unusual, indeed, in my experience, of unequalled knowledge of what was our goal, and skill and endurance necessary for its attainment.« I make this quotation to show how great were the difficulties which presented themselves to one who had been successful in obtaining some very good photographs of one subject.

Not only have we succeeded in divising a method for photographing the larynges of those accustomed to the presence of the mirror in the fauces, but, as some of the photographs, in Portfolio I, will show, of those upon whom the laryngoscopic mirror was used for the first time, and who were ignorant of the object of the procedure. Allowing that the fauces are moderately tolerant, with the method which I am about to describe, there is, as a rule, no greater difficulty in obtaining photographs of pathological, than of normal conditions.

Not only can the larynx be photographed, but it can be done with ease and without assistance. Five minutes are enough for the preparation and arrangement of the instruments, and in another five minutes, from three to five exposures may be made; so that after one has become familiar with this method, allowing that the instruments are ready for use, not more than five minutes will be needed to secure a good photograph of the larynx, which can afterwards be developed and printed at leisure

The obstacles encountered in bringing this method to its present state of perfection, were both numerous and great. The first difficulty we met with was the camera. The stationary camera was found impracticable for reasons which must be apparent to all. This difficulty was overcome by devising a small camera which could be held in the hand while the photograph was being taken. The next difficulty, which presented itself, was the source of illumination. Plain sunlight was not powerful enough; the oxy-hydrogen light did not give good results; the arc electric light used with the reflector was not satisfactory, and direct illumination with a modified »Photophore électrique frontale«, of Trouvé, of about 20 candle power, was only strong enough to make a faint impression on the most sensitive plate. This difficulty was surmounted by a device for use with sunlight, which will be described hereafter.

It being necessary in order to obtain sufficiently large pictures for practical purposes, to place the lens of the camera close to the mouth of the subject, another difficulty was encountered, in the condensation of the vapor of the breath upon the lens, and so obscuring or blotting out the impression. This was overcome by placing a diaphragm in front of the lens, which not only prevented the lens from becoming fogged, but also increased its focal depth.

In order to illuminate, and expose, the entire larynx in the throat mirror, it was found necessary to use a mirror with a slight convex surface; the illumination being sufficiently strong to allow the loss of light occasioned by the dispersion of the rays from the convex mirror.

The minor difficulties encountered were too numerous to mention; suffice it to say that all have been overcome.

About fifteen hundred exposures were made before satisfactory results were obtained.

The apparatus for photographing the larynx, which I now take pleasure in presenting to you, consists of an instrument which I shall term a sunlight concentrator, a camera with throat mirror attached, and a perforated forehead reflector. The sunlight concentrator consists of a hollow truncated cone of metal, ten inches long, in the large end of which is placed a double convex lens five inches in diameter, which has a focal lenght of thirteen inches. At the outer end of a short movable tube, fitted into the small end of the cone, is a plano-concave lens of 1 7/8 inches diameter, with its plane surface outward; this is placed an inch or so inside of the point of focus of the double convex lens, and in that position intercepts the converging rays, and makes them parallel, or divergent, according to its distance from the first lens. With this device a powerful light is obtained, and that, too, without material heat. The cone is mounted on a rod by a means of a universal joint; the rod being fastened to the frame of a window into which the sun shines.

The camera (Fig. 1) consists of a box 10 1/2 inches long, 1 1/2 inches wide, and 7/8 of an inch in thickness. The back opens upon hinges, and allows the introduction of the ground glass, or plate holder. The plate holder is long enough to admit of five pictures being taken. On the front face of the camera, a telescopic tube $3^{1}/_{4}$ inches long, when run out to its full extent, is attached, and, at the outer end of this tube the lens is placed. The lens is made up of two achromatic meniscus lenses of one half inch diameter, and has a focal lenght for parallel rays of $1^{3}/_{8}$ inches. In the front part of the camera is a narrow compartment in which is contained a drop shutter of hard rubber. The shutter is released by means of a key on the front face of the camera. At the side of the tube, holding the lens, is a hollow handle of brass, into

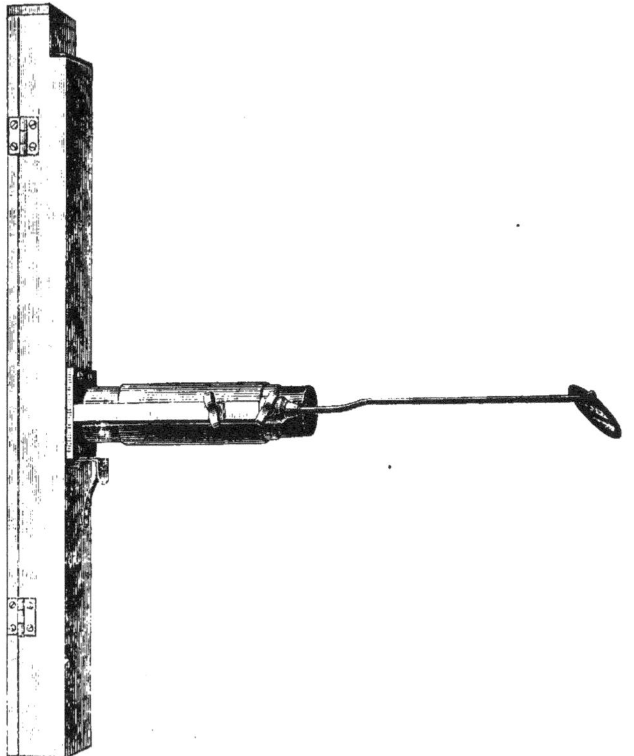

Fig. 1.

which the shank of the throat mirror is passed and fixed by a thumb screw. The shank of she mirror is attached to the right side of the frame holding the mirror. The object of this is, mainly, to allow of the lens being held opposite any part of the opening of the mouth. I have already stated that the mirrors used are sligthly convex, the radii of their spherical surfaces varying from twelve to twenty four inches; twelve inches radius being as small as can be used without danger of distortion.

The manner in which the apparatus is used in taking photographs of the larynx is as follows:

I have here a sketch (Fig. 2 shows sketch reduced), which will, perhaps, aid you in understanding the description. A concave reflector.

attached to a head band is so arranged over the left eye, that the beam of sunlight will be received upon it and thrown into the mouth of the subject. It is important that the beam of light should be thrown from the inner side of the reflector, that nearest the nose, for in this way the angle between the reflected beam and the axis of the lens, is reduced to

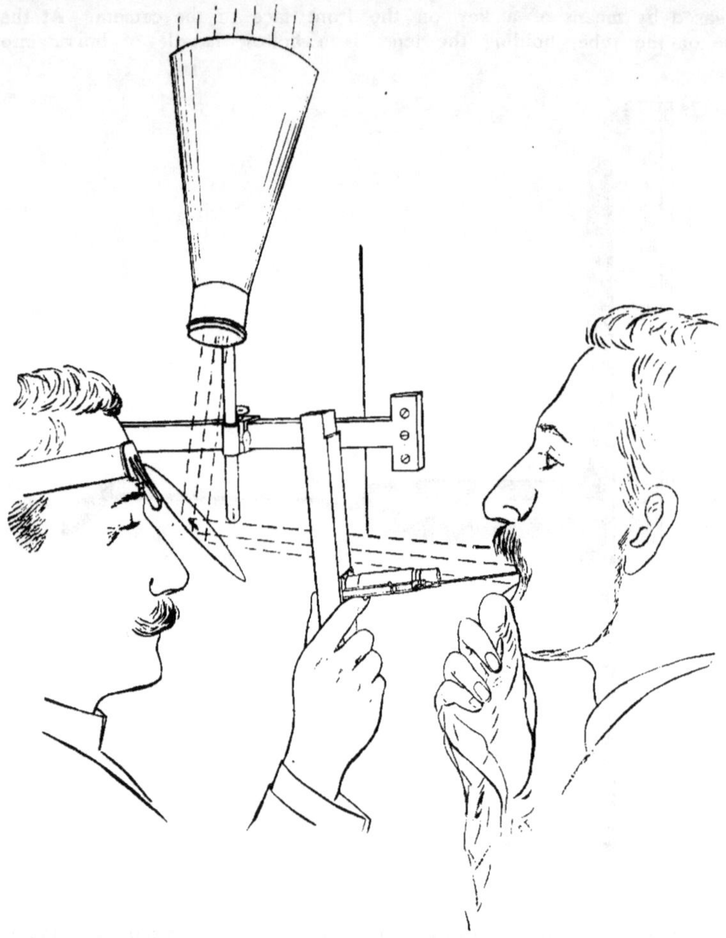

Fig. 2.

a mininum. As a rule the tongue must be protruded and held well out between the thumb and forefinger of the subjects right hand, though, in exceptional cases the tongue may be allowed to remain in the mouth. The throat mirror with camera attached, held in the right hand of the observer, is now placed in position in the fauces. The mirror and light should be so adjusted that with the observers left eye, only the central portion and left side of the larynx can be seen, and be seen to be well illuminated. On account of the parallax, or displacement of the image, due to the difference in points of view between the eye and lens, some skill is necessary in managing the illumination and camera, so that the parts which it is desired to bring out, will be exposed to the lens, if not to the eye. The image, as seen by the eye, is not exactly the same as that exposed to the lens. Allowance must therefore be made for this fact, the mirror being held in such a position in the fauces, that the taking of a straight picture will be insured.

If, now, the tongue does not mound up above the level of the lower edge of the lens, and the lower edge of the mirror, it may be taken for granted that, when the plate is exposed, the picture received upon it will be nearly the same as that seen with the left eye in the throat mirror. The plate is exposed by pressing upon the key with the index finger; this releases the shutter which in falling makes an instantaneous exposure, amounting, perhaps, to one sixth of a second.

Some of the results obtained with the method just described are contained in these portfolios. The original photographs are about one third of the size of the larynx. Enlargements will be found opposite most of them, though the originals are very clear and distinct. Portfolio I. contains forty one photographic pictures of normal and diseased larynges, of twenty four subjects, and three photographs of the posterior nares of one subject. In the laryngeal photographs, the positions occupied by the various structures in phonation, inspiration and expiration, are clearly shown. In many of the photographic pictures the rings of the trachea are shown, and, in one photograph even the bifurcation of the trachea can be seen. The diseases shown are, chronic catarrhal laryngitis, chronic laryngitis with hypertrophy of the mucous membrane, paralysis of the arytenoideus muscle, swelling of the tissues overlying the arytenoid cartilages in laryngeal phthisis, and papillomatous growths in the larynx.

Portfolio II. contains four series of photographs, showing the positions of the various structures of the larynx in the production of tones in the different classes of voice. Extremely high and extremely low notes are not shown, but all of the registers of the human voice are represented. The first series shows the positions of the various parts in the production of each note in the soprano voice, from C, treble clef, first line below staff, to A, treble clef, first line above staff, while the tongue was in its natural position in the mouth, as well as while it was protruded. The second series shows the positions of the laryngeal structures in each note of the contralto voice, from D, bass clef, third line, to A, treble clef, first line above staff, also while the tongue was not protruded, as well as while is was held out. In some of the photographs of the third series, more or less mucus is to be seen in the chink of the glottis. This is accounted for by the fact that the subject was suffering from a mild attack of acute laryngitis at the time that the photographs were taken. As the photographs were obtained at the last moment, the exhibition of this condition could not be well avoided. This series shows the position of the various structures of the larynx in the production of each note of the tenor voice, from C, bass clef, second space, to A, treble clef, second space, while the tongue was held out. The fourth series shows the positions of the structures of the larynx in the production of each note of the bass voice, from E, bass clef, first line below staff, to C, bass clef, first line above staff, while the tongue was protruded.

It would be inappropriate, neither is it my intention, in this paper, to discuss the conditions which exist in the singing voice. Indeed, I have not yet been able to make any careful deductions from these pictures, for the reason that my entire thought has been given to the method of procuring the photographs themselves. I desire however to call your attention to several noticeable features to be observed in these photographs.

In all of the series it will be seen that the epiglottis is not shown to be gradually raised as the voice ascends the scale. It is generally conceded that, all other conditions being the same, the higher the note sounded the higher the epiglottis will rise. The position of the epiglottis is dependent, largely, upon the position of the tongue, and the position of the tongue varies according to the vowel sounded. In taking these photographs, great pains were taken to secure the production of the same sound, the vowel *e* being used in all upper notes, but, as the results prove, in a few instances I was not entirely successful. So you will observe, that in some of the low notes of the series, the epiglottis is shown to be as high as in notes an octave above. This, I repeat, must be attributed to the fact that the subject was not successful in sounding the same vowel in each note. Had my subjects been practiced beforehand, better results might have been obtained in this particular. There is, however, no doubt about the accuracy of the positions of the vocal bands, as represented.

Again, it will be observed, that there is very little difference in the positions of the structures of the larynx, whether the tongue was held out, or remained in the mouth.

In all of the series the vocal bands can be seen to be shorter, wider, and less closely approximated in the lower, than in the upper notes, becoming gradually narrower and longer as the voice ascends the scale. In the lower notes of the soprano voice, the chink of the glottis is widest in its posterior part, but becomes linear at about B, treble clef, third line, and probably continues so throughout the upper portion of the range. In the contralto voice, the chink is wider than in the soprano. It will also be observed that throughout the entire range the chink is widest between the posterior vocal processes, the aperture being wider in the lower than in the upper notes. That this aperture is present in other contralto voices, is shown by a photograph of another larynx, in the production of a note in the contralto voice, to be found in Portfolio I.

In the lower notes of the tenor series, the chink of the glottis is widest in its posterior part. At about B, bass clef, first space above staff, it becomes linear and continues so to G, treble clef, first line, in which note, as well as the one above it, the falsetto mechanism may be seen to have begun. In the photograph representing the lowest note of the bass series, a triangular aperture exists between the posterior vocal processes. This soon becomes elliptical in shape and gradually diminishing has nearly, though not quite, disappeared in the photograph representing the highest note of the range, C, bass clef, first line above staff.

While these series of photographs of the singing voice must prove of interest, and perhaps of value, I do not offer them as proving conclusively the positions always occupied in the production of tones in the different classes of voices for they are of only one individual of each class. Before they can be accepted, they must be verified by other series of a similar character, but this, unfortunately, I have omitted to do, not having had sufficient time.

None of the photographs taken in any of our experiments have been retouched, even in the slightest degree.

As the photographs are so small, slight imperfections in the film of the plate, will sometimes give the appearance of a break in, or projection from, the membrane, which does not exist. The same will sometimes be produced by imperfect focussing.

While satisfactory photographs may, as a rule, be obtained at the first sitting, two sittings are sometimes required. In the first the focus is to be found. In the second, the focus being known, if all the other conditions are fulfilled, we can feel quite certain of obtaining as many good pictures as are desired.

Now let me explain to you the manner in which the focus of any subject is found. The distance between the positions occupied by the mirror in the fauces and the vocal bands, differs markedly in males and females, and to a less extent in individuals of the same sex. Without going into details as to the manner in which the method of focussing was arrived at, I will only state that as a matter of fact, with this instrument, with the throat mirror out eight inches from the front face of the camera, in men, with the tongue in or out, the lens must occupy a position of from $2^{26}/_{32}$ of an inch, to $2^{23}/_{32}$ of an inch from the face of the camera; in women, from $2^{29}/_{32}$ of an inch to $2^{27}/_{32}$ of an inch from the face of the camera. The difference in the focus whether the tongue is protruded or not, is about $^{11}/_{32}$ of an inch. These figures being known, in order to find the exact focus, three exposures should be made, varying the position of the lens $^{1}/_{32}$ of an inch within the limits indicated above. By following these directions one or more pictures of the larynx or trachea in good focus, can almost invariably be obtained in three exposures.

If, in taking several photographs of the larynx, care be exercised to vary the position of the mirror slightly, pictures may be obtained which when viewed with the stereoscope, will present an appearance of greater depth of the cavity of the larynx than can be obtained in any other way. The stereoscope may therefore prove of value in facilitating the study of photographs of the larynx.

I am confident that the method of photographing the larynx described in this paper, is one of practical utility, and must prove of great service in the study of the larynx and its diseases. It is therefore very gratifying for me to be able to avail myself of this opportunity to present it to the medical profession.

DISCUSSION.

Dr. HERING, de Varsovie: Die Anwendung der Photographie zur Fixirung des normalen und pathologischen Kehlkopfbildes ist eine wichtige und werthvolle Beobachtungsmethode, deren erste und doch evident positive Versuche Herr Dr. French uns vorgezeigt hat. Sie zeigen einen bedeutenden Aufwand von Arbeitskraft, Geduld und Erfindungsgabe, die zu Gebote stehen muss um derartigen Aufgaben gewachsen zu sein. Es ist höchst erfreulich, dass das Studium der physiologischen Stimmbildung des Gesanges und gewisse Bewegungsanomalien auf dieser Weise endlich erklärt werden können. Redner fordert die Collegen auf, Herrn Dr. French ihren Dank zu bringen und ihn zu bitten, seine Arbeiten in dieser Richtung, die viel versprechend werden, fortzusetzen.

Dr. MORELL MACKENZIE, de Londres, was glad to have the opportunity of expressing his admiration of the admirable series of photographs exhibited by Dr. French. No less than thirty five different persons had been photographed, and the original impressions had been shown, without any touching up of negatives. Hitherto we had only seen in London the photographs of a single trained throat, and the negative in this instance had been »improved« by a skillful artist. But Dr. French has done more than show a number of photographs, he had exhibited an extremely simple apparatus, by which those who are only acquainted with the rudiments of photography can easily and quickly take an excellent view of the larynx.

Dr. DALY, de Pittsburg: This valuable work so faithfully and persistently prosecuted by Dr. French is destined to become a most needed aid in illustrating the pathological changes in the Larynx. We who live in the smaller cities where artists skilled in illustrating diseased anatomy cannot be had will look to the developement of this work with great interest knowing that it is ever faithful in its representations while the hand of the draftsman may err; the mere matter of coloring is not as important to us as being easy of description while the contour, size, exact locality of an intra-laryngeal tumor or malposition of the vocal band or other structures can be reproduced in a faithful manner. I apprehend it is in this respect that this new field of Photography is destined to be highly useful to the profession.

De l'emploi des Sulfureux dans la Tuberculose du Larynx.

On the use of Sulphurous medicaments in the Tuberculosis of the Larynx.

Ueber die Anwendung von Schwefelverbindungen bei Larynx-Tuberculose.

Dr. **E. J. Moure**, de Bordeaux.

Messieurs!

Au moment où les laryngopathies commencent à prendre dans la pathologie générale le rang qui leur convient, au moment où une véritable pléiade de travailleurs de toute nationalité s'acharne à défricher ce champ encore inculte en plusieurs points, il me semble à la fois utile et nécessaire de réagir contre une tendance assez générale des médecins, du moins dans nos pays, à savoir de traiter toutes les affections des premières voies respiratoires par ce qu'on a appelé la méthode substitutive. Bien souvent, avant même d'avoir pratiqué l'examen de l'organe vocal, avant de connaître les lésions en face desquelles on se trouve, et comme si tous les enrouements et toutes les altérations de la voix relevaient de la même cause, on prescrit une médication sulfureuse (Eaux-Bonnes, Cauterets) qui semble être une panacée universelle. Ce n'est point que je veuille refuser aux eaux sulfurées toute espèce d'action sur la muqueuse des voies respiratoires et en particulier sur le larynx, bien au contraire, c'est parce que je les considère come exerçant une action réelle, c'est même parce que je les crois très actives, qu'il me paraît nécessaire de ne pas les employer un peu à tort et à travers comme on le fait trop souvent au risque d'aggraver une maladie qu'on se proposait d'améliorer ou de guérir. C'est parceque je suis bien convaincu de cette action des sulfureux que je crois nécessaire de formuler nettement un diagnostic avant d'instituer une thérapeutique qui peut êre préjudiciable au malade et avoir quelquefois des résultats très graves.

Je ne discuterai pas ici l'utilité des eaux sulfureuses ou des sulfureux en général dans les affections tuberculeuses des poumons. Je ne parlerai pas de l'abus qu'on en a fait, et de l'engouement qui s'est emparé des praticiens en général depuis les travaux de Pidoux sur les Eaux-Bonnes, la question a été déjà traitée par des maîtres plus autorisés que moi en pareille matière. Je me bornerai simplement à dire que si l'expérience de quelques uns les a poussés à continuer l'emploi de la méthode substitutive, celle de beaucoup d'autres au contraire les a rendus d'une prudence extrême à cet égard. Bon nombre de praticiens ont même été forcés de renoncer complètement à ce moyen thérapeutique. Ainsi que le fait observer, avec juste raison, M. Peter dans ses leçons cliniques (Paris 1879 p. 547) les médecins des eaux sulfureuses connaissaient parfaitement les dangers qui peuvent résulter de l'administration exagérée de ces eaux dans la tuberculose pulmonaire, n'en conseillaient l'emploi qu'avec une sage reserve et ne les prescrivaient qu'a des doses prudemment parcimonieuses. Il ne faut pas se dissimuler en effet que si les eaux sulfureuses comptent à leur actif quelques cas de guérison de tuberculose pulmonaire elles ont aussi trop souvent hâté un dénouement qu'une thérapeutique, moins substitutive, aurait peut être permis d'éviter.

Vous m'excuserez MM. de cette excursion dans le domaine de la pathologie générale, mais la tuberculose laryngée et la tuberculose pulmonaire sont de si proches parents qu'il est bien difficile de parler de l'une sans dire quelques mots de l'autre. Vous me permettrez donc maintenant de laisser de côté les organes thoraciques pour m'occuper spécialement des résultats obtenus par l'emploi des sulfureux dans la tuberculose du larynx.

Etant par ma situation à Bordeaux sur le passage des malades qui se rendent ou plutôt qui reviennent des stations pyrénéennes (Eaux-Bonnes, Cauterets) et ayant eu l'occasion d'observer un grand nombre de malades tuberculeux du larynx auxquels on avait administré les sulfureux sous la forme d'eau minerale transportée ou sous la forme de fleur de souffre lavé, j'ai pu suivre avec certitude, c'est-à-dire le laryngoscope à la main, les effets de cet agent thérapeutique sur la muqueuse du larynx.

Déjà en 1879 j'avais signalé l'influence nocive des inhalations de vapeurs sulfureuses chez une malade atteinte de phymie laryngée (De la syphilis et de la phthisie laryngée, Thèse, Paris, 1879, pl. I, fig. 7 et 8).

A cette époque je n'avais que quelques faits isolés sur lesquels il a été difficile d'étager une opinion sérieuse, mais aujourd'hui que les faits se sont multipliés, aujourd'hui que j'ai des observations nombreuses et parfaitement concluentes à cet égard, je crois de mon devoir de venir vous soumettre les résultats de mon expérience, dont j'àvais du reste déjà donné un aperçu dans le travail inaugural de mon chef de clinique M. le Dr. Ducan (les formes cliniques de la tuberculose laryngée, Bordeaux 1873, p. 127).

Je n'ai pas besoin de rappeler le mode d'action des eaux sulfureuses en général; de dire qu'elles doivent leur efficacité au gaz sulfhydrique qui s'en dégage et aux sulfures de jodium et de calcium qu'elles contiennent. Tout le monde sait que prises à l'intérieur elles activent la circulation, élèvent la température et favorisent la transpiration cutanée, qu'elles fluxionnent les viscères et déterminent parfois un véritable mouvement fébrile (fièvre thermale) accompagné d'un exanthème connu sous le nom de poussée. — L'action élective des sulfureux sur les organs réspiratoires et en particulier sur le larynx est démontrée depuis longtemps déjà et tout le monde connaît l'irritation laryngienne, irritation dite substitutive, à laquelle les eaux sulfureuses doivent toutes les cures qu'elles produisent lorsqu'elles sont administrées en temps utiles et dans des cas bien déterminés. La congestion de la muqueuse du larynx, tel est le résultat de la médication sulfureuse. Or, étant donné un larynx tuberculeux, je ne parle pas de la forme aiguë qui évidemment n'aurait que faire d'une poussée congestive, venant s'ajouter à une inflammation déjà trop active; mais étant donnée une phymie laryngée chronique, absolument torpide, peut-on espérer retirer un bénéfice certain de l'emploi d'un médicament qui va déterminer une poussée dont on ne pourra jamais limiter bien exactement la portée et dont le résultat sera, non comme on se le propose de faciliter la résorption des liquides infiltrés dans des tissus plus ou moins hyperplasiés, mais au contraire de faire passer une maladie aussi grave, de l'état chronique à l'état aigu et de hâter un dénouement qui aurait pu dans quelques cas être reculé assez loin pour que le malade se considère à peu près comme définitivement guéri? Je ne pense pas en effet que l'on puisse considérer comme un bienfait pour le malade, qu'une phthisie laryngée torpide, chronique, caractérisée, par exemple, par un simple état œdémateux de la région aryténoïdienne, par des végétations papillaires de la région interaryténoïdienne, un état plus ou moins catarrhal des cordes vocales, ou si on le veut, par un peu d'arthrite d'une ou des deux articulations cricoaryténoïdiennes, en un mot une de ces tuberculoses laryngées comme tous les praticiens ont eu l'occasion d'en rencontrer bien souvent, je ne pense pas, dis-je, que le malade ait rien à gagner à voir, sous l'influence d'une thérapeutique quelconque, son larynx s'inflammer. C'est alors que les replis ary-épiglottiques de gris rose qu'ils étaient, deviennent rouges, infiltrés, se couvrent de petites granulations jaunâtres, isolées, qui ne tarderont pas à se réunir et à former bientôt les vastes ulcérations que tout le monde connaît. Souvent, l'épiglotte, le pharynx, et même le voile du palais s'enflamment à leur tour, et l'on a sous les yeux cette triste symptomatologie douloureuse de la tuberculose aiguë que chacun de nous a malheureusement trop souvent l'occasion de rencontrer. Jamais, à mon avis, il ne peut être utile de ramener à l'état aiguë une affection chronique aussi grave que celle dont nous parlons ici.

Peut-être pourrait on croire que pour mieux soutenir cette thèse j'exagère l'effet de la médication substitutive. Je sais bien qu'il est de cas où l'emploi des sulfureuse ne produit aucune espèce d'irritation, mais la congestion recherchée ne se manifestant pas pour une cause ou pour une autre, la substitution ne peut se produire et l'administration de l'agent thermal est alors inutile; aussi ne puis-je envisager ici les cas de ce genre. Au contraire, si les sulfureux produisent leur effet habituel, ils deviennent alors dangereux. Faut-il en effet rappeler l'opinion de Pidoux (loc. cit. p. 457 éd. de 1874) qui était pourtant un partisan bien déclaré des eaux sulfureuses dans la tuberculose, cet auteur n'a-t-il pas écrit: qu'il a toujours trouvé ces eaux (Eaux-Bonnes) vaines ou nuisibles dans la vraie phthisie laryngée; elles irritent le larynx, disait-il, et l'on n'obtient que plus tard la réaction en sens inverses. Plus récemment M. Guinier, de Cauterets, signalait cette sensibilité extrême de la muqueuse du larynx dans les cas de tuberculose laryngée en disant (Revue méd. Toulouse, 7 juillet 1883): »Avec deux verres de la Baillère par jour et trois quarts de verre en gargarisme, il est commun de voir se produire dès la première semaine des phénomènes locaux de réaction qui nécessitent la suspension momentanée du traitement thermal.»

Ce sont ces résultats funestes que j'ai vu se produire bien souvent et c'est, je le répète, sur des faits nombreux et bien observés que je me suis basé avant de venir vous apporter des conclusions aussi formelles que celles qui terminent ce travail:

Comme conclusions je dirai en terminant:

1⁰ Que je considère la médication sulfureuse, dite substitutive, comme absolument contre-indiquée dans la tuberculose laryngée quelle que soit du reste la forme sous laquelle se présente cette affection.

2⁰ Dans les cas chroniques et nettement torpides eux-mêmes, la médication sulfureuse, a, selon moi, le tort de produire une irritation dont il est toujours difficile pour ne pas dire impossible, de mesurer la portée, et de faire évoluer rapidement un affection qui aurait pu rester longtemps dans le statu quo, s'améliorer, quelquefois même guérir.

3⁰ Je considère comme très heureux les cas dans lesquels la médication, dite substitutive ne produit aucun effet, soit que le sujet soit réfractaire, soit que le traitement soit institué avec une prudence raisonnée et en connaissance de cause.

4⁰ Enfin je ne craindrai pas d'affirmer que les plus beaux cas, et ils sont malheureusement trop nombreux, de tuberculose miliaire du larynx et de l'arrière-gorge qu'il m'a été donné d'observer, ont toujours été la conséquence d'un traitement sulfureux souvent de courte durée (8 à 15 jours) prescrit pour un simple enrouement dont la cause réelle était en général méconnue.

DISCUSSION.

Dr. B. Baginsky, de Berlin: Im Anschluss an den Vortrag des Herrn Moure bestätige ich die Nutzlosigkeit der schwefeligen Mineralwässer und möchte ich, gestützt auf die Beobachtung eines Falles von Pharynx- und Larynxtuberculose, in der eine Heilung eingetreten ist, die Behandlung mit Solut. arsenical. empfehlen. Ob die Heilung von Dauer sein wird, lasse ich natürlich hingestellt.

Dr. Hering, de Varsovie: Es ist sehr erfreulich, dass Dr. Moure es für gut gefunden, die vollständige Erfolglosigkeit der Schwefelwässer gegen Larynxtuberculose zu betonen, trotzdem in Frankreich sehr viele

Autoritäten immer noch in dieser Richtung chauvinistische Anschauungen verbreiten und negative Resultate nicht berücksichtigen. Desto erfreulicher ist es nun dass ein französischer Arzt es für gut fand, dieser Richtung entgegen zu wirken und dadurch also sich in Harmonie mit der allgemein konstatirten Erfolglosigkeit der Schwefelquellen bei Tuberkulose aussprach.

Die medicamentöse Behandlung der Rachen-Diphtheritis.

Traitement médicamenteux de la diphtérie.

The medicinal Treatment of Diphteria.

Dr. **Otto Seifert**, de Würzburg.

Hochansehnliche Versammlung!

Es unterliegt heut zu Tage keinem Zweifel mehr, dass wir die Diphtheritis als eine Infektionskrankheit ansehen müssen, die bei ihrer weiten Verbreitung über die Welttheile und ihrem bedeutenden Einfluss auf die Mortalität uns ständig in Athem hält mit der Frage nach der best möglichen Bekämpfung dieser Geissel der Menschheit. Je näher wir der wirklichen Erkenntniss der eigentlichen Krankheitsursachen kommen, um so bessere Resultate werden wir dann auch mit den Behandlungsmethoden erzielen, und von diesem rein praktischen Gesichtspunkte aus betrachtet haben die experimentellen Arbeiten von Hüter, Tommasi Crudeli, Oertel, Klebs, Heubner, Löffler u. A. den grössten Werth für uns, wenn auch durch keine derselben mit absoluter Sicherheit festgestellt ist, welcher Einfluss in Bezug auf die Erzeugung der Diphtheritis den Mikroorganismen zukommt, beziehungsweise welche Form dieselben, ob Bacillus oder Coccus, wir als die pathogene Pilzart ansehen müssen.

Das Eine jedoch steht fest, dass, mag man nun die Diphtheritis mehr als eine allgemeine Infektions- und Blutkrankheit, denn als die Wirkung einer örtlichen Vergiftung ansehen, die Krankheitserscheinungen mit ganz besonderer Vorliebe sich an die Schleimhäute der Respirationswege resp. an dessen Pforten lokalisiren und dass, wenn wir Mikroorganismen als die Ursache der Diphtheritis anschuldigen, diese gerade in den lokalen Krankheitsheerden in der grössten Anzahl sich vorfinden und von da aus erst recht in den Organismus eindringen können. Dazu kommt noch der weitere Umstand, dass die lokal gesetzten Krankheitsprodukte immer wieder den Ansteckungsstoff für die Umgebung liefern können. Diese Betrachtungen geben uns ganz von selbst die Richtschnur für unsere therapeutischen Eingriffe an; mag es sich nun um die Prophylaxe der Autoinfektion des einzelnen Individuums oder um die Verhütung der weiteren Ausbreitung handeln, immer hat die l o k a l e B e h a n d l u n g der Diphtheritis, d. h. die Entfernung und Unschädlichmachung der Membrane den ersten Rang einzunehmen, wobei jedoch niemals vergessen werden darf, dass der einzelne Fall sehr wohl auch eine allgemeine Behandlung nöthig hat, für die auch allgemeine Gesichtspunkte aufgestellt werden dürfen. In Bezug auf den letzteren Punkt kommt vor Allem in Betracht der allgemeine Ernährungs- und Kräftezustand des Individuums, der in sehr vielen Fällen frühzeitig einer Nachhülfe und zwar einer energischen bedarf, die am zweckmässigsten in der Verabreichung von alkoholhaltigen Flüssigkeiten (Wein, Cognac etc.) besteht, wie das ja Jacobi besonders hervorhebt. Wenn gerade diesen Verhältnissen speciell Rechnung getragen werden muss, so ist damit allen jenen Behandlungsmethoden das Todesurtheil gesprochen, welche auf eine Schwächung des Organismus hinauslaufen. Es würden hierher gehören die Blutentziehungen, die Einreibungen mit grauer Salbe und die innerliche Darreichung von Calomel. Dass ausser der geeigneten Ernährung und der Behandlung etwaiger Collapserscheinungen mit Excitantien auch die Fiebererscheinungen in vielen Fällen einer Behandlung bedürfen, kann keinem Zweifel unterliegen, und da steht unser allbewährtes Chinin doch immer noch oben an. Es war mir bei Verfolgung der neuesten antipyretischen Methoden mit den verschiedensten neu dargestellten Mitteln auffällig, dass so wenige derselben zu Experimenten an Diphtheritis benutzt wurden, abgesehen von ganz vereinzelten, bei denen es sich um Natron salicylicum, Hydrochinon oder Antipyrin handelte. Die Mittel und die Methoden, die zur Behandlung der Diphtheritis vorgeschlagen und theilweise als wirkliche specifike gerühmt wurden, sind Legionen, und wir haben es sowohl mit solchen zu thun, die bald schon lange Zeit in Gebrauch stehen, für einige Zeit von der Oberfläche verschwinden, dann wieder auftauchen, als auch mit solchen, die erst die Frucht der modernen Chemie sind, d. h. den neuesten Antisepticis angehören. Unter den ersteren steht oben an das Kali chloricum, das in den letzten Jahren ein wechselndes Geschick gehabt hat, seitdem man in Erfahrung brachte, dass dieses ein zweischneidiges Schwert ist, das da tödtlichen Schaden anstiften kann, wo es Nutzen bringen sollte. Die Kasuistik der Kalichloricumvergiftungen ist leider eine umfangsreiche geworden, und wie viele Beiträge könnten wohl noch dazu geliefert werden! Es gehört vielleicht zu einer der Aufgaben eines internationalen Congresses festzustellen, ob ein mit so grossen Mangeln behaftetes Mittel auch bei eventueller Berücksichtigung der vorgeschlagenen Vorsichtsmassregeln noch weiterhin allgemein gegen Diphtheritis angewandt werden darf. Das Kali chloricum wird ja bekanntlich nicht nur innerlich, sondern auch als Gurgelwasser gegeben und besonders darauf aufmerksam gemacht, dass es nicht im leeren Magen kommen dürfe, weil von da aus grössere Mengen reducirbaren Salzes sehr rasch in die Blutbahn gelangen und cumulative Wirkung entfalten können. Die Wirkung des Kali chloricum dürfte wohl am meisten auf dem innigen Contact beruhen, den es auf die Membranen dauernd ausüben kann, da es rasch und in grossen Mengen durch den Speichel ausgeschieden wird.

Viel von sich reden machten eine Zeit lang die Balsamica, die bei den Franzosen noch mehr beliebt zu sein scheinen als bei uns (Trideau, Sanné, Trousseau, Archambault, Meizard, Bergeron), insbesondere gilt dies von dem Copaivabalsam und den Cubeben. Mit Recht hebt Roger hervor, dass diese Medicamente in grossen Dosen schaden, d. h. Nephritis hervorrufen können. Aehnlicher Vorwurf lässt sich wohl auch dem Terpentinöl machen, das von Taube, Bosse, Satlow und Vogel angewandt wird sowohl in Form von Inhalationen als intern per os. Zu den Balsamicis darf auch das Oleum Eucalypti gerechnet werden, das von Gimbert,

Mosler, Goldschmidt, Walcher und Bosse zu Inhalationen angewandt wurde.

Von lösenden Mitteln sind empfohlen Aqua calcis, Acidum lacticum, das Natron bicarbonicum, Kali carbonicum, Natron nitricum, Kali nitricum, Natron benzoicum, Magnesia benzoica, Magnesia sulphurica, Natron sulfuricum und warmes Wasser.

Viel von sich reden machten eine Zeit lang das Pilocarpinum muriaticum, insbesondere seit seiner Empfehlung durch Guttmann, doch steht es in der letzten Zeit offenbar wenig mehr in Gebrauch, da es sehr unangenehme Nebenwirkungen äussert und ihm durchaus kein specifischer Einfluss auf die diphtheritische Auflagerungen zukommt.

Ueber die Aetzmittel ist nahezu von allen Seiten der Stab gebrochen, da einmal die gebrauchlichsten Aetzmittel, wie Argent. nitr., nur oberflächlich ätzen, und andere Aetzmittel, die zerfliessen, wie Kali und Chromsäure, von vornherein auszuschliessen sind. Es ist leichter das Aetzen zu empfehlen als auszuführen, und nur schwer wird man die Aetzung auf die erkrankten Partien beschränken können. Leube und Jacobi ätzen nur noch mit Carbolsäure, ersterer mit Alcohol und letzterer mit Glycerin āā. doch wird auch diese Methode zu verurtheilen sein, da sie leicht zu Carbolismus führt und die weitere Ausbreitung der diphtheritischen Membranen auch nicht zu verhindern vermag.

Ueber die wichtigsten und auch am häufigsten angewandten Antiseptica sind die Acten durchaus noch nicht geschlossen, ebenso wenig als über das Papayotin, das von Rossbach in die Behandlung der Diphtheritis eingeführt ist. Seit den ersten Publicationen Rossbachs sind von vielen Seiten Berichte über die lösende Wirksamkeit dieses Mittels eingelaufen, die alle darin übereinstimmen, dass bei entsprechendem ausgiebigem Gebrauche die Membranen rasch gelöst werden und dass in der Mehrzahl der Fälle die Lösung der Membranen auf das Allgemeinbefinden der Patienten den grössten Einfluss äussert. Es sind das Verhältnisse, die auf dem letzten Congresse für innere Medicin in Berlin von Finkler und Rossbach von Neuem hervorgehoben sind. Ob das Papayotin durch Pepsin zu ersetzen sei, steht noch nicht fest.

Dass unter den Antisepticis die zu allen möglichen Zwecken angewandte Carbolsäure in erster Linie auch als Aetzung für die Diphtheritisbehandlung, aber in bedeutender Verdünnung, gebraucht wurde, ist ja kaum zu verwundern, und neuerdings hat Rothe ihr wieder ganz besondere Aufmerksamkeit geschenkt.

Bei der hohen antiseptischen Wirkung des Broms (3 : 10,000) lag es nahe, auch dieses zu verwenden. Es geschah das besonders von Biller, der sehr gute Erfolge zu verzeichnen hatte; nach den Mittheilungen Anderer lässt jedoch diese Methode bei schweren Fällen auch im Stich (Monti).

Chinolin, von mir empfohlen, wird jetzt von vielen Seiten angewandt, und es laufen bei mir Mittheilungen ein, die über gute Erfolge berichten. Die Membranen stossen sich unter dessen Einwirkung rasch ab, damit geht auch der Fieber herunter, und vor Allem werden die so sehr lästigen lokalen Beschwerden des Schlingens etc. ganz wesentlich vermindert. Unangenehme Nebenwirkungen hatte ich nicht zu verzeichnen, der Geruch von Chinolinum purum mag wohl manchen Patienten lästig fallen, doch kommt diese Kleinigkeit gegenüber den anderweitigen Vortheilen gar nicht in Betracht.

Ueber die Salicylsäure fehlen mir zahlreichere Beobachtungen, ich wurde sehr rasch abgeschrekt, als ich nach dem Vorschlag von Weisse (1,0 -- Spir. und Glycerin āā. 25,0) eine Kranke mit Angina diphtheritica behandelte und statt eine Besserung eine erhebliche Verschlimmerung erzielte, da sich ein umfangsreicher weisser Brandschorf an der Applicationsstelle bildete. Es ist ja möglich, dass die Vorschriften von Baginsky, Frontheim u. A. zu besseren Resultaten führen (2 : 200 Aq. und Spir. q. s.).

Die Behandlung der Diphtheritis mit Jodoform, sei es in Form von Insufflation, sei es in Form des Jodoform-collodiums oder Jodoformglycerin, ist ebenso wie die Anwendung des Jod in der Chirurgie neueren Datums (Korach, Schwimmer, Monti) und von mir noch nicht versucht, so dass mir über dieses Mittel kein Urtheil zusteht. Besonders wirksam sollen die Jodoformeinblasungen bei septischen, übelriechenden und schlecht aussehenden Membranen sein. Das Gleiche gilt vom Sublimat, das von Rauchfuss, Burrow, Kaulich u. A. sehr gerühmt (1 : 30) wird.

Es würde mich zu weit führen, wollte ich alle einzelnen Mittel und die damit geführten Behandlungsmethoden kritisch beleuchten, ich hielt es für zweckmässig, nur die wichtigsten heraus zu greifen, damit die Discussion vielleicht zu genaueren Anhaltspunkten für den Werth oder Unwerth der einzelnen Mittel gelangen könnte.

Zum Schlusse noch einige Worte über die Application der betreffenden Arzneimittel.

Von der Inhalationstherapie war ja schon in der ersten Sitzung so genügend die Rede, dass ich auf diese nicht weiter einzugehen brauche.

Die Mehrzahl der besprochenen Arzneimittel wird von den Aerzten ausser anderweitiger Anwendungsweise in Form der Gurgelwässer vorgeschrieben und zwar in entsprechend starker Verdünnung, so weit es sich eben um Individuen handelt, die alt und geschickt genug sind, um gurgeln zu können. Wo der Patient richtig gurgeln und das Medicament lange Zeit in der Rachenhöhle halten kann, kommt derselbe gewiss in so innigen Contact mit den erkrankten Partien, dass man sich etwas von der Wirkung der Gurgelwasser erwarten kann, jedenfalls wird dadurch die Mund- und Rachenhöhle fortwährend ausgespült resp. desinficirt. Bei kleinen Kindern kann man die Gurgeln durch das von Rigauer empfohlene kalte Nasenbad ersetzen.

Sollen die einzelnen lösenden oder antiseptischen Mittel direkt auf die erkrankte Stelle gebracht werden, so hat man Methoden zu wählen, die eine Verletzung der Schleimhaut, und sei sie auch noch so klein, möglichst vermeiden. Zu dem Zwecke haben sich mir die Wattepinsel am besten geeignet gezeigt, die man in die Lösung eintaucht und an die betreffende Stelle andruckt. Auch bei widerstrebenden kleinen Kindern lässt sich, sobald der Kopf nur genügend fixirt ist, ohne Weiteres diese Procedur durchführen.

Pulverförmige Substanzen wie Jodoform und Borsäure sollen mittelst eines Pulverblasers applicirt werden.

Wenn ich zum Schlusse nochmals der lokalen Behandlung der Diphtheritis das Wort rede, so kann ich nicht umhin, auch deren Schwächen zu gedenken. Wir müssen uns leider gestehen, dass es eine grosse Anzahl von Fällen giebt, und diese sind in einzelnen Epidemien besonders häufig, in denen entweder gar keine Behandlung nutzt oder lokale Behandlung scheinbar vom besten Erfolg begleitet ist, bis dann plötzlich die Erscheinungen der Blutinfektion die traurigste Enttäuschung verursachen. Ich für meine Person lasse mich durch solche unglückliche Ausgange, die trotz der Behandlung statthaben, nicht abschrecken, in jedem weiteren Falle diejenige Methode wieder anzuwenden, die sich mir bei zahlreichen andern Fällen gut bewährt hat.

The instrumental treatment of Diphtheria.

Traitement instrumental de la diphthérie.

Die instrumentale Behandlung der Rachen-Diphterie.

Dr. **F. A. Berlème Nix,** de Rude, Danemark.

Gentlemen!

When I to day, in accordance with the highly honorable duty which has been conferred on me, attempt to state before this assembly my experiences with regard to the instrumental treatment of diphtheria, I am fully sensible that I am dealing with a much disputed point, and that I have, probably, more of my audience against me than for me. Those who are of the opinion that diphtheria is a disease like small pox, that it is a complaint of all the organism from the very beginning, with the false membrane as a simple symptom, will have some reason in asserting that the removal of the false membrane is just as useless, as the removal of the eruption in small pox, as we must then also exclude the septic infection of the organism by the putrefaction of the false membrane. Without fatiguing my hearers by stating the well known arguments for, and against the various opinions existing with regard to diphtheria, I will remind you of the fact, that we only find the false membrane on places that are accessible to the influence of the air; that the seat of suffering is the throat, the first contraction the air encounters on its way to the organs of respiration, the throat which with its tonsils, its uvula, its receding and projecting points, is adopted to detain the organisms in the air passing through it. Considering this fact alone without reference to the innumerable experiments, which all point in the same direction, it appears to me, that the nature and development of the disease indicate the importance of the false membrane as the point, towards which the treatement should be directed. The disease doubtless becomes constitutional, but it is not so from the very beginning; because the local infection is the primary, there is nothing to prevent the general indisposition being first felt; it may be compared with syphilis; the excision of chancre, and the effects produced thereby have undeniable points of resemblance with the effects of instrumental treatment of diphtheria. When nevertheless medical men who favour the opinion, that diphtheria from the beginning is a local complaint, attempt to influence the false membrane by medicaments, by friction, by pencilling, steam etc., seek to hasten its separation, while they abstain from removing it mechanically, the cause of this is undoubtedly the numerous warnings which from antiquity to the present day have been uttered against such a treatment. That as long as the false membrane was believed to be a membrane, a crusta, it was considered wrong to remove it, is easy to understand; that it was thought injurious, or at least useless to remove it, when is was looked upon as a mere symptom like any other eruption, is quite natural, but those who incline to the persuasion, and this is now, I believe, the prevailing opinion, that the false membrane is the gauge of the strength of the disease, that it is the nest of the micrococs, and that the organism is infected from it, on the one hand by the entrance of the micrococs into the circulation, on the other by the Sepsis produced by its putrefaction, they ought, it appears to me, desire to remove it completely and with it the tissue lying under it as far as it may be destroyed, rather than with milder remedies to endeavour to effect its spontaneous removal, and thus give it time to produce its full effect upon the organism. In reality we are unable with these milder remedies to exercise any radical influence upon the progress of the disease, when it is malignant, while all remedies are equally good, when its course is favorable, as in that case the disease disappears of its own accord. One thing however it is impossible to foresee in this disease, and that is, what course it will take, if left to itself. Mild cases often suddenly undergo a change, and assume a malignant character; while cases that commence in a threatening manner come to a favorable and rapid termination. I exclude of course follicular tonsillitis and similar affections which resemble diphtheria. We are, therefore, obliged to treat every case of diphtheria as malignant, as the contrary and procrastinating method will often procure us bitter deceptions. No medicament as yet exists, which has been able to stand its proof, we are so far from possessing any specific remedy against diphtheria, that the number of remedies proposed and afterwards rejected is the best proof of their impotence in serious cases. A point of the utmost importance is, that the treatment should be so carried out as to ensure the patient the greatest possible tranquillity. Continual pencillings, the almost permanent employment of steam, either alone, or with medicament reduce the powers of the patient to such a degree, and so fatigue and irritate children, that influential men, among others Sanné in his »Traité de la diphthérie« has proposed to rather let the children die in peace than to worry them with useless treatment. No one of the medicaments hitherto proposed and employed has been able to prevent the diphtheria from descending into the larynx, and there producing its effects; has even the Tracheotomy succeeded in saving the lives of many, the patients chances of life are greatly reduced by complications with croup. On account of the resemblance of its effects to those of the instrumental treatment of diphtheria, I will first mention Dr. Morell Mackenzie's treatment with varnishes, a treatment which, it appears to me, possesses some points of resemblance with the sharp spoon treatment, as the scoop is intended to remove the false membrane, and cleanse the subjacent parts, the varnish to obstruct the development of the false membrane by intercepting the air. I am not able to decide whether it be, as is stated, difficult to get the varnish to adhere firmly to the throat, as I have not had occasion to carry out this treatment myself, but one result it has had in common with the sharp spoon treatment: it has prevented the diphtheria from descending into the wind pipe. I do not know if the results of this treatment continues to be satisfactory, it is possible that it produces better results in Dr. Morell Mackenzie's qualified own hands than in those of others. I confess this treatment has greatly interested me even though

I believe it to be less radical in its effects than the sharp spoon. With respect to caustics the mode of treatment which has, without doubt, been most employed in former times, and which, in spite of repeated condemnation, is certainly the one most in use at present I will only make a few remarks. The idea that led to the employment of caustics was rational; nevertheless it is clearly proved that caustics are either useless or even injurious according to the kind of caustics employed. I do not, however, think that any caustics will do harm, if its operations can be restricted to the infiltrated parts alone. But here lies the difficulty; strong acids cannot be applied so accurately that the sound parts will not take any harm, in consequence of the circumstances and the uneasiness of the patient. Solid nitrate of silver is undoubtedly the most convenient to employ, and the easiest to restrict to the desired limits; but it is too weak in its effects, which do not go beyond the surface of the false membrane, it does not destroy it at all, nor even affect the subjacent parts any more, than it would affect a sore on the hand if it were applied to the outside of the glove. It is therefore quite useless; but it can not cause any positive injury; I know from experiences that the throat can endure even a strongly concentrated solution of nitrate of silver; if it should come in contact with sound parts, the traces will generally disappear by the next day.

That a treatment which is useless to the patient, and even, in some cases injurious, which can only cause pain without effecting the purpose intended is to be condemned, seems to me a matter of course. I shall not dwell upon the inefficacy of astringents, as on this point I believe all are fully agreed. In the treatment of diphtheria in hospitals it is possible that the galvanocaustic can be of some importance to the opponents of the bloody treatment; for the general practitioner it will be useless. I will now speak of the sharp spoon treatment, but, in so doing will confine myself exclusively to my own experiences. Considering as I do, the false membrane to be the seat of the disease, and of the danger, it appears to me reasonable to remove it; it is a great advantage to have in the region of the throat an easily accessible part, well lighted, and with room enough for the free use of the instruments, we have also in the throat a mucous membrane enduring almost every treatment. It is a fact that surgery steadily conquers new fields from medicine, but it is also a fact, that this has been advantageous to the treatment, as is well known to you, gentlemen.

A most fundamental condition in changing the treatment of diphtheria, from medicinal to surgical is however, that the scoop treatment should begin very early. It lies in the nature of the subject, that the removal of an old, and perhaps partially putrefied false membrane is not of that advantage to the course of the disease that it would be if it were removed in time. The organism is then far too strongly infected, we often find commencing sepsis, the patients pallor his excessively relaxed state tells us distinctly that merely to attack the disease locally, will no longer produce the effect it would formerly have done. I do not mean by this, that in such a case the sharp spoon is not to be used, it can do no harm, and it is of great importance that the throat should be cleansed of the putrid masses, provided of course, that the whole state of the patient is so that such an attack can be ventured upon; but I think that under these circumstances the local treatment is no longer the predominant, it is then merely an expedient. That the medicinal treatment under these desperate circumstances can also give but poor results is evident, dependent as we are on tonics and stimulants. Of the effect produced by cyanid of mercury I have had no opportunity of obtaining experience.

If the sharp spoon treatment is to be of any use it must be employed early, the first, second, or, at latest, the third day; nor is this difficult, even when no epidemie exists to excite naturally a watchful attention, to discover the disease in its very first stage. Thoughtful parents soon perceive the change in the condition of their children; their headache, their sleepy relaxed state distinctly indicates that something is the matter. Medical assistance is so easily procured at the present day, even by the poorest; if the parents themselves cannot undertake such a simple thing as to inspect the throat by using the handle of a spoon, the medical man will have no difficulty in discovering the disease. In my district where diphtheria is a frequent guest, it is quite usual for parents to examine a sick childs throat, and if they find spots, to send for the doctor. Everywhere examples are yet to be found of an incredible indifference on the part of parents to the state of their children's health. Often much is imputed to a mere cold, and the quiet themselves with that thought, until the swelling of the glands of the neck excites suspicions as to the real nature of the malady. It has often occured in my experience that the first child attacked was already too far gone to be saved, because the treatment could not be begun soon enough; while the rest of the children who were carefully watched and immediately placed under treatment, were cured.

The thorough and consequent sharp spoon treatment and subsequent cauterization of the bleeding surface with solide nitrate of silver, which as far as I know, has not been made public or used by any one before me, will be familiar to many of you gentlemen, from a communication which Dr. Meyer, at my request kindly brought forward at the international medical congress of 1881 in London as I myself was prevented from being present. I will shortly describe my method of proceeding The patient is placed on a chair near a window, so as to obtain a good light, little children sit upon the lap of a female assistant who hold the childs hands with her right hand, while with her left hand she presses the childs head against her bosom. When the broad depressor linguæ is well placed far back on the root of the tongue, the sharp spoon is rapidly drawn from below upwards against the false membranes which collects in the hollow bowl of the sharp spoon, and can be deposited on the depressor. If the tissue of the tonsils be soft, I take away as much as the spoon will bring with it, without using violence. I rinse out the blood with a syringe, and examine if every thing has been carefully removed. The bleeding has always been quite insignificant, and speedily ceases. Then I touch the scraped parts with solid nitrate of silver and rince with salt water, without removing the depressor, the superfluity of the caustic away. With a little practice the process only occupies a few minutes when all the requisites are at hand.

To protect the eyes against the particles of the false membranes and of the caustics which by coughing may be thrown up, I use a pair of convex spectacles. The bowl of the sharp spoon I employ is of an oval shape, its lenght is $2^1/_2$ centms. its breadth about 1 centm., if it be smaller or larger it is not practical. By the next day the false membranes are reproduced, and the process is repeated in the same manner. Generally after three scrapings, that is after the 4th days treatment, the throat has changed its appearance; while before, the grayish white false membranes were surrounded by a swollen bluish-red mucous membrane, the latter has now assumed its natural appearance. The false membrane is now yellow in colour, like pus bonum, the patient is free from fever and generally feels well.

Formerly I continued the scrapings every second day, or even seldomer, until the false membrane had quite disappeared, but I no longer consider this necessary. If I have often removed the yellow membrane of the fourth day, I have, just as often, left it alone, and the result has always been that it has disappeared in a few days by merely cleansing the throat with carbolised water.

While formerly the number of my scrapings amounted to six, they are only now three or four. Immediately after the scrapings, I give the patient brandy or wine, according to his age, and let him gargle with ice-water, if it be at hand, or else with cold water, until the smarting has ceased or diminished, which generally takes place in the course of a few hours. Little children generally fall asleep as soon as they are put to bed again. In most cases I use Epithema tepid. colli, and gargling with carbolised water, for little children I syringe the throat with camomile tea. Formerly I besides pencilled the patients throat two or three times a day, with a solution of nitrate of silver 1 to 50 parts of water; of late years I have ceased this practice as it only teazes the patient. I administer internally a three per cent solution of chlorate of potash, not because I consider it necessary, but because with most people one cannot avoid giving them medicine; as chlorate of potash keeps the mouth perfectly clean, I prefer it to other remedies. I administer stimulants, as often as I find occasion to do so, and besides I give as nourishing food as the patient can get down.

That the treatment causes some pain is a matter of course; with practice however it takes so little time that, in point of fact, the patient suffers much less than with almost constant pencilling and so forth. The patient enjoys good rest, as the treatment only takes place once in the four and twenty hours. It has also that great advantage for him, and those around him, that there is no offensive putrid discharge from the mouth, no fœtid odour, and I also consider the danger of contagion much diminished by this treatment. If time would permit, I could produce many examples. Of the cases (about 300) I have treated in this manner since 1878, two had croup as well as diphtheria; in all the rest of the cases, the diphtheria has not once gone into the windpipe, but a few times up into the nose, probably because false membranes behind velum had escaped my attention. Not a single time have I found injurious consequences result from the use of the sharp spoon, still less deforming cicatrices or other malformations. Of the before mentioned 300 cases, 12 died, three of the latter however, during complete convalescence, of paralysis. The two, as before stated, had croup as well as diphtheria faucium when I was called in, and death was produced by suffocation as tracheotomy was not permitted; at the moment of death, the throat was free from false membranes. Two of these patients were dying when I arrived, the one died the same day, the other the day after; on account of their condition the scraping was performed most as a trial, but very imperfectly and only once.

Of the remaining five, from reasons over which I had no control, one was only scraped once, but even if we include this case, the mortality is only $1\frac{2}{3}$ %. Those who died were all without exception children, and with the exception of those who died of paralysis, little children. From several directions of folk at home or abroad I have learned, that the treatment has been employed with success, with the modification in some cases, that the throat after a thorough scraping, was merely rinsed with a solution of carbolic or boracic acid, while cauterizing with nitrate of silver was omitted. I myself have not tried this; if the cauterizing can be omitted, the patient will undoubtedly be spared the most considerable part of the pain.

The number of patients I have treated with the sharp spoon, as before said about 300, is certainly but few to found a statistic upon, but it has the advantage above many other statistics, that the treatment in all the cases has been identical, and besides, not the result of a single epidemic, but of many small ones, various in their appearance, often being malignant, in a district where, with other treatment, the mortality was great. The number of cases is, however, large enough to make quite a priori even if very categoric declarations, that the mechanical removal of the false membranes is absolutely to be rejected, — an impossibility, though supported by old traditions, prejudiced opinions, and, perhaps a few trials; it is impossible for any one to reject the fact any longer, that a new, and as it seems to me, a rational method of treating diphtheria faucium is now made known; the 300 cases show, that the fear of bloody treatment in this complaint, which has hitherto led us to treat the question circuitously, instead of attaching it in front, is quite unfounded. I sincerely hope that the energetic local therapeutics will again prove victorious on this point, as it has done on many others, and thus, I beg to recommend the sharp spoon treatment to the serious consideration of this honorable assembly.

DISCUSSION

sur les deux communications précédentes.

Dr. E. Fraenkel, de Hamburg: Es muss von vornherein verdächtig erscheinen, wenn gegen eine Erkrankung eine solche Legion von Mitteln empfohlen wird, wie sie Hr. Seifert kurz aufgeführt hat; es geht daraus jedenfalls hervor, dass kein Mittel eine Panacee gegen ein solches Leiden ist, und das gilt auch für die Diphtherie. Ueber die Aetiologie dieses Leidens herrscht ja insofern wohl Uebereinstimmung, als man dasselbe für eine Infektionskrankheit hält, aber ob und welche Mikroorganismen für die Entstehung derselben verantwortlich zu machen sind, darüber sind trotz die schönen Löffler'schen Untersuchungen die Akten nicht geschlossen. Auch darüber gehen ja die Ansichten aus einander, ob die Pseudomembranen als Ausdruck der Allgemeininfektion anzusehen sind, oder umgekehrt; beide Anschauungen haben ihre Vertreter, welche dann therapeutisch auch verschieden vorgehen. Aber bei den Vertheidigern der energisch mechanischen Massregeln ist es mir unverständlich, warum sie ihre Messer immer nur gegen den dem blossen Auge zugänglichen Theil des Schlundes richten, während der Nasenrachenraum, die Choanen etc. unberücksichtigt bleiben; und man kann sich am Leichenpräparat überzeugen, dass es selbst durch energisches Spritzen oder ähnliche Maassnahmen nicht gelingt, aus diesen Theilen die Pseudomembranen zu entfernen. Mir scheint es demnach am zweckmässigsten, einfach vom Standpunkt der Reinlichkeit aus Nasen- und Rachenhöhle mit Lösungen von Salicyl- oder Borsäure oder dergleichen auszuspülen, von andern mechanischen Maassnahmen Abstand zu nehmen und den Gesammtorganismus durch Darreichung von Chinin und Excitantien zu berücksichtigen. Mit dieser Methode erreicht man nach den am Hamburger Krankenhause gemachten Beobachtungen verhältnissmässig die besten Resultate. Die von Seifert empfohlene Chinolinbehandlung hat nach den bei uns gemachten Erfahrungen keineswegs so günstige Resultate aufgewiesen, wie das bei Seifert der Fall war. Im übrigen habe ich aus den von Herrn Seifert mitgetheilten Krankengeschichten speciell wegen der ausserordentlich kurzen Dauer der Krankheitsfälle nicht die Ueberzeugung gewonnen, dass es sich um ächte Diphtherie gehandelt hat, wenigstens kann ich es mit meinen pathologisch-anatomischen Anschauungen nicht in Einklang bringen, dass ein nur irgendwie ausgedehnter diphtherischer Process innerhalb 3—4 Tagen zum Ablauf kommt.

Dr. Reichert, de Rostock: Meine Herren! Bei der Behandlung der Diphtheritis haben wir zu berücksichtigen 1) dass wir es mit einer Krankheit zu thun haben, welche in der kürzesten Zeit den Organismus des Kranken hochgradig angreift; 2) dass die allgemeine Krankheit verursacht wird durch die örtliche Affektion und allein durch Uebergreifen auf den Kehlkopf den lethalen Ausgang herbeiführen kann. Deshalb müssen wir meiner Ansicht nach sowohl auf die allgemeine als auch auf die örtliche Behandlung Werth legen. Bei der allgemeinen Behandlung würde ich jedes Mittel vermeiden, welches die Herzenergie schwächen, die Blutmischung oder die Ernährung beeinträchtigen kann, selbst wenn es gute Wirkungen auf den örtlichen Process hat. Ich gebe aus diesen Rücksichten Eisen und zwar den Liqvor Ferr. sesquichlorati vom Anfang an, überdies bald stimulirende Mittel wie Spirit. aeth. und starken Wein.

Für die örtliche Behandlung möchte ich Ihnen die ätherischen Oele zur Inhalation empfehlen, und zwar habe ich am meisten das Ol. Eucalypti angewandt, welches mittelst eines Zerstäubungsapparates für kalte Inhalation in einer 5 %igen Mischung 2 stündlich eingestäubt wird. Diese Behandlung hat mir bisher in allen Fällen von Diphtheritis absolut gute Resultate gegeben.

Das Pinseln mit irgend welchen Mitteln habe ich seit 8 Jahren aufgegeben, weil ich befürchte, dass bei Ablösung der Membranen kleinere Partikeln abwärts gelangen und ein Uebergreifen des Processes auf den Kehlkopf veranlassen können. Ueber das Chinolinum habe ich keine ausreichenden Erfahrungen; seine Wirkung ist auch innerlich angewendet wohl hauptsächlich eine örtliche; ich weiss auch nicht, ob es in grösseren Dosen innerlich gegeben nicht auf die Gehirnthätigkeit nachtheilig einwirken kann.

Dr. Gottstein, de Breslau, schliesst sich im Allgemeinen den Ausführungen E. Fraenkels an. Man hat bei Beurtheilung des Nutzens einer Behandlung der Diphtherie zu berücksichtigen, dass eine grosse Zahl von Diphtheritisfällen, selbst schwere Formen, von selbst heilen, und zweitens dass das Lokalleiden durchaus nicht immer in direktem Verhältniss zur

Schwere der Allgemeinerkrankung steht. Redner sucht dies durch eine kleine von ihm in der eignen Familie beobachtete Endemie zu illustriren. Er betrachtet die Membran als ein Kranheitsprodukt, das wenigstens bis zum gewissen Grade ungefährlich ist. Eine lokale Behandlung muss im Stande sein, erstens das Virus zu zerstören, und zu verhindern, dass nach der Loslösung der Membran letztere sich nicht von Neuem bildet. Bis jetzt leistet dies kein besonderes Mittel. Anders steht es mit dem Kehlkopf; hier ist die Losstossung und Entfernung der Membran eine wichtige Indikation, weil sie möglicherweise die Stenose der Luftwege mit Umgehung der Tracheotomie beseitigt.

Dr. DONATH, de Buda-Pesth: Es war auf dem vorigen internationalen medicinischen Congress in London, wo ich auf die merkwürdigen antiseptischen, gährungs- und fieberwidrigen Eigenschaften des Chinolins vor einem grösseren Arztkreise zuerst aufmerksam gemacht habe. Chemische Erwägungen, insbesondere die Thatsache, dass das Chinolin durch Destillation der Chinaalkaloide mit Kalilauge erhalten wird, machten es mir wahrscheinlich, dass das Chinolin auch die wesentlichen physiologischen Eigenschaften des Chinins ganz oder zum Theil zeigen werde. In der That hat sich diese Erwartung in überraschender Weise bestätigt. Leider findet die innerliche Anwendung als Ersatzmittel des Chinins in der Form des Chinolin. tartaric. ihre Beschränkung in dem Umstande, dass das Chinolin mitunter magenreizende Eigenschaften zeigt. Dagegen möchte ich um so wärmer die äussere Anwendung des Chinolin. purum (in je 50 Theilen Alkohol und Wasser gelöst) gegen Diphtherie empfehlen. Wenn lokale Antiseptica bei Diphtherie überhaupt angezeigt sind, dann kommt das Chinolin, welches nach meinen Untersuchungen an antiseptischer Wirksamkeit die Carbolsäure, Salicylsäure, Alkohol etc. übertrifft, in erster Linie in Betracht.

Aber auch die Bestrebungen, im Chinolin ein Ersatzmittel des Chinins zu versuchen — dessen künstliche Synthese doch nur mehr eine Frage der Zeit ist — sind zu meiner Freude nicht auf unfruchtbaren Boden gefallen. Die theoretisch und praktisch interessanten und nicht erfolglosen Versuche mit dem Kaïrin und Antipyrin, welche Derivate des Chinolins sind und dem Chinin schon näher stehen als das Chinolin, sind durch meine Arbeiten über das letztere angeregt worden.

Dr. MORELL MACKENZIE, de Londres, observed, that he would not trespass on the time of the section, as his views had already been published in the first volume of his work on Diseases of the throat. He invited the members of the section to try the employment of varnishes especially a 20 % solution of tolu in ether. He congratulated Dr. Berlème-Nix on the splendid results he had obtained with the sharp spoon, and he hoped that others would give this method a fair trial. At the same time, if destruction of the membrane is desirable, he would suggest that electro-cautery should be tried.

Dr. CATTI, de Fiume, verhält sich in der Behandlung der Diphtherie vollkommen negativ. Erhaltung der Kräfte und Einathmungen von Dämpfe nach Oertel sei das einzige was er gebrauche. Leichte Fälle heilen immer, und bei den schwereren Fällen habe er trotzdem keine grössere Mortalität als andere.

Dr. Seifert: Von den Herrn, welche sich an der Discussion betheiligt haben, wende ich mich zuerst gegen Herrn Catti, der sagt, dass leichte Fälle überhaupt nicht behandelt zu werden brauchen. Es ist nicht von vornherein unzweifelhaft, ob ein Fall leicht oder schwer verlaufen wird, da, wie dies vorhin Gottstein hervorgehoben hat, Fälle vorkommen, in denen die Intensität der ganzen Erkrankung durchaus nicht in direktem Verhältniss steht zur Ausbreitung und Intensität des lokalen Processes. Würde man in solchen Fällen, in denen es sich um ursprünglich leichteste lokale Krankheitsprodukte handelt (wenig umfangsreiche Membranen) und in denen schwerste Allgemeinerscheinungen nachfolgen, jede Behandlung unterlassen, so könnte man vor schweren Selbstvorwürfen, die Hand in den Schoss gelegt zu haben, nicht sicher sein.

Herrn Fränkel erwiedere ich, dass ich sehr wohl die leichten und die schweren Fälle von einander getrennt habe, dass in den leichten Fällen die Krankheitsdauer eine kurze, 3—4-tägige und in den schweren eine ausgedehntere (7—10—14-tägige) gewesen sei und dass ich mir sehr wohl vorstellen kann, dass bei den leichten Fällen in 3 Tagen vollkommene Reparation eintreten kann. Die mechanische Therapie konnte ich deshalb nicht in die Besprechung hineinziehen, weil mein Thema nicht entsprechend gesetzt ist, dass ich davon reden konnte, doch muss ich in der Discussion hervorheben, dass ich jede rein mechanische Behandlung, mag es sich nun um einfaches Abkratzen der Membranen oder um den scharfen Löffel handeln, mit Entschiedenheit verwerfe.

Herr Reichert hegt Zweifel, ob Chinolinum tartaricum nicht die Hirnthätigkeit schädlich beeinflusse. Dem entgegen verweise ich auf meine Versuche mit Ch. tartar. als antifebrile, bei denen Gehirn- und Herzthätigkeit aufs Vortheilhafteste beeinflusst wurden. Uebrigens wird nicht Chin. tartar., sondern das Chinol. purum bei Diphtheritis benutzt.

Herrn Gottstein halte ich entgegen, dass ich die diphtheritischen Krankheitsprodukte i. e. die Membranen durchaus nicht als unschädlicher Natur ansehen kann, denn ebenso gut als mit diesen ein Anderer (z. Beispiel der behandelnde Arzt) inficirt werden kann, ebenso gut kann das Individuum, das diese Membranen producirte, von diesen aus einer Allgemein-Blutinfektion unterliegen.

Und schliesslich stimme ich vollständig mit den Anschauungen Gottstein's überein, dass über den Werth oder Unwerth eines Mittels nicht die Erfahrungen eines Einzelnen entscheiden können, sondern dass hierzu möglichst Viele beitragen müssen, und ich würde nur wünschen, dass in Bezug auf das mehrfach besprochene Chinolin alle jene Aerzte, die das Mittel versucht haben, ihre Erfahrungen, gute oder schlechte, mittheilen möchten.

Dr. F. Waldow, de Gustrow: Ich spreche aus einer 26-jährigen Erfahrung, theils als Krankenhausarzt sowie auch aus meiner Privatpraxis, wohne in einem Lande, wo die Diphtheritis einheimisch geworden und die Kinderwelt decimirt ist. Der dortige Bezirksverein der Aerzte sowie auch ich haben die verschiedensten Mitteln gebraucht, auch das von Seifert angegebene Chinolin, und ist das Resultat, dass Chinolin ohne jede Wirkung ist. Es treten die Epidemien sowie auch die einzelnen Fälle, intensiv oder extensiv, verschieden auf, und wirkt zu einer Zeit das Mittel gut, während es zu anderer Zeit gar nicht wirkt; man habe daher zu keinem Mittel unbedingtes Vertrauen.

Die Hauptbedingungen der Behandlung sind:

1) Oertliche Reinigung der ergriffenen Theile theils durch Gurgelungen mit leichten desinficirenden Mitteln (Salicylsäure, Alaun, Liq. Ferri sesquichlorati, Sublimat) oder mit Inhalation von solchen, ja keine örtlichen Aetzungen;

2) Unterdrückung des Fiebers und Vorbeugung von Nachschühen durch Chinin und Kali chloric;

3) örtlich entzündungswidrige Mitteln, Eis insbesondere;

4) roborierende Diät;

5) strenge Isolirung der Kranken und Trennung der einzelnen Fälle, damit durch Cumulation keine Steigerung entsteht.

Dr. C. Waldow, de Treptow am Tollensee: Ich halte die Diphtheritis für eine allgemeine Infektionskrankheit und lege den Schwerpunkt auf die innere Behandlung; eine örtliche Behandlung mit Aetzmitteln ist unrichtig, da durch Nebenreizung der Rachenschleimhaut und leichtes Entstehen von Wunden in derselben immer wieder neuer Giftstoff von dem örtlichen Heerd in das Blut gebracht wird.

Meine Behandlung:

Reichliche frische Luft, kräftige flüssige Nahrung, Excitantia, Spirit. ferri chlor. aeth., Eiskrawatte um den Hals, Schlucken von Eispillen, in der Abstossungsperiode Priessnitz'scher Umschlag um den Hals und Gurgelungen mit lauwarmem Camillenthee mit Aq. Calcis vermischt, zur raschen Abstossung zugleich mit Desinfektion.

Innerlich wende ich Brom an, 3—5 % Bromkaliumlösung am Krankenbett mit Aq. Calcis vermischt; bei Affektion der Larynx Inhalationen von Acid. lactic., nach meiner Erfahrung das beste Lösungsmittel der Membranen.

Brechmittel zur Herausschaffung der Membranen halte ich für ohne Nutzen, in Gegentheil schädlich, da die Kräfte nach Anwendung derselben rasch kollabiren.

Dr. Rothe, de Altenburg: Regarding the »abortive treatment« by means of the »sharp-spoon« I can state, that I have seen it applied in the hospital of Altenburg by a colleague of mine in about a dozen of cases with perfect success. In few cases the operation had to be repeated, in the majority the first was sufficient. I feel myself obliged to state this, because I have always been opposed to this surgical treatment.

My own method, which I have published first in the »Allgem. Medic. Centralztg.« 1881, and of late in a monography »Die Diphtherie« Leipzig 1884 (2. Edit.), is that of administering the Bicyanide of Mercury in small but hourly repeated doses (Rp. Hydrarg. bicyanat. 0,01, aqu. dest. 120,00, Tr. Aconiti 1,00; a tablespoonful every hour) for two weeks, if necessary, until every trace of the local process has disappeared. To assert the localized action of the Mercury, I applied locally a solution of the acetate of Aluminia both with the brush and as gargle.

High temperatures were combated by Quinine and permanent application of the cold sheet. Of the first 100 cases I lost 7, of whom 5 did not come under treatment until the 3d or 4th day in an advanced stage of the disease. I hesitate to believe in a »specific« action of the remedy, but should call the method the »localizing method of Mercurial treatment«.

Dr. Daly, de Pittsburgh U. S. A.: Reiter of Pittsburgh was the earnest apostle of the Calomel treatment of Diphtheria and his followers among the profession are increasing in the various modifications of mercurial treatment by the use of the Cyanide of mercury, the Bichloride &c. As to whether the modifications of the Reiter-method are superior, is a question; certain it is however that all depend for their excellence upon the mercurial base. The plan advised and for many years carried out by Dr. Reiter was to administer large doses of Calomel unmixed with any thing. Say to a child 4 years old he would administer 3 to 5 grains Calomel every one or two hours until the action of the Drug was made manifest upon the alimental tract by the production of »Pea soup« or greenish yellow stools. The interval of administration of the dose is then increased rather than the dose diminished in order to secure from 2 to 3 stools per day. These foregoing points are merely guides in the administration of the drug while the curative action is seen in the exfoliation and non-reproduction of the false membrane in the fauces. Debility does not follow the copious catharsis strange to say and the treatment is so palatable for the patient and so easily carried out by the nurse as to make it easily available in practice, and while the statistics are not claimed to be as flattering as those declared by Dr. Berlème Nix by means of the sharp spoon yet I commend a trial of the Calomel treatment after the Reiter method as being entirely worthy of further observation. As to the sequel of paralysis in the Calomel treatment I am unable to say further than that I have thought that it is more liable to follow; this however is not admitted by the more ardent friends of the method.

Dr. Reichert: Meine Herren! Bei der Discussion über eine die Aerzte so allgemein interessirende Krankheit müssen wir sehr genau die Fassung und den Ausdruck für das Ergebniss unserer Discussion erwägen. Wir können bei keiner erheblicheren Krankheit verlangen, dass sie durch eine bestimmte Behandlung in jedem Falle geheilt werde, sondern es handelt sich um die Frage, welche Behandlung bessere Resultate giebt. Auch Typhus und Pneumonie heilen ohne Behandlung, aber die Kaltwasser- und Chininbehandlung geben bessere Resultate. Auch bei der Diphtheritis kann ich es nicht für richtig halten, einen negativen Standpunkt einzunehmen, wenn auch sehr viele leichte und selbst mittelschwere Fälle ohne Behandlung heilen. Durch energische allgemeine und örtliche Behandlung erreichen wir oft auch in sehr schweren Fällen die Genesung und können logisch dies Resultat nur auf die Behandlung zurückführen.

Dr. Hering, de Varsovie: Meine Herren! Die heutigen Debatten haben erwiesen, dass die Mehrzahl der Aerzte in einigen höchst wichtigen Punkten vollkommen übereinstimmt. Diese sind:

1) Dass die Diphtheritis eine Infektionserkrankung ist, bei deren Behandlung der allgemeine Zustand berücksichtigt werden muss, und eine allgemeine tonisirende Behandlung von grossem Nutzen wird.

2) Dass die lokale Behandlung, so lange sie sich auf die Idee der Antiseptik stützt, ihre vollkommene Berechtigung gefunden hat.

3) Dass sich keine specifike Arkana bisher gegen Diphtheritis bewährt haben.

4) Dass die instrumentale Therapie nur vereinzelte Verfechter und Anhänger unter uns gefunden, und im Allgemeinen nicht acceptirt ist.

5) Dass man mit verschiedenen Mitteln Erfolge erringen kann, die aber meistentheils von der Intensität der Erkrankung, ihrer Form, der Constitution des Kranken oder den Eigenthümlichkeiten gewisser Epidemien abhängen.

Dr. BERLÈME NIX (Conclusion): About my experiences with regard to the scoop-treatment I do not think there is more for me to say than I already have had the honour to tell you. I would only strongly advocate the treatment to be tried, and I beg you, gentlemen, put off a definitive judgement, until the results off such a multifarious trial are placed before us. The main point is, if the scoop may be found to be a remedy against a complaint, which is, as Diphtheria seems to be, a highly rising one. Finally I give my best thanks to the honorable Dr. Morell Mackenzie for his kind words to me and for the kind acception he has given my treatment.

Tuberkulöse Tumoren im Kehlkopf, endolaryngeale Exstirpation. Heilung.

Tumeurs tuberculeuses du larynx, extirpation endolaryngienne, guérison.

Tuberculous tumors in the larynx, endolaryngeal extirpation, recovery.

Prof. Dr. **Joh. Schnitzler**, de Vienne.

Prof. Schnitzler theilt den folgenden sowohl in pathologischer als klinischer Beziehung interessanten Fall mit.

Chronische Kehlkopf- und Lungentuberkulose, Husten, Fieber und Abmagerung. Heiserkeit bis zur Stimmlosigkeit. Athembeschwerden bis zur Erstickungsgefahr. — Ziemlich ausgebreitete Lungeninfiltration. — Im Kehlkopfe mehrere bohnen- bis haselnussgrosse Tumoren, die sich als Tuberkelkonglomerate erwiesen. Tracheotomie. Bald nachher endolaryngeale Exstirpation der Tuberkelknoten. Jodoform-Insufflationen. Allmälige Besserung aller subjektiven und objektiven Symptome, so dass nach drei Monaten die Trachealkanüle entfernt werden konnte.

Neuerliche Wucherungen der Kehlkopfschleimhaut erzeugen allmälig wieder Athembeschwerden, so dass nach weiteren drei Monaten ein zweites Mal die Tracheotomie gemacht werden musste. — Es entwickelt sich Blennorrhoe der Kehlkopf-, Luftröhren- und Bronchialschleimhaut mit einer sehr übelriechenden, zur Borkenbildung neigenden Sekretion, welcher Zustand durch Sublimat-Inhalationen und Jodoforminsufflationen wesentlich gebessert wird.

Gleichzeitig wird durch Katheterismus des Larynx und der Trachea die durch Perichondritis bedingte Verengerung so weit behoben, dass man ein Jahr nach der zweiten Tracheotomie neuerdings den Versuch wagen darf, die Kanüle zu entfernen, was auch wieder gelingt. Vorsichtshalber wird die Trachealfistel noch nicht geschlossen, sondern dieselbe wird für einige Zeit durch eine kleine Platte aus Hartgummi, die einen kleinen in das Lumen der Trachealfistel hineinragenden Sporn trägt, geschlossen. — Patient athmet ganz frei. — Die Stimme ist selbstverständlich klanglos, aber in Folge Verschlusses der Stimmritze durch die Taschenbänder doch deutlich vernehmbar. — Das Aussehen des Patienten ist ein überraschend gutes.

A. G., 21 Jahre alt, Kaufmann aus Russland, kam Mitte November 1882 nach Wien, um hier wegen seines schweren Leidens Rath und Hilfe zu suchen . . . Ich sah den Kranken zum ersten Male am 25. November 1882. — Mit heiserer, kaum verständlicher Stimme erzählte er, dass er als Kind an skrophulösen Drüsenschwellungen gelitten habe, sonst aber immer ziemlich gesund gewesen wäre, bis er vor etwa einem Jahre zu husten begann. Allmälig stellte sich auch Heiserkeit ein, die sich seit Kurzem bis zur gänzlichen Stimmlosigkeit gesteigert habe. Seit einigen Wochen leide er an einer stetig zunehmenden Athemnoth und in den letzten Tagen auch an Schlingbeschwerden; dabei allgemeine Schwäche, Abmagerung und zeitweilig Fieber.

Kurz, ich sah vor mir ein Jammerbild, wie wir es im letzten Stadium der Kehlkopf- und Lungenschwindsucht eben nicht selten zu sehen bekommen.

Die Diagnose war in diesem Falle ohne jede physikalische Untersuchung fast ebenso sicher, wie die Prognose in Bezug auf das baldige Ende des Kranken eine unzweifelhafte schien.

In der That ergab die Perkussion und Auskultation der Lungen beiderseits ziemlich ausgebreitete Infiltration und fanden sich auch in den Sputis zahlreiche Tuberkelbacillen.

Soweit wäre also an dem Falle nichts Besonderes gewesen; dagegen fand ich bei der laryngoskopischen Untersuchung ein ganz anderes Bild, als wir es bei der Larynxphthise zu sehen gewöhnt sind. Die Schleimhaut des Kehlkopfes war wohl blass und locker, aber nirgends eine Spur von Ulceration; die Stimmbänder waren kaum sichtbar, indem der ganze obere Kehlkopfraum von mehreren, aus der Morgagni'schen Tasche hervorragenden bohnen- bis haselnussgrossen Tumoren ausgefüllt war. Diese Tumoren waren etwas röther als die übrige Schleimhaut und bei guter Beleuchtung konnte man deutlich zahlreiche grau- und gelbweisse, stecknadelkopfgrosse Knötchen, die in die Schleimhaut eingebettet schienen, wahrnehmen.

Im ersten Augenblicke glaubte ich es mit gewöhnlichen Papillomen zu thun zu haben; nach genauerer Untersuchung und Erwägung des ganzen Krankheitsbildes erklärte ich jedoch diese polypösen Wülste für Tuberkelgeschwülste, das heisst für ein Konglomerat von Miliartuberkeln.

Die Professoren Billroth und Störck, die von dem Patienten ebenfalls konsultirt wurden, stimmten dieser meiner Diagnose bei; ebenso einig waren wir in der traurigen Prognose. Uns Allen schien bei der hochgradigen Dyspnoe die sofortige Tracheotomie unumgänglich, so wenig wir uns auch einen dauernden Erfolg von der Operation versprachen.

Mein Vorschlag, die Tumoren auf endolaryngealem Wege zu entfernen, wurde von den beiden genannten Kollegen, als ziemlich zweck- und aussichtslos, vorläufig nicht aczeptirt. So wurde denn auch am 30. November 1882 von Prof. Billroth die Tracheotomie ausgeführt.

Nachdem der Vitalindikation entsprochen war, ging ich nach etwa acht Tagen an die Entfernung der Geschwülste, und es gelang mir auch, mit der Keklkopfguillotine die drei grössten Tumoren — zwei aus der linken, einen aus der rechten Morgagni'schen Tasche — zu entfernen.

Die Tumoren waren, wie bereits erwähnt, bohnen- bis haselnussgross und zeigten sich beim Einschneiden von mittlerer Konsistenz; auf der Schnittfläche sah man schon mit freiem Auge zahlreiche, in die Schleimhaut eingestreute Tuberkel.

Herr Prof. Kundrat, der die Güte hatte, die exstirpirten Stücke wiederholt mikroskopisch zu untersuchen, schrieb mir über das Resultat seiner Untersuchung:

Geehrter Herr Professor!

Die histologische Untersuchung der mir übergebenen Präparate ergab, wie ich Ihnen schon mitgetheilt, eine polypöse Wulstung der Schleimhaut durch Infiltration unter einer so reichlichen Durchsetzung derselben von miliaren Tuberkeln, dass man diesen Wulst als ein förmliches Konglomerat von Tuberkeln ansehen konnte.

Diesmal (es handelte sich jetzt nur noch um die später exstipirten kleinen Wülste) ergiebt sich eine einfache diffuse Infiltration der Schleimhaut, wie sie für chronische tuberkulöse Prozesse charakteristisch, und spärliche miliare Infiltrate, meist in der Nähe von Gefässen, ohne Riesenzellen, die das erste Mal fast in jedem miliaren Knötchen waren!

Prof. Kundrat.

Nach Exstirpation der Tuberkel-Tumoren machte ich Jodoforminsufflationen, nach meiner Erfahrung das verhältnissmässig wirksamste Mittel bei Kehlkopftuberkulose, wenn die Methode gut und konsequent angewendet wird. Die Wirkung dieser Behandlung blieb auch diesmal nicht aus, ja sie war eine geradezu überraschende. Nicht nur dass die durch die Operation erzeugten Wunden rasch heilten, auch die Schwellung der ganzen Kehlkopfschleimhaut nahm rasch ab, so dass selbst die frühere Unbeweglichkeit der Aryknorpel sich allmälig etwas besserte. — Innerlich bekam Patient Eisen und Arsenik.

Nach einiger Zeit war das Allgemeinbefinden soweit gebessert, und der Zustand des Kehlkopfes ein derart befriedigender, dass ich bereits die Frage, ob man die Kanüle nicht entfernen könnte, ernstlich in Erwägung zog, und als Patient Ende Februar bei wiederholtem Versuche mit verschlossener Kanüle gut athmete, entschloss ich mich, die Kanüle ganz zu entfernen. Da dies jedoch in der Poliklinik nicht gut durchfürbar war, nahm Prof. Billroth den Patienten behufs Entfernung der Kanüle am 20. Februar in's Rudolfinerhaus auf, von wo er dann am 6. März mit vollkommen geheilter Tracheotomiewunde und, wie es im Protokolle erwähnt steht, gesund entlassen worden.

Am 30. März desselben Jahres, d. h. 1883, stellte ich den Patienten in der k. k. Gesellschaft der Aerzte als »geheilt« vor, bemerkte jedoch gleich, dass die Möglichkeit von Rezidiven und Nachschüben nicht ausgeschlossen, sondern vielmehr sehr wahrscheinlich sei und desshalb müsste auch Patient fortwährend unter strenger ärztlicher Beobachtung und Ueberwachung bleiben. Patient befolgte jedoch diesen Rath nicht; er hielt sich eben für ganz gesund, ging seinem Geschäfte und Vergnügungen nach, machte Reisen u. s. w.

Als ich ihn Ende Juni wieder sah, war sein Zustand wesentlich verschlimmert; Aussehen sehr schlecht, beträchtliche Dyspnoe, geräuschvolle pfeifende Inspiration. Bei der laryngoskopischen Untersuchung sieht man die Taschenbänder geschwellt und geröthet, von den Stimmbändern sind nur die infiltrirten Ränder sichtbar; unter dem rechten Stimmbande eine flottirende Geschwulst. Die Rima erweitert sich bei der Inspiration auf Rabenfederdicke. Von der anfangs beabsichtigten Dilatation mit Larynx-Kathetern wird Abstand genommen, sondern er wurde neuerdings in das »Rudolfinerhaus«, aufgenommen, wo diesmal Dr. Gersuny am 6. Juii 1883 die Tracheo-Laryngotomie ausführte. »Luftröhrenschnitt in der alten Narbe unter dem Schildknorpel. Einlegen einer Trachealkanüle. Spaltung nach oben durch die untere Partie des Thyreoidknorpels. Geringe Blutung. Keine Ligatur. Der subchordale Raum erscheint zirkulär besetzt von schwammigen, grauröthlichen, in das Larynxinnere prominirenden Massen, deren eine grössere sich unter dem rechten Stimmbande befindet. Um die Trachealkanüle wird Jodoformgaze gestopft, um das Herabfliessen von Blut zu verhindern; dann werden die tuberkulösen Massen mit dem Löffel ausgekratzt, die grösseren, festeren Partien mit der Scheere abgetragen. Es wurde Alles entfernt, was sich vom Knorpel abschaben liess, auch die Stimmbänder, die, von unten gesehen, kaum mehr als solche zu erkennen waren. Die Trachealschleimhaut nach unten hin verdickt, streifenförmig injizirt. Tamponade des Larynxinnern mittelst Jodoformgaze, keine Vereinigung. Die entfernten Massen hatten kaum die Grösse einer Haselnuss. -- Am 12. Juli wird ein Bruns'scher Kehlkopf ohne Stimmapparat eingelegt; Patient spricht damit in ganz deutlichem Flüsterton, fühlt sich wohlauf und bleibt zur Erholung noch einige Wochen im Hause. — Am 26. August geheilt entlassen.

Jetzt verschwand der Patient für längere Zeit aus meinem Gesichtskreise. Als ich ihn im März 1884 wieder sah, fand ich ihn viel schlimmer. Es sah schlecht aus, athmete schwer, d. h. trotz Trachealkanüle keuchend und rasselnd. Das Auffälligste war aber diesmal ein penetranter Geruch, den der Kranke weit um sich verbreitete, so dass er für seine Umgebung unleidlich wurde. Dies war auch, wie er gestand, der Grund, dass er mich bat, ihn wieder in Behandlung zu nehmen. Er war nämlich, seitdem ich ihn nicht gesehen, bei verschiedenen Aerzten gewesen und mit den verschiedensten Mitteln behandelt worden, aber wie sich zeigte, ohne den gewünschten Erfolg.

Die Untersuchung der Lunge ergab wohl keine Zunahme der Dämpfung, dagegen hatte sich zu dieser ein diffuser Bronchialkatarrh mit einem massenhaften, sehr übelriechenden Sekret gesellt. Bei der laryngoskopischen Untersuchung fand ich starke Röthung und Schwellung der ganzen Kehlkopfschleimhaut, aber nirgends eine Ulzeration; es war dies um so anffälliger, als die Wulstung der Schleimhaut an einzelnen Stellen des Kehlkopfes, insbesondere an den Taschenbändern und den Aryknorpeln eine beträchtliche war. Die Aryknorpel standen ziemlich weit auseinander, bewegten sich jedoch nur sehr wenig; zwischen ihnen durch fiel beim ersten Blick in den Kehlkopf im Spiegelbilde die glänzende

Trachealkanüle auf. — Von den Stimmbändern war nichts zu sehen. — Die Schleimhaut war mit einem mässigen, gelblichen Sekret belegt, das, wie sich bei wiederholter Untersuchung zeigte, meist rasch eintrocknete und einerseits die Kanüle oft verlegte und andererseits den erwähnten foetiden Geruch verbreitete.

Ich liess nunmehr den Kranken mehrmals täglich Sublimatinhalationen und dabei zeitweilig Jodoforminsufflationen machen. Der Erfolg dieser Behandlung war geradezu überraschend.

Die Sekretion nahm ziemlich rasch ab, der Geruch schwand allmälig und die Schwellung der Kehlkopfschleimhaut wurde wieder geringer, so dass der Patient sich bald so wohl fühlte, dass er neuerdings das Verlangen stellte, ich möge die Trachealkanüle doch wieder entfernen, nachdem er bei zeitweiliger Verstopfung oder bei Herausnahme derselben keine Athembeschwerden habe.

Im Einvernehmen mit Herrn Prof. Billroth geschieht dies nun neuerdings. Hier das Protokoll, welches ich der Güte der Herren Sekundarärzte des Rudolfinerhauses, der Doktoren Eiselberg und Rosmanit verdanke:

Am 12. Juni 1884 lässt sich Patient abermals behufs Entfernung der Kanüle in's Rudolfinerhaus aufnehmen. Gutes Aussehen, vorzügliches Allgemeinbefinden. Im Larynx keine Spur einer Ulzeration zu bemerken.

Beide Kanülen werden auf einmal entfernt und die Trachealfistel durch einen gut schliessenden Stöpsel verschlossen, der Tag und Nacht liegt, nur Morgens behufs Reinigung für kurze Zeit entfernt wird. Dabei expektorirt jedoch Patient stets so grosse Massen von fötid riechendem Sputum, dass es doch nicht räthlich erscheint, dem Drängen des Kranken, die Fistel zu schliessen, nachzugeben. Es wurde daher eine kleine Platte aus Hartgummi konstruirt, die einen kleinen, in das Lumen der Trachealfistel hineinragenden Sporn trägt. Dabei tägliches Einführen von Larynxkathetern. Innerhalb der Zeit vom 1. bis 17. Juli konnte man von Katheter Nr. 5 bis Nr. 10 aufsteigen; da schliesslich das Lumen des Kehlkopfes als genügend weit befunden war, bleibt vom 17. Juli ab das Katheterisiren aus. Bei der laryngoskopischen Untersuchung ergiebt sich ein sehr geräumiger Kehlkopf. Nirgends eine Ulzeration. Schleimhaut etwas hyperämisch. Starke wulstige Verdickung der falschen Stimmbänder. Innerlich bekommt Patient Ferrum mit Arsen, ferner dreimal täglich Inhalationen von Natr. benzoic. und Ol. pini.

Anfangs August 1884: Gegenwärtig befindet sich der Kranke ganz wohlauf, hat guten Appetit, schläft gut, manchmal starken Husten des Nachts. Trägt die Kautschukplatte nach wie vor.

Die Untersuchung des Sputums auf Tuberkelbacillen, die im Ganzen 8- bis 10mal und stets nach beiden Methoden (Rindfleisch'sche Schnell- und Ehrlisch'sche Langsam-Färbe-Methode) von Dr. v. Eiselsberg vorgenommen wurde, ergab im Anfang seines diesmaligen Spitalsaufenthaltes beiläufig in $^1/_2$ der untersuchten Präparate positives Resultat, jedoch waren auch in diesen Fällen die Bacillen nicht sebr reichlich vorhanden. Seit Mitte Juli gar keine Bacille mehr nachweisbar.

DISCUSSION.

Dr. REICHERT, de Rostock: Ich möchte an Herrn Professor Schnitzler die Frage richten, wesshalb er die an der hinteren Wand befindlichen Geschwülste bei Lungen-, resp. Kehlkopftuberculose, nicht zu den tuberculösen Kehlkopfgeschwülsten rechnen will. Ich habe 2 Fälle gesehen von Lungen- und Kehlkopftuberculose, bei welchen die auf der hinteren Wand des Kehlkopfs befindliche Geschwulst in der Form und Grösse einer Zeigefingerkuppe frei in das Kehlkopflumen hineinragt.

Dr. KRAUSE, de Berlin, fragt, welche Kriterien Prof. Schnitzler für die Diagnose solcher tuberculöser Tumoren aufstellen würde?

Dr. GOTTSTEIN, de Breslau, fragt, wie der Boden beschaffen gewesen sei, auf dem die Geschwulst gesessen habe; er glaube, dass Geschwülste dieser Art als tuberculöse Infiltrationsgeschwülste zu betrachten seien und sich histogenetisch und pathologisch-anatomisch nicht von den papillomatösen Exrescenzen unterscheiden, die wir so oft an der pars interarytaenoidea entweder in der Umgebung von Geschwüren, aber nicht selten auch ohne Ulcerationen beobachten. Redner macht auf einen in seinem Lehrbuch mitgetheilte Fall aufmerksam, bei dem das knotige Aussehen des Larynxinnern bei dem behandelnden Arzt der Verdacht des Carcinoms erregte und wo die Larynxexstirpation in Erwägung gezogen worden war. Redner findet keinen Grund, solche Geschwülste als wirchliche Neubildungen anzusehen.

Dr. MORELL MACKENZIE, de Londres, would be glad to know whether Prof. Schnitzler considered the tumours he had removed analogous to the cases of tubercular tumours of the nose which ran a very slow course, and sometimes lasted ten or fifteen years. When they are removed they seem always to return, but they do not seem to be dangerous to life.

Dr. E. FRAENKEL, de Hamburg: Ich glaube nicht, dass wir berechtigt sind, in den von Herrn Schnitzler berichteten Fällen von Tumoren zu sprechen; pathologisch-anatomisch unterscheiden sie sich nicht von den an der hinteren Wand sitzenden, oft schneckenähnlichen, bei Phthisikern häufig vorkommenden Anschwellungen und die eigenthümliche Form hängt ab von der Localität.

Dr. MAX SCHAEFFER, de Bremen: Ich habe zwei derartige Fälle beobachtet, welche ich als tuberculöse Infiltrationsgeschwulst bezeichne. Dieselben gingen von den falschen Stimmbändern aus. Da die Phthise der Patienten schon zuweit vorgeschritten war, verzichtete ich auf die Entfernung derselben. Die Patienten starben auch bald darauf.

Bei einem dritten Fall sah ich einen haselnussgrossen Tumor an der Incisura interarytaenoidea eines phthisischen Dienstmädchens. Der Tumor war auf keinem Ulcus entstanden. Da die Lungen-Phthise sich wesentlich gebessert, entfernte ich die glatte Geschwulst mit der kalten Schlinge und cauterisirte die Basis dann mit dem Galvanokauter. Ich möchte solche Tumoren als tuberculöse Infiltrationsgeschwülste bezeichnet wissen.

Dr. HERING, de Varsovie: Ich habe vor Kurzem einen Fall beobachtet, wo auf dem falschen linken Stimmbande sich ein beträchtlicher blasenhüglicher haselnussgrosser Tumor gebildet hatte, der aus einer blassen Ulcerationsfläche, die mit Granulationen bedeckt war, hervorsprosste. Die Lungen waren afficirt, der allgemeine Zustand aber noch leidlich. Der Fall war als Polyp aufgefasst und sollte operirt werden, wovon ich abgerathen habe.

Prof. SCHITZLER bemerkt, dass diese Tumoren wesentlich verschieden sind von den gewöhnlichen tuberculösen Infiltraten im Kehlkopfe, wie wir solche täglich zu Gesichte bekommen. Er verweist ferner in Bezug auf die Tuberkelgeschwülste im Kehlkopfe auf die wenigen Mittheilungen die bisher darüber vorliegen, von denen sich dieser Fall noch dadurch wesentlich unterscheidet, dass nicht nur die Diagnose am Lebenden gemacht war, sondern auch die Operation von einem Erfolge begleitet war, wie solche in der Literatur kaum noch verzeichnet sein dürfte.

Rhinolithes.

Rhinolithes.

Ueber Rhinolithen.

Dr. **E. Schmiegelow**, de Copenhague.

Gentlemen! I have the honour af calling your attention to a special class of foreign bodies in the air passages, namely the Rhinolithes, and I do so especially in consideration of the relative great rareness of the disease, which is often the cause of great diagnostical difficulties, equally disagreable to the physician and the patient.

The idea to this paper was given by a remarkably fine case which I had the opportunity of observing and treating at the beginning of this year, the history of which I, with your permission, will relate in extract:

On the 25th Jan. 1884 I was consulted by a man, aged 58 years, who for 16 years had suffered from an purulent and ill-smelling discharge from the left nostril, combined with an entire obstruction of that half of the nose. He was otherwise in a very good state of health, did not complain of pains or such like. There was only one symptom, which caused great surprise both to himself and his family. Every time he got warm a profuse cold perspiration broke out on the whole left side of his head. This phenomenon lasted from 5—6 years, and 4 years ago it disappeared entirely. At the examination the right half of the nose was found to be free. In the left side the lining membrane was red and swollen, covered with fœtid, purulent mucous. About 1 inch behind the nostril the cavity of the nose was filled by a hard body, of dark appearance, which entirely filled meatus infimus and reached far up into meatus medius. It grasped concha infima in the shape of a fork, and lay firm and immoveable, resisting all efforts to move it with a probe. By rhinoscopia posterior the choanæ, were found to be normal and free, and the posterior end of the foreign body could not be discovered. I did not for one moment doubt that I here had to do with a rhinolith, as a sequester, the only thing for which it could be mistaken, scarcely could be imagined to have been expelled from the skeleton of the face without causing a greater or smaller deformity, which was not the case. The stone was removed in two sittings. With a powerful ecraseur I first of all got rid of the part which went up into meatus medius and so succeeded in making the stone moveable, and at the next sitting I managed to make lithothripsie by means of a powerful forceps, after which the fragments were removed by syringing. After the stone was removed it was seen to have been situated in a cavity, whose sides were formed of a gangrænous mass which partly belonged to the lining membrane of septum partly to that of concha infima and the bottom of the nasal cavity, and in several places denuded parts were felt. In the course of a week this pulpous mass was ejected, the denuded parts became covered and no more affected parts were to be found in the nasal cavity. The patient was declared to be cured.

The stone was equally composed, in layers without any nucleus and contained only a small quantity of organic matter (amongst which there was no oxalic acid). The inorganic matters composed the greater part, and these were especially phosphate of lime and phosphate of magnesia a little carbonate of lime and traces of chlorides.

Gentlemen! There is only one symptome in this case, to which I take the liberty of drawing your attention. The pt. stated that he during 5—6 years felt a profuse perspiration break out on the left side of his head whenever he got warm; this phenomenon ceased entirely 4 years ago. It is certain that we here have to do with a vasomotorical reflex-neurosis caused by the irritation of the rhinolith on the end of certain nervs of trigeminus. The curious part is the circumstance that the phenomenon ceased 4 years before the stone was extracted. I believe that this is caused by continual growth of the rhinolith so that it at last exercised so strong a pressure on the mucous membrane of the nose, that this with its nervous elements was destroyed. Once arived at this point the reflexneurosis could no longer be produced. You will remember, that the stone lay in a cavity whose sides were covered with a pulpous, necrotical substance, and that denuded osseous parts were found both on concha infima and the bottom of the nasal cavity.

Rinolithes are very rare and I am convinced that there are many of those here present, who never have had and never will have the opportunity of seeing them in their practise. There are only very few cases mentioned in literature although this, as regards rhinolithes goes over 300 years back. The first who mentions them is Mathias de Gardi in the year 1502. More than a hundred years later my countryman, Thomas Bartholin, gives the account of 2 fine cases. In 1859 Demarquay is only able to find 15 cases thereof in literature. Since then rhinoscopy has made great progress and the number of specially educated rhinoscopists has been greatly increased, yet one very seldom meats with accounts of rhinolithes in literature. Stoerk with his great experience has only seen one case, and in Denmark there have beside my case only been the two mentioned by Thomas Bartholin. That which gives such great interest to the rhinolithes is, next to their great rareness, the difficulty of which their diagnosis often is the cause. One thinks that one has to do with anything but rhinolithes, and many are the cases which for years have been treated as necrosis of the skeleton of the nose or as malign tumors in the nasal cavity until some day, quite accidentaly the real nature of the disease is discovered. As a good example of this I can quote the case mentioned by Jacquemart in Annales des maladies de l'oreilles, March 1884:

A man aged 41 years had a rhinolith which more than ten different medical men had mistaken for a malign tumor. Jacquemart himself was of the same opinion for a long time, until he at last decided to remove the supposed tumor by means of a galvanocaustic snare. In this attempts to place the loop he broke off a piece of stone, and thereby the diagnosis was given.

The diagnosis once ascertained the mode of treatment is given, namely: extraction, either *in toto* or after preceding *lithothripsie*. A lithothripsie will generally be possible as the rhinolithes usually are rather brittle. If the stone is too big to be removed in toto and to hard to permit lithotripsie, one may be obliged to loosen the nose from its insertion so as to procure better space.

I will finish this paper with the following conclusion:

If one has to do with a strong and healthy person who for years has suffered from obstruction of one of the nostrils and purulent ill smelling discharge from the same, and if we find a hard foreign body obstructing the nasal cavity, one ought always to think of rhinolith provided that there be no deformities in the skeleton of the face which would be in favour of a sequester.

DISCUSSION.

Dr. Morell Mackenzie, de Londres, remarked that he had seen three cases and described two in his recent work. In one of these great difficulty was found in removing the stone and it was only after cutting through the stone with bone forceps that it could be got away. Though the disease was rare, it was no doubt sometimes overlooked.

Dr. Bosworth, de New York: If I understand Dr. Schmiegelow he reports this rhinolith as occurring without a center of development. In the lapse of 10 years I have removed three rhinoliths. One had as a center a deciduous, another was found around a cherry pit, and in the third the case was of such long standing that its center had disappeared though there was a cavity in the center of the stone. This last case was interesting as having given rise to Hayfever which had lasted 8 years. The attacks disappeared on the removal of the stone.

Voice-training.

L'éducation de la voix.

Das Schulen der Stimme.

Dr. **F. H. Bosworth,** de New York.

While the drama, poetry, painting and sculpture contributed their part to the education, culture and refinement of the earlier ages of mankind, is was not until a comparatively late day that music assumed its place among the beautiful arts. This is not to be wondered at when we consider, as Holmes has very well expressed it, that »poetry, painting and sculpture consist essentially in a faithful imitation of the beautiful in nature, of which the type is everywhere present, whilst the advancement of music more resembles that of experimental physics, and is dependent on discoveries which although they may sometimes be made early by accident, are more often the result of patient investigation and step-by-step progress through a lenghtened period of time«.

With the dawn of our earlier knowledge of the exact sciences came the development of acoustics and simultaneously the foundation of the musical growth, viz. the laws of harmony. Very early in the history of music came the recognition of the fact that the most beautiful and most perfect interpreter was the voice. Hence came therefore the schools of vocal music, which attained the highest state of perfection in the early Italian school of which Porpora was perhaps the greatest master.

This Italian school was purely an empirical one, but empirical in the very best meaning of the word. The laws which governed the training of the voice in the school of Porpora were those laws which experience taught him were the best methods of developing the vocal organs up to the production of tones which to a correct musical ear and an acustic appreciation were the most pleasing. Porpora's day was not a day of hobbies in vocal training; under him and those of his successors who followed his method there were produced a group of singers before whom all Europe was in praise and admiration if we can believe the statement of contemporaneous history.

This was accomplished at a time when our knowledge of vocal physiology was of the vaguest and most uncertain character. Numberless almost were the theories in regard to the source of the vocal sounds in the larynx, and yet it is probable that Porpora and the school of his day were but imperfectly familiar with these theories.

In our day and since Garcia made his great discovery there has grown up a school of voice-training based on the more exact knowledge of vocal physiology revealed to as by Garcia. The result of this has been I think injurious rather than beneficial. In the first place I think that the larynx has received entirely too much attention as the organ of phonation. A healthy larynx is by no means the only essential element in the production of a good singing voice. A healthy pharynx and a healthy nasal cavity is of quite as much importance. Indeed I think that could we carefully analyze or separate the elements of a singing note, we should find that the overtones of Helmholtz were really of more importance than the simple vocal waves caused by the vibrations of the vocal chords. This subject however of vocal physiology I merely allude to in passing, for it is not my intention to enter upon any lengthy discussion of it.

Since the introduction of the Laryngoscope it has become quite popular for singing teachers to make use of it for examining the larynx of their pupils and there has therefore sprung up in many parts of the world a school of singing which ignores the methods of the old Italian school, but which is based largely on some supposed new knowledge which has been derived from an examination of the vocal chords. The laryngeal mirror demonstrates that the vocal chords vibrate in singing, that in the lower notes they vibrate in their whole width viz. they make broad excursions, that in the higher notes they seem to vibrate only on there edges, viz. they vibrate rapidly and make short excursions; further than this I am disposed to think that the laryngeal examination is of but little practical value. Certainly I am convinced that when a singing teacher examines the larynx of a pupil to determine the character of the voice, as to whether it should be trained as a contralto or soprano for instance, I am convinced that there is an element of uncandor in his opinion. Again when the larynx is examined to determine the point in she scale at which the so called register shall change, I think there is also an element of uncandor. What I have to say on this subject, it must be understood is based not on any technical knowledge that I possess concerning the art of voice-training, but rather upon the general knowledge which one necessarily acquires of vocal or laryngeal physiology in seeing a large number of cases and making a large number of laryngoscopic examinations, and furthermore and perhaps to a greater extent my ideas on this subject have been acquired in seeing voices which have been injured by wrong methods of training, and which have often been restored by correcting these erroneous methods.

Without going into the technical point of vocal culture there are a few, which I will very briefly consider: One of the first questions which arises is when shall voice training commence.

Perhaps no voice possesses so many elements of sweetness and beauty as the boy s treble voice, and yet it is a voice which rarely lasts beyond puberty. I have never personally seen but one such case. Of course it is to be understood that the cases of treble voices preserved by the process of castration are excepted. That the training of boy treble voices has any connection with the loss of the treble voice in after life I do not believe and yet I know of no single case of an exceptionally good treble voice having grown into an even fair tenor voice in adult life. Why this is so I do not know. The training of the boy voice should not destroy the possibilities of an adult voice, provided that the early training has been conducted under judicious rules, and these should be exactly the same as those which govern the training of the adult voice. Many promising voices are undoubtedly injured if not ruined by the mischievous practice of concert or choral singing, especially in the schools where each child, with the needless emulation strives to sing louder than his neighbour, whith the result of maiming what good tones he or she may possess. I see no reason then why voice-training may not commence in early youth, provided it is governed by the same rules which are enforced in the training of an adult voice.

Another question which may be mentioned is as to the proper method of developing range of voice. In the early schools it was the practice to put the voice on the softer measure and in a limited range, and from this to build up. It has been the practice in some of our later schools to commence practice by forcing the voice to the high notes and compelling the pupil to take them with open chest voice. In other words the theory is, that in order to acquire a high »C« one must practice high »C« and that too with full open chest. That this is a mistake I think should not be questioned by one familiar with physiological laws. It is largely a question of muscular development, and involves much the same physiological principles as those involved in developing the biceps. There is but one way to acquire the ability to lift a 100 lb. dumb bell and that is to commence with a small one and work up. The comparison may seem a coarse one but I believe the law is the same.

In 1801 Johannes Müller the Great German Physiologist made some experiments on the human larynx after removal from the body. A current of air was driven trough the rima glottidis the chords having been made tense by cords and weights. Among Müller's various observations was one to the effect that there were two registers in the voice which he named chest and falsetto. The first made by vibrations of slackly stretched chords vibrating through theire whole width, while the falsetto was formed by vibrations of tighly stretched chords vibrating on their edge. Müller fixed no definite note at which the change from one register to the other took place. Merkel of Leipsic I think and other repeated these experiments on the exsected larynx. The question of register however was made a prominent one by Madame Seiler in 1879 publishing as the result of a series of laryngoscopic examination certain changes which she observed as taking place in the larynx as the scale is ascended. Madame Seilers view is briefly as follows. The voice is composed of three registers, the chest, falsetto and head register. The transition from the chest to the falsetto is in all voices the same viz. ab »a« in the staff. In the transition from the falsetto to the head-voice however the note varies in different voices. She also describes certain changes in the position of the larynx in the formation of the notes of the different registers. I have often tried to see these changes described by Mad. Seiler but have failed utterly, and on general principles of vocal physiology I can not understand why they should be there; as the scale is run from below upward there is a gradual change in the position of the larynx, it is raised in the neck and in general takes that position in which high tension of the cords can be most easily secured. This change however is a slow and gradual one as far as I have been able to see and not marked by abrupt changes. I am much pleased to be supported in this assertion by Dr. French in his beautiful series of photographs shown yesterday; a careful inspection of them shows no such change, and he tells me also, that he had never been able to detect it. From my own point of view I should see as much propriety in describing registers in a violin string as the finger passes down the frets; my point of view as a laryngologist is to regard the local bands as vibrating reeds.

The mischief of the theory of registers lies in the rigid rule by which in every voice the »g« is to be taken in one position of the larynx while »b« is to be taken in another. A note is to be taken in every voice in just that manner which brings one the full tone, timbre and beauty of the voice, and which at the same time can be done with ease. Fixed larynx-singing I know by observations of the mischievous effects is a source of impaired voices rather than an aid to vocal training. The old Italian school knew no registers.

With the newer school of vocal teaching there have sprung up certain new ideas concerning the management of the breath. We hear much about clavicular and abdominal breathing. I confess that I do not entirely understand just what is meant by clavicular breathing, but if I understand it correctly it simply consits in bringing into play certain of the extraordinary muscles of respiration by which the lungs may be filled with an amount of air to enable the singers to accomplish their marvellous feats of prolonged trilling which so often excite our admiration. This feature of the subject I do not propose to discuss however, but it seems to me that the best method is the natural method. The lungs should be fitted in the manner which is the easiest and if the extraordinary muscles are brought into play it is only by an effort which is accomplished by an expenditure of strength which had best be held in reserve for a better purpose.

We are often told that the lungs are strengthened and throat diseases cured by pursuing certain methods of voice-training. That a catarrhal laryngitis or pharyngitis or a follicular disease of the fauces has ever been cured or can be cured by any possible method of singing the scale I do not believe. That a laryngeal hyperæmia or a catarrhal laryngitis may result from singing with a fixed larynx, or from an attempt to force a note into an arbitrary register, I have often seen exemplified. I have furthermore seen these morbid conditions disappear, when the wrong method of training the voice was abandoned, but the disease was not cured by the proper method of training, it was cured by abandoning the improper.

I have then briefly referred to some few points in connection with voice-training which have been impressed upon me in seeing and teaching laryngeal disorders in singers; of the merely technical parts of voice-training I have but little knowledge.

DISCUSSION.

Dr. KRAUSE, de Berlin: Wir sind so wenig im Stande auf Grund unserer heutigen Kenntnisse eine Gesangmethode aufzustellen, dass wir darauf verzichten müssen, allgemein gültige Gesetze für diesen Gegenstand zu geben, wenn wir nicht gleichzeitig über eine grosse Summe von Kenntnissen in der Physiologie des Gesanges und der Tonbildung verfügen. Was aber meiner Ansicht nach bei der Hervorbringung der Stimme zu wenig berücksichtigt wird, das ist der Einfluss des Ansatzrohres auf den Ton. Wir wissen durch Helmholtz, dass ein Resonator mit enger Ausflussöffnung eine grosse Zahl von Obertönen absorbirt, die seinem Eigenton aber gleichen Obertöne verstärkt, und den Ton tiefer und dunkler macht. Das dürfte auch der Fall sein bei der Einwirkung der Mundhöhle auf den menschlichen Ton und kann nicht ohne Einfluss sein auf die Leichtigkeit in der Hervorbringung des Tons.

Dr. BAYER, de Bruxelles, betont ebenfalls, dass man heutzutage nicht im Stande ist aus der laryngologischen Untersuchung ein bestimmtes Urtheil über »Sangstimmen« abzugeben. Er führt mehrere Fälle an, wo bei pathologischem Zustande des Larynx Sänger ersten Ranges ganz brillant sangen, ohne dass nur irgend Jemand geahnt hätte, dass ein entschiedenes Kranksein des Stimmorgans vorlagt. Man muss sich sehr reservirt aussprechen, wenn man in derartigen Fällen um Rath gefragt wird.

Dr. SEMON, de Londres: Wir sind, meiner Ueberzeugung nach, noch nicht so weit, dass wir vom laryngologischen Standpunkte aus, abgesehen von der Schilderung der allgemeinen anatomischen und physiologischen Verhältnisse irgend welche Vorschriften hinsichtlich der Cultur der eigentlichen Singstimme geben können. Besonders gefährlich ist es, wenn in halbpopulären Handbüchern dogmatische Grundsätze nicht nur über Athmen, sondern auch über Register, Stimmumfang etc. niedergelegt werden.

Prof. SCHNITZLER, de Vienne, spricht gegen die Auseinandersetzungen von Dr. Bayer. Er meint, dass man doch in vielen Fällen im Stande ist, aus dem Bau der Kehle und den Formveränderungen, die man mit dem Spiegel erkennt, zu beurtheilen, ob eine Stimme gesund oder krank ist, und die Entscheidung dieser Frage ist oft von grosser Wichtigkeit; auch der Vorschlag von Dr. Semon, dass Laryngologen überhaupt keine populären Schriften für Gesanglehre schreiben möchten, scheint ihm irrig. Redner findet es im Gegentheil wünschenswerth, dass die Gesanglehrer einige Kenntniss von der Anatomie und Physiologie der Kehle besitzen sollten, erzählt aus seiner Erfahrung einige hieher gehörige Beobachtungen, wohin die völlige Unkenntniss des Baues des Stimmorgans von Seiten des Gesangmeisters führen könne.

A few remarks upon Laryngology and its cognate studies in America.

Remarques sur l'étude de la laryngologie et quelques spécialités alliées en Amerique.

Bemerkungen über das Studium der Laryngologie und verwandte Disciplinen in America.

Dr. **W. H. Daly,** de Pittsburgh, U. S. A.

It is impossible in the few minutes allotted to this paper, to do more than take the most cursory glance at the active interest taken in America with reference to Laryngology and Rhinology. The latter, being a more recent offshoot from the former, is however destined to take high rank for brilliant and substantial work.

For example, the rapid growth, and interest taken, may be understood, when I mention, that in 1878, upon my return from Europe where I had spent a year in studying these special branches, there was not in my city (Pittsburgh, Pennsylvania) a single complete modern apparatus for making Laryngoscopic or Rhinoscopic examinations, while at the present time, there are twenty to thirty, with skillful hands to use them.

In that year also was organized the American Laryngological Association, with a membership of eight or ten, which has since grown to quite the full complement of fifty membres, with many other worthy »workers in the field«, knocking for admission.

Before that time, Laryngology in America was little known to the profession, except in the persons and writings of Green, Elsberg and Cohen. Since that period, the number of workers who have qualified themselves to do efficient service in this special field, are found in every large city in the United States, and their names are not unfamiliar to you in the literature of the special branches to which they devote their attention.

There can be no doubt whatever, that so far as America is concerned, the study and treatment of diseases of the nose and naso-pharynx is of even paramount importance to diseases of the Larynx. Since actual observation leads me to know, that a very large proportion of the diseases affecting the latter locality, are but extensions of diseased action in the former, I have often been at a loss to know why until the past few years the investigation of diseases of the intra-nasal structures was so much overlooked in my country.

There is in all probability, owing to the dry atmosphere of America, a greater liability to, and prevalence af naso-pharyngeal catarrh, especially of the dry form.

That the extension of catarrhal disease from the nares to the larynx is common, and that the patient is often able to endure the incoveniences it occasions until the vocalization is affected, is a matter of very common clinical observation, and I have repeatedly verified this clinical fact, by ignoring the laryngeal symptoms and conditions, and curing the patient by treating the nares, and naso-pharyngeal vault only. In other words, attacking the disease in its seat of origin, with the certainty of curing it in its peripheral localities.

Some clinical observations made in hay-asthma, brought to the notice of the profession by me in 1880 and since taken up by Roe, Hack and Allen, have clearly proved that certain pathological changes in the Schneiderian mucous membrane occur sufficiently frequently to warrant the propriety of any patient suffering from this disease, having a thorough inspection made of his naso-pharynx.

It further opens a valuable field for clinical investigation, that has up to this time been only the subject in its largest extent of the most idle speculation and therapeutic ignorance.

As hay-asthma is to a large extent a peculiarly American disease, hence, there is all the more reason that we should cultivate the field of Rhinal therapeutics and pathology, and I am free to believe, that the next five years will see the profession enlightened upon these subjects to such an extent as to rescue hay-asthma from the reproach its unrelieved recurrence casts upon the profession of America. But to do this the people who suffer from it must be educated to know, that there is a fair prospect of being cured permanently by rational medical and surgical treatment.

In the matter of medical literature upon the subjects of Laryngology and Rhinology, especially the periodical articles, America has much reason to be proud, as they have for the most part been practical and useful to the every day practitioner, as guides for further work, and the odd articles published in the American medical Journals, will not prove uninteresting or unprofitable reading for any one desirous of being informed upon matters hitherto but little treated of.

It is a subject of much regret, that the publication of the »Archives of Laryngology«, which were begun under such favorable auspices in

1879 in New York, was recently suspended, and the fault must be placed, more with the management, than with the profession, since the latter are ready to read any practical articles that are published, but were not, and are not sufficiently interested in a journal that devoted the larger part of its space to laryngological articles of a theoretical and threadbare character.

It is quite well enough to admit a portion of theoretical literature into a medical journal, but the busy practitioner wants matter, that he can utilize in his every day work, and we in America fervently hope, that the new journalistic enterprize started by Dr. Semon of London will afford us a medium of communication, as laryngologists and rhinologists with one another, as well as with the general practitioner.

The close association of the pathology of ear diseases, with those of the throat, is in strange contrast with the prevailing practice in America, of combining the specialties of ear and eye diseases.

This practice must naturally undergo a change with us, since it is quite impossible to combine the efficient treatment of the eye and ear, as one special branch of medical practice; the throat and ear are so intimately connected, that the care of these organs should be looked after conjointly.

It is a proud distinction indeed, that America has given such impetus to the study of diseases of the intra nasal cavities, and with the energetic workers, now in this field, the profession may reasonably expect valuable contributions to this branch of medical science, and it is quite safe to predict that in the next five years, the special branches of Laryngology and Rhinlogy will in America be established as studies not only worthy of the highest qualifications and best laborers, but will command the respect and attention of the general profession, thereby redound to their instruction and interest, as well as to the substantial advancement of medical science.

But in order to win the approbation of the profession we must endeavor to rescue the treatment of the throat and nose from the empire of charlatanry in America. We must eliminate all the obsolete notions of routine-practice and treat every case upon its own merits in the light of rational therapeutics. This can only be done when the premises are thoroughly mastered by an honest and thorough examination of each particular case and a full knowlege of the pathological condition arrived at, and when this is done I am free to say I believe from my past experience that the future will show an abbreviation of the weary length of time required to accomplish permanently good results.

In a word the laryngologist of the future must be more the rhinologist and the rhinologist be more the surgeon than the physician.

DISCUSSION.

Dr. F. Semon, de Londres, congratulated Dr. Daly upon his interesting and important paper, which formed a very valuable contribution towards the history of laryngology in America.

Accumulateurs.

Accumulators.

Accumulatoren.

Dr. **Bayer,** de Bruxelles.

Messieurs,

Les premières expériences que j'ai faites avec les accumulateurs ou piles secondaires, notamment avec l'accumulateur Faure, pour m'en servir en galvanocaustie datent de 1882.

Ma première communication sur ce sujet se trouve dans la Revue mensuelle de laryngologie, d'otologie et de rhinologie du docteur E. I. Moure, du 1re mars 1883.

Continuant mes expériences je publiai plus tard, à la demande de Monsieur Voltolini, professeur à l'université de Breslau, un plus long article sur les piles secondaires dans la Monatsschrift für Ohrenheilkunde, sowie für Kehlkopf-Nasen- und Rachenkrankheiten Nr. 10, 1883, où je promis de revenir encore sur cette question, lorsque je pourrais apporter un résultat définitif et satisfaisant pour la galvanocaustie.

Aujourd'hui, Messieurs, je puis vous soumettre comme résultat obtenu une batterie, composée de piles secondaires, qui, j'espère, aura votre approbation.

Avant d'arriver en detail je dois dire encore quelques mots sur les accumulateurs en général, ne fut-ce que pour compléter ma communication faite dans la Monatsschrift l. c.

J'y avais encore mentionné d'autres types d'accumulateurs que ceux de Planté et de Faure, par exemple celui de Hugo Müller, de Kohlscheid. M. Müller avait eu l'extrême obligeance de mettre à ma disposition plusieurs de ses plaques, que j'avais fait monter en accumulateurs. Malheureusement je n'obtins aucun résultat pour les former et charger avec des piles, pas plus que la Compagnie Belge et Hollandaise d'électricité ne réussit avec la machine électrodynamique.

Un nouveau système d'accumulateurs est du à M. Lontin. Son appareil se compose d'une plaque de plomb, qui se peroxyde comme dans l'appareil Planté, et d'une plaque de zinc amalgamé.

Le liquide est du sulfate de potasse ou de soude. Sous l'influence du courant de charge, et par la décomposition de l'eau, il se forme du sulfate de zinc, du potassium amalgamé, et la plaque de plomb se recouvre de peroxyde. Il en résulte à la décharge une force électromotrice qui, théoriquement, devrait être de plus de 3 volts. et qui, en réalité, ne descend jamais au dessous de 2,5 volt, chiffre presque double de celui que donnent les accumulateurs ordinaires. Pratiquement, il y a aussi un avantage sérieux dans l'emploi du sulfate de potasse au lieu de l'acide pur; les vases sont moins attaqués, et l'on est dispensé de recourir à l'ébonite ou autres substances coûteuses.

M. E. Reynier, dont nous avons déjà rapporté des recherches physiologiques sur l'accumulateur Faure est arrivé aux conclusions suivantes sur les variations de la force électromotrice dans les accumulateurs:

I. Dans les trois systèmes d'accumulateurs étudiés, la force électromotrice secondaire est notablement plus élevée durant la charge, que pendant la décharge. Le rapport de la plus petite de ces valeurs à la plus grande pourrait être appelé coëfficient de baisse, c'est un facteur de perte, qui affecte le rendement des accumulateurs

II. La surélévation fugitive de la force électromotrice augmente: 1) avec l'intensité du courant de charge (G. Planté); 2) avec la force électromotrice de la source.

III. Dans l'accumulateur Planté, la force électromotrice est au moins 1,59 volt pendant la charge, et au plus 1,85 volt pendant la décharge. Le coëfficient de baisse est donc 0,95 dans les conditions les plus favorables.

IV. Dans l'accumulateur au cuivre, la force électromotrice est au moins 1,43 volt pendant la charge et au plus 1,25 volt pendant la décharge. Le coëfficient de baisse est donc 0,87 dans les conditions les plus favorables. L'accumulateur au cuivre est celui qui perd le plus.

V. Dans l'accumulateur au zinc amalgamé la force électromotrice est au moins 2,4 volt pendant la charge, et au plus 2,36 volt pendant la décharge. Le coëfficient de baisse est 0,983 dans les conditions les plus favorables. L'accumulateur au zinc amalgamé est celui qui perd le moins.

VI. Dans la pratique, les pertes à subir par les variations de la force électromotrice seront presque toujours supérieures à celles qu'on vient d'indiquer, parce qu'on emploie généralement des régimes de charge et de décharge plus rapides, que ceux qui correspondent aux expériences, dont les résultats sont résumés ici.

Les deux chimistes anglais, MM. Gladstone et Tribe, viennent de publier une étude intéressante sur les réactions qui s'opèrent dans les batteries secondaires, type Planté et type Faure. Suivant eux, ces réactions sont plus compliquées qu'on ne l'avait supposé d'abord. Ils appellent notamment l'attention sur l'action locale de la plaque de plomb recouverte d'une couche de peroxyde du même métal pulvérulent. Ils ont trouvé que le couple plomb-peroxyde décompose l'acide sulfurique avec production du sulfate de plomb. Cette action locale est nuisible; elle absorbe une grande quantité d'énergie et chose regrettable, c'est pendant les longues périodes de repos recommandées par M. Planté, qu'elle a spécialement lieu. Pour l'élément Faure, ces Messieurs ont constaté que la présence du minium créait la complication suivante: le minium a pour formule $Pb^3 O^4$. Supposons deux équivalents d'eau décomposés; à l'un des pôles le minium sera transformé en oxyde pure $Pb^3 O^6$ par les deux équivalents d'oxygène. Mais à l'autre, les deux équivalents d'hydrogène ne peuvent reduire le minium, ni à l'état de protoxyde, ni encore moins à l'état de plomb métallique. Il s'ensuit qu'un équivalent d'hydrogène est seul employé à la reduction, tandis que l'autre se dégage ou, tout au moins, polarise l'électrode. Au premier abord, il semble qu'on puisse remédier à cet inconvénient en diminuant la quantité de minium à réduire du pôle positif. Mais cette combinaison, favorable pour la charge, qui est, en somme, l'opération la plus importante, est désavantageuse pour la décharge, au point de vue pratique.

Je citerai encore quelques autres accumulateurs, qui en somme ne diffèrent de l'accumulateur Faure, que par leur construction. Les accumulateurs Faure—Sellon—Volkmar consistent en une sorte de grille ou réseau de plomb entre les mailles duquel on introduit une pâte de minium et de litharge.

L'accumulateur Kornblüt est une variante du dernier, seulement il est d'une dimension un peu plus petite.

L'accumulateur Barrier—Pourville est formé de cylindres de plomb tarandés, emboîtés les uns dans les autres, et dans les rainures desquels est comprimé un mélange de minium et de litharge, additionné d'un sirop pour leur donner la consistance d'une pâte.

On reproche à tous ces appareils de s'user assez rapidement de sorte qu'on revient plutôt aux idées de M. Planté; on croit que le minium, au fond, est plus nuisible qu'utile.

Quoi qu'il en soit, je me suis toujours servi de l'accumulateur Faure, auquel la Compagnie Belge et Hollandaise d'Electricité a apporté quelques améliorations. J'ai obtenu le même résultat avec l'accumulateur de M. Pieper de Liège, qui n'est non plus qu'un perfectionnement de l'accumulateur Faure.

Mais, comme je l'avais déjà annoncé dans mon article du Monatsschrift l. c. en expliquant mon raisonnement théorique, j'ai fait faire au lieu d'un seul grand accumulateur (celui de 30 kilogr. par exemple) avec lequel j'avais opéré auparavant, plusieurs petits accumulateurs, réunis dans une boîte. De telle sorte qu'on peut, au moyen d'un commutation et en un tour de main les réunir en quantité ou en tension, et en prendre exactement le nombre qu'on désire employer pour le cas spécial.

C'est ainsi, que la Compagnie B. et H. d'Electricité fabrique trois types différents pour l'usage médical:

I. accumulateur d'un seul élément d'un poids de 5 kilogr., représentant une force électromotrice de 2 volt;

II. accumulateur de 2 éléments d'un poids de 2 × 5 kilogr. et d'une force électromotrice (réunion en tension) de 4 volt;

III. accumulateur de 4 éléments d'un poids de 4 × 5 kilogr. et d'un force électromotrice (réunion en tension) de 8 volt. Cet appareil suffit pour les plus grandes opérations chirurgicales et fait fonctionner des petites lampes à incandescence de 4 à 6 bougies. La force électromotrice à la réunion d'éléments en quantité reste naturellement toujours de 2 volt. Ainsi réunis on les charge au moyen d'une machine électrodynamique ou au moyen de piles, par exemple 2 Bunsen, 3 ou 4 Daniel, ou 3 à 4 Chapuon et Lalande: ces dernières se recommandent surtout pour l'entretien des accumulateurs;

J'ai déjà longuement expliqué dans mes communications antérieures, comment il y faut s'y prendre.

En me résumant j'arrive aux conclusions suivantes: les accumulateurs ou piles secondaires sont:

1) destinés à faciliter l'introduction de la galvanocaustie dans la pratique mieux que n'importe quel appareil de galvanocaustie;

2) ils sont d'un entretien des plus faciles; une fois chargés et formés ils ne réclament d'autres soins, que le rechargement, lorsqu'ils sont épuisés, au moins qu'on les entretienne continuellement au moyen de piles électriques;

3) ils sont d'un usage plus durable que tous les autres appareils de galvanocaustie;

4) ils sont d'une constance, qui permet d'une façon absolue de compter sur eux pour les opérations, ce qui n'est pas le cas pour beaucoup d'autres appareils de galvanocaustie;

6) ils peuvent servir avantageusement pour la clientèle en ville, pour les usage les plus variés: courant continu, courant d'induction, etc.;

7) en même temps on peut les employer pour l'éclairage électrique.

DISCUSSION.

Dr. Hering, de Varsovie: Dieses elegant ausgeführte, in einem kleinen Kasten verborgene Planté'sche Element ist mit einem Rheostat und Galvanometer versehen und hat nach Trouvé einen doppelten Zweck, es dient nämlich als Beleuchtungsapparat, wenn es mit kleinen Glühlampen in Verbindung gesetzt wird, und als galvanokaustische Batterie, wenn der Handgriff mit Platinbrenner versehen wird.

Als Beleuchtungsapparat ist es für die Rhino- und Laryngoskopie unbrauchbar wegen zu schwacher Lichtquelle. Als galvanokaustische Batterie leistet es sehr gute Dienste, wenn gewisse Veränderungen und Vorsichtsmaassregeln berücksichtigt worden sind. Hieher gehört also:

1) Zum Laden müssen grosse Elemente von Callaud benutzt werden, deren 6 genügen um den Apparat zwei Monate lang bei täglichem Gebrauch in Wirkung zu halten, ohne frische Füllung zu brauchen.

Die messingenen Schrauben am Deckel müssen wegfallen, da sie durch die Säure angegriffen werden und durch lange Bleistreifen können ersetzt werden.

2) Die Leitungsschnüre sind zu dünn, was die Wirkung abschwächt, sie müssen noch halb so dick sein.

Werden diese Punkte berücksichtigt, so leistet der Apparat sehr gute Dienste, ist leicht transportabel und hat sich mir seit 4 Jahren vollkommen bewährt.

Dr. Michael, de Hamburg: Ich bin in der Lage die Mittheilungen des Herrn Dr. Bayer vollständig zu bestätigen. Ich arbeite seit mehreren Monaten mit einem Planté'schen Accumulator von $2^1/_2$ Volt Stärke. Die Leistungen desselben übertreffen die gebräuchlichen Batterien bedeutend. Der Apparat versagt nicht, ist ausserordentlich einfach und handlich und polarisirt sich der Strom nicht während des Gebrauchs. Die Wirkung ist daher eine gleichmässige. Es war nöthig den Apparat, welcher ungefähr täglich zwei Mal gebraucht wurde, alle 3 Wochen zu chargiren, zu welchem Zweck derselbe 1 Stunde lang mit zwei Bunsenelementen verbunden wurde.

Ich habe am Tage vor meiner Abreise Versuch gemacht, Accumulatoren mit einer kleinen leicht mit der Hand drehbaren Dynamomaschine zu laden. Die Versuche haben recht gute Resultate gehabt, so dass es nun möglich ist, das oft so launische Primärelement vollständig zu entbehren: der Arzt kann jeden Augenblick durch eine geringe Mühe sich genügendes Quantum elektrischer Kraft verschaffen. Sollte diese Combination sich bewähren, so wäre damit die bisher beste Elektricitätsquelle für ärztliche Zwecke zu Galvanokaustik und Beleuchtung erreicht.

L'œdème laryngien dans la tuberculose du larynx.

The Laryngeal œdema in the Tuberculosis of the Larynx.

Das Laryngeal-Ödem in der Larynx-Tuberculose.

Dr. **A. Gouguenheim,** de Paris.

Le processus œdémateux occupe dans la pathologie laryngienne une place très importante. La facilité avec laquelle il semble devoir se produire, tout au moins à l'entrée de l'organe, paraît légitimer cette opinion. Si tous les auteurs s'étaient contentés d'admettre cette incontestable complication, d'en décrire les effets, cette page de la pathologie laryngienne, revisée par les moyens cliniques plus modernes, n'eût pas provoqué de contestation; mais des expériences superficielles d'amphithéâtre, et une imitation aussi infidèle que malencontreuse du processus morbide par des injections brutales, ont suggéré des explications fausses, séduisantes et acceptées facilement par tout le monde. Il était pourtant bien simple, après l'application du miroir au diagnostic des affections laryngiennes, de réformer ce petit roman de pathologie; mais on n'en fit rien. Depuis 7 ans environ, j'ai fait des recherches sur ce point de la pathologie; ces recherches, disséminées dans les journaux de médecine et les revues des Sociétés savantes, ne peuvent trouver place dans ce court mémoire où je n'ai l'intention que d'étudier un côté limité de la question. Mais je puis dire de suite que dans le cours de la tuberculose laryngienne le processus œdémateux est loin d'être commun. La complication qui porte le nom d'œdème de la glotte ou plutôt des replis aryténo-épiglottiques, dans le cours de la phthisie laryngée, n'est caractérisée qu'exceptionnellement par un épanchement de liquide dans les mailles du tissu cellulaire, et si on peut en constater l'existence, ce n'est que dans une proportion excessivement minime: presque jamais l'infiltration n'est œdemateuse. Mais si la tuméfaction aryténo-épiglottique n'est que bien rarement constituée par une accumulation de liquide, il n'existe pas moins de cas où l'épanchement liquide est cause de la tuméfaction du tissu cellulaire, mais ces cas ne sont pas très communs, je veux parler de la carie des cartilages laryngiens.

Quelle que soit la substance de ces tuméfactions aryténo-épiglottiques, nous pouvons, appuyés sur l'observation clinique, affirmer que cette lésion, localisée à cette région, non seulement ne provoque presque jamais de la dyspnée, mais que souvent même elle peut être latente, si l'on n'a recours à l'examen larynscopique: et quand elle provoque par hasard des accès de suffocation, ce n'est pas certainement par l'explication qu'ont imaginée les auteurs qui ont décrit cet œdème il y a près d'un demi-siècle. Mes recherches, sous ce rapport, ne peuvent laisser planer le moindre doute.

La complication dite œdème de la glotte, pouvant être constituée par une infiltration soit solide, soit liquide, nous pensons qu'il est légitime de diviser cette étude en deux parties; nous décrirons donc tour à tour le pseudo-œdème, le plus fréquent des deux et l'œdème vrai.

Du pseudo-œdème aryténo-épiglottique.

Anatomie pathologique. — La tuméfaction de l'épiglotte et des replis aryténo-épiglottiques n'est presque jamais, je l'ai déjà dit plus haut, constituée par un épanchement de liquide dans les mailles du tissu cellulaire; le pseudo-œdème est une toute autre lésion; ce qui le caractérise est une infiltration tuberculeuse, à marche plus ou moins variable, ordinairement très lente: le fait avait fort peu attiré l'attention des anatomo-pathologistes, tant en France qu'a l'étranger, jusqu'au moment où un de nos compatriotes, Doléris, traita ce sujet dans une étude d'anatomie pathologique, qui coïncida avec mes premières recherches sur la matière. Le travail de M. Doléris a été fait au laboratoire d'anatomie pathologique de la Faculté de médecine de Lille, sous la direction de M. Coyne, actuellement professeur à la Faculté de Bordeaux. J'en détacherai quelques passages.

Nous lisons à la page 861 des Archives de physiologie normale et pathologique, qu'il faut donner généralement à ce gonflement de la muqueuse du larynx une tout autre interprétation, sans cependant nier la possibilité des cas apparemment fort rares où l'œdème se produit, sous l'influence de foyers inflammatoires voisins. Même page, nous voyons la présentation à la Société anatomique, d'un fait d'œdème (pour employer le mot consacré), avec une induration telle que nous le comparions à la sclérose véritable et que nous considérions la muqueuse comme atteinte d'hypertrophie simple. L'étude histologique vint nous démontrer notre erreur en nous dévoilant l'existence de lésions tuberculeuses, en train d'évoluer dans le tissu sous-muqueux.

Page 862, nous lisons ceci: Le gonflement décrit sous le nom d'œdème laryngé, qui se produit dans le cours de la tuberculose du larynx et que les anatomo-pathologistes, même modernes, semblent accepter avec sa signification ancienne, sans y attacher une autre importance, occupe le derme muqueux et toute l'épaisseur des tissus sous-muqueux. A la page 863: les parties tuméfiées sont grisâtres, légèrement rosées; les tissus sont opaques et n'offrent point cette transparence qu'on s'attendait à trouver dans une membrane mince, infiltrée par un liquide clair, comme l'est la sérosité, ils sont durs, comme fibreux; d'autres fois, ils offrent une mollesse relative, pâteuse, mais jamais elles n'ont ni la rénitence, ou l'aspect gélatineux qu'offrent les tissus celluleux œdématiés. Entre cette mollesse et cette dureté il y a toute une série d'états intermédiaires. A la coupe, le tissu est comme squirrheux, ou il est lardacé, ressemblant quelquefois à du tissu sarcomateux et renfermant parfois des kystes caséeux. Il ne s'écoule jamais ni sérosité, ni pus, et rien ne permet de supposer l'existence d'un liquide quelconque dans les mailles du tissu. L'examen microscopique, dit plus loin l'auteur, n'a pas de peine à séparer le processus de l'infiltration œdemateuse, idée dont l'esprit des observateurs se satisfait trop facilement et en toutes circonstances.

Enfin, à la page 892, l'auteur conclut que l'œdème de la glotte proprement dit est un accident rare dans la tuberculose du larynx. La cause la plus fréquente des sténoses de l'organe réside dans l'infiltration plastique des tissus mous par une poussée d'éléments tuberculeux, ou dans les progrès lents, mais incessants de la sclérose laryngée.

En 1882, nous avons étudié avec notre collègue, M. Balzer, médecin des hôpitaux de Paris, le même sujet et dans le même recueil, sous le titre de contribution à l'anatomie pathologique de la tuberculose laryngienne et en particulier de la lésion désignée sous le nom d'œdème de la glotte, chez les tuberculeux. Voici dans quels termes nous nous exprimions: Si les replis aryténo-épiglottiques présentent une tuméfaction et un aspect translucide, qui peuvent induire en erreur, d'autre part leur rigidité, leur dureté sous le doigt, leur résistance à la coupe ne peuvent laisser place au doute. La surface de section est nette et montre un tissu, ferme et sec, dont il ne s'écoule pas de sérosité. L'examen histologique a pleinement confirmé ces données de l'anatomie microscopique. L'œdème ne tient qu'une place très contestable dans l'épaississement des tissus, tout entier dû à l'infiltration tuberculeuse. S'il existe des lésions pouvant se rapporter à l'œdème, c'est au-dessous du derme qu'il faut les chercher. Là en effet, on voit que les cellules fixes du tissu conjonctif se présentent comme dans l'œdème, tuméfiées, déformées, arrondies, au lieu d'être fusiformes. Mais, d'autre part, il ne s'agit pas là seulement d'un œdème; en même temps que cette tuméfaction, on note presque partout la multiplication des cellules; il y a plus que de l'œdème, il y a une inflammation pérituberculeuse se traduisant par la multiplication des cellules du tissu conjonctif, de même que dans le poumon on observe autour des tubercules la prolifération de l'épithélium alvéolaire. Comme dans le poumon, la gêne circulatoire qui résulte de la présence des tubercules favorise ce processus et donne lieu à de l'œdème interstitiel.

Pour finir, lisons les deux conclusions de ce mémoire: 1° l'infiltration tuberculeuse constitue à elle seule presque tout le tissu pathologique; 2° l'œdème ne joue qu'un rôle absolument insignifiant et tout à fait accessoire dans la formation de ces masses néoplastiques, et là même où l'on constate les caractères d'un processus, pouvant peut-être se rapporter à l'œdème, il se trouve intimement associé au processus tuberculeux. L'infiltration séreuse ne trouve pour ainsi dire pas de place dans ces tissus lardacés et solides, qui se sont substitués à la trame conjonctivo-élastique normale de la muqueuse laryngienne

Ces citations un peu longues me paraissent rendre inutile toute autre description, elles auront au moins pour utilité d'établir l'historique assez récent de ce côté anatomo-pathologique de la question. Mais avant d'aborder la partie clinique, il sera bon de dire que cette tuméfaction, dont l'aspect est si volumineux, si rigide pendant la vie, diminue notablement après la mort, et qu'à ce moment les parties hypertrophiées peuvent présenter parfois une certaine mobilité, qui n'existait pas pendant la vie. Cette apparence a trompé les observateurs et n'a pas été étrangère à la création de cette théorie pathogénique des signes de l'œdème de la glotte, théorie qui figure encore dans tous les livres classiques, comme un fait absolument incontesté.

Signes du pseudo-oedème.

Si, pour l'anatomie pathologique, j'ai été devancé par le travail de Doléris, la partie clinique a été réformée par les recherches cliniques, appuyées sur l'expérimentation et les autopsies, que j'ai entreprises depuis 7 ans environ. Les expériences que j'ai faites démontrent de la façon la plus péremptoire que l'aspiration pratiquée au bas de la trachée n'imprime aucun mouvement aux replis gonflés artificiellement. Ces expériences ont été décrites il y a 4 ans dans la Gazette hebdomadaire de médecine. Les recherches cliniques à l'aide du miroir laryngoscopique faites bien souvent à ma clinique me permettent d'affirmer aussi que la théorie du rabattage des replis au moment de l'aspiration est fausse; c'est le fait contraire qui se produit à ce moment, les replis s'écartent, suivant en cela les mouvements des aryténoïdes, ce qui permet d'entrevoir la région sus-glottique et quelquefois, quand les replis ne sont pas trop gros, la glotte elle-même.

Quant à la dyspnée, peut-on dire qu'elle est la suite constante de cet état anatomo-pathologique? en aucune façon: je puis affirmer que le pseudo-œdème des replis chez les tuberculeux est le plus souvent latent, au point de vue dyspnéique; sans l'examen laryngoscopique cet état aurait pu ne pas être soupçonné, que de fois ai-je démontré ce fait à ma clinique depuis quelques années!

La dyspnée contrairement à ce qui est admis par tous les auteurs classiques, n'est donc pas un signe de la tuméfaction des replis aryténo-épiglottiques chez les tuberculeux, et quand ce symptôme existe il est exceptionnel ou passager, et alors, quelle peut en être la cause? si la dyspnée est constante, elle est le résultat d'une propagation de la lésion à l'intérieur de l'organe, d'une sténose intra-laryngienne ou d'un rapprochement permanent des cordes vocales. Si la dyspnée est passagère, comme j'ai eu l'occasion de l'observer une fois au laryngoscope, chez un malade dont l'œdème avait toujours été latent jusque-là, la cause en est au spasme des cordes vocales, spasme susceptible de disparaître sous l'influence du chloroforme; d'où l'incovénient d'examiner un peu longuement ces malades et l'impossibilité de pratiquer, sous peine de provoquer un accès rédoutable, l'exploration digitale, moyen diagnostique recommandé pourtant par les auteurs classiques.

L'exploration digitale doit donc être écartée des signes diagnostiques de l'affection. Que reste-t-il donc alors comme symptôme de cette complication chez les tuberculeux? la dysphagie seule; c'est, en effet, l'unique signe qui nous permette de soupçonner l'existence d'une tuméfaction des replis aryténo-épiglottiques et de l'épiglotte, et si par hasard le malade pouvait déglutir, cette affection si formidable d'après les descriptions classiques, pourrait passer inaperçue faute d'examen laryngoscopique!

Il n'est donc pas téméraire de dire que les signes si graves attribués toujours à l'existence de la tuméfaction des replis, reconnaissent le plus souvent une autre cause; il suffit du reste de parcourir les observations, qui ont trait à ce sujet, pour se convaincre que le seul moyen diagnostique positif, l'examen laryngoscopique a manqué dans presque tous ces cas. J'ai pratiqué bien de fois cet examen dans ces cas dites typiques, où l'examen, disait-on, était inapplicable et je puis dire que dans presque tous, les replis étaient libres de toute altération; le plus souvent l'obstacle était glottique, quelquefois sus-glottique, au niveau des cordes vocalés supérieures. Ce n'est donc pas à l'explication mécanique imaginée, il y a près d'un demi-siècle, qu'il faut s'adresser pour avoir la clef des accès de suffocation de cause laryngienne; la sténose des cordes vocales, qu'elle soit permanente ou passagère, est l'origine la plus habituelle de cet appareil symptomatique et l'on peut dire que dans la pathologie laryngienne de l'adulte comme dans celle de l'enfance, le spasme glottique ou le laryngisme est le plus grand danger qui menace les jours des malades.

Thérapeutique. — Il résulte de ce que je viens de dire à l'instant que les scarifications ne peuvent, en aucune façon, dégager les replis puisque l'infiltration n'est pas liquide; ce moyen même n'est pas dénué d'incovénient, car il peut augmenter encore la dysphagie si pénible des malades. Il ne faut pas non plus, en présence d'une lésion de ce genre, songer à la trachéotomie; quand cette opération a été pratiquée pour des prétendus cas d'œdème aryténo-épiglottique la cause qui l'a nécessitée était bien certainement ailleurs; du reste, dans presque toutes les observations, l'examen laryngoscopique n'a pas été pratiqué.

J'ai dit plus haut que le symptôme capital de cette affection était la dysphagie; les narcotiques et tous les émollients sont les moyens thérapeutiqes les plus usités, mais leur action est bien incertaine et le plus souvent très passagère. Je ne connais, jusqu'ici, qu'une méthode qui m'ait permis de soulager sérieusement ces malades, c'est la galvanocaustique, appliquée sous forme ponctuée à la surface de l'épiplotte. J'ai traité ce sujet dans un mémoire qui a paru il y a près de 3 ou 4 mois dans le Bulletin thérapeutique de Dujardin-Beaumetz.

De l'oedème laryngé vrai chez les tuberculeux.

L'œdème vrai est certainement beaucoup plus rare que le pseudo-œdème que je viens de décrire. Pour le produire, il est nécessaire que les cartilages du larynx soient altérés, puisque le résultat de la carie de ces cartilages est la migration du pus et par conséquent l'irruption de ce liquide dans les mailles du tissu cellulaire lâche et abondant de l'ouverture du larynx.

En même temps que le pus, la sérosité peut contribuer à la formation de l'œdème, par suite de la compression brusque que peuvent subir les veines: cette compression brusque ne se réalise pas avec le processus lent que j'ai décrit plus haut et c'est la raison pour laquelle on ne rencontre pas, dans ces cas, d'œdème vrai concomitant.

Le siège de cet œdème est variable, et disons de suite que le danger est beaucoup moindre quand il n'apparait seulement qu'aux replis aryténo-épiglottiques, il peut même, dans ce dernier cas, être tout à fait latent, absolument comme le pseudo-œdème.

Sous le titre d'inflammation du périchondre laryngien et de ses conséquences, l'œdème vrai du larynx a été magistralement décrit par Ziemssen en 1879. Mes observations cliniques sont en conformitè presque complète avec ses descriptions et je ne saurais mieux faire que de lui emprunter la manière dont il divise son sujet.

J'ai dit à l'instant que l'œdème vrai du larynx était causé par une carie des cartilages, je ne saurais donc mieux faire que de l'envisager successivement suivant qu'il est causé par une carie des aryténoïdes, du thyroïde ou du cricoïde.

1° Carie des aryténoïdes. — La carie des aryténoïdes que je n'ai pas observée aussi fréquemment chez les phthisiques que le dit Ziemssen, que j'ai même vue assez rarement dans ces cas est la lésion laryngienne que provoque le plus aisément, soit la tuberculose aiguë, soit la fièvre typhoïde. J'ai fait allusion à ces cas lorsque j'ai traité au Congrès de Rouen, en 1883, des indications de la trachéotomie dans la tuberculose laryngienne.

Cette carie habituellement double, mais de dimension inégale, car elle est plus marquée habituellement d'un côté que de l'autre, provoque très vite de l'œdème des replis aryténo-épiglottiques, oedème absolument latent, comme j'ai eu quelquefois l'occasion de l'observer: je n'ai pas à décrire minutieusement les signes de cette carie localisée, puisque j'ai restreint le sujet que j'ai l'honneur de traiter devant le Congrès à l'étude de l'œdème seul. Qu'il me suffise de dire pourtant que l'aphonie complète a été le signe primordial de la complication laryngienne, que ce signe est resté isolé et que je n'ai pas eu l'occasion de constater de la dyspnée, ni même de la dysphagie; dans ces cas, la muqueuse s'ulcère rapidement et cette ulcération est périlleuse, car elle peut permettre au cartilage aryténoïde carié et désarticulé de tomber dans le larynx et de provoquer des accès de suffocation: le fait clinique a été observé et décrit quelquefois et jamais on n'a manqué d'attribuer ces accès à l'œdème, qui existait pourtant auparavant et dont aucun signe subjectif ne décelait l'existence.

Cette particularité clinique confirme donc bien l'opinion que je soutiens depuis longtemps, c'est-à-dire de l'obscurité, au point de vue symptomatique de l'œdème des replis aryténo-épiglottiques.

Ziemssen attire aussi l'attention sur les troubles vocaux qui peuvent être les seuls et quelquefois se prolonger bien avant dans la convalescence.

Thérapeutique. — On comprend aisément qu'en présence de cette nullité de signes subjectifs et bien qu'on ait pu constater l'existence du gonflement des replis, il n'y ait pas lieu d'intervenir; il est probable même que cette intervention serait fâcheuse, puisque le danger qui menace ces malades n'éclate que lorsque l'ouverture spontanée des tissus mous permet à l'aryténoïde de tomber dans la cavité laryngienne et de l'obstruer à la façon d'un corps étranger.

Cette revision des anciennes opinions sur la symptomatologie de l'œdème de la glotte n'a pas seulement un intérêt théorique, mais elle comporte aussi des conséquences pratiques fort intéressantes.

2° Carie du thyroïde. — Ici, nous sommes en présence d'une lésion bien plus grave que la précédente, et menaçant la vie non seulement par la complication œdémateuse qu'elle peut entrainer, mais aussi par la durée interminable de la suppuration.

La trachéotomie en est, on peut le dire, l'aboutissant presque inévitable. L'œdème qui survient dans le cours de cette affection atteint rarement les replis aryténo-épiglottiques, et pourtant quand les accidents de suffocation surviennent, il est rare qu'on ne les suppose point provoqués par l'envahissement de ces replis. Il n'en est rien, comme du reste l'examen laryngoscopique le démontre aisément. L'on observe alors une intégrité à peu près absolue de l'épiglotte et de l'ouverture du larynx, mais les parois vestibulaires et les cordes vocales supérieures se trouvent accolées en quelque sorte et l'air ne pénètre pas dans les voies respiratoires. Par moments, le calibre laryngien se trouve déblayé, grâce à l'ulcération de la muqueuse qui donne issue au pus, mais la sténose se reproduit incessamment et même des morceaux de cartilage peuvent par leur saillie obstruer la cavité laryngienne. Il est rare que les accidents graves que je décris se montrent au début de l'affection, ordinairement ils sont précédés par un gonflement considérable du cartilage, facilement appréciable à l'examen du cou et quelquefois aussi par des abcès cervicaux qui plus tard peuvent communiquer avec la cavité laryngienne.

Cette affection est de toutes celles du larynx la plus facile à reconnaître, et c'est aussi celle dont la marche est la plus longue, et dans le cours de laquelle les accidents œdémateux surviennent le plus tardivement.

Tandis que dans la carie de l'aryténoïde les accidents laryngiens, qui pourtant reconnaissent comme siège les replis aryténo-épiglottiques, peuvent être bénins et même guérir, d'après Ziemssen, ici, les accidents qui sont causés par l'œdème sous-aryténo-épiglottique sont formidables, ne guérissent pas et entraînent forcément la trachéotomie.

3° Carie du cricoïde. — La carie du cricoïde bien plus difficile à reconnaître que la précédente, en raison de son siège fréquent, en arrière, peut ne provoquer au début que de la dysphagie, c'est ce que nous avons pu observer une fois et le fait a été signalé par Ziemssen.

Les troubles vocaux sont tardifs, quelquefois ils existent à peine, tandis que la respiration peut être très rapidement compromise soit par suite d'un œdème sous-glottique, soit par l'envahissement des muscles aryténoïdiens postérieurs dont la paralysie entraine des accès de suffocation assez rapides.

Ici les replis aryténo-épiglottiques ne sont pas intéressés, et l'examen laryngoscopique permet de localiser aisément le siège de l'obstacle; les cordes vocales sont rapprochées dans toute leur longueur et ne peuvent s'écarter l'une de l'autre, quelquefois elles semblent écartées, alors l'obstacle respiratoire siège immédiatement au-dessous d'elles. Le malade fait entendre comme dans la carie du cartilage thyroïde un bruit de cornage continuel, des accès de suffocation, nocturnes le plus souvent, peuvent enlever le sujet très rapidement. La trachéotomie est indispensable, comme dans la carie du thyroïde; dans ces cas, il serait imprudent de faire la laryngotomie inter-crico-thyroïdienne, circonstance qui ne permettrait que difficilement de maintenir la canule dans les voies aériennes, comme j'ai eu l'occasion d'en observer un cas.

Il résulte de ce que je viens de dire que l'œdème laryngien qui doit inspirer le moins d'inquiétude, est justement celui des replis aryténo-épiglottiques. L'œdème limité là peut être latent, absolument comme le pseudo-œdème, qui a fait l'objet de la première partie de ce travail, et ce mémoire a précisément pour but de démontrer que l'explication des accès de suffocation imaginée il y a près de cinquante ans est erronée et que l'œdème laryngien, quand il est limité aux replis aryténo-épiglottiques, est le plus souvent une affection latente et qui peut passer inaperçue.

On the prognostic value of the various local manifestations observed in tuberculosis of the larynx.

L'importance prognostique des différentes manifestations locales de la tuberculose du larynx.

Die prognostische Bedeutung der verschiedenen localen Manifestationen der Larynx-Tuberculose.

Dr. **J. Solis-Cohen,** de Philadelphia.

As the duration of chronic tuberculosis of the larynx varies within limits extending from six months or thereabout to as many years or more, it would be desirable to ascertain whether there are not some lessons to be learned in its laryngoscopic study, which will enable us to predict, with some degree of assurance, the probable period to which in any individual instance life may be prolonged.

This is the inquiry proposed to the Section, in this connection.

While it may be admitted that recovery takes place in some instances of tuberculous laryngitis, it remains doubtful whether there are any characteristic laryngoscopic manifestations which justify the prediction.

Those cases which have been the shortest in their career, have appeared to me to have accompanied cases of pulmonary tuberculosis in which caseation has taken place rapidly. Although both the functional and the physical symptoms have sometimes become manifest in the larynx some weeks or some months before they have been observed in the lungs, there has been no reason to doubt that the involvement of the larynx has actually been secondary. The patients have lived for periods varying from six to eighteen months after the first onset of laryngeal symptoms.

The earliest laryngoscopic picture has been one of congestive catarrhal laryngitis merely. Essentially uninfluenced by treatment, the picture commences to change in the course of a few weeks by the addition of one or more series of minute ulcerations of the mucous membrane; their site being upon the posterior surface of the upper portion of the epiglottis far more frequently than in any other locality. As the case is examined from day to day or at intervals of a few days, it is seen that these ulcerations gradually extend in depth and in periphery; and when they are close together, two or more of them will coalesce. There is no pus on their surface. In some cases gradual intumescence of the epiglottis takes place, and in many of these instances, similar swelling of the ventricular bands and of the vocal bands, follows. In a few of them, the same tumefaction is seen to be going on in the inter-arytenoidal and aryteno-epiglottic folds. While the swelling is progressing, the ulceration continues to spread, so that the internal surface of the larynx may be eventually mapped out by irregular ragged ulcers, in some instances involving almost the entire circumference. This ulceration being in part suppurative, pus may be seen upon the surface. Excessive granulations are sometimes developed around the edges and beds of some of these ulcers, presenting the aspect of independent neoplasms. Destructive ulceration of the epiglottis ensues in some instances, usually from above downward, but exceptionally from the side toward the center.

The prognostic differentiation of this series of pictures is indicated chiefly by the initial congestion, the multiple ulcerations, upon the epiglottis especially, and the tumefactions in the anterior portions of the larynx, followed by progressive ulceration, both tuberculous and suppurative.

Ulceration limited to the epiglottis indicates unusual rapidity in the course of the disease; although occasional exceptions show that this rule is not invariable.

Ulceration limited to the interior of the larynx, indicates a more sluggish course.

The rapidity with which the ulceration extends, influences the prognosis proportionately.

A second series of cases live from two to four or more years after the involvement of the larynx. They appear to me to occur in cases of sluggish tuberculosis of the lung which have originated as localized pneumonitis.

The involvement of the larynx does not take place until the disease has made considerable progress in the lung, often not until softening has occurred or is about to begin.

The earliest characteristic laryngoscopic picture of these cases is one of pallid mucous membrane, in marked contrast to the congested mucous membrane of the first series. There are no early minute ulcerations as in the other series. As the larynx is inspected from time to time, its features are seen to be losing their marked outlines and to become more and more tumid. The sharp borders of the aryteno-epiglottic folds, of the edges of the ventricular bands and of the vocal bands, are seen to become thickened; and circumscribed tumefactions take place at those portions most abundantly supplied with lymphoid cells.

This tumefaction is most frequent and most constant over the supra-arytenoid cartilages and within the aryteno-epiglottic folds. In many instances however it takes place within the inter-arytenoid fold, and in some instances, in the epiglottis. The peculiar outlines of the supra-arytenoid cartilages become lost in the well-recognized characteristic pyriform tumefactions, which taper along the aryteno-epiglottic fold toward the epiglottis; with obliteration of all lines of demarcation between the folds proper and the outlines of the cartilages. The tumefaction in the inter-arytenoid fold is usually diffuse; sometimes it is in a single hemispheroidal mass; less frequently it is acuminated; in either instance preventing approximation of the vocal bands.

In some instances the epiglottis becomes thickened to several times its normal dimensions, so that it fails to occlude the larynx in deglutition.

Collateral œdema sometimes adds to the tumefaction in the aryteno-epiglottic folds and to that in the epiglottis. These tumefactions may continue to the end, the sole laryngoscopic manifestations. In advanced cases however, ulcerative processes, sometimes extensive, often take place in almost any portion of the interior of the larynx; even in those rare instances of subsidence of the pyriform tumefactions.

When the ulceration is located posteriorily, it indicates a prolongation of the process. Occasionally, indeed, ulcerations of limited extent cicatrize temporarily or even permanently; life remaining prolonged for several years.

The prognostic differentiation of this more prolonged form of the disease resides in the pallor of the mucous membrane, and the subsequent circumscribed tumefactions at the posterior portion of the larynx.

It would have been superfluous to have detailed the entire physical history of a tuberculous larynx before this assemblage. Without having anything new to offer, the object has been to invite a discussion as to whether the indications alluded to, or any others, are sufficiently distinctive to justify the predication of a prognosis as to the probable tenure of life in any given case of tuberculous laryngitis; and whether the shortening of life in the first series of cases is simply due to innutrition following the dysphagia attendant upon disease of the epiglottis and the superior margin of the larynx, irrespective of the situation and march of the tuberculous processes.

Reliable answers to questions as to the probable length of life in tuberculous laryngitis may be of great importance to the patient and to his family.

The question, of the time and method, of operating, in cases of foreign bodies in the air-passages.

Sur la question: quand et de quelle manière faut il operer dans les cas des corps étrangers dans les voies aériennes.

Ueber die Frage wann und wie man in Fällen von Fremdkörpern in den Luftwegen operiren soll.

Prof. **George M. Lefferts**, de New York.

A precept, sanctioned and sustained by long usage, teaches that resort to a Bronchiotomy in all cases is a duty the moment, that it is known, that a foreign substance is within the air passages.

Although we have here a clear enunciation of an established surgical law, one that has for many years served as a guiding purpose in practice, one that is reiterated in our most recent surgical treatises, and enforced by the teachings of many of our most distinguished authorities —

I venture to question the validity of the accepted doctrine.

I ask whether in the light of present experience this rule, in its broad acceptation and with its uncompromising force, should longer stand unquestioned. Has not a time come in the advancement of surgical art, when it is necessary to limit its scope?

I hold so, and so important do I regard the question as being, that I have permitted myself to wander slightly from the announced subject for discussion.

Eminent authority (Gross) has observed, that no man however old, or however great his opportunities for observation, can possibly have much experience in the removal of foreign bodies from the air-passages; this opinion, coming from so distinguished a source, is my apology for venturing in the basis of my own personal experience, limited as it is, to suggest the above query, and to offer for your consideration certain beliefs, which clinical facts have forced upon me.

I have treated 15 cases of foreign body within the air-passages, and there with the following results (see table).

In 8 cases, the foreign body was quickly and successfully removed through the natural passages and by the aid of the laryngoscope, either from the interior of the larynx or from a position, which involved the larynx and immediate surrounding parts.

In 3 cases, there was spontaneous expulsion of the foreign body.

In one case a foreign body impacted in the upper larynx for a period of four years, was removed by the operation of »sub-hyoidean pharyngotomy« —

And finally — in the remaining 3 cases — the operation of tracheotomy was quickly followed by a broncho-pneumonia and the death of the patient.

Such results, even though they be but a limited and individual experience and perhaps an exceptional one, justify a doubt as to the effectiveness of the old time law, as an axiom.

If I compare them with those of others, as will here be done, the force of this statement is but emphasised.

Bronchotomy in all cases, and as an immediate resort, cannot then be regarded as an absolute duty, for other less dangerous operations, than that of opening the air-passage, are often feasible, much oftener perhaps, than our present data show; the number of successful cases, due to the aid of the laryngoscope, have and will rapidly increase, as the instrument comes into more general use again.

The statistics of bronchotomy have not demonstrated in the past such brilliant results over them arising from non-interference with the knife, as to justify unvarying resource to it. They will even show a percentage in favor of non-meddlesome surgery, and that in many cases a patient will stand a better chance for life, if not subjected to any external operation, but spontaneous expulsion of the foreign body awaited.

At the same time, the operation is and always will occupy a most important position, as a life saving measure; I do not question, but that a very large proportion of cases of foreign body in the air-passages will demand a speedy Bronchotomy. I concede, that a patient is never free from a certain amount of danger to life, just as long as the foreign body is retained, but I do suggest the doubt as to its necessity in all cases.

The form, point and mode of impaction, specially the nature of the foreign substance, some being much more readily expelled spontaneously, than others, must all, when taken in connection with the subjective and objective symptoms, determine the judgement of the careful surgeon as to the time of operation.

The importance of a laryngoscopic examination and the practical and valuable aid that it affords, as a means of successful operation, are illustrated by my cases of foreign body in the larynx, a class of cases, in which speedy removal of the offending substance is, with rare exceptions, necessary on account of the dangers of laryngeal spasm as well as rapidly occurring œdema.

The number of successful instances of removal by the natural passages of foreign body from the upper portions of the air-passages is constantly increasing. Just in proportion to this increase, which is synonomous with the increased employment of the laryngoscope, must statistics improve, and I may add, will the force of the old law of procedure be lessened.

I can but express the surprise, that a study of the literature of the subject has occasioned, that the instrument is not oftener employed to day, as a means of diagnosis by exclusion, as well as an operative aid.

I desire to call your special attention to the possible value, which further experience must prove, or disprove, of the operation of sub-hyoidean pharyngotomy as a substitute for thyrotomy, with its possible dangers, of opening so large and so important a part of the air-tube and of permanently damaging the vocal function.

For foreign bodies impacted in the upper portions of the larynx specially and even such as are located deep within its cavity, and which from their mode of lodgement are not removeable by the natural passages, it appears to be peculiarly applicable.

That it may be successfully employed as a means of facilitating extraction, my case, the first and only one, where it has been employed for this purpose, as far as I am aware, certainly proves.

As a means of proving the truth of the statement made above, that in cases where the foreign body cannot be reached and removed through the natural passages, non-interference will in many cases give better results than opening the larynx and trachea, resource must be had to statistics.

Three classical sources of information on this point are available. The statistics of Gross, those of Durham and most recently those of Weist; to those latter specially I am indebted for much information, which is so entirely in accord with my own views, and the tables of cases, with their deductions, are so complete, that I have obtained permission to quote the authors figures.

For the purposes of fair contrast however figures are here given from all three sources; those of the two former and earlier authorities will be found to show a percentage in favor of an operation, but a study of the latter containing by far the largest and most recent material does not warrant this conclusion, and instead of establishing raises, as I have elsewhere said, grave doubts as to the correctness of the old surgical law.

The combined tables of Gross and Durham give the following result: a total of 722 cases, 356 without operation and 212 recoveries, or 59,55 percent, 144 deaths, or 40,49 percent.

With operation 366; 281 recovered, or 76,77 percent, and 85 died, or 23,22 percent.

A difference then of 17,22 percent, in favor of an operation.

The valuable statistics of Weist, are based upon the facts, gained from a study of 1,000 cases. In 63 of these, the foreign body was removed by forceps, etc. and they are therefore excluded in our attempted estimation of the chances afforded the patient by bronchotomy, over the plan of non-interference by external operation.

There remains therefore for our purpose 937 cases; of these 599 were not subjected to bronchotomy, 460 recovered, or 76,79 percent; 139 died or 23,20 percent.

Bronchotomy was performed in 338 cases, with 245 recoveries, or 72,48 percent, 93 patients died or 27,42 percent.

A difference in favor of non-interference of 4,31 percent. Comparing the statistics of Weist with those of Gross and Durham, the former shows, in cases without operation, 11.03 percent more recoveries than those of Gross, and 19,29 percent more than those of Durham, and 7,24 percent more, than the aggregate of the cases of both Gross and Durham.

In cases, in which the operation was performed, Weist's statistics show 12,21 percent less recoveries than those of Gross, 1,40 percent less, than those of Durham, and 4,29 percent less, than the combined cases of both.

Adding the cases of all together, we have a total of 955 cases without operation, of which 283, or 29,78 percent died, and 719 cases with operation, with 178 deaths, or 24,75 percent.

(Weist here observes, that although this study of the combined tables gives a slightly different result from that, derived from his alone, being a little more favorable for the operation, the difference is too slight to furnish an argument in support of the existing surgical rule, and that this is apparent when his cases are examined separately; it is also shown in the figures, that have been given.)

A study of the whole number of 1674 cases demonstrates that without operation, there is 1 death in 3,5 cases, and 1 in 4 after operation.

The nature of the foreign body, when the latter is known to be present within the air-passages, must always, as has been said, form an important element, in influencing the surgeons decision, as to the propriety, as well as the time of operating, aside from other indications.

The statistics of Weist, already alluded to, again furnish valuable information, and certainly show the justice, in certain cases, of awaiting spontaneous expulsion, rather than subject the patient at once, and as a matter of supposed necessity, to an external operation, for the removal of the foreign body.

The foreign body, he tells us, that most frequently finds entrance into the air-passages, is shown to be a grain of Corn (Maize.)

177 examples are presented, among the cases of foreign body collected, in his tables. In these cases, spontaneous expulsion followed by recovery occurred in 66, or 71,74 percent. There was a fatal result in 26 or 28,26 percent cases without operation. Bronchotomy was practised in 85 cases, 66 recovered, or 77,64 percent, and 19 died, or 22,36 percent.

In 109 cases, a water-melon-seed (Cucumis citrullus) was the extraneous substance.

Of the 75 cases without operation, 70 or 93,33 percent recovered, and 5 or 6,66 percent died; and of the 34 cases in which Bronchotomy was practised, 26 or 76,47 percent recovered, and 8 or 23,53 percent, died, a death-rate 16,87 percent greater, than in the cases without operation.

In 90 cases the foreign substance was a Bean; of 51 cases without operation 30 or 58,82 percent recovered, and 21 or 41,17 percent died. Bronchotomy was performed in 39 cases, 24 or 61,54 percent recovered and 15 or 38,46 percent died; a mortality 2,71 percent more favorable, than in the cases without operation.

In 59 cases, a grain of coffee was lodged in the air-passages, of the 34 cases without operation 29 or 85,29 percent recovered and 5 or 14,71 percent died; a death rate 29,29 percent greater than in the cases without bronchotomy.

Under the head of »seeds of various kinds« are found 94 cases; 58 without operation, and 47 or 81,03 percent recoveries, and 11 or 18,96 percent deaths. In 34 cases operated on there were 27 or 75 percent recoveries and 9 or 25 percent deaths, or 7,04 percent more than in the cases without operation.

In 371 cases, in which the foreign body comes under the head, »miscellaneous«, 263 cases were without operation, of these 199 or 75,67 percent, recovered. In 108 cases of Bronchotomy there were 77 or 71,29 percent recoveries, and 31 or 28,71 percent deaths; a number 4,38 percent greater than in the cases without operation.

Finally I ask your attention to certain conditions and indications which I believe, demand a speedy operation; they are as follows.

1. In all cases where urgent and dangerous or progressive dyspnoea, or frequently recurring attacks of laryngeal spasm are present, and a direct laryngoscopic examination either does not discover the offending foreign body, or shows that its speedy extraction by the natural passages is impossible.

2. In cases where the foreign body is sharp and irregular in form, and is impacted in the larynx as shown by the laryngoscope, in such a manner that its speedy removal is not practicable, and where at the same time acute inflammation and specially oedema are rapidly occurring, as shown by the increasing dyspnoea.

3. For a foreign body of any nature loose in the trachea, which by its movements is exciting reflex laryngeal spasm, or cough of dangerous violence.

4. For a foreign body lodged in either primary Bronchus as shown by auscultation, or in default of such proof, by rational symptoms. Here the operation of a low tracheotomy and immediate direct attempts at extraction are frequently successful. Direct examination in the adult of the bifurcation of the trachea by the finger, quickly introduced through the wound, is possible, and valuable evidence of the presence of a foreign body may thus be obtained.

5. Sharp pointed hard and irregular foreign bodies within the air passages will as a rule demand Bronchotomy, provided that they are not so located, as to be reached and removed by the natural passages at an early moment.

If an immediate operation be deemed necessary in any case, the following rules for its selection are I believe worthy of consideration.

In all cases a preliminary laryngoscopic examination.

If the foreign body can be seen to be lodged in the upper portions of the air-passages, direct and immediate use of some form of laryngeal forceps is indicated.

If the immediate symptoms are not urgent nor progressive, time is allowable for deliberate and repeated attempts at extraction; for experience shows, that even large foreign bodies may remain impacted in the larynx for a length of time, without danger, and that a chance of spontaneous expulsion is always present.

If these attempts fail, the symptoms caused by the presence of the foreign body being either urgent or demanding no haste, a laryngotomy is indicated.

In the first case time is now allowed for repetition of the intra-laryngeal procedures, danger from dyspnoea being obviated. In the second, direct attempts usually successful may be made to reach and dislodge the foreign body through the wound, either by pushing it upwards within reach from the mouth, or drawing it downwards, so that it may be extracted through the opening in the crico-thyroid membrane.

If these attempts again fail and the foreign body remains fixed in the larynx, the laryngoscope showing its exact site, the wound in the crico-thyroid membrane may be continued upward partially through the thyroid cartilage in the median line, provided that the foreign body is small and is located at, or below the level of the vocal cords. If it be large, firmly caught, or lying well up in the larynx, the thyroid cartilage must be divided throughout its extent (Thyrotomy).

In the latter case the operation of sub-hyoidean Pharyngotomy will often be available instead of a Thyrotomy.

In any case, where the laryngoscope fails to demonstrate the site of a foreign body, or if by a process of exclusion, the diagnosis of its presence in the lower air passages be made, the operation of inferior tracheotomy should be selected and immediate attempts made by the probe or finger to locate and dislodge by means of an appropriate instrument the foreign body through the tracheotomy wound.

Inversion of the body, succussion and the use of emetics all possess elements of danger in their employment and are rarely indicated.

Other indications and other rules, perhaps other modes of operation can and will probably be suggested in the discussion to which these preliminary remarks tend.

My object has been, not so much to offer you a complete list of these, even were this possible, circumstances modifying individual cases to such a degree that any formulation of rules for procedure can only be general, as to present certain features concerning the question of when and when not to operate, that are not generally held and which therefore are a proper subject for comment.

TABLES.

FOREIGN BODIES REMOVED, THROUGH THE NATURAL PASSAGES, BY THE AID OF THE LARYNGOSCOPE.

No.	Foreign body.	Sex.	Age.	Symptoms.	Previous treatment.	Time of operation.	Location.	Result.	Operator.	Remarks.
1.	Pin.	F.	18	Pain, Dysphagia, occasional laryngeal spasm.	Probang Emetics.	3 days.	Transfixing left arytaenoid cartilage near its joint. Head of pin alone visible at the mouth of the œsophagus.	Removal. Laryngeal Forceps. Cure.	Lefferts.	Specimen in the Museum of the College of Physicians and Surgeons — N. Y. Sep. 1878.
2.	Pin.	M.	35	Pain, Dysphagia, Cough.	Caustics Forceps Probangs.	3 weeks.	Right Pyriform sinus, point of pin thrust downwards and inwards, through right ary-epiglottic fold into ventricular band.	Removal. Laryngeal Forceps. Cure.	Lefferts.	» » » (Nov. 11th. 1879.)
3.	Pin.	M.	25	Cough, Dysphagia.	None.	2 hours.	Transfixing left lateral Pharyngo-epiglottidean ligament. Pin lying partly in left glosso-epiglottidean sinus.	Removal. Laryngeal Forceps. Cure.	Lefferts.	» » » (Sep. 18. 1876.)
4.	Pin.	M.	36	Dysphagia, Laryngeal Spasm. Dyspnœa.	Emetics.	2 days.	Pin bent at nearly right angle. Point imbedded deeply in the posterior commissure of the larynx. Head of pin projected forwards into cavity, and turned upwards.	Removal. Laryngeal Forceps. Cure.	Lefferts.	» » »
5.	Fishbone.	F.	15	Dyspnœa, Spasm.	Emetics.	3 days.	Lay directly across the larynx, points imbedded in the ventricular bands.	Removal. Laryngeal Forceps. Cure.	Lefferts.	» » »

No.	Foreign body.	Sex.	Age.	Symptoms.	Previous treatment.	Time of operation.	Location.	Result.	Operator.	Remarks.
6.	Fishbone.	F.	25	Dyspnœa. Cough. Laryngeal Spasm. Suffocation attacks.	Emetics.	1 day.	Transversely in larynx one end resting on the right vocal cord, at the mouth of the ventricle, the other fastened in the left ventricular band.	Removal. Laryngeal Forceps. Cure.	Lefferts.	
7.	Dental Plate gold, with two teeth attached.	M.	38	Intense attacks of Dyspnœa, Violent Cough, Pain, Vomiting.	Probang Emetics Forceps etc.	6-8 hours.	Impacted, just above vocal cords, the edge of the teeth looking upwards.	Removal. Laryngeal Forceps. Cure.	Lefferts.	
8.	Tooth-brush Bristle.	M.	20	Violent cough.	None.	4 hours.	Penetrating left ventricular band.	Removal. Laryngeal Forceps. Cure.	Lefferts.	

SPONTANEOUS EXPULSION OF THE FOREIGN BODY.

No.	Foreign body.	Sex.	Age.	Symptoms.	Previous treatment.	Time of operation.	Location.	Result.	Operator.	Remarks.
1.	Large piece of oyster shell.	M.	32	Occasional attacks of cough. No dyspnœa, no marked symptoms.	Varied.	6 weeks.	Lying against the tracheal wall, just above the bifurcation. Seen with the Laryngoscope.	Coughed out.		Specimen in the Museum of the College of Physicians and Surgeons. N. Y.
2.	Coin.	M.	45	Aphonia.	None.	3 days.	Coin lying transversely above vocal cords, and anteriorly; edges caught in the mouth of ventricles.	Coughed out.		Several attempts had been made to remove the coin; all failed on account of its position.
3.	Coin.	M.	25	No symptoms of any importance	None.	3 hours.	In right pyriform Sinus overhanging superior laryngeal	Coughed out.		

1.	BrassRing.	F.	$6^1/_2$	Progressive Emaciation, Cough, occasional embarrassment of respiration, lately frequent laryngeal spasm, aphonia, deglutition not affected.	Emetics Anodynes Bougies Forceps Probangs etc.	4 years.	Ring deeply imbedded in the tissues of the left half of the larynx. It embraced all parts above the level of the vocal cord, and hung as an Earring in the lobe of the Ear.	Cure.	Lefferts.	N. Y. Medical Record. Dec. 15. 1874.

TRACHEOTOMY FOR FOREIGN BODIES.

1.	Piece of Coal.	F.	5	Frequently recurring attacks of spasm, progressive dyspnœa.	None.	8 hours.	Foreign body not found.	Death. Pneumonia 2nd day.	Lefferts.	
2.	Piece of an Earring.	M.	3	Hurried Respiration, labored and stridulous violent paroxymal cough.	None.	3 days.	Loose in the trachea.	Death. Broncho-Pneumonia 3rd day.		Rupture of trachea from cough. Surgical Émphysema — Foreign body was expelled through the wound, a short time after operation. N. Y. Med. Record Nov. 25. 1882.
3.	Bean.	F.	$6^1/_2$	Incessant Cough. Progressive dyspnœa. Occasional laryngeal spasm.	Emetics.	1 day.	Loose in trachea.	Death. Pneumonia 3rd day.	Lefferts.	Foreign body expelled at once on opening the trachea.

Die Entfernung von Fremdkörpern aus den Luftwegen.

Enlèvement opératoire des corps étrangers des voies aériennes.

The operative removal of Foreign Bodies from the Air-passages.

Prof. **Voltolini**, de Breslau.

Meine Herrne! Es ist mir die Aufgabe geworden, hier zu sprechen über die Entfernung von Fremdkörpern und Pseudoplasmen aus den Luftwegen. Was den ersten Punkt betrifft, so werde ich mich kurz fassen, da Herr College Prof. Lefferts ebenfalls über dieses Thema sprechen wird. Ich werde mir deshalb erlauben, hier nur einiges Absonderliche hervorzuheben, was mir in meiner Praxis begegnet ist und mich auf besondere Operationsmethoden führte. Es können in die Luftwege alle möglichen und unmöglichen Fremdkörper gelangen. Ehe man sie entfernen kann, wird vor allen Dingen die Frage zu entscheiden sein: ist überhaupt der supponirte Fremdkörper wirklich vorhanden und, wo dies der Fall, wo sitzt er? So einfach diese Frage erscheint, so ist sie nicht immer leicht zu beantworten. Ich habe den Fall beschrieben, wo eine Nussschale bei einem Knaben 10 Monate lang im Kehlkopf festsass; die Tracheotomie war gemacht worden und der Knabe athmete gut und hatte keinerlei andere Beschwerden. Nahm man die Canüle heraus, so ging das Athmen allenfalls Stunden lang ganz gut von Statten; plötzlich aber traten solche Erstickungsanfälle ein, dass man schleunigst die Canüle wieder einführen musste. Diese Anfälle wurden durch die noch festsitzende Nussschale ausgelöst. Warum sass denn aber die Nussschale so lange im Kehlkopfe? Einfach darum, weil man nicht wusste, ob sie noch vorhanden sei, im Gegentheil glaubte, sie wäre nicht mehr in den Luftwegen, da alles Laryngoscopiren von oben durch verschiedene Specialisten den Fremdkörper nicht entdecken liess. Erst als ich dies in meiner Rhinoskopie (Breslau 1879 S. 81 Fig. 14) abgebildete Instrument durch die Trachealwunde einführte, sah ich einen Fremdkörper und fühlte ihn auch mittelst einer durch dieses Speculum geführten Sonde. Die Wunde wurde erweitert und die bereits eingekeilte resp. eingewachsene Nussschale wurde mit einer Zange entfernt. Mit diesem Speculum kann man nun aber eigentlich nur grade aus speculiren, um nun aber auch nach oben und unten, rechts und links speculiren zu können, bediene ich mich eines anderen Speculums (sehe meine Rhinoskopie 2. Auflage, Breslau 1879, S. 83, Fig. 16).

Ist nun aber der Fremdkörper von Eisen, z. B. eine Nähnadel, oder auch wie eine Zange, welche Auswärtigen bei einer Operation abbrach und in den einen Bronchus resp. linke Lunge fiel, so wird auch hier zunächst zu ermitteln sein, ist der Fremdkörper wirklich in den Luftwegen und wo sitzt er? Eine Zange z. B. sass 9 Monate in der Lunge resp. Bronchus; der Kranke litt an Husten, den er aber auch schon vorher hatte, und der Arzt gab sich der angenehmen Hoffnung hin, die Zange sei wohl in den Magen resp. Darm gerathen und längst abgegangen. Zur Ermittelung solcher Körper in ähnlichen Fällen schlage ich nun vor, sich einer guten Magnetnadel zu bedienen, die man in die Nähe der afficirten Region bringt.

Wie soll man nun die Fremdkörper entfernen? Sitzen sie im Larynx und man kann sie nicht von oben erreichen, so muss unbedingt die

Tracheotomie resp. Laryngotomie gemacht werden. Sitzt der Körper aber in der Trachea oder gar schon in der Lunge resp. Bronchus, wie soll man dann verfahren? Sitzt z. B. eine Nadel in der Trachea, so empfehle ich den Electromagneten um die Nadel so lange an Ort und Stelle zu fixiren, bis man durch eine Operation von oben oder durch eine Trachealwunde sie herausnehmen kann. Wäre der eiserne Körper bereits in die Bronchie gefallen, so würde ich doch auch empfehlen die äussere Tracheotomie zu machen und mittelst eines knopfförmigen Electromagneten suchen den Fremdkörper herauszuholen. Im Allgemeinen aber möchte es, bei allen andern Fremdkörpern wenigstens, nach der Statistik des americanischen Arztes am besten sein, gar nicht zu operiren.

DEMONSTRATIONS

Mannequin pour exercices laryngoscopiques.

Mannikin for Laryngoscopical Exercises.

Laryngoskopisches Uebungs-Phantom.

Dr. **I. Garel,** de Lyon.

L'appareil que j'ai l'honneur de présenter aux membres du Congrès est destiné principalement aux élèves qui désirent acquérir une grande précision dans la pratique des opérations intra-laryngées. Il consiste dans un conduit simulant la courbure bucco-pharyngée depuis la bouche jusqu'au larynx. A la partie inférieure de la paroi antérieure se trouve une porte à charnière par laquelle ou peut introduire un larynx artificiel qui a été moulé sur le cadavre. Jusque là rien de bien différent des autres appareils analogues. Le point important de mon appareil dépend du système électrique adopté au larynx, système qui va permettre au professeur aussi bien qu'à l'élève de contrôler la précision et la rapidité de l'opération pratiquée sur un point désigné d'avance.

Voici comment j'ai atteint ce but. Dans les diverses régions du larynx on remarque de petites plaques de cuivre ayant à peine deux millimètres de diamètre. Ces petites plaques dont le nombre peut être indéterminé (il y en a huit dans mon appareil) occupent les principales régions du larynx sur lesquelles on peut avoir à pratiquer des opérations. Chacune des plaques n'est rien autre que l'extrémité d'un conducteur électrique caché dans l'intérieur de la pâte dont est formé le larynx. Tous les conducteurs électriques sont isolés les uns des autres et viennent sortir vers la face antérieure du moule laryngé.

Ils portent chacun un numero d'ordre repondant à telle région donnée. Une image laryngée fixée sur l'appareil sert de repère et indique les divers points à toucher ainsi que leurs numéros d'ordre correspondants.

L'extrémité de chaque cordon peut être fixée à tour de rôle à une borne placée sur la gauche de l'appareil. A droite se trouve une autre borne munie d'un rhéophore d'une certaine longueur allant se fixer à une tige métallique recourbée qui représente le porte-cautère.

A l'appareil est annexée une pile avec sonnerie électrique servant de signal. Pour faire comprendre le mécanisme, supposons maintenant une cautérisation à faire sur un point donné. Nous voulons par exemple toucher la commissure interarytenoïdienne, sur l'image laryngienne elle porte le no. 7; nous cherchons le cordon no. 7 sur le larynx, nous l'articulons à la borne de gauche, puis, nous guidant sur le miroir laryngien, nous introduisons dans la cavité buccale le porte-cautère métallique relié, par un cordon à la borne de droite. Nous arrivons directement sur le point métallique situé sur la muqueuse interaryténoïdienne, le courant électrique se ferme et la sonnerie électrique nous prévient que l'opération a été pratiquée avec succès. Le professeur est de la sorte prévenu de la rapidité avec laquelle l'élève est arrivé au but indiqué, car il n'y a jamais qu'un seul point dont le contact soit susceptible de mettre la sonnérie en mouvement.

Au début, mon appareil était plus complet, l'orifice buccal était muni de l'appareil de M. Labus, de Milan, destiné à simuler les réflexes du malade, c'est-à-dire qu'avec la même pile et le même porte-cautère on pouvait savoir quand l'élève touchait la paroi bucco-pharyngée, avant d'arriver au larynx. Ce petit mécanisme peut encore facilement s'ajouter à mon appareil actuel, comme on peut s'en convaincre sur la photographie de mon premier modèle. Mais j'ai cru bon de le supprimer en présence des réclamations vives que m'adressa M. Labus dans les Annales de Laryngologie du Dr. Moure.

Dans mon mannequin, le larynx à réaction électrique peut être remplacé pour d'autres exercices par un deuxième larynx moulé présentant un certain nombre de petits orifices diversement situés et dans lesquels ou peut fixer à volonté des polypes de volume variable. Le larynx peut aussi être remplacé par un support sur lequel on dépose des images laryngées normales ou pathologiques pour former les éléves au diagnostic. On est ainsi à même d'apprendre et de répéter toutes les opérations intralaryngées. J'ajouterai en outre uu petit moyen excellent pour acquérir une grande habileté dans la galvanocaustie laryngée; il consiste à placer, à l'aide d'un peu de cire, sur le point que l'on désire bruler, une petit amorce fulminante en papier qui détonera au contact du galvanocautère.

En somme, dans la construction de mon appareil, je n'ai eu en vue qu'une chose, c'est de permettre aux élèves d'acquérir une précision mathématique pour les opérations laryngées et d'en encourager un plus grand nombre à les aborder sans crainte.

Démonstration d'instruments etc.

Demonstration of instruments etc.

Demonstration von Instrumenten etc.

Dr. **Czarda,** de Prague (Bohême).

Dr. Czarda démontrait quelques instruments inventés par lui pour le traitement des maladies du nez et du pharynx, par ex. différents abaisse-langues, construits d'un seul fil de fer blanc, ce qui rend l'instrument capable à nettoyage complet. Puis un nouveau insufflateur de poudre pour le nez, le larynx et l'oreille. Un nouveau spray à solutions pour la cavité naso-pharyngienne. Un nouveau amygdalotome à l'anse chauffée etc. Tous les instruments peut on avoir chez Froreich, Prague.

Operations-Stuhl.

Chaise d'opération.

Operation-Chair.

Dr. **Michelson,** de Königsberg.

Die Kopfstütze gestattet:

1) eine Einstellung für verschieden grosse Patienten durch Ausziehen der Stange *a*. Fixirt wird dieselbe in der ihr gegebenen Höhenstellung durch die Schraube *b*;
2) seitliche Verschiebung innerhalb das Bogens *c*. Die letztere Stellungsveränderung wird festgehalten durch Anziehen der Schraube *d*;
3) eine Verschiebung des Kopfblatt's *e* nach vorwärts, in der Weise, dass der Stab *f* innerhalb des ihm als Führung dienenden Rohrstück's *g* bewegt wird. Die Fixirung erfolgt durch die Schraube *h*;
4) Das Kopfblatt *e* selber kann vermöge seines Kugelgelenks in den verschiedensten Achsen bewegt werden. Die Kugel *i* wird von einer Zwinge *l* umfasst, die mittelst eines abnehmbaren Schraubenschlüssels — derselbe fehlt auf der Abbildung — sehr fest angezogen werden kann; eine vollkommen unverrückbare Feststellung des Kugelgelenks wird jedoch erst durch Anziehen der Schraube *k* erzielt.

Was die Konstruktion des Stuhls anbelangt, so ist eine Form gewählt, welche bei gefälligem Ansehen genügende Festigkeit (Verbindung der Füsse, starke Ausschweifung der hinteren Füsse) bietet. Durch die Polsterung *m*, welche durch ein zwischengeschobenes Kissen verstärkt werden kann, wird — wie es meistens erforderlich ist — der Oberkörper des Patienten in Schulterhöhe etwas vorgedrückt.

Der Operations-Stuhl ist aus der Werkstätte des Herrn G. Kumme, Königsberg in Preussen, hervorgegangen. Wegen der Verkaufsbedingungen beliebe man sich entweder an den genannten Herrn direct, oder an Camillus Nyrop's Etablissement in Copenhagen zu wenden.

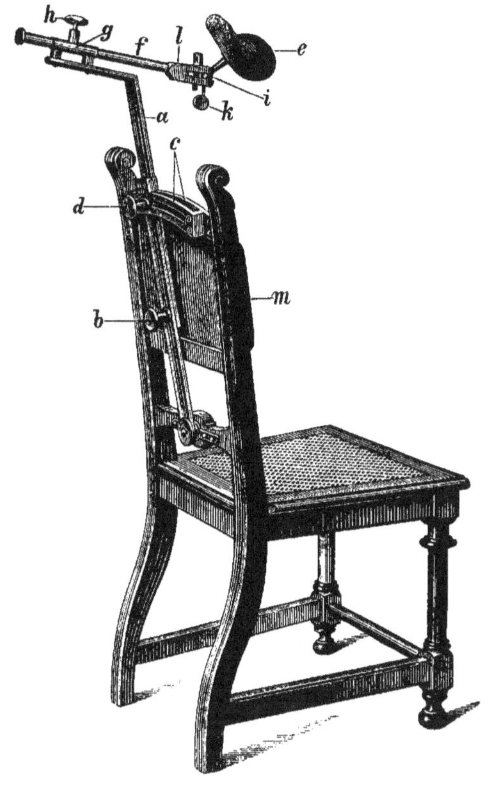

Demonstration von Instrumenten.

Démonstration d'instruments.

Demonstration of Instruments.

Dr. **Böcker,** de Berlin.

Meine Herren! Ich möchte mir erlauben, Ihnen zuerst ein Instrument vorzulegen, welches mir in zwei Fällen von Granulationen in der Trachea nach der Tracheotomie ausgezeignete Dienste geleistet hat. Sie sehen hier das Instrument, wie ich es ursprünglich in der Eile habe fertigen lassen. Es ist ein Catheter von Neusilber, welches an seiner concaven Seite dicht oberhalb seiner Spitze zwei über einander liegende bogenfensterförmige Öffnungen hat. Diese Öffnungen sind an dem Theil, welcher quer zur Achse des Catheters liegt, schneidend, nehmen $^2/_3$ der Circumferenz des Catheters ein und sind etwa 1 Cntmr. hoch.

Der Fall, um welchen es sich zuerst handelte, war ein Kind von nicht ganz 6 Jahren. Zur Tracheotomie hinzugerufen fand ich ein schwächliches, im höchsten Maasse anämisches Kind, welches mit Schmierkur und Blutegeln behandelt war. Der Eindruck, welchen das an Croup leidende Kind machte, war ein so entmuthigender, dass ich den Eltern wenig Hoffnung auf die Erhaltung des Kindes machte. Doch nach gemachter Operation war der Verlauf ein ganz günstiger; nach Herausnahme der Canüle am 10ten Tage zeigten die Granulationen keine rechte Tendenz zur Verheilung, nach einigen Ätzungen mit Arg. nitr. jedoch schloss sich die Wunde. Die Operation war am 4ten October ausgeführt und am 16ten die Canüle entfernt. Am 19ten November kam die Mutter mit dem Kinde zu mir, da sich wieder Athemnoth eingestellt hatte. Die laryngoskopische Untersuchung ergab eine Granulationsgeschwulst dicht unter dem Ringknorpel, wo früher die Canüle gelegen hatte. Es war eine rundliche, beinahe bohnengrosse Geschwulst, welche bei der Athmung deutlich flottirte. Ich liess mir nun vom Instrumentenmacher Windler das obige Instrument anfertigen und ging mit demselben am 22sten November unter Leitung des Spiegels durch den Kehlkopf, legte den Spiegel zur Seite, und als ich dicht oberhalb des Brustbeins die Spitze des Catheters fühlte, drängte ich dieselbe stark gegen die vordere Wand an und zog den Catheter zurück. Mit dem Moment war das Kind frei, und constatirte ich mit dem Laryngoskop die vollkommene Entfernung der Geschwulst. Das Wohlbefinden ist geblieben, die Blutung war ganz unbedeutend, man konnte von einer Blutung kaum sprechen.

Der zweite Fall, ebenfalls ein Croup, kam am 23sten Mai 1884 zur Operation. Der Verlauf nach Auswerfen einer grossen Menge von Croupmembranen durch die Canüle normal. Am 2ten Juni Entfernung der Canüle. Am 21sten Juni zeigte sich wieder Athemnoth. Auch dieser Knabe liess sich laryngoskopisch leicht untersuchen, und constatirte ich wieder eine etwa bohnengrosse, rundliche, flottirende, röthlichweisse Geschwulst, welche bei der Athmung ein deutlich hörbares klappendes Geräusch verursachte. An dem nächsten Tage versuchte ich vergeblich under Leitung des Spiegels in den Kehlkopf zu gelangen. Der Knabe schloss den Mund und war ungebärdig. Desshalb ging ich am 25sten Juni unter Assistenz des Collegen Schötz mit dem Finger in den Mund, hob den Kehldeckel in die Höhe und schob das Instrument durch den Kehlkopf in die Luftröhre; dieselbe Manipulation, derselbe Erfolg, ebenfalls keine Blutung. Der Knabe konnte Nachmittags eine Ausfahrt machen.

Da bis jetzt die Fälle, welche an Granulationen der Trachea nach der Tracheotomie gelitten, immer zum zweiten Male tracheotomiert wurden, und die Schwierigkeiten und Zufälle bei dieser Operation oft sehr unangenehm sein können, wie dies Wilh. Koch im Langenbeck'schen Archiv in einer längeren Arbeit auseinandergesetzt hat, so habe ich geglaubt, Ihnen diese Mittheilung machen zu sollen, um in gleichen Fällen diese Methode in Anwendung zu ziehen.

Ich will nicht unerwähnt lassen, dass Locri im Archiv für Kinderheilkunde, Jahrgang 1880, zur Operation von Papillomen der vorderen Vereinigung sich ebenfalls eines gefensterten Catheters bedient hat, bei dem die Öffnungen die Gestalt von Gerstenkörnern hatten. Diese Art von Instrumenten sind auch den anderen Herren bekannt, doch ist mir nicht erinnerlich, dass die Granulationen der Trachea nach der Tracheotomie in dieser Weise operirt worden wären. Ich glaube, dass bei weiteren günstigen Fällen auch die Chirurgen von der Methode Gebrauch machen werden.

Das zweite Instrument ist ein Tonsillotom. Ich hatte Gelegenheit Ihnen in London ein solches mit zwei sich kreuzenden Messern vorzulegen. Dieses Tonsillotom habe ich dahin vereinfacht, dass ich jetzt mit dem einen Messer ebenfalls das Abschneiden der Tonsille und nicht, wie beim Matthieu'schen Instrument, das Abquetschen derselben bewirke. Das Messer ist mit dem dasselbe nach vorn ziehenden Stabe durch ein Gelenk verbunden, umfasst etwas mehr als die Hälfte der Öffnung und läuft mit einem Dorn in der entgegengesetzten Hälfte des Ringes, der hier einen Spalt zeigt. Die Wirkung ist, wie Sie sich leicht überzeugen können, eine schneidende und nicht quetschende.

Das dritte Instrument ist eine Zange zur Fixirung der Mandel bei der Abtragung derselben mit dem Messer. Es ist eine über die Seite gebogene, zweizinkige Gabel, deren vordere Zinken feststehen, während die hinteren durch ein Gelenk dicht unterhalb der Verbindung beider bewegt werden können. Legt man den festen Theil der Zange gegen die Tonsille, so fasst der bewegliche von hinten her über die Tonsille, so dass dieselbe von vorn und hinten gleichmässig gegriffen wird. Es kann die Zange nicht so leicht abgleiten oder auch ausreissen, da man ganz beliebig weit über die Tonsille hinübergreifen kann.

Als letztes Instrument möchte ich Ihnen dasjenige zeigen, welches ich seit dem Jahre 1873 zur Operation von Nasenpolypen verwende. Der Handgriff ist der des Schlingenschnürers von Bruns, der Ansatz ist bei meinem Instrument aber aus Silber, womit man die Leitungsröhre für den Draht jedesmal in die Stellung bringen kann, welche für den Zweck als die angemessenste erscheint. Die Röhre lässt sich nach rechts und links, oben und unten verbiegen und man kann somit in jede Niesche der Nase hineingelangen. Der Einsatz in die Röhre ist ebenfalls der von Bruns; derselbe hat den Vortheil, dass man ihn nach allen Richtungen drehen und den Draht mit Leichtigkeit wieder hervorziehen kann. Das Instrument ist ebenso leicht mit anderem Ansatz für Kehlkopf und Ohren zu verwenden. Als Draht gebrauche ich Nr. 2, 3 und 4 des gewöhnlichen Stahldrahtes, von welchem die Rolle für etwa 6 Schlingen 5 Pfennige kostet.

Nasentampon-Träger.

Porte-tampon pour le nez.

Nose-plug bearer.

Dr. **H. Krause**, de Berlin.

Das kleine Instrument, welches ich mir erlaube Ihrer Beachtung zu empfehlen, verwende ich seit $2^1/_2$ Jahren als Nasentampontäger, fast ausschliesslich zur Behandlung der Ozæna mittelst der von Gottstein in die Therapie eingeführten Tamponnade. Ohne hier auf die Beurtheilung dieser Behandlungsmethode näher einzugehen, will ich nur bemerken, dass ich dieselbe mit vielen Anderen, deren Zahl bei der Unzulänglichkeit aller anderen Mittel stetig wächst, als die zuverlässigste, bequemste und die relativ besten Erfolge erzielende ansehe. Wenn diese Therapie noch keine allgemeine Anerkennung gefunden hat, so liegt das, glaube ich, an dem Umstande, dass man einerseits zu grosse Hoffnungen auf ihre schnelle Wirkung gesetzt hat, die der Natur der Krankheit gemäss getäuscht werden musste, andererseits ihre Anwendung umständlich erscheint. Was den ersteren Punkt anlangt, so wirkt die Tamponnade durch theilweise Abschliessung der Nasenhöhlen ähnlich wie die Muscheln der normalen Nase, d. h. sie hält die Verdunstung des flüssigkeitsarmen und darum um so leichter eintrocknenden Sekrets auf, und befördert dadurch, dass es das letztere flüssig erhält, die Möglichkeit, dasselbe zu entfernen. Da der Fötor zweifellos an dem eintrocknenden und stagnirenden Sekret haftet, so wird die Tamponnade mit der Verflüssigung des letzteren auch den Fötor vermindern und allmählich beseitigen. Wahrscheinlich geht mit der Verhinderung des Festhaftens der Ozænakrusten auf der kranken Schleimhaut auch eine Regeneration der hier ganz abgehobenen, dort verhornten Epitheldecke, wie sie in den pathologisch-anatomischen Befunden von Gottstein, E. Fraenkel und mir nachgewiesen worden ist, und unter dem Schutze des Epithels wenigstens eine Erhaltung der gesunden Schleimhautreste einher. Nur so kann ich mir das häufig beobachtete Auftauchen gesunder Schleimhautinseln in der atrophischen Schleimhaut erklären. Allmählig, aber erst nach jahrelanger Behandlung, wird auch das Sekret und damit der Fötor vermindert und der letztere endlich auch beseitigt. — Um nun die Anwendung der Tamponnade zu erleichtern, habe ich das kleine Instrument anfertigen lassen, das den Tampon dauernd trägt. Dasselbe besteht aus einem mit Gummi überzogenen ovalen Ringe, welcher sich genau den Dimensionen der Incisura pyriformis narium anfügt und seine Stütze in der Concavität der äusseren Wand der Nasenöffnung und am Septum membranaceum findet. Auf dem Ringe ist ein Bügel befestigt, durch diesen läuft eine dünne Stange, welche oberhalb des Bügels zum Umwickeln der Watte gerieft ist und unterhalb des Ringes mit einer knopfförmigen geschwänzten Handhabe endet. Dieser Tamponträger, welcher den wechselnden Dimensionen entsprechend angefertigt wird, und einen den Raumverhältnissen der Nasenhöhle angemessenen Tampon trägt, verursacht dem Patienten keine Unbequemlichkeit, wird von der Nase gänzlich verdeckt, und wird, wenn seine Vorzüge erst erkannt sind, gern angewandt. Die letzteren bestehen hauptsächlich darin, dass der Tampon beliebig lange Zeit in der gegebenen Lage erhalten wird, und dass seine Einführung und Wiederentfernung denkbar einfachest und bequem ist. In der Regel lasse ich anfangs alle 2, später alle 3 Tage eine Ausspülung der Nase mit Salicylsäurelösung, die nach Monaten ganz ausgesetzt werden kann, machen, und den Tampon immer nur in einem Nasenloche abwechselnd je 3—5 Stunden tragen. Nach dem angegebenen Verfahren habe ich bis jetzt seit $2^1/_2$ Jahren eine grosse Anzahl von Ozænafällen behandelt und kann ihm nur nachrühmen, dass das Leiden sehr bald gebessert wurde. Heilungen, d. h. dauernde Beseitigung des fötiden Sekrets habe ich bis jetzt zwei, beide nach beinahe 2-jährigen Behandlung, erreicht.

Rhinosclerom.

Rhinosclérôme.

Rhinoscleroma.

Dr. **O. Chiari**, de Fiume.

demonstrirt 3 Abbildungen von Rhinosclerom der Schleimhaut, welche Fälle er gemeinschaftlich mit Dr. Biehl auf der Klinik des Prof. Kaposi beobachtet hatte. C. macht besonders aufmerksam auf die diffuse Infiltration der Gaumenbögen mit allmähliger Verschrumpfung der Uvula, auf die eigenthümlichen Veränderungen, welche das Epithel dabei erleidet, indem es nämlich in einen silbergrauen Belag umgewandelt und nur an einzelnen Stellen abgängig wird. Die dadurch entstehenden Excoriationen haben keine Neigung sich in tiefergreifende Geschwüre zu verwandeln. Ausser der diffusen Infiltration sieht man aber auch Bildung von Knoten, wie dies besonders eine Zeichnung von der hinteren Fläche des Velums anschaulich macht; stehen die Knoten nahe an einander, so können sie oberflächlich verkleben und später verwachsen, und dadurch die Nasengänge oder den Nasenrachenraum verschliessen.

Die Rückbildung der Infiltrate erfolgt durch Verschrumpfung, so dass dadurch namentlich am Velum narbenartige Stränge entstehen, welche aber nicht aus Ulcerationen hervorgegangen sind.

Permanente Tamponnade der Trachea.

Tamponnade permanente de la trachée.

Permanent plugging of the trachea.

Dr. **Michael**, de Hamburg.

Bei mangelhaftem Larynxabschluss während des Schluckaktes oder auch ausserhalb desselben liegt stets die Gefahr vor, dass Speisereste, Mund- resp. Wundsekrete von oben aus in die Lungen gelangen und eine Fremdkörperpneumonie veranlassen. Für die Dauer einer Operation, bei welcher durch die Lähmung der Reflexthätigkeit in Folge der Narkose ein mangelhafter Abschluss besteht, genügt die bekannte Trendelenburg'sche Tamponvorrichtung. Um aber während einer längeren Zeit, durch Tage, Wochen oder Monate die Lungen vom oberen Respirationstractus abzuschliessen, wie dies nach einzelnen Operationen, in erster Linie nach Exstirpation des Larynx und Thyreotomien, aber auch nach Kiefer- und Zungenoperationen oder bei pathologischen Zuständen, besonders Schlucklähmung nach Diphtheritis wünschenswerth ist um mit Sicherheit die so häufige Schluckpneumonie zu vermeiden, habe ich folgende drei Methoden erfolgreich versucht:

Die einfachste Methode besteht darin, die Canüle mit einem oder zwei dicken Drains zu umgeben, so dass sie die Trachea vollständig ausfüllt. Diese Methode ist natürlich nur bei genügend grosser Eingangsöffnung, also nach Exstirpation und Resektion des Larynx, anzuwenden.

Verfügt man jedoch nur über eine gewöhnliche Tracheotomieöffnung, so bedarf es eines Tampons, der sich erst innerhalb der Trachea ausdehnt. Dieser Zweck ist in zweierlei Weise zu erreichen.

Man kann erstens die Canüle mit einem Gummisäckchen umgeben, welches von aussen durch ein Zuführungsrohr mit Wasser gefüllt wird. Die von Trendelenburg und bis in die letzte Zeit auch für mein Verfahren angewandten Säckchen haben sich nicht bewährt, weil stets nach einigen Tagen, einmal sogar während der Operation, an der Löthstelle des Zuführungsschlauches eine Continuitätstrennung auftrat. Desshalb wurden diese Säckchen angefertigt, bei denen jede Löthstelle vermieden ist.

Eine zweite Methode, meiner Ansicht nach die vorzuziehende, besteht darin, dass man cylindrische durchbohrte Schwämme auf die Canüle aufbindet. Die Schwämme, welche für die verschieden weiten Tracheen in drei Grössen vorhanden sein müssen, werden durch das Binden zu Papierdünne comprimirt, hierauf mit einem Mantel aus Guttaperchapapier umgeben. Im Moment der Einführung werden sie angefeuchtet und der Mantel, nachdem sie halb eingeführt sind, zugebunden. Sie quellen in der Trachea dann auf und schliessen sie luftdicht ab.

Für keine der genannten Methoden bedarf es einer besonderen Canüle. Alle lassen sich mit der Lüer'scher Canüle ausführen.

Will man jedoch eine Irrigation des Larynx vornehmen, so lässt sich dies mit folgender Canüle ausführen.

Die äussere Canüle hat eine dorsale mit einem Schieber verschliessbare Öffnung. Zu ihr gehören zwei innere Canülen. Die eine derselben wird für gewöhnlich getragen und bietet nichts abnormes; die zweite ist in ihrer oberen Partie nur halbkreisförmig. Öffnet man den Schieber, so kann in den hierdurch entstehenden Raum Sekret aus dem Larynx abfliessen, ebenso kann dieselbe von hieraus ausgespritzt werden.

Will man in der Trachea selber operiren, z. B. eine Granulationssthenose in der von Pauli angegebenen Weise durch Spalten und Auskratzen beseitigen, so ist jede Canüle im Wege. In einem derartigen Fall bediente ich mich eines Bleirohres, an welchem der Tampon angebracht war. Das Rohr muss durch einen Assistenten fixirt werden. Hier darf als Tampon nur der Schwamm verwendet werden, weil bei einem kaum zu vermeidenden Conflict mit dem Operationsinstrument das Säckchen unbrauchbar würde.

Die permanente Tamponnade ist bisher circa 30 Mal ausgeführt worden. Es hat sich gezeigt, dass dieselbe von den Trachea sehr gut ertragen wird. Ein Misserfolg (Gangrän der Trachea) ist auf eine zu sehr forcirte Füllung des Säckchens zurückzuführen. Die Trachea kann natürlich so wenig wie irgend ein anderes Organ einen zu starken Druck ertragen. Sobald die Wandung vom Tampon berührt wird, wird die Canüle von aussen unbeweglich. Dies genügt vollständig zum completen Abschluss und wird unendlich lange Zeit ertragen, wie eine grosse Anzahl von Fällen beweist, in welcher die Tamponnade durch Wochen und Monate fortgesetzt wurde.

Wieviel dies Verfahren zu leisten im Stande ist, möge Ihnen folgendes Präparat beweisen. Es stammt von einem 70-jährigen Mann, dem ich wegen Carcinom den Larynx resecirt hatte. Es entstand durch eine Fractur des Ringknorpels eine Ösophagotrachealfistel, zu welcher sich 6

Monate später noch zwei andere hinzugestellten. Obgleich die Fisteln gross genug waren, um selbst feste Speisen hindurchzulassen, genügte die Tamponnade vollständig um die Lungen zu schützen, welche bei der Section des schliesslich cachektisch zu Grunde gegangenen Pat. vollständig gesund befunden wurden. Die Trachea zeigt, wie Sie sehen, keine Spur von Druckerscheinungen.

Die vorgezeigten Instrumente liefert C. W. Bolte's Nachfolger, Rödingsmarkt 42, Hamburg.

Die Gummitampons und Schwammtampons für die permanente Tamponnade der Trachea liefert P. Beyersdorf, Wohlers Allée 40, Altona.

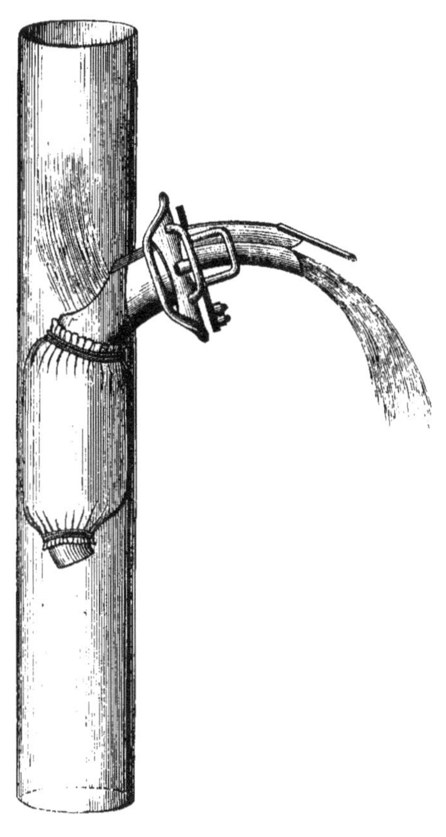

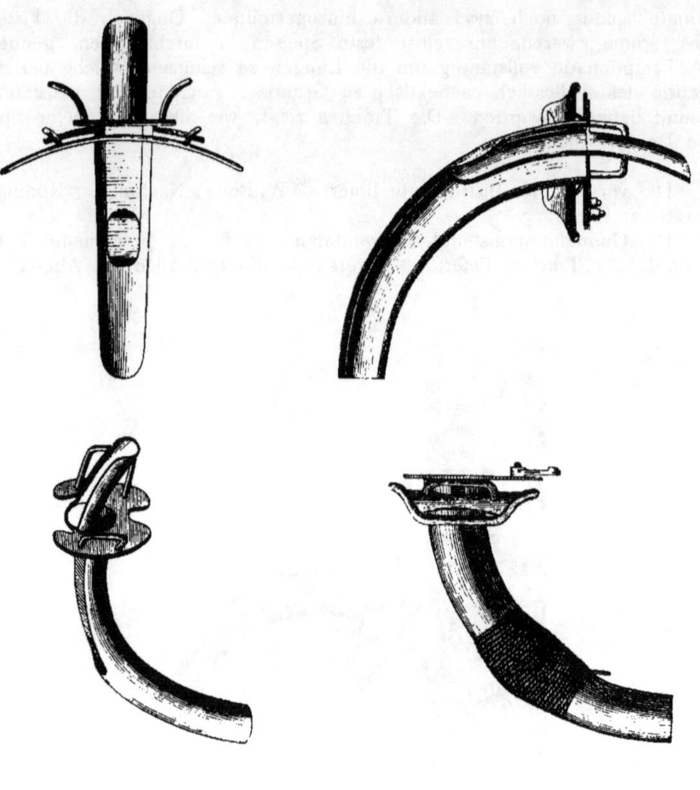

Pharynxdilatator.

Dilatateur du pharynx.

Pharynx-Dilator.

Dr. **Michael**, de Hamburg.

Mit diesem Dilatator gelang es mir, eine sehr hochgradige syphilitische Pharynxsthenose unblutig und dauernd zu heilen, wenigstens ist bis jetzt, drei Jahre nach der Behandlung, ein Recidiv nicht eingetreten. Eine Durchschneidung der Strictur möchte ich in Fällen, in denen Athemnoth besteht, nicht wagen, da auch eine mässige Blutung nicht unbedeutende Exstickungserscheinungen im Gefolge haben dürfte. Eine Behandlung mit Bougies ist bei dicht über dem Larynx liegenden membranösen Stricturen schwer durchführbar, weil man mit den Bougies, deren Dicke ja das

Lumen der Strictur etwas übertreffen muss, leicht das ganze Operationsfeld herabdrücken und so mit dem Larynx in Conflict kommen kann.

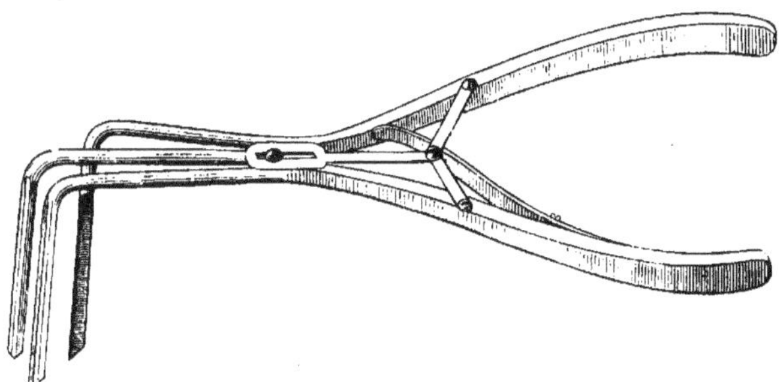

Pharynxdilatator von Dr. Michael.

Das Instrument besitzt den Matthieu'shen Balkenmechanismus und ziehe ich diesen der Schraubendilatation desswegen vor, weil er ermöglicht, die anzuwendende Gewalt genau zu controlliren.

Kehlkopffeile.

Râpe pour le larynx.

Larynx-file.

Dr. **Michael**, de Hamburg.

Dieser Feile bediene ich mich um kleine Entzündungsknoten an den Stimmbändern, wie sie bei Sängern oft vorkommen, zu zerstören. Bei Sängern ist es wünschenswerth, kleine Nebenverletzungen der Stimmbänder, wie sie sich beim Brennen oder Schneiden kaum vermeiden lassen, thunlichst zu umgehen. Mit der Feile ist das sehr wohl möglich. Das Operieren mit der Feile, die sich an jeden Spiegelgriff anschrauben lässt, ist sehr leicht: Es wird während der Athmung die Glottis passirt, und das Instrument gegen den Knoten gelegt. Durch den reactiven Glottisverschluss drückt sich das Instrument fest gegen den Knoten und braucht man es dann nur herauszuziehen. Je nach der Resistenz des Knotens bedarf es einer oder mehrerer Sitzungen.

Man bedarf natürlich einer rechtsseitigen und einer linksseitigen Feile.

Doppelmeissel für adenoide Vegetationen des Nasenrachenraums.

Pince à oiseaux pour l'opération de végétations adénoïdes des arrière-narines.

Chisel-forceps for removing adenoid vegetations in the Naso-Pharynx.

Dr. **Michael**, de Hamburg.

Das Instrument, das ich schon vor mehreren Jahren beschrieben, hat sich mir jetzt in mehr als 200 Fällen bewährt. Ich halte im Princip die Operation mit schneidenden Zangen für die bei weitem vorzüglichste. Vor anderen schneidenden Zangen zeichnet sich mein Instrument aus durch die hohe Lage des Drehpunktes, wodurch die Hebelkraft der Griffe verstärkt wird, durch eine convexe Krümmung der Branchen nach unten, welche das Eingehen hinter den Gaumen erleichtert; durch eine convexe Krümmung der Branchen nach aussen, durch welche ein Hohlraum bei geschlossenem Instrument entsteht, der bestimmt ist die Uvula aufzunehmen ohne sie zu quetschen; durch die Krümmung des Schnabels, der sich den Conturen des Nasenrachenraums anschliesst; endlich durch die Meisselform der beiden schneidenden Theile, welche dieselben gleichzeitig zum Schneiden, Reissen und Quetschen geeignet macht. Das kleinere der beiden demonstrierten Instrumenten reicht fast für alle Fälle aus.

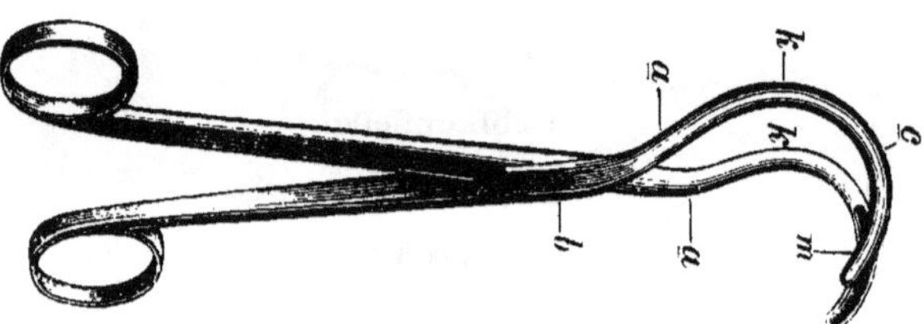

Doppelmeissel für adenoide Vegetationen von Dr. Michael.

XII. Section d'Otologie.

Président:

M. le Dr. W. Meyer, de Copenhague.

Présidents d'honneur:

M. le Dr. Boucheron, de Paris.
» Prof. Doyer, de Leyde.
» Dr. Keyser, de Stockholm.
» Dr. Ladreit de Lacharrière, de Paris.

M. le Prof. Lucae, de Berlin.
» Prof. Schwartze, de Halle.
» Dr. Setterblad, de Stockholm.
» Dr. Thaulow, de Christiania.
» Dr. Woakes, de Londres.

Secrétaires:

M. le Dr. Victor Bremer, de Copenhague.
» Dr. V. Lange, de Copenhague.

M. Edward Cousins, de Londres.
M. le Dr. Mantels, de Hambourg.

Lundi le 11 août à 9 hres 1/2, constitution de la section.

M. le docteur W. Meyer, président du comité d'organisation de la section, a ouvert la séance par le discours suivant:

Gentlemen, much honoured Colleagues!

In the name of the organizing committee I have the honour of wishing you most heartily welcome to our country, and to express our sincere thanks for your honouring our section with your presence.

We vividly regret, that not a few most valued scientific men, whom we had hoped to see, and who had promised us their actual assistance, have been prevented from coming, some, I am sorry to say, so late, that we have been unable to substitute them. All, that can be done, to make good such a loss, will be to employ the time, gained in this unlucky manner, by fuller discussions on the themes left.

As to our programme, we hope it will meet with your approbation. In choosing the subjects for discussion, a serious task, in the fulfillment of which we have been assisted by the kind advice of several amongst you (for which assistance I here beg to offer our best thanks) we have had a threefold aim:

First, generally speaking, the wish to connect the publication of scientific and practical researches of eminent otologists with our congress.

Secondly, by watching the present state and the tendencies of our science, we have thought it desirable, that some able — let me call them representative — men should have an opportunity, in communicating to us the results of their particular and individual investigations, to give new impulse to others as to the direction of their endeavours.

Finally we have taken into consideration the actual wants of otology, both outwardly and inwardly; and we have considered, whether anything could be done here, that tended to alleviate or remedy them. —

Allow me to dwell a moment upon one of these wants. I dare say you all will agree with me in this, that otology wants acknowledgement. We want it from science in general and from scientific institutions in particular. We shall want it as long as otology has not been made an obligatory study at the medical schools. You will find, Gentlemen, that one of the themes for discussion tended in this direction. [1])

Next we want practical acknowledgement from authorities private and public. And we deserve it, as well as f. i. Ophthalmology — because the sense of hearing is as necessary as that of sight in private and public life, and because the diseases of the ear are not only an impediment, but frequently contain danger for general health and life, and render the bearer more or less unfit for his duty. You will amongst the subjects for discussion find one, which tends to influence regulations of the most important kind according to the results of our discipline.

But let us remember at the same time, that in order fully to obtain this outward acknowledgement, an intrinsic want, which unhappily to a certain degree yet sticks to otology, must be remedied. I mean the want of exactness both in judging the functional disorders and in forming the diagnosis and prognosis of the individual cases. For a great part this want will be remedied by a closer and closer acquaintance with the morbid anatomy of the ear. It is true enough, that a thorough dissection of the hearing organ, especially of the internal ear, is combined with great, not only technical difficulties. Whilst f. i. a tumour or even a diseased eye may be examined immediately after having been removed from the living body — alive, so to say — we will always have to wait a certain time after death before we can proceed to our examination. Yet this is the road, we have to pursue, and the reward for our zeal and labour will be the wanted acknowledgement. I am sorry to say, that the two gentlemen [2]) by whose able introductions both our knowledge and zeal as to pathologico-anatomical researches might have been increased, at a late hour have been prevented from joining the section.

Yet on the whole I feel justified in expressing the expectation, that our meetings with their serious endeavours for scientific and practical truth will bear good, really useful fruit. And with the hope, that we in future may have to look back upon the proceedings of our section at

[1]) Professor Wreden (St. Petersburg), who had taken upon himself to introduce a discussion on »The importance of Otology for General Medical Education« remained away.

[2]) Professor Voltolini (Breslau), and Dr. Kirk-Duncanson (Edinburgh), were to have introduced a discussion on »the Dissection of the Organ of Hearing with particular regard to its Pathological changes.«

this 8th International Medical Congress with no less satisfaction, than on the work done at similar previous meetings, I once more wish you welcome and have the honour of declaring our meetings opened.

Les différentes espèces de bruits subjectifs et leur traitement.

The different kinds of Subjective Sounds and their treatment.

Die verschiedenen Arten der subjectiven Gehörsempfindungen und ihre Behandlung.

Dr. **Ladreit de Lacharrière**, de Paris.

Messieurs !

On a désigné les bruits d'oreille sous les dénominations de bourdonnements, bruits subjectivs, sensations subjectives de l'ouïe. Ces bruits ne sauraient constituer une entité pathologique spéciale, ils ne sont que des symptômes de la plupart des maladies de l'oreille, mais ils prennent dans l'esprit des malades une telle importance, que ceux-ci les considèrent comme la maladie tout entière, et n'hésitent pas à déclarer qu'ils entendraient si les bruits du dehors n'étaient dominés par les sensations qu'ils éprouvent. Ces sensations pénibles sont parfois une telle obsession chez ceux qui en souffrent, qu'elles déterminent une tristesse insurmontable, et un dégoût profond de la vie.

Triquet cite l'observation d'un jeune homme qui se donna la mort dans un accès de mélancolie causé par les bourdonnements.

La manière dont les malades traduisent leurs sensations varie à l'infini, et ils trouvent souvent dans le milieu où ils vivent, et dans l'exercice de leur profession des termes de comparaison; mais, si on analyse attentivement toutes ces sensations, on reconnaît qu'on peut les rattacher à un certain nombre de types qui présentent des caractères absolument distincts.

Ce sont tantôt des bruits vagues comme ceux d'un coquillage, du roulement lointain d'un tambour ou d'une voiture, etc., etc. Ces bruits peuvent être uniformes ou présenter des renforcements.

Un second type est celui qu'on pourrait appeler bruissement, tantôt doux comme le bruit du vent dans les feuilles, tantôt fort comme celui d'un jet de vapeur.

Un troisième type est celui des bruits musicaux. Les bruits musicaux peuvent se rapprocher des autres types que je viens d'indiquer, mais ils auront pour caractère un timbre musical qui pourrait être noté. Dans cette catégorie, il faut placer les bruits analogues à ceux des instruments de musique, du choc des plaques métalliques, du son des cloches, des airs qu'on a entendus et qui se perpétuent et obsèdent les malades.

Un quatrième type est celui dans lequel la sensation subjective présente des battements le plus souvent pulsatifs. Cette variété se présente sous deux formes: l'une subjective proprement dite, dont le malade a seul la sensation, l'autre que Delstanche (Thèse d'agrégation, Bruxelles, 1872) appelle pseudo-subjective, qui a été décrite par Leudet (Gaz. médicale, 1869, p. 423), sur laquelle Muller avait le premier appelé l'attentiou, et qu'on appelle objective, parce que le bruit est perceptible à la fois par le malade et par le médecin.

Pour ne pas abuser de votre attention je ne mentionnerai pas les différentes classifications qui ont été proposées. Voici celle que j'ai cru devoir adopter et qui servira de cadre à ce travail:

1° Bruits caractérisant l'occlusion des voies naturelles, conduit auditif et trombes d'Eustache;

2° Bruits produits par l'exagération de la pression labyrinthique par les organes de l'oreille moyenne;

3° Bruits labyrinthiques provoqués par un trouble ou une lésion de l'oreille interne;

4° Bruits développés dans le voisinage de l'oreille — pseudo-subjectivs — et pouvant être, suivant leur siège, constatés par le médecin.

Kramer, Wilde et les auteurs qui ont publié des statistiques sur les maladies de l'oreille, estiment que les bourdonnements se produisent dans les deux tiers de ces maladies.

L'interprétation de la nature des bourdonnements a donné lieu aux théories les plus diverses. Von Trœltsch les considère comme le résultat de l'irritation des nerfs acoustiques (Traité pratique, p. 503). Je ne saurais partager complètement cette manière de voir qui ne pourrait être acceptée tout au plus que pour les affections labyrinthiques. Dans les affections des organes de l'adaptation, il ne peut y avoir qu'une excitation sensorielle, ce qui est bien différent. C'est ainsi qu'agissent l'oblitération des trompes, ou la pression d'un bouchon de cérumen sur le tympan.

On ne saurait admettre aujourd'hui l'opinion de Kramer qui, d'après l'existence ou l'absence des bourdonnements classait les cophoses en surdité avec éréthisme, et surdité nerveuse torpide.

Celle de Swan (*Treatise on diseases and injuries of the nerves*), qui diagnostiquait par la présence du bourdonnement une surdité nerveuse, n'est pas plus acceptable.

Je pense que les bruits subjectivs de l'oreille ne présentent ni une entité morbide, ni l'expression unique de l'excitation sensorielle. Il n'y a pas un bourdonnement, il y en a un certain nombre qui sont les expressions plaintives d'un organe qui est troublé dans sa fonction, et qui, le plus souvent, disparaissent tout à fait lorsque cette fonction se trouve complètement anéantie.

Permettez-moi donc messieurs d'étudier successivement les bruits dans l'ordre de ma classification.

1° *Bruits par occlusion des voies naturelles.* L'oreille subit l'influence de la pression atmosphérique par le conduit auditif et par la trompe d'Eustache. Lorsque l'un ou l'autre de ces conduits se trouve oblitéré, soit par un cas fortuit et passager, comme un corps étranger, soit par une lésion plus durable, l'oreille ne tarde pas à ressentir un bruit qui est toujours le même, qui est uniforme et continu, et que les malades comparent au bruit lointain d'une roue de moulin, à celui du roulement du tambour entendu à distance, et enfin, le plus souvent, au bruit que l'on perçoit en appliquant l'oreille sur un gros coquillage. Ces bruits ne seront perçus dans les différentes maladies de l'oreille que s'il existe une obstruction des voies naturelles.

Résumons en quelques lignes les théories qui ont été imaginées pour expliquer les bruits qui sont produits par l'occlusion des conduits. Je ne mentionnerai que pour mémoire les théories de Kramer et de Triquet qui attribuaient la production de ces bruits au heurt des ondes sonores formant des courants dirigés en sens contraires.

Celle de Kramer qui croyait attribuer ces bruits à l'excitation de la corde du tympan.

Une opinion assez généralement répandue, est que le bourdonnement par occlusion est produit par une pression exercée sur le tympan; nous croyons qu'on a confondu les bruits qui sont déterminés par l'occlusion des voies naturelles avec les bruissements que nous attribuons à la pression labyrinthique, et dont nous aurons à nous occuper bientôt.

Toynbee, Politzer, Mach, Lucae ont constaté qu'en obturant artificiellement une des deux oreilles chez un homme sain, on provoque de ce côté le renforcement des vibrations d'un diapason appliqué sur les os du crâne. Nous admettons comme Itard et Duverney, et comme Delstanche l'a démontré depuis, que les bourdonnements sont le résultat de bruits intérieurs prenant naissance dans l'oreille ou à proximité de cet organe, et qui, par suite de l'occlusion des voies d'écoulement naturel, subiraient un renforcement capable de les faire percevoir par le nerf acoustique. Je crois que cette explication est admissible et suffisante, et qu'il n'est pas nécessaire avec Delstanche d'admettre l'hypothèse d'une hyperestésie du nerf acoustique.

2⁰ Variété. Bruits produits par l'exagération de la pression labyrinthique par les organes de l'oreille moyenne.

Si chez l'homme sain, et à titre d'expérience, on exerce sur le manche du marteau une légère pression avec un corps mousse et dur, ou même avec un pinceau de coton fortement pressé, on produit une sensation de bruissement qu'on compare au bruit du vent dans les feuilles des arbres, à celui d'un torrent, d'une cascade, etc.

Ces bruits n'ont aucun caractère musical, il serait impossible de les classer dans la gamme musicale, ils présentent donc des caractères particuliers qui doivent permettre de leur assigner une cause toujours unique. Cette cause, c'est une exagération de pression de la fenêtre ovale. On les rencontre lorsqu'un corps étranger exerce une pression sur le manche du marteau, et, d'autre part, lorsque l'occlusion complète de la trompe d'Eustache provoque l'affaissement de la membrane du tympan, et détermine une modification dans la position des osselets. On l'observe encore dans l'engorgement avec rétraction de la chaine des osselets; dans le cas de raccourcissement du tendon du muscle tenseur du tympan que Politzer d'abord, et après lui von Trœltsch, ont contribué à faire connaître, dans l'otite moyenne avec gonflement de la muqueuse de la caisse, dans certaines affections catarrhales de la même région, dans l'hypérémie que l'on observe dans certains cas de fièvres graves, lorsque l'irritation de la muqueuse pharyngienne s'est propagée à la caisse du tympan.

Le bruissement peut être permanent, si la cause qui le détermine ne cesse jamais, comme les adhérences tympaniques, l'ankylose des osselets, etc.; il peut cesser pour reparaître ensuite, s'il est provoqué par le spasme du muscle du marteau ou par un état d'hypérémie passagère de la caisse du tympan.

Nous avons dit qu'il était possible de produire le bruissement en exerçant une pression douce sur le manche du marteau et sur la membrane du tympan ; l'usage du spéculum pneumatique nous a permis souvent de faire cesser momentanément ce bruit, et lorsque cette expérience ne réussit pas, cela tient le plus souvent à la présence de brides cicatricielles. L'action du spéculum pneumatique n'a-t-elle pas exclusivement pour effet d'attirer la membrane du tympan au-dehors, et de soulager la pression de la plaquette de l'étrier?

3° Variété. Les affections du labyrinthe légères ou graves, passagères ou permanentes, s'accompagnent de bruits subjectifs, tant que le nerf acoustique n'a pas perdu toute sensibilité.

Les bruits dont les malades se plaignent dans ces conditions sont très variés, mais ils ont tous pour caractère d'être musicaux, c'est-à-dire qu'ils ont une sonorité qui pourrait être représentée par une note musicale. Quelques-uns peuvent se rapprocher, par leur timbre, de ceux que nous avons précédemment décrits, mais le caractère musical les fera distinguer et reconnaître. Le bruissement dont les malades se plaignaient deviendra un bruit de sifflet analogue à celui des locomotives. Lorsqu'on constatera la présence de bruits non musicaux en même temps que celle des bruits labyrinthiques, on pourra être certain que les modifications de l'organe de l'ouïe ont des sièges multiples.

Les bruits labyrinthiques sont ceux qui affectent le plus les malades. Ce sont eux qui deviennent une obsession telle qu'ils font naître parfois l'idée du suicide. Ce sont des bruits analogues à ceux d'une corde d'instrument de musique que l'on pince, d'une harpe ou d'un violon; les malades se plaignent d'éclats semblables à des détonations, de bruits de cloche, de coups de sifflet comparables à ceux des locomotives, de bruits semblables à ceux produits par la percussion de surfaces métalliques, de chants d'oiseaux, de bruits de musique, etc., etc. Tous ces bruits se produisent avec une activité proportionelle à l'activité morbide.

Nous connaissons trop imparfaitement la physiologie et l'anatomie pathologique des parties qui constituent l'oreille interne pour qu'il nous soit possible d'indiquer quelles sont les variétés de bruits qui correspondent à certaines lésions; cependant la nature des bruits nous permettra de reconnaître souvent quelle est la nature du trouble auriculaire.

Nous savons, par exemple, que la congestion labyrinthique, qu'elle soit due à un état fébrile comme la fièvre typhoïde, à une névrose comme la migraine, aura pour caractère de déterminer des bruits qui présenteront des renforcements et qui, dans certaines circonstances, donneront lieu à des battements isochrones au pouls. Ces derniers caractères appartiennent toujours aux développements vasculaires, d'apparence variqueuse, que Triquet a décrits le premier.

Dans l'hémorrhagie labyrinthique, Ménière a signalé les bruits si violents dont les malades se plaignent.

Dans l'otite labyrinthique chronique, nous avons nous-même constaté et signalé les bruits incessants qui deviennent quelquefois un véritable supplice. Les autres lésions les plus fréquentes chez les personnes qui sont atteintes de bourdonnements sont, d'après Schwartze et Politzer, la dégénérescence graisseuse, fibreuse ou amyloïde du nerf acoustique, les exostoses, l'hypertrophie du labyrinthe membraneux, les traces d'une inflammation exsudative chronique, avec production de sels calcaires et de dépôts pigmentaires, suivant Lucae, la présence de petits corps grisâtres, de forme arrondie, disséminés dans le labyrinthe membraneux.

Tantôt les bourdonnements s'accompagnent d'une surdité assez marquée, d'autres fois, lorsque la lésion n'est pas profonde, ils peuvent se produire et persister avec une intensité assez grande sans que le sens de l'ouïe se trouve altéré.

Delstanche cite le cas d'un de ses malades qui, s'étant trouvé à proximité d'un endroit où tombait la foudre, a souffert pendant plusieurs semaines de violents bourdonnements sans surdité, et a conservé depuis lors une telle susceptibilité pour ces bruits, qu'il ne peut plus prendre part au tir de la milice. Il n'est pas toujours nécessaire que les bruits aient une telle violence pour produire des troubles semblables. J'ai donné des soins, l'année dernière, à un jeune homme de 18 ans, qui a conservé pendant un an un bruit musical très désagréable dans l'oreille droite, qui s'était produit à la chasse à la suite de la détonation de son fusil. L'arme était celle dont il se servait presque tous les jours, et la détonation n'avait pas été plus violente que d'habitude. Ce jeune homme était bon musicien, et l'ouïe du côté droit était restée aussi fine que du côté gauche.

Delstanche a signalé comme causes occasionnelles analogues les violences sur la tête, en dehors de toute lésion du centre nerveux et de la boite osseuse.

Ces bourdonnements se dissipent en général spontanément après une durée qu'on ne sau ait déterminer.

En dehors de toute violence directe, il suffit parfois d'une émotion vive pour provoquer l'apparition de bourdonnements. Itard rapporte l'observation intéressante d'une dame qui fut réveillée par le bruit des flammes qui dévoraient les rideaux du berceau de son enfant. L'émotion qu'elle ressentit détermina l'explosion d'une maladie nerveuse, qui guérit après dix-huit mois, mais elle conserva un bruit d'oreille qui lui rappelait celui des flammes, dont elle avait été si effrayée.

J'ai donné des soins à une femme qui, pour avoir habité une maison humide, a ressenti des bourdonnnments insupportables qui ont persisté pendant plus de deux ans. L'audition présentait une sorte d'hyperestésie, et la musique qu'elle aimait lui était devenue insupportable.

D'après von Trœltsch, les bourdonnements qui sont le résultat de l'excitation du nerf acoustique varieraient d'intensité suivant l'état général et l'état moral des malades, suivant les milieux dans lesquels ils se trouvent, et les petits excès qu'ils peuvent commettre. Cet auteur a constaté lui-même ce qu'avait déjà indiqué Turck (de Vienne), que beaucoup de malades ont une augmentation de bourdonnements dès qu'ils exercent une pression sur certaines parties de la face telles que les paupières, les tempes, les joues, et même pendant l'action de se raser. J'ai moi-même observé des faits semblables. Devons-nous rapprocher de cette excitabilité nerveuse les phénomènes d'obsession dont le sens de l'ouïe est quelquefois l'objet ? Nous ne parlons pas de ce souvenir du sens qui persiste alors que la sensation ne se produit plus, phénomènes qu'on constate encore plus pour la vue que pour l'ouïe, mais de ces bourdonnements qui par leur ténacité sont un véritable trouble morbide. Nous avons plusieurs fois donné des soins à des malades chez lesquels une phrase musicale retentissait indéfiniment dans leur oreille, puis faisait place à une autre phrase qui se répétait à son tour pendant un temps plus ou moins long. Je me rapelle avoir été appelé auprès d'une dame de la clientèle de mon regretté ami Maurice Raynaud, qui avait toujours dans les oreilles des [illegible] s partitions l'orchestre dont e[illegible] n'était pas obsédée parce que, étant passionnée pour la musique, elle trouvait plaisir à s'abstraire pour les écouter. Ces hallucinations de l'ouïe ne s'accompagnaient d'aucun trouble cérébral. Cette dame avait une appréciation très nette de son état maladif et de toute chose. L'arsenic, l'hydrothérapie et l'électricité firent disparaître au bout de quelque temps ces bruits étranges.

Schwartze a le premier fait connaître les relations qui existent entre les bourdonnements et certaines formes de maladies mentales caractérisées par des hallucinations de l'ouïe. Kopp et Schwartze examinèrent, en 1869, 97 aliénés de l'établissement de Halle; chez 31 malades, dont l'oreille était atteinte, il y avait à la fois des bruits subjectifs et des illusions ou hallucinations acoustiques. 26 étaient atteints de bourdonnements sans surdité, parmi eux 7 avaient de l'hyperémie du manche du marteau et des hallucinations; 6 avaient des bourdonnements dus à des amas de cérumen; chez deux d'entre eux, les bourdonnements disparurent avec l'ablation des causes qui les produisaient, mais les hallucinations persistèrent; chez 7 il existait des bourdonnements sans hallucinations; sur les 40 restants, 18 avaient des hallucinations sans bourdonnements, et 22 ne présentaient ni l'un ni l'autre de ces symptômes.

C'est encore à des troubles labyrinthiques caractérisés probablement par de la congestion que nous devons rattacher les bourdonnements qui sont déterminés par l'injection de certains médicaments, comme le sulfate de quinine, le salycilate de soude. Le Dr. North a rapporté dans l'American journal of Otology deux cas d'empoisonnement par l'huile de chénopode, des bourdonnements violents caractérisèrent les troubles qui furent observés.

4° Variété. Outre les bruits subjectifs que nous venons d'énumérer, il existe des sensations d'ouïe dues à de véritables manifestations sonores produites à l'intérieur du corps. C'est à cette catégorie qu'il faut rattacher les bruits qui sont dus à des lésions vasculaires. Les bruits vasculaires dus à des altérations du sang comme la chlorose et l'anémie, ceux qui se produisent aux orifices du cœur ont quelquefois un retentissement sonore dans la carotide interne et dans les artères plus petites, qui est perçu par le malade. Dans l'anévrysme de l'artère basilaire il se produit souvent un bruit pulsatile dans l'occiput. Rayer rapporte un cas chez lequel il était isochrone aux battements cardiaques; il ne fut pas possible de découvrir le siège de l'anévrysme; il semblait que le bruit devait avoir sa source dans une modification des parties dans lesquelles les rameaux de l'artère auriculaire postérieure se distribuent.

Suivant Hyrtl il existerait constamment chez l'homme (Anatomie comparée, etc., Prague, 1854, p. 40), entre les deux branches de l'étrier un rameau capillaire à sang rouge qui se rendrait au promontoire. Les affections si fréquentes de la caisse ne doivent-elles pas provoquer souvent des altérations de ce vaisseau? J'ai donné plusieurs fois des soins à des malades qui se plaignaient de bruits pulsatifs qui leur étaient insupportables, et que je faisais cesser par la compression de la carotide externe. J'ai eu l'occasion de soigner l'année dernière une dame pour laquelle j'ai fait faire une pelote à ressort, véritable travail de précision, qui, par une pression douce de la carotide externe, faisait complètement cesser le bruit pulsatif. Ce bruit était évidemment dû à un anévrysme d'une petite artère que je n'ai pu déterminer. J'ai eu l'espérance, à l'aide de cette compression, de parvenir à oblitérer le sac, mais j'ai perdu de vue la malade, et je ne connais pas les résultats obtenus. Je n'ai pas cru pouvoir faire connaître à cette dame la nature de son affection, et je crains qu'elle n'ait pas porté son appareil aussi longtemps que je le lui avais demandé.

La classification des bruits subjectifs que j'ai indiquée permet une appréciation plus précise de leur siège et du traitement qu'il convient d'appliquer à chacune des maladies qui en sont les causes. Sans prétendre établir un diagnostic rien que par la nature des bourdonnements, on aura, à l'aide de cette classification, une présomption du siège du mal qui dirigera le traitement.

Le rétablissement de la perméabilité des conduits externes et des trompes d'Eustache fera cesser les bruits de la première catégorie.

Les insufflations des caisses des tympans, simples ou médicamenteuses, en rétablissant la souplesse des organes de l'oreille moyenne, feront cesser les bruits dus à l'exagération de la pression de la fenêtre ovale. La paracenthèse du tympan, la section du tendon du muscle du marteau pourront, dans les cas plus rebelles, devenir nécessaires. Avant de décider cette intervention chirurgicale, il sera bon de faire l'essai de quelques médicaments. A l'intérieur, l'iodure de potassium et l'arsenic, suivant la nature des affections de la caisse; les instillations dans le conduit externe de solutions d'iodure potassium, de sulfate de zinc, de clorhydrate de pilocarpine, de sulfate neutre d'atropine m'ont donné, suivant les cas, de bons résultats.

Lorsque le bourdonnement est dû à un trouble ou à une affection labyrinthique, le choix d'une médication est plus difficile, la nature de l'affection étant beaucoup plus obscure; mais, dans un grand nombre de maladies, n'est-on pas obligé de procéder par essais et tâtonnements?

Des révulsions répétées sur les apophyses mastoïdes, l'usage à l'intérieur de l'iodure de potassium, du mercure, de l'arsenic, de l'aconit, suivant les antécédents morbides du malade, pourra avoir souvent de bons effets. Je ne dois pas oublier la médication par le sulfate de quinine, qui a été instituée par le professeur Charcot pour le traitement de la maladie de Ménière. Les hautes doses de ce médicament parviennent à faire cesser les bruits intolérables et les vertiges dont les malades sont tourmentés, mais ce soulagement s'obtient le plus souvent au prix de la perte de la sensibilité auditive. Je ne prétends pas condamner cette méthode de traitement; elle s'impose lorsque la vie n'est plus possible pour les pauvres malades qui sont torturés par les bruits qui les obsèdent, mais elle devra être adoptée seulement lorsque toutes les autres tentatives auront échoué.

Il est une dernière médication qui m'a donné souvent d'excellents résultats, mais dont les indications ne sont pas toujours bien définies; je veux parler de l'application de courants électriques continus. Les courants électriques doivent réussir surtout dans les cas de congestion passive de l'oreille par atonie vasculaire; ils réveillent, dans ce cas, la contractilité vasculaire et font disparaître la stase sanguine. Quelle que soit l'interprétation qu'on donne à l'action des courants électriques continus, ils m'ont rendu et me rendent tous les jours d'immenses services pour faire cesser, ou pour diminuer les bourdonnements de cause labyrinthique. Je fais l'application des courants électriques en plaçant sur chaque conduit auditif un des pôles, en ayant soin de mettre le pôle négatif sur l'oreille qu'on veut plus particulièrement électriser. Le courant traverse les deux rochers, et impressionne tous les organes qui y sont contenus. Quand on l'interrompt, les malades ressentent une secousse et ont la sensation de la lumière, ce qui prouve que le chiasma des nerfs optiques est lui-même impressionné. Ce mode d'application de l'électricité n'a jamais donné lieu entre mes mains à aucun malaise durable ni à aucun accident. Je me sers le plus ordinairement de la pile de Gaiffe, au chlorure d'argent, et l'intensité du courant ne dépasse pas 16 à 18 éléments.

Permettez-moi, messieurs, de terminer cette communication par les propositions suivantes, qui en résument l'idée principale:

Les bourdonnements sont l'expression de phénomènes morbides multiples qui n'ont pas tous la même gravité;

Sans prétendre établir un diagnostic précis, rien que par la nature du bourdonnement, la classification des bruits subjectifs fournira tout d'abord une présomption du siège de la maladie, permettra d'en apprécier la gravité, et fournira des indications précieuses pour le traitement.

The structure of the Tonsils and their diseases from a practical point of view.

La structure des amygdales et leurs maladies, considérées d'un point de vue pratique.

Die Tonsillen, ihr Bau und ihre Krankheiten vom practischen Gesichtspunkt aus.

Dr. **Bosworth**, de New-York.

Voir: compte rendu des travaux de la section de laryngologie page 54.

The different kinds of Subjective Sounds and their treatment.

Les différentes espèces de bruits subjectifs et leur traitement.

Die verschiedenen Arten der subjectiven Gehörsempfindungen und ihre Behandlung.

Dr. **Edward Woakes**, de Londres.

As with every subject comprising a multiplicity of facts, the resulting phenomena of which overlap each other, producing when viewed in the concrete an unintelligible confusion, it is only possible to arrive at a well-ordered or scientific grasp of the whole, by breaking up the mass of occurrences and distributing them into cognate groups — in other words, by having recourse to classification: so in studying the complicated subject of tinnitus, it has always appeared to me that it is by the adoption of this method that we can alone hope to understand it.

In accordance with this conviction I now present you with a scheme

Classification of Tinnitus Aurium.

Class I. Objective Tinnitus.

Morbid condition to which sounds heard both by patient and observer are referable.	Character of Sounds.
Involuntary (spasmodic), or voluntary action of tubo-pharyngeal muscles, chiefly the levator palati, in closing orifice of catarrhally-affected tube. The sound is elicited on the subsidence of the contraction, by the separation of the sticky walls of the tube.	Clicking, or resembling sub-mucous râle.

Class II. Subjective (so-called) Tinnitus.

		Morbid condition to which sounds heard only by patient are referable.	Character of Sounds.
I.	Labyrinth.	Intrinsic circulation of Labyrinth.	
		Minus arterial tension = congestion.	Pulsating.
		Plus do. do. = anæmia.	Do. or, rushing.
		Venous congestion, including intra-cranial sinuses.	Rushing, chattering, chirping, sounds referred to different parts of the head: also, to variable distances from head.
		Changes in tension of Intra-labyrinthine fluid.	
		Plus tension / Minus do. } Arising usually in tympanic cavity.	Pulsating.
		Exostosis of Internal Auditory canal.	Musical.
II.	Middle ear and Eustachian tubes.	Presence of Fluid.	Bubbling and Gurgling.
		Congestion. Obstructed Eustachian Tube.	Tidal.
		Hypertrophic catarrh. Suppuration.	Do.
		Atrophic catarrh. Tremor, spasm, or retraction of tensor tympani muscle.	Do. Often suddenly increased.
		Movements of Membrana tympani or ossicles.	Do.
		Influence of Respiration. (?)	Do.
III.	External Ear.	Cerumen. Fungi. Foreign bodies. Eczema. Otitis externa or reflex irritation of nerve of tensor tympani muscle.	Do.
IV.	Extra-Aural.	General Anæmia.	Do.
		Aneurism of Vessels of Head or Neck.	Rushing and pulsating.
		Intracranial Tumours.	Tidal.
		Drugs.	Do.

— imperfect and tentative, I am but too well aware — by means of which to aid our study of the subject we have to day to discuss.

There are two chief divisions of the subject into which all forms of tinnitus may be grouped. In the first of these are placed those sounds which may be heard by others as well as by the patient. They are called usually Objective sounds. In the 2nd group, including by far the greater number of instances, are those sounds which are heard only by the patient, for which reason the are called by many subjective sounds.

Objective Tinnitus.

In this group I shall include only those cases which are distinctly located in the auditory apparatus. Vessel abnormalities causing sounds audible alike, in some instances, to both patient and observer, will come under consideration in the second division.

The recorded cases of objective Tinnitus are comparatively few in number.

Case I. Reported by Dr. Holmes, Chicago, »American Journal of Otology« March 1879. A young lady æt. 17 was the subject of involuntary spasm of the pharyngeal muscles since childhood. There were abt. 20 in 1 minute, each was accompanied with a clicking sound heard 18 inches from patients left ear, but less distinctly on right side. Rhinoscopy showed separation of lips of Eust. Tubes, with spasm. Throat normal, but Eust. orifices were bathed in secretion. With each spasm there was slight motion of left m. t. for which reason the Reporter refers the sound to contraction of tensor tymp. muscle. There seems no valid reason however to receive a different explanation for this case, to that which applies to the others.

Case II. Dr. Burnett, Washington, reports, »Archives of Otology« Dec. 1879, the case of a gentleman æt. 44, who possessed since childhood, the power of producing a sound referred to the ears. It ressembled a moist râle, and was heard at 50 centimetres from Right Ear, rather less from left. It was accompanied with a contraction of throat, but no movement of m. t. With each sound the postic lip of tube moved obliquely forwards and upwards, across mouth of tube. Burnett refers the sound to separation of moist lips of tube after being approximated by the contraction of levator palati, and excludes any influence of the tensor palati.

Case III. Dr. Todd, in »American Journal of Otology« April 1881 reports a Mr. H. æt. 28, who had experienced a noise in Right Ear for several years, audible ½ foot off, resembling a subcrepitant râle. It is accompanied with a strained action of sterno-mastoid muscle, and at the time of making the noise the soft palate is seen to move »as if in response to contraction of tens. palati. He has dry catarrh of pharynx. Rt. m. t. fixed, except its ant. sup. segment; there is a sense of pressure in rt. ear. Paracentesis of rt. m. t. was performed without benefit.

Reporter explains the phenomenon by patient attempting to relieve sense of oppression by forcible inflations of rt. tube, »the separation of the tubal walls giving rise to crackling sounds.«

Case IV. Miss A. æt. 36, under Authors care in 1883 for deefness and tidal tinnitus of left ear. She stated she could produce a sound in her right ear at will. This I heard repeatedly through the otoscopic tube, it resembled a subdued click, and was produced by a half swallowing movement in which the trachea is raised as in commencing deglutition. No movement of m. t. A small artery was always visible in this ear pulsating a short distance behind and parallel with the manubrium, but she had no pulsating tinnitus. The cause of this objective sound was doubtless the same as in Burnett's case, and indeed in the entire series.

Normal action of Eustachian Tubes. It is of first importance to understand the normal action of the Eustachian Tubes in studying the phenomena of Tinnitus. Having had the opportunity of observing this function, in cases of cleft palate and others where the soft palate has been deficient, I have arrived at the following conclusions on this point.

Normally, the E. T. is all but continuous with the inferior meatus of the nose: its lumen is always patent, so that the portion of the inspired air current which enters through the inferior nasal meatus passes directly into the open tube: so much of the latter as is not admitted into the tube from want of space, flowing downwards to join the remainder of the air current which has already passed through the mid-channel of the nose. The action of the tubal section of the tensor palati muscle is constant and automatic, and keeps open the membranous wall of the tube, so that an interval exists between it and the cartilaginous wall. The effect of the contraction of the levator palati is to push the membranous wall against the opposing one near the orifice, this returning when the contraction passes off.

Probably in this act the air is sucked out of the tube to some extent, as suggested by Lucae. The act of swallowing therefore closes rather than opens the tubal orifice.

Class II. Subjective Tinnitus.

Objection to term subjective .

As in the classification submitted to you each kind of noise occurring under this head is referred to a definite pathological state of some part of the auditory apparatus, it follows that this morbid condition (or some other) is the true objective cause of the sound in question. The term subjective therefore, as ap lied to these sounds that are heard only by the patient is of necessity inappropriate. But inasmuch as usage has familiarised it as descriptive of the group, I have found it convenient to retain it on this occasion — and perhaps a better may be suggested.

4 varieties of sounds.

All the noises occurring in this class may be resolved into 4 varieties.

1. Pulsating. More or less synchronous with the pulse.
2. Chattering, chirping, like bells, musical, often referred to some part of the head other than the ears.
3. Tidal, occurs most frequently of all; resembles distant breaking of waves on the shore, wind in the trees, and has a remotely rhythmical character.
4. Bubbling, Gurgling, burstingnoises.

After due allowance has been made for the imaginative and often extravagantly exaggerated description of the patient — the foregoing will be found to embrace all the sounds demanding our attention.

There are
4 classes of pathological states, which give rise to one or more of the sounds referred to.

1st Group. Tinnitus originating in the Labyrinth.

α. Referable to its intrinsic circulation.

1. Minus arterial tension = congestion, because it implies diminution of vaso-motor inhibition, in which the vessel walls are dilated, and contain an excess of blood. In active inflammation the same cause operates to produce congestion. From the present point of view it is of more importance to recognise the fact that a simple passive dilatation of the labyrinthine arterioles can be brought about reflexly, as e. g. by nerve impressions originating in the primæ viæ: also it can be induced by drugs, as tobacco, alcohol, etc. That the condition in question expresses itself to the auditory nerve as pulsating tinnitus is also evident. For in the state of equilibrium that normally exists between the tonus of the vessels and the tension of the intralabyrinthine fluid, the vibration of the blood vessels is not heard. But when either of these conditions is changed the arterial throb becomes appreciable by the auditory nerve.

2. Plus tension of the vessels, from increased vaso-motor inhibition, means diminished calibre of vessels, and is equivalent to **anæmia** in the area implicated. Such a change by disturbing the physical balance between the intralabyrinthine fluid and the circulation, would express itself in tinnitus of a feebly pulsating character. It is similar in kind to that induced by Quinine and the Salicylates, and analogy shows that it may be established reflexly over a given area. It is distinct from the state of general constitutional anæmia, which implies quite another state of things.

β. Venous congestion of Labyrinth, and adjacent intra-cranial sinuses, is a necessary result of persistent arterial dilatation. Consequently the peculiar form of tinnitus it occasions — chattering, chirping or musical sounds intermixed with rushing noise, referred to various regions of head and often appearing to proceed from a distance — is apt to be present with and complicate the simple arterial pulsation. It is important to note that a loaded portal system, the recumbent posture, excessive eating, drinking and smoking, are all capable of increasing the intensity of the above forms of tinnitus.

γ. Changes in tension of Intra-labyrinthine fluid.

1. Plus tension in its most frequent form arises in middle ear disease: in such e. g. as induce retraction of the ossicles; proliferation tissue pressure exerted upon the fenestræ of the inner tympanic wall; extension of inflammation from the middle ear to the labyrinth with exsudation products, periostitis, etc., within the labyrinth. Such conditions would elicit pulsating noises in their early stages, they are generally associated with vertigo also, and in their gravest forms are sure to acknowledge a syphilitic taint. The tinnitus will diminish with the progress of deafness, which must necessarily become complete if the cochlea be largely invaded.

2. Minus tension, as from the escape of the intra-labyrinthine fluid, or interference with its removal, is concevable as the result of the destructive pathological changes just enumerated; but deafness would by this time preclude the appreciation on the part of such an ear of any form of tinnitus arising out of its morbid state.

δ. Exostosis of internal auditory canal, occasioning pressure upon the auditory nerve could only be established post mortem. I know of only one such instance, that viz. of a German professor who was driven to suicide by the bewildering effects of a persistent false musical note, and in which the presence of the above condition was discovered after death.

2nd Group. Tinnitus originating in the tympanum and Eustachian tubes.

α. The presence of fluid in the middle ear, indicated by bubbling, gurgling or bursting sounds, which are quite characteristic, and acknowledge a catarrhal origin. In my experience these noises are not so frequently met with as they were 10 years ago, a fact which points to the improved methods of dealing with the condition on which these sounds depend. A sensation resembling the bursting of bubbles in the ear, has been referred to the elimination of putrefactive gases when decomposing fluid is confined within the cavum. I have no experience of this phenomenon, but wish that such a pathognomonic indication of pent up fluid was, obtained more frequently, whereby to indicate with precision, the necessary lines of treatment.

β. Congestion of tympanic cavity. It is well known that simple obstruction of the Eus. tubes produces a mechanical dilatation of the vessels of the cavity, by altering the physical relations on which their normal calibre depends, and that this condition is usually associated with marked tidal tinnitus. The state referred to is also accompanied by changes in the plane of the m. t., which introduces its own factors of tin. irrespective of those due to the vascular changes. Such a state of passive vessel dilatation obviously cannot long be maintained without passing into inflammation, an acute otitis media being established. In this latter state there is no more constant symptom than severe tidal tinnitus. We are now brought face to face with the problem — How does vascular congestion, presumably confined to the middle ear cause tinnitus? In the case just supposed where air is excluded from the tympanum by closure of the tubes, it cannot be that the augmented vessel vibrations are communicated to the air in the cav. t. and so to the conducting apparatus through which they reach the auditory nerve, because, ex hypothese, there is no air in the cavity to be the medium of such vibrations.

Another view recently advanced by Mc. Bride, is that the tinnitus occurring in middle ear congestion is caused by the vibrations of the vessels of the membrane occupying the fenestræ of the inner wall of the cav., and this author points to the circumstance of an arterial twig crossing the footplate of the stapes as confirmatory of this view. I have already quoted an instance (Class I Case IV) of an artery close to the manub. mallei whose excursions were visible to the naked eye, and yet no tinnitus in this ear was complained of.

Under any of these circumstances we should expect the tinnitus communicated directly to the intralabyrinthine fluid by arterial vibrations to be of a pulsating character, whereas it is much more frequently tidal.

Again in chronic inflammation of middle ear, the tubes are rarely long impervious especially if appropriate measures be adopted to secure their patency — and yet the tinnitus tho' relieved sometimes by such treatment, usually remains long after the patency of the tubes is restored.

Hence arises the question — can hyperæmia of the tymp. in these chronic cases, impart vibrations to the air entering it, which are taken up by the conducting media and so conveyed to the cochlea? Much opinion in favour of such a source of the symptom in question has undoubtedly been expressed — but this mode of causation is one, as it appears to me, which still occupies debateable ground, and will doubtless come under discussion.

New view of the causation of tidal tinnitus. If the views formulated above respecting the function of the Eust. tube be correct, we are presented with a new and quite distinct set of factors for the production of tidal tinnitus. For the fact that air passes into and out of the tube with each act of inspiration and exspiration furnishes a movement corresponding to the to and from, quasi rhythmical, sound of tidal tinnitus. The question now arises, what is the condition introduced by disease which converts this noiseless air current of health into an auditif wave-like murmur? My answer is that owing to the chronic inflammation of the tubes (catarrh) they become swollen, thickened, less elastic and rougher than in health — the elements of narrowing, roughness and rigidity being introduced, the healthy physical relations between the lumen of the tube and the air current are completely altered. The same result ensues as in the case of a given stream of water which passes noiselessly through a wide and deep channel, but becomes a rushing torrent when its banks are narrowed or its course in any way obstructed.

γ. In suppurative catarrh of the middle ear, the conditions which induce tinnitus are much the same as those just discussed, and need not be repeated.

δ. Atrophic catarrh of middle ear. Tidal tinnitus not to a severe extent is usually a persistent symptom in this form of the disease. Sclerosis is manifest in all the tissues, the m. t. relaxed, the tubes patent, and congestion is peculiar by its absence. To what then is the tinnitus referable? My own opinion based on the foregoing considerations favours a dry and rigid tube, wider in its lumen than in health, as the principal factor of the symptom. This physical condition is verified by observation in the rhinoscope and it corresponds the pharyngitis sicca, so frequently a companion condition. It is necessary to state however that by many otologists this sound is referred to certain morbid states of the intrinsic muscles of the ear. The best evidence in support of this seems to me to be deriveable from the state of the palate, the veil of which is nearly always in a more or less paretic condition, which means loss of power in the tensor palati muscle. As the nerves of both tensor palati and tensor tympani proceed from the otic ganglion, the inference is obvious that both muscles will be alike defectively innervated, and that there is a paretic state of the tens. tymp. as well as of the tens. palati which latter is plain to the observer. Now a partially paralysed muscle may exhibit tremor, as one may see in the tongue, in bulbar paralysis: the same condition of tremor I have occasionally observed in a paretic palate, and when the paresis has been unilateral the tremor has been limited to the paretic side. Atrophied muscles also suffer contraction, and hence pressure may be exerted upon the stapes, should the tensor tympani be thus affected.

How far the movements of a relaxed memb. t. upon the ossicles are competent to produce tinnitus is a question fairly worth discussing. In one patient with advanced atrophic catarrh of med. ear and naso-pharynx, I could distinctly hear the breath-sounds through the otoscopic tube, both for inspiration and expiration, but the most careful observation failed to detect any movement of m. t. to explaine the troublesome tinnitus from which she suffered, and which I was fain to refer to the respiratory murmur. In another instance where the ossicles were fixed and an interstitial deposit existed in the posterior superior segment of the left m. t. a to and fro motion of a limited portion of the memb. including the deposit was very apparent, and this motion was synchronous with, but slightly behind, the acts of respiration. An incision through this portion of the drum-head, and subsequent suction with the pneumatic tractor considerably reduced this patients tinnitus.

On the whole it seems to me that the influence of respiration is a more frequent cause of tinnitus than hitherto has been assigned to it.

Class III. Tinnitus originating in the external ear.

In the study of these cases, ranging from perfect occlusion of air by a tightly fitting plug of wax, to the presence of eczema, fungi, insects, and other small foreign bodies, in which air has free access to the drum-head – and all of which are alike attended with distressing tidal tinnitus — we are confronted with very opposite conditions, but all alike capable of producing the symptom, and which ought therefore to assist our analysis of the subject. I am in the habit of explaining this form of noise by referring it to reflex irritation of the nerve of the tensor tymp. muscle, and for this reason: We know that a plug of cerumen, and some foreign bodies, excite reflex cough, known as Ear cough, by irritating the tympanic branch of the vagus. Now if this nerve when irritated by foreign bodies in the external canal can produce muscle contraction in the larynx, why should not a like irritation of another nerve of the external canal cause a similar effect in the muscle with which it is likewise similarly associated. In this way it is impossible to escape the conviction that contraction of the tens. tymp. must be included in the possible factors of tinnitus. The more so as vibration of air is excluded as a possible factor in the case of impacted cerumen, because there is no air to vibrate. The same argument drawn from the reflex irritation of the tensor tymp. is applicable in the case of the presence of other irritants referred to even though air be not excluded by them from the canal.

Pressure upon the stapes is known to be exerted by a plug often, because of the attendant vertigo, but such pressure would appear to be intermittent as the vertigo is not constant. The latter is more probably due therefore to extra spasm of the tens. tymp. muscle, accompanied as it is with a sudden twanging noise, such as is known to accompany sudden increase of the intra-labyrinthine tension, as when an exposed stapes is pressed upon with a probe — rather than to the muscle-vibration which the chronic state of its irritation presupposes. Moreover, if extreme tension were constant it must destroy the perceptive apparatus, and wipe out the entire rôle of symptoms by causing complete deafness.

Class IV. Tinnitus having an extra-aural origin.

1. Aneurism. Cases are recorded in which aneurism of the common carotid, also of the posterior auricular art. have produced tinnitus audible alike to patient and surgeon. Intra-cranial aneurism is most often associated with tinnitus and deafness when it occurs in the basilar art. and also in the middle cerebral (Mc. Bride).

2. In Exophthalmos, which is a vaso-motor neurosis, and in Goitre, which acknowledges a similar origin, tinnitus is frequent. Vertigo from vessel-dilatation in Goitre is also occasionally present at the commencement of the disease; all of which conditions point to defect in the cervical ganglia as the seat of the neurosis.

3. Drugs. Quinine and the salicylates are notorious excitants of tinnitus but whether by producing congestion or anæmia is a moot point. Mc. Bride decides in favour of anæmia from appearances of the optic disc. Authors experience a difficulty in reconciling the opposite conditions of congestion and anæmia as the result of the constitutional effect of the same drug. This difficulty is explained when the effect of galvanising a cut vaso-motor nerve is recalled: vessel-contraction with anæmia of the part being first observed, and is quickly followed by congestion and dilatation. Clearly these opposite states occuring in the case of the administration of the same drug, is a question of dose. A small dose which stimulates, causes contraction — a large one may paralyse inhibition and so bring about dilatation. Nitrite of Amyl, alcohol, tobacco paralyse vaso-motor inhibition, probably from the commencement of their exhibition, and so cause arterial congestion and tinnitus.

4. Certain states of the blood are associated with tinnitus. Thus Lithæmia is said to cause congestion of the arterioles: this effect is intelligible when viewed in connection with the experiments of Gaskell and others showing that an acid state of the juices of the tissues favours dilatation of the arterioles. In constitutional anæmia a pulsating tinnitus is often present, and if the cephalic bruit exist, may be heard by the surgeon. This anæmic tinnitus is not the same as occurs in states of plus-tension of the vessels already discussed, but is due to a change in the physical relationship of the blood to its containing tubes, by which, owing to the altered quality of the blood, more friction and vibration are occasioned in the vessels through which it circulates. A reliable and early indication of the existense of anæmia is afforded by pallor of the mucous covering of the soft palate.

5. Intra-cranial tumours cause tinnitus more frequently when they occur in the cerebellum, Pons Varolii, medulla, or middle lobes of the cerebrum. I am unable to contribute any information in this relationship; in fact very little definite and reliable knowledge exists to their influence in this respect. It would seem that ear-symptoms when the coexist with intra-cranial tumours depend either upon some gross interference with the circulation of the ear, or with the auditory nerve.

DISCUSSION.

Dr. Meyer, de Copenhague: Sûr d'être d'accord avec nos collègues ici présents, je prends la liberté de remercier MM. les docteurs de Lacharrière et Woakes de leurs discours intéressants et instructifs sur une série de symptômes qui souvent sont aussi embarrassants pour le médecin que pour le malade. Il est impossible de méconnaître que les résultats scientifiques obtenus par nos savants confrères sont les fruits d'un grand talent et d'études basées sur une vaste expérience.

J'ose pourtant croire que même les divisions les plus subtiles et les plus systématiques proposées jusqu'ici ne sauraient nous fournir l'explication de chaque cas particulier. C'est que, selon moi, l'anatomie pathologique de l'organe auditif n'est pas encore suffisamment développée pour nous faire arriver à la précision désirée à l'égard du diagnostic intime des états morbides qui recèlent des symptômes variés.

Je désire faire communication d'un cas de bruits d'oreille à la fois subjectifs et objectifs qui est parvenu à mon observation. Sur la source des bruits je ne pouvais former que des conjectures et je suis incliné à croire qu'en pareil cas l'autopsie seule pourrait fournir la certitude.

Il s'agit d'un paysan de 24 ans, vigoureux et de bonne constitution, n'ayant eu que la rougeole à l'âge de dix ans (sans aucune suite pour l'ouie), du reste assez intelligent pour bien observer et communiquer ses sensations.

Trois ans avant l'époque de mon observation ce jeune homme avait été pris, sans cause apparente et subitement, de bruits subjectifs dans les deux oreilles. Les bruits étaient synchrones avec les battements du cœur; ils avaient une note aiguë et un ton plaintif, ce qui troublait beaucoup le malade. Ils semblaient émaner du milieu de la tête, mais se faisaient entendre distinctement aux deux oreilles, plus faiblement à droite qu'à gauche. Quand le malade restait quelque temps dans un repos parfait, les bruits diminuaient d'intensité sans toutefois disparaître entièrement; à la suite d'efforts aussi bien qu'après l'ingestion de boissons alcoholiques, la force des bruits augmentait et mettait à même de les entendre distinctement à quelque distance des oreilles du sujet. L'audition n'était nullement affectée; pas de vertige.

Quand je vis le malade rien n'avait changé. Sa santé générale était bonne, l'audition parfaite, les bruits subjectifs étaient restés les mêmes quant à leur nature et à leur force, quoiqu'il eut subi un traitement (acides, digitale), interne.

L'examen local montrait que les environs des oreilles, les pavillons et les méats étaient sains; les membranes des tympans apparaissaient non-injectées, aplanies, légèrement déprimées (surtout celle de gauche) en avant des marteaux qui eux mêmes se trouvaient un peu entraînés vers l'intérieur.

En appliquant mon oreille contre celles du malade, je pouvais facilement distinguer des sifflements légers, courts, d'un son plaintif, synchrones au pouls; ceux de gauche plus distincts.

La douche d'air faisait distinctement remuer les deux membranes des tympans, mais réussissait mieux sur l'oreille droite. De ce côté les bruits (subjectifs et objectifs) cessèrent complètement durant trois quarts d'heure après l'application de la douche; au bout de ce temps les bruits recommencèrent de la manière décrite. Les bruits de l'oreille gauche diminuèrent un peu, mais la douche d'air ne les fit point cesser.

En comprimant les artères carotides communes et externes, on pouvait faire disparaître les bruits promptement et entièrement; mais ils recommencèrent avec une intensité redoublée, à l'instant même où la compression cessa. La même augmentation de la force des bruits avait également lieu quand le malade, étant couché, penchait la tête. Dans les deux cas il suffisait de tenir l'oreille près de la tête du malade pour entendre les sifflements.

Ni l'auscultation du cœur, ni celle des grands vaisseaux (carotides comprises) et des ramifications superficielles de l'artère carotide externe, ne faisaient entendre de bruit anormal.

Il fallait donc conclure que:

1⁰ les bruits des oreilles étaient d'origine artérielle,

2⁰ les bruits n'étaient point propagés, mais naissaient dans l'oreille même.

Quant au lieu de leur production, le labyrinthe pouvait être mis hors de considération, comme vascularisé par l'artère vertébrale; de même les méats externes et les membranes du tympan, les uns et les autres n'offrant aucun signe d'anomalie artérielle.

Restaient alors les caisses du tympan avec leurs artères tympaniques et stylomastoïdiennes.

Les bruits artériels résultant ordinairement ou d'une dilatation locale ou d'un rétrécissement local, on devait soupçonner la présence d'une de ces anomalies. Or il n'était point probable qu'une dilatation artérielle (anévrisme otique) même si elle se fût produite subitement et simultanément des deux côtés, aurait persisté durant trois années sans s'accroître.

Il n'était pas non plus probable que ces artères eussent été primitivement rétrécies.

Il fallait donc en arriver à supposer que peut-être l'état anormal des membranes du tympan n'était pas sans influence médiate ou immédiate sur l'une des susdites artères de manière à la comprimer.

Certainement la dépression des tympans et la rétraction des marteaux n'excédaient point ce que l'on peut constater tous les jours dans des oreilles physiologiquement normales et nous avons dit que le jeune homme entendait parfaitement. De plus cette anomalie de tension n'expliquait nullement l'apparition subite des bruits endotiques. Enfin on ne connaît pas de rameaux des artères tympaniques et stylomastoïdiennes dont la direction puisse expliquer une telle influence de la part du tympan Il fallait donc même dans ce cas, ou recourir à une anomalie dans la direction de ces artérioles ou bien supposer des états pathologiques dans l'intérieur des caisses du tympan combinés avec des anomalies des membranes qui, sans perturbation de l'ouie, auraient pu agir sur les artères comme on l'a dit précédemment.

Voici pourtant deux circonstances, déjà mentionnées, qui sans doute fourniraient une certaine probabilité d'un rapport existant entre la tension anormale des membranes et l'anomalie artérielle:

1⁰ Les bruits de l'oreille gauche, dont la membrane de tympan était la plus déprimée, étaient les plus intenses;

2⁰ La douche d'air, en faisant distinctement remuer les deux membranes, suspendait entièrement pour un certain temps les bruits de l'oreille droite, sur laquelle elle réussissait le mieux.

Mais j'avoue franchement que malgré leur importance relative ces derniers faits mêmes ne suffisaient point à m'approcher sensiblement d'une solution satisfaisante du problème.

Je saisis donc cette occasion pour demander si l'un ou l'autre de nos savants confrères qui ont fait de ces bruits endotiques l'objet de leurs études spéciales, voudraient bien m'honorer de leur assistance pour arriver à la conception juste de ce cas obscur.

Dr. LADREIT DE LACHARRIÈRE, de Paris: Je suis heureux de l'approbation de notre savant confrère M. le Dr. Meyer et de me rencontrer dans les recherches que je poursuis sur ce sujet avec M. le Dr. Woakes.

Dans le cas particulier signalé par M. Meyer, je crois qu'on avait affaire à une de ces dilatations vasculaires dues à une altération des vaisseaux et qui pourrait être l'analogie d'un anevrysme ou d'une varice anevrysmale; je pense que tous les bruits qu'on peut faire cesser par la compression des vaisseaux artériels du cou appartiennent à cette catégorie. On constate des battements isochrones au pouls dans des états congestifs de l'oreille interne mais ils n'ont pas le caractère de pouvoir cesser par la compression. Cette compression suffisamment prolongée peut amener la disparition du bruit par l'oblitération du vaisseau dilaté.

Dr. THOS. F. RUMBOLD, de St. Louis: I am thankful to Dr. Woakes for this excellent paper and wished that I could have heard the whole of it. I agree with him and with others that have spoken, that this subject is one of considerable importance, one that has not sufficiently attracted the attention of the profession.

While I am fully aware that the authors experience is much larger than mine, yet because I have made a special study of this subject, assisted by many practical experiments during the last fifteen years or more, I ask most respectfully to differ in a few points from our author although a most justly recognized authority in Otology.

In the first place, he thinks that the air passes to and from the middle ear, through the Eustachian tube during respiration, that is, with each expiration and inspiration. As this must at one time increase the air density in the middle ear and at another time decrease it, I do not see how he can have a uniform tension of the membrana tympani. It seems to me that we must have a uniform condition of this organ to have a uniform hearing. It is just as impossible to have a uniform hearing power with variable tension of the membrana tympani as it is to have a uniform focal distance with a varying convexity of a lense, or a uniform tone from a piano string with a varying tension of the string. To have uniform hearing, we must have a uniform air density in the middle ear; this makes it possible to have a uniform pressure, by the small bones of the ear, on the internal ear, but a rarifaction or condensation of the air in the middle ear must instantly produce a change of tension of the membrana tympani, consequently a change of the hearing power would take place at the same time.

Dr. Woakes mentioned in his excellent paper that tinnitus aurium was caused by tremor of the muscles. This in my opinion is the cause of the most of the noises in the ear, that is, the complaint is a *paralysis agitans* of one or more of muscles of the middle ear.

There is no such a *thing* as a sound. It is only the impression that the vibrations of the air or other body make on the auditory nerve: that is, it requires motion to be transmitted to the auditory nerve, to cause us to perceive the sound-waves. Therefore we cannot have any kind of sound in the ear without motion being imparted to the liquid in the internal ear, thence to the auditory nerve. In tinnitus aurium we have sound, but is not produced by sound-waves outside of the body, yet this sound must and can only be produced by motion imparted to the liquid in the internal ear, and this motion, I think, is imparted by a paralysis agitans of one or more of the small muscles belonging to the middle ear. The alternate contraction and relaxation of the muscle or muscles causes the motion which is imparted to the ossicula to which the muscles are attached, which in turn impart it to the internal ear.

It should be noticed that the sounds in the ear are nearly always familiar sounds, such as the escape of steam, the puffing of a steamboat, the rushing of water, the ringing of bells etc. With many of them I am certain that the noise in the ear dated from a period at which they had heard something that produced a similar sound; in some of them the noise in the ear did not commence until they heard sounds which they claim, and I think very correctly, was continued in their ear. I do not think that a patient who heard a peculiar kind of sound, thirty years ago, would have heard this kind of sound in his ear, had he not heard the peculiar sound thirty years ago. I mean that the contraction of the muscles that were affected by the paralysis agitans causes the same length of vibrations as do the sound-waves that were occasioned by the peculiar sound alluded to, and that the sound waves occasioned by this peculiar sound was the originators of the vibrations of the muscles of the middle ear, they or the nerves being, at the same time, in a diseased or hyperæsthetic condition.

If we go into a room where there is a piano and make a sound similar to the sound that one of its strings can make, the sound that we produce will be reproduced on that string of the piano that makes the same length of sound-wave that our sound does. This is very much like what happens in the ear affected with tinnitus aurium. The muscle or muscles connected with the ossicula being in a diseased condition, caused by chronic catarrhal inflammation in the middle ear, and ready to take on a paralysis agitans (which is a succession of contractions and relaxations), continue the vibrations from any accidental sound that exactly suits their hyperæsthetic condition. If these vibrations, that were started by the accidental sound, continue after the accidental sound ceases, then t h e i r v i b r a t i o n s constitute the paralysis agitans, or, to use the term of the subject, the tinnitus aurium.

Of course the muscles were made ready for the paralysis agitans by the disease, before this accidental sound started it, just as the G string of the piano was ready to start its vibrations by the accidental G sound; but if the G string had not been ready, the accidental G sound would not have started it, nor would the ossicula-muscles continue the accidental sound that started them, had not the hyperaesthesie made the muscles ready to continue it.

I had a patient, who when a boy, thirty years ago, lived near a water mill, »old Jones' water mill«; the sound of this mill has been in his ears ever since. The question may be asked, would he have had this kind of tinnitus had he not heard the sound of the water leaving this mill-gate? Most certainly not. The mill-gate-sound is one that is produced by a certain rotation of peculiar vibrations. The ear muscles might have been made to vibrate by another kind of sound; but they would not have continued the vibrations unless these vibrations came within the range of the hyperæsthetic condition of the ear muscles, nor could these muscles of themselves have produced a rotation of peculiar vibrations to resemble exactly the vibrations of a peculiar sound, without being first started by the original sound. It follows therefore that it would be impossible for the patient to have the same »mill-gate« sound in his ear, had not the muscles in his ear continued to reproduce the same vibration, that produced a sound similar to the sound heard from the mill-gate.

Über die Funktion der Gehörschnecke.

Sur la fonction du labyrinthe.

The function of the Ear-Labyrinth.

Dr. **B. Baginsky**, de Berlin,

sprach unter Vorzeigung von Präparaten über die Funktion der Gehörschnecke und betonte besonders dabei, dass auf Grund seiner Untersuchungen nun der experimentelle Beweis erbracht ist, dass die Basis der Schnecke andere Funktionen hat, als die Spitze, dass dort die hohen Töne hier die tiefen vernommen werden. Zum Schluss sprach Vortragender über die Untersuchung des Gehörlabyrinths und verlangte für dasselbe eine genaue mikroskopische Untersuchung auf Serienschnitten, welche das ganze Labyrinth betreffen.

De la pseudo-méningite des jeunes sourds-muets, et de la surdimutité par otopiésis, (πίεσις compression; οὖς, ὠτός oreille) ou par compression de l'oreille interne.

On Pseudo-Meningitis as a cause of childrens Deaf-mutism.

Pseudo-Meningitis als Ursache kindlicher Taubstummheit.

Dr. **Boucheron**, de Paris.

I. Considérations préliminaires.

Toutes les statistiques récentes de la surdi-mutité et particulièrement celles de MM. Roosa et Beard, de Hartmann, Schmaltz, Victor Bremer, Ladreit de Lacharrière, Salomonsen etc., établissent que la plus grande partie des surdi-mutités sont des Surdités acquises et par conséquent qu'elles sont consécutives à des maladies qui ont évolué postérieurement à la naissance. Ce sont ces surdités qui font le sujet de ce travail et plus particulièrement encore les surdi-mutités des enfants intelligents; incidemment nous parlerons des surdi-mutités dites congénitales. Qu'elles sont les maladies qui produisent les surdi-mutités acquises? Sur ce point, une donnée de premier ordre a été fournie par MM. Roosa et Beard, Bremer etc. et à été confirmée plus tard par les autres observateurs, c'est qu'une grande quantité de jeunes sourds-muets sont atteints d'affections naso-pharyngiennes. Nous ferons en outre cette remarque que beaucoup de maladies générales, citées dans l'étiologie de la surdi-mutité, telles que la scarlatine, la rougeole, la fièvre typhoide, la diphtérie, etc., ont aussi une localisation naso-pharyngienne.

Il résulte déjà de cela que les affections naso-pharyngiennes doivent jouer un role très important dans la pathogénie des surdités infantiles suivies de mutité.

L'observation individuelle des enfants devenus sourds et muets un certain temps après la naissance, montre que leur surdité apparaît tantôt brusquement, à la suite d'une affection méningitiforme ou épileptiforme, tantôt à la suite d'une maladie infectieuse, tantôt enfin la surdité survient lentement sans phénomènes notables.

Ces trois catégories peuvent se réduire à deux, ce sont les surdités avec phénomènes méningitiformes ou épileptiformes et les surdités sans phénomènes convulsifs.

Connaissons-nous quelques unes des maladies qui puissent produire ces deux variétés principales de surdités infantiles?

Pour fixer les idées, citons quelques exemples typiques:

Un enfant de 8 ans est pris d'une affection méningitiforme qui le laisse absolument sourd, incapable de marcher et même de se tenir debout, mais qui lui laisse son intelligence. Cet état dure six semaines. Nous lui insufflons de l'air dans la caisse du tympan et séance tenante, l'enfant peut se tenir debout, marcher et retourner chez lui à pied.

Un enfant de 3 ans $^1/_2$ est pris d'accidents méningitiformes à l'occasion d'une rougeole très bénigne; il reste 6 à 7 semaines sans pouvoir marcher et devient tout à fait sourd et muet mais reste intelligent. Nous constatons une surdité absolue. Sept mois encore après le début de la maladie, nous lui faisons alors des insufflations d'air dans les caisses tympaniques et après deux séances l'enfant perçut les bruits intenses, après deux autres insufflations il entendit la musique d'un régiment qui passait sous les fenêtres de sa chambre sans qu'il le vît. Peu à peu l'audition de la voix revint dans une certaine mesure et aussi la parole.

Un autre enfant atteint aussi d'une affection méningitiforme à l'occasion d'une scarlatine, à l'âge de deux ans et demi reste sourd, muet et incapable de marcher, mais intelligent.

Après quelques insufflations d'air dans les caisses tympaniques, l'enfant recommence à marcher et peu à peu l'ouie reparaît au point de permettre la perception de la voix et le retour de la parole.

Nous nous contenterons de relater un cas de surdité infantile sans phénomènes convulsifs. Ces cas sont plus simples, plus nombreux et plus souvent suivis de bons résultats.

Un enfant de 2 ans $^1/_2$ devient sourd, puis muet d'une manière lente et insensible, sans maladie apparente. Deux ans après, c'est-à-dire à l'âge de 4 ans $^1/_2$, nous lui avons fait des insufflations d'air dans les caisses tympaniques et peu à peu l'enfant reconquit l'audition de la voix et la parole. Nous avons eu l'honneur de présenter cet enfant à l'examen de MM. les professeurs Politzer (de Vienne), Burckhardt-Merian (Bâle), Hartmann (de Berlin) à leur passage à Paris en 1883.

II. *Pathogénie.*

Voici comment nous concevons la pathogénie de ces surdités. A notre avis, ces enfants ont été atteints d'une affection naso-pharyngienne soit infectieuse, rubéolique, scarlatineuse, typhoïdique, diphtéritique, syphilitique etc., soit d'un catarrhe naso-pharyngien vulgaire ou constitutionnel, diathésique ou accidentel.

Ce catarrhe en se propageant à la trompe d'Eustache en a produit l'obstruction par le gonflement de ses parois.

A partir de ce moment, l'air contenu dans la caisse tympanique, cessant de ce renouveler, disparaît par dissolution dans le sang des vaisseaux de la caisse, de la même manière que l'air injecté sous la peau. Alors le vide aërien s'établit dans la caisse tympanique. A ce moment la pression atmosphérique pèse de tout son poids (un kilogramme environ [1]) chez l'adulte) sur la membrane tympanique et la déprime. Les osselets suivent les mouvement de la membrane tympanique dans une certaine mesure et l'étrier vient presser sur le liquide labyrinthique. Le liquide labyrinthique, incompressible comme tous les liquides transmet la pression dans toutes les directions avec une égale intensité, et la pression ne pouvant refouler les parois osseuses inextensibles du labyrinthe se fait sentir sur les parties molles des parois labyrinthiques, c'est-à-dire

1° sur la membrane de la fenêtre ronde, qui, après avoir cédé à la pression et s'être dilatée à son maximum d'extensibilité resiste comme une paroi rigide.

2° Sur les points d'entrée intra-labyrinthiques des vaisseaux et des fibres nerveuses; sur les artères la pression à pour effet d'en diminuer le calibre et de géner l'irrigation sanguine du labyrinthe.

Sur les fibres nerveuses, la pression a pour effet de refouler ces fibres contre les parois de leurs conduits, de les y comprimer et de produire ainsi l'anesthésie acoustique, la surdité et les bourdonnements. [2])

Un autre effet de la pression sur les nerfs acoustiques, c'est de les exciter violemment, comme on le fait en physiologie expérimentale lorsque l'on comprime un nerf entre les mors d'une pince. L'excitation des canaux semi-circulaires (nerfs de l'équilibre) produit une déséquilibration telle que le sujet ne peut ni se tenir debout, ni marcher, ni même tenir la tête droite.

En outre, l'excitation des nerfs acoustiques transmise jusqu'au bulbe rachidien influence: les noyaux des nerfs bulbaires et ainsi met en jeu les nerfs pneumo-gastriques (vomissements, état nauséeux).

Les nerfs spinaux qui animent les muscles sterno-cleïdo-mastoidiens et les trapèzes (renversement de la tête en arrière).

Les nerfs faciaux (grimacements de la face).

Les nerfs masticateurs (grincements des dents, crispations des machoires).

Les nerfs moteurs de l'œil (convulsions des yeux).

Le centre vaso-moteur bulbaire (paleur cadavérique, alternatives de rougeur et de paleur).

---

[1]) La membrane tympanique ayant environ un centimètre carré de surface chez l'adulte, la pression qui s'exerce sur elle du fait de l'athmosphère, est égale à une colonne de mercure ayant un centimètre carré de base et 76 centimètres de haut, soit environ un kilogramme.

[2]) L'excès de pression dans l'œil, dans l'affection nommée glaucome produit aussi un refoulement des fibres du nerf optique contre les parois du trou sclérotical du globe oculaire. La compression des fibres nerveuses détermine l'anesthésie visuelle dite glaucomateuse, bien connue aujourd'hui. La cessation de l'accès glaucomateux fait cesser l'anesthésie visuelle. La répétition des accès glaucomateux aigus ou la prolongation d'un accès glaucomateux lent et chronique produit l'anesthésie définitive et la cécité incurable.

Le centre thermogène (chaleur de la tête; peut être même une certaine élévation de la température générale, comme dans les expériences de M. Ch. Richet).

Et même, au dessous du bulbe, les nerfs médullaires sont influencés, nerfs cervicaux, thoraciques, abdominaux et dorso-lombaires (convulsions des bras, convulsions des muscles thoraciques et abdominaux [ventre en bâteau] des muscles du dos et des membres inférieurs); sans parler des phénomènes d'inhibition sur les fonctions cérébrales et les fonctions viscérales (constipations).

On observe aussi des accès épileptiformes qui ont la même origine. Les symptômes méningitiformes de l'otopiésis ne sont pas seulement analogues aux symptômes de la méningite vraie, ils sont identiques, puisque les symptômes méningitiques sont eux aussi la manifestation extérieure de l'excitation des centres nerveux par le processus méningitique. Seulement dans l'affection qui nous occupe, l'excitation part de l'oreille. C'est le vide aérien de la caisse tympanique qui est le point de départ de la compression des nerfs auriculaires; aussi quelques bulles d'air introduites dans la caisse en faisant cesser le vide, mettent fin à l'excitation des nerfs auriculaires et à tout le syndrome pseudo-méningitique.

Tel est le phénomène des surdités avec phénomènes meningitiformes; quand les phénomènes d'irradiation vers le bulbe rachidien manquent, l'affection auriculaire évolue sans manifestation extérieure apparente. C'est la forme de surdité sans phénomènes convulsifs.

Quand la pression labyrinthique, que nous venons de décrire, vient à cesser soit spontanément, soit artificiellement, l'anesthésie acoustique de compression peut cesser également et l'audition réapparaître. Mais si la pression sur le nerf acoustique se prolonge au delà d'une certaine limite, une partie des fibres du nerf acoustique est détruite, et l'anesthésie acoustique persiste partiellement, proportionnellement aux fibres détruites. Si la pression se prolonge assez longtemps pour détruire toutes où presque toutes les fibres du nerf acoustique, l'anesthésie acoustique est définitive.

La surdité est alors incurable. La répétition des accès d'augmentation de pression produit le même résultat qu'une pression prolongée: la destruction progressive des fibres du nerf acoustique et la surdité définitive.

Ce mécanisme de surdité par anesthésie puis par destruction des fibres nerveuses acoustiques sous l'influence de l'augmentation de pression de l'oreille interne, nous semble devoir être désigné par un nom spécial — nous proposons le nom de Surdité par Otopiésis. [1]) (De *οὖς ὠτός*, oreille, *πίεσις*, compression).

III. Expérimentation. Anatomie pathologique.

Nous avons cherché par l'expérimentation à reproduire le mécanisme otopiésique. Sur des chiens [2]) nous avons oblitéré cicatriciellement la

[1]) Dans l'œil la cécité par augmentation de pression porte le vieux nom de glaucome (de *γλαυκος*, verdâtre). Ce mot métaphorique, tout au plus acceptable pour l'œil ne saurait être employé en otologie pour des processus analogues.

[2]) Laboratoire de physiologie du professeur Rouget au Muséum, laboratoire de l'Ecole d'Alfort et laboratoire du professeur Quinquand.

trompe d'Eustache (après cautérisation par le thermo-cautère). La caisse du tympan ayant été plus tard ouverte sous l'eau, nous avons constaté la disparition totale de l'air. Le vide aérien s'est produit et à mesure que l'air a été résorbé, la cavité de la caisse s'est remplie par du mucus exhalé ex vacuo par le procédé de la ventouse. Quelquefois il s'est produit du muco-pus, la caisse renfermant des microbes pyogènes apportés par l'air, ou pénétrant dans la caisse au moment de la chûte de l'eschare tubaire.

Ainsi est établi le point de départ du mécanisme: le vide aérien complet de la caisse après l'oblitération complète de la trompe d'Eustache. Nous rapporterons plus tard ces expériences avec détails.

Les conséquences du vide de la caisse, la compression labyrinthique, l'anesthésie du nerf acoustique, la surdité momentanée ont été observées par tous les otologistes, chez des adultes à qui une insufflation d'air dans la caisse restituait l'ouie.

Les preuves expérimentales que la pression sur la membrane tympanique produit l'anesthésie sont nombreuses. On peut en rappeler quelques unes. La pression avec un stylet sur le centre de la membrane tympanique, sur le manche du marteau mis à nu, sur l'étrier produit l'anesthésie acoustique.

Qu'un homme dont les trompes sont fermées, entre dans une cloche à air comprimé, l'augmentation de pression de l'air sur la membrane tympanique, transmise au labyrinthe ne tarde pas à produire l'anesthésie acoustique et les bourdonnements.

Un malade dont les trompes s'oblitèrent et dont les caisses subissent le vide aérien par l'absorption de l'air y contenu, ne tarde pas à avoir une compression labyrinthique avec anesthésie auditive.

Les chiens à qui nous avons obliteré les trompes d'Eustache sont également devenus sourds par ce même mécanisme.

La compression otopiésique sur le labyrinthe et sur les nerfs acoustiques peut produire à la longue, avons nous dit, une destruction des nerfs acoustiques à leur entrée dans la cavité labyrinthique. C'est ce que nous avons observé sur des labyrinthes absolument frais.

Nous avons eu à notre disposition deux jeunes chiens complètement sourds et à peu près muets [1]); nous avons prié M. le Prof. Ranvier du collège de France, de vouloir bien examiner une de leurs oreilles, nous avons examiné les autres, M. le Prof. Mathias Duval et M. Laborde ont examiné l'encéphale.

Le cerveau, le cervelet, le bulbe, étaient normaux, les nerves acoustiques également depuis le bulbe jusqu'au labyrinthe. Dans le pars superior les lésions n'ont pas été recherchées — mais dans le limaçon qui a surtout été étudié, le nerf acoustique, intact dans le canal spiral était coupé au niveau des trous de la lame spirale perforé et de plus l'organe de Corti avait disparu, sauf quelques débris informes. La lame basilaire était intacte ainsi que son épithélium scalaire et le vas spirale. [2])

---

[1]) Qui nous avaient été remis par M. le Dr. Saint-Yves Ménard, sous-directeur du jardin d'acclimatation.

[2]) Les préparations de M. Ranvier et les nôtres identiques, ont été présentées à la

La disparition des cellules sensorielles auditives et des cellules accessoires de l'organe de Corti après la section des nerfs cochléaires se peut interpréter ainsi. La puissance trophique du nerf acoustique résidant dans le ganglion spinal de ce nerf, la section des fibres nerveuses au delà du ganglion a amené la fonte et la dégénérescence des cellules sensorielles et accessoires placées sous la dépendance trophique du nerf acoustique. [1]) Sur nos chiens rendus sourds expérimentalement les lésions destructives de l'organe de Corti n'étaient pas encore produites, six mois après le début de l'expérience, ce qui indique chez les chiens, la possibilité en certaines circonstances de voir le nerf acoustique résister pendant ce temps à la destruction. [2])

Le mécanisme otopiésique n'est pas heureusement toujours aussi grave dans ses conséquences. L'expérimentation en donne la preuve manifeste. Tous les chiens à qui nous avons oblitéré la trompe d'Eustache et chez lesquels, par conséquent, nous avons produit le vide de la caisse ne sont pas devenus tous totalement sourds. C'est aussi ce qui se produit chez l'homme et chez l'enfant où toutes les obstructions de la trompe ne sont pas suivies de surdités rapidement graves. Il existe un certain nombre de conditions qui ne sont pas encore toutes déterminées, et qui atténuent la puissance de la pression otopiésique, pression qui est, comme nous l'avons dit plus haut, d'environ d'un kilogramme chez l'adulte.

Les aqueducs du labyrinthe nous paraissent agir en ces circonstances comme des soupapes de sureté permettant au liquide de fuir sous la pression dans une certaine mesure et par conséquent de diminuer l'intensité de la compression exercée sur les fibres nerveuses acoustiques.

L'aqueduc de l'endolymphe ou aqueduc du vestibule peut évacuer une certaine quantité d'endolymphe dans le réservoir intraduremérien. L'aqueduc de la périlymphe ou aqueduc du limaçon peut aussi évacuer un peu de périlymphe dans l'espace sous-arachnoïdien, où il aboutit. Ces

---

société française d'otologie et de laryngologie et ont été soumises à l'examen de MM. Gellé, Politzer, Burckhardt.

Comparez les lésions observées par Moos et Steinbrügge (Atrophie des cellules de Corti et des fibres nerveuses du nerf acoustique dans le premier tour de spire du limaçon) chez un sujet à peu près sourd. (Zeitschrift f. Ohrenheilk. et Congrès de Milan 1880.)

[1]) Comparez ce qui se passe pour l'organe du goût. La section expérimentale du nerf lingual au delà du ganglion amène la disparition rapide des cellules sensorielles et accessoires des corpuscules du goût ou organe de Golgi, comme l'a montré Ranvier en: Technique d'Histologie.

[2]) Sur le point spécial de l'embryologie de l'oreille qui touche plus particulièrement à la question de la surdi-mutité congénitale, M. le professeur His (Leipzig), dont on connait les admirables travaux d'embryologie, a bien voulu nous faire une importante communication orale, que nous croyons pouvoir résumer ainsi. Le nerf acoustique se réunit de très bonne heure à la vésicule auditive, le nerf acoustique étant un des nerfs sensitifs qui se développe le plus tôt.

Un arrêt de développement du nerf acoustique avant sa réunion à la vésicule auditive se ferait à une époque si précoce que des parties importantes du système nerveux seraient également atteintes. Le sujet porteur d'une pareille malformation ne pourrait être intelligent. D'autre part, l'organe de Corti étant le promoteur du développement du limaçon, quand on trouve le limaçon bien développé chez l'adulte, on peut affirmer que l'organe de Corti a existé chez l'embryon. Enfin si l'organe de Corti seul manque dans le limaçon d'un adulte, c'est là une lésion pathologique et non un arrêt de développement.

appareils sont des soupapes de sureté physiologiques, équilibrant la pression physiologique, mais dans les cas pathologiques ils peuvent être insuffisants, surtout si déjà de par leur organisation normale ces aqueducs sont étroitement construits.

D'ailleurs l'aqueduc de l'endolymphe renferme normalement des saillies comme verruqueuses, analogues à celles des canaux semi-circulaires membraneux et ces saillies peuvent, jusqu'à un certain point, obstruer son calibre.

L'aqueduc du vestibule, lui, n'est pas un canal librement ouvert comme une artériole, par exemple, sa cavité est, comme nous l'avons vérifié, obstruée par un très grand nombre de trabécules disposées en tous sens, transformant ce canal en une sorte d'éponge ou de filtre.

Cette disposition anatomique se porte facilement comme on le conçoit à une obstruction relative.

C'est justement l'obstruction relative des aqueducs du labyrinthe qui nous paraît être une très importante cause du mécanisme otopiésique de compression labyrinthique. [1])

Des recherches nous fourniront des données complémentaires sur ce point.

IV. Symptomatologie de l'Otopiésis.

Les symptômes de la surdité infantile grave par otopiésis sont différents, selon que cette surdité s'accompagne de phénomènes méningitiformes et convulsifs (otopiésis pseudo-méningitique, otopiésis pseudo-épileptique) ou selon que la surdité survient sans autres phénomènes importants (otopiésis simple).

Otopiésis pseudo-méningitique. [2])

L'otopiésis pseudo-méningitique présente deux variétés, l'une évolue sans fièvre, l'autre avec fièvre.

A. Otopiésis pseudo-méningitique non fébrile. Brusquement l'enfant bien portant les jours précédents, est atteint d'accidents inquiétants, analogues à ceux d'une crise méningitique. Ainsi l'enfant est pris de nausées, puis de vomissements, défaillance, état syncopal. Il est immobile, froid, pâle, il est comme mort.

De temps en temps il se raidit, la tête renversée en arrière, les machoires serrées ou les dents grinçantes, les yeux convulsés en haut, et même les bras et les jambes entrent parfois en convulsions. Aux appels de sa mère, l'enfant reste immobile, il entend mal; au bout de quelques heures (10 à 20) il n'entend plus.

L'état général paraît grave, on craint une terminaison fatale. Les crises peuvent se reproduire pendant 2 ou 3 jours. Puis la connaissance

---

[1]) Comparez ce qui se passe dans l'œil. L'augmentation de pression intra-oculaire est commune à toutes les affections inflammatoires du tractus uvéal, mais il ne se produit de cécité grave par compression du nerf optique que si les voies d'excrétion des liquides oculaires sont relativement obstruées, comme dans le glaucome. Quand les voies d'excrétion sont libres, le trop plein des liquides oculaires s'échappant par ces voies la pression intra-oculaire ne monte pas au degré nécessaire pour l'anesthésier et détruire les fibres du nerf optique.

[2]) Comparez les descriptions de Voltolini: Otitis labyrinthica.

revient tout à fait, quelquefois elle est réapparue entre les crises convulsives, il y a généralement suspension des fonctions intestinales. L'état grave a disparu, il reste de la somnolence et de l'engourdissement.

Mais l'enfant est sourd et il ne peut ni marcher ni même se tenir debout. Si ce petit malade est assez agé pour avoir appris sa langue maternelle, il parle encore quelque temps, puis peu à peu il cesse de parler, il est sourd et muet.

Telle fut la succession des événements chez un jeune enfant de 4 ans environ, appartenant à une famille médicale et soigné par le Dr. Seuvres, ancien interne des hôpitaux de Paris.

Sur la question qui se posa de savoir si ce n'était point là une méningite, le Dr. Seuvres s'appuyant judicieusement sur l'absence de fièvre, écarta toute idée de méningite. En effet, l'enfant guérit, mais il fut 6 à 7 semaines sans pouvoir marcher. Il resta sourd, puis muet — mais il garda toute son intelligence et put ultérieurement réapprendre à parler.

Ce cas est typique, il y a des variantes peu importantes dans les cas du même genre. Nous possédons une autre observation où la température prise chaque jour, ne dépasse pas 37,8°.

B. Otopiésis pseudo-méningitique fébrile. Au tableau symptomatique précedent, ajouter un certain mouvement fébrile, des alternatives de rougeur et de paleur de la face, de la chaleur de la tête, un certain état comatoïde consistant surtout en assoupissement, en abattement, de la constipation et toujours une surdité absolue, — et l'on trouvera réunis tous les principaux signes de la méningite.

Tout cet appareil symptomatique peut cependant exister sans méningite et sans Otitis labyrinthica. L'état fébrile est le plus souvent dû à une affection concomitante légère, une grippe, une pharyngite, une amygdalite, une bronchite légère, un embarras gastrique, une rougeole, une scarlatine et même une fièvre typhoide réelle. Nous laissons de côté les convulsions si communes chez l'enfant au début des fièvres éruptives ou au début des affections fébriles de l'appareil respiratoire.

C. Otopiésis épileptiforme. La surdité grave de l'enfance apparaît quelquefois avec un cortège symptomatique simulant absolument les crises épileptiques. Ces crises se répètent parfois plusieurs mois, puis cessent définitivement, laissant l'intelligence intacte; mais elles s'accompagnent d'une surdité complète ou presque complète qui persiste après la disparition des crises. Nous possédons une observation où la surdité cessa presque complètement mais se reproduisit plus tard d'une manière légère.

Le diagnostique différentiel entre l'otopiésis pseudo-méningitique et la méningite cérébro-spinale vraie ne peut pas s'établir sur une physionomie spéciale des accidents méningitiformes. Cette physionomie est la même dans la méningite vraie et dans l'otopiésis, les symptômes méningitiformes étant produits dans les deux cas par l'excitation du bulbe rachidien. Dans la méningite, c'est une excitation directe. Dans l'otopiésis c'est une excitation réflexe par le nerf acoustique.

Les différences résident en ceci.

1° Qu'une surdité intense apparaît dès les premiers jours.

2° Que daus la pseudo-méningite des sourds-muets, il n'y a pas de paralysie faciale double coexistant avec la surdité des deux oreilles, tandis que dans une méningite vraie, s'il existait des lésions méningitiques localisées au niveau des deux nerfs acoustiques et les comprimant, les fausses membranes méningitiques devraient comprimer non seulement le tronc du nerf acoustique, mais aussi le tronc du nerf facial qui lui est accolé, et produire une paralysie faciale double. Or la paralysie faciale double est à peu près inconnue chez les sourds-muets, qu'ils aient eu ou non des accidents méningitiformes.

3⁰ L'impossibilité de marcher n'est pas la conséquence d'une parésie réelle des membres inférieurs, car ces membres conservent leur puissance musculaire intacte, si le malade est dans la station couchée, comme on peut le vérifier par les mouvements spontanés (coups de pieds de l'enfant) ou par la résistance qu'ils opposent aux mouvements de flexion forcée.

D'autre part, les membres supérieurs conservent constamment leur puissance normale.

4⁰ Dans la pseudo-méningite, la connaissance persiste ou reparaît très vite, si elle a été un moment absente.

5⁰ La survie est la règle qui ne comporte que de rares exceptions.

6⁰ Pour la pseudo-épilepsie de l'otopiésis, le symptôme dominant est la surdité double, tandis que l'épilepsie ne retient pas la surdité dans ses symptômes. Il existe aussi une pseudo-épilepsie auriculaire avec faible surdité.

7⁰ Enfin, la disparition rapide de ces accidents ou des conséquences de la pseudo-méningite par les manœuvres thérapeutiques dirigées contre l'affection de l'oreille, entraîne la conviction que tous les symptômes observés ne dépendent ni d'une méningite vraie, ni d'une lésion primitive du labyrinthe analogue à celle qui a été décrite par Voltolini. Nous avons cité plus haut quelques cas où les phénomènes méningitiformes et la surdité disparurent par les insufflations d'air dans la caisse.

Par ces sortes d'expériences où l'on voit un enfant paralytique recouvrer instantanément la possibilité de marcher perdue depuis 6 semaines et un autre enfant, sourd depuis 7 mois, recouvrer en quelques jours l'audition par l'insufflation d'air dans les caisses tympaniques, par ces expériences est renversée l'hypothèse que ces accidents dépendent d'une méningite vraie ou d'une otite l'abyrinthique.

Nous avons exposé plus haut quelle est, selon nous, la pathogénie des accidents méningitiformes de l'otopiésis. [1])

Otopiésis simple.

La surdité infantile grave par otopiésis simple c'est-à-dire sans accidents cérébraux graves, survient tantôt brusquement, tantôt insidieusement soit quelque temps après la naissance, soit immédiatement après la naissance.

Otopiésis à début brusque. Un enfant de 4 ans, bien portant, qui entendait encore à l'heure du déjeuner fut pris dans l'après-midi d'une surdité intense avec mutité subite; la veille au soir, il avait été aspergé d'eau de Seltz et il était encore mouillé au moment de son coucher. La

[1]) Nos premières publications sur ce sujet ont été faites dans les comptes-rendus de l'Académie des sciences 1882: »Des troubles de l'équilibration chez les jeunes enfants sourds-muets par otopiésis«.

surdité persista ainsi que la mutité. Il est vrai qu'aucun traitement ne fut employé. Cette surdité nous semble attribuable à un catarrhe naso-tubaire auriculaire a frigore. Des surdités semblables se produisent, comme on sait, chez l'adulte. Mais un traitement immédiat reclamé par le malade fait généralement cesser les accidents.

Otopiésis à début lent postérieure à la naissance. Dans les familles où existe déjà un sourd-muet, les autres enfants sont observés anxieusement à leur naissance, on constate alors que le nouveau-né entend aprés quelques jours d'existence, qu'il se retourne quand on entre dans sa chambre, quand on parle, quand on fait du bruit, puis au bout d'un certain temps, l'enfant devient peu attentif aux paroles, aux bruits. La surdité s'établit et lorsque l'enfant est en âge de parler, la parole fait défaut.

Chez les enfants premiers-nés, chez les enfants élevés en nourrice le début de la surdité ne peut être précisé. Personne ne peut affirmer que dans ce cas, la surdité est congénitale.

Otopiésis immédiatement postérieure à la naissance. Dans les familles où existent plusieurs sourds-muets, il a été constaté positivement mais rarement que de jeunes enfants, bien constituées d'ailleurs et intelligents n'ont jamais entendu. On ne peut pas encore affirmer ici que la surdité est congénitale et qu'elle dépend d'une malformation de l'oreille interne. Car nous indiquons comment peut se produire une forme grave de surdité immédiatement après la naissance, sur une oreille, dont toutes les parties sont bien conformées. Ce qui restreint encore les cas où, chez des sujets intelligents, la surdité est réellement congénitale.

Phénomènes nerveux coexistant avec la surdité infantile grave. Il existe des phénomènes nerveux, bizarres chez un très grand nombre d'enfants sourds-muets par otopiésis. Ce sont des cris sauvages violents, répétés quelquefois plusieurs fois par jour, des accès de colère avec tendance à la destruction, une irritabilité excessive et souvent un caractère insociable, triste, sombre. Quelquefois une absence de tendresse pour les parents.

La décompression des nerfs labyrinthiques par les insufflations dans la caisse font cesser tous ces phénomènes d'excitation cérébrale réflexe. Les cris disparaissent, l'irritabilité cesse et le caractère devient gai, affectueux et doux. La constatation de ces phénomènes a dû en imposer souvent pour une affection cérébrale réelle, leur disparition rapide par quelques insufflations d'air montre bien qu'ils sont simplement sous la dépendance d'une excitation des nerfs labyrinthiques. Les sourds-muets adultes et les simples sourds par Otopiésis grave ont souvent de ces modifications du caractère qu'un traitement de l'oreille ramène à l'état normal.

A. Examen de la fonction auditive chez un jeune enfant soupçonné de surdité grave ou de surdi-mutité. L'enfant devient muet lorsque son degré de surdité est tel qu'il ne puisse entendre distinctement les bruits vocaux qui sont les éléments de la parole.

Quand l'enfant entend d'autres bruits plus intenses, tels que les sons musicaux forts, coup de sifflet, son de la trompette, son de cloche ou s'il entend seulement des bruits non musicaux tels que battements de mains, chocs sur une porte, claquement du fouet, détonation d'armes à feux, l'enfant n'en sera pas moins muet, si l'audition n'est pas améliorée plus tard par un traitement.

Par conséquent tout enfant non complètement sourd, mais assez sourd pour ne pas distinguer son nom d'avec le nom d'une autre personne, ou encore tout enfant, qui n'entend pas le bruit d'une montre appliquée sur son oreille ou la vibration d'un diapason placé près de l'oreille, et à plus forte raison appliqué sur l'oreille et sur le crâne, est un enfant menacé de surdi-mutité. [1]) Un point très important à élucider, c'est de savoir si la perception de tel ou tel son, si la perception des vibrations du diapason, par exemple, peut faire préjuger l'état anatomique du nerf acoustique et par conséquent peut faire préjuger les résultats ultérieurs du traitement.

Cette question est très contreversée, voici comment elle nous paraît devoir être résolue pour ce qui regarde les jeunes enfants atteints de surdité grave.

La surdité infantile dont nous nous occupons, étant la conséquence d'une compression des nerfs de l'oreille, plusieurs cas peuvent se présenter. 1°. La compression est interne, mais assez récente, l'anesthésie acoustique est complète, le diapason n'est pas entendu. 2°. La compression a encore des fibres intactes, tout à fait anesthésiées; il peut ne pas y avoir encore de perception. 3°. La compression cesse, les fibres détruites ne peuvent rien percevoir, mais les fibres restantes perçoivent le diapason. La perception d'un diapason indique alors simplement l'excitabilité d'un certain nombre de fibres nerveuses par un excitant puissant On ne peut pas conclure malheureusement de ce fait que l'ouie pourra s'améliorer. [2])

C'est ainsi que des sourds-muets adultes ou adolescents peuvent percevoir les vibrations du diapason, des bruits musicaux et même des bruits vocaux intenses sans que l'ouie puisse être améliorée, tandis que chez un tout jeune enfant dont les nerfs auriculaires sont depuis peu de temps soumis à une compression intense, on peut ne constater aucune perception sonore d'aucune sorte, parce que toutes les fibres du nerf acoustique sont totalement anesthésiées. Et cependant après décompression des fibres nerveuses, la fonction auditive peut reparaître au point de laisser percevoir les sons vocaux moyens et la parole articulée (comparez Bonnafont: Traité des maladies de l'oreille).

L'élément capital du pronostie dans une surdité infantile, c'est l'intensité de la compression, que nous ne pouvons

---

[1]) Pratiquement pour examiner un jeune enfant soupçonné de surdité, on se place derrière lui, on l'appelle par son nom, à mi voix, puis à voix forte, puis à voix très forte; on sait ainsi si l'enfant entend la voix faible, moyenne ou forte, de près. En répétant cette expérience, en se plaçant à plusieurs mètres derrière lui, on apprécie comment l'enfant perçoit la voix à distance.

Si l'enfant n'entend pas la voix, l'expérimentateur, toujours placé derrière l'enfant, frappe sur un piano, siffle dans un sifflet puissant (sifflet militaire par ex.) ou agite une sonnette, ou frappe dans ses mains. On laisse tomber à terre une pièce de 5 francs d'argent, on frappe sur une porte, on fait détonner une amorce de pistolet d'enfant.

Puis on applique une montre contre l'une ou l'autre oreille, on en fait sonner la sonnerie, on en tourne le remontoir. Enfin on applique un diapason vibrant à l'une ou l'autre oreille ou sur le crâne, ou l'on emploie l'acoumètre de Politzer. La perception de ces bruits ne fait que dénoter la persistance d'un certain degré d'audition.

[2]) Comparez Politzer: Traité des maladies des oreilles. Gellé, société de Biologie, 1884.

jusqu'ici facilement apprécier, et d'autre part la durée de la compression qui peut nous faire supposer qu'un nombre plus ou moins considérable de fibres acoustiques sont encore existantes.

B. *Examen otoscopique.* La grande majorité des tout jeunes sourds-muets ont l'oreille externe et la membrane tympanique normalement construites et intactes — mais le plus souvent la membrane tympanique est déprimée, et la petite apophyse et même la grande apophyse du marteau sont en saillie. De petites dépressions en fossettes s'observent au dessus de la petite apophyse.

La coloration de la membrane est le plus souvent normale, mais lorsque l'on examine pendant plusieurs mois de suite l'oreille des jeunes sourds-muets, on constate fréquemment que de temps en temps apparaît une rougeur de la membrane tympanique, disposée en forme de croissant, siégeant au dessus de la membrane (Rougeur supra-tympanique). Cette rougeur supra-tympanique est souvent accompagnée d'une certaine vascularisation du manche du marteau.

Ces crises de rougeur supra-tympanique correspondent à une poussée aiguë de catarrhe naso-pharyngien, d'obstruction de la trompe et d'inflammation de la muqueuse tympanique, cette inflammation se traduisant par une vascularisation de la membrane tympanique appréciable à l'otoscope. Nous avons même constaté à plusieurs reprises chez de jeunes sourds-muets en observation, que le catarrhe de la caisse devenait purulent et que le pus s'ouvrait une voie à travers une perforation de la membrane tympanique, perforation momentanée d'ailleurs. Chacune de ces poussées de catarrhe naso-pharyngien, tubaire, tympanique déterminent une suspension des fonctions auditives et en se prolongeant une suspension de la faculté de la parole déjà reconquise.

Nous avons aussi observé quelquefois chez de jeunes sourds-muets une perforation ancienne et définitive de la membrane tympanique, et lors des poussées de catarrhe naso-pharyngien, tubaire et auriculaire, l'écoulement du pus se faisait à nouveau par la perforation. Inutile de dire ici que la perforation tympanique n'est pas une lésion suffisante pour produire une surdité, capable d'empêcher la perception de la voix. On sait en effet qu'avec une perforation tympanique la voix moyenne peut-être entendue à plusieurs mètres, la montre de 10 à 15 centimètres.

Mais la perforation tympanique peut survenir quelques mois ou quelques années après une affection de l'oreille ayant déterminé une surdité grave, et la perforation tympanique peut ne pas modifier l'état de surdité antérieure.

La perforation tympanique n'est donc qu'une lésion concomitante ou postérieure à l'affection de l'oreille qui a produit la surdité, mais non la cause unique de la surdité.

Enfin on peut observer exceptionnellement une destruction totale du tympan, une chute des osselets, une nécrose ou une carie du rocher, conséquences d'une désorganisation de l'organe auditif.

En résumé, l'examen otoscopique de l'oreille des jeunes sourds-muets revèle le plus souvent une conformation normale de l'oreille externe, de la membrane du tympan et des osselets.

La membrane tympanique est le plus souvent déprimée, de coloration normale, sauf pendant les périodes de poussée du catarrhe naso-pharyngien. tubaire et auriculaire, qui se traduisent par une rougeur supra-tympanique et une vascularisation du manche du marteau.

Quelquefois le catarrhe de la caisse devenant purulent perfore la membrane tympanique et produit une otorrhée.

Les perforations tympaniques sont momentanées ou définitives suivant l'intensité du processus ou l'absence du traitement. Ces perforations tympaniques ne sont pas la cause de la surdité

Exceptionnellement de vastes destructions du tympan, la chute des osselets, la carie ou nécrose du rocher sont constatées et témoignent d'une grave lésion de l'organe auditif.

C. *Examen du nez, de la gorge et des trompes d'Eustache.* Chez les jeunes sourds-muets, les trompes d'Eustache présentent le plus souvent un certain degré d'obstruction. Si le catarrhe naso-pharyngien causal a subi une poussée aiguë recente, l'obstruction est assez serrée, si la poussée catarrhale est en voie d'atténuation, l'obstruction est moins marquée.

Chez certains sujets, la poussée de catarrhe naso-pharyngien a été unique comme par exemple après un catarrhe rubéolique, scarlatineux, typhoïdique, diphthérique, à frigore etc. Alors les trompes tendent de plus en plus à revenir à l'état normal et au moment de l'examen, s'il est tardif, on peut trouver le calibre de la trompe relativement libre. Ce sont les cas que nous avons trouvés les plus favorables à la thérapeutique.

Dans d'autres cas, les poussées de catarrhe naso-pharyngien se répètent avec une fréquence désespérante, et alors les trompes d'Eustache s'oblitèrent sans cesse. A l'examen, on les trouve tantôt plus, tantôt moins obstruées, mais presque jamais relativement libres. Chez ces malades ainsi affectés de catarrhe naso-pharyngien à répétition, de nature constitutionnelle, arthritique, lymphathique, scrofuleuse ou syphilitique, chez ces malades, dont l'affection est incessamment récidivante, la thérapeutique a des effets moins rapides, moins heureux.

Les poussées aiguës de catarrhe naso-pharyngien vont quelquefois jusqu'à la production d'abcès amygdalien, ou periamygdalien, dont nous avons observé plusieurs exemples.

Les tumeurs adénoïdes se rencontrent assez souvent chez les jeunes sourds-muets avec leurs symptômes d'obstruction nasale, difficulté de respiration nasale, béance de la bouche, ronflement nocturne, les tumeurs produisent aussi également leurs conséquences connues sur l'aggravation de fréquence et d'intensité du catarrhe naso-pharyngien.

Il ressort de ce qui précède, que les catarrhes naso-pharyngiens quelle qu'en soit la nature, catarrhes infectieux, rubéoliques, scarlatineux, diphthéritiques, typhoïdiques, syphilitiques, catarrhes constitutionnels, arthritiques, lymphatiques, scrofuleux, catarrhes accidentels, a frigore etc., se trouvent à l'origine d'un très grand nombre de surdités infantiles conduisant à la Surdi-Mutité.[1])

---

[1]) Comp. les résultats concordants de Roosa et Beard, Bremer etc. etc. qui ont trouvé les lésions du catarrhe naso-pharyngien chez un grand nombre de sourds-muets, longtemps après le début de la surdi-mutité.

Cette notion est capitale pour la pathogénie et la thérapeutique. Nous voudrions encore présenter quelques considérations à l'appui de cette importante notion. On peut observer, par exemple, que dans une famille où l'un des membres est affecté de catarrhe naso-pharyngien constitutionnel, les enfants puissent être tous atteints de catarrhe naso-pharyngien, mais à degrés divers, de telle manière que l'un des enfants n'ait que la localisation gutturo-nasale du catarrhe, qu'un autre enfant ait un certain degré de surdité legère avec son catarrhe naso-pharyngien, qu'un troisième enfant ait une surdité forte et qu'un quatrième soit sourd-muet, le père lui-même étant aussi affecté de surdité intermittente par suite de son catarrhe naso-pharyngien.

Dans ce cas que nous avons observé nous-même, on voit nettement la filiation des accidents, les complications auriculaires du catarrhe naso-pharyngien depuis la surdité la plus legère jusqu'à la surdité absolue avec mutité.

L'influence du catarrhe naso-pharyngien sur la production de la surdi-mutité est encore plus nette dans les circonstances suivantes: un certain nombre de jeunes sourds-muets, considérés comme étant devenus sourds par catarrhe naso-pharyngien, obstruction des trompes et mécanisme otopiésique sont soumis à un traitement conduit dans cette direction. Une amélioration de l'ouie survient, la parole commence également à revenir, quand sous les yeux de l'observation on voit tout d'un coup disparaître l'ouie et la parole et se reproduire la surdi-mutité.

On ne constate comme cause de cette rechute qu'un catarrhe naso-pharyngien, tantôt intense avec abcès du voile du palais, et par conséquent hors de doute, tantôt plus lèger et s'accompagnant d'un catarrhe tubaire et tympanique avec obstruction des trompes d'Eustache, constatée par le cathétérisme et une rougeur supra-tympanique constatée à l'otoscope.

Le catarrhe tympanique peut même être assez intense pour produire du pus dans la caisse, puis une perforation de la membrane tympanique et l'écoulement du pus tympanique par cette perforation.

Le traitement dirigé à nouveau contre cette récidive et sa cause ramène à nouveau et l'ouie et la parole.

Enfin dernier argument, en dirigeant la thérapeutique dans le sens indiqué par cette conception pathogénique, nous avons pu obtenir une amélioration de l'ouie à des degrès divers sur environ $^4/_5$ des cas récents de surdi-mutité, chez les enfants ayant l'intégrité de l'intelligence.

V. Surdi-mutités héréditaires, consanguines et congénitales.

La cause principale de la surdi-mutité chez les enfants intelligents, c'est-à-dire bien conformés cérébralement, étant selon nous le catarrhe naso-pharyngien et plus particulièrement le catarrhe tubo-tympanique, on peut interprèter d'une manière simple un certain nombre de surdités héréditaires. Ce qui est surtout transmissible par hérédité, c'est le catarrhe naso-pharyngien constitutionnel, ainsi que la tendance au catarrhe tubo-auriculaire, mais un sourd-muet devenu sourd par un catarrhe non constitutionnel, non héréditaire par conséquent, tel que le catarrhe infectieux, rubéolique, scarlatineux, typhoïdique etc., ne sera pas exposé à transmettre à ses enfants une surdité infantile accidentelle, tandis que des parents affectés de catarrhe constitutionnel héréditaire et non sourds-muets pourront transmettre ce catarrhe à leurs enfants, et grâce à ce catarrhe, une complication tubo-auriculaire pourra se produire, et une surdité grave avec mutité pourra aussi en résulter.

C'est là justement le cas qui se rencontre dans les unions consanguines entre parents de race arthritique ou lymphathique, affectés de manifestations gutturo-nasales de ces diathèses. L'enfant né de ces unions peut acquérir par hérédité une tendance double au catarrhe guttural et être plus exposé qu'un autre à une complication tubo-auriculaire.

La surdi-mutité des enfants nés de parents consanguins n'est qu'un accident de l'hérédité du catarrhe guttural et non un effet de déchéance des races.

Aussi trouve-t-on souvent en pareil cas, dans ces familles une ou plusieurs personnes déjà affectées de surdité absolue ou senile, ce qui démontre que chez eux une complication du catarrhe naso-guttural s'est produite vers les oreilles.

Ces complications auriculaires peuvent être prévues, diagnostiquées et probablement atténuées chez les enfants nés dans ces conditions et la surdi-mutité pourra vraisemblablement leur être évité.

Il est une variété de surdités héréditaires qui ne rentre pas dans les cas precités. Ce sont les surdités survenant immédiatement après la naissance chez des enfants, qui n'ont jamais entendu. Voici comment nous en concevons le mécanisme pathogénique.

On sait qu'à la naissance, la caisse tympanique est privée d'air et que c'est lors des premières inspirations que l'air y pénètre par la trompe.

Si pour une raison quelconque l'air ne peut pénétrer dans la caisse, le vide aérien s'y trouvant préétabli, le mécanisme otopiésique entre immédiatement en jeu. Une violente pression est exercée par l'atmosphère sans contrepoids sur le liquide labyrinthique et les nerfs acoustics, sur les nerfs cochléaires surtout. Leur dévéloppement ainsi que celui de l'organe de Corti est entravé. Une dégénérescence peut même se produire en conséquence de la compression persistante. Et en peu de temps l'organe de Corti et les nerfs cochléaires peuvent être anéantis dans le labyrinthe, tout le reste de l'organe auriculaire étant intact et bien dévéloppé.

Pour que l'air ne pénètre pas dans la caisse, il suffit que les trompes d'Eustache soient insuffisamment développées, ou que leurs muscles dilatateurs soient insuffisants, ou qu'il existe une circonstance quelconque, qui empèche le désacollement des parois des trompes et s'oppose par conséquent à l'entrée de l'air dans la caisse. Un simple retard dans le développement ultérieur de la trompe et de ses annexes permettra plus tard l'entrée de l'air dans la caisse et le rétablissement d'un état régulier de l'oreille moyenne, mais l'organe de Corti n'en sera pas moins détruit et l'ouie anéantie [1]).

---

[1]) Comparez ce qui se passe du côté de l'œil dans le canal nasal, conduit muqueux dépendant aussi de la muqueuse nasale — on y observe aussi des rétrécissements congénitaux qui se manifestent par du larmoiement.

Un catarrhe nasal et tubo-auriculaire survenant immédiatement après la naissance, par suite de pratiques balnéaires intempestives de refroidissement pourra aussi obstruer dès la naissance les trompes d'Eustache, reproduire le vide de la caisse et réaliser encore le mécanisme otopiésique [1]).

C'est aussi à l'occasion d'un catarrhe accidentel, a frigore ou infectieux que survient le catarrhe muco-purulent de la caisse et l'arrêt de regression du bourrelet muqueux de la caisse signalé par tant d'observations chez les nouveaux-nès [2]). Mais il est à remarquer que la purulence du catarrhe de la caisse est une condition moins défavorable pour l'oreille interne que le simple catarrhe muqueux, parce que le pus en s'accumulant rapidement dans la caisse peut refouler en dehors la membrane tympanique et faire ainsi équilibre à la pression atmosphérique, et d'autre part le pus de la caisse détermine souvent la perforation du tympan et par conséquent l'entrée de l'air dans la caisse et la cessation de la pression otopiésique.

Cette énumération incomplète des conditions pathogéniques des surdités postérieures à la naissance diminue beaucoup le nombre supposé des surdités congénitales.

Il est probable cependant que certains arrêts de développement portant sur l'oreille interne et survenant héréditairement ou spontanément produisent la surdité et la mutité. Mais d'après les considérations embryologiques, que nous avons rapportés plus haut (communication de M. le prof. His), et après les réflexions, que nous venons de présenter, et d'après les résultats statistiques les plus récents, on doit admettre, que les surdités vraiment congenitales sont très peu nombreuses chez les enfants intelligents.

Nous voudrions encore ajouter un mot sur la fréquence des surdimutités dans les pays montagneux.

On a observé en effet qu'il existe dans ces pays une proportion de sourds-muets plus considérable que dans les pays de plaine — on n'a pas encore fourni, que nous sachions, l'explication de cette donnée statistique.

On sait combien sont fréquentes les variations atmosphériques et hygrométriques dans les régions montagneuses. On sait aussi que certaines vallées des Alpes, par exemple, sont pendant plus de la moitié de l'année ensevelies sous la neige, enfin l'on sait qu'à quelques centaines de mètres d'altitude au dessus du fond des vallées, d'épais brouillards glacés se forment rapidement et changent brusquement l'état climatique.

Nous pensons que ces brusques variations hygrométriques, atmosphériques et thermométriques ont une influence non douteuse sur la production des voies naso-pharyngiennes, et lorsque ces influences se font sentir pendant une longue mauvaise saison sur des nouveaux-nès déjà prédisposés héréditairement au catarrhe naso-pharyngien, on conçoit sans peine qu'un

---

1) Dans le canal nasal et dans le sac lacrymal on observe aussi à la naissance des catarrhes muqueux et même purulents, qui sont les analogues des catarrhes tubaires signalés plus haut.

2) Le bourrelet gélatiniforme de la caisse est un œdème ex vacuo (Boucheron) de la muqueuse de la caisse, produit lentement par le procédé de la ventouse lorsque les 2 parois de la caisse s'écartent l'une de l'autre; chez certains animaux, où la bulle est très considérable, du liquide muqueux est exhalé également ex vacuo pour combler la cavité de la caisse. Aussitôt que l'air arrive dans la caisse, le vide aérien cessant, l'œdème ex vacuo s'affaisse rapidement.

grand nombre d'enfants trouvent dans ces régions les conditions où se produit la surdité infantile par otopiésis et la surdi-mutité.

Nous n'avons pas l'intention de traiter ici des rapports de la surdi-mutité avec le crétinisme et l'idiotie, c'est une question tout autre que la nôtre, car nous ne nous occupons que de la surdi-mutité chez les sujets intelligents.

VI. Pronostic.

Quelle quantité d'audition le jeune enfant sourd-muet peut il conquérir par le traitement?

Une surdité infantile par otopiésis récente, diagnostiquée rapidement et traitée de même, doit vraisemblablement être améliorée à un haut degré comme l'est la surdité de l'adulte.

Nous n'avons pas encore eu la bonne fortune d'observer un cas tout à fait récent dans les conditions que la théorie indique comme les meilleures.

Jusqu'ici les patients que nous avons eu en traitement étaient sourds depuis plusieurs mois ou plusieurs années. Ce sont des conditions tout à fait défavorables. Cependant quelques sujets ont pu reconquérir l'audition de la parole à plusieurs mètres de distance, aussi parlèrent ils vite et bien -- nous avons pu montrer un cas de ce genre à MM. Politzer, Burckhard-Merian et Hartmann en 1883.

Le plus souvent l'audition de la parole n'est obtenue qu'à un ou deux mètres. Ces enfants encore sont relativement favorisés.

Quand l'audition de la voix humaine n'est possible qu'a 10, 20, 30 centimètres de l'oreille, quand la sphère dans laquelle ils entendent a seulement 10, 20, 30 centimètres de rayon, si l'on veut se faire entendre d'eux, il faut entrer dans cette étroite sphère auditive et leur parler pour ainsi dire à l'oreille. Les enfants seront des sujets sourds, mais capables d'apprendre à parler à l'aide de l'ouie. Ils communiqueront de loin avec les entendants ordinaires en lisant sur les lèvres.

Quand l'oreille perçoit seulement les sons vocaux, les voyelles et non les consonnes, l'éducation par l'oreille seule ne peut plus s'effectuer, il faut employer l'éducation par les méthodes en usage, mais ces sujets seront de bons élèves. Ils entendent qu'on leur parle et ils s'entendent parler [1]).

La perception des simples bruits non musicaux ou même musicaux n'a guère d'utilité pour l'éducation.

VII. Traitement de l'Otopiésis infantile.

Indications. Le point de départ du mécanisme de compression des nerfs acoustiques, c'est le vide aérien de la caisse, vide par dissolution de l'air dans les vaisseaux de la caisse [2]).

---

[1]) Condition favorable déjà signalée par Bonnafont.

[2]) On sait avec quelle rapidité se résorbe l'air injecté sous la peau, pendant les injections hypodermiques; l'absorption de l'air dans la caisse tympanique se fait de la même manière et par les mêmes lois physiologiques.

Le vide se reproduit rapidement quand l'air ne se renouvelle pas avec facilité.

La première indication est de faire cesser le vide tympanique, non seulement une fois, mais aussi souvent que le vide se reproduit.

Lorsque le vide a duré quelque temps dans la caisse, la pression atmosphérique a déprimé la membrane tympanique, enfoncé les osselets et immobilisé cet appareil dans une position vicieuse.

D'autre part, l'inflammation de la muqueuse tympanique a déterminé l'épaississement de cette muqueuse, la formation d'éléments conjonctifs nouveaux dans sa trame. Ces éléments s'organisent, se rétractent et cette rétraction de la muqueuse tend à immobiliser encore davantage l'étrier et les autres osselets dans leur position défectueuse, de sorte que cette position peut persister après la cessation du vide tympanique et que les effets de la pression otopiésique survivent à sa cause première.

La seconde indication est de refouler en dehors la membrane tympanique, les osselets, et surtout l'étrier, et de mobiliser aussi complètement que possible cet appareil.

L'affection, qui détermine le plus souvent le vide de la caisse, c'est l'obstruction de la trompe d'Eustache par un catarrhe tubo-auriculaire et ce catarrhe est accidentel ou constitutionnel ou héréditaire.

La troisième indication c'est de mettre fin au catarrhe tubo-auriculaire, quand il existe encore, et s'opposer à ses crises successives, quand il dépend de la constitution.

Quand la décompression des nerfs labyrinthiques est obtenue, il y a lieu de stimuler ces nerfs anesthésiés — c'est la quatrième indication.

La cinquième indication c'est de faire l'éducation du sens de l'ouie, si l'on a pu obtenir l'audition de la parole.

La sixième indication c'est de procéder à l'enseignement de la parole, si l'audition est restée médiocre, insuffisante ou nulle.

Des moyens de remplir les indications du traitement.

Ces moyens sont variables suivant le choix de chaque expérimentateur. Voici comment nous procédons.

La première et la seconde indication sont remplies par les insufflations d'air dans la caisse tympanique, à l'aide du cathéterisme.

Comme les jeunes enfants ne se prêtent pas tout d'abord aux manœuvres du cathéterisme, nous les anesthésions au chloroforme par la méthode de M. de Saint Germain, chirurgien de l'hôpital des enfants malades, méthode dite de sidération, qui n'exige que 4, 5, 6 inspirations de chloroforme c'est-à-dire une quantité extrêmement faible.

Cette méthode est excellente pour les jeunes enfants, nous l'avons employée plus d'un millier de fois sans accidents immédiats, et sans inconvénients consécutifs.

La perforation tympanique et la section du tendon du muscle du marteau peuvent aussi être employées puisqu'elles répondent aux indications précédentes.

La politzerisation est employée à la fin du traitement, quand les trompes sont bien libres, les osselets et la membrane tympanique revenus en position, pour maintenir les organes en bon état — ou chez les enfants nouveaux-nés dans les familles de sourds-muets, quand on redoute les complications auriculaires d'un catarrhe naso-pharyngien, ou quand on craint une insuffisance d'aération des caisses tympaniques.

La troisième indication, catarrhe naso-pharyngien, est rempli par une médication locale, cautérisation pharyngée avec solutions astringentes, iodées, etc.; par l'extraction des tumeurs adénoïdes et par une médication générale en rapport avec l'état des organes aériens, ou avec la diathèse existante. Dans cet ordre d'idées il faut citer parmi les moyens les plus utiles, les eaux minérales, les balsamiques, le milieu aérien sec, chaud, à température constante.

Quand les trompes sont ouvertes, quand les nerfs sont décomprimés, l'électrisation par courants continus peu intenses est employée.

L'enseignement de la parole et de la langue du malade, soit à l'aide de l'ouie, quand la voix est perçue, soit par les procédés artificiels, quand l'ouie est insuffisante, et la lecture sur les lèvres complètent le traitement.

Index.

I. Considérations préliminaires (page 23).

Indications tirées de la statistique que la majeure partie des surdi-mutités sont acquises, et par conséquent consécutives à certaines maladies à déterminer.

Cas d'enfants sourds-muets par pseudo-méningite améliorés par les insufflations d'air dans la caisse.

Cas de surdi-mutités sans pseudo-méningite également améliorés par les insufflations d'air.

II. Pathogénie de ces surdités infantiles (page 24).

Obstruction tubaire, vide aérien dans la caisse, compression des nerfs acoustiques, surdité, quelquefois excitation de ces nerfs acoustiques s'irradiant au bulbe rachidien et produisant les phénomènes méningitiformes et épileptiformes, — à la période ultime, destruction des nerfs acoustiques par compression labyrinthique prolongée.

III. Démonstration expérimentale du vide aérien dans la caisse tympanique chez le chien (page 26).

Anatomie pathologique chez le chien et chez l'homme. Jeunes chiens sourds et muets, ayant les terminaisons des nerfs cochléaires coupées à leur entrée dans le limaçon.

Chez l'homme sourd-muet depuis longtemps, lésions nerveuses ascendantes partant de l'oreille et consécutives à la destruction de l'organe de Corti.

Communication orale de M. le professeur His sur l'embryologie et les malformations du labyrinthe relativement aux surdités congénitales.

Rôle des aqueducs du labyrinthe faisant fonction de soupapes de sureté pour faciliter l'équilibre de pression dans le labyrinthe.

IV. Symptomatologie de la surdité infantile par compression labyrinthique ou par otopiésis (*πίεσις*, compression, *οὖς ὠτος*, oreille) (page 29).

Otopiésis pseudo-méningitique non fébrile,
id. id. fébrile,
Otopiésis épileptiforme.
Otopiésis simple { à début brusque. / à début lent.
Otopiésis immédiatement postérieure à la naissance.

Phénomènes nerveux coexistant avec la surdité infantile grave.

Examen de la fonction auditive chez le jeune enfant soupçonné de surdité grave.

Valeur de la perception des vibrations du diapason.

Examen otoscopique.

Examen du nez, de la gorge et des trompes d'Eustache, d'où il résulte que les catarrhes naso-pharyngiens, infectieux, constitutionnels ou accidentels se trouvent à l'origine d'un grand nombre de surdi-mutités.

V. Surdi-mutités héréditaires consanguines (page 36).

Ce qui est surtout héréditaire, c'est le catarrhe naso-pharyngien et la tendance aux catarrhes tubo-auriculaires.

Mécanisme d'une surdité survenant au moment de la naissance par non-pénétration de l'air dans la caisse tympanique.

Surdi-mutités des pays montagneux par développement d'un catarrhe naso-tubaire après la naissance sous l'influence des perturbations atmosphériques et hygrométriqnes.

VI. Pronostic.

Degré d'audition que le jeune enfant sourd-muet peut recouvrer (page 39).

VII. Traitement.

Indications thérapeutiques — moyens de remplir ces indications (page 39).

DISCUSSION.

Dr. WOAKES, de Londres, remarked that the phenomena of compression had been and still were under close observation by some English and American Otologists in connection with vertigo. Thus he recognised such pressure as the cause of many accompanying symptoms of vertigo, as modification of sensations in the limbs, severe headache, defects of speech, loss of memory &c., all of which are relieved by treating the cause of pressure. The question at issue is: are these symptoms caused by implication of other than the auditory centre, which other centres are located in the bulb of the medulla, or are they capable of being elicited by the interference with the labyrinth only? Personally he inclined to the latter view, and was disposed to think that the symptoms described by the author so far as they were permanent were due to meningitis of a limited character. The whole question was still sub judice, but undoubtedly the authors facts were largely in favour of the view which hitherto he had not seen sufficient reason to accept.

Dr. Ladreit de Lacharrière, de Paris: On sait que les affections de la gorge puissent produire des paralysies réflexes, comme on l'observe spécialement pour la diphthérie. Les malades de M. Boucheron n'ont ils pas été atteints de cette forme?

Les expériences sur les chiens n'ayant pas amené les phénomènes de paralysie, qu'ils devaient démontrer, ne prouvent rien.

On sait que l'oblitération de la trompe d'Eustache peut produire la surdité, et la surdi-mutité, mais cette surdité est relative, si on suppose que l'oblitération est complète.

Comment supposer qu'elle cesse par un simple coup de soufflet? Les phénomènes de compression sont limités et ne peuvent être comparés à ceux du glaucôme.

Les phénomènes de surdité et de guérison sont disproportionnées avec les effets.

Nous pensons donc que les malades de M. le Dr. Boucheron ont été atteints d'affections qui demandent d'autres interprétations.

Dr. Boucheron réplique à M. Ladreit de Lacharrière.

Dr. B. Baginsky, de Berlin: Die Mittheilungen von Herrn Boucheron, so interessant sie auch sind, sind meiner Ansicht nach nicht im Stande die mitgetheilten Thatsachen zu beweisen, um so weniger, als das kindliche Gehörorgan anatomische Verhältnisse darbietet, bei denen die Möglichkeit, die Erscheinungen vom Gehirn aus zu erklären, nur zu leicht gegeben ist.

SESSION COMBINÉE OTO-LARYNGOLOGIQUE.

Ueber die Frage der von der Nasenhöhle ausgehenden Reflexneurosen.

Les névroses réflexes qui ont leur origine dans la cavité du nez.

The Reflectory Neuroses which originate in the cavity of the nose.

Prof. **B. Fränkel**, de Berlin.

Voir: Compte-rendu des travaux de la section de laryngologie page 32.

Remarques sur. l'étiologie de la surdi-mutité et sur l'enseignement des sourds-muets, principalement en Danemark.

Remarks on Etiology of Deaf-mutism and on the Instruction of Deaf-mutes, principally in Denmark.

Bemerkungen über die Aetologie der Taubstummheit und über den Taubstummen-unterricht, besonders in Dänemark.

Dr. **L. W. Salomonsen,** de Copenhague.

A plusieurs égards les sourds-muets peuvent réclamer l'interêt des médecins; j'espère donc qu'il me sera permis pour un instant de vous entretenir de quelques questions y afférentes.

Quant au nombre des sourds-muets on le fixe généralement à entre un à deux sur deux mille habitants; en Italie par exemple il s'en trouve quinze ou dix huit mille, en France trente mille, mais dans quelques pays, par exemple la Suisse, la Norvège, la Savoie on en trouve beaucoup plus, jusqu'à un sur six cent habitants, de sorte qu'il y a dans la Suisse avec ses deux et demi millions d'habitants environ quatre mille sourds-muets.

Quant à l'origine la plupart des sourds-muets sont originaires de parents sains, cela va sans dire; mais néanmoins de tous temps et dans tous les pays la question de l'hérédité a été et est encore bien justifiée. Chez nous le Dr. Mygge[1]) a, il y a peu d'années d'ici, calculé la proportion pour différents pays, et il est arrivé au résultat suivant. Tandis que parmi les élèves d'une institution des sourds-muets il ne se trouve pas même un pour cent, dont les parents sont des sourds-muets, néanmoins à peu près trois pour cent des enfants, provenant de mariages, dans lesquels tous les deux parents ou bien l'un d'eux sont sourds-muets, sont atteints de ce défaut; enfin il se trouve à peu près deux fois plus fréquemment chez des enfants, dont tous les deux parents sont sourds-muets que chez ceux, dont le père ou la mère seule se trouve dans cette situation.

Rapprochée de ce sujet est la question de l'influence des mariages consanguins; ici encore Mygge a demontré, qu'en moyenne quatre à huit pour cent des sourds-muets proviennent de tels mariages, et que par exemple dans la France et dans l'Angleterre il en naît quatre fois plus de sourds-muets que des mariages croisés. La grande importance de la disposition héréditaire résulte clairement de ce fait, que dans une addition que j'ai faite de tous les élèves inscrits dans les régistres des deux institutions danoises et comprenant en somme mille quatre cent soixante quatre élèves, j'ai trouvé, que chez les deux cent soixante dix-neuf, c'est-à-dire à peu près chez les vingt pour cent, ou pouvait démontrer des parents plus ou moins proches, qui étaient sourds-muets. Ils se répartissent de la manière suivante:

Seulement pour un garçon tous les deux parents étaient sourds-muets; c'était leur enfant unique.

Pour onze le père ou la mère était sourd ou avait l'oreille dure.

De plus il y en avait:

---

[1]) Mygge: Om Ægteskaber mellem Blodbeslægtede 1879 og Nord. med. Archiv 1878.

Un avec trois sœurs sourdes-muettes.
Onze avec deux sœurs sourdes-muettes chacun.
Soixante-six avec une » »
Trois avec une demi-sœur » »
Neuf avec deux frères sourds-muets »
Soixante-treize avec un frère » »
Deux avec un demi-frère » »

Enfin sans indication précise du sexe:

Un avec sept frères et sœurs sourds-muets
Trois avec cinq » » » » chacun
Deux avec quatre » » » » »
Dix avec trois » » » » »
Trente-cinq aves deux » » » »
Sept avec un » » » »

En somme, il se trouvait donc deux cent trente cinq ou environ seize pour cent, dans la famille la plus proche desquels on trouvait le même défaut.

Quant aux quarante-quatre cas restants ou chez trois pour cent il y avait parmi des parents plus éloignés des sourds-muets, par exemple chez des oncles, des tantes, des aïeuls, des cousins etc. Le Dr. Mygge, ici présent, veut bien élucider cette question un peu plus exactement.

Une influence étiologique importante résulte donc sûrement de cette investigation, à savoir, qu'il ne peut être douteux que la disposition héréditaire ne joue un rôle grand et fatal, accepté d'ailleurs, il y a longtemps, par le sentiment général. Il me manque des matériaux pour juger quelle valeur on doit attribuer aux autres influences, sur lesquelles Ménière[1]) a déjà attiré l'attention, et qu'on invoque généralement pour l'étiologie de ce défaut, par exemple la fatuité ou l'alcoholisme chez un des parents, les particularités du climat ou telluriques du lieu de naissance etc. En revanche je suis en mesure de pouvoir éclairer passablement une autre question étiologique plus directe, je veux dire, quand et de quelle manière la surdi-mutité s'est declarée, en vous priant cependant de vous rappeler que les renseignements, contenus dans les régistres, ne tirent pas leur origine de médecins, mais généralement des parents ou des curés. Il résulte de ces documents que parmi tous les élèves il y en avait:

Huit cent huit qui étaient ou sourds-muets dès la naissance, ou, ce qui revient au même, étaient devenus sourds avant leur seconde année révolue.

Pour quatre cent cinquante neuf il n'était pas indiqué par quelle cause ni dans quel âge la surdi-mutité était surveuue.

Pour cent quatre vingt dix-sept ou quatorze pour cent il était positivement indiqué qu'ils étaient devenus sourds-muets après l'âge de deux ans, et parmi eux la scarlatine était nommée comme cause chez les soixante-six, la méningite ou, comme Ménière déjà remarque, probablement une forme méningeale de la fièvre typhoïde, chez trente et un, la rougeole chez onze; quant aux contusions de la tête, la fièvre typhoïde, la coqueluche, la scrophulose etc. il n'y avait que des cas isolés.

---

[1]) Gazette médicale de Paris 1846, p. 223—226 et 243—246.

La scarlatine est donc la cause de la surdi-mutité acquise chez à peu près trente trois pour cent de tous ceux pour lesquels il y a seulement indiqué une cause morbide quelconque, et si maintenant nous demandons, dans quel âge elle a demandée cette victime, nous trouverons que cela est arrivé:

Chez cinq entre la seconde et la troisième année,

»	neuf	à	l'âge	de	trois ans
»	vingt	»	»	»	quatre »
»	six	»	»	»	cinq »
»	sept	»	»	»	six »
»	sept	»	»	»	sept »
»	cinq	»	»	»	huit »
»	quatre	»	»	»	neuf »
»	trois	»	un âge indéterminé, mais après la seconde année.		

66.

En résumant ces chiffres on voit que ce triste résultat est arrivé chez quarante avant la sixième année, et chez vingt-trois ou probablement chez vingt-six après cet âge, c'est-à-dire après l'âge qui établit la différence entre les sourds-muets proprement et improprement dits.

Il résulte donc évidemment que la surdi-mutité est une des suites nombreuses et tristes que cette maladie insidieuse plut entrainer, et que l'attention du médecin doit toujours surveiller.

Si nous ne voulons pas nous contenter de ces données, mais chercher à pénétrer plus profondement dans la question étiologique et demander, quels sont les états anatomo-pathologiques qu'offrent les organes souffrants, nous trouverons que les réponses sont moins satisfaisantes. Ici la pensée se tournera d'abord vers l'oreille, et à cet égard le Dr. Bremer [1]) parmi d'autres a demontré, qu'en examinant trois cent trois sourds-muets vivants, il n'a trouvé absolument rien d'anormal chez les trente-neuf pour cent et que dans la très grande majorité du reste il n'a trouvé que des abnormités peu importantes dans l'oreille, le pharynx ou le tube d'Eustache. Seulement vingt fois il a trouvé des lésions, suffisantes par elles-mêmes pour motiver la surdi-mutité, notamment de grandes pertes de substance ou l'absence complète de la membrane et de la suppuration dans la cavité du tympan. De même, en examinant cent neuf préparations anatomo-pathologiques, provenant de cinquante cinq individus, vraisemblablement nés sourds-muets, il n'a trouvé des abnormités considérables que dans trente-trois, et parmi elles seulement treize fois sur toutes les deux oreilles; donc même après la mort on a pu démontrer seulement chez un quart des individus examinés des abnormités organiques, suffisantes pour motiver ce défaut. Ces abnormités étaient des masses osseuses, des soudures et des déformations dans les canaux semicirculaires et le cochlea. Ainsi, ce n'est que dans le plus petit nombre des cas que jusqu'à présent on a pu trouver une certaine cause anatomo-pathologique. On est donc forcé, quant à l'oreille, dans la majorité des cas de supposer que la localisation de la souffrance siège plus profondément, dans le labyrinthe membraneux, le nerf acoustique ou l'encéphale,

[1]) V. Bremer: Om det pathologiske Fund hos Døvstumme, særligt i Danmark. Kjøbenhavn 1880.

par exemple le thalamus ou le quatrième ventricule. En effet, dans quelques cas rares Voltolini, Luys et d'autres y ont aussi démontré des abnormités, mais ces recherches ne sont que très peu nombreuses.

Passons maintenant au second système d'organes auquel la pensée peut s'arrêter, c'est-à-dire les organes de la voix. L'opinion générale des médecins a été toujours a priori celle, que la cause originelle de la surdi-mutité devait être recherché dans la surdité et que le mutisme n'en était que la suite secondaire, et il n'y avait que peu de médecins qui comme Mansfeld[1]) ont supposé comme cause une déformation du larynx et des organes de la voix; mais une preuve valable n'en pouvait pas être donnée avant que la laryngoscopie du temps moderne nous permît d'examiner les organes de la voix chez des vivants pendant leur fonctionnement. Alors il arriva que l'Anglais, le docteur Gibb[2]) en 1862 rapporta, que les cordes vocales faisaient défaut chez les deux seuls sourds-muets qu'il paraît avoir examinés. Cette déclaration bizarre fut pour moi[3]) l'occasion d'examiner avec le laryngoscope vingt-quatre sourds-muets, dont au moins les six étaient nés tels, et chez tous les dix-sept sujets, chez qui l'investigation pouvait se faire complètement, toutes les parties du larynx, même les plus profondes, furent trouvées tout à fait normales, et quant à l'aspect et à la forme et à la mobilité; chez les sept restants l'épiglotte, tourné fortement en arrière, empêcha la vue complète.

Deux ans plus tard le docteur Prinz[4]), de Dresde, après avoir pris connaissance de mes investigations arriva aux mêmes résultats, en examinant vingt sourds-muets, âgés de huit jusqu'à quatorze ans. Chez tous il constata et la mobilité de tous les muscles laryngiens, aussi bien des constricteurs que des dilatateurs, et des vibrations complètes des cordes vocales pendant la phonation.

A cette donnée, les rapports fonctionnels normaux des organes de la voix, il faut attribuer une importance extraordinaire, lorsqu'on examine la question des indications de la méthode d'articulation, surtout en y joignant que, règle générale, les sourds-muets sous tous les autres rapports, et psychiques et physiques, sont semblables aux enfants sains. En effet, quiconque a suivi l'enseignement dans une institution de sourds-muets bien dirigée, aura pu se convaincre des facultés intellectuelles saines de la grande majorité des élèves, et notamment du développement relativement plus grand de la vue et du toucher chez eux que chez des enfants normaux. Et quant aux conditions physiques des sourds-muets, il est bien vrai, que jadis on a fortement insisté sur leur grande disposition pour la phthisie et l'extrême mortalité qui s'ensuit, mais le resumé suivant, tiré de notre Institut royal et illustré sur le tableau[5]) que vous voyez ici, montrera aussi clairement que possible que cette supposition est fausse, et que ces calamités n'ont pour cause que les rapports sanitaires défectueux des institutions anciennes. En vérité, dans le dit institut depuis l'an 1824 jusqu'à 1839 la mort frappa le tiers des élèves pendant leur séjour dans l'institut; annuellement six pour cent des élèves sont

---

[1]) Ammon's Monatschrift II, 1. Cité par Prinz dans Archiv der Heilkunde.
[2]) Medical Times and Gazette, 1862, No. 15.
[3]) Bibliothek for Læger 1866, Januar.
[4]) Archiv der Heilkunde, 1868, 4te Hefte, p. 413—415.
[5]) Voir: Forslag om at oprette et Døvstumme-Institut i Jylland. Kbhvn. 1880.

morts, et parmi eux les trois quarts de la phthisie; depuis l'an 1840 jusqu'à 1869 encore un septième des élèves moururent, deux et demi pour cent par an. Au contraire, depuis l'an 1870 jusqu'à 1879, les rapports hygiéniques et sanitaires ayant été améliorés à beaucoup d'égards, seulement deux pour cent des élèves ou annuellement quatre dixièmes pour cent sont morts, et même pendant les derniers quatre ans pas une seule mort est arrivée.

Mais, toutes ces données ayant prouvé que les sourds-muets ne se distinguent des enfants normaux que par leur défaut même, il s'ensuit que chaque homme qui a de l'intérêt pour ces êtres, se fera nécessairement la question, de quelle manière l'enseignement de ces enfants se fera le mieux, non quant aux détails, qui appartiennent aux pédagogues, mais quant aux principes, aux méthodes, dont il appartient aux médecins de juger. Qu'il me soit permis donc pour conclure d'aborder cette question. A cet égard tout le monde sait, que c'est la France, qui a fait sous ce rapport comme dans tant d'autres questions d'humanité le premier pas. En 1760 de l'Epée ouvrit à Paris son institution, qui plus tard fut declarée publique, en même temps que l'Assemblée constituante décreta, »qu'il avait bien mérité de l'humanité et de la patrie«. Il employa la méthode de signes, et il fut par cette raison vivement combattu par son contemporain, L'Allemand Heinicke, qui fonda le premier la méthode d'articulation dans son institution de Leipzig. Un peu plus tard Pfingsten fonda en Danemarc une institution de signes, qui devint plus tard royal. Au commencement de ce siècle la plupart des autres pays de l'Europe et de l'Amérique suivirent l'exemple. Dorénavant leur nombre s'accrut rapidement, et dans la plupart des pays ils devinrent bientôt des instituts d'état; cependant il y a quelques pays, par exemple la Hollande et la Belgique, où toutes les institutions sont encore privées. Plus importants que ce côté de la question sont cependant les deux autres, c'est-à-dire les méthodes d'enseignement et le nombre des enseignés. Or, j'ai déjà dit que la méthode française, celle des signes, fut la première, et comme elle se présente pour ainsi dire de soi-même, elle fut auparavant bien plus repandue que la méthode allemande, celle d'articulation. Le mot même de Humboldt: »L'homme n'est homme que par la parole« ne produisit aucun effet à cet égard. Ce n'est que peu à peu, après des discussions bien vives et après des connaissances plus approfondies que la méthode d'articulation a remplacé à peu près partout la méthode française, et enfin elle vient de remporter la victoire définitive au second congrès international des professeurs de sourds-muets à Milan en 1880, de sorte qu'après cette époque elle est même la seule employée dans le berceau même de la méthode des signes, en France. Elle est maintenant employée en Allemagne, en France, en Italie, en Suède, en Norvège, en Russie, en Autriche, en Angleterre, en Hollande, en Belgique, en Amérique et en Danemarc. Surtout quant au développement historique en Danemarc j'ai déjà nommé, que la première institution a été établie en 1787 à Lubeck, qui appartenait alors au Danemarc. Ici à Copenhague la première institution a été fondée en 1806; l'année suivante elle a été reconnue publique, et elle s'est servie de la méthode des signes. Mais independamment de cet institut une autre institution particulière fut établie pour la méthode d'articulation en 1847, à laquelle cependant l'obligation a été imposée vingt ans plus tard de reçevoir tous les sourds-muets improprement dits, c'est-à-dire ceux, auxquels il reste encore quelque chose ou de l'ouie ou de la voix ou de toutes ces deux choses, tandis que les sourds-muets proprement dits, c'est-à-dire ceux, qui sont complètement sourds et muets, continuèrent d'être renvoyés à l'Institut royal et d'être enseignés d'après la méthode des signes. Cependant on ne pouvait pas s'y arrêter; il fallut qu'aussi les sourds-muets proprement dits participassent aux bienfaits de la méthode d'articulation. Un tel projet émana d'abord de l'institut même, mais il resta sans résultat. Puis je me permis des fois reïtirées [1]) d'exposer et de motiver publiquement cette demande; j'ai trouvé un appui essentiel chez un professeur de l'Institut même [2]), et en 1880 nous avons réussi à voir réalisé notre désir, les chambres ayant voté les crédits pour une nouvelle institution pour l'enseignement des sourds-muets proprement dits par la méthode d'articulation. Cette institution, dont vous voyez ici le plan et les dessins, fonctionne maintenant depuis trois ans à Fredericia. Les plus intelligents des sourds-muets proprement dits, à peu près la moitié, sont enseignés là, tandis que l'autre moitié, les moins intelligents, sont enseignés comme auparavant d'après la méthode des signes dans l'Institut royal de Copenhague.

Pour résumer, j'indiquerai le pour cent de tous les sourds-muets:

Les sourds-muets proprement dits	font	cinquante-sept	pour cent
» » » improprement dits	»	trente-trois	»
» arriérés et idiots	»	dix	» .

Ces derniers sont ici hors de cause. Au contraire tous les sourds-muets improprement dits et la moitié des sourds-muets proprement dits, donc somme totale soixante-un pour cent et demi, ou de tous temps deux cent cinquante enfants sont enseignés d'après la méthode d'articulation, et seulement l'autre moitié de sourds-muets proprement dits moins intelligents ou environ cent enfants sont encore toujours enseignés d'après la méthode des signes. Il ne peut pas y avoir de doute, qu'il ne faille regarder cette organisation comme belle et satisfaisante, surtout en y ajoutant, qu'on s'occupe aussi de plusieurs des élèves après leur première communion en les plaçant dans un ouvroir. Pour voir au juste ce que signifient ces chiffres il faut enfin se rappeler qu'en Danemarc l'enseignement des sourds-muets est obligatoire. Qu'on me permette de relever cette circonstance essentielle comme le dernier point. En effet le Danemarc, de même qu'il a défendu le premier la traite des nègres, et le premier a aboli la corvée et le servage, de même il a le premier rendu obligatoire l'enseignement de tous les sourds-muets. Cette mesure fut déjà prise en 1817; c'est un devoir publique dans tout le pays d'enregistrer tous les sourds-muets sur des tableaux spéciaux; d'après ceux-ci ils sont obligés de se présenter pour les écoles, et là ils sont enseignés aux dépens ou des parents ou des communes. Le premier pays qui suivit ce bel exemple fut le Saxe avec ces deux instituts de Leipzig et de Dresde, et depuis quelques ans ce devoir de l'Etat est bien reconnu

---

[1]) Voir: »Fædrelandet« Januar 1868 et »Tidsskrift for Philantropi« 1877.
[2]) G. Jürgensen: Zwei deutsche Taubstummen-Anstalten, Berlin 1875, et: Aufruf an die Lehrer und Freunde der Taubstummen. Kopenhagen 1876.

pour la forme dans plusieurs pays, mais tandis que c'est une realité en Danemarc, ce n'est qu'une fiction dans les autres pays. En effet, d'après les comptes-rendus les plus récents [1]) on ne trouve maintenant en Autriche que dix-huit institutions pour trente mille sourds-muets, dont un quart ou un cinquième sont à l'âge où ils devaient fréquenter l'école; en France il y a soixante institutions pour le même nombre d'élèves; en Russie seulement treize institutions; en Angleterre avec ses quinze mille sourds-muets vingt-neuf institutions, et enfin il y a bien en Allemagne quatre-vingt dix-sept institutions, où cinq mille six cent cinquante élèves sont enseignés, mais comme il y a toujours sept mille huit cent sourds-muets âgés de sept à seize ans, il en reste encore plus de deux mille enfants qui ne peuvent pas profiter de l'enseignement.

C'est pourquoi j'ai cru, Messieurs, pouvoir prendre la liberté d'appeler votre attention bienveillante sur la manière satisfaisante dont on a organisé dans ma patrie cette affaire importante.

DISCUSSION

Dr. LADREIT DE LACHARRIÈRE, de Paris: Au point de vue de la cause, je pense, qu'il faut faire deux parts dans la surdi-mutité, la surdité acquise et la surdité de naissance. A la première classe on peut attribuer 75 à 80 pour cent des ourds-muets, et à la seconde 20 à 25, si on prend le nombre total des sourds-muets de naissance. On constate que environ cinq pour cent appartiennent à des familles dans lesquelles il y a eu des alliances consanguines. Je ne veux pas dire que les alliances consanguines produisent plus de sourds-muets que de tuberculeux, d'épileptiques, d'aliénés, etc., mais je résume ma pensée dans la formule suivante, que j'ai donnée dans mes travaux sur ce sujet »la consanguinité et l'hérédité.«

Les causes de la surdité acquise sont d'abord les maladies qui atteignent la gorge, et parmi elles la scarlatine occupe le premier rang; puis viennent la rougeole, les maladies inflammatoires, l'atrophie, les fièvres, les affections du cerveau, et de l'oreille interne. La surdité qui se produit jusqu'à l'âge de 8 ans peut entraîner la surdi-mutité.

Les organes de la voix restent intacts chez le sourd-muet; l'examen que j'ai fait, avec Krishaber, de 300 sourds-muets me l'a complètement démontré.

Il ne me paraît pas exact, comme on l'a dit, que les organes de la vue soient exaltés chez les sourds-muets. Un grand nombre de sourds-muets ont la vue mauvaise par le fait de la Rétinite pigmentaire, et des manifestations scrofuleuses de la cornée si fréquentes chez les sourds-muets.

L'éducation des sourds-muets est l'objet de la sollicitude de tous les gouvernements, mais je rends hommages au Danemarc, qui le premier a porté en avant le drapeau de la civilisation en décrétant avant tous les autres l'obligation de l'instruction des sourds-muets. On peut affirmer qu'aujourd'hui en France tous les sourds-muets reçoivent d'instruction, mais on peut évaluer à 10 pour cent les sourds-muets, aujourd'hui adultes, qui en restent privés.

---

[1]) Reuchert: Die Sprachgebrechen und deren Heilung. Strassburg 1884.

La méthode employée en France est celle qui a été censurée par le congrès de Milan. C'est la méthode orale pure. Comme cette méthode n'est appliquée que depuis 4 ans, on a du maintenir, pour les sourds-muets reçus à une époque antérieure, la méthode des signes, mais ce n'est qu'une situation provisoire. On ne doit pas faire deux catégories de sourds-muets et n'instruire que les plus intelligents par la méthode orale, ceux qui ne sont pas aptes à recevoir cette instruction ne sont pas plus capables d'être instruits par les signes.

Je rends, en terminant, hommage à la belle communication de M. Salomonsen. En nous mettant si complètement au courant de ce qui se fait en Danemarc pour les sourds-muets, il nous permettra de porter dans nos pays respectifs les améliorations que nous avons constatées dans celui-ci.

Dr. MYGGE, de Copenhague: Messieurs! En me faisant l'honneur d'effleurer mes recherches sur l'influence qu'exercent sur l'origine de la surdi-mutité l'hérédité et la consanguinité, mon honoré confrère M. le docteur Salomonsen, qui vient de parler, s'est vu forcé, faute de temps, de laisser de côté quelques points d'un intérêt assez considérable, et c'est à ces points que je désire attirer votre attention.

D'abord il me semble important de préciser, qu'il résulte non seulement des recherches faites dans plusieurs institutions des sourds-muets à l'étranger, mais aussi des miennes, qu'il se trouve si fréquemment parmi les proches des élèves des personnes sourdes ou souffrant de dureté ou d'autre maladie d'oreille.

Quant à notre institut royal voici les détails:

Sur 234 élèves, inscrits pendant la période de 1858 à 1877, et dans les dossiers desquels il y avait une réponse affirmative ou négative à la question sus-nommée, 15 p. ct. avaient parmi leur proches quelqu'un qui était sourd ou souffrant de dureté ou d'autre maladie d'oreille, et sur ceux-ci 11 p. ct. avaient des frères ou des sœurs, ou l'un des parents, plusieurs parmi eux même quelques ascendants plus éloignés, frappés d'un des défauts en question.

Considérant que les renseignements sur ces élèves ne soient probablement qu'incomplets, et qu'il se trouve dans plusieurs familles plus d'un seul sourd-muet, il me semble fort probable que la surdi-mutité paraît quelquefois dans une telle famille comme la manifestation définitive d'une tendance caractéristique à des altérations de l'oreille ou de la fonction qui y est attachée.

Il s'ensuit des calculs faits à l'étranger qu'une transmission immédiate de la surdi-mutité des parents aux enfants a lieu beaucoup plus souvent qu'on ne l'a supposé jusqu'à maintenant; et conséquemment les mariages, contractés par ou entre des sourds-muets, ne peuvent pas être considérés tellement exempts de danger, qu'on l'a voulu maintenir de plusieurs côtés.

Chez nous, ces mariages ont été jusqu'aux derniers jours si rares que les recherches, faites par notre institut royal des sourds-muets, ne sont pas capables de contribuer à la solution de la question dont il s'agit.

De l'autre côté, les renseignements chez nous s'accordent avec ceux de l'étranger en ce point, que la surdi-mutité peut être ramenée plus souvent à une disposition héréditaire indirecte que directe, c'est-à-dire que le point d'issue du défaut manifesté chez les enfants est plus souvent à chercher chez un membre d'une génération plus reculée, soit dans la ligne directe, soit dans la ligne collatérale, que chez les parents.

Quant à 327 élèves de notre institut royal, il est indiqué dans les dossiers, s'ils ont eu des proches sourds-muets ou non; pour 36 la réponse a été affirmative, mais 22 seulement ont eu des sourds-muets dans les générations antérieures, et sur ces derniers 2 seulement ont eu l'un des parents atteint du défaut mentionné. Cependant il n'est pas impossible que des recherches futures puissent donner un autre résultat, puisque le nombre des mariages des sourds-muets s'accroît de plus en plus.

La question de savoir, si les unions consanguines influencent d'une manière fâcheuse la postérité, a été discutée, vous le savez Messieurs, très souvent dans ces derniers jours, depuis que M. Devay et M. Boudin ont entamé en France la discussion sur ce sujet. Selon ces auteurs, la consanguinité exerce aussi sur l'origine de la surdi-mutité une grande influence. Pour cette raison j'ai examiné les dossiers de tous les élèves, inscrits dans notre institut royal des sourds-muets pendant la période de 1865 à 1877, et je suis venu aux résultats suivants.

Sur 252 élèves les 7 p. ct. étaient issus de mariages consanguins jusqu'au troisième degré, c'est-à-dire entre cousins issus de germains (inclusivement); en ne comptant que les élèves, indiqués dans les dossiers comme sourds de naissance, le pour cent s'accroît à 10, et si l'on ne voulait compter que les élèves, nés dans les paroisses rurales, on obtiendrait $8^{1}/_{2}$ p. ct. Ce dernier chiffre qui ne diffère guère des autres susnommés, mais qui dépasse plus ou moins les chiffres de l'étranger (excepté ceux de la Hollande) le rend fort probable que les mariages consanguins, dont le nombre dans nos paroisses rurales ne dépasse vraisemblablement pas 3 à 4 p. ct. de tous les mariages, — selon des recherches que j'ai faites en collaboration avec quelques confrères, et avec quelques maîtres d'école, — que ces mariages, dis-je, produisent plus d'enfants sourds-muets que les unions croisées. De l'autre côté, il est certain que, du moins chez nous, leur prépondérance, dans le sens en question, n'est pas si grande qu'ont supposé M. Boudin et d'autres auteurs français. Moi, je n'ai pas été en état de décider, s'il existe un excédant de la surdi-mutité parmi les enfants, issus des mariages consanguins en comparaison des enfants, issus des unions croisées, comme aussi quelques autres questions intéressantes n'ont pas pu être répondues, faute de renseignements assez exacts.

Pour faire cesser la défectuosité des matériaux recueillis jusqu'ici, et qui avaient leur source, soit dans les rapports annuels, envoyés par les pasteurs à notre institut royal des sourds-muets, soit dans les communications verbales, faites au chef de l'institut par les personnes qui lui amenaient les élèves, j'ai composé, en collaboration avec le chef actuel de l'institut, M. le pasteur Malling-Hansen, quelques formulaires nouveaux pour servir aux rapports annuels.

En conservant l'ancien partage en deux, nous avons augmenté le nombre des rubriques, de manière que toutes les questions qui regardent l'étiologie y soient comprises et soient répondues par le médecin de la famille ou par le médecin voisin, en tant que l'examen objectif, ou que la connaissance particulière des maladies antérieures du sourd-muet ou de ses proches soient nécessaires pour les répondre. Ces formulaires s'accordent à peu près avec ceux, déjà employés dans les départements de

Magdebourg et de Cologne par Wilhelmi et Lent, aussi bien qu'avec ceux, proposés par M. le docteur Hartmann; seulement nous n'avons pas jugé nécessaire d'exiger des renseignements sur l'albinisme, sur la rétinite pigmentaire et sur les résultats de l'otoscopie, parce que tous nos sourds-muets à peu près sont reçus dans nos institutions publiques ou privées, ou ils peuvent être examinés par le médecin.

Chacun de ces formulaires, dont j'aurai l'honneur, MM., de vous présenter des spécimens, ne comprend qu'un seul sourd-muet; en les recueillant pendant plusieurs années, nous aurons conséquemment pour tous nos sourds-muets des renseignements assez exacts pour résoudre les questions sus-nommées. Il serait néanmoins avantageux de procurer en même temps une statistique officielle des mariages consanguins en comparaison des mariages croisés; malheureusement une telle statistique sera sans doute encore dans une longue série d'années un vain désir.

Die operative Eröffnung des Warzenfortsatzes.

L'ouverture opératoire de l'apophyse mastoïdienne.

The artificial Opening of the Mastoid Process.

Prof. Dr. **Schwartze**, de Halle.

Die Geschichte derselben beginnt mit J. L. Petit, der zuerst die Eröffnung des äusserlich gesunden Warzenfortsatzes mit einem Perforatorium ausführte, jauchigen Eiter aus dessen Knochenzellen entleerte und dadurch Heilung erzielte.

Unbekannt mit Petit's Operation erreichte in Deutschland Jasser glückliche Erfolge bei chronischen Otorrhöen, die allgemein bekannt wurden, und Veranlassung gaben zu einer häufigen Anwendung der Operation bei falscher Indication. Als ein remedium anceps gegen Taubheit überhaupt versuchte man, wenn andere Heilversuche fehlgeschlagen waren, die Eröffnung der Warzenzellen und erzielte dadurch, auch wenn die Ursache der Taubheit nicht in eitrigen Entzündungen des Mittelohres ihren Grund hatte, in einzelnen Fällen Besserung der Symptome. Allgemein galt die Operation für ungefährlich, bis sie durch den Tod des Dr. v. Berger in Kopenhagen, bei welchem sie als Mittel gegen Taubheit mit qualvollem Ohrensausen in Anwendung gezogen wurde, vollständig in Verruf kam und der Vergessenheit für mehrere Decennien anheim fiel. Die besten Autoren über Ohrenkrankheiten bis zur Mitte dieses Jahrhunderts waren übereinstimmend in dem Verdict über die Operation. Auch die Chirurgen verwarfen dieselbe; am entschiedensten Dieffenbach. Erst durch Forget (1849) und Follin (1859) wurde von Neuem die Aufmerksamkeit der Aerzte auf die Operation hingelenkt durch vereinzelte günstige Resultate bei Otitis media purulenta mit Caries des Warzenfortsatzes. Ganz besonders hat aber v. Tröltsch durch eine Arbeit in Virchow's Archiv vom Jahre 1861 die Anregung gegeben, den Werth der vergessenen Operation bei Eiterungszuständen des Mittelohres zu prüfen. Trotz der überzeugenden Gründe, die v. Tröltsch hier und bei späteren Gelegenheiten zu Gunsten der Operation anführte, blieb es bei vereinzelten Versuchen, die meist erfolglos blieben, weil zu spät operirt wurde, und weil es überhaupt an bestimmteren Indicationen und an einer brauchbaren Methode der Operation fehlte. Durch die erste Arbeit des Vortragenden über den Gegenstand vom Jahre 1873 (Arch. f. Ohrenheilkunde), die sich zunächst mit einer genaueren Erörterung der topographischen Anatomie des Operationsterrains befasste, und mit Rücksicht auf die wechselnde Lage und Gestalt der anatomischen Verhältnisse das Gefährliche und Verwerfliche der Perforatorien und aller Bohrinstrumente betonte, und als allein richtig und zweckmässig die Ausführung der Operation mit Meissel und Hammer hervorhob, wurden weitere Untersuchungen und Publicationen, zunächst meist rein theoretischer und anatomischer Art hervorgerufen, durch die im Wesentlichen die Resultate meiner Untersuchungen Bestätigung fanden. Die Bohroperation ist wohl nun ganz allgemein als ein überwundener Standpunkt anerkannt. Es handelt sich jetzt nur noch darum, über die Indicationen einig zu werden, über welche die Ansichten wesentlich divergiren.

Nachdem Schwartze über die Erfolge seiner ersten 100 eigenen Operationen im Archiv f. Ohrenheilkunde Bericht erstattet hat, wird die Operation jetzt wohl überall ausgeführt, und es ist zu befürchten, dass wir, begünstigt durch die Erfolge der antiseptischen Wundbehandlung, in ein Stadium kommen werden, wo es mit der Erwägung und Abgrenzung der Indicationen für die Operation nicht mehr so genau genommen werden wird, wie es im Interesse der Kranken und der Sache genommen werden sollte. Die seit jener ersten Publication bedeutend erweiterte Erfahrung Schwartze's berechtigt ihn, folgende

Indicationen für die Operation aufzustellen:

1. Bei acuter Entzündung des Warzenfortsatzes mit Eiterretention in seinen Knochenzellen, wenn nach Eisbehandlung und Wildes Incision die ödematöse Schwellung, Schmerz und Fieber nicht nachlassen.

2. Bei chronischer Entzündung des Warzenfortsatzes mit subcutanen resp. subperiostealen Abscessen oder Fisteln am Warzenfortsatze, auch wenn zur Zeit keine das Leben bedrohenden Symptome bestehen; bei Senkungsabscessen an der hintern-obern Gehörgangswand und nach dem Pharynx.

3. Bei äusserlich gesundem Warzenfortsatze wegen Cholesteatom, oder Eiterretention im Mittelrohr, die bei Benützung der natürlichen Wege nicht zu beseitigen ist, wenn sich Symptome einstellen, welche das Hinzutreten einer lebensgefährlichen Complication wahrscheinlich machen.

4. Bei äusserlich gesundem Warzenfortsatz ohne Eiterretention im Mittelrohr, wo der Warzenfortsatz der Sitz und Ausgangspunkt lange andauernder und unerträglicher Kopfschmerzen ist, bei denen alle sonstigen Mittel erfolglos geblieben sind.

Die Indication der Operation ist zweifelhaft

bei langjährigen unheilbaren Mittelohreiterungen, wo keine Entzündungserscheinungen am Warzenfortsatze und keine Zeichen von Eiterretention im Mittelohr bestehen (als sogen. prophylactische Operation gegen mögliche lethale Folgezustände).

Die Operation ist contraindicirt
bei sicheren Zeichen bereits vorhandener metastasirender Pyämie und bei sicheren Zeichen von secundärer Meningitis oder Hirnabscess.

Der Vortragende beschreibt seinen Operationsmodus und die Nachbehandlung. Bei der letzteren ist von der grössten Wichtigkeit, dass der im Knochen angelegte trichterförmige Kanal, der aussen möglichst breit, nach innen sich verengend bis zum Antrum mastoideum erstrecken soll, offen gehalten wird, um das Mittelohr so lange von 3 Richtungen aus durchspülen zu könuen bis jede Spur von Eiterung verschwunden ist. Dies wird erreicht durch das Einlegen konischer Bleinägel. Die Durchschnittsdauer der sehr mühsamen Nachbehandlung pflegt sich für acute Processe auf 1—3 Monate, für chronische auf 9 Monate zu erstrecken, ehe definitive Heilung erreicht ist.

Zum Schluss spricht der Vortragende über die möglichen Gefahren der Operation (Verletzung der dura mater, Blutungen, Pyämie) und die Mittel dieselben zu vermeiden, und motivirt die von ihm aufgestellten Konklusionen:

1. Die operative Eröffnung des Warzenfortsatzes ist ein werthvolles Mittel zur Heilung der schwersten und lebensgefährlichsten Erkrankungen des Ohres.

2. Die Gefahr der Operation ist im Verhältniss zur Gefahr der dadurch zu heilende Krankheit als eine geringe zu betrachten.

DISCUSSION

Dr. Richard Wehmer, de Frankfurt a. d. Oder, fragt an, ob von Herrn Prof. Schwartze noch die Arteria auricularis posterior, wie im Anfange immer angegeben, geschont werde. Redner pflege dies nie zu thun, worin ihm von Schwartze Recht gegeben wird.

Ebenso bemerkt derselbe, dass die Bleinägel in der Mehrzahl der von ihm operirten 20 Fälle, besonders bei unruhigen Kindern, trotz eines Schutzverbandes nicht vertragen wurden, weshalb er jetzt vielfach und mit gutem Erfolge Catgutzöpfe oder Watterinken anwende.

Dr. Meyer, de Copenhague: Ich weiss, dass ich im Namen aller gegenwärtigen Collegen rede, indem ich Herrn Prof. Schwartze unsern anerkennungsvollen Dank für seinen Vortrag ausspreche. Die Section rechnet sich es zur besonderer Ehre, dass der Schöpfer der modernen Mastoid-Operation an dieser Stelle zum ersten Male mündlich die fertigen Resultate seiner grossen Erfahrung publicirte. Ich freue mich, berichten zu können, dass auch in unserem Lande die Aufmeisselung des Warzenfortsatzes guten Eingang gefunden und vorzügliche Resultate geliefert hat.

Es gehört ohne Zweifel die künstliche Eröffnung des Processus mastoideus, in ihrer heutigen Form, zu den lebensrettenden Operationen, und kann in dieser Beziehung der Tracheotomie und dem Bruchschnitte mit vollem Rechte zur Seite gestellt werden. In Prof. Schwartze's Casuistik finden sich mehrere dem Anscheine nach völlig verzweifelte Fälle, welche durch die Mastoidoperation gerettet wurden.

Aber eben hierin liegt in so fern eine gewisse Gefahr für den Ruf dieser Operation, als der unerfahrne Operateur sich möchte verleiten lassen, in Fällen zu operiren, welche durch jeden Mangel an Aussicht auf glücklichen Erfolg die Ausführung der Operation contraindiciren.

Ich glaube daher, einem allgemeinen Wunsche zu entsprechen, indem ich Herrn Prof. Schwartze ersuche die Grenzen der Zulässigkeit der Operation, mit Rücksicht auf die Möglichkeit eines günstigen Erfolges, kurz anzugeben.

Prof. SCHWARTZE: Ausser den für alle grösseren Operationen gültigen Contraindicationen (weit vorgeschrittene Tuberkulose, Diabetes, Haemophilie) besteht hier die hauptsächlichste Contraindication in dem Vorhandensein intracranieller Folgekrankheiten des Ohrleidens. Wo sichere Zeichen von Meningitis da sind, soll nie mehr operirt werden, eben so wenig wo die Diagnose auf Hirnabscess mit Sicherheit gestellt werden kann. Bei metastasirender Pyämie ohne Complication mit Meningitis giebt die Operation wenig Hoffnung auf Erhaltung des Lebens, sie kann aber noch versucht werden, weil der Ausgang der Pyämie hier nicht immer in Sinusphlebitis gefunden wird und weil die Erfahrung gelehrt hat, dass hierbei in einzelnen Fällen noch Heilung erzielt worden ist.

Dr. TIDEMAND, de Stavanger: Ich möchte Herrn Prof. Schwartze fragen, welche Art der Antiseptik derselbe bei der Eröffnung des Processus mastoideus und bei der Nachbehandlung anwendet.

Prof. SCHWARTZE: Nach Desinfection des Operationsterrains Spülung während und nach der Operation mit Carbolwasser (2 %) oder Sublimatwasser (1 : 1000). Antiseptischer Occlusivverband. Tägliche Irrigation von der Wunde aus und vom Gehörgange mit 1 % Carbollösung. Irrigation von der Tuba Eustachii aus nur mit Salzwasser (3/4 %). Bei tuberkulöser Caries und bei freiliegender Dura mater Verband mit Jodoformgaze und Einpudern von Jodoformpulver. Auch bei stärkerer venöser Blutung aus der Wunde Tamponade mit Jodoformgaze.

Der „Fall Berger".

Le „cas de Berger".

The „case of Berger".

Dr. **Meyer**, de Copenhague.

Meine Herren!

Bekanntlich war diese Stadt gegen das Ende des vorigen Jahrhunderts der Schauplatz jenes unglücklichen Operationsfalles, welcher, der allgemeinen Ansicht zufolge, die künstliche Eröffnung des Warzenfortsatzes auf lange Zeit in Verruf und fast in Vergessenheit brachte.

Da es nun zu erwarten stand, dass der zugesagte Vortrag des Herrn Prof. Schwartze das Interesse der Mitglieder dieser Section für den verhängnissvollen „Fall Berger" wachrufen würde, und da zudem die in neueren Schriften über diesen Operationsfall zerstreuten Berichte mehrfach von einander abweichen, so fand ich mich veranlasst, die einschlägige gleichzeitige Literatur in unseren Kopenhagener Bibliotheken einem eingehenden Studium zu unterziehen, theils um die Einzelheiten dieses Falles genauer kennen zu lernen, theils aber auch um dabei möglicherweise den Ursachen auf die Spur zu kommen, welche der Ausführung dieser, selbst in ihrer unvollkommenen Form oft so segensreichen Operation mehr als 30 Jahre hindernd in den Weg traten.

Wiewohl ich nun gleich Eingangs gestehen muss, dass es mir bei meinen bezüglichen Untersuchungen nicht gelungen ist, unerwartet neue Thatsachen ans Licht zu bringen, so hege ich doch die Hoffnung, dass die folgende Mittheilung auf einiges Interesse von Seiten der Mitglieder unserer Section Anspruch machen darf. Vielleicht dürfte bei Ihnen, wie es bei mir selbst der Fall war, die genauere Kenntniss zuvor mehr oberflächlich bekannter Thatsachen zu einer theilweise veränderten Auffassung ihres Zusammenhanges Veranlassung geben.

Der Dr. Johann Just von Berger, Conferenzrath und erster Leibarzt des Königs Christian VII. von Dänemark, genoss nach dem Zeugnisse seiner Zeitgenossen sowohl seiner ausgezeichneten ärztlichen Tüchtigkeit, als seiner hervorragenden persönlichen Eigenschaften wegen einer hohen Verehrung nicht nur unter seinen Collegen, sondern auch von Seiten der ganzen Bevölkerung der Hauptstadt. Er stand zu jener Zeit in seinem 68. Lebensjahre. In der Kindheit rachitisch behielt er immer eine zarte, etwas schwächliche Constitution. Er hatte eine Reihe von Jahren an Schwindel und subjectiven Gehörsempfindungen gelitten, und war, seit 12 Jahren auf dem rechten Ohre taub, während der letzten Jahre auch auf dem linken Ohre in hohem Grade schwerhörig geworden. Verschiedene Mittel, darunter Versuche die (übrigens für den Luftstrom durchgängigen) Eustachischen Röhren vom Schlunde aus zu durchspülen, hatten gegen die quälenden Symptome Nichts ausgerichtet.

Das Studium der von Jasser und Fielitz mit überraschend glücklichem Erfolge ausgeführten Anbohrungen des Warzenfortsatzes hatten bei ihm die Hoffnung erregt, durch ein ähnliches operatives Verfahren gebessert, besonders von den lästigen subjectiven Geräuschen befreit, zu werden, sowie den dringenden Wunsch, sich einer ähnlichen Operation zu unterziehen. Er wandte sich desshalb brieflich an den Hofchirurgen, Prof. Kölpin, einen besonders angesehenen und sehr erfahrnen Chirurgen damaliger Zeit. Dieser ging, nach einer bezüglichen Unterredung mit Herrn von Berger, auf dessen Wunsch ein und bereitete sich auf die technische Ausführung der Operation vor, indem er theils eine Reihe von trocknen Warzenfortsätzen in verschiedenen Richtungen durchsägte, um das Verhältniss der Warzenzellen zu der überliegenden compacten Schale zu studieren, theils an 4 Leichen im Alter von 28—70 Jahren verstorbener Personen beide Warzenfortsätze nach Jasser's und Fielitz's Vorschriften mit einem von ihm selbst konstruirten Perforatorium anbohrte, und vom Bohrkanal aus die Eustachischen Röhren zu durchspülen versuchte. Nach Ausführung dieser Versuche, über welche von Kölpin genaue Berichte vorliegen, stellte dieser seinem Patienten, wie mir scheint freilich nicht besonders nachdrücklich, die Misslichkeiten der vorzunehmenden Operation vor Augen, und da von Berger bei seinem Entschlusse beharrte, so wurde die Anbohrung seines rechten Warzenfortsatzes am 3. März 1791 von Kölpin (unter Assistenz des Secundararztes am Königl. Friedrichs-Hospital, Gieseman, der auch Kölpin bei den Versuchen an der Leiche behülflich gewesen) im Hause des Patienten vorgenommen.

Nach einem etwa 6 Linien langen perpendiculären Schnitt durch die Weichtheile in der Mitte des Proc. mast. und nach Zurückschiebung der Beinhaut ward mit dem Perforatorium in die compacte Knochenmasse ein 3 Linien tiefer Kanal gebohrt, aus dem sich einige Tropfen dunklen Blutes entleerten. Während des Einbohrens empfand der Kranke Schwindel und lebhaften Kopfschmerz und bekam nach Vollendung der Operation einen heftigen Hustenanfall. In den Bohrkanal wurde laues Wasser, mit Zusatz einiger Hoffmannstropfen eingespritzt, ohne indess durch den Schlund abzufliessen. Der Kranke befand sich übrigens im Laufe des Tags, sowie am folgenden Morgen, völlig wohl.

Am 4. März Morgens versuchte Kölpin mit einer Sonde von dem überall festwandigen Bohrkanal gegen die Trommelhöhle vorzudringen. Hierbei entleerten sich wiederum einige Tropfen Blut, und die darauf vorgenommene Einspritzung (Wasser mit wenig Cajeputöl) zeigte, dass keine Communication mit der Trommelhöhle erreicht war.

An demselben Vormittage stellte sich Frösteln mit Kopfschmerz und nachfolgender Hitze ein, welche Symptome sich nach einigen Stunden verloren.

Am 5. März wiederholte sich das Fieber mit Kopfschmerz, wiederum durch Frösteln eingeleitet.

Diese Fieberanfälle mit Kopfschmerz, welche für Wechselfieber gehalten und mit Chinarinde behandelt wurden, traten an den folgenden Tagen, zuweilen zwei Mal täglich, zu unregelmässigen Zeiten ein; Frösteln und Kopfschmerz zeigten dabei etwas verschiedene Dauer und Intensität.

Obgleich Appetit und Kräfte abnahmen, befand der Kranke sich in der freien Zeit so wohl, dass er noch am 10ten das Bett auf einige Zeit verliess. Besonders hielt sich das Sensorium vollständig ungetrübt.

Erst am 12. März wurde das Fieber continuirend und verliess nun den Kranken nicht mehr; häufiges Frösteln unterbrach die Fieberhitze. Es trat Schlaflosigkeit und am 13ten Dyspnö und Sehnenhüpfen ein, während der Puls und die Kräfte sehr abnahmen.

Am darauf folgenden Tage, den 14ten, erblindete das rechte Auge, dessen Lider anschwollen. Der jetzt continuirliche Kopfschmerz nahm besonders in der linken Kopfhälfte an Intensität zu. Grosse Benommenheit, Sopor, leichte Delirien.

Am 15ten hochgradige Prostration, sehr beschleunigtes Athmen, fortwährende Delirien, unausgesetzte Bewegungen der linken Hand gegen das Hinterhaupt, unfreiwilliger Harnabgang.

Am 16. März (am 13. Tage nach der Operation) Vormittags trat der Tod ein.

Der Leichenöffnung, welche am darauf folgenden Tage vom Prof. Winslöw ausgeführt wurde, wohnten die meisten angesehenen Aerzte der Hauptstadt bei. Unter dem Sectionsbericht befinden sich unter anderen die Namen medicinischer Autoritäten wie Saxtorph, Bang, Callisen, Cl. Tode.

Vor der Section nahm Kölpin die an Berger vollzogene Operation auf dieselbe Weise an dem linken Warzenfortsatz der Leiche vor. Auch nach dieser misslang die Durchspülung der Eustachischen Röhre.

Die Hautwunde über dem rechten Proc. mast. zeigte sich in der Heilung begriffen und ohne Schwellung der Ränder.

Bei der Eröffnung der Schädelhöhle zeigte sich die Dura mater völlig unversehrt, fest an das Schädeldach geheftet. Der Subarachnoidealraum war an der ganzen Oberfläche des Gross- und Kleinhirns mit einer klaren klebrigen Flüssigkeit erfüllt, mit Ausnahme eines zollbreiten Streifens, der sich über den linken mittleren Hirnlappen längs der Fossa Sylvii bis unten gegen die mittlere Schädelgrube hinzog; an diesem Streifen enthielt der Subarachnoidealraum eitrige Flüssigkeit.

Gross- und Kleinhirn etwas erweicht, auf dem Schädelgrunde wässrige Flüssigkeit.

Der während des Lebens angebohrte rechte Warzenfortsatz erwies sich beim Durchsägen compact bis auf einige kleine Zellen gegen die Trommelhöhle hin. Der Bohrkanal zeigte sich beim Sondiren etwa 3 Linien tief.

Die Brusthöhle wurde nicht geöffnet; die geöffnete Bauchhöhle ergab keine wesentlichen Abnormitäten.

(Es mag hier bemerkt werden, dass die an Berger ausgeführte Operation — die 13te in der Reihe der Mastoidoperationen, wenn Petits Fälle mitgerechnet werden (Morands Fall scheint mir nämlich zweifelhaft) — nicht die letzte Operation dieser Art aus der ersten Periode gewesen ist, wie man zuweilen behauptet findet. Ungefähr einen Monat nach dem Tode Bergers, am 18. April 1791, führte nämlich der königl. dänische Regimentsarzt Proet an einem 32-jährigen Leibgardisten, der seit 9 Monaten auf beiden Ohren taub war, im Kopenhagener Militärlazareth die Anbohrung des linken Warzenfortsatzes aus. Die nachfolgende Durchspülung der Tuba Eust. gelang, war aber (ähnlich wie in Hagströms Fall) von Schwindel und Ohnmacht begleitet. Es folgte hohes Fieber und purulente Trommelhöhlenentzündung. Der Kranke kam mit dem Leben, aber ohne Besserung des Gehörs auf dem operirten Ohre, davon.)

Der Tod des Herrn von Berger erregte grosses Aufsehen. Die Trauer über den Hingang dieses ausgezeichneten Mannes gab sich hierorts in Prosa und in Versen kund. Schon jetzt erhoben sich Stimmen sowohl gegen die Berechtigung der Operation als gegen die richtige Ausführung derselben. Aber erst als im folgenden Jahre Kölpin in einer eigenen Schrift die Einzelheiten der Operation, Krankengeschichte und Obduction veröffentlichte, nahmen die Angriffe einen bestimmten und zugleich sehr heftigen Character an. Sie erschienen sowohl in medicinischen Blättern als in Zeitschriften vermischten Inhalts und waren, wie es scheint, nicht ohne persönliche, zum Theil gehässige Beweggründe. Man legte — die Angriffe waren durchgehends anonym — Kölpin zur Last, dass er ohne hinreichende Indication operirt, und die Operation fehlerhaft ausgeführt habe, sowie dass die Behandlung der nachfolgenden Krankheit unrichtig gewesen sei. Die Beschuldigung wegen fehlerhafter Ausführung der Operation stützte sich auf die Aussagen anonymer Zeugen der Obduction. Von solchen stammt die Behauptung, dass der Bohrkanal einen Zoll höher als die Mündung des äusseren Gehörgangs angelegt worden sei, und zwar in einer falschen Richtung, nach innen, dass ferner der angebohrte Knochen 2 Linien dick, der Bohrkanal aber 3 Linien tief gewesen sei. Die Symptome während und sofort nach der Anbohrung sowie die geringe Blutung aus der Bohröffnung wurden als Beweise zu tiefen Bohrens und einer dadurch erfolgter Verletzung des Schädelinhalts betrachtet. Endlich wurde behauptet, es sei das der Operation folgende Fieber von der bei der Obduction vorgefundenen Meningitis abhängig gewesen und deshalb irrig behandelt worden.

Von der anderen Seite wurde geltend gemacht, dass die Operation tadellos ausgeführt worden, und dass die nachfolgende Krankheit eine zufällige Complication gewesen sei. Besonders trat der seiner Zeit mit Recht als ärztliche Autorität hochgeschätzte Herholdt für die fehlerlose Ausführung der Operation ein. Er hob zugleich hervor, dass die Verantwortlichkeit für die Vornahme der Anbohrung Berger selbst mehr als Kölpin zufalle. Auch Callisen und Cl. Tode erwähnen in ihren Veröffentlichungen über Berger keines bei der Ausführung der Operation begangenen technischen Fehlers.

In alleiniger Rücksichtnahme auf diese sich widersprechenden Angaben sind wir ausser Stande, ein bestimmtes Urtheil über die richtige oder unrichtige Ausführung der am Dr. von Berger vollzogenen Operation abzugeben.

Anders stellt sich die Sache, wenn wir, vom heutigen Standpunkte aus, die Krankengeschichte und den Leichenbefund ins Auge fassen. Trotz der den modernen Anforderungen wenig entsprechenden Angaben in beiden Ueberlieferungen sind wir nämlich recht wohl im Stande, die Natur der der Operation folgenden Krankheit zu erkennen und hieraus wieder einen Schluss auf ihren Zusammenhang mit dem operativen Vorgange — und dieser Zusammenhang muss als vollkommen unzweifelhaft betrachtet werden — zu ziehen.

Es geht aus der Krankengeschichte deutlich hervor, dass das sogenannte Wechselfieber eine Pyämie, und zwar im Zusammenhang mit einer Sinusthrombose gewesen. Hierfür sprechen die unregelmässigen, stets von Frösteln eingeleiteten, mit Kopfschmerz verbundenen Fieberanfälle, das lange Zeit freie Sensorium, ferner die aus einer Phlebothrombose sich erklärende Erblindung des rechten Auges mit Oedem der Lider. (Nicht unwahrscheinlich deuten die später entstandenen Athembeschwerden auf pyämische Ablagerungen in den Lungen.)

Erst in den letzten Lebenstagen gesellte sich, wie auch sonst nicht selten, zu der pyämischen Sinusthrombose eine Leptomeningitis, wie dies sowohl die Krankheitssymptome (continuirliches Fieber, steter Kopfschmerz, Benommenheit, Delirien, Sopor, Krämpfe des linken Arms) als der Leichenbefund (frische, weil nicht ausgebreitete, purulente Meningitis) darthun.

Die Meningitis konnte mithin keine directe Folge einer Verletzung der Hirnhäute sein; sie wäre sonst eher und an der operirten Seite eingetreten, auch wäre die harte Hirnhaut kaum bei der Obduction unverletzt befunden worden.

Dass dagegen die pyämische Sinusthrombose eine directe Folge des operativen Vorgangs war, ist kaum zu bezweifeln. Die wenigen Tropfen dunkeln Blutes, welche sich sowohl gleich nach der Anbohrung, als beim späteren Sondiren aus der Bohröffnung entleerten, deuten auf Verletzung einer Vene. (Für einen infectiösen Vorgang mag der enge Knochenkanal nicht ohne Bedeutung gewesen sein.) Es ist jedoch die Venenverletzung an sich kein Zeichen zu tiefen Einbohrens, vielmehr ist es nach dem oben angeführten nicht unwahrscheinlich, dass die verletzte Vene eine Knochenvene gewesen, von der aus sich die Thrombenbildung auf einen Hirnsinus fortgesetzt hat.

Von dieser Seite betrachtet erscheint uns die Operation allerdings als eine fehlerhafte und als Ursache des Todes. Der Fehler fällt indess eher der Operationsmethode, als ihrer technischen Ausführung zur Last. —

Wie man aber auch zu jener Zeit die Ausführung der Operation und den Zusammenhang derselben mit dem Tode Berger's betrachtet haben mag — immerhin bleibt es auffallend, dass dieser Fall auf so lange Zeit die Operation gänzlich in Verruf bringen konnte.

Dennoch lässt sich bei genauerer Betrachtung diese Thatsache auf ungezwungene Weise erklären.

Einmal waren die Resultate der Anbohrung seit Jasser und Fielitz (dessen glückliche Erfolge schon von seinen Zeitgenossen angezweifelt wurden) immer ungünstiger geworden in Bezug auf die Abhülfe des krankhaften Zustandes, gegen den sie angewandt wurde. Hieraus erklärt sich auf ganz natürliche Weise ein berechtigtes Misstrauen der Aerzte.

Ferner, und dies ist von maassgebender Bedeutung, war und blieb die Indication der Operation eine völlig unklare. Hierzu hatte Jasser selbst wesentlich beigetragen durch seinen bekannten Ausspruch am Ende seines Berichtes. Der hierauf bezügliche, zu jener Zeit gangbare Name »Jassersche Operation zur Wiederherstellung des Gehörs« musste an sich schon in seiner reclameartigen Fassung besonnene Männer dem neuen Verfahren gegenüben bedenklich machen. Sich ein selbstständiges Urtheil über die Anzeige der Operation zu bilden, waren aber die Aerzte damaliger Zeit bei der Unbekanntschaft mit der pathologischen Anatomie des Gehörorgans nicht im Stande. Als nächstes Ziel der Anbohrung des Warzenfortsatzes galt noch immer die von Valsalva angeregte Durchspülung der Trommelhöhle und der Tuba Eustachii vom Warzenfortsatz aus. Und nun erwies es sich, dass diese Durchspülung nach dem Einbohren durchaus nicht immer zu erreichen war.

Endlich war zu Anfang diese Operation als eine geringfügige, jedenfalls völlig gefahrlose geschildert worden. Dieser Schilderung widersprachen Hagströms und Proets Fälle mit den bedenklichen Gehirnerscheinungen während der Durchspülung; die an Berger vollzogene Operation benahm ihr, durch ihren tödtlichen Ausgang, völlig den Anschein der Gefahrlosigkeit.

Es ist aus den soeben angeführten Gründen kaum unverständlich, dass die ärztliche Welt sich von einer Operation abwandte, deren Indication unklar, deren Prognose höchst zweifelhaft, deren Anwendung lebensgefährlich war. Der ursprüngliche Enthusiasmus für die neue Operation schlug, wie man dies nicht selten erlebt, nunmehr in sein Gegentheil um: man verwarf sie gänzlich. —

Gleichwohl muss es uns höchlich Wunder nehmen, dass nicht in den 30 Jahren, die zwischen der letzten Ausführung der Operation im vorigen und ihrer Wiederaufnahme in diesem Jahrhundert liegen, manche zum Durchbruch gekommene Mastoiditis die Aufmerksamkeit denkender Aerzte auf diese Operation hingeleitet hat. Wären J. L. Petit's, bekanntlich posthumen, 1783 erschienenen chirurgischen Mittheilungen mit ihrer gesunden Würdigung der Eröffnung des Warzenfortsatzes ausserhalb Frankreich bekannt gewesen, möchte sich schon damals das Schicksal dieser Operation anders gestaltet haben. (Petit operirte übrigens nur ein Mal mit Meissel und Hammer, mehrmals dagegen mit Perforatorien, deren er eines abbildet.)

Auch hier zu Lande erhob sich damals eine Stimme, welche, wenn sie lauter geklungen und mehr Beachtung gefunden hätte, das Leben der Operation hätte retten mögen.

In den »Acta Regiæ societatis Hafniensis« des Jahres 1792 findet sich eine lateinische Abhandlung des bekannten Henricus Callisen, Professor an der hiesigen Universität: »Commentatio de fatis et cautelis injectionis cavitatis tympani per processum mastoideum ossis temporis«, in welcher der Verfasser die bekannten Operationsfälle, auch den Berger'schen, durchgeht, und schliesslich für die Ausführung des Operationsverfahrens eine Reihe von Regeln, unter genauer Beachtung der anatomischen Verhältnisse angiebt, welche auch jetzt noch bei einer eventuellen Anbohrung des Proc. mast. Gültigkeit haben. Ich will mir nicht versagen, Folgendes daraus anzuführen.

Callisen's Indicationen sind:

1) Caries des Warzenfortsatzes,

2) Otitis media purulenta mit Eiterretention,

3) (in Erinnerung des bekannten Löffler'schen Falles) Verschluss der Tuba Eustachii bei heilem Trommelfell.

Er legt auf die aus dem verschiedenen Baue des Warzenfortsatzes erwachsenden Schwierigkeiten besonderes Gewicht.

Als locus electus der Anbohrung bezeichnet er einen Punkt aussen und nach hinten am Warzenfortsatz, in der Mitte zwischen der Spitze des Proc. mast. und einer vom Centrum der Gehörgangsmündung nach der Basis des Warzenfortsatzes gezogenen Linie.

Die Richtung des Bohrkanales sei schräg nach vorn, gegen die Trommelhöhle gerichtet.

Man sondiere oft während des Bohrens, und beginne die Anbohrung nicht bevor die Blutung aus den Weichtheilen vollkommen gestillt ist.

Zum Durchspülen, auf dessen Gelingen auch Callisen Werth legt, benutze man die mildest mögliche Flüssigkeit. —

Sie sehen, wie viele Leiden hätten gelindert, wie viele Leben gerettet werden können durch die Beachtung und Befolgung der Callisen'schen Rathschläge.

Es sollte nicht sein!

Ueber 30 Jahre verflossen, ehe die vergessene Operation wieder aufgenommen wurde. Bald ist ein Jahrhundert vergangen von ihrem Erlöschen bis zu ihrer jetzigen — durch die Verdienste meines Herrn Vorredners — vervollkommneten Ausführung und gesicherten Stellung. Kaum ist ein anderes Resultat der rationellen Otologie gleich ihr im Stande, letzterer einen festen, ehrenvollen Platz neben den medicinischen Disciplinen zu verschaffen und zu sichern.

L'importance des maladies de l'oreille quant à l'aptitude au service militaire.

The significance of Ear-diseases as to the ability for Military Service.

Die Bedeutung der Ohrenkrankheiten für die militaire Dienstfähigkeit.

Dr. **Victor Bremer**, de Copenhague.

Messieurs,

L'importance des maladies de l'oreille par rapport à l'aptitude au service militaire a été discutée, comme vous le savez, par un congrès antérieur (à Bruxelles 1875).

Si nous revenons encore à ce sujet, c'est parce qu'il importe essentiellement et à l'Etat et aux individus, et que 9 ans se sont écoulés depuis ce temps-là sans que l'on puisse dire, que ce qui est changé et amélioré dans ces relations, soit tout à fait satisfaisant; quand même on aurait abouti — par-ci, par là — à un succès, les réformes sont toujours vivement désirées.

Je tâcherai Messieurs de vous faire un exposé de la situation.

Parmi les travaux littéraires à ce sujet je vous citerai quelques-uns, qu'il faut supposer avoir contribué essentiellement à éclaircir la question.

En France, M. Lévi a publié en 1872 un livre intitulé: Maladies de l'oreille, examen devant le conseil de révision etc., dans lequel il se propose de donner aux médecins militaires des renseignements relatifs à l'examen des conscrits souffrant de maladies de l'oreille. Ce travail a sans doute rendu des services importants aux médecins militaires français, et on en a fait, en partie, le point de départ des raisonnements exposés et adoptés au congrès de Bruxelles.

En Allemagne, MM. Teuber et Zwicke publièrent en 1874, dans la »Deutsche militärärztliche Zeitschrift« leurs observations sur l'influence des maladies de l'oreille relative à l'aptitude au service militaire, tout en les considérant au point de vue du fonctionnement et au point de vue des altérations pathologiques. Ces observations s'appuient sur des expériences en grand de la propagation des sons en plein air tout aussi bien qu'à huis clos. Il en résulte que la voix est le moyen par excellence quand il s'agit de mesurer la faculté auditive des conscrits, et les auteurs établissent comme la limite la plus restreinte pour le service actif, que le chuchottement avec effort (accentuirte Flüstersprache) soit entendu à une distance de 6 à 4 mètres.

De même M. Trautmann a beaucoup contribué à éclaircir la question surtout par des articles essentiellement critiques et statistiques.

M. v. Tröltsch, lui aussi, à plusieurs reprises a appuyé de l'autorité de sa voix les discussions sur ce sujet. Il démontre surtout le tort démesuré, infligé par l'Etat aux individus, souffrant de maladies de l'oreille, en les exposant aux fatigues d'une campagne, tout en compromettant ses propres intérêts, ayant des soldats, sujets à tout instant à être inscrits sur la liste des malades.

Il faut aussi citer les observations relatives à ce sujet, presentées au dit congrès par M. Delstanche et ses excellentes propositions adoptées par le congrès, lesquelles je me suis permis de reproduire dans le petit cahier que j'ai eu l'honneur de vous présenter.

Il existe enfin de nombreux rapports — pour la plupart assez petits — qui traitent d'une partie spéciale de la question, savoir la simulation.

Tels sont: M. Lucae: »Description de l'otoscope à interférence«; M. Teuber: »Examen à l'aide de porte-voix d'une chambre voisine«; M. L. Müller: »Examen des présumés imposteurs à l'aide de deux porte-voix à la fois«; outre les communications faites par MM. Moos, Zaufal, Chimani, Voltolini et plusieurs autres.

De front avec ces efforts théoriques pour résoudre le problème nous voyons surgir une institution excellente, celle des services spéciaux pour les maladies de l'oreille dans les grands hôpitaux militaires, par préférence en Allemagne, où le premier service fut établi à Dresde en 1871 d'après l'initiative de M. Roth.

Les avantages obtenus par ces établissements sont triples: 1) ils vont servir à fixer le diagnostic en le facilitant par une examination tranquille et approfondie, appuyée par tous les moyens que la science met à notre disposition; 2) ils permettent le traitement le plus conforme au but, et enfin 3) ils servent à l'instruction spéciale des jeunes médecins militaires, qu'on peut y envoyer pour suivre des cours.

En dernier lieu nous allons indiquer le point, à peu près le plus essentiel de la question, c'est-à-dire les arrêts des gouvernements, contenant l'énumération des maladies de l'oreille par lesquelles l'homme est jugé impropre au service militaire.

Ainsi que vous le voyez par la pièce d'appui, la plupart des règlements gouvernementaux existent en forme d'instructions équivalentes à des lois, à l'usage des médecins chargés d'examiner les conscrits. Ces instructions sont en général très concises — ce qui est à préférer —, mais parfois elles sont abrégées de manière à ne pouvoir nous contenter; d'autres fois au contraire on y a joint assez de renseignements pour en faire de petits manuels d'otologie — ces extrêmes sont fatals! n'offrant point ce qu'il faut, l'utilité des instructions est illusoire, tandis que d'autre part elles sont de trop, en voulant informer le médecin sur ce qu'il est de son devoir de savoir d'avance.

Ce qu'il nous faut, c'est un exposé concis, clair et complet des infirmités qui rendent l'homme impropre à remplir ses fonctions de soldat, ou qui exposent particulièrement sa santé et sa vie dans le service militaire.

Généralement on est peut-être porté à signaler la vue comme l'organe le plus important. Pourtant Messieurs, imaginez-vous un soldat, souffrant de dureté d'ouïe, faisant la garde dans une situation critique pendant une nuit très sombre ou par un temps brumeux! y aurait-il vraiment là moins de risque qu'en mettant un matelot myope à faire la vigie? — et d'ailleurs, y a-t-il de maladie des autres organes des sens qui puisse plus vite être fatale pour la vie que la perforation de la membrane du tympan?

Donc les bonnes instructions quant aux maladies de l'oreille sont d'urgence, et l'otologie se fera valoir en agissant sur la rédaction de ces règlements, et en les perfectionnant selon les exigences du moment et l'état actuel de la science.

Malgré l'extrême bienveillance des ministères danois de la guerre et de la marine, des consuls de l'étranger et de mes collègues en Danemarc et à l'étranger, je n'ai pu me procurer toutes les instructions en usage pour le moment dans les divers Etats. Cependant, j'ose espérer, que les documents que je vous présente suffiront pour vous donner une notion juste de la question.

Nous allons donc concentrer nos efforts sur ce point en commençant d'examiner d'un coup d'oeil rapide combien les 9 ans écoulés depuis le congrès en 1875 ont apporté de réformes salutaires dans ces institutions, et s'il nous en reste encore à effectuer.

En Belgique, le résultat immédiat de la discussion à Bruxelles 1875 fut celui, qu'on nomma une commission, dont M. Delstanche fut élu membre, et quoique le résultat des travaux de cette commission n'ait réalisé tout ce que l'on avait désiré, nous voyons pourtant ici un effet direct des voeux de la science.

En Autriche et en Prusse, lesquels États selon M. Delstanche à ce temps là laissaient beaucoup à désirer, on a plus tard fait paraître de nouvelles instructions, très complètes comme vous le voyez, et dans lesquelles un point essentiel a trouvé sa place, c'est-à-dire: on y a fixé la limite de la faculté auditive du soldat.

La France conserve le système de manuel avec renseignements et commentaires, tel que nous le voyons employé également par la Suède et l'Amérique du Nord.

La plupart des autres États: la Russie, l'Angleterre, l'Italie, les Pays-Bas, la Norvège, le Danemark se servent des règlements concis en forme de décret, qui pourtant — il faut l'avouer à regret — ne correspondent pas trop aux résultats de l'otologie moderne.

Si nous allons maintenant regarder la manière de traiter les différentes parties de l'oreille, nous voyons les règlements de tous les États prononcer à l'unanimité, que la perte, le défaut du pavillon de l'oreille ou les difformités notables rendent impropre au service militaire actif.

Il semble qu'on soit d'accord sur la portée des maladies de la peau du pavillon; et il en est presque de même des maladies du conduit auditif.

La perforation du tympan est mentionnée presque partout comme étant d'une importance plus ou moins considérable, et nous voyons l'inflammation chronique suppurative de l'oreille moyenne estimée comme une infirmité très grave.

Cependant il existe tout un groupe des maladies de l'oreille moyenne qui est trop négligé et qui, quand on en fait mention, n'est pas assez apprécié, je veux dire le catarrhe simple, aigu ou chronique, sans écoulement.

Le catarrhe aigu simple de l'oreille moyenne, que nous rencontrons si souvent dans les pays du Nord, doit avant tout captiver notre attention. La maladie est très capricieuse; la faculté auditive est à un moment donné presque normale, tandis qu'à un autre elle paraît très affaiblie. On ne saurait compter sur un homme, sujet à cette infirmité; en outre, les autorités risquent fort de l'accuser à tort quand il manque aux devoirs du service.

Nous sommes d'accord Messieurs que le catarrhe chronique simple de l'oreille moyenne, accompagné d'une diminution souvent assez notable de l'ouïe, et ayant très peu de chances de guérir à cause de la sténose, de la sclérose et des adhérences, doit être une raison plausible de réforme — pourtant l'importance de cette infirmité est le plus souvent trop peu accentuée.

Il n'y a que très peu d'instructions (la France, les Pays-Bas, la Belgique), qui fassent mention directe des maladies de l'oreille interne. La plupart d'entre elles les passent sous silence ou n'en font mention qu'en parlant d'altérations fonctionelles notables dont on ne peut démontrer la cause matérielle. — Ces maladies présentent pourtant des symptômes assez manifestes, méritant d'être relevés dans les règlements tout aussi bien que la perte d'un pavillon ou la perforation du tympan.

Quant au degré de la faculté auditive exigée du soldat, nous avons ici à faire à un problème qui est des plus difficiles à résoudre, la fixation de la limite étant toujours sujette à être traitée d'une manière subjective et arbitraire. Des projets et des tentatives ont été faits, presque exclusivement basés sur la méthode de la voix (chuchottement avec effort). J'ignore s'il existe des renseignements sur les résultats qu'on en a tirés; pourtant il paraît que les chiffres cités dans les instructions (surtout la distance de 4 mètres dans les arrêts de l'Autriche, de la France et de la Prusse) ont quelque valeur en pratique. Dans les cas exceptionnels — cela va sans dire — il faut recourir à toutes les méthodes connues pour mesurer l'ouïe.

J'ai déjà mentionné ci-dessus la question importante de la simulation. De nombreuses méthodes servant à démasquer les imposteurs sont connues et ont été appliquées avec plus ou moins de succès; il y en a d'excellentes parmi ces méthodes, qui pourtant presque toutes exigent que le médecin les connaisse à fond et soit habitué à s'en servir; du reste la plupart d'entre elles ne sont appliquables qu'à la simulation de surdité unilatérale.

Il me faut dire ici un mot sur la grande importance de l'influence psychique à ce sujet, quand elle s'appuie sur une examination précédente minutieuse. L'examen terminé j'ai vu l'individu tout à fait pâle, vivement frappé de quelques simples paroles à voix basse sur les conséquences funestes d'une tentative de duper, et je suppose cette méthode en beaucoup de cas supérieure à toute autre, même les plus ingénieuses, servant à démasquer la feinte par la ruse ou par la surprise, mais il faut qu'elle s'appuie sur l'influence, que donne l'impression d'une abondance de connaissances spéciales.

Mais retournons au point essentiel de notre question, sur lequel je me suis permis de vous présenter quelques propositions. — Vous avez dû voir, que la plupart des instructions actuelles ne sont pas conformes au but; en effet, on a tenté de les réformer, mais on n'a réussi qu'en partie et seulement dans quelques États, et il reste encore beaucoup à faire. Cependant, nous ne sommes pas législateurs, nous n'avons pas le pouvoir de décréter: ainsi soit-il! nous ne sommes pas même médecins militaires, capables de rubriquer nos propositions selon les exigences des sections de l'armée — mais c'est à nous de dire: on n'a pas suffisamment apprécié que telles formes des maladies de l'oreille rendent impropre au service militaire, telles autres permettent l'admission sous les drapeaux. C'est notre expérience spéciale qui nous permet ou même nous ordonne de parler!

Notre point de départ doit donc être anatomique et pathologique; il faut avancer par régions et tout embrasser.

C'est ce que j'ai cherché à faire; je me suis efforcé de rendre mes expressions aussi concises que possible sans toutefois rien omettre, ne considérant qu'une alternative: un homme peut-il — à cause de son oreille — être soldat, ou ne le peut-il pas? c'est ce que je vous prie d'approfondir.

Mais nous devons faire encore davantage!

Nous avons vu quel maigre résultat a donné le travail jusqu' aujourd'hui; nous n'avons pas réussi à faire suffisamment voir aux autorités qu'on peut obtenir des otologistes de précieux éclaircissements; mais il nous faut les y amener, il faut directement attirer leur attention sur les fautes, qui se commettent, nous devons le leur dire ouvertement; nous devons leur rendre claire l'importance extraordinaire de l'otologie. Voilà à quoi je vous prie de donner votre sanction.

On ne peut nier qu'il ne soit désirable au plus haut degré, que les États soient d'accord sur les règles de la révision des conscrits, et nous les avons déjà vu recourir aux secours de l'ophthalmologie quant à ce point-ci.

L'otologie a fait de grands progrès durant les dernières années, elle progresse de jour en jour, elle s'est fait une position parmi les sciences spéciales. Espérons donc que l'État veut aussi apprécier son assistance.

Je prends la liberté Messieurs de vous présenter ici mes propositions.

Auricula:
1) L'absence ou difformité notable
doit entraîner la réforme.
2) Les maladies de la peau ou du cartilage
doivent permettre l'admission et exiger un traitement.

Meatus aud.:
1) L'oblitération complète (atrésie ou exostoses)
de l'un ou des deux conduits auditifs
doit entraîner la réforme.
2) Les corps étrangers
3) Les bouchons cérumineux
4) La dermatite

Membrana tymp.:
1) La myringite (aiguë ou chronique)
2) Les affections traumatiques (rupture)
3) La perforation aiguë
doivent permettre l'admission et exiger un traitement.
4) La perforation chronique (grande ou petite)
doit entraîner la réforme.

Auris media
cum tuba Eustachii:
1) Le catarrhe simple aigu
2) Le catarrhe simple chronique
A) moins prononcé et douteux
doit permettre l'admission et exiger un traitement;
B) évident et notable
doit entraîner la réforme.
3) L'otite moyenne purulente aiguë
doit permettre l'admission et exiger un traitement.
4) L'otite moyenne purulente chronique
5) La carie

Auris interna:
Souffrances marquées
(Bourdonnements, rupture de l'équilibre, diminution de la transmission cranio-tympanale des ondes sonores, quand des maladies affectant d'autres points de l'organe sont exclues, et qu'on s'est prémuni contre la simulation)
doivent entraîner la réforme.

La faculté auditive doit être mesurée par la voix (chuchottement avec effort).

Ne peut être soldat, quiconque n'entend point la parole à 4 mètres à huis clos.

DISCUSSION.

Dr. LADREIT de LACHARRIÈRE, de Paris: La communication de M. le Dr. Bremer a un intérêt général et que j'appellerai social puisque dans presque tous les pays de l'Europe le service militaire est obligatoire. Il y a donc lieu de chercher à protéger des intérêts publics et des intérêts privés. Parmi les causes de surdité il en est une dont il n'a pas été parlé et que je prends la liberté de signaler. C'est la perte de l'appréciation de la direction du son lorsque une des deux oreilles est perdue. Dans ces conditions les personnes ne peuvent plus distinguer si les sons viennent d'une direction plutôt que d'une autre.

On accorde trop d'importance à la perforation du tympan qui ne s'accompagne pas toujours d'une grande surdité, et on n'en accorde pas assez aux autres affections de la caisse et des chaînes des osselets.

Peut être pourra-t-on tirer partie des instruments désignés sous le nom d'audiomètre et dont j'ai perfectionné moi-même le mécanisme en permettant d'avoir l'appréciation du son à l'aide d'un diapason et du bruit à l'aide de la table d'un microphone.

Prof. SCHWARTZE, de Halle, verspricht sich von diesen Vorschlägen keinen Erfolg, wenigstens glaube er nicht, dass man denselben in Deutschland eine besondere Berücksichtigung werde zu Theil werden lassen können, so lange dort nicht der Unterricht in der Otologie für alle Aerzte obligatorisch gemacht sei.

Dr. THAULOW, de Christiania: Ich bin mit dem geehrten Herrn Vortragenden im Ganzen ganz einverstanden. Wenn in den Reglements der verschiedenen Länder die Bestimmungen über Dienstfähigkeit der Ohrenleidenden nicht so stringent abgefasst sind wie bei den Fehlern oder Krankheiten der meisten anderen Organe, hängt dies wahrscheinlich mit dem früheren Standpunkte der Otologie zusammen. Obgleich ich glaube, dass dies sich jetzt mit den Fortschritten der Otologie auch von selbst ändern wird, möchte ich doch annehmen, dass eine hier gefasste Resolution in der Richtung von Bedeutung sein kann, dass die Sache dadurch schneller und auch gleichförmiger in den verschiedenen Armeen zu Ausführung kommen wird. Ich erlaube mir von diesem Gesichtspunkte aus die Resolution bestens zu empfehlen.

Dr. VICTOR BREMER: On ne peut savoir d'avance si les gouvernements mettront à côté une adresse sur ce sujet. En Belgique on a cherché les secours de M. Delstanche après la discussion au congrès de Bruxelles. Quant à la rédaction des règlements il ne faut pas les faire trop restreints (comme en Angleterre); il faut qu'ils servent à donner des éclaircissements non seulement aux fonctionnaires mais aussi aux conscrits.

Dr. KEYSER, de Stockholm, est de l'avis de M. Schwartze que les propositions de M. le rapporteur ne sont pas réalisables, à cause de ce que les médecins militaires en général n'ont pas les connaissances suffisantes pour faire un examen exact des oreilles.

Dr. MEYER, de Copenhague: Comme il semble que l'on est d'accord quant aux améliorations désirables des règlements militaires concernant les defectuosités de l'ouïe, et comme sans doute les considérations sur l'instruction des maladies de l'oreille pour les médecins militaires sont partagés de l'assemblée, je prends la liberté de proposer ce qui suit:

»La section d'otologie, s'appuyant sur les dites propositions, décide de demander à MM. les délégués des différents pays de vouloir bien faire des efforts auprès de leurs gouvernements pour que ceux-ci prennent note de ces propositions.

Le but est d'établir dans les divers États l'uniformité des instructions sur les relations des maladies de l'oreille au service militaire.

En outre la section désire que l'instruction des maladies de l'oreille devienne obligatoire pour les médecins militaires.«

Ce qui est accepté par l'assemblée.

Nervous Ear-Diseases.

Maladies nerveuses de l'oreille.

Nervöse Ohrenkrankheiten.

Dr. O. Bull. de Christiania.

In proportion as our knowledge of the pathological anatomy of the ear has progressed, and we have learned to practise a more exact clinical investigation of the tympanic membrane and of the tympanic cavity, that part, formerly assigned to the nervous affections in the etiology of ear-diseases, has become less. This remark applies especially to the primary affections of the internal ear, while nervous deafness in general now, probably, begins to play a somewhat more prominent part than for a time ago among the causal momenta of ear-diseases.

In the statistical reports from the great practitioners, nervous affections of the ear are set forth as the cause named in from 2 % to about 10 % of the ear-diseases. I have not seen in recent years any percentage stated for the primary affections of the internal ear, and therefore have been induced to believe that it might not be uninteresting to come forward with such a statement.

It seems to me that primary affections of the labyrinth cannot be rare. A search through my records over 3200 patients, who, during the period from the beginning of 1877 up to the middle of the current year, have come under examination, shows a percentage of 1,3 of such cases. It is self-evident that a proportion thus ascertained cannot be more than an approximative determination; for a positive diagnosis is, but too often, an impossibility. This is preeminently the fact in relation to such cases as have not come under recent treatment. The proportion will also be various, accordingly to the observers apprehension of these diseases.

If only those affections are to be considered primary affections of the labyrinth, for which no cause can be detected even in the organs which hold a more or less remote relation to the ear, then will these affections be rare indeed; and it can be foreseen, that they will always become more rare. On the other hand, let all affections in the labyrinth be regarded as primary, which are not complicated with affections of the conducting apparatus, and in which not any obvious intracranial disease can be detected, and the number of such affections will be considerably greater.

For the greater number of the patients concerned, — the diagnosis must take place per exclusionem. In order to be as certain as possible, that too high a percentage should not be stated, I have excluded all those cases wherein the membrane has not been found normal. In like manner, all those in whom, by inflation through the Eustachian tube, by means of a catheter, whensoever it has been practicable to apply that method, there has been detected anything abnormal, or to whom the inflation has caused alleviation of the symptom present. Further, — I have not included any case of impairment of the hearing on one side only, or, in unlike degree, on each side in which the vibration of a tuning fork placed on the cranium has not been heard most plainly on the sound side, or on that less affected. It is solely by frequent repetition of the experiment, and by rendering the matter intelligible to the patient that a reliable answer can be obtained provided that the patient is not altogether too dull to observe. And yet further, — I have excluded all those cases wherein there could be detected any symptom of a present intracranial affection. The ophthalmoscope has not been omitted from this part of the investigation. Finally I have not included any case where, under examination of the patient, anything has transpired which might indicate, that a morbid affection of the conducting apparatus had even existed.

Since it has been my purpose to ascertain the average frequency of the diseases of the internal ear, I have not taken into account those cases, in which it has not been stated that the patient once had the sense of hearing.

Despite of all these precautions, I cannot deny the possibility that one or other case may have been included, wherein the affection has not been primary; or wherein, it may be, there has not, in any wise, been any affection of the labyrinth.

Nevertheless, it appears to me more likely that, following the course I have described, one renders himself far more liable to set the percentage of the primary affections of the labyrinth too low, than too high.

Let us reflect how often we, among individuals of normal hearing, find the membrane materially affected, then it can, in the concrete case, be more than doubtful, whether a slight deviation from the normal type of the membrane should be regarded as material, when all other symptoms point to a nervous affection. The same may be applicable in relation to the inflation of air. An existing primary affection of the labyrinth may be complicated with an affection of the conducting apparatus. From an improvement following an inflation, we cannot therefore derive any sure inference as to the primary seat of the affection. Neither do we in the tuning-fork possess any absolutely reliable diagnostical means. The sonorous vibration of this is, namely, conveyed to the percipient apparatus, not only through the cranial bones, but also through the tympanic membrane, and the chain of ossicles; and, consequently, any cause increasing the conduction through the latter may be influential on the result.

Since all the diagnostical means are not absolutely trustworthy, the causal momenta become the more important, when it has to be decided whether the affection present has, or has not originated in the labyrinth.

An effective cause has, with greater or less certainly, been elicited in 34 out of 42 cases.

The most frequent causes have been: Loud noise (nr. 7); Consanguinity of the parents (nr. 6); Falls on the head (nr. 5) and Syphilis (nr. 5).

As to those cases in which the affection has been caused by very loud noise, in three out of seven, shot fired close to the head was given as the cause. In the remaining four cases a continuous action of loud noise during a considerable time was presumed to be the cause. In these cases, the diagnosis was, consequently, less sure.

Of the six patients, in whose instance no other grounds for the affection than consanguinity of the parents could be discovered, two of these patients had the same parents.

Among the five patients whose impaired hearing was presumed to be caused by syphilis, this was connate in one, and acquired in four.

Among the five instances in which the disease developed itself in consequence of a fall on the head, the injury had in four cases been so severe as to be followed for a considerable time by insensibility. In the fifth case, the affection occurred after twice repeated falls on the back of the head, with an interval of three years. Impairment of the hearing, together with tinnitus, took place immediately after the first; and was, in a high degree, aggravated after the second fall.

In regard to the seat of the affection within the labyrinth, — it was only in some instances that I could make a diagnosis with some probability.

When contemporaneously with impairment of the hearing and tinnitus vertigo has occured, I have presumed the parts within the cochlea, as well as those within the canales semicirculares, to be affected.

This has been the fact in the case of ten patients. In four out of those the tinnitus and the vertigo occurred paroxysmally. One of these cases was interesting, because it showed hereditary tendency. The individual in question — a man 60 years old — suffered but once from hallucinations of hearing of great intensity, in as much as the patient without known cause, and being besides in full health, seemed to suddenly hear a kind of whizzing and roaring noise, and tingling as of bells, while he at the same time was seized with vertigo. Since that time, attacks of vertigo have been frequent; such attacks having been, either not at all, or only in a slight degree, accompanied with tinnitus; but his hearing has steadily become worse. The patient stated that his father, who lived until 96 years old, had, at the same age as himself, suffered from a precisely similar attack, after which he became rather deaf.

It follows as a matter of course, that when the disease comes on gradually, an affection of the canales semicirculares cannot be excluded, simply because vertigo is absent.

I have assumed affection of the cochlea to be present whensoever a deafness for single tones has been proved, or when the tones themselves are apprehended with an unpleasant sensation. An affection within the cochlea may with certainly be inferred, when a defect in the field of hearing can be proved. But I also believe, that an affection within the cochlea may be diagnosticated, when it is found that the patient with certainty has heard the different tones, but has lost the power to discriminate them. In order that the patients should not so easily forget, which tone of the scale the tuning-fock set in vibration will give, I have in these investigations adapted several tuning-forks, brought together on a common metal plate, supplied with a thick stem. Let three of such be taken and set on a common plate; then, by holding on two of them, and striking the third, the tone of the latter only may be heard, either by holding the tuning-fork to the ear, or by setting the stem on some place on the skull. To render this test of any value, it must however have been first ascertained whether the patient, before his deafness set in, has had so much musical skill as to have been able to discriminate with certainty the various tones of the scale.

Touching the six cases in which an affection of the cochlea is assumed, there have been in three cases found defects in the field of hearing. Two of these were the relatives before mentioned. They suffered both from retinitis pigmentosa. In the third case, the patient had an unpleasant sensation from the note C. In three other cases, there was a weakened apprehension of the higher notes.

Very probably an affection of the cochlea only was present in one case which was interesting as pointing to an affection of the vasomotor nerves. The patient in question was a young girl about 25 years old, who for several years had suffered from migraine on the left side and from several other symptoms indicating hysteria. Having been working one day in the fields she suddenly got a whizzing sound in her left ear and, at the same time, she became almost blind on the left eye. Since that time she has not suffered from headache.

When examined one year after this attack, the hearing of the left ear was found considerably diminished. The eye on the same side was seen to converge. The convergence was constant but worse on alternating days as stated by the patient herself. The ophthalmoscope revealed a considerable contraction of the retinal vesseis; the upper main-branch of the retinal artery near the optic disc was contracted to an almost invisible thread for a distance corresponding to one disc's diameter. I have seen such contraction twice in cases of embolism and a third in a case of glaucoma.

In conclusion I will breefly mention a form of ear-affection concerning which a divided opinion still exists, to what extent it should or should not be attributed to a primary affection viz. that kind of acute ear-affections described by Voltolini and occuring in children.

Among 3200 patients I have met of this class five instances. And in all those the disease came on suddenly, leaving as its sequels total loss of hearing, and an unsteady gait. Any weakening of the intelligence, or any other symptom of a suffering of the nervous system I have not been able to detect.

There appears to me but slight probability in the assumption, that affection of the meninges should be the cause. But I would however state that in one instance, wherein at the beginning violent auditory hallucinations were present, and wherein deafness speedily occured, the patient's parents, during the course of the disease, observed exanthema of the skin.

Since as yet nothing certain is known of this class of diseases I have not included them in the percentage-calculation.

DISCUSSION.

Dr. W. MEYER, de Copenhague: In returning thanks to Dr. Bull for his able and interesting introduction — and I know that all the members of this section herein will join me — I wish to make some single remarks.

We all know the great difficulty in making an accurate diagnosis between affections of the middle-ear and the labyrinth as well as, in certain cases, between affections of the brain and of the inner ear.

Not less difficulty we meet in making out — in case of diseases of the inner ear — what part or parts of the labyrinth are morbidly affected. We expect yet from physiology what perhaps physiology will have to learn from us.

With full appreciation of Dr. Bulls ingenuity and conscientiousness I think it is but fair to acknowledge, that the dissections of ears of persons having suffered from supposed affections of the labyrinth are yet too scanty, not numerous enough to allow us that exactness in diagnosis, which f. i. ophthalmology has a right to boast of. I think it therefore to be right, just at an opportunity like the present, to impress upon all our minds never to omit any occasion for thoroughly dissecting the auditory organs of late ear-patients. In spite of the difficulties with which this task frequently may be combined, there is no other mode of perfecting otology as an exact science.

Dr. TRYON, de Washington, presented for inspection a case of Ear-Instruments prepared and selected by Dr. Sexton of New York, and explained their applicability to the treatment of special diseases of the ear, minor operations, removal of foreign bodies etc. etc.

Dr. VICTOR BREMER, de Copenhague, lit une lettre de Monsieur le professeur Delstanche (de Bruxelles) concernant une série d'instruments (14) inventés par celui-ci; une partie des instruments est demontrée; des autres, qui n'ont pu être envoyés, Dr. Bremer présente des photographies.

Le président de la Section:

Gentlemen, much honoured Colleagues!

It is now my sad duty to wish you good bye. With this meeting our serious work is at a close; this day will finish the happy time of our personal intercourse.

As to our work in the service of otological science, it has not been as extensive as had been anticipated. Yet it is not to be doubted that it will bear useful and lasting fruit. Let me then once more thank you for your presence and cooperation and let me at this hour add particular thanks for the kind spirit which has pervaded our discussions.

As to our personal intercourse I cannot but thank you most heartily both in the name of my compatriotes amongst us and in my own, for the friendship and indulgence you have shown us, for the charming hours we have spent together. We shall never forget them, and we hope, that you will keep in kind remembrance the time spent at Copenhagen.

Gentlemen I have the honour of closing the meetings of the Otological Section.

XIII. Section de médecine publique et d'Hygiène.

Président:

M. le Dr. E. HORNEMANN, de Copenhague.

Présidents d'honneur:

Mr. le prof. TOMMASI CRUDELI, de Rome.
» Dr. DAHL, de Christiania.
» prof. DOBROSLAVINE, de St. Petersbourg.
» Dr. DUTRIEUX, d'Alexandrie.
» Dr. FIENHOVEN, de la Haye.
» prof. HEYMAN, de Stockholm.
» prof. HJELT, de Helsingfors.

Mr. le prof. JÄDERHOLM, de Stockholm.
» prof. KEY, de Stockholm.
» Dr. LUNIER, de Paris.
» Dr. v. d. POOL, de New York.
» Dr. SCHOENFELD, de Bruxelles.
» Baron Dr. THÉRÉSOPOLIS, de Brésil.
» prof. VALLIN, de Paris.
» prof. VENIZELOS, d'Athènes.

Secrétaires:

Mr. le Dr. HENROT, de Paris.
» Dr. BOCKELMANN, de Jena.
» Dr. MAKUNA, de Londres.

Mr. le prof. NEBELONG, } de Copenhague.
Dr. ULRIK, }

La section s'est constituée lundi le 11 août à 9 h ½ du matin.

La séance a été inaugurée par le discours suivant de Mr. le Dr. HORNEMANN, président du comité d'organisation de la section.

Gentlemen and honoured confrères!

I take the liberty to speak English, because I look upon England as the first country with respect to sanitary matters and sanitary reforms.

My first duty as a preliminary president for this noble Section is to give you a hearty Welcome!

Messieurs et très-honorés confrères, je vous prie d'être les bien venus!

Meine hochgeehrte Hrn. Collegen, Ich wünsche Ihnen herzlich wilkommen!

Gentlemen, I give You this hearty Welcome not only in my own name, but in the name of all my medical brethren in Denmark, Sweden and Norway: the medical men from Sweden and Norway are, as you know, at home here in Copenhagen, likewise as we are in Christiania and Stockholm — and I give it, I dare say, in the name of all my countrymen, and I am sure that you will be well received by every one of them all, and soon feel yourselves at home here in Copenhagen. But you remember perhaps, Gentlemen, that the great Shakespeare, in his tragedy »Hamlet«, has told us, many years ago, through the mouth of Marcellus, that there is something rotten in the State of Denmark. Well then, it may be so still, but I think that the same is the case in all countries and States, and at the same time I hope you will find many thing in our Capital worthy of your attention. I will mention some of those things, and begin with the children, as it is my conviction, in which I think you all will agree, that every rational sanitary reform must and shall begin with the children.

We have done a good deal — but certainly not enough — for our poor children. We have many Institutions, which take care of newborn poor children and their mothers, and many Asylums in which the children get their first education, until they go to the schools. Here in Denmark are all children obliged to go to school from their 7th year. So we have many public schools and very good schools, well ventilated, with good Inspectors and Schoolmasters. We have also a new and good hospital for children, and some very good polyclinical institutions for them. Every year in the summertime many thousand poor children from the public schools are sent to vacationstay in the country, to strengthen both body and mind; upon which our Schooldirector, Prof. Holbech, will give you a report to day.

We have also done very much to ameliorate the condition of our poor and labouring population, by giving them good, cheap and healthy dwellings out of town. More than 25 pct. of the families, belonging to the poor and labouring population, have now a healthy and good home. I should like to show you some of those dwellings, their number is yearly increasing.

You remember, Gentlemen, I called this Section a noble one, and I did so, because it is my conviction, that likevise as the whole medical profession is a noble profession, so particularly our Section, with its intention, not only to prevent disease but also to develope the physical, intellectual and moral powers of mankind; and this certainly is a noble intention.

But — as the French say — »noblesse oblige«, so we now will go to work; and in regard of this I will take the liberty to speak French.

Messieurs! Je terminerai mon petit discours en français, espérant ainsi d'être mieux compris par tout le monde.

Eh bien, Messieurs, vous savez, que le programme ordonne l'élection d'un certain nombre de présidents d'honneur et de secrétaires.

Le comité d'organisation a cru pouvoir abréger le travail de cette élection en composant une liste de présidents et de secrétaires que nous vous proposons de vouloir bien accepter et sanctionner en bloc.

C'est une espèce de scrutin de liste, que j'espère sera convenable pour nous. Je donnerai la lecture de cette liste, où, à côté de présidents d'honneur vous trouverez deux présidents danois. C'est necessaire d'avoir des présidents danois, parceque les danois sauront mieux arranger les détails extérieurs de l'administration; et je demande la permission d'avoir un président supplémentaire à côté de moi, pour m'assister en cas d'urgence. La liste la voici (voir la liste des présidents d'honneur à la tête du compte-rendu de la section).

Ces propositions furent acceptées par acclamation.

Note historique sur la decouverte du bacille du choléra.

The first discovery of the Cholera-Bacillus.

Zur Geschichte der Entdeckung des Cholera-Bacillus.

par M. le prof. **Tommasi Crudeli,** de Rome.

Messieurs,

Avant la fin de Juin, dans une conférence publique faite en Italie sur le choléra, j'affirmai que Pacini avait, dès 1854, signalé l'existence du bacille que M. Koch a si savamment illustré. Cette assertion a causé quelque surprise hors d'Italie, et des collègues très respectables ont paru la croire gratuite. Il est donc bien naturel que je tienne à la justifier dans l'occasion qui nous réunit, et que je vous prie de m'en accorder la permission.

Il n'y a rien qui soit plus loin de ma pensée, que l'idée d'atténuer l'importance du nouveau service que M. Koch vient de rendre à la science et à l'humanité, ou bien de mettre en doute sa bonne foi scientifique. Ce n'est pas la première fois, et ce ne sera pas la dernière, que les études faites en Italie demeuront longtemps inconnues, ou mal connues, en dehors de la peninsule; soit par le fait de notre langue qui est si peu répondue, soit par le defaut de communications, qui a rendu parfois très difficile dans le passé le commerce intellectuel avec mon pays.

Il ne s'agit pas non plus d'une question de chauvinisme, car pour moi la science est cosmopolite, ou bien elle cesse d'être la science. J'ai passé vingt-deux ans de ma vie à être accusé de germanisme par les écoles médicales chauvines d'Italie, et je ne veux pas croire que maintenant on m'accusera d'italianisme en Allemagne, pour avoir tout simplement affirmé un fait historique.

Il s'agit encore moins d'une amitié personnelle pour Pacini, qui pourrait fausser mon jugement. Pacini n'était pas mon ami, tant s'en faut. Il a, au contraire, pris à tâche, dans les dernières années de sa vie, de m'insulter périodiquement, pour une raison sur laquelle j'aurai à revenir plus tard, car elle a beaucoup d'importance dans cette question.

Il ne s'agit que de bien établir l'histoire des faits.

Pacini, en 1854, décrivit un microbe cholérigène qui attaquait la muqueuse intestinale, et s'y multipliait en détruisant son épithelium [1]).

[1]) Gazzetta medica italiana. Firenze. 1854 — Archives de médecine militaire, Bruxelles. 1855 — Report of the cholera epidemy of 1866. London 1867.

Ce microbe (auquel il ne pouvait pas songer à donner le nom de bacille, car personne n'avait encore songé à une classification systématique des Schizomycètes) fut déclaré par lui la cause de la maladie. Il le trouva constamment dans les tissus de la muqueuse intestinale, et dans les déjections des cholériques, pendant la longue série d'observations qu'il fit de 1854 à 1855, et de 1865 à 1867. Il soutint que ce microbe se multipliait à l'extérieur du corps dans les amas d'excréments, et signala les dangers du linge et des habits souillés par les excréments infectés, ainsi que la possibilité d'infections cholériques produites par les eaux potables contenant le parasite.

L'école ultra-épidémiste de Florence repoussa ces idées avec aigreur, et presque avec mépris. Pacini discuta avec elle un peu trop passionnement, comme c'était sa coutume; mais, parmi ses violences de langage, on trouve dans une publication de 1865 ces paroles presque prophétiques:

». . . . . quand ma découverte aura fait le tour de l'Europe, et reviendra à Florence apportée de l'étranger, il lui sera permis d'avoir droit de cité dans nos écoles; mais alors je ne serai plus.«

Et, en effet, Pacini est mort quelques mois avant le voyage de Mr. Koch à Alexandrie.

Il y eut pourtant en Italie quelques personnes qui prirent au sérieux les observations de Pacini. Moi, par exemple, qui avais été son élève, j'ai toujours agi comme si la nature parasitaire du cholera avait été démontrée, tout en admettant que les observations de Pacini ne suffisaient pas à la prouver complètement. Je me suis toujours dit, que la simple probabilité du fait imposait l'adoption des mesures qu'on aurait prises, si ce fait avait été déjà mis hors de doute. Pendant mon long séjour à Palerme, une étude approfondie des conditions de la ville et des epidemies cholériques qui l'ont affligée, ainsi que les observations faites par moi pendant l'épidémie de 1866, me persuadèrent que Pacini était dans le vrai, lorsqu'il admettait la possibilité de la transmission du choléra par les eaux potables; ce qui m'a amené à insister plusieurs fois, depuis 1866, sur la necessitè de renouveler la canalisation de Palerme, et de changer son système d'approvisionnement d'eau potable. Pendant l'épidémie de 1866, qui tua à Palerme 3,752 personnes, je dirigeai la police municipale, et je mis à profit les idées de Pacini sur les dangers du linge souillé, en instituant une buanderie municipale, à laquelle on apportait le linge sale des cholériques dans des tonneaux contenant une solution de chlorure de chaux, ou d'acide carbolique. Cette buanderie desservit toutes les infirmeries cholériques civiles, militaires et pénitentiaires, ainsi que toutes les familles qui voulurent bien en accepter le service gratuit, sans se laisser arrêter par la crainte de l'empoisonnement gouvernemental. Personne, parmi les employés et les blanchisseuses de ma buanderie, ne fut attaqué par le choléra; tandis qu'à Denisinni (village situé près de Palerme, où sont les buanderie ordinaires de la ville, et où ou lavait le linge des cholériques sans désinfection préalable), plusieurs blanchisseuses eurent le choléra, et 11 en moururent. Je publiai ce fait en 1867 dans une instruction populaire pour le choléra [1]).

De son coté, le Prof. Cadet de Rome, se basant sur les observations de Pacini, institua un traitement parasiticide du choléra par l'Aethiops mineralis (sulphure noir de mercure) pendant la dernière épidémie de

[1]) Osservatore medico siciliano. Palerme. 1867.

l'État romain, traitement qui parait avoir souvent réussi, lorsque on l'employait en temps utile dans la diarrhée prémonitoire.

Quant à la détermination du microbe cholerigène de Pacini, voici où en étaient les choses avant le dernier choléra d'Alexandrie:

En 1880 Pacini concourut au grand prix royal de l'académie des Lincei pour les sciences biologiques, avec un écrit dans lequel il exposait de nouveau toutes ses observations faites de 1864 à 1867 sur le choléra ainsi que ses idées personnelles sur le procès pathologique de cette infection. La sous-commission chargée d'examiner les travaux de biologie, était présidée par M. von Helmholtz, et j'en faisais partie. Cette sous-commission se réunit à Florence, et fut obligée à mettre hors de concours le travail de Pacini, puisque tout ce qu'il contenait se trouvait déjà dans ses publications antérieures et que les conditions du concours excluaient tont ce qui avait èté publié avant 1878. C'est cette décision qui me valut l'inimitié de Pacini, lequel parait avoir pensé qu'en ma qualité d'ancien élève j'aurais dû l'empêcher. Mais, tout en prenant cette décision imposée par le règlement du concours, la sous-commission la justifia par une analyse de l'écrit de Pacini, et voici ce qu'on lit, à propos de son microbe cholérigène, dans le rapport que tous les membres de la sous-commission, M. von Helmholtz en tète, ont signé, et que la Commission génèrale du concours de Biologie présenta au Roi le 18 Décembre 1881:

». . . . . Sur la nature de cet être, et sur sa diffusion dans l'organisme humain, nous ne savons maintenant que ce qu'on savait déjà, dès 1854, par les observations de Pacini. L'examen des préparations microscopiques exécutées par lui à cette époque, et qui sont très bien conservées, nous démontre que ce microbe est un Schizomycète qui revêt les formes des Sphaerobacteria et des Microbacteria; mais on n'a pas encore demontré, au moyen des cultures artificielles, des cultures fractionnées, et des expériences instituées avec les derniers produits de ces cultures fractionnées, que cet organisme diffère essentiellement du ferment sèptique, soit par les formes ultérieures de son développement, soit par l'action pathogènique qu'il peut exercer. Les études faites par Pacini en 1854 et 1867, rendent très-probable que ce parasite ait sa nidification élective dans la muqueuse de l'intestin . . . . .

Une peu plus tard, dans le dernier cours d'Anatomie pathologique fait par moi avant de prendre la direction de l'Institut d'Hygiène de Rome, j'éus l'occasion, en parlant du choléra, de montrer à mes élèves une bonne préparation de Pacini. Cette partie de mon cours a été publiée dans un volume qui a paru en Juillet 1882; c'est-à-dire un an avant le choléra d'Alexandrie. Je disais à mes élèves à la fin de 1881:

»Pacini, en 1854, trouva dans les déjections intestinales des cholériques une grande quantité de schizomycètes d'apparence bacillaire, lesquels, en se multipliant dans l'épithelium de la muqueuse intestinale, le détruisaient dans une grande étendue. Il répeta ces observations en 1867, pendant une légère épidémie de choléra à Florence, avec les mêmes résultats. Vous pourrez voir, après la leçon, une des préparations de Pacini, remontant à cette époque, qui est très bien conservée; vous pourrez vous convaincre, que les cellules de l'épithelium intestinal sont détruites par des colonies d'un schizomycète, qui revêt la forme de filaments minces et courts. Les analogies que le choléra asiatique a avec d'autres infections qui sont certainement parasitaires, comme p. ex. le choléra des poules, rendent très vraisemblable que l'organisme parasitaire découvert par Pacini, ait avec le choléra un rapport de cause à effet. Mais cette vraisemblance n'a pas encore été convertie en une certitude, par des expériences qui aient démontré l'action pathogénique de ce parasite. Pour arriver à cela, il faut tâcher d'isoler ce schizomycète parasitaire, au moyen des cultures fractionnées; et ensuite il faut prouver expérimentalement qu'on peut engendrer une infection cholérique en l'inoculant. Si l'on arrive à obtenir cette démonstration complète, il n'est pas improbable qu'on arrivera aussi a produire artificiellement un vaccin cholérique. En effet, le choléra asiatique ne récidive que rarement; de sorte qu'on peut espérer, qu'en atténuant graduellement la puissance morbigène du ferment, on parviendra à produire une infection légère, mais capable de préserver l'organisme humain inoculé des attaques accidentelles du choléra.« [1])

Les choses en étaient là, lors du voyage de Mr. Koch en Egypte et dans l'Inde. Ses études ont certainement rendu plus évidente la probabilité de l'origine parasitaire du choléra, puisque il a isolé, par des cultures artificielles, le schizomycète en question, et qu'il l'a trouvé partout identique à lui même. Pourtant la preuve capitale, invoquée d'abord par la Sous-Commission des Lincei présidée par M. von Helmholtz, et par moi à la fin de 1881, nous fait encore defaut: on n'est pas bien sûr que l'inoculation de ce schizomycète isolé produise le choléra. Sous ce rapport, nous en sommes à peu près encore où nous en étions du vivant de Pacini.

Malheureusement les populations n'en sont plus là. La presse politique s'est emparée de cette question, et a tout défiguré; car, en propageant les dernières études sur le ferment présumé du choléra, elle l'a fait de manière à laisser croire au gros du public, que le choléra n'est plus ce que l'on croyait jusqu'ici, et que la découverte du bacille cholérique prouve que cette maladie est directement contagieuse, comme la peste bubonique. Une panique inattendue en a été la conséquence naturelle. Cela ne serait pas arrivé, si l'on se fût appliqué à faire justement le contraire: c'est à dire, à persuader aux populations que les nouvelles recherches n'ont fait que confirmer ce que l'on savait déjà pendant le cours des deux dernières pandémies européennes du choléra, et surtout pendant le cours de la dernière (1865—1874). J'ai essayé de le faire en Italie, dans la conférence populaire dont je vous ai parlé, quand les nouvelles du choléra de Toulon commençaient à agiter les esprits; mais j'ai été débordé de tous cotés. Vox clamavit in deserto: la peur de la contagion directe a pris maintenant le dessus presque partout, et nous a fait déjà assister à des scènes d'égoïsme brutal, qu'on aurait crû impossibles en Europe. Si l'on compare l'indifférence rélative des populations vis-à-vis du choléra qui était si répandu en Europe pendant la guerre de 1866 et pendant l'exposition universelle de Paris de 1867, avec cet affolement de terreur qui les entraine maintenant, il y a lieu de regretter que l'histoire complète des recherches sur la cause spécifique du choléra n'ait pas été mieux connue du public, avant la nouvelle invasion qui nous menace.

[1]) Istituzioni di Anatomia patologica. Tome 1er Page 147. Loescher. Roma, Torino, Firenze. 1882.

Ueber den Ferienaufenthalt auf dem Lande für arme Kinder aus grossen Städten.

Du séjour à la campagne des enfants pauvres pendant les vacances.

On the Vacation-Stay in the Conntry of poor children form the large towns.

par M. **J. Holbech.**
Inspecteur général des écoles municipales de Copenhague.

Der Präsident des Organisations Comités in der Section für öffentliche Medizin und Hygieine hat mir zugemuthet einen Vortrag über den Ferienaufenthalt der Kinder in den Volksschulen hier in Copenhagen zu halten. Indem ich mit Freuden diesen Auftrag übernommen habe, muss ich doch von vorneherein bemerken, dass ich befürchte, dass die hochgeehrte Versammlung, die mich mit ihrer Anwesenheit beehrt hat, sich getäuscht finden wird, da alles, diese Sache betreffend, bei uns einen ganz einfachen und bescheidenen Anstrich hat. Es ist mir jedenfalls ein Trost, dass die Ferienreisen der armen Kinder, die, wie ich später berichten werde, nicht blos eine freudige Aufmerksamkeit in ganz Deutschland und in der Schweiz erregt haben, sondern auch in den letzten Jahren einen Aufschwung gewonnen haben, eine Sache von grosser Bedeutung für die Zukunft ist.

Im Jahre 1853 wüthete hier in Copenhagen die Cholera zum ersten Mal entsetzlich; wie überall wurden verhältnissmässig die ärmsten Familien, unter welchen die Krankheit in den schlechten Wohnungen und mit der kärglichen Kost reiche Nahrung fand, am häufigsten angegriffen. Die Noth war wahrlich gross; alle Volksschulen wurden als Spitäler benutzt, die öffentliche und private Wohlthätigkeit wurde stark in Anspruch genommen und man suchte durch alle Mittel die allgemeine Noth zu mildern. Ein wahrer Menschen- und Kinderfreund, der diese traurige Periode durchgelebt hatte und mit eigenen Augen den unglücklichen Zustand der armen Kinder gesehen hatte, Hr. Kriegsrath Jacobi, der als Inspector an einer Militärschule für Unteroffizierskinder angestellt war, war der erste, der den Gedanken fasste und das folgende Jahr praktisch durchführte, den armen Kindern einen gesunden und stärkenden Aufenthalt in den Sommerferien zu verschaffen. Energisch, wie er war, liess er im Jahre 1854 einen öffentlichen Aufruf in allen Zeitungen an alle Landbewohner ergehen, indem er sie aufforderte, Kindern in den Volksschulen einen unentgeltlichen Aufenthalt in den Sommerferien zu gönnen. Der Aufruf fand über Erwartung ein freundliches Entgegenkommen, doch damals nur unter der Bedingung, dass keine kranken Kinder geschickt wurden. Es kamen so viele Anerbietungen von Hofbesitzern, Pastoren und Bauern, dass gleich in den Sommerferien desselben Jahres ca. 200 Kinder aus allen Kommunalschulen fortgeschickt wurden. Viele Kinder wurden in der Stadt mit Wagen abgeholt und wieder zurückgefahren; mit den Sunddampfschiffen, die schon damals existirten, wurden auch diese Kinder nach ihrem Bestimmungsorte gebracht und alle Autoritäten stellten sich gleich anfangs freundlich. Alle Kinder, die fortgeschickt wurden, versammelte man vor ihrer Abreise in ihrer Schule, und ein angesehener Arzt, der verstorbene Etatsrath Schou, untersuchte sie, und erst wenn er erklärte, dass die Wirthe die Kinder ruhig aufnehmen konnten, fand die Abreise Statt. So ging es in einigen Jahren, die Anzahl der Kinder wuchs, mehr und mehr, Anerbietungen wurden gemacht, und ungefähr vom Jahre 1860 an wurde es nothwendig, da die Arbeit die Kräfte eines einzelnen Mannes überstieg, alle Vorsteher der hiesigen Volksschulen, da immer neue Schulen erbaut wurden, in Wirksamkeit zu setzen. Von diesem Jahre an bis jetzt ist alles unverändert geblieben, und die Ferienreisen sind durchgeführt, wie ich jetzt die Ehre haben werde zu berichten.

Im Monat Mai ergeht ein Aufruf an alle Landbewohner verschiedenen Standes von mir als Schuldirector und von allen Inspectoren der öffentlichen Volksschulen unterschrieben, mit der Bitte, Kinder aus diesen Schulen und andern, die au niveau mit diesen stehen, in ihre Familien aufzunehmen und ihnen ohne Bezahlung Aufenthalt in den Sommerferien zu gönnen. Ich und jeder Inspector nimmt mit Dankbarkeit Anerbietungen entgegen. Um den Kindern freie Reise hin und zurück zu verschaffen, ersuche ich in dieser Beziehung jährlich alle Autoritäten, die königlichen wie die privaten, die Directionen der Eisenbahnen und der Dampfschiffgesellschaften um freie Reise für die Kinder. Ich erfülle nur eine angenehme Pflicht, indem ich die Gelegenheit benutze, allen meinen herzlichen Dank zu bringen. Das eine Jahr um das andere hat das Comité für die Ferienreisen grössere Ansprüche an die Opferbereitwilligkeit der Directionen machen müssen und noch nie hat man Schwierigkeiten gemacht. Ich will nur hier anführen, dass die Direction der königlichen Eisenbahnen auf Seeland, Fühnen und in Jütland in den letzten Jahren nicht weniger als 5000 Billette dritter Klasse zu meiner Verfügung gestellt haben, und die Direction der vereinigten grossen Dampfschiffgesellschaft reichlich 1500—1600 Billette. Nur beschränkt die erstgenannte Direction die Abreise der Kinder auf bestimmte Züge und die Dampfschiffgesellschaft bestimmt eine Anzahl Kinder für jede Reise mit den verschiedenen Dampfschiffen, eine Forderung, die ganz natürlich ist, da sonst gar zu viele Kinder sich auf einmal einfinden könnten. Das Billet, das jedem Kinde übergeben wird — ich erlaube mir einige Exemplare cirkuliren zu lassen — enthält, wie Sie sehen werden, den Namen des Kindes, der Schule, des Bestimmungsortes und wird von einem Comitémitgliede unterschrieben; auch wird jedes Billet von der Eisenbahndirection und im Contoir des Dampfschiffgesellschaft gestempelt. Das Kind muss das Billet zur Rückreise aufheben; viele Landbewohner müssen die für sie bestimmten Kinder auf der nächsten Eisenbahnstation abholen. Merkwürdig ist es, dass nie in den vielen Jahren ein Unglück mit den Kindern passirt ist, sich selbst überlassen finden sie überall freundliche Hülfe. Die Schiffsmannschaften, wie die Eisenbahnbeamten und jedermann, der auf der Fahrt zu Lande und Wasser mit den Kindern zusammentrifft, macht sich ein Vergnügen daraus, ihnen hülfreich entgegen zu kommen. Neue Anerbietungen sind mit den Jahren seltener geworden, sind aber auch nicht nothwendig. Die Kinder haben sich selbst nach und nach Freunde und Verwandte auf dem Lande und in den Städtchen verschafft; wo ältere Geschwister gewesen sind, lösen die jüngeren ab, und es ist gewiss nicht beispiellos, dass Mütter, die in ihrer Schulzeit Ferienreisen gemacht haben, jetzt ihre Kinder zu derselben Familie schicken, wo sie selbst gewesen sind. Ich vertheile die Billette unter die 16 Volksschulen, die hier in der Stadt augenblicklich sind; aber auch die abnormen Schulen, das Taubstummeninstitut, die katholischen und jüdischen Freischulen, ja selbst das Blindeninstitut bekommen ihren Antheil, wenn auch in geringerer Anzahl.

Wird vielleicht jemand der hochgeehrten Versammlung fragen: was kosten diese Ferienreisen, und wo nehmen sie das Geld her? muss ich der Wahrheit gemäss antworten: Die ganze Geschichte kostet weder der Kommune noch sonst jemand einen Groschen. Ich habe schon erwähnt, dass alle Beförderungsmittel unentgeltlich zu Gebote stehen, muss aber noch hinzufügen, dass alle Zeitungen unsern Aufruf ohne Bezahlung aufnehmen, und dass endlich der Buchdrucker, Kanzelleirath Schultz, für denselben billigen Preis druckt. Man hat in Deutschland daran gezweifelt, dass die Ferienreisen gar nichts kosten, wahr ist es aber.

Man wird vielleicht fragen, welche Erfahrungen haben sie bei ihnen gemacht rücksichtlich des Aufenthaltes der Kinder in fremden Familien, und wie kehren sie in das Haus der Eltern nach den Ferien zurück? Es ist mir eine grosse Freude behaupten zu können, dass mir nie eine Klage über das Betragen der Kinder zu Ohren gekommen ist; einige haben Heimweh so mächtig gefühlt, dass man sie vor der Zeit hat zurückschicken müssen, und fast alle Familien haben ihren kleinen Feriengästen mit Liebe und Sorgfalt einen wahrhaft glücklichen Aufenthalt angedeihen lassen.

Dass die Kinder geistig und körperlich gestärkt in ihre Schulen zurückkehren, folgt von selbst; oft kommen sie nicht ohne freundliche Spendungen zurück. Manches Kind bringt einen neuen Rock, schöne warme Strümpfe, einen Käse und einige Pfund frische Butter mit sich. Der Abschiedsgruss, der ihnen mitgegeben wird, lautet oft: Du bist bei uns ein artiges und gutes Kind gewesen, wir erwarten dich wieder in den nächsten Sommerferien, und kannst du selbst nicht mehr kommen, weil du aus der Schule ausgeschrieben bist, schicke uns deine jüngere Schwester oder einen kleinen Bruder. In ganz einzelnen Fällen haben wir doch auch die traurige Erfahrung gemacht, dass die Kinder gemissbraucht sind, indem man sie als Gänse- oder Schafhirten benutzt hat.

Die Anzahl unserer Ferienkinder — in diesem Sommer gegen 7000 — ist zu gross, dass wir sie vor ihrer Abreise und nach ihrer Zurückkunft nach einem Sommeraufenthalt von reichlich 4 Wochen haben wägen können. Doch kann ich mittheilen, dass in einer Erziehungsanstalt — das sogenannte Opfostringshus — für arme Kinder, in vier Klassen vertheilt, hat man eine Wageprobe gemacht, die einen erfreulichen Beweis dafür abgiebt, wie die gesunde kräftige Luft einen bedeutenden Einfluss auf die fortgeschickten Kinder gehabt hat. In allen 4 Klassen hatten die Kinder nicht unbedeutend an Gewicht zugenommen, und doch liefert diese Erziehungsanstalt, die eine gesunde Lage hat, den Kindern eine zwar einfache, aber doch solide Kost. Unsere benachbarte Kommune Friederichsberg schickt jährlich wie wir hier in Copenhagen Kinder fort, und die Zahl derselben ist in diesem Jahre reichlich 1500.

Noch muss ich erwähnen, dass der Magistrat hier in der Hauptstadt jährlich schwache und kränkliche Kinder in einem Alter von 6 Jahren bis zum Konfirmationsalter nach der Insel Bornholm schickt, wo diese Kinder bei Familien, die dafür bezahlt werden, sich in den Sommermonaten — von Juni bis Ende September — aufhalten, damit theils die gesunde frische Luft, theils die Seebäder, die immer benutzt werden, diese schwachen Schulkinder kräftigen kann. Hat man die Erfahrung gemacht, dass schon das erste Jahr einen günstigen Einfluss auf die Kinder gehabt hat, werden sie wider das folgende Jahr fortgeschickt.

Die Pflegeeltern, denen die Kinder anvertraut werden, sind von Predigern und Aerzten ausgesucht, so dass der Magistrat ruhig sein kann, dass die Kinder gut angebracht sind. Die Aussendung wird dadurch vorbereitet, dass der Bürgermeister des Armenwesens die Armenvorsteher, die Kommunalärzte im Monate April auffordert, schwache und kränkliche Kinder, deren Eltern unter das Armenwesen gehören, in Vorschlag zu bringen. Die ausgewählten Kinder, die vor ihrer Abreise und bei ihrer Zurückkunft ärztlich untersucht und auch gewogen werden, werden vom Armenwesen anständig bekleidet und pr. Dampschiff fortgeschikt. Für jedes Kind wird täglich 65 Öre bezahlt. Im Jahre 1876 wurde der Anfang mit 6 Knaben und 6 Mädchen gemacht; schon dass folgende Jahr wurde die Anzahl verdoppelt; 1880 wuchs die Anzahl der Kinder auf 46, 1881 war die Zahl 29, 1882: 30 und 1883: 24. Der Kommune kostete die Ausrüstung dieser Kinder incl. die Bekleidigung zwischen 2000 und reichlich 3500 Kr. jährlich.

Mit grossem Interesse bin ich der Entwickelung der sogenannten Feriencolonien in Deutschland gefolgt; die Zeit wird mir nur erlauben eine gedrängte Darstellung der dortigen Verhältnisse zu geben. Erst die Bemerkung: das Ziel in Deutschland und bei uns ist dasselbe, das System verschieden.

In Deutschland gebührt der Hansastadt Hamburg das Recht, die Ferienversorgung armer kränklicher Kinder zuerst ins Leben gerufen zu haben, da im Jahre 1876 der Centralvorstand des wohlthätigen Schulvereins sich mit der Frage beschäftigte, ob es nicht möglich sei, erholungsbedürftigen Kindern einen erfrischenden Landaufenthalt zu verschaffen. Dort gelang es besonders durch die rastlosen Bemühungen des Pastors Schoost an der St. Catharinen Kirche bei wohl gesinnten menschenfreundlichen Landbewohner Freikvartiere zu finden, in denen die Kinder während der Ferien aufgenommen und vollständig verpflegt wurden. Im ersten Jahre wurden 7, in dem folgenden Jahre 14 Kinder ausgewählt; von diesen 14 wurden 11 umsonst aufgenommen, während für die 3 restirenden der Schulverein die Kosten übernahm. Ein Aufruf des Centralvorstandes zur Betheiligung an diesem Liebeswerke machte es möglich 44 Kindern einen zwei bis 4 wöchentlichen Landaufenthalt zu gewähren. Die meisten Kinder wurden nach Bergedorf gegen eine mässige Vergeltung geschickt. 1879 wurde ein Verein für die Ferienversorgung gegründet, und 110 Kinder wurden fortgeschickt, von denen 19 in Freikvartieren untergebracht wurden, während man für die andern c. 9 M. pro Kopf bezahlte. 1880 stieg die Zahl auf 208, 1881 auf 362 und 1882 auf 618. In Hamburg ist es übrigens so gegangen wie bei uns; die Landbewohner, die einmal Kinder in Verpflegung bei sich gehabt haben, wollten gerne das folgende Jahr wieder Kinder haben und ganz karakteristisch ist die Aeusserung einer Vierländerin: se hebt mi allens raben rattenkehl affreten, aber ik nehm se doch wedder.

In Bremen wurde 1880 zum ersten Male der Versuch einer Ferienversorgung armer kränklichen Kinder gemacht und zwar hier von einer Privatperson allein, dem um die Armenpflege Bremens hochverdienten Realschullehrer Reddersen, dem es gelang gegen ein geringes Kostgeld — etwa 12 15 M. pro Kopf Unterkunft für Kinder auf dem Lande zu finden. Die in Folge eines Aufrufs eingegangenen Geldmittel erlaubten es 119 Kinder fortzuschicken und 1882 wuchs die Zahl auf 263 Kinder.

Hamburg und Bremen sind bis jetzt die beiden einzigen Städte geblieben, in denen die Familienverpflegung ausschliesslich gehandhabt wird, während man in allen anderen Städten in Deutschland mehr dem

Beispiele Zürichs gefolgt ist und die Kinder in Gruppen von 12—15 under Führung eines Lehrers oder Lehrerin geschickt hat um dort Colonien im eigentlichen Sinne des Wortes zu bilden. Dieses System der Ferienversorgung ging von dem Pastor Bion in Zürich aus, der nicht allein in der Schweiz, sondern auch in ganz Deutschland für diese Sache durch Wort und Schrift gekämpft hat.

Noch muss ich der Hauptstadt Deutschlands Berlin erwähnen, wo im Jahre 1880 der Berliner Verein für häusliche Gesundheitspflege die Sache in seine Hand nahm, indem derselbe ein Comité für Feriencolonien bildete. 108 Kinder wurden im ersten Jahre fortgeschickt; im Jahre 1882 wuchs die Zahl auf 293 und 1883 auf 398 Kinder. Das Comité stellt die Bitte an alle Bezirks- und Bürgervereine während des Winters Conzerte, Vorstellungen, Bazare, Bälle, Lotterien zu veranstalten um Geld für die Feriencolonien zu sammeln. Man bemerkt, dass die Kosten pro Kind auf 4 Wochen c. 50 Mark betragen.

In Berlin hat man auch Halb-Colonien gebildet, in welche man einen Theil derjenigen Kinder aufnimmt, die für die auswärtigen Colonien nicht berücksicktigt werden konnten. Während der Sommerferien sammelt man täglich mit Ausnahme des Sonntags, Nachmittags in Gartenlokalen der Aussenbezirke Berlins arme Kinder, die unter der Aufsicht eines Lehrers oder einer Lehrerin im Garten spielen; bei ungünstigem Wetter werden sie im Saale durch Spiele, Handarbeiten, Singen, Erzählungen u. s. w. beschäftigt. Um 4 Uhr erhalten sie gute Milch und Zubrot, und um 7 Uhr eine Suppe, beides reichlich.

Nur noch die Bemerkung, dass im Jahre 1882 in 25 Städten Deutschlands und in der Schweiz 4128 Kinder weggesschickt wurden; wie ich schon anfangs erwähnt habe, hier in Copenhagen geniessen gegen 7000 Kinder der Volksschulen die Wohlthat ihre Sommerferien ausserhalb des Elternhauses zu verleben.

Der Unterschied zwischen unseren Ferienreisen und den Feriencolonien in Deutschland und in der Schweiz ist einleuchtend. Es mag in einer gewissen Beziehung seine Bedeutung haben, dass die Kinder auch ihre Sommerferien unter der Aufsicht eines Lehrers oder einer Lehrerin zubringen; man kann vielleicht doch auch behaupten, dass es seine Bedeutung für das künftige Leben der Kinder hat, dass sie schon frühzeitig lernen, dass das wachsame Auge des Vaters und der Mutter ihnen nicht immer folgen kann. Allenfalls ist es eine Thatsache, dass wir die Ferienreisen ohne Geldmittel besorgen, und dass ganz Deutschland und die Schweiz wenigstens bis jetzt nur die Hälfte der Kinder fortschicken kann; von über 18000 Kindern, die hier in Copenhagen die Volksschulen besuchen, haben, wie öfters gesagt, gegen 7000 freie Reise und Verpflegung. Jedenfalls wüsste ich nicht, wo wir das nöthige Geld hernehmen sollten, da die Wohlthätigkeit hier in Copenhagen stark in Anspruch genommen wird. Ich will nur hier erwähnen, dass in den Wintermonaten eine bedeutende Anzahl der Kinder in den Freischulen unentgeldlich eine solide und gesunde Mittagsmahlzeit 3 Mal die Woche erhalten.

Norwegen kennt die Ferienreisen in den letzten Jahren; genauere Nachrichten über die Einrichtung derselben daselbst habe ich nicht bekommen können. Schweden hat in diesem Jahre mit einer sehr kleinen Anzahl Kinder den Anfang gemacht. In Rusland erging im Jahre 1881 ein Aufruf von einem Comité — der Dr. Rauchfuss, der unserm Kongresse beigewohnt hat, ist eins der Mitglieder — welcher aufforderte zur Theilnahme an dem Liebeswerke, das man schwächlichen Kindern aus mittellosen Familien Erholung und Kräftigung durch einen gesunden Landaufenthalt bieten sollte. Der Aufruf wurde so freundlich aufgenommen, dass die Errichtung einer Knabencolonie in Bobylsk bei Peterhof im Sommer 1872 möglich wurde, welche 52 armen Schülern aus Gymnasien und der evangelischen Kirchenschule die Möglichkeit gab einen Theil der Sommerferien in einem zweckmässig eingerichteten Landhause unter guter Pflege und pädagogischer Aufsicht zuzubringen. Die Kinder wurden ohne Rücksicht auf ihre Confession gewählt. Das nächste Jahr wurde es möglich 66 Knaben in Laufe der Sommerferien aufzunehmen. In gleicher Zeit wurden in einem neuen Landhause bei Oranienbaum, das Ihrer K. H. der Grossfürstinn Katharina Michailowna gehört, 38 Mädchen aufgenommen. Die Feriencolonien in Rusland haben gewiss eine vielversprechende Zukunft. Was die übrigen Kulturländer in Europa betrifft, wissen sie gewiss nichts von der Sache.

Indem ich meinen Vortrag schliesse halte ich es für meine Pflicht alle Anwesenden aufzufordern für die Sache zu wirken; überall hat man die erfreuliche Erfahrung gemacht, dass die Ferienreisen der mittellosen Kinder einen nicht zu verkennenden Einfluss auf die Gesundheit ausgeübt haben. Die meisten der Kinder verleben die $^{11}/_{12}$ des Jahres in beschränkten ungesunden Wohnungen.

Möge es unsere Aufgabe sein die Bestrebungen der Ferienversorgung armer Kinder, die seit 30 Jahren hier in Copenhagen Statt gefunden hat, und die seit sieben Jahren in Deutschlands Gauen sich zu regen beginnen, nicht nur zu unterstützen, sondern derselben immer grösseren Boden zu verschaffen, damit immer mehr Kinder für einige Zeit aus den ungünstigen Verhältnissen ihres Elternhauses herausgezogen werden.

DISCUSSION.

Dr. E. HORNEMANN, de Copenhague: Messieurs! J'ai une observation à faire à propos de l'intéressante communication de M. le professeur Holbech, et surtout à propos des résultats du séjour des enfants à la campagne. Certes, les résultats paraissent très-satisfaisants — mais, il y manque quelque chose, savoir la preuve exacte de l'état sanitaire des enfants, avant et après leur séjour à la campagne, sous forme d'un certificat d'un médecin, et il y manque la preuve du pesage. Je vois bien les grandes difficultés d'un tel arrangement avec 7 ou 8 mille d'enfants, mais je prétend que la difficulté n'est pas insurmontable et qu'on peut non seulement noter l'état de santé des enfants avant et après leur vie champêtre, mais aussi peser les enfants: A Jægerspris il y a un grand établissement (que nous examinerons demain, suivant l'invitation de l'administration de l'établissement), pour l'éducation de 3 400 jeunes filles pauvres. Là on pèse les enfants de temps en temps, pour s'assurer de leur bien-être. Les enfants délicats et scrophuleux qu'on envoie à l'île de Bornholm, on les pèse aussi avant et après leur traitement, et les médecins qui soignent les enfants font des notices schématiques sur l'état de leur santé. Vous voyez donc, Messieurs, que l'affaire est praticable, même avec un grand nombre d'enfants; mais il y a une condition, absolument nécessaire, c'est d'avoir des médecins attachés à l'œuvre, et je reviens à ce que j'ai demandé, il y a maintes années, dans une brochure sur l'hygiène des écoles, savoir la nécessité d'avoir un médecin attaché à chaque école publique. C'est peut-être un peu couteux, car on doit payer le médecin, mais c'est nécessaire, et j'espère qu'on viendra bientôt à réaliser une mesure, sous beaucoup de rapports si utile, profitable et généreuse.

Dr. DAHL, de Christiania, hat für Norwegen mit der Mittheilung supplirt, dass die Sache in Christiania in den letzten Jahren bedeutenden Vorgang gehabt hat.

Dr. GÜNTHER, de Dresde: Im Königreich Sachsen hat man sehr günstige Erfahrungen in Bezug auf die Feriencolonien gemacht. Im Jahre 1883 sind über 1000 Schulkinder während der Ferien auf das Land geschickt worden, doch giebt man bei uns dem Principe der Gruppenunterbringung den Vorzug vor den der Einzelunterbringung. Aus der Zahl der von den Directoren der Bezirksschulen (Volksschulen) presentirten Kinder werden durch die bei dem betreffenden Verein thätigen Aerzte die geeignesten und bedürftigsten ausgesucht, und zwar nur solche, die schwächlich sind, nicht wirklich kranke. Sie werden vorher und nachher gewogen, Umfang von Brust und Bauch gemessen und der Befund notirt. Durchschnittlich beträgt die Gewichtszunahme während der Dauer des Ferienaufenthaltes (ca. 3 Wochen) 1—2 Kilogr. Die Mädchen nehmen mehr zu, als die Knaben, verlieren aber nach der Rückkehr mehr von dem gewonnenen Gewichtszuwachs als die Knaben. Die Zunahme derjenigen Kinder die nicht auf das Land geschickt worden sind, beträgt in demselben Zeitraum noch nicht 1 Kilogr. Nach unserem Dafürhalten hat das Princip der Gruppenunterbringung in pädagogischer Hinsicht den Vorzug vor der Einzelunterbringung. Die Gruppen von je 15 Kindern werden von dem sie führenden Lehrer beaufsichtigt und bei ihren Ausflügen mit der Industrie des betreffenden Landestheils bekannt gemacht. Sie gewöhnen sich an friedfertiges und fröhliches Zusammenleben, an Ordnung und Reinlichkeit. Die Kosten für ein Kind, einschliesslich der Reisekosten und der Verpflegung des begleitenden Lehrers, betragen im Durchschnitt 30 Mark auf die Dauer der 3 Wochen. Seit dem Jahte 1879 hat die Sache der Feriencolonien in Sachsen erhebliche Fortschritte gemacht. Nicht blos in Dresden und Leipzig, an welchen beiden Orten im Jahre 1883 je 14000 Mark für diesen Zweck gesammelt worden sind, sondern auch in kleineren Städten, wie Chemnitz, Plauen, Zittau u. a. haben sich Vereine zu diesem Zwecke gebildet.

In diesen Städten hat man ausserdem sogenannte Stadtcolonien errichtet, in welchen diejenigen Kinder, die aus Mangel der erforderlichen Mittel nicht mit auf das Land haben geschickt werden können, auf benachbarten Gütern mit guter Milch versorgt und des Nachmittags spazieren geführt werden. Ausserdem werden von dem Leipziger Verein auch kränkliche Kinder während den Ferien zur Cour in das Soolbad Frankenhausen geschickt.

Dr. SCHOENFELD, de Bruxelles: Comme délégué du Gouvernement Belge, je crois de mon devoir d'ajouter quelques mots à l'intéressant discours de M. l'Inspecteur général Holbech. La Belgique n'a pas encore introduit l'organisation des colonies scolaires qui paraissent avoir produit des résultats si remarquables dans les pays scandinaves, en Saxe, en Russie et ailleurs; mais à d'autres points de vue, notre hygiène scolaire se trouve bien organisée. Notre honorable président disait tout à l'heure avec raison que ce service ne serait bien fait que par des médecins salariés. C'est ce qui existe chez nous, au moins dans les villes et communes importantes: des médecins spécialement appointés procèdent, au moins une fois par mois, à une visite générale et détaillée dont ils dressent procès-verbal. Ils veillent à ce que les élèves atteints de maladies communicables, convalescents d'affections contagieuses, soient exclus des écoles, jusqu'à ce que ces pratiques jugent que la contagion n'est plus a craindre. Pour ménager toutes les susceptibilités, il leur est interdit de ce mèler des traitements institués par les médecins des familles.

Si nous n'avons pas des facilités pour envoyer les enfants maladifs durant leurs vacances à la campagne, nous avons organisé, dans beaucoup de villes au moins, des excursions scolaires annuelles. Au jour fixé, les professeurs, auxquels se joignent des autorités communales et beaucoup de parents (inscrits d'avance), conduisent les enfants soit dans quelque site pittoresque, soit à la mer, soit dans des villes offrant des musées ou d'autres curiosités instructives. Pour les élèves des classes supérieures et pour ceux des écoles d'adultes, on choisit de préférence une contrée industrielle, des hauts fourneaux, verreries, laminoirs etc., dont les propriétairs font généralement le meilleur accueil aux jeunes voyageurs.

Grâce aux prix réduits de transport ainsi qu'aux autres détails d'organisation, le coût de ces voyages scolaires est peu élevé. Il est récupéré sur les parents aisés, et c'est le budget communal qui paîe pour les enfants indigents.

Ce n'est pas simplement un jour de vacances pour les éléves; c'est une fête aussi cordiale qu'instructive: les parents rivalisent de sollicitude, pour que leurs enfants se presentent avec une mise décente et propre; ceux-ci s'amusent en société de leurs maîtres qui se dépouillent ce jour de leur austérité habituelle; tous les participants, conseillers communaux, professeurs, élèves et leurs parents se rappellent avec bonheur de cette journée passée ensemble. Ce côté moral est pour le moins aussi important que le côté hygiénique de nos excursions scolaires dont j'ai cru devoir entretenir mes honorés confrères.

Rapport sur l'état de santé des enfants dans les écoles danoises.

The State of Health of the children in the Danish Schools.

Mittheilungen über den Gesundheitszustand der Kinder in den dänischen Schulen.

par M. le Dr. **Axel Hertel**, Copenhague.

Quel est l'état de santé dans les écoles? quel est le nombre d'enfants bien portants ou normaux et quel est celui des enfants souffrant d'anémie, de scrophulose, de nervosité etc.? En un mot, quel est le nombre des enfants malades ou maladifs?

Tandis que dans tous les pays la myopie a fait l'objet d'inspections oculaires très detaillées dans les écoles on s'est abstenu jusqu'ici de faire des recherches sérieuses sur l'état de santé général parmi les enfants.

Nous sommes pourtant convaincus que des constatations aussi complètes qu'exactes sur ce point, seront le seul moyen de vaincre l'opposition faite de part et d'autre contre l'introduction d'une hygiène rationelle dans les écoles et dans les familles, celle d'une éducation conforme aux exigences physiques des enfants.

Pour contribuer à la solution de cette question, j'ai publié, il y a trois ans, les resultats d'un examen que je venais de faire, de l'état sanitaire dans un certain nombre de collèges et d'institutions de demoiselles à Copenhague. Cet examen avait donné un total de 31 p. c. de morbidité parmi les garçons et de 39 p. c. parmi les filles.

Des recherches postérieures ont été faites par M. le docteur Lehmann parmi les élèves de l'orphelinat à Copenhague et par MM. le Dr. Kaarsberg et le Dr. Nommels parmi les élèves d'écoles communales à la campagne, toutes aboutissant à des résultats analogues.

L'attention qu'éveilla ces recherches fit nommer en 1882 par le Ministère de l'Instruction et du Culte une commission, dont je fis partie, chargée d'examiner les rapports hygiéniques des écoles dans tout le pays et l'état sanitaire des enfants de ces écoles. Ce sont, messieurs, les résultats de cette dernière enquête que j'aurai l'honneur de vous soumettre.

Le nombre d'enfants dont l'état sanitaire fut examiné, était de 16789 garçons et de 11336 filles. L'enquête embrassait tant les écoles secondaires que les écoles primaires de Copenhague, des villes de province et de la campagne.

Les résultats obtenus par un examen comprenant un nombre d'enfants aussi considérable, ne laisseront pas d'être exactes.

L'enquête dans les écoles secondaires fut faite moyennant des programmes imprimés en tableaux qui furent donnés à chaque enfant pour être remplis dans la famille. On y chercha des renseignements sur: le nom, l'âge, la classe, les heures de travail journalier à l'école, d'étude à la maison, de leçons particulières, et aussi des renseignements sur l'état sanitaire de l'élève. En fin une rubrique pour les notes de l'instituteur. Le programme devait être signé par les parents ou tuteurs et la rubrique de l'état sanitaire par le médecin de la famille. On espérait par ce moyen obtenir les renseignements les plus exactes sur l'état de santé des enfants. Les enfants étaient aussi mesurés et pesés à l'école.

Cette méthode était celle que j'avais suivie dans ma première enquête, et les résultats obtenus s'étaient montrés si complets, que la commission jugeait devoir adopter ma méthode pour les écoles supérieures; quant aux écoles primaires il fallait par conséquent s'y prendre autrement. Chaque élève des écoles primaires fut examiné à l'école par des médecins, qui assistaient la commission.

La morbidité de l'ensemble des garçons était de 29 p. c., celles des filles de 41 p. c. Elle était donc beaucoup plus grande parmi les filles que parmi les garçons.

Pour faciliter l'entente de ce détail, j'ai donné ici la représentation graphique du total de la morbidité des garçons et des filles.

Les chiffres des colonnes horizontales indiquent les p. c. de la morbidité, ceux des colonnes verticales, l'âge des enfants.

La courbe pleine indique le nombre de malades dans l'ensemble des garçons. Vous voyez que la morbidité qui à l'entrée dans l'école est de 19 p. c. s'accroît rapidement avec les deux ou trois premières années jusqu'à 28 p. c. pour se maintenir là, à très peu de changement près, durant toutes les années d'école. Le maximum est atteint à l'âge de douze ans avec 31 p. c.

Tableau de la morbidité.

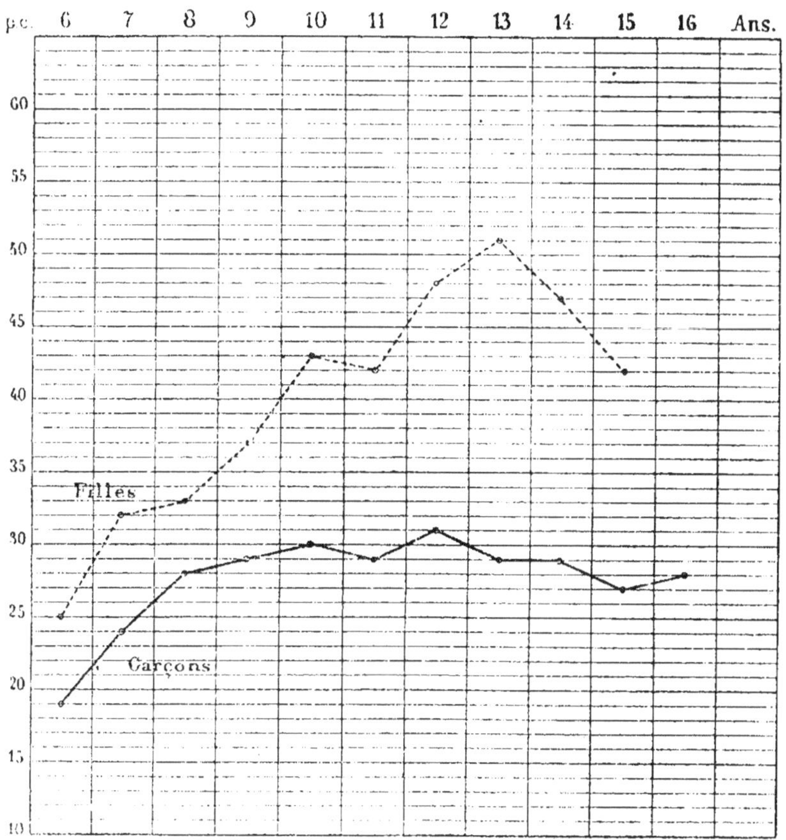

La plupart des écoles secondaires, sont des écoles privées, les lycées seuls sont publiques.

Tableau de la morbidité en pour cent.

Garçons.

Ans		6	7	8	9	10	11	12	13	14	15	16	17	18	Total du pour cent.
Écoles secondaires.															
Collèges							26	32	33	34	32	30	34	29	32
Écoles de l'enseignement prat. et moderne		15	24	29	30	30	28	29	30	29	22	26	31		28
Écoles moyennes		16	21	23	28	31	29	27	25	24	22				26
Écoles primaires.															
Écoles de Copenhague et de ville	Écoles payantes		24	26	26	29	28	31	30	30					28
	Écoles gratuites		32	34	33	37	37	37	33	26					35
Écoles de village	Fils de fermiers		13	28	27	30	27	30	29	28					27
	Fils d'ouvriers		28	33	30	28	30	35	25	5					29
Total des garçons		19	24	28	29	30	29	31	29	29	27	28	34	26	29

La morbidité parmi les élèves de l'école pratique et moderne correspond assez avec celle du total des garçons; le chiffre obtient son minimum dans les écoles moyennes et son maximum dans les collèges et les lycées, bien que les différences ne soient pas saillantes.

Toutefois ce maximum de morbidité dans les collèges et les lycées n'est pas sans intérêt, si l'on se rappelle que les élèves de ces institutions appartiennent, comme règle, aux classes aisées de la société.

Nous passons maintenant aux écoles primaires, qui sont toutes publiques et pour ainsi dire exclusivement recrutées des classes inférieures.

Copenhague et les villes de province possédent deux genres d'écoles primaires: l'école primaire payante (d'un prix modéré) et l'école primaire gratuite.

Les premières sont d'ordinaire fréquentées par les enfants de petits commerçants et d'artisants, tandis que l'école primaire gratuite n'a été jusqu'ici fréquentée que par les enfants d'ouvriers pauvres.

L'enseignement ne diffère pas beaucoup dans ces deux écoles.

La campagne n'a qu'une école qui reçoit les enfants de paysans riches aussi bien que les enfants de paysans pauvres.

Néanmoins l'examen hygiénique divise les élèves de l'école de village en deux groupes. Le premier comprend les enfants de fermiers et de petits fermiers; le deuxième comprend les enfants de paysans pauvres, c'est à dire d'ouvriers n'ayant point de terre. La différence des rapports de vie est très marquée entre ces deux groupes.

La morbidité se montre à la ville comme à la campagne plus grande parmi les enfants pauvres que parmi les enfants de parents aisés, et la morbidité la plus grande se trouve incontestablement parmi les enfants de la population ouvrière des villes, où elle atteint, dans tous les âges, un chiffre plus élevé que la moyenne de la morbidité de l'ensemble des garçons. Mais vous voyez que la morbidité est aussi bien grande parmi les enfants de la campagne, et que la différence entre ville et campagne est peu de chose.

Le pour cent de la morbidité varie entre 26 p. c. dans les écoles moyennes et 35 p. c. dans les écoles gratuites de Copenhague et des villes.

Mais je ne m'arrêterai pas aux petites déviations, qui pourront avoir des causes accidentelles, et je crois, que ce ne sont qu'aux grands traits qu'il faut considérer les résultats comme parfaitement exactes.

Si nous passons maintenant aux filles, nous verrons tout de suite que la courbe de la morbidité de l'ensemble des filles (voir la courbe ponctuée) a une toute autre forme que celle des garçons.

Il y a ici une progression régulière depuis les 25 p. c. à l'entrée à l'école jusqu'à l'âge de 13 ans où le maximum est atteint avec 51 p. c.; c'est à dire que la moitiée des filles est malade ou maladive. Puis vient encore une petite descente de morbidité.

La plus grande morbidité est incontestablement atteinte, comme on devait bien le supposer, dans les années de puberté, de douze à quatorze ans, ce qui se présente ici avec une grande évidence.

Tableau de la morbilité en pour cent.

Filles.

Ans		6	7	8	9	10	11	12	13	14	15	16	Total du pour cent.
Écoles secondaires.													
De Copenhague et de ville		23	27	28	39	40	39	42	50	48	40	40	39
Écoles primaires.													
Écoles de Copenhague et de ville	Écoles payantes		36	33	38	41	44	45	57	52			40
	Écoles gratuites		37	40	42	51	48	60	55	53			47
Écoles de village	Filles de fermiers		24	29	33	44	36	52	46	50			39
	Filles d'ouvriers		39	33	36	44	53	49	57	56			45
Total des filles...		25	32	33	37	43	42	48	51	47	42	40	41

Dans les institutions de demoiselles à Copenhague et des villes, qui sont toutes des écoles privées, le p. c. des malade est moins élevé que n'est la moyenne de l'ensemble des filles. Nous avions le résultat opposé pour les garçons des colléges et des lycées.

Pour les écoles primaires, qui sont toutes publiques, nous avons la même division et les mêmes rapports que pour les garçons: La plus grande morbidité se trouve parmi les enfants les plus pauvres et les plus mal situés.

Le maximum du p. c. est atteint à l'âge de douze ans dans les écoles gratuites de Copenhague et des villes avec 60 p. c., c'est à dire que les deux tiers des filles sont maladives, un fait qui mérite la plus grande attention.

D'ailleurs ici comme pour les garçons il ne faut pas entrer trop dans les détails; il m'est ainsi impossible d'expliquer pourquoi le p. c. de la morbidité parmi les filles de fermier entre dix et onze ans varie d'une manière si visible.

La morbidité varie entre 39 p. c. dans les écoles secondaires et 47 p. c. dans les écoles gratuites des villes, où se trouvait également le p. c. le plus élevé pour les garçons.

La plus grande morbidité dans les divers genres d'école, tombe comme règle sur Copenhague, puis viennent les îles, la moins grande enfin tombe sur le Jutland; il ne s'agit pourtant que d'une différence de quelque peu de p. c.

En regardant de nouveau tous les chiffres, vous verrez que dans tous les âges et dans toutes les classes de la société, la morbidité des filles dépasse de beaucoup celle des garçons. Vous verrez également que la morbidité parmi les élèves des écoles secondaires, recrutées d'enfants de familles plus ou moins aisées, se rapproche beaucoup de celle des écoles primaires; oui, celle des élèves de colléges et lycées atteint même le p. c. le plus élevé, tandisque dans l'école primaire la morbidité la plus grande tombe sur les enfants les plus pauvres. La différence entre la ville et la campagne est sans doute moins grande qu'on ne l'eût supposé.

Ces résultats porteraient peut-être à croire qu'une morbidité si commune, répandue dans toutes les classes de la société, bien que plus prononcée dans les classes les plus mal situées, serait physiologiquement inévitable de nos jours — mais ceci paraît heureusement ne pas être.

Nous pouvons, comme exception assez caractéristique, citer quelques maisons d'éducation pour des enfants des classes inférieures — enfants qui correspondent avec les élèves de l'école gratuite, où le p. c. de morbidité parmi les garçons varie entre deux et vingt et un p. c. et celui des filles entre vingt et vingt sept p. c.

Le p. c. de la morbidité est donc ici bien au dessous de celui du total d'autres enfants et surtout au dessous de celui des enfants de la même classe, dans d'autres écoles.

Cela nous montre la possibilité d'un meilleur état sanitaire parmi les enfants, en leur créant de meilleurs rapports extérieurs. Le nombre d'enfants dans ces institutions (321 garçons et 371 filles) n'est pourtant pas assez grand, pour qu'il y ait de l'intérêt à suivre ce résultat de classe en classe.

Dans la supputation des enfants, nous avons compté parmi les malades ou maladifs ceux qui, au moment de l'enquête souffraient d'une des maladies suivantes, ou qui, dans le courant de l'année, avaient été traités pendant un certain temps, pour l'une ou l'autre, savoir: la scrofulose, l'anémie, la nervosité, la céphalalgie, l'épistaxis, la dyspepsie, les maux de poitrine chroniques, la scoliose ou autres maladies chroniques telles que les arthroites, les néphrites etc., toutes maladies graves qui affaiblissent les enfants, sans les empêcher absolument de fréquenter l'école. Par contre, nulle maladie aiguë n'a été comptée, les enfants qui en souffraient ont par conséquent été comptés parmi les normaux.

Parmi les maladies citées, l'anémie et la scrofulose sont, sans nul doute, celles qui jouent le plus grande rôle. C'est la scrofulose qui prévaut parmi les enfants de la campagne et ceux des classes inférieures dans les villes, surtout parmi les garçons, tandisque l'anémie domine parmi les enfants de villes et les élèves de l'enseignement secondaire; tout particulièrement parmi les filles. La scrofulose est surtout répandue parmi les enfants en bas âge, elle est moins fréquente après l'âge de douze ou treize ans. L'anémie au contraire est presque également répandue dans tous les âges depuis les premières jusqu'aux dernières classes.

La céphalalgie qui tient le troisième rang parmi les maladies, du point de vue de la généralité, paraît au contraire plus fréquemment parmi les élèves les plus âgés, et un peu plus fréquemment parmi ceux de l'enseignement secondaire et ceux des villes que parmi ceux de la campagne.

Ces trois maladies réunies font environ les trois quarts de l'ensemble de maladies, dont toutes les autres maladies réunies forment le dernier quart.

Les maladies nerveuses ne paraissent guère que dans les écoles de l'enseignement secondaire. L'hémorragie nasale n'est représentée que par très peu de p. c. dans l'ensemble des maladies — la scoliose de même.

Je dois ici rappeler, que ce ne sont que les affections sérieuses qui ont été indiquées comme maladies, tandisque tous les cas de maladies légères ou peu sérieuses ont été comptés dans le chiffre des enfants normaux.

Le chiffre de morbidité que nous offrons, doit donc être considéré comme un minimum, et néanmoins le p. c. des malades ou maladifs est, comme on le voit, très considérable, surtout à l'égard des filles.

Ce sont, avons nous dit, surtout les années de puberté qui sont marquées d'une très grande morbidité.

Comme preuve ultérieure de la grande portée qu'a cette période pour la jeune fille, je citerai les résultats de l'examen des rapports de grandeur et de poids.

Tableau de grandeur et de poids des enfants.

Ans	6	7	8	9	10	11	12	13	14	15	16	17	18
Garçons.													
Centimètres	112	115	120	125	130	135	138	143	149	156	164	167	170
Kilogr.	21	22,5	24	26	28,5	31	33,5	36,5	40,5	46,5	53	57,5	61
Filles.													
Centimètres	112	115	120	125	130	133	138	146	151	154	159		
Kilogr.	20	21,5	23,5	25,5	28	30,5	34	38	42	46,5	51		

Tandisqu'à tout degré d'âge jusqu'à la douzième année, le garçon l'emporte sur la fille en fait de poids, et qu'il l'égale du moins en fait de hauteur, les rapports sont tout entièrement opposés à partir de la douzième année et jusqu'à la quatorzième. Dans ces années les filles l'emportent sur les garçons pour la hauteur comme pour le poids; ce n'est qu'à l'âge de seize ans que les garçons reprennent le dessus sous tous les deux rapports.

Le développement des filles, dans ces années, est donc bien plus rapide et bien plus fort que celui des garçons — quoique cette période se charactérise aussi chez les garçons par une croissance plus vigoureuse et un plus grand poids qu'ils n'avaient antérieurement.

Nous ne sommes malheureusement pas en état de dire, jusqu'à quel point l'école contribue à cette morbidité. Il faut se rappeler, qu'un grand nombre d'enfants sont malades ou maladifs en entrant à l'école. Toujours est il que le nombre des malades s'accroît dès lors.

Impossible de ne pas reconnaître que si tant d'enfants sont faibles et disposés à des maladies, une hygiène d'école incomplète, jointe à des exigences outrées à la force de travail des enfants, doit avoir une influence déplorable sur l'état sanitaire des enfants.

Bien que nous soyons incapables d'indiquer le chiffre par lequel l'école contribue à la morbidité, nous devons considérer comme hors de doute, que l'influence de l'école, dans son état actuel, sur le développement normal du physique de l'enfant est préjudiciable et affaiblissant. D'un autre côté l'enquête constate définitivement, que des rapports défavorables dans la famille contribuent essentiellement à l'accroissement de la morbidité.

Les causes de la morbidité sont si nombreuses et si multiples que nous ne saurions en discerner les divers motifs, ni indiquer statistiquement, quelle est l'influence de l'un ou de l'autre.

MM. le Dr. Bjerrum et le Dr. Philipsen ont de la part de la commission fait des recherches sur le nombre des myopes dans quelques écoles.

Le résultat chez nous comme à l'étranger a été un très-petit nombre de myopes dans les écoles primaires. Les collèges offrent ici comme ailleurs le plus grand nombre de myopes, qui dans les classes aînées s'élève jusqu'à 47 p. c.; un chiffre pourtant un peu moins élevé que celui des gymnases allemands.

La question de l'excès de travail à l'école étant à l'ordre du jour, l'enquête du temps de travail a été faite dans les écoles secondaires.

Aux collèges et aux lycées le travail journalier qui incombe aux élèves monte, comme indiquent ces chiffres

Classe	1	2	3	4	5	6
Heures de travail par jour	7,4	7,5	8,2	8,9	9,0	9,6

environ de sept heures et demie dans la plus jeune classe jusqu'à neuf heures et demie dans la classe supérieure non compris les leçons de chant et de gymnastique. Sur les élèves en question il y a à peu près un quart qui reçoit un enseignement particulier augmentant le travail de trois quarts d'heure par jour, de sorte que ces élèves de la classe supérieure des collèges et lycées ont environ dix heures et un quart de travail journalier, — un temps de travail qui, sans nul doute, excède ce qui puisse être considéré comme supportable pour de jeunes gens de 17—18 ans, nommément lorsque nous nous souvenons que les élèves des dites classes comptent un tiers d'individus faibles, et environ une moitié d'individus myopes.

Le temps de travail dans les écoles supérieures de demoiselles monte graduellement depuis 4 h. 50′ à l'âge de six ans jusqu'à 7 h. 56′ à l'âge de 15 ans, y compris les leçons privées dans la famille. L'enseignement de la musique surtout, joue un très grand rôle dans l'éducation des jeunes filles, et particulièrement dans les dernières années de l'école. 70 à 78 p. c. des jeunes filles de Copenhague de l'âge de 13 jusqu'à l'âge de 15 ans ont des leçons particulières de musique, ce qui est d'autant plus déplorable que c'est juste l'âge, où la vie sédentaire fait le plus tort à la jeune fille. Ces leçons augmentent le temps de travail d'environ une heure par jour.

Ce tableau des résultats de l'enquête rendra certainement évident la nécessité urgente d'un contrôle expert pour les rapports hygièniques des écoles.

Je n'ai pu donner ici qu'un exposé succint de l'enquête très détaillée de la commission. M. le professeur Key de Stockholm vous exposera les résultats d'une enquête analogue faite dans les écoles de la Suède. J'ose espérer que lorsque de semblables enquêtes seront produites des divers pays, il sera évident aux pédagogues comme au grand public: que partout, où les résultats sanitaires sont aussi déplorables, le développement physique des enfants réclame des ménagements autres que ceux qui lui ont été accordes jusqu'ici.

On reconnaîtra la nécessité absolue pour la famille et l'école de se donner la main pour parvenir à une éducation basée sur des principes plus physiologiquement rationels. Ce n'est qu'à cette condition que nous puissions espérer voir une nouvelle génération plus saine et plus forte.

DISCUSSION.

Dr. Dahl, de Christiania, machte darauf aufmerksam, dass in den höheren Schulen Norwegens das Misverhältniss des Unterrichtsstoffes und der Schularbeit zu den Kräften der Schüler in den letzten Jahren mehr drohend in den Mädchenschulen wie in den Knabenschulen sich zeigte. Man hat die Mädchenschule nach dem Chablon der Knabenschule mit einer geringen Beschränkung in Beziehung auf Mathematik eingerichtet, und sie mit einen sogenannten Mittelschuleexamen im 16ten Jahre abgeschlossen. Dieser Examen bedingt den Zutritt zu mehreren Lebenserwerbungen: der Andrang und die Concurrence ist sehr gross, und weil die Anstrengung der jungen Mädchen eben in der Pubertätsperiode auf die Spitze geführt wird, treten die Folgen dieses Umstandes mehr und mehr hervor in Anämien und Neurosen. Durch andere höhere Schulen für erwachsene Mädchen werden dieselben Zustände starkt befordert werden.

Die Gesundheitsverhältnisse in den Schulen Schwedens.

Sur l'état sanitaire des enfants dans les écoles suédoises.

On the State of Health of the children in the Swedish Schools.

Prof. **Axel Key**, de Stockholm.

Meine Herren!

In den Schulen meines Vaterlandes, Schwedens, wie gewiss in denen aller Länder, vor deren berühmten Repräsentanten ich die Ehre habe hier das Wort zu führen, nehmen die Studien der klassischen Sprachen seit Alter her eine vorherrschende, ja eine erdrückende Stellung ein. Fast zu keinem einzigen Universitätsexamen werden bei uns die Realschüler zugelassen. Man ist des Dafürhaltens, dass jene Studien eine ganz besondere, formell bildende Kraft besitzen, und dass es, um sich eine wissenschaftliche oder nur allgemeine humanistische Bildung anzueignen, noch in unserer Zeit durchaus nothwendig sei durch dieselben zu einer klaren, anschaulichen und lebendigen Einsicht in das Kulturleben der klassischen Völker gelangt zu sein.

Ob es auch in der That wirklich gelungen sei, unsren aus der Schule heraustretenden Jünglingen eine solche Einsicht beigebracht zu haben, darauf will ich hier nicht näher eingehen. Nur das will ich erwähnen, dass meine sehr starken Zweifel daran noch bedeutend dadurch vermehrt werden, dass selbst die Vertreter dieser Studien sowohl in der Schule wie auf den Universitäten und anderswo so wenig in eine der aller wichtigsten Seiten des Kulturlebens der genannten Völker eingedrungen sind, dass sie, mit seltenen Ausnahmen, die alte klassische Regel

Mens sana in corpore sano!

gar nicht oder wenigstens nicht in der Bedeutung, welche dieselbe für die Alten hatte, verstanden haben.

In der langen Zeit, wo diese Männer das Scepter der Schule in Händen gehabt, haben sie es darum auch in einer Weise geführt, die sehr wenig mit dem System der Alten im Einklange steht. Während das Unterrichts- und das ganze Erziehungssystem der Alten und vornehmlich der Griechen durchgehend auf eine harmonische Ausbildung des Geistes und des Körpers der Jugend herausging, hat die Schule unserer Zeit einseitig die Entwickelung der geistigen Kräfte vor Augen gehabt, und den Träger des Geistes, den Körper, bis in der aller letzten Zeit fast ganz ausser Acht gelassen.

Das moderne Kulturleben mit den neuen, rasch sich entwickelnden Wissenshaften unsrer Zeit hat indessen immer neue und höhere Anforderungen an die Schule gestellt, und, da man diese Forderungen, nach langem Wiederstande, nicht mehr hat ganz zurückweisen können, hat man dieselben zu befriedigen gesucht, indem man das Schema für die Schularbeit der Kinder immer mehr und mehr erweiterte.

So ist man zu einem Maasse für diese Arbeit gekommen, das mit einer gesunden geistigen und körperlichen Entwickelung nicht verträglich sein dürfte. Unsere geehrten Strassburger Kollegen äussern ja auch in ihrem bekannten Gutachten: »Wir können unser Erstaunen darüber nicht verhehlen, dass man es über sich gewinnen konnte, so unerhörte Forderungen an den kindlichen Organismus zu stellen.«

Ueberall in allen Ländern erheben ja, meine Herren, ebenso die Aerzte laute Proteste gegen die allzu grosse geistige Belastung, unter welcher die Entwickelung unsrer Jugend vor sich gehen muss. Die Ueberbürdungsfrage ist somit überall auf die Tagesordnung gekommen, so auch in unsren nordischen Ländern. Wie hoch die Arbeitszeit ist, welche in Dänemark die Schule aus den Kindern herauspresst, davon hat mein geehrter Freund Dr. Hertel Ihnen soeben Zeugnisse gegeben. Dass es hiermit in meinem Vaterlande noch schlimmer steht, das können sie sogleich aus dieser Tabelle erfahren. [1])

TABELLE I.

Durchschnittliche Zeit für die obligatorische Schularbeit.

Unterrichtsstunden in der Schule und Hausarbeitsstunden zusammengerechnet.

Classe.	Durchschnittliche Arbeitszeit für sämmtliche Schulen		Höchste durchschnittl. Arbeitszeit bei irgend einer einzel. Schule		Kürzeste durchschnittl. Arbeitszeit bei irgend einer einzelnen Schule	
	Wöchentlich. St.m.Dcm.	Täglich. St. u. Min.	Wöchentlich. St. m. Dcm.	Täglich. St. u. Min.	Wöchentlich. St. m. Dcm.	Täglich. St. u. Min.
Lat. Cl. VII. 2	66,2	11,2	87,0	14,30	57,8	9,38
» » VII. 1	68,2	11,22	76,0	12,40	60,2	10,2
» » VI. 2	67,4	11,14	77,9	12,59	58,2	9,42
» » VI. 1	66,1	11,1	72,9	12,9	58,1	9,41
» » V.	58,7	9,47	66,5	11,5	50,2	8,22
» » IV.	55,9	9,19	61,2	10,15	47,0	7,50
Real. Cl. VII. 2	68,0	11,20	88,8	14,48	57,8	9,38
» » VII. 1	66,1	11,1	82,1	13,41	58,2	9,42
» » VI. 2	62,8	10,28	83,8	13,58	55,6	9,16
» » VI. 1	63,8	10,38	77,5	12,55	56,0	9,20
» » V.	58,0	9,40	67,6	11,16	51,7	8,37
» » IV.	54,7	9,7	61,7	10,17	48,0	8,0
Gem. Cl. III.	47,7	7,57	53,0	8,50	43,7	7,17
» » II.	46,6	7,46	53,2	8,52	41,9	6,59
» » I.	41,5	6,55	48,1	8,1	37,7	6,17

Die Tabelle gründet sich theils auf gesetzmässige Vorschriften, theils auf genaue, von den einzelnen Knaben gelieferte und von den Aeltern

[1]) Bemerk.: Bei dem Vortrage wurden die in dieser sowohl wie in allen folgenden hier mitgetheilten Ziffertabellen wiedergegebenen Resultate an grafischen Tabellen demonstrirt. Diese grafischen Tabellen, welche hier nicht haben gedruckt werden können, werden in dem Gutachten der schwedischen Schulcommission veröffentlicht.

und den Lehrern kontrollirte Angaben. Eine jetzt noch sitzende Schulcommission ist in derselben Weise wie die dänische Commission verfahren um die Angaben von allen unsren öffentlichen Gelehrten- und Realschulen einzusammeln. Die Tabelle betrifft die vollständigen Schulen, in denen das Maturitätsexamen abgelegt wird. Sie bestehen aus 9 Classen, für das Alter zwischen 9 und 18 Jahren berechnet. Mit der vierten Classe theilt sich die Schule in eine reale und eine klassische oder Lateinlinie.

Bei unsren andern Schulen, nämlich die mit nur 5 oder die mit 3, 2 oder nur 1er Classe, sind die Verhältnisse so übereinstimmend, dass wir hier von denselben ganz absehen können. Alle diese Schulen gehören zu demselben Systeme und hohlen ihre Schüler im Allgemeinen aus den mehr wohlhabenden Volksclassen.

Wir erfahren aus der Tabelle, dass die durchschnittliche Zeit, welche die Schule täglich in Anspruch nimmt, für die jüngsten Schüler schon annährend 7 Stunden ist. Die Arbeitszeit steigt rasch und stetig, so dass dieselbe für die Gelehrtenschüler in der vorletzten Classe durchschnittlich bis zu fast 11 und einer halben Stunde hinaufreicht. Die Realschüler erreichen dieselbe Höhe in der letzten Classe der Schule. Der bei uns obligatorische, tägliche, gymnastische Unterricht ist hier aber mitgerechnet. Nehmen wir diesen weg, stellt sich die Arbeitszeit folgendermassen:

TABELLE II.

Durchschnittliche Zeit für die obligatorische Schularbeit mit Abrechnung des gymnast. Unterrichtes.

Classe.	Wöchentlich. St. m. Decim.	Täglich. St. u. Minut.
Lat. Cl. VII. 2	64,8	10,48
» » VII. 1	63,4	10,34
» » VI. 2	62,8	10,28
» » VI. 1	61,5	10,15
» » V.	54,7	9,7
» » IV.	51,7	8,37
Real Cl. VII. 2	65,9	10,59
» » VII. 1	61,6	10,16
» » VI. 2	58,3	9,43
» » VI. 1	59,2	9,52
» » V.	54,1	9,1
» » IV.	51,2	8,32
Gem. Cl. III.	44,6	7,26
» » II.	43,4	7,14
» » I.	38,4	6,24

Die von der Schule in Anspruch genommene durchschnittliche Zeit, bleibt, wie wir sehen, wenn wir die gymnastischen Unterrichtsstunden abrechnen, (im allgemeinen und annäherungsweise, eine halbe Stunde täglich in den verschiedenen Classen), immer noch so hoch, dass sie, das heisst die wahre Arbeitszeit, z. B. in allen den 4 letzten Classen der Lateinlinie und in den zwei letzten der Reallinie, zwischen 10 und 11 Stunden liegt und in der letzten Classe beider Linien bis zu ganz nahe 11 Stunden geht.

Da die angegebene Zeit die durchschnittliche ist, da dazu, wie erwähnt, gar kein Privatunterricht und keine fakultativen Lehrstunden mitberechnet sind, so können sie sich leicht denken, meine Herren, wie gross die Anzahl der Knaben sein muss, welche noch viel mehr Zeit für die Schularbeit brauchen; ja für eine unsrer Schulen steigt selbst die durchschnittliche Zeit für die obligatorische Arbeit einer Klasse auch mit Abrechnung der Gymnastik bis zu 14 Stunden des Tages und der Nacht, wie es aus der Tabelle 1 ersichtlich ist.

Wie finden die Kinder unter solchen Verhältnissen die nöthige Zeit zu den Mahlzeiten, zum Ausruhen, zu körperlichen Bewegungen im Freien, und vor Allem zum Schlafe? Muss nicht ihre geistige Kraft bei einer solchen Belastung ermüden und erschlaffen, und die körperliche Entwickelung leiden oder gar zurückbleiben?

Ihnen, meine Herren, brauche ich aber nicht darzulegen, wie unvereinbar eine solche Arbeitsbürde mit den physiologischen und hygieinischen Anforderungen ist.

Es giebt wohl in der Welt keine andere Autorität als vereinzelnte echte Pädagogen der alten Schule, welche dieselbe als zulässig ansehen können.

Wie steht es nun unter solchen Verhältnissen faktisch mit der Gesundheit der Schulkinder?

Wie sehr man auch in den Kulturländern Europas über die Ueberbürdung geklagt hat, und wie viele Kommissionen sich mit dieser Frage auch schon beschäftigt haben, so hat man doch hierüber im allgemeinen nur zu subjektiv beurtheilt. Eingehende allseitige Untersuchungen des Gesundheitszustandes der Schuljugend sind nicht angestellt worden. Selbst der Begriff, Ueberbürdung, ist sehr verschiedentlich aufgefasst, und darum die Frage je nach den verschiedenen Auffassungen sehrabweichend beantwortet worden. Es ist hohe Zeit dieser Frage näher zu treten um eine faktische Unterlage für das Urtheil zu schaffen.

Es gebührt meinem Freunde Dr. Hertel die Ehre dies zuerst für die gesammten Schulen Kopenhagens gethan zu haben, und zwar nach einer Methode, die sich als sehr zweckentsprechend bewährt, und von welcher er Sie eben in Kenntniss gesetzt hat.

Vor bald 2 Jahren wurde in Schweden eine Kommission beauftragt unsre ganze höhere Schulorganisation in Betracht zu nehmen. Man beabsichtigte mit dieser Kommission nicht eigentlich, wie mit der gleichzeitigen dänischen, eine hygienische Untersuchung der Schulen. Die Kommission war vor Allem von den bei uns immer stärker und immer unabweisbarer hervortretenden Forderungen behufs der ausgedehnteren Rechte der Realschüler ins Leben gerufen.

Indessen beschloss die Kommission, von der ich alleiniges medicinisches Mitglied wurde, eine so durchgehende hygienische Untersuchung wie möglich durchzuführen, um bei der neuen Organisation, wie bei der Bestimmung der Arbeitszeit u. s. w., auf deren Resultate Rücksicht zu nehmen. Bei der Untersuchung haben wir hauptsächlich die Hertel'sche Methode befolgt. Bei uns in Schweden wurde die Untersuchung besonders dadurch

Graf Tab. A

Procent Kranker Schüler in den verschiedenen Classen der Schule

Procent Kranker Schüler in den verschiedenen Classen der Schule

Sowohl mit Einrechnung als nach Abrechnung der Kurzsichtigkeit.

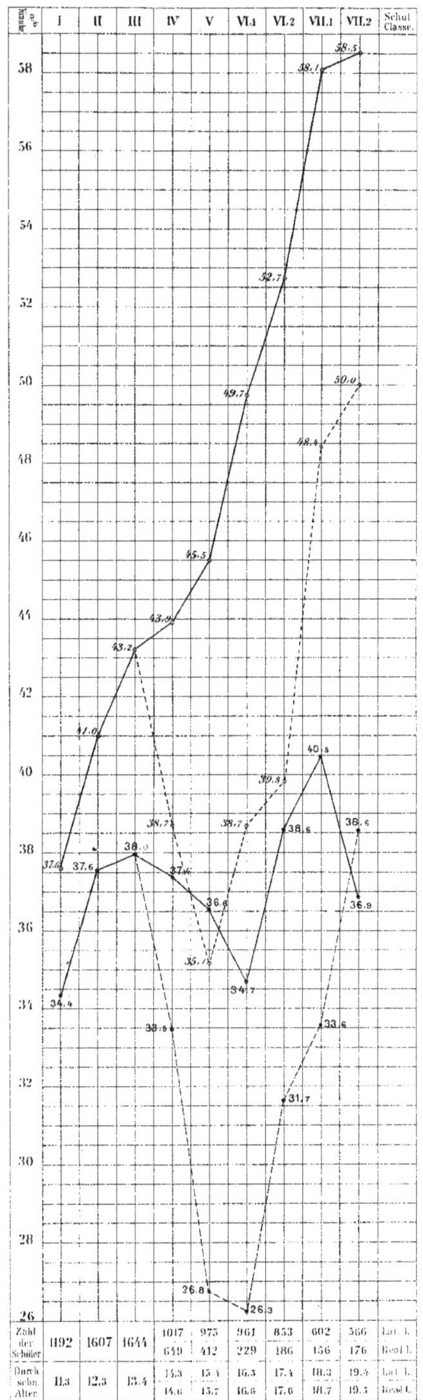

	I	II	III	IV	V	VI.1	VI.2	VII.1	VII.2	
Zahl der Schüler	1192	1607	1644	1017	975	961	853	602	366	Lat. l.
				649	412	229	186	156	176	Real l.
Durchschn. Alter.	11.3	12.3	13.4	14.3	15.4	16.5	17.4	18.3	19.4	Lat. l.
				14.6	15.7	16.6	17.6	18.7	19.5	Real l.

Die Kurzsichtigkeit einberechnet schwarze Linien
" " abgerechnet rothe Linien.
Die gestreifte Linien bezeichnen die Realschüler.

erleichtert, dass fast bei jeder höheren Schule ein Schularzt schon seit Jahren gesetzmässig angestellt ist. Wir konnten darum auch in gewissen Richtungen mehr auf Einzelheiten eingehen als es andernfalls möglich gewesen wäre.

Wir hatten uns eigentlich nur mit den höheren Knabenschulen zu beschäftigen. Daneben haben wir aber auch 36 Mädchenschulen untersuchen lassen. Zusammen.

sind 14,722 Knaben
und 3,246 Mädchen

untersucht worden.

Mit den Volkschulen haben wir uns nicht befasst.

Die hauptsächlichsten Resultate für die Knabenschulen gehen aus der hier beigefügten Tabelle III hervor. Sie stimmen für die verschiedenartigen höheren Knabenschulen so genau überein, dass wir nur diese Tabelle für die vollständigen Schulen näher zu betrachten brauchen.

Wenn wir die Kurzsichtigkeit zu den kränklichen Veränderungen mit heranziehen, so sehen wir also, dass, wie die Tabelle zeigt, von allen den in den genannten Schulen untersuchten 11,227 Knaben nicht weniger als 44,8 % langwierig krank oder mit langwierigen Kränklichkeiten behaftet sind. Auf der Lateinschule steigt die Anzahl derselben bis zu 50 %. Auf der Reallinie wie in den untersten drei Klassen ist die Anzahl etwas niedriger doch immer noch 40 %

Auf der grafischen Tabelle A zeigt die blaue Linie, wie die Procentzahl von 37,6 in der ersten Klasse bis zu 58 in der letzten Klasse steigt. Hier ist aber, wie erwähnt, die Kurzsichtigkeit mitgerechnet, und diese erhöht die Procentzahl ziemlich bedeutend, besonders in den höheren Klassen. Die Kurzsichtigkeit ist wohl beweislich von den die Augen anstrengenden Schularbeiten zum grossen Theil hervorgebracht oder befördert, und darum auch vielleicht mehr als irgend eine andere als eine Schulkrankheit zu betrachten, kann ja aber anderseits mit einem ganz guten allgemeinen Gesundheitszustand zusammenstehen.

Wenn wir dann von derselben vollständig absehen, so bekommen wir ganz andere, an der Tabelle rothgezeichnete, Kurven. Diese geben die wahre Kränklichkeit der Kinder richtiger wieder.

In der untersten Klasse finden wir indessen auch dann schon 34,4 % Kranke. Die Kurve steigt rasch in der zweiten Klasse und erreicht ihr erstes Maximum in der dritten Klasse. Von hier an sinken die Kurven, sowohl die der Lateinlinie als die der Reallinie, schnell in den nächst folgenden Klassen, erhöhen sich dann wieder scharf in den letzten um für die Lateinlinie ihre zweite Spitze in der vorletzten, für die Reallinie in der letzten Klasse zu erreichen.

Diese ganz eingenthümlichen Erhebungen und Senkungen der Kurve, welche meiner Meinuug nach grosse Aufmerksamkeit verdienen, sind gewiss nicht von Zufälligkeiten abhängig.

Dafür bürgt, erstens: die grosse Anzahl der untersuchten Knaben.

Zweitens: dass ganz dieselben Erhebungen und Senkungen der Kurve, wie Sie sehen, sowohl an der Lateinlinie als bei der Reallinie, und hier noch viel schärfer ausgeprägt, vorkommen werden.

Drittens: dass sie nicht nur bei den verschiedenen Arten der Schulen, sondern auch bei den einzelnen Schulen derselben Art sich als konstant zeigen.

TABELLE III. **Der Gesundheitszustand in säm**

Classe.	Zahl der Schüler.	Im Allgemeinen gesunde.	Langwierig kranke.	Nicht angegebene.	% im Allgem. gesunde.	% langwierig kranke.	Bleichsucht.	Nasenbluten.	Nervösität.	Appetiten-
Lateinlin. VII. 2	566	235	331	—	41,5	58,5	64	38	20	1
» VII. 1	602	252	349	1	41,9	58,1	75	49	18	1
» VI. 2	854	404	450	—	47,3	52,7	115	55	18	1
» VI. 1	961	483	477	1	50,3	49,7	117	69	20	1
Summe	**2,983**	**1.374**	**1,607**	**2**	46,1	53,9	**371**	**211**	**76**	**5**
Proc. Krankheiten	—	—	—	—	—	—	12,4	7,1	2,6	1,
Lateinlin. V	976	528	440	8	54,5	45,5	126	68	18	3
« I	1,017	570	446	1	56,1	43,9	132	43	14	3
Summe	**1,993**	**1,098**	**886**	**9**	55,3	44,7	**258**	**111**	**32**	**6**
Proc. Krankheiten	—	—	—	—	—	—	13,0	5,6	1,6	3,
Reallin. VII. 2	176	88	88	—	50,0	50,0	13	10	2	
» VII. 1	156	80	75	1	51,6	48,4	17	10	3	
» VI. 2	186	112	74	—	60,2	39,8	17	10	—	
» VI. 1	229	142	87	—	62,0	38,0	17	11	2	
Summe	**747**	**422**	**324**	**1**	56,6	43,4	**64**	**41**	**7**	**1**
Proc. Krankheiten	—	—	—	—	—	—	8,6	5,5	0,9	1,
Reallin. V	412	267	144	1	65,0	35,0	37	24	6	
» IV	649	401	247	1	61,9	38,1	69	32	5	2
Summe	**1,061**	**668**	**391**	**2**	63,1	36,9	**106**	**56**	**11**	**2**
Proc. Krankheiten	—	—	—	—	—	—	10,0	5,3	1,0	2,
Gem. III	1,644	923	710	1	56,8	43,2	228	106	31	6
» II	1,607	947	659	1	59,0	41,0	218	103	43	8
» I	1,192	743	448	1	62,4	37,6	179	65	22	5
Summe	**4,443**	**2,623**	**1,817**	**3**	59,1	40,9	**625**	**274**	**96**	**20**
Proc. Krankheiten	—	—	—	—	—	—	14,1	6,2	2,2	4,
Sämmtl. Classen.										
Lateinlin. VII. 2—VI 1	2,983	1,374	1,607	2	46,1	53,9	371	211	76	5
» V—IV ...	1,993	1,098	886	9	55,3	44,7	258	111	32	6
Reallin. VII. 2—VI. 1	747	422	324	1	56,4	43,6	64	41	7	1
» V—IV	1,061	668	391	2	63,1	36,9	106	56	11	2
Gemein. Lin. III—I	4,443	2,623	1,817	3	59,1	40,9	625	274	96	20
Summe	**11,227**	**6,185**	**5,025**	**17**	55,2	44,8	**1,424**	**693**	**222**	**35**
Proc. Krankheiten	—	—	—	—	—	—	12,7	6,2	2,0	3,
Ganze Lateinlin. VII. 2 —IV	4,976	2,472	2,493	11	49,8	50,2	629	322	108	11
Proc. Krankheiten	—	—	—	—	—	—	12,7	6,5	2,2	2,4
Ganze Reallin. VII. 2 —IV	1,808	1,090	715	3	60,4	39,6	170	97	18	34
Proc. Krankheiten	—	—	—	—	—	—	9,4	5,4	1,0	1,9
Gemein. Lin. III—I	4,443	2,623	1,817	3	59,1	40,9	625	274	96	20
Proc. Krankheiten	—	—	—	—	—	—	14,1	6,2	2,2	4,

...en vollständigen Knabenschulen.

...Köpfen.	Kurzsichtigkeit.	Andere Augenkrankheiten.	Verkrümmungen der Wirbelsäule.	Scrophulose.	Andere langwierige Krankheiten.	Summe langwieriger Krankheiten.	% langwieriger Krankheiten.	Zufällig kranke Schüler.	% zufällig kranker Schüler.	Summe langwier. u. zufäll. kranker Schüler.	% langwierig und zufällig kranker Schüler.
52	211	32	7	5	71	513	90,6	34	6,0	339	59,9
90	196	32	6	8	75	563	93,5	30	5,0	357	59,3
18	210	55	12	16	103	714	83,6	41	4,8	464	54,3
29	225	41	15	15	102	749	77,9	42	4,4	500	52,0
389	**842**	**160**	**40**	**44**	**351**	**2,539**	85,1	**147**	4,9	**1,660**	55,6
3,0	28,2	5,4	1,3	1,5	11,8	—	—	—	—	—	—
29	167	42	12	30	96	720	74,4	37	3,8	456	47,1
53	100	52	12	37	99	672	66,0	60	5,9	467	45,9
282	**267**	**94**	**24**	**67**	**195**	**1,392**	70,2	**97**	4,9	**923**	46,5
4,2	13,5	4,8	1,2	3,4	9,8	—	—	—	—	—	—
21	37	10	10	2	28	135	76,6	1	0,6	89	50,6
13	41	6	5	1	19	116	74,4	2	1,3	76	48,7
18	31	9	6	2	20	115	61,9	6	3,2	78	41,9
25	45	8	2	4	19	140	61,1	14	6,1	94	41,0
77	**154**	**33**	**23**	**9**	**86**	**506**	67,8	**23**	3,1	**337**	45,2
0,3	20,7	4,4	3,1	1,2	11,5	—	—	—	—	—	—
40	52	22	4	7	25	219	53,3	17	4,1	153	37,2
83	58	29	19	18	57	390	60,1	21	3,2	257	39,6
123	**110**	**51**	**23**	**25**	**82**	**609**	57,5	**38**	3,6	**410**	38,7
1,6	10,4	4,8	2,2	2,4	7,7	—	—	—	—	—	—
261	158	85	23	60	148	1,163	70,7	89	5,4	742	45,1
243	103	93	30	54	128	1,103	68,6	101	6,3	701	43,6
140	72	48	10	43	115	749	62,8	76	6,4	485	40,8
644	**333**	**226**	**63**	**157**	**391**	**3,015**	67,9	**266**	6,0	**1,928**	43,4
4,5	7,5	5,1	1,4	3,5	8,8	—	—	—	—	—	—
389	842	160	40	44	351	2,539	85,1	147	4,9	1,660	55,6
282	267	94	24	67	195	1,392	70,2	97	4,9	923	46,5
77	154	33	23	9	86	506	68,1	23	3,1	337	45,2
123	110	51	23	25	82	609	57,5	38	3,6	410	38,7
644	333	226	63	157	391	3,015	67,9	266	6,0	1,928	43,4
515	**1,706**	**564**	**173**	**302**	**1,105**	**8,061**	71,9	**571**	5,1	**5,258**	46,8
13,5	15,2	5,0	1,5	2,7	9,9	—	—	—	—	—	—
671	1,109	254	64	111	546	3,931	79,2	244	4,9	2,583	52,0
13,5	22,3	5,1	1,3	2,2	11,0	—		—	—	—	—
200	264	84	46	34	168	1,115	61,8	61	3,4	747	41,4
11,1	14,6	4,7	2,5	1,9	9,3	—		—	—	—	—
644	333	226	63	157	391	3,015	67,9	266	6,0	1,938	43,6
14,5	7,5	5,1	1,4	3,5	8,8				—		

Da ich nun in unsren Schulanordnungen keinen stichhaltigen Grund für diese so ausgeprägte Sinkung der Krankenkurve nach der dritten Klasse und Steigung nach der sechsten, finden konnte, so liess ich es mir angelegen sein, nachzusehen, ob dieselbe in irgend einem bestimmten Verhältniss zu der Pubertätsentwickelung stünde.

Werfen wir daher, um dieses prüfen zu können, zuerst einen Blick auf den Gang dieser Entwickelung bei den Kindern unsres Landes.

Wie die dänische Kommission haben wir alle die untersuchten Knaben wie Mädchen wiegen und messen lassen. Hier sehen Sie die wichtigsten Resultate davon.

Auf der grafischen Tabelle B. bezeichnet die blaue zusammenhängende Linie a die durchschnittliche Länge der Knaben in einem Alter von 6 bis 20 Jahren; also von ihrem 7ten bis zum 21sten Lebensjahre.[1]) Die gestreifte Linie bezeichnet ihr Gewicht. Die rothen Linien bezeichnen dieselben Verhältnisse für die Mädchen von ihrem 7ten bis zum 21sten Lebensjahre.

Sie sehen, wie die Mädchen von ihrem 12ten bis zum 16ten Lebensjahre sowohl länger wie schwerer als die Knaben sind, und wie das Verhältniss nachher sich durch die spätere stärkere Entwickelung der Knaben ändert.

Ich will doch ihre hauptsächliche Aufmerksamkeit auf die grafische Tabelle C. lenken. Es ist hier mit den blauen und rothen Linien veranschaulicht, wie viel die Kinder jährlich an Länge und Gewicht zunehmen. Die Zunahme ist in Centimetern und Kilogrammen angegeben.

Von der hier bezeichneten schwachen Zunahme der Mädchen in ihrem 7ten und starken Zunahme in ihrem 8ten Lebensjahre, müssen wir vielleicht absehen, da die Zahl der in diesem Alter untersuchten Mädchen gar zu klein ist. Die grösste Längenzunahme der Mädchen liegt dann in ihrem 12ten Lebensjahre. Das 14te Lebensjahr darf doch wohl als ihr kräftigstes Entwickelungsjahr bezeichnet werden, da in diesem Jahre die Gewichtszunahme zugleich am grössten ist.

Für die Knaben wiederum kommt die grösste Längenzunahme 3 Jahre später als für die Mädchen nämlich in ihrem 15ten Jahre. Die grösste Gewichtszunahme kommt dann in den nächsten beiden Jahren, im 16ten und 17ten, welche als die kräftigsten Entwickelungsjahre der Knaben angesehen werden müssen.

Sehen wir dann nach, wie die Krankenkurve der Knaben sich zu diesen Entwickelungskurven verhält. Sie ist nach dem durchschnittlichen Alter der Knaben der verschiedenen Schulklassen in die Tabelle hineingelegt. — Wir finden dann, dass sie ihre erste Spitze unmittelbar vor oder bei dem Beginn der eigentlichen Pubertätsentwickelung erreicht. Sobald diese Entwickelung kräftig angefangen hat, senkt sich die Krankenkurve und zwar stetig bis zu dem Jahre, da die Entwickelung hauptsächlich vollendet ist; dann steigt sie wieder sehr schnell um in dem 19ten oder 20sten Jahre ihr zweites Maximum zu bekommen. Dies alles deutet ja an, dass die Knaben ihre grösste Wiederstandsfähigkeit gerade während der Pubertätsentwickelung haben, die kleinste dagegen unmittelbar vorher und unmittelbar nachher. Auch bei den dänischen Untersuchungen ist es ja herausgekommen, dass die Krankheitskurve ihre grösse Höhe für die 12 jährigen

---

[1]) Die Mass- und Gewichtsangaben der Knaben vom 7ten bis zum 9ten Lebensjahre betreffen nur Knaben in den vorbereitenden Schulen Stockholms.

Graf. Tab. D

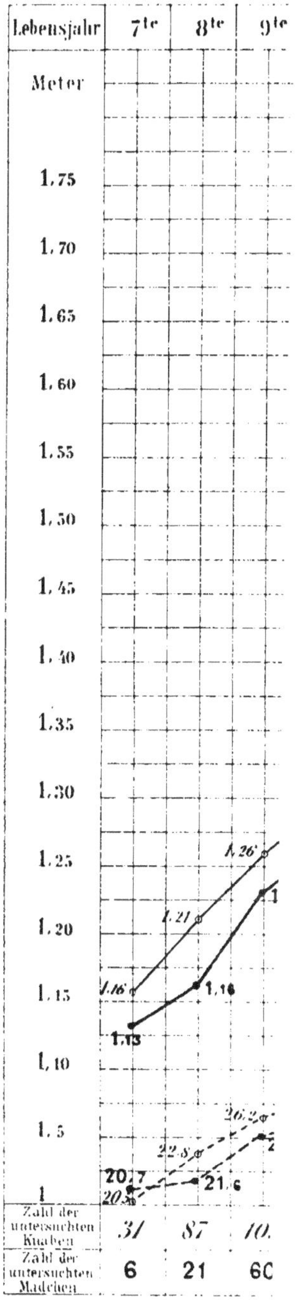

Lebensjahr	7te	8te	9te
Meter			
1.75			
1.70			
1.65			
1.60			
1.55			
1.50			
1.45			
1.40			
1.35			
1.30			
1.25			
1.20			
1.15			
1.10			
1.5			
1			
Zahl der untersuchten Knaben	*31*	*87*	*10.*
Zahl der untersuchten Mädchen	6	21	60

Graf Tab 5

Durchschnittslänge und Durchschnittsgewicht.

Knaben u. Mädchen.

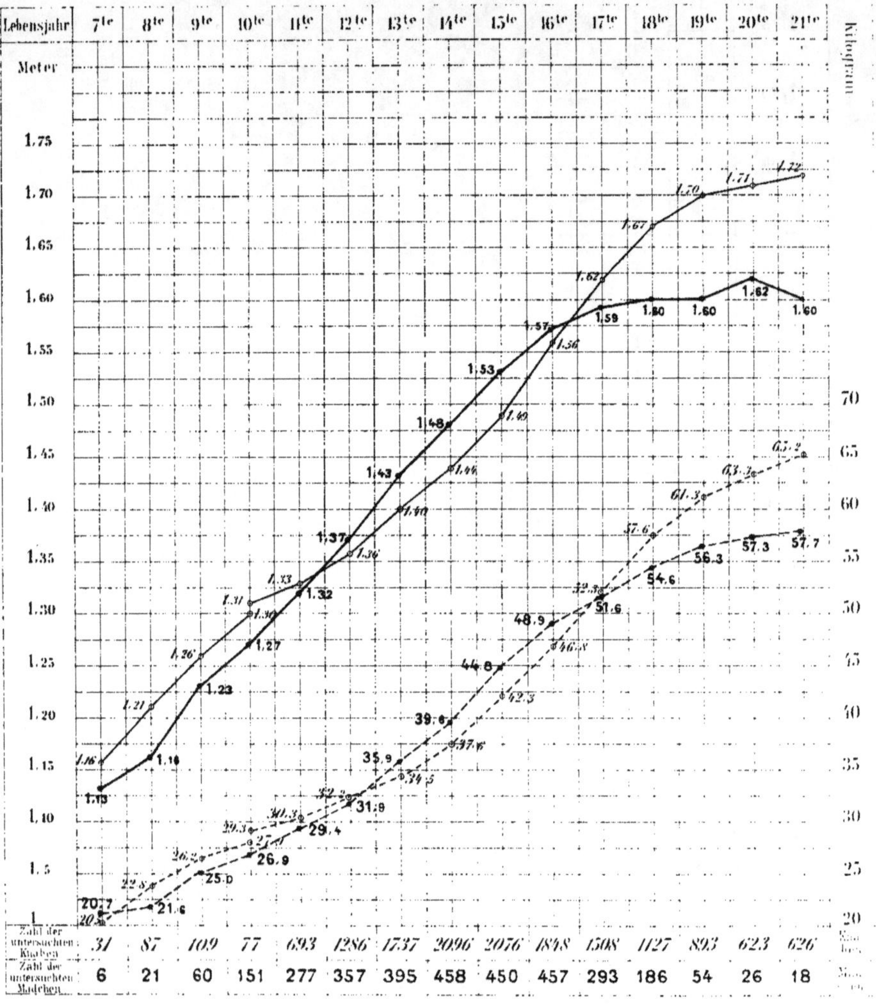

Gad. Ta... (

Jährlich…

Langenwachsthum, jährlich	Gewichtszunahme, jährlich	
		Schu…
		Zahl
		Durch…

Graf Tab. C.

Jährliche Längen und Gewichtszunahme der Knaben und Mädchen nebst dem Krankenprocent der Knaben in den vollständigen Schulen (Die Kurzsichtigkeit abgerechnet)

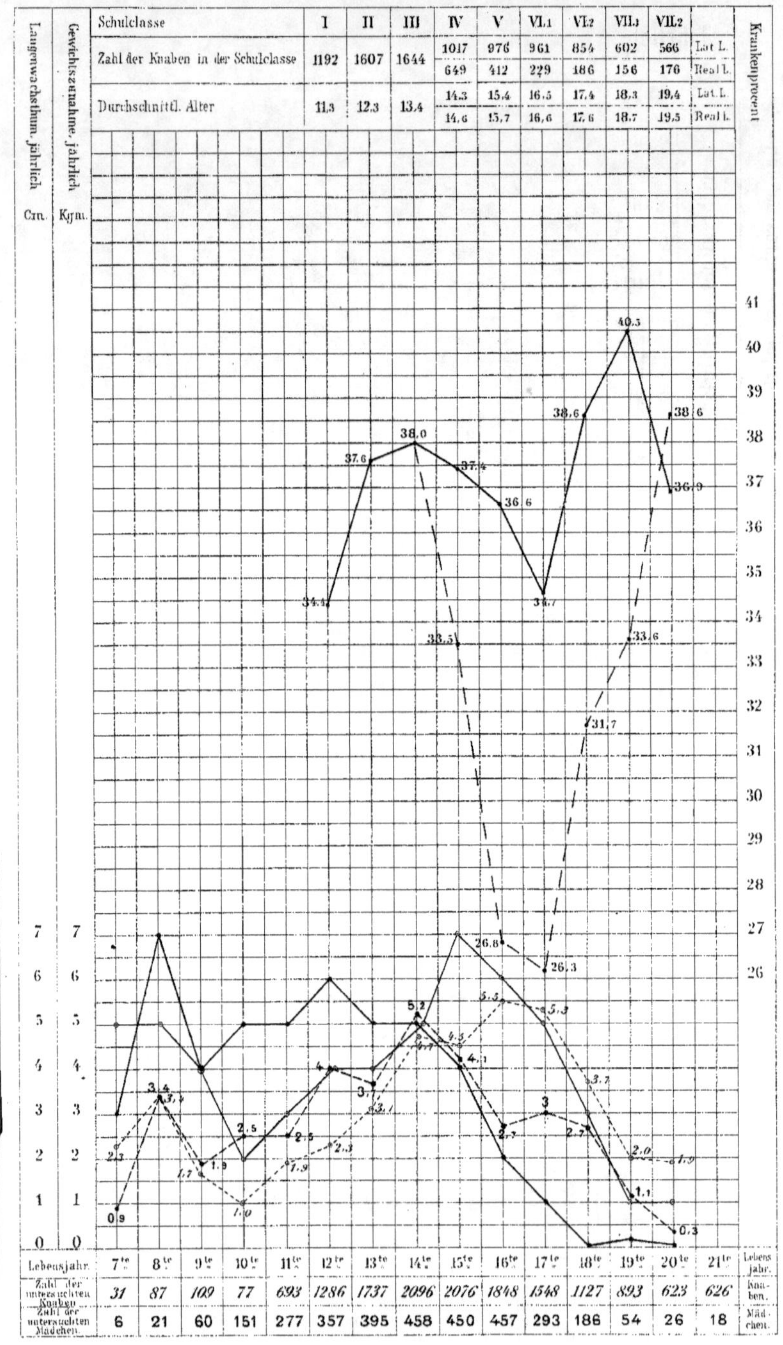

Knaben, also für Knaben im 13ten Lebensjahre haben. Die Knaben, welche in Dänemark in den Jahren nach der Pubertätsentwickelung untersucht worden, sind zu wenig zahlreich, um daraus sichere Schlusse ziehen zu können, doch will ich nicht unerwähnt lassen, dass für diejenigen, welche 19 und 20 Jahre alt waren, das Krankenprocent 39 ist und also eine starke Steigerung wenigstens andeutet.

Meine Herren! Würde es sich durch ausgedehnte ähnliche Untersuchungen in andern Ländern bestätigen, dass die Kränklichkeit der Knaben ganz allgemein in Verhältniss zur Pubertätsentwickelung steht, wie wir es bei uns in Schweden, bei den jetzt durchgeführten Untersuchungen gefunden haben, dann scheint mir dies von hoher Bedeutung zu sein. Gewiss würden wir daraus für die rationelle Erziehung der Knaben viel zu lernen haben, und ganz besonders müssten wir bei den Schulorganisationen dafür sorgen, dass die Unterklassen der Schule so viel wie immer möglich von schädlichen Einflüssen verschont würden, wozu auch sehr viele andere Verhältnisse mahnen. In dieser Richtung ist auch schon unsre jetzige schwedische Kommission gegangen.

Von vorbereitenden Schulen mit Knaben unter 9 Jahren haben wir nur die in Stockholm untersuchen können. Die hauptsächlichsten, den Gesundheitzustand und die physische Entwickelung der Knaben dieser Schulen betreffenden Resultate sind aus der Tabelle 4 ersichtlich. Von Interesse ist es, dass wir bei den 7jährigen Knaben, also bei denen, welche in ihrem 8ten Lebensjahre stehen, ganz dasselbe Krankenprocent antreffen, das man bei der dänischen Untersuchung unter den Knaben im 7ten Lebensjahre gefunden hat, nämlich 19 %. Das Procent steigt nachher bei uns, wie dort, sehr schnell in den nachfolgenden Klassen, und zwar bei uns schneller und höher als in Dänemark.

Hierbei ist doch zu bemerken, dass das Krankenprocent in den Stockholmer Schulen im Allgemein höher ist, als durchschnittlich im übrigen Lande.

TABELLE IV.

Das Krankenprocent zusammengestellt mit der jährlichen Längen- und Gewichtszunahme in den vorbereitenden Knabenschulen Stockholms.

Vorbereitende Classe.		I.	II.	III.	IV.
Zahl der Schüler		91	149	189	101
Durchschnittliches Alter		7,8	8,9	10,1	10,8
Krankenprocent		19,8	38,1	35,4	43,6
Längenzunahme jährlich. Ctm.	5	5	4	3	4
Gewichtszunahme jährlich. Kgr.	2,3	3,4	1,7	1,6	2,2
Lebensjahr	7te	8te	9te	10te	11te
Zahl der Untersuchten	31	87	109	121	71

Mit der Steigung des Krankenprocents steht auch für diese Altersklassen eine Sinkung der jährlichen Entwickelungskurve zusammen. Ich will döch darauf nicht zu viel Gewicht legen, da die Zahlen der in diesen Altern untersuchten Knaben nicht sehr gross sind. Künftige, mehr ausgedehnte Untersuchungen, sind gewiss nöthig und, wie es mir scheint, sehr zu wünschen, um sichere Schlüsse für diese Altersstufen ziehen zu können.

Mit der Gesundheit der Mädchen ist es in unsren Schulen, wie in den dänischen, noch weit schlechter bestellt als mit der der Knaben.

Von allen den untersuchten Mädchen sind nämlich, und zwar nachdem wir die Kurzsichtigkeit abgerechnet haben, nicht minder als 61,7 % langwierig krank oder kränklich. Sie sind in unsren tabellarischen Zusammenstellungen nicht nach Schulklassen, sondern nach Altersklassen geordnet. Wie die Tabelle 5 zeigt, ist das Procent der kranken Mädchen im achten Lebensjahre 28 %. Es steigt nachher sehr schnell, hat nur im zehnten Jahre eine kleine Sinkung und erreicht im 13ten Jahre sein erstes Maximum. Für die nächstfolgenden Jahre senkt sich die Krankenkurve ein wenig bis zum 17ten Lebensjahre; erhebt sich dann schnell um für das 18te Jahr ihre zweite Spitze mit 68 % zu erreichen.

TABELLE V.

Das Krankenprocent, zusammengestellt mit der jährlichen Längen- und Gewichtszunahme der Mädchen.

Lebensjahr.	7.	8.	9.	10.	11.	12.	13.	14.	15.	16.	17.	18.	19.	20.
Krankenprocent		28,6	50,0	47,6	55,7	59,7	64,2	64,4	63,1	63,9	62,5	68,5	60,3	60,0
Längenzunahme. Ctm.	3	7	4	5	5	6	5	5	4	2	1	0	0,2	0
Gewichtszunahme. Klg.	0,9	3,4	1,9	2,5	2,5	4,0	3,7	5,2	4,1	2,7	3	2,7	1,1	0,3
Zahl der untersuchten Mädchen	6	21	60	151	277	357	395	458	450	457	293	186	54	26

Ein so ausgeprägtes Verhältniss zu der Pubertätsentwickelung wie die Krankenkurve der Knaben zeigt, finden wir bei der Krankenkurve der Mädchen nicht ausgesprochen. Alle die Umstände, welche zu der übergrossen Kränklichkeit der Mädchen mitwirken, müssen genau studirt werden. Ist es doch von grosser Bedeutung, dass die Mütter der künftigen Generationen ihre Entwickelungsperiode nicht in einem solchen Zustande, wie diese Zahlen es angeben, sondern so gesund wie möglich durchgehen mögen.

Bei der Aufzählung der Kranken und der Krankheiten haben wir nur langwierige Krankheiten und Kränklichkeiten mitgerechnet. Leichtere langwierige Uebelstände sind ausgeschlossen. Acute Krankheiten sind gar nicht aufgenommen, oder richtiger, getrennt für sich aufgenommen, und in den hier angegebenen Procentzahlen sind sie ausgeschlossen.

Ueber gewisse langwierige Krankheitszustände wie Bleichsucht, Kopfweh, Scrophulose u. s. w. hatten wir in unsren herumgesandten Frageformularen specielle Fragen aufgestellt. Unter einer allgemeinen Frage nach »anderen langwierigen Krankheiten« sind dann die verschiedenen Krankheiten der Respirations-, der Circulations-, der Digestions-Organe u. s. w. angegeben.

Aus der hier beigefügten Tabelle 6 ist ersichtlich, wie häufig die speciell nachgefragten Krankheiten in jeder Klasse der vollständigen Knabenschulen vorkommen.

TABELLE VI.

Das Vorkommen der speciell nachgefragten Krankheiten.

Procentangaben.

Classe.		Zahl der Schüler.	Procent langwieriger Kranke.	Bleichsucht.	Nasenbluten.	Nervosität.	Appetitenmangel.	Kopfweh.	Kurzsichtigkeit.	Andere Augenkrankheiten.	Verkrümmungen der Wirbelsäule.	Scrophulose.	Andere langwierige Krankheiten.	Procent langwieriger Krankheiten.
Latl.	VII. 2	566	58,5	11,3	6,5	3,6	2,3	9,2	37,3	5,7	0,2	0,9	12,6	90,6
»	VII. 1	602	58,1	12,5	8,1	3,0	2,3	15,0	32,5	5,3	1,0	1,3	12,5	93,5
»	VI. 2	854	52,7	13,5	6,7	2,1	1,4	13,8	24,6	6,4	1,4	1,9	12,1	83,6
»	VI. 1	961	49,7	12,2	7,2	2,1	1,7	13,4	23,4	4,2	1,6	1,6	10,5	77,9
»	V.	975	45,5	13,0	7,0	1,9	3,3	13,3	17,3	4,3	1,3	3,1	9,9	74,4
»	IV.	1017	43,9	13,1	4,2	1,4	2,9	15,0	9,8	5,1	1,2	3,6	9,7	66,0
Reall.	VII. 2	176	50,0	7,4	5,7	1,1	1,1	11,9	21,0	5,7	5,7	1,1	15,9	76,6
»	VII. 1	156	48,4	10,9	6,4	1,9	0,6	8,3	26,3	3,8	3,3	0,6	12,3	74,4
»	VI. 2	186	39,8	9,1	5,4	—	1,1	9,7	16,7	4,8	3,2	1,1	10,8	61,9
»	VI. 1	229	38,0	7,4	4,8	0,9	3,1	10,9	19,6	3,5	0,9	1,7	8,3	61,1
»	V.	412	35,0	9,0	5,8	1,5	0,5	9,7	12,6	5 4	1,0	1,7	6,1	53,3
»	IV.	649	38,1	10,6	4,9	0,8	3,1	12,8	8,9	4,5	2,9	2,8	8,8	60,1
Gem. L.	III.	1644	43,2	13,9	6,4	1,9	3,8	15,9	9,6	5,2	1,4	3,6	9,0	70,7
» »	II.	1607	41,0	13,6	6,4	2,7	5,5	15,1	6,4	5,8	1,9	3,3	7,9	68,6
» »	I.	1192	37,6	15,0	5,5	1,8	4,6	11,7	6,1	4,0	0,8	3,6	9,7	62,8

Ich darf Ihre Zeit, meine Herren, für die Details der Tabelle nicht in Anspruch nehmen. Nur ein Par Bemerkungen will ich mir erlauben.

Wir sehen, wie das Procent der Kurzsichtigkeit rasch in die Höhe steigt, um in der letzten Lateinsklasse 37 % zu erreichen. Auf eine sehr bemerkenswerthe Sistirung in der Zunahme der Kurzsichtigkeit bei dem Anfange und am Ende der Pubertätsperiode will ich hier nur im Vorbeigehen ihre Aufmerksamkeit lenken. Bei einer andern Gelegenheit beabsichtige ich hierauf zurückzukommen. Zu bemerken ist, dass die Kurzsichtigkeit wohl noch etwas häufiger ist, als diese Untersuchung hat darlegen können.

Sehen wir von der Kurzsichtigkeit ab, so finden wir, dass fast alle Procentzahlen der verschiedenen Krankheiten mit der beginnenden Pubertätsentwickelung sich senken um nach derselben wieder zu steigen.

Die Kurve für Kopfweh nimmt die höchste Stellung ein. Sie nimmt so ziemlich die Form der allgemeinen Krankheitskurve mit ihren Spitzen unmittelbar vor und unmittelbar nach der Pubertätsentwickelung.

Die Bleichsucht nimmt im Allgemeinen in den höheren Knabenklassen ab.

Die Scrophulose spielt bei unsren Knaben in diesen Altern eine wenig hervorragende Rolle.

In der Tabelle 7 habe ich für die vollständigen Schulen die unter der Rubrik »andere langwierige Krankheiten« angegebenen Krankheits-Zustände, in gewissen Gruppen und nach Organsystemen zusammengestellt.

Am meisten kommen die Lungenkrankheiten vor. 2 bis 3 % der Knaben sind die ganze Schule durch damit behaftet. Die Kurve der Herzkrankheiten steigt nicht unerheblig in den höheren Klassen. Eine Steigung zeigen auch die Magen- und Darmkrankheiten.

Die Tabelle 8 zeigt, wie viel die speciell nachgefragten Krankheiten, einzeln vorkommend, nach Procent der Zahl der Schüler, jede für sich dazu beitragen den allgemeinen Krankenprocent zu erhöhen.

Ich will Sie aber nicht weiter mit Details aufhalten. Die Frage muss ich doch noch aufnehmen: Kann es statistisch bewiesen werden, dass die Länge der Arbeitszeit einen bestimmten Einfluss auf die Gesundheit der Kinder ausübt?

Bei seinen ersten Untersuchungen der Schulen Kopenhagens kam Hertel in dieser Hinsicht zu positiven Resultaten. Bei den späteren Untersuchungen der Schulen von ganz Dänemark waren dagegen die Resultate negativ Wie ich meine, war doch die bei diesen Untersuchungen angewandte Methode nicht dazu geeignet sichere Resultate hervorgehen u lassen.

Wir sind bei unsrer Untersuchung in einer andern Weise verfahren. Bedingungen für einen solchen Vergleich sind, dass die zusammenzustellenden Knaben unter so ähnlichen sanitären Verhältnissen wie überhaupt möglich leben, und ferner, dass sie alle so gleichmässig und genau wie möglich untersucht seien, und zuletzt dass ihre Anzahl an jeder Seite nicht zu niedrig und wo möglich gleich gross sei.

Um diese Bedingungen zu erfüllen, haben wir bei einer unsrer Berechnungen nur die Schulen Stockholms mit ihren nahe zu 2000 Knaben mitgenommen,

Dann haben wir die durchschnittliche Arbeitszeit einer jeden Klasse berechnet, und die Knaben in zwei Gruppen geordnet, nämlich erstens die, welche über diese Zeit arbeiteten, und zweitens die, welche eine kürzere Zeit, als die durchschnittliche, brauchten. Es zeigte sich dann, wie die Tabelle 9 weist, dass von den Knaben, welche die kürzere Arbeitszeit hatten, waren 50,8 % krank; von den anderen, welche längere Zeit, als die durchschnittliche, verwendeten, waren dagegen 56,1 % krank. Eine Differenz also von 5,3 %, was ja sehr bemerkenswerth ist, besonders wenn man bedenkt, wie viele andere Einflüsse sich hier noch geltend machen.

Ganz besonders will ich Ihre Aufmerksamkeit derauf lenken, dass der erwähnte Einfluss der Arbeitszeit auf den Gesundheitszustand ganz konstant in den 5 untersten Klassen hervortritt. Die Zahlen der untersuchten

TABELLE VII. **Procentangaben.**

Classe.		Zahl der untersuchten Knaben.	Nervensystem.	Ohren.	Cirkulationsorgane.	Respirationsorgane.	Digestionsorgane.	Kr. Milztumor.	Urogenitalsystem.	Gelenke.	Muskelsystem.	Hautkrankheit.	Rheumatismus.	Basedow's Krankheit.	Hæmophilie.	Recidiv. Febris intermittens.	Diphtherie.	Adiposis.	Geschwülste.	Schlechte Gesundheit, ohne spec. angegeb. Krankheit.	Summe Procent.
Latl.	VII. 2	566	0,1	0,7	2,5	3,2	2,1	—	0,7	0,9	—	0,2	0,7	—	—	—	—	—	—	1,6	12,7
»	VII. 1	602	0,2	0,3	2,5	2,2	2,8	—	0,2	1,0	0,2	0,3	0,5	—	—	0,2	—	—	—	1,3	11,6
»	VI. 2	854	0,4	0,5	1,5	3,4	2,8	0,1	0,8	1,2	—	0,2	0,2	—	—	—	—	—	—	1,6	12.8
»	VI. 1	961	0,5	0,8	1,1	2,8	2,2	—	0,2	1,4	0,3	—	0,4	—	—	—	0,1	—	0,1	1,1	11,1
»	V.	976	0,1	1,0	1,0	2,6	2,7	—	0,2	0,7	—	0,2	0,1	—	—	—	0,1	—	—	1,3	10,1
»	IV.	1,017	0,3	0,9	1,3	2,9	1.8	0,1	0,3	0,8	—	0,2	0,5	—	0,1	0,2	0,1	0,1	—	1,0	10,6
Reall.	VII. 2	176	1,1	0,6	1,7	4,0	2,8	—	0,6	0,6	—	0,6	—	—	—	—	—	—	—	0,3	12,5
»	VII. 1	156	0,6	1,9	1,9	1,3	1,9	—	—	2,6	—	0,6	0,6	—	—	—	—	—	—	1,1	12,8
»	VI. 2	186		0,5	2,2	3,2	2,6	—	—	0,5	—	—	—	—	—	—	—	—	—	0,5	10,2
»	VI. 1	229	0,4	1,3	1,3	1,3	2,6	—	0,4	1,3	—		—	—	—	—	—	—	—	—	8,7
»	V.	412	0,5	0,2	1,7	1,9	1,2	—	—	0,5	—	—	0,2	—	—	—	—	—	—	0,6	6,8
»	IV.	649	0,3	0,9	0,8	2,6	1,4	—	0,2	1,2	—	—	0,5	—	—	0,2	—	—	—	0,8	8,6
Gem. L.	III.	1644	0,4	0,6	1,2	2,6	2,2		0,4	1,1	—	0,1	0,1	0,1	—	0,1	—	—	—	0,8	9,6
»	II.	1607	0,1	0,9	0,4	2,2	1,9	—	0,1	0,6	—	0,1	0,2	—	—	0,1	—	—	—	1,4	8,2
»	I.	1192	0,3	1,3	0,5	3.2	2,1	—	0,3	0,9	—	0,1	0,2	—	—	0,2	—	—	—	1,1	10,1
Zusammen		11227	0,3	0,8	1,1	2,7	2,2	0.02	0,3	1,0	0.04	0,1	0,3	0,01	0,01	0,1	0,02	0,01	0,01	1,1	10,1

Knaben sind wohl hier auch, besonders in den 3 ersten Klassen, gross genug, um Zufälligkeiten zu eliminiren ; eine neue Mahnung sehe ich hierin, die Arbeitsbürde, besonders der jungen Schüler dieser Klassen zu erleichtern, denn sie können mit ihrer geringeren Wiederstandsfähigkeit, von der ich soeben gesprochen habe, am aller wenigsten die grosse Arbeitsbelastung der Schule ohne Nachtheil für ihre Gesundheit ertragen.

TABELLE VIII.

Classe.	Bleichsucht.	Nasenbluten.	Nervosität.	Appetitenmangel.	Kopfweh.	Kurzsichtigkeit.	Andere Augenkrankheiten.	Verkrümmungen der Wirbelsäule.	Scrophulose.	Andere langwierige Krankheiten.
Lateinlinie VII. 2	2,7	2,3	0,7	—	1,2	21,6	1,4	0,2	0,2	4,1
» VII. 1	3,3	2,0	0,7	0,2	3,5	17,6	1,7	0,2	—	4,3
» VI. 2	3,3	1,4	0,1	—	3,5	14,1	2,6	0,1	0,5	5,6
» VI. 1	3.0	2,1	0,1	—	4,4	15,0	1,5	0,4	0,3	3,8
» V	4,2	2,1	0,1	0,1	4,5	8,9	1,4	0,3	1,4	3,9
» IV	4,7	1,0	—	1,0	6,0	6,5	2,2	0,3	1,6	4,3
Reallinie VII. 2	1,1	2,3	—	—	4,5	11,4	1,7	3,4	0,6	5,1
» VII. 1	1.9	2,6	—	—	2,6	14,8	1,3	1,3	—	4,5
» VI. 2	2,7	0,5	—	—	5,4	8,1	1,6	1,1	0,5	4.3
» VI. 1	1,3	0,5	—	0,5	3,9	12,2	1,7	0,5	—	3,9
» V	2,9	3,2	—	—	3,4	8,3	2,4	0,2	0,7	2,9
» IV	4,5	1,2	0,2	0,8	5,2	5,2	2,3	1,5	0,3	3,9
Gemeins. Lin. III	4,5	2,0	0,2	0,2	5,5	5,2	1,5	0,2	1,4	4,3
» » II	4,4	1,9	0,4	0,6	5,7	3,4	2,1	0,4	0,7	4,2
» » I	5,2	1,5	0,4	0,7	3,9	3,2	0,8	0,1	0,9	3,9
Sämmtl. Cl.: L.VII.2-VI.1	3,1	1,9	0,3	—	3,4	16,5	1,8	0,2	0,3	4,5
» » » V-IV	4,5	2,0	0,1	0,6	5,3	7,7	1,8	0,3	1,5	4,1
» » R.VII.2-VI.1	1,8	1,3	—	0,1	4,2	11,5	1,6	1,5	0,3	4,4
» » » V-IV	3,9	2,0	0,1	0,5	4,5	6,4	2,4	1,0	0,5	3,5
» » G.L. III-I	4,6	1,8	0,4	0,5	5,1	4,0	1,5	0,2	1,0	4,1
Ganze Lateinlin. VII.2-IV	3,6	1,9	0,2	0,2	4,1	13,0	1,8	0,3	0,8	4,3
» Reallinie VII.2-IV	3,0	1,7	0,1	0,3	4,4	8,5	2,0	1,2	0,4	3,9
Gemeinsame Lin. III-I	4,6	1,8	0,4	0,5	5,1	4,0	1,5	0,2	1,0	4,1
Sämmtliche Linien	3,9	1,9	0,3	0,3	4,6	8,7	1,7	0,4	0,8	4,2

Ein Vergleich mit dem Gesundheitszustand in den Volksschulen. Schwedens konnten wir, wie schon erwähnt, nicht anstellen, da die letzteren in unsre Untersuchungen nicht hineingezogen worden sind. Aus den Mittheilungen Dr. Hertels haben wir ja erfahren, dass die Schüler der

Volkschulen in Dänemark fast ebenso kränklich seien wie die der höheren Schulen. Wahrscheinlich ist das auch bei uns der Fall. Dieses Verhältniss ist aber, wie schon Hertel hervorgehoben hat, in keiner Weise geeignet, uns zu beruhigen. Wir dürfen nicht sagen, diese hohe Kränklichkeit hört der Jugend zu. Kränklichkeit ist nie physiologisch, am aller wenigsten bei der Jugend, und überall wo wir sie antreffen, ist es ja unsre Pflicht die Ursachen derselben nachzusuchen, und wenn wir sie gefunden haben, sie mit allen den Mitteln, welche Wissenschaft und Erfahrung uns in die Hand geben, zu bekämpfen.

TABELLE IX.

Einfluss der Länge der Arbeitszeit auf die Gesundheit der Schüler.

Classe.	Durchschnittliche Arbeitszeit		Zahl der Schüler			Procent Kranke von solchen		
	Wöchentlich. Stund. m. Decim.	Täglich. Stund. u. Minut.	Zusammen.	mit einer höheren Arbeitszeit als die durchschnittliche.	mit einer niedrigeren Arbeitszeit als d. durchschnittliche.	welche die höhere Arbeitszeit haben.	welche die kürzere Arbeitszeit haben.	Differenz.
Lateinl. VII. 2	58,9	9,49	52	25	27	60,0	55,6	+ 4,4
» VII. 1	59,9	9,59	51	24	27	70,3	74,1	— 3,3
» VI. 2	58,8	9,48	69	28	41	71,4	63,4	+ 8
» VI. 1	57,6	9,36	114	47	67	57,4	53,7	+ 3,7
» V.	51,0	8,30	102	50	52	60,0	55,8	+ 4,2
» IV.	47,2	7,52	104	50	54	64,0	51,9	+ 12,1
Reall. VII. 2	61,6	10,16	43	20	23	70,0	60,9	+ 9,1
» VII. 1	55,3	9,13	40	20	20	80,0	45,0	+ 35,0
» VI. 2	53,7	8,57	43	25	18	32,0	55,6	— 22,0
» VI. 1	56,5	9,25	51	24	27	37,5	48,1	— 10,6
» V.	49,5	8,15	107	45	62	51,1	45,2	+ 5,9
» IV.	48,6	8,6	165	66	99	53,0	49,5	+ 3,5
Gem. L. III.	43,3	7,13	345	153	192	51,0	49,0	+ 2,0
» » II.	41,5	6,55	334	131	203	55,0	47,3	+ 7,0
» » I.	39,0	6,30	253	100	153	57,0	48,4	+ 8,6
Zusammen			1873	808	1,065	56,1	50,8	+ 5,3
Wahrscheinl. Fehler (von Prof. Gyldén berechnet)						+ 1,2	+ 0,94	+ 1,5

Ein Arzt oder ein Hygieniker, der in einer Familie oder in einer Gemeinde einen schlechten Gesundheitszustand oder schlechte sanitäre Verhältnisse vorfindet, er beruhigt sich damit nicht, dass dieselben Verhältnisse noch in einer andern Familie, in einer andern Gemeinde ebenso schlecht sind. Er bekämpft sie, wo er sie vorfindet.

Dass das Haus, die Familie, noch mehr Schuld als die Schule an der Kränklichkeit der Schulkinder hat, mag wahr sein. Die Schulmänner finden häufig darin ihren Trost, und beruhigen sich damit, als ob mit der Schule dann alles gut bestellt wäre. Ein schlechter Trost! Dieser Umstand überhebt in keinem Falle die Schule der Verantwortung, die diese für ihren Antheil an der Schuld hat.

Sei es ja auch unser Bestreben, in den Häusern die sanitären Verhältnisse möglichst zu verbessern; diese werden wir doch nie in unsre Hände so bekommen wie die Schule. Der Staat hat ja die Befähigung, in der Schule die Forderungen der Physiologie und der Hygiene zu voller Anerkennung und Durchführung kommen zu lassen. Dass dieses auch geschehe, dafür müssen wir kämpfen, und ist es einmal geschehen, dann wird die Schule auch vielen schädlichen Einflüssen der Häuser entgegenzuwirken im Stande sein.

Gesunde hygienische Principien, durch welche die harmonische Entwickelung des Körpers und des Geistes der Kinder befördert wird, werden dann auch von der Schule aus zurück nach dem Hause herüberströmen. Die Schule muss ein hygienisches Vorbild werden, und ganz besonders muss die Schule dafür sorgen, dass sie nicht selbst durch zu starke Arbeitsbelastung der Kinder eine rationelle Erziehung unmöglich mache, dadurch dass sie zu viel Zeit allein für sich und ihre einseitig geistige Arbeit in Anspruch nimmt.

Abgesehen von allen andern Umständen, welche beachtet werden müssen um das Ziel zu erreichen, ist es vor allem nothwendig, die Schule einer strengen hygienischen Kontrolle zu unterziehen.

Es freut mich besonders melden zu können, dass die schwedische Kommission in dieser Hinsicht einen Vorschlag angenommen hat, der mir sehr befriedigend erscheint. Nach diesem, auf dessen näheren Details ich hier nicht eingehe, wird an jeder Schule ein Schularzt fest angestellt. Am Anfange und am Ende eines jeden Schuljahres hat dieser eine durchgehende Untersuchung des Gesundheitszustandes aller Schüler anzustellen, wobei diese auch gewogen und gemessen werden, um den körperlichen Entwickelungszustand zu kontrolliren und den allgemeinen Gang der Entwickelung immer näher kennen zu lernen. Das Sehvermögen soll auch am Ende des Schuljahres, vornämlich mit Rücksicht auf die Kurzsichtigkeit untersucht werden.

Einmal monatlich soll der Arzt eine Inspektion der Schule vornehmen, und dabei auf alles Rücksicht nehmen, was in Verbindung mit der Hygiene steht. Der Arzt ist Mitgled der Schuldirektion, befähigt die Initiative zu ergreifen und sein Gutachten muss in allen hygienischen Fragen, auch bei Feststellung des Schulplanes, eingeholt werden.

Ausserdem wird noch einer der Lehrer selbst als hygienischer Assistent angestellt. Ihm ist die tägliche Ueberwachung der hygienischen Verhältnisse der Schule anvertraut. Er soll übrigens den Arzt bei den mehr mechanischen Verrichtungen unterstützen, oder dieselben ausführen.

Zuletzt habe ich noch zu melden, dass die schwedische Schulkommission sich dahin ausgesprochen hat: »es sei sehr zu wünschen, dass jeder Schullehrer die nöthige Einsicht in die Hygiene habe.« Hoffentlich werden wir auch bald dahin kommen, dass dieses bei uns gesetzmässig vorgeschrieben werde.

Und nun, meine Herren, sage ich Ihnen meinen herzlichen Dank für die Geduld, womit Sie mich angehört haben, und gebe ich mich der frohen Hoffnung hin, dass wir in Zukunft, in unsrem Kampfe gegen Alles, was die Gesundheit der Menschheit gefährdet und für Alles, was diese Gesundheit befördert, die Schule nicht aus den Augen verlieren wollen.

Hat man sich erst dort zu richtigen Erziehungsprincipien bekannt, werden diese auch in die Häuser hineindringen. Die neuen Generationen werden dann körperlich mehr gesund, geistig mehr stark und thatkräftig hervorgehen. Ein schöneres Ziel unsres Strebens können wir uns nicht stellen.

L'hôpital maritime à Refsnæs (Danemark).

The Sea-coast hospital at Refsnæs.

Das Küstenhospital am Refsnæs.

Par M. le Dr. **S. Engelsted,** de Copenhague.

Mr. le Docteur Vallin a donné, dans la Revue d'Hygiène T. II, un aperçu très intéressant des hospices marins affectés aux scrofuleux en Italie, où le traitement des malades, qui n'a lieu qu'en été, ne dure, en moyenne, que 45 jours, et ne s'étend que très exceptionnellement au delà de 90 jours. En admettant qu'on puisse obtenir des guérisons dans un aussi court espace de temps, Mr. Vallin fait l'observation suivante:

»S'il ne s'agit que d'enfants malingres, délicats, étiolés, mal venus, en imminence morbide mais non malades, atteints d'engorgements glandulaires qui sont la marque d'une diathèse dont on veut prévenir les manifestations plus redoutables, si l'on veut faire de l'hygiène, de la prophylaxie pour des enfants suspects, plutôt que de la thérapeutique pour des sujets réellement malades, de simples stations aux bains de mer pendant six semaines ou trois mois suffisent. Il n'est alors besoin que d'une installation sommaire, et le mot d'hôpital ne convient guère pour l'établissement qui serait nécessaire . . . mais croit-on qu'un séjour de quelques semaines au bord de la mer soit suffisant pour guérir des tumeurs blanches, des suppurations glandulaires chroniques, les gommes scrofuleuses, le rachitisme? . . . N'est-il pas probable que nos confrères italiens obtiendraient des résultats encore meilleurs, si l'on pouvait tenir onverts, toute l'année, sur l'Adriatique ou sur la mer Tyrhénienne, sous un climat qui ne connait pas les hivers rigoureux, quelques-uns de ces hôpitaux marins destinés aux scrofuleux et aux rachitiques? . . .

Il y a à Berck, en France, un de ces hôpitaux; il est ouvert toute l'année, et a rendu d'immenses services pour la guérison des enfants scrofuleux. C'est après l'avoir visité, que l'idée nous est venue de construire l'hôpital maritime à Refsnæs. Certes, si nous n'avions eu d'autre exemple à suivre que celui de l'Italie, il eût été bien téméraire de notre part, d'expérimenter ce qu'on a pu accomplir sous le doux climat de ce beau pays; mais situés sur la mer du Nord, sous un climat assez rigoureux en hiver, nous pouvions, à coup sûr, tenter ce qu'on a fait en France, sur les côtes de la mer du Nord, où, pendant les mois d'hiver, règnent des vents violents, des bourrasques et des brumes.

Notre climat est humide comme celui de la France septentrionale maritime; l'air a une densité relative qui active la nutrition et nécessite une alimentation plus abondante; mais il y a une difference de temperature des deux climats, surtout pendant les mois d'hiver. Monsieur le docteur Bergeron dit dans son excellent Rapport [1]: »On comprend bien que, sous cette latitude, la température du rivage ne soit jamais extrêmement élevée, mais ce qui est constant et digne de remarque, c'est que, par les plus grands froids, elle ne s'abaisse jamais au dessous de — 9° C et reste, la plupart des hivers, entre + 4° C et — 4°; ainsi le sable, celui même que n'atteint pas le reflux, n'est jamais gelé à une profondeur de plus de cinq centimètres.«

Il résulte de quatre-vingt-neuf années d'observations, que la moyenne de la température des trois mois d'hiver a été, chez nous, — 0,3° C. L'hiver le plus rude, en 1830, donna une température moyenne de — 4,38° et celui de 1822 de + 3,13°. La moyenne des degrés maximum de froid a été, selon des observations de 40 années.

		le minimum absolu:
Décembre	— 6,8°.	— 18,63° en 1788.
Janvier	— 9,5°.	— 24,38° en 1855.
Février	— 10,0°.	— 22,50° en 1871.
Mars	— 8,6°.	— 18,75° en 1845.

Quant à la durée de l'hiver, il résulte de 33 années d'observations, que le 22 Novembre et le 26 Mars ont été respectivement le premier et le dernier jour de gelée, c'est-à-dire la température moyenne du jour et de la nuit au dessous de zéro.

La différence moyenne entre la température d'hiver la plus élevée et la plus basse, est, chez nous, plus grande qu'à Berck. D'après des observations de 40 années, cette difference était;

Novembre	+ 10,6°	— 5,2°.
Decembre	+ 7,2°	— 6,9°.
Janvier	+ 5,5°	— 9,6°.
Février	+ 6,3°	— 10,2°.
Mars	+ 10,1°	— 8,7°.
les cinq mois	+ 7,9°	— 8,1°.

C'est-à-dire que, chez nous, la difference est de 16°; mais à Berck, sur la Manche, elle n'est que de 8°. Cette circonstance, ainsi que la force des vents, nous a donc obligés, dans notre choix d'un site pour l'hôpital, de tenir compte, plus qu'en France, des vents d'hiver les plus fréquents.

D'après des observations de 62 années, la direction des vents dans les mois d'hiver a été (calculée pour cent):

---

[1]) Rapport sur les résultats obtenus dans le traitement des enfants scrofuleux à l'hôpital de Berck-sur-mer. Paris 1866.

	N.	N.E.	E.	S.E.	S.	S.O.	O.	N.O.
Decembre ..	5	8	11	13	14	24	16	10
Janvier	6	8	11	15	14	21	14	10
Février	7	9	10	12	14	21	16	12

Quant à la fréquence moyenne, l'ordre des vents d'hiver est, par conséquent:

S.O. — O. — S. — S.E. — N.O. — E. — N.E. — N.

L'eau de mer est moins salée sur nos côtes que sur les côtes de Berck; il y a une différence d'environ un degré et demi entre la salinité de l'eau du Kattégat et de celle de la Manche. La salinité de l'eau de mer est, sans doute, importante pour l'effet du bain, en ce qu'elle provoque une irritation de la peau qui favorise la réaction nécessaire, mais cet effet ne dépend pas seulement de la salinité, car, bien que l'eau de la Méditerranée soit plus saline que celle de la mer du Nord, la plupart des médecins donnent la préférence aux bains de la mer du Nord, comme plus fortifiants. Nous avons vu qu'en général, les enfants supportent très bien les bains de mer froids. Chez nous, la saison des bains est presque aussi longue que sur les côtes de la Manche; elle s'étend ordinairement du commencement de Juin jusqu'à la fin de Septembre.

Tout bien pesé, nous avons conclu que les enfants scrofuleux pourraient être traités sur nos côtes, aussi bien que sur les côtes septentrionales de la France, et par consequent nous n'avons pas hésité construire un hôpital maritime; mais comme l'expérience nous a demontré que l'administration de très petits et de très grands hôpitaux est toujours plus difficile et, surtout, plus coûteuse que celle des hôpitaux d'environ cent lits, nous nous sommes arrêtés à ce chiffre, pensant qu'il répondrait aux besoins présumables du pays, et, jugeant que, s'il devenait plus tard insuffisant, il vaudrait mieux en construire un autre que de courir le risque d'un trop grand encombrement.

Prenant ces préliminaires pour point de départ, il se forma, en 1872, une commission pour faire une collecte, trouver un site convenable, élaborer un plan pour l'hôpital et mener es constructions à bonne fin.

Cet établissement devant servir non seulement à Copenhague, mais à tout le pays, la commission choisit un terrain dans la presqu'île de Refsnæs, près de la ville de Kallundborg, sur la côte occidentale de Seelande, situé au centre du pays, à peu de distance de la Fionie et à dix lieues seulement du Jutland, qui, à l'aide de bateaux à vapeur, entretient une communication journalière avec la ville de Kallundborg. Les fermes du voisinage fournissent, en abondance, de la viande, du lait, du pain, du beurre, des oeufs, bref toute espèce de vivres, et l'on peut, en outre, se procurer facilement du poisson. L'établissement profite aussi des avantages que procure le voisinage d'une ville, dont il est pourtant assez éloigné pour n'avoir pas à souffrir des impuretés qui en découlent et qui pourraient corrompre l'eau. Il est abrité contre les vents d'hiver les plus rudes par une chaine de collines qui l'entourent presque complètement au Nord, à l'Est et à l'Ouest, la place n'étant découverte qu'au Sud-

Ouest, vers cette partie du Kattégat qui forme le fjord de Kallundborg. Du sommet de ces collines descendent de riches cours d'une eau fraîche et pure qu'on a conduite à l'établissement, ou elle forme des jets d'eau et monte, sans difficulté, dans l'étage supérieur.

La plage est très favorable aux bains de mer, les petits enfants mêmes pouvant s'y baigner sans danger. La salinité de l'eau est de 1,5 pour cent.

Le plan de l'hôpital fut dressé par Monsieur Herholdt, l'architecte bien connu, qui a fait preuve d'intelligence en plaçant les bâtiments sur un terrain incliné, évitant ainsi de profondes fouilles et des déblais considérables. L'exécution en fut confiée à Monsieur Ottesen, nommé plus tard inspecteur de l'hôpital.

On put l'ouvrir en 1875 et y offrir des lits à cent enfants. Quelques années après, le besoin d'un agrandissement s'étant fait sentir, on construisit une autre maison en 1881. Il se trouve actuellement à l'hôpital, des lits pour 125 enfants et, de plus, 12 lits dans une maison isolée, pour des maladies contagieuses accidentelles.

Les frais de construction des bâtiments et d'acquisition de tout le matériel se sont élevés à près de 300,000 Kr. (environ 2500 Kr. par lit), dont la majeure partie a été fournie par des particuliers, des legs, des communes et des institutions de bienfaisance; l'État contribua pour une somme de 40,000 Kr. à la première construction, et de 15,000 Kr. à la nouvelle maison.

L'état financier actuel de l'hôpital est assez prospère: la construction des bâtiments achevée et l'hôpital complètement monté, on a contracté un emprunt de 50,000 Kr., avec amortissement annuel et reposant sur l'établissement; mais, d'un autre côté, il possède une somme de 90,000 Kr., en legs, dont le plus important, qui s'élève à 50,000 Kr., a été fait par Monsieur le Baron Stieglitz de St. Pétersbourg.

Le personnel de l'hôpital se compose d'un médecin en chef, d'un médecin en second, d'un inspecteur, d'une ménagère, d'une mère inspectrice, d'une gouvernante, d'une caissière, de six gardes-malades, de onze filles de service pour la cuisine, la buanderie, la couture etc., d'un chauffeur et d'un homme de peine. Les frais annuels s'élèvent à environ 63,000 Kr.

La dépense, calculée pour chaque enfant, est de 2 Kr. par jour; mais, à l'aide des intérêts ci-dessus mentionnées et d'une subvention annuelle de l'État de 15,000 Kr. et des subventions annuelles de quelques particuliers, il a été possible d'accorder à un grand nombre une reduction notable de prix; sur 228 enfants, 61 seulement ont payé 2 Kr. par jour; 69 ont payé 1 Kr. 50; 39 1 Kr.; 29 0,75 Kr. et 30 ont eu des places gratuites.

Après cet historique de l'hôpital et cet aperçu de son état financier, lequel témoigne de l'importance que la population et l'État ont attachée et continuent à attacher à cette institution de bienfaisance, je passe à la description de l'établissement lui-même.

Le sol graveleux et sec est très favorable aux fondations des maisons et aux promenades; les enfants peuvent les faire sans être incommodés par de mauvais chemins.

La maison principale a la façade tournée vers le Sud-Est; elle a 80 mètres de longueur et est située parallélement à la côte, dont elle est séparée par une distance de 40 mètres. Elle a deux étages; les dortoirs

, etc.

B. ***Demeure de l'inspecteur,***

1. ***Magasins des provis***

Demeure de l'inspecteur, économat, etc.

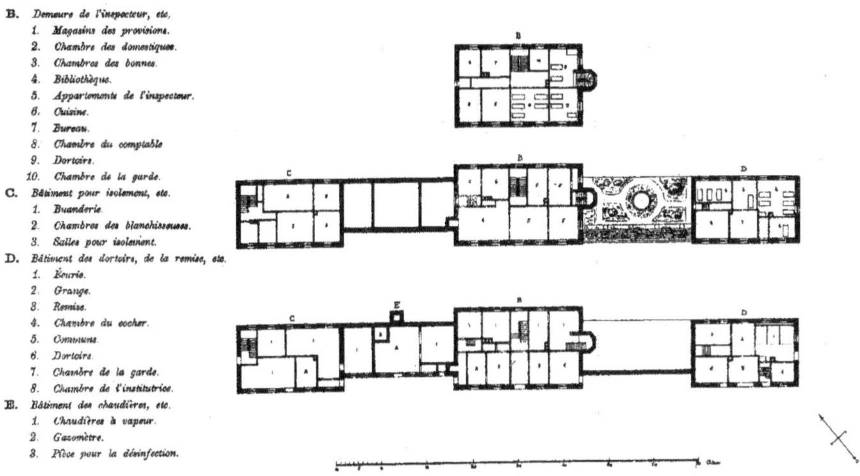

Édifice principal

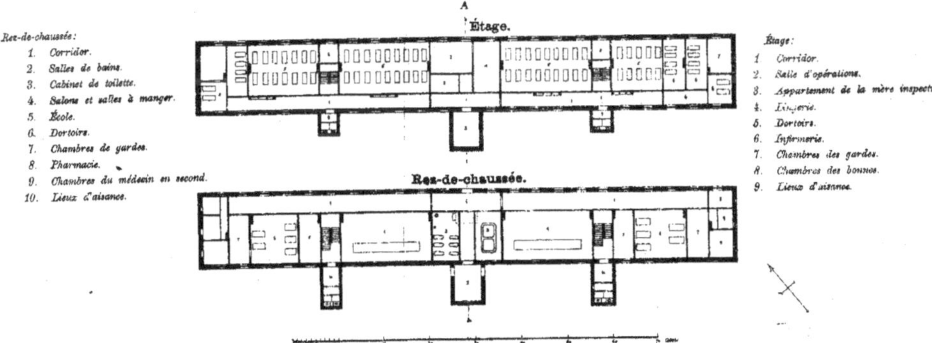

sont au premier; les salles de réunion, au rez-de-chaussée. Les deux étages ont des corridors longitudinaux qui sont opposés l'un à l'autre, de manière que le corridor du rez-de-chaussée donne vers la cour, et celui du second étage vers la mer. Cette disposition est très-heureuse à différents égards: les petits enfants frêles qu'on tient dans le corridor du rez-de-chaussée, peuvent s'amuser à regarder les gamins jouer dans la cour de récréation; les enfants qui occupent les salles de réunion, pendant la journée, jouissent du spectacle animé qu'offre la mer; et puis les habitants des dortoirs ne sont incommodés ni par le bruit des vagues ni par les rayons du soleil couchant. La maison est divisée en deux parties égales, affectées l'une aux garçons, l'autre aux filles. Il y a, pour chaque sexe, deux grands dortoirs séparés par une chambre pour une garde-malade. Au bout du corridor, il y a, de chaque côté, de plus petites chambres pour les enfants qui gardent le lit. Au rez-de-chaussée se trouvent, pour chaque sexe, une classe et un dortoir pour les enfants qui ne peuvent pas monter les escaliers. La pharmacie et les appartements du médecin en second sont au rez-de-chaussée, la salle d'opérations, à l'étage supérieur. Il y a dans les corridors des lavabos à éviers inclinés pourvus d'un siphon ou tampon.

Les compartiments pour le séjour des enfants, pendant la journée, ont 1892 mètres cubes d'air et 473 mètres carrés de plancher. Les dortoirs ont 3076 m. c. d'air, et 803 m. c. de plancher; celui des enfants qui gardent le lit a 196 m. cub. d'air et 82 m. c. de plancher. Les chambres isolées contiennent 358 m. cub. d'air et 96 m. c. de plancher; les chambres de bains contiennent 296 m. c. d'air et 74 m. c. de plancher.

L'installation det bains, avec l'appareil hydrothérapique, est au centre du bâtiment et ainsi distribuée: au milieu, une chambre pour se deshabiller; d'un côté, une salle avec des bassins en ciment pour les bains d'eau salée introduite par la pompe; de l'autre côté, une salle avec baignoires en cuivre, une étuve et toutes sortes de douches, froides et tièdes, d'eau salée et d'eau douce. Les chambres de bains, dont les murs sont peints en couleurs gaies, sont bien ventilées, bien éclairées et chauffées par des conduits de vapeur.

Pour se garantir du froid, on a fait les murs extérieurs doubles, avec un espace intermédiaire, on a mis des contre-fenêtres, et chauffé toute la maison, les salles ainsi que les corridors, au moyen de conduits de vapeur qui passent sous les fenêtres, et, comme réserve, on a placé des calorifères dans les salles.

La ventilation a lieu de cette manière: l'air frais entre par des ouvertures pratiquées dans les murs et se répand dans les salles, après avoir été chauffé en passant sur les conduits de vapeur; l'air vicié s'échappe par de larges ouvertures pratiquées dans les cheminées. La partie supérieure des fenêtres bascule de manière à faciliter l'introduction de l'air frais, dirigé vers le plafond. Les fenêtres des dortoirs sont ouvertes du matin jusqu'au soir, hiver comme été.

Afin d'être fixé sur la composition de l'air des dortoirs, on a fait 56 analyses, le matin, avant le lever des enfants, en tenant compte, surtout, de l'acide carbonique, parce qu'on suppose qu'il indique la viciation de l'air d'une chambre habitée. Ces analyses ont donné des résultats variant, en moyenne, de 3 à 6 pour 10,000, celles d'hiver et d'été ne présentant guère de différence; on peut dire, par conséquent, que la ventilation des dortoirs est assez bonne, attendu qu'on considère generalement 7 pour 10,000 d'acide carbonique comme inoffensif.

L'établissement est éclairé au gaz fabriqué dans l'usine, avec le résidu de pétrole. La force d'éclairage de ce gaz est très-grande, mais les fuites occasionnelles des conduits nécessitent une surveillance active.

Les murs des salles et des corridors sont peints à l'huile et égayés de jolies décorations dues à quelques peintres qui, après avoir visité l'hôpital, se sont amusés à l'enjoliver pour en rendre le séjour plus attrayant aux enfants.

Séparées par la maison principale d'une cour de 14 mètres de largeur, se trouvent trois maisons, placées sur le terrain incliné et, par conséquent, ayant un étage de plus donnant sur la cour, que de l'autre côté.

Dans la maison située au milieu, se trouvent tout l'économat, la cuisine, les appartements de l'inspecteur, le bureau et quelques chambres de réserve. Les aliments sont descendus de la cuisine, à l'aide d'un élévateur, et transportés à la maison principale dans une petite voiture echauffée et sur rails.

La buanderie est située au rez-de-chaussée d'une autre maison; elle communique avec un séchoir placé dans une excavation du terrain entre les deux maisons, à côté de la machine à vapeur et du four à désinfection. Au second étage de cette maison, il y a un petit service pour les enfants atteints de maladies contagieuses, avec cuisine attenante.

La troisième maison contient les étables, des magasins et les communs.

Les cabinets d'aisance placés dans deux parties saillantes de la maison principale, en forme de tours et bien ventilées, sont séparés des corridors par une petite chambre ventilée et chauffée, pourvue d'appareils pour nettoyer les petits enfants qui se sont embrenés. Les eaux ménagères de la cuisine, de la buanderie et des bains sont conduites à la mer, à une assez grande distance de l'hôpital.

Pour les bains de mer froids, on a construit une maison sur pilotis; n'ayant de portes que sur trois faces, afin que les enfants, en descendant les escaliers pour se jeter à l'eau, soient toujours abrités contre le vent.

Une maison pour la conservation de la glace est placée près de l'hôpital.

La nouvelle maison, située à 130 mètres de distance de l'autre établissement, a la façade tournée vers le Sud-Sudouest. Au premier étage se trouvent les appartements du médicin en chef; au rez-de-chaussée, un dortoir à quinze lits, un salon et une chambre pour la garde. La ventilation se fait au moyen de calorifères, système Recke, et, de plus, par la construction susmentionnée des fenêtres qui sont placées, l'une vis-à-vis de l'autre, des deux côtés de la salle. Les cabinets d'aisance sont dans une partie saillante de la maison et séparés des corridors par un vestibule bien aéré et bien chauffé. Cette maison est affectée aux garçons scrofuleux qui ne gardent pas le lit; ils peuvent, tous les jours, se promener en plein air, et passent la journée avec les enfants dans la maison principale et dînent avec eux.

Pour que les enfants puissent, pendant l'été, passer la plus grande partie de la journée à l'air, sans être incommodés par le soleil ou par le vent, on a élevé des tentes-baraques, très utiles malgré leur construction primitive: un toit de bardeau, supporté par huit poteaux, entre lesquels des rideaux de toile qu'on peut lever et baisser à volonté. Les enfants les plus chétifs, et surtout ceux qui ne peuvent pas marcher, placés sur leurs brancards, passent toute la journée dans la baraque, comme en plein air.

Depuis Janvier 1880, on a établi à l'hôpital une station de météorologie. On y observe, trois fois par jour, la température de l'air, la force et la direction des vents, l'état hygrométrique de l'air, la température et la salinité de l'eau. En comparant ces observations avec celles qui ont été faites à vingt autres stations meteorologiques en Seelande, on voit que la température n'a été nulle part plus élevée qu'à la station de l'hôpital, et, d'ordinaire, moins élevée à la plupart des autres stations. La raison en est que cet établissement est situé sur une presqu'île, à très peu de distance de la mer, et est abrité par des collines contre les vents les plus froids.

L'hôpital ne comptait que quelques années d'existence, lorsqu'on s'aperçut que les eaux de la mer minaient une partie de la côte. Il fallut alors construire, le long de tout l'emplacement, des jetées composées de troncs d'arbres et de pierres, à une certaine distance les unes des autres. Cet arrangement a réussi, et il en est résulté une augmentation de terrain, formée par les dépôts de la mer.

L'âge d'admission des enfants scrofuleux varie de quatre à quinze ans; les rachitiques sont admis dès l'âge de deux ans, les symptômes rachitiques se manifestant ordinairement plus tôt que les scrofuleux.

Les enfants sont occupés toute la journée. Il se lèvent à six heures, l'été, et à sept heures, l'hiver; la journée est réglée, de manière qu'il y a un temps fixé pour les bains, les promenades, les pansements, l'école, et les cinq repas qu'ils font par jour.

Le pronostic de chaque cas de scrofule étant subordonné à la période de la maladie, à la multiplicité des lésions, à la marche des accidents et à plusieurs autres causes, je ne peux pas ici donner un exposé des résultats du traitement. Dans la petite brochure que j'ai l'honneur de vous présenter, vous en trouverez un aperçu, et le médecin de l'hôpital, Mr. Schepelern, doit en donner des détails. Je me bornerai à mentionner qu'on à obtenu des guérisons ou des améliorations notables de l'état des enfants traités dans une proportion de quatrévingts pour cent, et que ce n'est guère que dans la dernière période de la maladie qu'on n'a pas obtenu des résultats favorables. Pour quelques symptômes, surtout des affections superficielles de la peau et des affections de yeux, les résultats du traitement à Refsnæs diffèrent évidemment de ceux qu'on a obtenus à Berck, et si le traitemeut de ces symptômes ne réussit pas aussi bien à Berck qu'à Refsnæs, il faut en attribuer la cause à l'atmosphère, qui, à Berck, est remplie de particules de sable qu'on ne trouve pas à Refsnæs, où la côte est couverte de pierres et de varech.

Les résultats du traitement à Refsnæs ont d'ailleurs, en tous points, concordé avec ceux qu'on a obtenus à Berck, non seulement quant au temps nécessaire pour le traitement — en moyenne de 240 à 260 jours — mais encore à l'égard du nombre des guérisons. Cette concordance prouve que les enfants scrofuleux peuvent être traités dans des hôpitaux maritimes sur les côtes de la mer du Nord, aussi bien que sur celles de l'Océan; et les heureux résultats obtenus à Refsnæs, ne nous autorisent-ils pas à inviter d'autres pays à suivre, comme nous, l'exemple que la France a donné, en fondant des hôpitaux maritimes, affectés aux enfants scrofuleux et ouverts toute l'année?

De l'origine du choléra épidémique à Damiette, Toulon et Marseille.

On the origine of the epidemic Cholera in Damiette, Toulon ànd Marseille.

Ueber den Ursprung der epidemischen Cholera in Damiette, Toulon und Marseille.

par le Dr. **Dutrieux-Bey**, (médecin belge),
médecin de division à l'hôpital général du Gouvernement à Alexandria, professeur honoraire à l'École de Médecine du Caire.

Messieurs!

Ma communication a trait à une grave question d'hygiène et de médecine publique; elle a pour objet de vous soumettre le résumé de mes recherches dans le Delta du Nil, à Toulon et à Marseille, sur l'origine probable du choléra épidémique en 1883 et en 1884.

Je ferai abstraction de toute hypothèse pour n'interpréter devant vous que des faits observés, constatés ou recueillis sans partie pris doctrinal.

I.

Vous vous rappelez sans doute qu'en Égypte, l'existence du choléra epidémique n'a été officiellement reconnue à Damiette que le 22 Juin, et que, sans apporter autre chose que des hypothèses sans fondement, toute une école est venue solennellement affirmer que le choléra avait éte importé directement de l'Inde le 20 ou le 21, à Damiette, ou il aurait éclaté brusquement et sans prodrômes.

Pendant une exploration de 40 jours dans le Delta du Nil (dont j ai publié la relation detaillée dans mon livre sur: Le choléra dans la Basse Égypte en 1883), exploration que j'ai accomplie en mission officielle du Gouvernement Égyptien, j'ai eu l'occasion de faire toute une série de recherches pour etablir, si possible, la date de l'apparition des premiers cas de choléra.

Mes investigations m'ont permis d'établir que des cas du choléra typique, classique, asiatique, si l'on veut, se sont présentés: vers le 4 Avril, à Mehallet-Damana, sur le canal Bahr-el-Soayer, à l'est de Mansourah; vers le 6 Juin, à Dickerness, à l'ouest de Mehallet-Damana; vers la mi-Avril, à Mit-el-Goura, à l'ouest de Mansourah; vers la fin d'Avril et la première quinzaine de Mai, à Damiette même, où j'ai pu recueillir les preuves positives de sept cas de choléra, dont cinq mortels. parmi lesquels trois cas foudroyants. Les détails les plus précis sur les noms, dates, symptômes, etc. ont été relatés dans mes rapports officiels en Égypte, surtout en ce qui concerne Mehallet-Damana, Dickerness et Damiette.

C'est le hasard qui, pendant ma mission scientifique dans le Delta du Nil, m'a mis sur les traces de ce fait — incontestable, celui-là — que: bien longtemps avant le 20 Juin, il y avait, à sept heures de marche au sud de Damiette. trois foyers cholériques et un quatrième foyer à Damiette même, où la foire de Juin a réuni 15,000 personnes venant de ces divers foyers.

Je n'ai pas cru trop m'aventurer en pensant qu'il devait y en exister d'autres et, qu'en tout cas, dans ces quatre foyers, il devait y avoir d'autres cas de choléra typique que ceux dont j'ai pu relever les traces et décrire les symptômes.

Avant et pendant cette époque, l'ingestion, générale dans la Basse-Égypte, de viandes infectées a produit une épidémie d'alimentation, dont j'ai constaté la continuation pendant l'épidémie cholérique. J'ai relevé alors les symptômes connus de l'affection décrite par Bollinger sous le nom de gastro-entérite septique. (Ce fait est notoire pour quiconque a pénétré dans les villages de la Basse-Égypte.)

Il est aussi notoire que le Nil et ses nombreux canaux ont été infectés par un grand nombre de cadavres et de débris d'animaux morts de maladies infectieuses. Il faut noter cette particularité que dans le Delta du Nil, l'eau a un courant moins fort que dans le Delta du Gange, d'où putréfaction plus active des matières animales. Or, c'est cette putréfaction qui, somme toute, reste, jusqu'à maintenant, la seule cause appréciable du choléra dans l'Inde.

La constatation de cette période prémonitoire est venue renverser l'echafaudage d'hypothèses émises en faveur de l'importation: j'ai alors conclu à la probabilité logique de l'origine locale du choléra épidémique dans le Delta du Nil.

II.

A Toulon, j'ai voulu rechercher à qu'elle date on pouvait fair remonter l'existence du choléra, du choléra sans épithète — J'ai pu recueillir dans les feuilles de clinique de l'hôpital de la marine la description de plusieurs cas de choléra qui s'y sont présentés, à des degrés différents le 17 Janvier, le 28 Mars, le 19 Avril et le 3 Juin de cette année. — (Mes recherches n'ont porté qu'à partir du 1er Janvier.) Ces cas, en temps d'épidémie cholérique, et notamment le cas du 17 Janvier, ainsi que me l'a déclaré l'éminent directeur du service sanitaire à Toulon, M. le Dr. Geslin, auraient été diagnostiqués: choléra asiatique.

J'ai relevé dans les registres d'autres hôpitaux à Toulon, l'existence, à partir du 1er Janvier 1884, de plusieurs cas désignés sous les noms de diarrhée pale, diarrhée séreuse, diarrhée nostras, diarrhée indigène; un cas de diarrhée indigène est mentionné à la date du 4 Juni.

Les détails manquent sur ces cas. J'ai remarqué, à propos d'un cas de diarrhée nostras (le 20 Février) la mention suivante: »Le malade n'a jamais quitté Toulon et ne sait à quelle cause attribuer sa maladie.« Cette circonstance a évidemment frappé l'attention du médecin ou de l'interne de service.

Le registre des décès à l'État-civil de Toulon mentionne, à partir du 1er Janvier, toute une série de décès par: diarrhée, entérite aiguë, entéro-colite, gastro-entérite; le 20 Juin, c. a. d. 7 jours après la constatation officielle du 1er cas dit choléra asiatique, un cas de décès est encore inscrit sous le nom de »choléra nostras«.

Des faits que je viens de vous exposer sommairement, j'ai conclu que le choléra épidémique, dont l'existence a été définitivement reconnue le 22 Juin à Toulon, y a été précédé par une longue période prémonitoire.

III.

L'épidémie cholérique est généralement considerée à Marseille comme datant du 27 Juin.

Or, M. le Dr. Giraud, de Marseille, sachant mon intention d'assister au Congrès de Copenhague, m'a formellement autorisé à vous déclarer que le 6, le 16 et le 18 Juin, il a soigné 3 cas de choléra, à forme nettement asiatique. suivis de mort, et absolument identiques aux cas qu'il a observés peu après pendant l'épidémie confirmée. Ce n'est, m'a dit M. le Dr. Giraud, que pour ne pas alarmer une population impressionable qu'après avoir inscrit comme cause de décès pour le premier de ces cas: **choléra sporadique,** il a inscrit pour les deux autres: cholérine.

Dans le registre des décès à l'État-civil, j'ai remarqué la mention de choléra infantile pour le 9 et le 22 Juin; j'y ai relevé 4 cas de décès par entérite choleriforme du 1er au 5 Juin. Je n'ai pu me procurer aucune détail sur la symptomatologie de ces cas suspects auprès de mes honorables confrères de Marseille. — Le 26 Juin, au registre des décès figure encore un cas de mort par cholérine.

J'ai noté au passage à partír du 1er Juin des cas de décès par diarrhée, entérite aiguë, gastro-entérite, entéro-colite.

(Je me suis abstenu de supputer les cas de décès par entérite chronique ou par diarrhée coloniale. — Je signale ce détail pour prévenir toute objection.)

Les médecins de Marseille ont remarqué que l'hôpital des cholériques au Pharo n'a même pas formé foyer.

Tous ceux que j'ai eu l'occasion de voir déclarent que pendant l'épidémie, la diarrhée prémonitoire à été presque constante; or, les médecins de Toulon ont noté qu'elle y a été fréquente. De mon côté, l'année dernière dans la Basse-Égypte, dans les points les plus infectés et pendant épidémie confirmée, j'ai noté qu'elle était rare.

Comme le choléra épidémique a sévi avec plus d'intensité en Égypte qu'à Toulon, et qu'il a été plus grave à Toulon qu'à Marseille, l'existence et la fréquence de la diarrhée prémonitoire au cours de l'épidémie semblent être en raison inverse de l'activité du foyer cholérique: en d'autres termes, elle est d'autant plus fréquente que le foyer est moins intense; il est donc rationnel d'admettre que si au lieu d'assigner un terme arbitraire au début de l'épidémie cholérique, on portait son observation sur les premiers cas de choléra réel, on trouverait sans doute dans ces premiers cas la diarrhée prémonitoire comme un phénomène constant.

En résumé, Marseille et Toulon se présentent à l'observation avec toutes les allures de deux foyers cholériques indépendants, tout au moins au début.

Dans ces deux foyers, l'expansion épidémique du choléra a été précedée par une période prémonitoire dont la constatation a, au point de vue de la prophylaxie générale, une portée aussi grande que celle de la diarrhée prémonitoire au point de vue de la prophylaxie individuelle.

Cette période prémonitoire du choléra épidémique rappelle celle qu'on a observée pour les épidémies de peste en Égypte et en Russie, et dont la durée, d'après Colin, peut varier de plusieurs mois à plusieurs années.

A moins de ne tenir aucun compte de l'observation clinique, qui reste — jusqu'ici — notre seul critérium dans l'étude de cette question si obscure, et si obscurcie, de l'origine du choléra épidémique, on ne peut sérieusement avancer que le choléra épidémique a fait à Damiette une explosion brusque et sans prodrômes, ni affirmer qu'il a éclaté à Toulon comme un coup de foudre dans un ciel serein: les faits que je viens d'exposer montrent que ce coup de foudre a été précédé par une série d'éclairs significatifs qui sont venus sillonner un ciel des plus sombres.

Si on a méconnu jusqu'ici cette période prémonitoire, c'est que, sous l'empire d'idées préconçues, on s'est obstiné à vouloir assigner au choléra un mode d'évolution contraire à celui des autres maladies infectieuses.

Ne voyons nous pas, pour ne citer qu'un exemple, les mêmes médecins qui admettent l'origine locale et le développement spontané du typhus exanthématique rejeter bien loin la possibilité d'une pareille origine pour le choléra? Et pourtant la contagiosité est grande et nettement établie pour le typhus, ce qui n'est pas précisément le cas pour le choléra.

Je tiens d'un médecin distingué de la marine française, M. Geslin, qui a étudié spécialement cette question, que, au moins depuis 1828, le typhus est endémique dans 3 départements du N. O. de la France: dans le Morhiban, le Finistère et la partie ouest des Côtes du Nord. Personne que je sache n'a pensé, malgré le caractère contagieux du typhus, à rattacher à cette endémie toutes les épidémies de typhus qui ont éclaté depuis sur le continent européen, et tout récemment encore en Suisse.

Mais il semble en vérité, que dès qu'il s'agit du choléra la logique perd ses droits. De même qu'on a nié la possibilité du développement spontané du choléra et contesté l'existence d'une période prémonitoire des épidémies cholériques, on a soutenu, contrairement à l'observation, que les épidémies cholériques s'éteignent rapidement et sans laisser de traces. On a méconnu l'existence et la durée des traînées post-épidémiques; on a fermé les yeux devant le fait, d'une si grande portée, de cette grande épidémie cholérique de 1852, dont un savant épidémiologiste, Tholozan, a prouvé l'origine locale en Pologne, indépendamment de toute importation étrangère, et qui a laissé en Russie une traînée endémique de plus de 10 ans.

Ce qu'il y a de plus singulier, ce sont les hésitations qu'on apporte à diagnostiquer un cas de choléra véritable d'après la seule interprétation des symptôms. Hésite-t-on de la sorte dans le diagnostic d'autres maladies, de la fièvre typhoïde par exemple? — Pour le choléra, les donnés de l'observation clinique semblent perdre toute importance; c'est d'après le nombre et la terminaison des cas qui se présentent dans la localité qu'on juge si l'on est en présence du choléra nostras ou du choléra asiatique ou importé. On ne s'accorde même pas sur la moyenne à adopter à cet égard. A Marseille, en Juillet 1865, ce n'est que le 23, lorsqu'on signale 3 décès cholériques en un jour, qu'on prononce le mot d'asiatique; en Juin 1884 à Toulon, ce n'est que le 22, quand on se trouve en présence de 13 décès cholériques en un jour, qu'on prononce ou plutôt qu'on murmure l'épithète d'asiatique, se réservant sans doute in petto de reprendre celle de nostras ou de sporadique si la maladie ne prend pas les proportions d'une grande épidémie.

Cette manière de juger les faits est contraire à toute méthode scientifique: elle rappelle le cas de ce père de famille qui, déconcerté par la venue au monde d'un enfant contrefait, attend pour en notifier la naissance à l'État civil que le Ciel l'en débarrasse et lui permette d'en notifier en même temps le décès.

Ce qui frappe tout esprit impartial qui se donne la peine de sortir de l'ornière des idées préconçues, c'est la facilité avec laquelle on a généralement accepté comme un article de foi cette hypothèse émise et répétée avec une assurance étonnante: le choléra a toujours été importé: il l'est, le fut, ou le doit être.

La science médicale, Messieurs, ne peut se laisser imposer aucun dogme. Elle a le droit et le devoir de discuter toutes ces assertions, quels qu'en soient les auteurs.

Or, en analysant la question que trouvons nous?

Nous voyons que nos adversaires scientifiques ne peuvent éluder la question de la période prémonitoire, comme celle de la durée des trainées cholériques qu'en recourant à une équivoque: ils tentent de se dérober par la tangente du choléra nostras, en déclarant que les cas antérieurs ou postérieurs aux épidémies cholériques proprement dites ne sont que des cas de choléra nostras ou sporadique.

Or, on ne connait pas plus la cause spécifique du choléra dit nostras que celle du choléra dit asiatique; se sont les mêmes causes qu'on considère comme adjuvantes pour l'un et comme déterminantes pour l'autre.

Ni d'après les symptômes, ni d'après les lésions, on n'a pu jusqu'ici établir aucune distinction entre les deux formes de choléra; on s'est borné à invoquer entre elles une différence d'origine qu'on affirme toujours sans la prouver jamais.

Quant à la nature du principe morbide, hypothèse par hypothèse, on serait tenté d'y voir un poison chimique au lieu d'un micro-organisme. Ce que est certain, c'est que suivant la remarque si judicieuse de Griesinger, le choléra dit nostras comme le choléra dit asiatique fait naître l'impression d'une maladie d'intoxication. — [Je rappellerai incidemment les expériences d'un savant belge, M. Crocq, professeur à l'Université de Bruxelles — un de mes anciens maîtres, Messieurs, car je suis médecin belge — qui en 1866 établit la transmissibilité du choléra de l'homme au chien en lui faisant ingérer des selles cholériques, et qui put réaliser sur le chien tous les phénomènes — symptôms et lésions — du choléra dit asiatique en injectant dans les veines dix centigrammes de diastase. — Je ne cite les travaux trop peu connus de mon éminent compatriote que pour montrer que des recherches pourraient être logiquement entreprises et poursuivies dans cet ordre d'idées.]

Une distinction dont on fait grand bruit est celle-ci: le choléra asiatique est envahissant, contagieux, et le choléra nostras ou sporadique ne l'est pas.

On joue évidemment là sur les mots: toutes les maladies épidémiques sont envahissantes à un degré qui varie naturellement pour chacune d'elles.

Quant à la contagiosité du choléra, il n'est pas de question plus difficile, plus délicate à apprécier, car on ne cherche à en déterminer le degré que pendant le cours des épidémies cholériques; quand l'influence épidémique est établie, on ne peut exclure le rôle qui lui revient dans la propagation de la maladie; si l'on cède à une idée préconçue, on est exposé à diminuer ce rôle de l'influence épidémique et à augmenter d'autant celui de l'influence contagieuse.

On apprécierait évidemment mieux la question de la contagion, en recherchant les circonstances de l'apparition des cas de choléra antérieurs ou postérieurs à l'épidémie cholérique proprement dite. Encore faudrait-il alors tenir compte de la part d'action qui revient dans certains pays à une influence endémique, qu'il s'agisse du reste d'une endémie persistante ou temporaire.

Dans mes recherches sur la contagiosité du choléra d'Égypte, je n'ai pu trouver qu'un cas qui paraisse avoir été communiqué à Beyrouth par importation personnelle d'un cholérisé mort peu après sa sortie du lazaret. Ce cas est resté isolé à Beyrouth, il n'a pas formé foyer et les circonstances de ce cas prouvent qu'il aurait pu être prévenu si l'on avait procédé en lazaret à une inspection médicale rigoureuse et à une désinfection radicale.

J'incline donc à considérer comme minime la contagiosité du choléra; en tout cas je pense avec M. Crocq (de Bruxelles) que le choléra est moins contagieux que la fièvre typhoïde.

Sa contagiosité du reste, comme l'a si bien spécifié Jules Guérin, est subordonnée tant pour les localités que pour les individus à des conditions de réceptivité variable; l'hygiène publique et la médecine préventive peuvent heureusement modifier ces conditions.

Un savant médecin danois, M. Schleisner, qui a peut-être donné (à la Conférence sanitaire de Vienne) la meilleure définition du choléra, va jusqu'à le considérer comme moins contagieux que la dyssentérie des régions sub-tropicales. C'est cette dernière appréciation qui semble donner la note approximativement exacte sur la contagiosité du choléra.

La question de la contagion du choléra est naturellement liée, et étroitement liée à la doctrine de l'importation étrangère. — Or, on n'a jamais pu prouver cette importation d'une manière incontestable.

Si vous m'en laissez le temps, Messieurs, je vais vous rappeler quelques dates et quelques faits intéressants à cet égard.

Clot-Bey, qui a observé les épidémies cholériques de 1831, 1834, 1840 et 1848 en Égypte, affirme n'avoir jamais trouvé aucune relation entre l'arrivée des pélérins suspects et l'apparition du choléra; il déclare qu'en 1831, le choléra regnait sur les bords du Nil avant l'arrivée des pélérins suspects; lors de l'épidémie de 1868, il a considéré les pélérins du Hedjaz comme tout aussi innocents de l'importation que ceux de 1831. (Aubert-Roche établit du reste en 1868 que le choléra ne parut à Suez, où 20,000 pélérins supects avaient débarqué, que longtemps après leur passage, et après avoir déjà ravagé presque toute l'Égypte.)

Pendant l'hiver de 1847, M. Crocq observe à Bruxelles un cas de choléra mortel, à une époque où personne ne parlait de choléra; le choléra épidémique ne se déclara à Rotterdam qu'en 1848, et à Bruxelles en 1849.

M. Dugas en 1849, M. Grellois en 1854, MM. Didiot et Minveille en 1865, renversèrent la légende de l'importation cholérique à Marseille, à Gallipoli, et encore à Marseille.

Je citerai incidemment ce fait trop peu connu qu'en 1865, M. Minvielle, médecin en chef de l'hôpital de la Marine à Toulon déclara dans un rapport officiel que le premier cas de décès cholérique à Toulon datait du 11 mai. Or, le bateau la Stella, accusé d'avoir introduit le choléra à Marseille, n'y est arrivé que le 11 Juin, et, soit dit en passant, sans cholériques à bord ni pendant la traversée.

On m'objectera sans doute le fait de l'épidémie de la Guadeloupe; mais les partisans de l'importation avouent eux mêmes qu'ils n'ont pu déterminer comment le choléra épidémique a pu être importé par un bateau venant de Marseille sans malades à bord, ni pendant la traversée.

Pour le Hâvre, en 1873, on n'a pu découvrir aucun fait à invoquer en faveur de l'importation.

Je crois qu'il ne peut plus être sérieusement question du roman de l'importation à Damiette ni de la légende de l'importation à Toulon. Ce qu'il importe de mettre en lumière, à ce propos, c'est le cas du Crocodile arrivant de l'Inde à Portsmouth, avec quelques cholériques à bord, soumis simplement à l'inspection médicale et à la desinfection, et débarquant ses 1300 passagers à Portsmouth sans introduire le choléra.

En somme, dans la doctrine de l'importation étrangère, on s'est toujours contenté d'invoquer une coïncidence entre l'apparition du choléra épidémique et l'arrivée d'un navire ou d'un voyageur infecté ou suspect, système commode en verité. Ny a-t-il pas tous les jours des arrivages provenant de pays ou le choléra règne sous la forme d'une grande ou d'une petite épidémie, ou sous la forme d'une endémie permanente ou temporaire? — Quant à établir un fait de transmission nettement dégagé de l'influence épidémique ou endémique, on s'en est abstenu jusqu'ici. On a toujours éludé la question de savoir si le choléra n'existait pas dans la localité atteinte bien avant la circonstance invoquée pour essayer d'expliquer par l'importation le développement épidémique du choléra.

Nous avons abordé sur les lieux mêmes, l'examen de cette question et nous croyons l'avoir nettement résolue par les seules données de l'observation médicale.

Pour la Basse-Égypte comme pour le Midi de la France, il n'est plus possible, à moins de nier délibérément les faits acquis ou de les détourner de leur signification rationnelle, de révoquer en doute l'existence de cette longue période prémonitoire du choléra épidémique, qui vient saper la base sur laquelle on a tenté d'asseoir la doctrine de l'importation et ôter tout point d'appui au système actuel des quarantaines. Le dernier finira logiquement par faire place au système de la Révision (inspection sanitaire rigoureuse et désinfection sérieuse des navires infectés ou supposés l'être), qui est appliqué en Danemark depuis 1853, époque depuis laquelle malgré la fréquence de ses relations commerciales avec l'étranger, ce pays a été préservé du choléra épidémique (ainsi que le faisait du reste remarquer M. Schleisner à la conférence sanitaire de Vienne), et ce grâce à la substitution des mesures hygiéniques aux mesures quarantenaires.

En admettant d'ailleurs que la doctrine de l'importation et de la contagion absolues du choléra fût fondée et qu'on pût réaliser des quarantaines parfaites, elles manqueraient leur but parce que, dans l'ignorance ou l'on est du début et du terme précis du choléra épidémique, on les établirait trop tard et on les supprimerait trop tôt pourqu'elles aient la moindre chance d'efficacité. A ce point de vue, elles ont été évidemment instituées trop tard, cette année, vis-à-vis des provenances de Toulon et de Marseille.

Il faut remarquer, à propos des quarantaines, que les partisans de l'importation indienne du choléra ne réclament de mesures quarantenaires vis-à-vis des provenances de l'Inde que lorsque le choléra, qui est endémique dans l'Inde et y est sujet à des recrudescences épidémiques, leur semble sur le point de prendre des proportions épidémiques. C'est d'après le nombre des décès cholériques dans l'un ou l'autre port de l'Inde qu'on juge le point de savoir si le choléra est ou n'est pas épidémique; encore personne n'est-il d'accord sur le chiffre de décès nécesssaire pour justifier l'épithète d'épidémique. Les défenseurs des mesures quarantenaires, de peur d'être logiquement amenés à préconiser des quarantaines permanentes vis-à-vis des provenances de l'Inde, feignent de croire que le choléra a disparu dans les ports de l'Inde quand on n'y signale plus de cas mortel, et admettent implicitement que le choléra n'est pas contagieux quand on n'en meurt plus, ou qu'on en meurt peu; en d'autres termes, ils semblent d'avis que le choléra n'est contagieux que lorsqu'il est épidémique. Leur criterium, on en conviendra, est d'un vague et d'une élasticité particulière; il manque singulièrement de rigueur scientifique.

Il me reste, Messieurs, à déduire de cette communication quelques conclusions d'une portée générale.

Le temps me semble venu de réduire à sa juste valeur toute une logomachie qui s'est introduite dans la science médicale et qui jette la confusion dans les meilleurs esprits sur le mode de développement et de propagation du choléra; il importe plus que jamais de faire ici table rase des hypothèses, des vues préconçues, des pétitions de principe, des mots vides de sens et des locutions vicieuses; commençons par éloigner du langage médical les épithètes de nostras, de sporadique et d'asiatique qui ont le grave inconvénient de préjuger l'origine première du choléra et d'en méconnaître les causes prochaines les plus appréciables.

Il nous appartient aussi d'éclairer les administrations publiques et les populations en répandant et en vulgarisant les notions acquises à l'observation médicale sur le mode de développement du choléra; il faut leur dire, et leur dire bien haut, que la contagion est un mode de propagation très rare; qu'on n'a jamais pu établir une relation de cause à effet entre l'arrivée dans un port d'un navire ou d'un individu cholérisé ou supposé l'être, et l'apparition du choléra épidémique dans ce port, et que chaque fois qu'on a pu faire des recherches consciencieuses sur la période antérieure à l'épidémie cholérique proprement dite, on a pu trouver que le choléra existait dans le pays plusieurs mois au moins avant la date ou l'importation passe pour avoir eu lieu.

Ce n'est qu'ainsi qu'on arrivera à raffermir l'énergie morale des populations atteintes ou exposées à l'être et à suggérer toute une prophylaxie rationnelle pour prévenir le développement épidémique du choléra.

On a vu récemment à Marseille des parents affolés au point d'abandonner sans secours leurs enfants malades du choléra; le devoir d'empêcher le retour de pareilles scènes incombe à la science médicale. Elle ne pourra remplir sa mission humanitaire qu'en cessant de s'illusionner et d'illusionner les autres sur le degré actuel de nos connaissances; ne croyons pas décheoir en avouant notre ignorance absolue de la véritable cause du choléra; et consolons-nous en en nous rappelant et en rappelant à tous qu'en ce siècle, et dans cette Égypte d'ou je viens, on a pu voir un hygiéniste doublé d'un organisateur, Clot-Bey, secondé par le génie civilisateur d'un Méhémet-Ali, parvenir à éteindre la peste dans son foyer égyptien, et cela, sans avoir jamais connu ni peut-être même cherché à connaître la cause première de la peste: c'est à l'hygiène publique qu'il a recouru, et avec succès, pour en supprimer les causes prochaines, les causes appréciables. Méditons ce fait à propos du choléra. Qu'on travaille à éteindre les foyers d'infection cholérique en assainissant les localités insalubres! Ayons le courage de reléguer bien loin les idées préconçues et de nous émanciper des hypothèses pour n'envisager que les faits: pensons un peu moins à la fissure par où, dit on, doit pénétrer le choléra, et pensons un peu plus à l'hygiène!

DISCUSSION.

Geheimer-Medicinalrath Dr. GÜNTHER, de Dresde: Der Herr Vorredner hat, wenn ich ihn recht verstanden habe, behauptet, es sei nur in den seltensten Fällen nachzuweisen, dass Cholera in einen Ort, an welchen eine Epidemie ausbricht, eingeschleppt worden sei; wenn man der Sache auf den Grund gehe, wären dem Ausbruche der Epidemie meist schon eine Zeitlang einzelne Fälle als Vorläufer vorausgegangen, und der Ausbruch der Epidemie stelle nur eine heftige Zunahme und Ausbreitung der Krankheit dar, die durchaus nicht allemal eingeschleppt werden müsse. Gestatten Sie mir Ihnen zwei Beispiele von Epidemieen vorzuführen, in welchen der Beweis der Einschleppung von Cholera in einen bis dahin völlig freigebliebenen Ort erbracht ist. Das erste betrifft die sachsische Epidemie vom Jahre 1865. Eine Dame trifft mit ihrem Kinde direct aus Odessa in Altenburg ein. Die Wascherin, welche die Wäsche des Kindes wäscht, erkrankt an Cholera, und von hier aus verbreitet sich die Cholera zunächst in der Stadt Altenburg und von da aus nach der sachsischen Stadt Werdau; in beiden Orten waren bis dahin weder Choleraerkrankungen noch choleraähnliche Fälle vorgekommen. In Odessa herrschte aber damals Cholera und das Kind war dort an Cholera erkrankt.

Der zweite Fall betrifft die Epidemie, welche im Jahre 1873 in und bei Dresden herrschte. Ihre Entstehung war darauf zurückzuführen, dass der Steuermann eines Dampfschiffes, das von Magdeburg, in welchem damals Cholerafälle waren, nach Dresden kam, an Cholera erkrankt, sich nach seinem Heimathsorte, einem bei Dresden gelegenen Dorfe, Görbitz, begeben hatte. Während bis dahin keine choleraähnlichen Krankheitserscheinungen in gedachtem Orte beobachtet worden waren, entstand nun dort eine Epidemie, die sich auf benachbarte Dörfer erstreckte, uud auch in einem Theile von Dresden auftrat.

Ich könnte noch mehr ähnliche unanfechtbare Beispiele aufführen, will Sie aber nicht ermüden und verweise diejenigen, die sich dafür interessiren, auf meine Monografieen über die sachsischen Choleraepidemieen der Jahre 1865, 1866 und 1873.

Dr. VALCOURT, de Cannes: Notre honoré confrère le Dr. Günther, de Dresde, vient de nous citer des cas d'importation direct de choléra dans une petite ville d'Allemagne par un malade venant d'Odessa. Ces cas d'importation ne sont pas niables, ils peuvent exister exceptionnellement quand même la diarrhée prémonitoire n'existe pas. Mais la question est de savoir si ces cas justifient le système des quarantaines, qui existe aujord'hui, héritage du moyen âge, de l'époque de l'inquisition. Les quarantaines sont, de nous jours, impossibles à maintenir; il faut lutter contre les épidémies par le perfectionnement des installations hygiéniques mais non par des entraves, le plus souvent vexatoires, et ridicules quand elles ne sont pas dangereuses.

En effet, que voyons-nous cette année; les navires venant d'Alexandrie sont tenus en quarantaine à leur arrivée à Marseille, quoique la santé publique soit meilleure et le choléra moins puissant dans la première de ces villes que dans la seconde.

Sur la frontière de France et d'Italie, on entasse les malheureux Piémontais revenant dans leur patrie, on les entasse par centaines dans des conditions inouïes de saleté et de misère, ils sont couchés sur une paille non renouvelée; toute installation de waterclosets est inconnue, ces pauvres gens sont peu ou pas nourris; en sorte que sous pretexte de mesures sanitaires, on a créé un vrai foyer d'infection. D'un autre côté, sur les frontières d'Espagne, un cordon militaire empêche toute communication entre les deux pays; un malheureux parti le Luchon voulant enfreindre la consigne a été tué d'un coup de fusil par un soldat Espagnol. Le seul lazaret existant sur la ligne du chemin de fer de Bayonne à Irun, ne pouvant contenir que cinquante personnes, le nombre des voyageurs s'étant élevé le premier jour de l'établissement de la quarantaine à 700, on a donné de numéros d'ordre à tout le monde; ils doivent séjourner sept jours au lazaret et pour cela attendre leur tour. Quelle immense entrave dans le mouvement commercial, et quelle cause de misère pour la classe ouvrière. Quand seront nous debarassés de ces mesures vexatoires et dont les inconvénients certains depassent mille fois les avantages problématiques.

Dr. DUTRIEUX: 1°. Je crains que vous ne vous mépreniez sur ma pensée en ce qui concerne la contagiosité du choléra. J'ai voulu établir que son appréciation rigoureuse est très difficile, parce qu'on est tenté d'attribuer à l'influence contagieuse ce qui appartient à l'influence épidémique, ou même pour certaines contrées à l'influence endémique.

La réceptivité variable des individus peut donner lieu à des erreurs d'appréciation. Si l'on adoptait pour toute autre maladie, pour la fièvre intermittente par exemple, le même raisonnement que celui qu'on invoque pour établir la transmission des cas de choléra, on découvrirait à chaque instant des cas de contagion. Plusieurs personnes se trouvant dans un foyer palustre et successivement atteintes de fièvre intermittente, pourraient croire avec un peu d'imagination qu'ils se la sont communiqués l'un à l'autre. Dans l'appréciation de la contagiosité du choléra, on n'a généralement pas attaché l'importance qu'elle mérite à la réceptivité locale et individuelle sur laquelle Jules Guérin a insisté avec tant de raison. Je crois à la contagiosité du choléra dans les limites déterminés par M. Schleisner. Le cas de Beyrouth n'a pas formé foyer, quoique cette ville n'offre pas l'idéal des localités salubres.

2°. Dans un autre ordre d'idées, je dois vous signaler qu'il est rationnel d'attribuer la préservation relative d'Alexandrie l'année dernière — vous savez qu'Alexandrie a été le point le moins atteint de l'Égypte — surtout à cette circonstance que l'eau d'alimentation destinée à la plus grande partie de la population, et provenant du canal Mahmoudieh, a pu être régulièrement désinfectée, dans les réservoirs par où passe cette eau, par une proportion déterminée de permanganate de potasse.

3°. Je n'interprète pas l'existence de l'endémie prémonitoire et de l'endémie consécutive au choléra épidémique comme impliquant pour l'Égypte le fait d'une endémie permanente et continue. Pour autant qu'on puisse se prononcer sur une question de ce genre, il ne s'agit là que d'endémies temporaires, dont on ne peut préciser la durée, car on manque d'éléments rigoureux d'appréciation; ce qui est certain, c'est que l'application des mesures hygiéniques peut diminuer la durée de ces endémies temporaires.

4°. A l'appui des observations de M. le Dr. de Valcourt sur le fonctionnement des quarantaines, je dois vous signaler un fait étrange: j'ai fait le voyage d'Alexandrie à Marseille sur le Saïd. 8 jours environ avant mon départ un cas de choléra avait été signalé à Alexandrie; d'autre part un matelot du Saïd, venant de Marseille, atteint de choléra en route, a été déposé à Alexandrie; la santé de l'équipage et des passagers du Saïd était parfaite à notre arrivée à Marseille.

Eh bien! Nous avons subi au Frioul une quarantaine de 24 heures au lendemain d'un jour où il y avait eu à Marseille 36 décès cholériques!

Sur l'organisation et la direction des hôpitaux.

On the organization and the administration of hospitals.

Die Organisation und die Administration der Krankenhäuser.

par le Dr. **P. G. van Fienhoven,** de La Haye.

Messieurs,

L'histoire de l'humanité et de son développement fait voir, que le cœur de l'homme et ses penchants se sont exprimés et fait valoir plutôt, que les manifestations de l'esprit et la froide raison. La passion a amené chez Caïn le meurtre d'Abel et excité les railleries des fils de Noë contre l'état anomal de leur père.

Le cœur va jouer le rôle principal dans le traitement des malades aux époques subséquentes.

Il ne faut pas s'étonner que les conducteurs des âmes, et l'on peut avec raison considérer le clergé comme tels, se soient emparés, dans les anciens temps et au moyen âge, du traitement des malades; et que dans les institutions hospitalières, grandes ou petites, fondées par des donations ou soutenues par des sources officielles, la direction leur ait été confiée.

La manifestation première de la bienfaisance avait pris par là un caractère essentiellement religieux. Il s'ensuivit des points de vue différents, qui amenèrent une fausse application du proverbe »Charité bien ordonnée commence par soi-même.«

La charité, malgré ce nom donné à plusieurs hôpitaux dans différentes capitales de l'Europe, négligea le malade pour s'occuper d'affaires étrangères à son traitement; en tous cas, la charité ne répondait pas suffisamment aux besoins, qu'exigeait le malade. La guerre de Crimée avant et en 1855 mit clairement ce fait en évidence.

En France le traitement des malades dans les hôpitaux était en outre soumis à l'autorité et au contrôle de l'état ou des villes. Tel n'était pas le cas en Angleterre. Dans ce pays du Selfgovernment et de la liberté le traitement des malades s'était développé dans les conditions d'indépendance ci-dessus indiquées. L'esprit de liberté se montrait dans les actes de Miss Flor. Nightingale, qui sur les champs de bataille de la Crimée, voyant de ses propres yeux les défauts inhérents au traitement des malades et des blessés dans l'armée anglaise, n'hésitait pas à attirer l'attention sur les améliorations possibles et à les effectuer. Les résultats de ses efforts se firent sentir déjà dans cette guerre et le chiffre de la mortalité, qui était de 22,8 % dans la première période pour l'armée anglaise, diminua jusqu'à 2,21 % dans la seconde année.

Ses actes et ses écrits furent pour ses compatriotes et les autres peuples un véritable ferment. Pour les particuliers aussi bien que pour les institutions hospitalières ses indications furent efficaces.

Et lorsque la guerre civile éclata en Amérique, on peut voir comment le traitement des malades dans son acception la plus large et sur une grande échelle devint l'apanage des médecins et qu'il fut reconnu par les autorités supérieures et leur fut confié. La construction d'hôpitaux et des baraques fut soumise à leur jugement et l'organisation de tout ce qu'exigeaient le soin et le traitement des malades fut confiée aux forces médicales sous leur responsabilité.

C'est à ce moment là, que commence à se produire d'une façon évidente la grande influence de la science sur le traitement des malades.

Ce qui fut opéré dans le domaine militaire et sur les champs de bataille fut transporté partiellement dans les autres établissements hospitaliers.

La construction des hôpitaux fut perfectionnée et les règles de l'hygiène furent plus strictement appliquées.

Dans divers pays, l'Angleterre, la Prusse, la Belgique et la Hollande, on va s'occuper de la construction des hôpitaux de la part de l'état ou des villes.

La position du médecin aussi est envisagée d'un point de vue plus élevé.

Dans certains endroits on lui impose l'obligation d'habiter l'hôpital et la direction lui est confiée partiellement. Là où une part de la direction est entre ses mains, règne le dualisme. Les affaires médicales et administratives restent séparées et dans ce système la responsabilité financière demeure en suspens. Ce qui est le meilleur marché obtient la préférence et ce qui est très coûteux sans motif, dans les institutions, que j'ai en vue, est mis sur le compte du médecin. Celui-ci, compétent pour prescrire se voyait refusé l'analyse et le contrôle de l'application du traitement prescrit. La rivalité est une conséquence inévitable de ce système dualiste. En Hollande il se présentait parfois, que le médecin n'était pas toujours d'accord avec l'économe, qui également nommé par les autorités de l'état ou d'une ville, témoignait par sa nomination même, que la confiance des autorités dans le médecin n'était par absolue. Pour écarter ces inconvénients on accorda au médecin une supériorité sur l'économe et cette supériorité fut exprimée par le titre de directeur, qui comporte en même temps la notion de responsabilité.

Cependant le titre d'économe subsiste et sa nomination par les autorités maintient le dualisme.

Ce système n'est pas favorable à un bon traitement de malades.

C'est ma pleine conviction, que ces ombres doivent disparaître, quand tous les détails du service d'un hôpital, conception et exécution, dans les salles aussi bien que dans les lingeries et les cuisines, seront confiés à des forces médicales, capables d'apprécier tous les besoins du malade ou de les prévenir.

Capables aussi de tenir régistre des dépenses à effectuer et de les présenter sous forme graphique, afin de faciliter le contrôle à ceux, qui en sont chargés. Dans cette branche d'administration l'emploi de la méthode graphique et des courbes, figurant les dépenses du pain, beurre ou autres aliments, donneront rapidement un tableau des dépenses, comme c'est le cas pour les courbes du pouls et de la respiration.

Je suis encore convaincu, qu'un médecin interne ne peut convenablement donner ses soins à plus de trente malades. Dans les grands hôpitaux, où se présentent des multiples de ce chiffre, il servira de base pour déterminer le nombre des médecins, qui devront y être attachés.

L'hôpital devra être organisé de manière, que le médecin puisse demeurer dans le voisinage immédiat des malades qui lui sont confiés.

En outre un médecin doit être chargé de l'administration des lingeries, et sa demeure doit se trouver le plus près possible de son centre d'activité.

C'est dans ce domaine que doivent être appliqués les grandes maximes de Lister, qui rendent possibles que l'hôpital soit parfaitement aseptique.

Les mèmes principes doivent règner dans les lieux où les aliments des malades sont apprêtés ou cons rvés, ainsi que tout ce qui y a rapport. Là encore doit demeurer et agir un médecin interne.

Des médecins fonctionneront dans tout l'édifice, et leurs travaux, déterminés par le Directeur, envers qui ils sont responsables, ou concertés en commun, concourront directement ou indirectement à la guérison et au soulagement des malades.

Les médecins chargés de la surveillance des salles de malades devront instruire et diriger en toutes choses les infirmiers et contrôler l'exécution de leurs ordonnances et leurs actions.

Cela rendra possible le développement continu des infirmiers et lévera l'inconvénient de la méthode actuellement suivie, par laquelle l'occasion de former scientifiquement les infirmiers est privée de l'exercice pratique et dans laquelle les connaissances scientifiques font défaut au traitement pratique.

Je ne crois pas, que ce soit le moment de trancher la question brûlante de savoir si la supériorité du traitement des malades réside entre les mains des laïques ou des corporations religieuses. Au dessus des questions des personnes se trouvent la science et la puissante influence du coeur, se complètant mutuellement; où la science sera impuissante le coeur suppléera et celui-ci à son tour sera guidé par les lumières de son auxiliaire. Pour savoir quelque chose il faut l'avoir apprise.

Je suis certain, que dans les établissements actuellement consacrés au traitement des malades, les forces enseignantes qu'exigent l'extension du développement des infirmiers sont insuffisantes et que cette lacune sera comblée par l'introduction du système exposé ci-dessus; lorsque des médecins bien préparés pourront consacrer tout leur temps et leur connaissance à un nombre de malades restreint, former et inspirer des infirmiers et contrôler tous les détails du traitement, qu'ils doivent exécuter eux-mêmes, s'il est nécessaire.

On ne saurait prétendre qu'il sera difficile de trouver des médecins pour de tels postes. On pourra créer des cours universitaires pour enseigner le traitement des malades dans le sens indiqué. Ces fonctions à remplir dans un hôpital, pourront être rendues agréables et attrayantes tout d'abord par le développement rapide qu'ils y acquéront, ainsi que par les relations que les médecins auront entre eux.

Les rôles, qu'ils rempliront devront non seulement être partagés, mais aussi échangés entre eux, dans ce sens, qu'au bout d'une année chacun des médecins aura fonctionné successivement, dans les salles, dans les lingeries, ou dans les cuisines et le ménage, sous leur responsabilité envers le médecin en chef. De cette manière on formera des médecins capables et développés dans tous ces domaines et qui seront la pépinière des futurs Directeurs des Hôpitaux.

Au courant de tout ce qui concerne les soins à donner aux malades, et de ce qui se passe dans leur voisinage immédiat, ayant connaissance de toutes les ressources de l'établissement et concentrant sur le malade tous les moyens matériels et intellectuels, le médecin formé à cette école sera naturellement le plus apte à diriger un hôpital et le plus capable de faire répondre le traitement des malades aux exigeances de la science et de la charité.

Grande sera sa tâche, mais son développement ne le sera pas moins, non plus que l'aspiration de son cœur à mettre au service de ceux, qui attendent tout du médecin et de ses aides, la science, qu'il aura acquise ainsi que l'expérience utile, qu'il a faite de soi-même et des autres.

Il sera le foyer, autour duquel se groupera volontiers le corps des autres médecins et leurs rélations seront d'autant plus cordiales que son éducation aura commencé sous les mêmes auspices et dans les mêmes conditions que ceux, qui doivent se former sous sa direction.

Ce que je fais dans ma position actuelle, avec des ressources modestes, est caractérisé par la tendance ci-dessus indiqué. Et je connais par expérience déjà, quels fruits produit ce système, qui ayant ses racines dans la vie réelle en tire à la fois sa sève et sa vigueur.

J'ai la conviction, que l'alliance de la science et de la charité résoudra tous les problèmes que l'on pourra proposer pour le traitement des malades et que cette union de la science et de la charité, qui formera le lien mutuel entre toutes les forces, intellectuelles et matérielles, de l'établissement, sera la tâche difficile mais réalisable du Médecin-Directeur. J'attends pour l'avenir de la réalisation de cet oeuvre d'union les résultats les plus efficaces.

Avoir eu le privilège d'attirer votre attention sur un point important et avoir contribué peut-être en quelque mesure à la solution de ce problème intéressant, cela sera le plus doux souvenir, qui me restera du lieu, où je l'expose, quand je me retrouverai au milieu de mes occupations habituelles.

Je rends hommage avec reconnaissance, tant pour ce qui concerne le passé que pour le présent, aux publications du docteur danois Schleisner sur l'organisation des hôpitaux du Danemark et de l'étranger.

J'ai été encore excité à mettre à l'ordre du jour de ce congrès cette question importante, par le régret, que le Dr. F. J. Mouat a exprimé dans son ouvrage récent (Hospital construction and management), de ce qu'au dernier congrès médical de Londres on ne s'est pas occupé des hôpitaux. — Il attendait des avantages pratiques d'une discussion provoquée sur ce sujet par des personnes compétentes dans la matière, accourues — des différentes parties du monde civilisé — dans la capitale de l'Angleterre.

J'ai tâché de subvenir au sein de ce congrès à ce qui a été, selon Mr. Mouat, omis à Londres.

Dans mon exposé se trouve ma ferme et intime conviction, affirmée dans des nombreuses années, que j'ai consacrées à l'organisation et au traitement des malades de l'hôpital civil de la Haye.

Chaque année ma conviction devient plus ferme et plus intime et je me propose comme but suprême de mes efforts, l'application détaillée de ce système dans l'hôpital confié à mes soins.

Et en souhaitant de vous revoir, MM., au prochain congrès médical, j'espère vivement pouvoir vous annoncer alors, que tous les détails, en tant qui'ils n'existent encore que sur le papier, auront trouvés leur application pratique dans l'hôpital de la Haye.

J'ai dit.

DISCUSSION.

Dr. ZOÉROS BEY, de Constantinople: Ce n'est pas pour combattre les idées exprimées par l'honorable préopinant que je prends la parole: mais au contraire pour les appuyer de toutes mes forces.

Il est incontestable que l'administration des hôpitaux laisse beaucoup à désirer partout où la direction de ces établissements se trouve entre les mains d'hommes étrangers à la médecine. Non seulement l'administration proprement dite peut en souffrir, et elle en souffre, mais le service en général, à cause des conflits et des tiraillements continuels qui existent et qui ne peuvent pas manquer entre médecins et directeur non médecin.

Cet état déplorable contre lequel les médecins de tous les pays réclament depuis longtemps et que je voudrais moi aussi, comme l'honorable M. van Fienhoven, voir disparaître, existe encore dans presque toutes les contrées de l'Europe. Cependant, chez nous à Constantinople, il n'en est plus ainsi. A Constantinople tous les hôpitaux tant militaires que civiles (à une ou deux exceptions près) sont dirigés par des médecins. C'est le médecin en chef ou directeur qui a la haute main en tout, qui dirige et contrôle tout, service médico-chirurgical et pharmaceutique aussi bien qu'administration proprement dite. Médecins, chirurgiens, pharmaciens, administrateur, économe, infirmiers, serviteurs et employés de tout genre de l'hôpital se trouvent tous, sans exception, sous son autorité et ils doivent tous lui obeir et lui rendre compte de leurs services respectifs comme lui même doit rendre compte pour tout à l'état ou au corps qui entretienne l'établissement. C'est sur le médecin en chef que tombe principalement la responsabilité de la gestion, tant scientifique qu'administrative, de l'établissement.

Ce médecin en chef ou Directeur doit se trouver à l'hôpital durant une bonne partie de la journée. Ensuite il est remplacé par le médecin de garde. Car chacun des médecins attachés à un hôpital, civil ou militaire, est astreint de faire une garde de 24 heures et cela à tour de rôle, le médecin en chef excepté. Il y en a même chez nous des hôpitaux qui ont un médecin interne séjournant dans l'établissement même et qui remplit, lui seul, le rôle de médecin de garde. Il n'y a que quelques petits hôpitaux d'une vingtaine de lits qui font exception à cette règle, n'ayant qu'un seul médecin, mais ces petits hôpitaux ne sont qu'au nombre de 2 ou 3 et je peux même ajouter que cette catégorie d'hôpitaux faisant exception à la règle générale et administrés d'une autre manière sont les hospices entretenus pas les légations ou les colonies étrangères. Le médecin de garde remplace en tout le médecin en chef absent et tous les autres employés de l'établissement lui doivent obeissance jusqu'à un certain degré; il doit voir tout, contrôler tout, veiller à tout, aux pansements, à l'expédition prompte et regulière des médicaments aussi bien qu'à l'ordre et à la propreté, à la nourriture des malades, au bon état des aliments et même des matières premières, en un mot, à tout. Il est responsable vis à vis du médecin en chef comme celui-ci l'est envers l'autorité dont l'hôpital relève.

Cet état des choses existe chez nous à Constantinople depuis une vingtaine d'années et nous ne nous en trouvons que mieux. Autrefois chez nous aussi les hôpitaux, même les hôpitaux militaires, étaient dirigés par des petits employés complètements étrangers à la médecine. Tous les médecins de l'hôpital, le 1er médecin aussi bien que les autres, se trouvaient sous la dépendance de ce Directeur et n'avaient aucun droit de s'immiscer dans l'administration de l'établissement. Ce qui faisait que l'état de nos hôpitaux n'était riens moins que florissant. Mais heureusement on est arrivé à changer ce régime, et depuis ce changement l'amélioration de l'état de nos hôpitaux militaires et civils est incontestable et évidente. Nous pouvons donc dire que sous ce rapport au moins nous avons devancé les autres pays de l'Europe.

En resumé donc, Messieurs, je me rallie complètement au voeu exprimé par l'honorable Mr. van Fienhoven et je dis que les choses se rapportant à la médecine ne doivent être dirigées que par des hommes de l'art, les seuls compétents en ces matières: la médecine par les médecins!

Dr. LUNIER, de Paris: Je ne m'attendais pas à prendre le parole à l'occasion de la communication très intéressante que vient de nous faire Mr. van Fienhoven et je regrette beaucoup de ne pas en avoir entendu le commencement. Mais les questions qu'il vient de traiter avec tant de compétence me sont tellement familières que je vous demanderai la permission de vous exposer mon opinion à ce sujet.

Il y a 42 ans, Messieurs, que je suis entré comme interne dans les hôpitaux de Paris, et depuis cette époque je n'ai cessé d'être attaché à un établissement pnblic, soit à Paris, soit en province, que pour devenir inspecteur général des hôpitaux et des asiles d'aliénés de France. J'ai donc acquis une certaine expérience en ces sortes de questions.

Sur presque tous les points je partage la manière de voir exprimée par notre savant collègue; je ne ferai de réserve que sur un seul.

Nous avons constaté en France et nous constatons encore tous les jours les mêmes difficultés, les mêmes luttes entre l'élément médical et l'élément administratif. On nous conteste la capacité nécessaire pour devenir de bons administrateurs et cependant personne plus que le médecin n'a acquis, pour ainsi dire forcément pendant ses études, les connaissances multiples qui sont indispensables à un bon directeur d'hôpital; personne plus que lui, toutes choses égales d'ailleurs, n'est apte à comprendre les besoins incessants d'un hôpital, et surtout à manier le personnel de surveillants et d'infirmiers qui joue un si grand rôle dans nos établissements hospitaliers de toutes catégories.

Du reste, chez nous, la preuve est faite: Nos asiles d'aliénés ont pour la plupart à leur tête des Médecins-Directeurs, et ce sont incontestablement les mieux administrés de nos établissements hospitaliers.

Notre ministre de la guerre est entré dans la même voie depuis quelques années. Nos hôpitaux civils seuls restent en arrière sous ce rapport et il en sera probablement de même longtemps encore, parce qu'ici nous rencontrons des difficultés inhérentes aux médecins eux mêmes, dont beaucoup ne consentent pas, surtout dans les grandes villes, à demeurer dans les établissements ou dans le voisinage immédiat. J'ai donc été très heureux d'apprendre de notre collègue de la Turquie qu'à Constantinople, depuis 20 ans déjà, les hôpitaux avaient à leur tête des Médecins-Directeurs et que les résultats obtenus étaient excellents.

Ici, se place la réserve que je voulais faire: La seule objection sérieuse, à mon sens du moins, qui ait été formulée contre la réunion dans une seule main des fonctions médicales et administratives, — et elle l'a été par des médecins, — c'est que les Médecins-Directeurs, absorbés par les détails minutieux de l'administration, négligent trop souvent les travaux scientifiques.

L'objection est sérieuse et mérite qu'on en tienne compte; aussi à l'occasion du nouveau projet de loi sur les aliénés, à la rédaction duquel j'ai collaboré, ai-je insisté sur la nécessité de placer à côté du Médecin-Directeur un aide, complètement subordonné, qui sous le titre de Secrétaire de la Direction, viendrait le décharger de ces menus détails de tous les instants qui absorbent inutilement son temps. L'adoption de cette mesure aurait pour résultat de permettre de placer des médecins à la tête de tous les établissements hospitaliers, sans dommage pour les progrès de la science et au grand avantage des malades.

Auf welche Weise kann man am besten dem Missbrauch von Alkohol vorbeugen?

Comment pourra-t-on le mieux obvier à l'abus de l'alcohol?

How can the abuse of Alcoholic Liquors be best prevented?

Prof. **E. Heyman**, de Stockholm.

Hochgeehrte Versammlung!

Die hier aufgestellte Frage, auf welche Weise man am besten dem Missbrauch von Alkohol vorbeugen kann, ist natürlich bei der kurz zugemessenen Zeit unmöglich erschöpfend zu beantworten. Das hygienische Uebel, um welches es sich hier handelt, wurzelt ja, wie wir alle wissen, in sehr vielen verschiedenen Ursachen, von denen jede ihre besondere Abhilfe mit geeigneten Mitteln erheischt, und es wäre meine Aufgabe also nur in der Weise vollständig zu lösen, dass ich die erfahrungsgemäss wirksamsten Mittel gegen jede dieser Ursachen einer Prüfung unterzöge. Da ich folglich die Behandlung des vorliegenden Themas auf die eine oder andere Weise begrenzen muss, habe ich gedacht dieses nicht besser thun zu können, als dass ich Ihnen ein Verfahren gegen den Alkoholmissbrauch schildere, welches, in den Städten meines Vaterlandes Schwedens seit einigen Jahren eingeführt, gute Erfolge aufzuweisen hat. Manche von Ihnen werden wahrscheinlich von dem »Gothenburger Ausschank-Systeme«

gehört haben. Dieses System, welches sich die Aufgabe stellt, den Kleinhandel mit und den Ausschank von geistigen Getränken der Art zu ordnen, dass die grösst möglichen Garantien gegen den Missbrauch des Alkoholgenusses geschaffen werden, soll Ihnen hier in seinen Hauptzügen vorgeführt werden, wobei es aber, um Ihnen die nöthige Einsicht in die Einzelnheiten des Systemes zu verschaffen, erforderlich sein wird, eine kurze geschichtliche Entwickelung desselben voranzuschicken.

In wenigen Ländern ist wohl je der Alkoholmissbrauch zu solcher Höhe gestiegen als in Schweden während der ersten Hälfte des jetzigen Jahrhunderts. Jeder konnte zum »Hausbedarf«, wie es hiess, Branntwein brennen, und weder die Fabrikation noch der Verkauf von Branntwein war mit Einschränkungen oder Besteuerung von nennenswehrtem Belange belegt. Das Land war so zu sagen von einem Branntweinsstrom überfluthet, und ich kann Ihnen kaum ein mehr zutreffendes Bild von dem Umfange des Trunkübels geben, als wenn ich die Worte anführe, in welchen ein Reichstagsausschuss im Jahre 1854 der Stimmung im Lande einen Ausdruck giebt. »Selten, wenn je,« heisst es in der Einleitung zu diesem Gutachten, »hat eine Ueberzeugung sich so allgemein und unzweideutig kundgegeben, wie in den letzten Jahren hier in Schweden über die Nothwendigkeit kräftiger Abwehr wieder den leiblichen, wirthschaftlichen und sittlichen Verderb, mit dem der unmässige Gebrauch starker Getränke die Nation bedroht. Die Forschung der Gelehrten und die instinctmässige Einsicht der Ungelehrten sind zu demselben Schlusse gekommen, nämlich dass das Bestehen des schwedischen Volkes als ein gebildetes, thätiges und gesetzliebendes Volk auf dem Spiele steht, wenn nicht Mittel gefunden werden können das Uebel zu hemmen. Beinahe Alle, die sich in der Sache haben vernehmen lassen, stimmen hierin überein, und eine grosse Menge aus allen Volksclassen hat Gelegenheit gesucht sich auszusprechen. Die Landwirthschafts-Gesellschaften und die Mässigkeits-Vereine der meisten Kreise haben ihre Auffassung in starken und bestimmten Worten niedergelegt; die Geistligkeit des Landes, treu ihrem ehrwürdigen Beruf, eifert gegen das Verderben. Von allen Enden des Landes sind Petitionen, unterzeichnet von Tausenden von Personen aller Stellungen und Gewerbe, theils an den Reichstag, theils an den König ergangen. Nicht wenige Wahlkreise haben ihren Vertretern im Reichstage vorgeschrieben oder sie ermahnt für diese grosse Sache zu eifern. Man könnte sagen: ein Angstruf drang aus der Seele unseres schwedischen Volkes, eine Beschwörung Aller die irgendwelchen Einfluss auf die Schicksale des Landes haben, eine flehentliche Bitte um Verschonung mit der Plage, welche von einer früheren Gesetzgebung veranlasst und gesteigert worden.«

Die Folge dieser Agitation war das Branntweinsgesetz von 1855, welches auf verschiedene Wege den Trunkübel zu bekämpfen suchte und dessen wichtigsten Bestimmungen die folgenden waren.

Durch Erschwerungen des Brennereibetriebes wurde die sogenannte Hausbrennerei unterdrückt. Die Production sowohl als der Kleinhandel und Ausschank wurden besteuert. Während früher der Detailhandel bis zu einer Kanne (2,6 Liter) frei war, wurde dieses Minimum auf 15 Kannen (39,15 Liter) festgesetzt, unter welchem Betrage nur berechtigte Schenk- und Laden-Inhaber verkaufen durften, die letzteren nicht unter $^1/_2$ Kanne (1,3 Liter). Die Berechtigungen zum Kleinhandel und Ausschank wurden an gewisse einschränkende Bedingungen gebunden. So erhielten die

Kommunen das Recht die Anzahl der Branntweinläden und Schenken zu bestimmen. Die Berechtigungen sollten öffentlich auf höchstens drei Jahre versteigert werden, wobei es jedoch den Gemeindebehörden obliegen sollte, nicht ausschliesslich die Grösse des Gebotes, sondern auch die sittlichen Eigenschaften der Antragsteller in Betracht zu nehmen. Weitere Bestimmungen des Gesetzes waren: Das Verbot Branntwein an Betrunkene und Minderjährige zu verkaufen; das Befugniss für die Kommunalvorstände die Ausschankezeit zu beschränken; die gesetzliche Ungültigkeit von Schenkschulden und die Pflicht für den Schenkwirth, die Gäste auf Verlangen mit Speisen zu bewirthen.

Die Wirkungen dieses Gesetzes waren durchgreifend. Welche Umgestaltung der Zustände es hervorrief, zeigen am besten folgende Thatsachen. Die Grösse der jährlichen Branntweinsproduction im Reiche vor der Annahme des Gesetzes ist nicht sicher nachzuweisen und kann nur schätzungsweise nach der Zahl und dem Raumeinhalt der Branntweinspfannen angegeben werden. Die Behauptung, dass in den der Reform nächst vorangehenden Jahren 30 Millionen Kannen (ungefähr 78 Millionen Liter) von 50% Alkoholgehalt durchschnittlich im Jahre gebrannt wurden, ist sicherlich nicht übertrieben. In den 30er Jahren wurde die Fabrikation sogar auf das doppelte geschätzt, und nach andern Berechnungen soll auch in den 50er Jahren das Quantum nicht viel geringer gewesen sein. Nehmen wir aber die erst angegebene kleinere Zahl an, so erhalten wir einen Consum von 22 Liter Branntwein pro Kopf. Schon in den nächsten Jahren nach Einführung des Gesetzes verminderte sich dieser Consum auf weniger als die Hälfte oder ungefähr 9,5 Liter pro Kopf. Das jährliche Verbrauchsquantum ist seitdem etwas schwankend gewesen je nach den oekonomischen Verhältnissen der verschiedene Jahre, hat sich aber durchschnittlich auf derselben Zahl gehalten mit Ausnahme der letzten 5 Jahre, in welchen es auf durchschnittlich 8,4 Liter pro Kopf gesunken ist. Die angeführten Zahlen entsprechen, wie gesagt, nur der jährlichen Produktion mit Zurechnung des Imports und Abzug des Exports — alles auf 50%igen Alkohol berechnet. Es liegt auf der Hand, dass diese Zahlen, wenn auch als jährliche Mittelzahlen genügend genau, dem Jahresconsum doch nicht exact entsprechen, da ja nicht aller Alkohol in demselben Jahre, wo er produziert wird, zum Consum gelangt. Der Verbrauch zu technischen Zwecken ist verhältnissmäsig unbedeutend und beeinflusst die Zahlen wenig. Winkelbrennerei und Schleichhandel existiren in nennenswerthem Grade nicht. Die Zahlen können desshalb mit dem gemachten Vorbehalte als vollkommen zuverlässlich angenommen werden.

Auch in der bedeutenden Verminderung der Zahl der Branntweinsläden und Schenken zeigt sich der Einfluss des Gesetzes von 1855. Früher, als die »Hausbedarfs-Brennerei« blühte, als jeder kleine Grundbesitzer das Recht hatte Branntwein zu brennen und Allen, die in seinem Dienste standen oder bei ihm Arbeit verrichteten, ein Quantum von wenigstens ½ Kanne (1,3 Liter) zu verkaufen, war fast in jedem Bauernhofe eine Branntweinskneipe. Das erste Jahr nach Einführung der neuen Ordnung verminderte sich die Anzahl der Läden und Schenken auf dem Lande so bedeutend, dass sie (abgesehen von zufälligen, temporären Berechtigungen zum Ausschank, wie z. B. an Jahrmärkten) auf 557 (resp. 64 und 493) herabsank. Zehn Jahre später, also 1866, war sie nur 469 (resp. 126 und 343), und 1880 wurden auf dem platten Lande im ganzen

Reiche nicht mehr als 288 (resp. 83 und 205) Läden und Schenken oder eine Schenke auf 13,450 Einwohner gerechnet.

In den Städten (deren Einwohnerzahl damals jedoch nicht mehr als ungefähr 12 % des ganzen Reiches ausmachte) war der Erfolg des Gesetzes ungleich weniger günstig. Die Ursachen hiervon waren mehrere. Erstens hatte sich seit vielen Jahren die Praxis in den Städten eingebürgert Berechtigungen zum Ausschank als ein Privilegium auszutheilen, welches auf Lebenszeit galt und bei Verheiratheten sogar auf die Wittwen überging. Von den im Jahre nach der Einführung des Gesetzes in den gesammten Städten geltenden 1170 Berechtigungen gehörten 688, also nahezu 60 %, zu dieser Gattung. Man hatte sich nicht befugt gefunden das Recht dieses einmal ertheilten Monopols aufzuheben, sondern es sogar im Gesetze ausdrücklich gesichert, und die Folge war, dass das von den Gesetzgebern beabsichtigte Correctiv gegen den Alkoholmissbrauch, welches etwa in der Verminderung der Anzahl der Schank-Stellen liegen möchte, in den Städten nicht hinreichend zur Geltung kommen konnte. — Ferner war es eine natürliche Folge des Mässigkeitseifers auf dem Lande, dass die Bevölkerung in der Umgebung der Städte nunmehr ihren Bedarf an Branntwein aus den Städten holte. — Auch das Recht, welches das Gesetz den Kommunalbehörden zuertheilt hatte, die tägliche Stundenzahl des Ausschanks zu beschränken, blieb von geringem Nutzen. Das Gebot Speisen für die Gäste bereit zu halten, welches natürlich beabsichtigte die Schenken den Karakter von Speisehäusern zu geben, war eine Waffe, mit welcher sich die Schankwirthe wehrten, wenn man ihnen die frühzeitige Schliessung der Kneipen in den Abendstunden auferlegen wollte. Die Garantie gegen Zehrung auf Credit, welche man darin zu finden gehofft hatte, dass Schenkschulden nicht gesetzlich eingetrieben werden konnten, zeigte sich oft illusorisch. Der Schankwirth kannte hinlänglich die Macht des Verbündeten, den er in dem Verlangen des Säufers nach Mehr von dem ersehnten Rauschtranke hatte, um sicher seiner Forderung zu sein. Ja, das Creditsystem war sogar so ausgebildet, dass in der Stadt Gothenburg, wo ich damals als practizierender Arzt vielfach mit der Arbeiterbevölkerung in Berührung kam, Arbeiter, die von einem Vormann engagiert und bezahlt wurden, durch diesen am Zahltage die Zeche für die ganze Woche dem Schankwirthe bezahlten. Man wird leicht einsehen, wohin ein solches System führen musste: Für Frau und Kinder war vom Wochenlohn Nichts oder Wenig übrig. — Schliesslich sei noch bemerkt, dass wenn man auch bei Versteigerung der Berechtigungen nicht gänzlich von der Qualification der Personen absah, das höchste Gebot jedoch für gewönlich schwer in die Waage fiel. Je höher aber der Wirth die Berechtigung bezahlt hatte, desto mehr wurde er dahin gedrängt, seinen Gästen zur fleissigen Entnahme seiner Waaren aufzumuntern.

Aus allen diesen Gründen war die Abnahme des Alkoholmissbrauches in den Städten weit geringer als auf dem Lande, wo die besagten Verhältnisse entweder nicht existirten oder wenigstens in dem Grade nicht zur Wirkung kommen konnten. In einigen Städten, besonders in denen mit grosser Arbeiterbevölkerung, zeigte sich im Beginn der 60er Jahre die Trunksucht mit ihren traurigen Folgen derart bedenklich, dass sie denselben Zustand befürchten liess wie vor 1856. Da ging von Gothenburg, der zweiten Stadt des Reiches, mit einer Einwohnerzahl von ungefähr 45.000 Seelen, 1865 eine bahnbrechende Reform aus. Eigentlich wurde die Reform in Folge einer Untersuchung hervorgerufen, die betreffend die Ursachen des zunehmenden Pauperismus in der Stadt von einer von den Stadtverordneten berufenen Kommission angestellt wurde. Die Kommission, deren Mitglied zu sein ich damals die Ehre hatte, konnte unschwer ermitteln, »dass — wie es in dem abgegebenen Berichte hiess — die Trunksucht eine sehr bedeutende Ursache der traurigen Lage eines grossen Theiles der ärmeren Bevölkerung in sittlicher, gesundheitlicher und wirthschaftlicher Beziehung sei,« aber es wurde ihr auch bei Erwägung der geeigneten Mittel zur Abhülfe klar, dass alle solche wenig erfolgreich sein würden, so lange nicht der Kleinhandel mit und Ausschank von Branntwein so geordnet werden konnte, dass der Verkäufer keinen Gewinn davon hätte. Denn durch keine gesetzlichen Vorschriften — und würden diese noch so streng polizeilich überwacht — ist es wohl möglich der in der Gewinnsucht wurzelnden Versuchung für den Wirth, die Gäste zum Trunke zu animiren, vorzubeugen. Eine Lösung dieser Aufgabe zu finden war nicht leicht, sie gelang aber in folgender Weise.

In dem Gesetze von 1856 findet sich eine Bestimmung, laut welcher die Stadtverordneten anstatt die Berechtigungen zum Kleinhandel und Ausschank zu versteigern, diese einer Gesellschaft überlassen können, im Falle eine solche sie zu übernehmen sich anbietet. Eine Aktien-Gesellschaft zu bilden, die ohne Rücksicht auf Gewinn die Aufgabe sich stellte den Alkoholconsum womöglichst zu beschränken und überhaupt den Ausschank im Interesse des Gemeinwohls zu übernehmen — dies war also der sicherste Weg, auf welchem man das gewünschte Ziel sich nähern zu können glaubte. Als die Kommission in April 1865 den Stadtverordneten ihren Plan vorlegte, war schon eventuell eine solche Gesellschaft von mehreren der angesehensten Personen und Geschäftsfirmen der Stadt gebildet, und nachdem der Plan genehmigt war und die Detailanordnungen von einem Organisationscomité festgestellt waren, trat die neue Ordnung im Herbste desselben Jahres in Wirksamkeit, wobei die damals ledigen Berechtigungen zum Ausschank der Gesellschaft anheimfielen. Wenige Jahre später wurden die übrigen an Privilegien gebundenen Berechtigungen erworben.

Die Hauptzüge dieses so genannten Gothenburger-Systemes sind folgende:

Die Schankwirthe, bei deren Wahl mit der grösst möglichen Umsicht in Bezug auf Qvalification verfahren wird, können bei geringster Uebertretung gegebener Vorschriften ohne weiteres verabschiedet werden.

Da der Einkauf aller Alkohol-Getränke mit Ausnahme des Bieres von der Gesellschaft besorgt wird, und der Schankwirth für den Betrag des Verkaufs verantwortlich ist, kann ihm, ausser durch Uredlichkeit, kein Gewinn aus den erst genannten Getränken zu Gute kommen. Dagegen verkauft der Schankwirth für eigene Rechnung alles Uebrige: Speisen, Bier, Caffe u. dergl.

Die Schankwirthe beziehen einen Gehalt, der jetzt durchschnittlich etwa auf 3000 Kronen im Jahre kommt.

Die Miethe des Lokals, die Kosten für Heizung und Beleuchtung, sowie für Dienstlohn werden theilweise oder ganz von der Gesellschaft bestritten, je nachdem das Geschäft dem Vorsteher grössere oder kleinere Einkünfte verschafft.

In den Schenken müssen gesunde und wohl zubereitete Speisen zu möglichst billigen Preisen für die Gäste bereit gehalten werden.

Die Lokale, für welche man eine möglichst besuchte und in die Augen fallende Lage zu wählen hat, müssen sauber, hell und geräumig sein.

Nur gegen Baarzahlung dürfen spirituöse Getränke verabreicht werden. Verkauf auf Credit oder gegen Pfand ist strengstens untersagt.

Alle übrige Mittel, die das Gesetz von 1856 angewiesen hatte um den Branntweinconsum möglichst zu verringern, die aber früher aus schon angeführten Gründen mehr oder weniger wirkungslos bleiben mussten, konnten jetzt zu ihrer vollen Geltung kommen. Das Verbot z. B. dem schon Berauschten mehr Branntwein zu verkaufen, war, wie man leicht einsieht, schwer zu überwachen und wurde in Folge dessen oft übertreten. Das neue System änderte dies nicht nur vollends, sondern machte es sogar möglich das letzte Stück Weges zum Rausche abzusperren, indem alte, wohl bekannte Kunden abgewiesen wurden, wenn sie der Ansicht des Wirthes nach genug bekommen hatten.

Auch die Ausschankzeit in den späten Abendstunden fiel weg. Der grösste Schritt aber die Einschränkung der Ausschankszeit betreffend wurde später, 1873, genommen, indem von 6 Uhr Sonnabend Nachmittag bis Montag früh um 7 Uhr — also gerade die Zeit, welche die beste Gelegenheit zum Trinken gab — kein Ausschank von Branntwein erlaubt war, mit Ausnahme des sogenannten Appetitschnapses zur Mahlzeit.

Die Zahl der Schenken wurde bedeutend reducirt. Vor der Einführung der neuen Ordnung waren 60 Berechtigungen zum Ausschank vergeben (inclusive die für feinere Restaurationen). Voriges Jahr existirten in der Stadt nebst Vorstädten insgesammt nur 40 (wovon 16 für Restaurationen und Clubs) trotzdem die Einwohnerzahl in diesen 18 Jahren von 45- auf 77000 gestiegen ist.

Dass der Verkaufspreis so hoch wie nur möglich gehalten wurde, sagt sich von selbst. Wenn aber auch in der Vertheurung des Alkohols ein mächtiger Hebel für die Beschränkung des Verbrauchs liegt, und wenn auch die Gesellshaft es in ihrer Macht hatte diesen Hebel so kräftig wie sie nur wollte anzusetzen, so ist es jedoch leicht begreiflich, dass die Vertheurung nicht über eine gewisse Grenze gehen durfte. Es liegt nämlich auf der Hand, dass die in dem Gothenburger-Systeme liegende Vormundschaft über die Arbeiterbevölkerung nicht so weit getrieben werden darf, dass es sich beim verzehrenden Publikum verhasst macht, besonders nicht bei der unzweifelhaft grossen Anzahl Personen, welche ein mässiges Qvantum Alkohol geniessen.

Es möge mir hier erlanbt sein ein Beispiel anzuführen, welches zeigt, wie es an Mitteln keineswegs gebricht den Alkoholconsum herabzudrücken ohne den Preis des Schnapses zu erhöhen. In Stockholm, wo das System d. 1. Okt. 1877 angenommen wurde, hat man seit Anfang 1883 die Ordnung eingeführt, dass in den Schankstuben an Sonn- und Festtagen Branntwein nur in Verbindung mit Speisen dargereicht werden darf, und um jeder Art von Änderung dieser Bestimmung vorzubeugen, ist festgestellt, dass zu jedem Schnapse von beiläufig 5 Centiliter, dessen Preis 7 Öre ist, für mindestens 10 Öre Speisen gekauft werden muss. Einer mir gütigst vom Direktor der Gesellschaft mitgetheilten vergleichenden Berechnung zufolge, bewirkte diese Anordnung, dass in allen Ausschankstellen Stockholms zusammen eine Verminderung des Consums von Branntwein folgte, die durchschnittlich jeden Sonntag beinahe 4000 Liter ausmacht. Stockholm hat jetzt ungefähr 180,000 Einwohner.

Der Kleinhandel mit Branntwein, welcher, wie schon früher bemerkt, gesetzlich vom Ausschank getrennt war, indem nur von einer halben Kanne (1,3 Liter) an und aufwärts verkauft werden durften, und desshalb auch verschieden besteuert war, wurde in den Betrieb der Gothenburger Gesellschaft in den ersten Jahren nicht hineingezogen. Die Gründe dazu muss ich wegen Kürze der Zeit vorbeigehen, auch muss ich unterlassen zu schildern, in welcher Weise die Concurrenz des priviligirten Detailhandels den Bestrebungen der Gesellschaft in den ersten 9 Jahren ihres Bestandes sich hindernd entgegenstellte und mit welchen Mitteln die Gesellschaft diese Concurrenz zu bekämpfen suchte. Es sei nur hier auf die mächtigen Handelsinteressen hingewiesen, welchen der Uebergabe des Kleinhandels an die Gesellsehaft im Wege standen. Es ist nämlich nicht zu vergessen, dass jede Art destillirter Alkoholgetränke, also nicht nur Branntwein, sondern auch Cognac, Rhum, Arrac, Liköre u. dergl. in denselben gesetzlichen Bestimmungen einbegriffen waren und, wie leicht ersichtlich, auch einbegriffen werden mussten.

In den ersten Jahren nach der Uebernahme des Geschäfts zahlte die Gesellschaft der Stadt eine Summe, welche der im Jahre vorher, bei Versteigerung der Berechtigungen erhaltenen, gleich war, und behielt sich daneben vor, den Ueberschuss des Gewinns zu volksfreundlichen, gemeinnützigen Zwecken zu verwenden. Später wurde dieses Recht der Gesellschaft entzogen, indem gesetzlich bestimmt wurde. dass auch der Reingewinn — wie früher die Verkaufssumme der Berechtigungen — in 5 Theile getheilt werden sollte, von welchen 3 der Stadt, 1 der landwirthschaftlichen Gesellschaft des Kreises und das letzte Fünftel der Kreiskasse zufallen sollte.

Man wird vielleicht die Frage an mich stellen, ob die erwähnten Maassregeln sich hinreichend zeigten, um den Schankwirth ganz und gar uninteressirt beim Verkaufe der Alkoholgetränke zu machen und um ihm die Möglichkeit zu benehmen, sich einen Gewinn vom Ausschank auf irgend welche Weise zu bereiten. Diese Frage muss, was den letzten Satz betrifft, mit nein beantwortet werden. Dieses zu verhüten vermag keine noch so sinnreich ausgedachte Kontrolle, wie ich mich sowohl als Betheiligter bei der Organisation des Systems als auch als Mitglied der verwaltenden Direction vielfach überzeugt habe. Die grösste Garantie liegt in der Wahl von tadellosen Personen, und in der möglichsten Begünstigung ihrer oekonomischen Lage. Uebrigens mag wohl das Ungewisse in der Stellung, indem der Schankvorsteher beim geringsten Versuche zum Betrug Gefahr läuft seinen Platz zu verlieren, nebst der von den Beamten der Gesellschaft ausgeübten strengen Ueberwachung, geschweige dann die von den eigenen Dienstleuten, auch dazu beitragen der Versuchung zum Betrug — das will so viel sagen als Ein- und Verkauf von Branntwein für eigene Rechnung — entgegenzuwirken. Die Erfahrung hat auch gezeigt, dass mit einigen höchst seltenen Ausnahmen die Vorsteher allen gehegten Erwartungen entsprochen haben und dass sie überhaupt bei der Ausübung ihres Berufs auf das eigentliche Ziel der Gesellschaft stets ihr Augenmerk richteten.

Die Gothenburger Gesellschaft hat jetzt ihre Wirksamkeit während nahezu 19 Jahren ausgeübt, und es haben die meisten Städte Schwedens dem Beispiel Gothenburgs gefolgt. Die Wirkungen des Systems müssen also hinlänglich gekannt sein um ein Urtheil über dasselbe zu erlauben.

Man wünscht in Fragen wie diese gern Beweise in statistischen Zahlen. Obgleich ich im Voraus bemerke, dass ich den Werth derselben nicht grade hoch schätze, habe ich die statistischen Erhebungen, welche gewöhnlich zum Beweise der Ab- oder Zunahme des Alkoholmissbrauches angeführt werden, in graphischen Darstellungen hier anschaulich gemacht. Es sind diese, wie man sieht:

1°) der Consum von destillirten Alkoholgetränken, berechnet auf 50 %igen Alkohol;

2°) die Anzahl der wegen Betrunkenheit Bestraften, und

3°) die Fälle von Delirium tremens — alle diese Zahlen auf die Bevölkerungsziffern der verschiedenen Jahre bezogen.

Jährlicher Consum dest. Alkohol-Getränke pro persona der Bevölkerung in Liter à 50 %igem Alkohol berechnet.

1875	27,3	1880	20,1
1876	28,2	1881	19,0
1877	26,8	1882	17,6
1878	24,7	1883	18,0
1879	21,8.		

Der jährliche Consum konnte erst vom Jahre 1875 an angegeben werden, da die Zahlen früherer Jahre, als nur der Ausschank und nicht der Detailhandel in den Händen der Gesellschaft lag, nicht einen Vergleich mit denjenigen der späteren Jahre zulassen. Wie aus der graphischen Darstellung hervorgeht, ist der Jahresconsum seit 1876 im ganzen genommen nicht unbedeutend kleiner geworden. Wenn aber auch dem so ist, kann doch dieses Factum dem Systeme nicht unbedingt zugeschrieben werden; denn die oekonomischen Verhältnisse der Arbeiterbevölkerung waren wenigstens in den letzten 5 Jahren nichts weniger als günstig. Auch muss man nicht vergessen, dass ein abnehmender Verbrauch nicht nothwendig mit einem abnehmenden Missbrauch zusammenfallen muss, wenn auch gerade mit Rücksicht auf den letzt erwähnten Umstand dies hier wahrscheinlich ist.

Auch die statistischen Zahlen, welche die Anzahl der wegen Betrunkenheit Verurtheilten angeben, sind mit Vorbehalt zu deuten.

Wegen Trunkenheit Bestrafte auf 1000 der Bevölkerung:

Zeitraum.	Jährl. Mittelzahl.
1851—1855	74
1856—1860	78
1861—1865	42
1866—1870	27
1871—1875	33
1876—1880	34
1881—1883	30

Einmal machen sich weniger strenge Principe geltend in Bezug auf Verhaftung oder Verurtheilung Betrunkener, was wirklich der Fall war in Gothenburg vom Jahre 1861 an; ein anderes Mal wird das Polizei-Personal verstärkt, wodurch eine bessere Ueberwachung möglich wird und natürlich die Anzahl der Verhaftungen zunimmt.

Immerhin findet man in der Periode des Betriebes der Gesellschaft eine bedeutende Abnahme.

Die statistischen Angaben der Fälle von Delirium tremens stammen von den wöchentlichen Anmeldungen der praktizirenden Aerzte an die ärztliche Gesellschaft in Gothenburg her. Da diese Anmeldungen

Fälle von Delirium tremens auf 10,000 der Bevölkerung.

Zeitraum.	Jährl. Mittelzahl.
1866—1870	16,4
1871—1875	19,2
1876—1880	10,0
1881—1883	7,3

nicht obligatorisch sind, liegt in den Zahlen keine Garantie für deren Gleichförmigkeit, und ich wage desshalb denselben keine besondere Zuverlässigkeit beizulegen.

Um Missverständniss vorzubeugen dürfte es vielleicht nöthig sein zu bemerken, dass die Zahlen sowohl der Deliranten als der für Trunkenheit Bestraften nicht verschiedene Personen, sondern Fälle bezeichnen, da natürlicher Weise eine grosse Zahl Recidiven unter ihnen vorkommt.

Ich erlaube mir endlich Ihnen einige statistische Zahlen vorzulegen, welche vielleicht mehr beweiskräftig sein dürften als die letzt erwähnten. Nach den Aufzeichnungen des Polizeiarztes in Stockholm kam während der letzten 11 Jahre unter den Verhafteten im dortigen Stadtgefängnisse folgende Anzahl Fälle von Delirium tremens vor:

Jahr.	Anzahl Fälle.	Anzahl der Gefang.	Fälle p. m. der Gefang.
1873	77	4450	17,3
1874	136	4675	28,4
1875	136	5339	25,4
1876	116	7009	16,4
1877	119	7984	14,9
1878 [1]	58	7402	7,8
1879	40	7467	5,3
1880	34	7554	4,5
1881	32	7922	4,0
1882	44	8836	4,9
1883	44	7759	5,6

Man findet also eine ganz bedeutende Abnahme von dem Jahre der Reform des Ausschankswesens an. Dass unter diesen Gefangenen gerade die Säufer ex professo der Stadt sich befinden, ist wohl kaum nöthig mehr als anzudeuten.

Aber mehr als alle statistische Zahlen liefern die Meinungsäusserungen der Behörden Beweise für die Zulänglichkeit des Systems.

---

[1]) Das Jahr der Reform des Ausschankswesens.

Fast aus allen Gemeinden und Bezirken des Landes wird vernommen und in amtlichen Gutachten wird von Polizeibehörden und Regierungspräsidenten erklärt, dass das System die Probe bestanden und günstig auf die Bevölkerung gewirkt habe. Um nicht die Zeit zu sehr zu beanspruchen erlaube ich mir nur einige Punkte aus einem Berichte der Polizeidirektion Gothenburgs anzuführen, welcher Bericht 1877 beim Anlass eines von den städtischen und Bezirks-Behörden des ganzen Landes officiell eingeforderten Gutachten über den Einfluss des Systems auf Sittlichkeit und Ordnung abgeben wurde.

»Die gestellte Frage betreffend«, sagt der Polizeidirektor, »so kann man nicht anders als wahrheitsgetreu zugeben, dass nach den Erfahrungen, welche die Polizeidirektion während des zwölfjährigen Bestehens der in Rede stehenden Anordnungen zu sammeln in der Lage gewesen, deren Erfolg in den angeführten Beziehungen der allerbeste war.«

Nachdem die Gründe dieses Erfolgs dargelegt worden, schliesst der Bericht mit folgenden Worten: »Dass durch diese Anordnungen ein sittlich besserer Zustand erreicht worden, wenn auch manches zu wünschen übrig bleibt, ist unbestreitbar, und wenn auch Zwistigkeiten und Schlägereien bei einem solchen Betriebe nicht ganz und gar zu vermeiden sind, so lässt sich doch nicht leugnen, dass das polizeiliche Eingreifen neuerdings seltener als früher erforderlich wird.

In demselben Sinne sind die Antworten aus den meisten übrigen Städten abgefasst, und nach Allem was verlautet, kann man dreist behaupten, dass überall, wo das System in demselben philantropischen Sinne wie in Gothenburg durchgeführt worden ist, die allgemeine Ansicht von dem Erfolge, auch in den Jahren nach 1877, mit der erwähnten übereinstimmt.

L'application de l'analyse spectrale dans la médecine légale, spécialement pour la démonstration de l'empoisonnement par l'oxyde de carbone.

The application of the Spectral Analysis on Forensic Questions, especially for demonstration of poisoning by Oxyde of Carbon.

Die Anwendung der Spectralanalyse in medicoforensischen Fragen, besonders mit Rücksicht auf die sichere Erkennung der Kohlenoxydvergiftung.

Prof. **Jäderholm**, de Stockholm.

Le Comité du Congrès m'a fait l'honneur de me charger d'ouvrir la discussion sur l'emploi du spectroscope dans la médecine légale, spécialement en ce qui concerne le diagnostic de l'intoxication par l'oxyde de carbone.

Ce sujet est, en effet, un exemple bien frappant pour montrer, combien les progrès de la médecine légale sont intimement liés aux progrès de toutes les branches des sciencss biologiques auxquelles nous avons recours pour résoudre les importantes questions que la justice nous adresse. Il n'est presque pas de résultat parmi ceux mis au jour par le travail scientifique dans le domaine de la vie ou de la mort, qui ne puisse à l'occasion revêtir l'importance pour la solution d'une question médico-légale. De là vient la grandeur de la médecine légale, mais aussi la difficulté de la posséder toute entière.

Le sujet de cette discussion présente pour moi un intérêt tout spécial, parce qu'il a été l'objet favori de mes études. Il n'en est pas moins vrai, que je ne l'aborde pas sans appréhension devant un auditoire aussi illustre que celui qui m'entoure. Ces études sont en effet déjà anciennes; il n'est guère, que je sache, sur ce sujet de point obscur dont la solution soit à l'ordre du jour. J'en dois faire l'aveu de suite, je n'ai rien de nouveau à vous signaler, mais ce que je ne puis faire, vous le ferez sans doute vous même. C'est à vous, Messieurs, c'est à votre sagacité, à votre expérience qu'il appartient d'élucider la question; à vous de montrer les lacunes de nos connaissances à cet égard et d'indiquer les moyens de les combler.

Jusqu'à présent le spectroscope a été appliqué à la médecine légale dans deux buts principaux: 1) pour le diagnostic du sang en démontrant la matière colorante du sang, qu'elle soit naturelle on transformée; 2) pour le diagnostic de l'intoxication par l'oxyde de carbone en démontrant la combinaison de ce gaz avec la matière colorante du sang.

Quant au diagnostic du sang, il est inutile de vous rappeler, Messieurs, de quelle façon on remplit ce but en démontrant l'absorption caractéristique de la matière colorante du sang dans la partie verte du spectre, en étudiant les différents spectres de l'hémoglobine, de l'hémoglobine oxygenée et l'alternance des deux spectres suivant que l'on enlève on l'on ajoute de l'oxygène. Ce sont là des choses connues. Je veux surtout insister sur ce fait, qu'il suffit d'une quantité très minime de matière colorante, si l'on a recours au micro-spectroscope, c'est à dire, si l'on couvre la fente du collimateur par l'image aggrandie de l'objet. Avec un seul petit cristal d'oxyhémoglobine on peut voir se réaliser l'absorption caractéristique; il n'est pas plus difficile d'obtenir l'absorption spectroscopique d'une petite tache de sang, si l'on en prépare une solution très chargée en matière colorante. — Si facile que soit cette méthode, il se peut qu'on ne réussisse pas, si l'on ne recherche pas les transformations que la matière colorante peut avoir subies. Mais cela devient aisé, si l'on se rappelle que les produits de cette transformation donnent eux-mêmes des phénomènes d'absorption spectroscopiques absolument caractéristiques. Il s'agit ici des spectres d'absorption de la methémoglobine et de l'hématine, qu'il importe de bien connaître.

Si l'on a obtenu avec de l'eau ordinaire une solution de methémoglobine assez chargée de matière colorante, on a le spectre à 4 bandes, qui lui correspond, puis, par addition de l'alcali, le spectre de la methémoglobine alcaline. Ce spectre est très analogue à celui de l'oxyhémoglobine, mais on peut les distinguer surtout par une absorption, qui de la bande d'absorption voisine de la ligne D s'étend au dessus de cette ligne vers le rouge, en finissant comme une bande d'absorption faible, π, à gauche de la ligne D. — La tache du sang ne se dissout pas ou ne se dissout que faiblement dans l'eau, il faut employer un liquide alcalin; — car, lorsque la tâche est ancienne, la methémoglobine se dissout assez mal dans l'eau ordinaire, tandisque l'hématine ne s'y dissout pas du tout.

Dans cette solution alcaline la methémoglobine donnera le dit spectre à 3 bandes, mais l'hématine en donnera une bande faible dans l'orange.

Dans tous les cas, c'est après l'application des agents réducteurs, qu'on peut le mieux caractériser les phénomènes. Si l'on poursuit avec le spectroscope la réduction de la methémoglobine, en premier lieu on voit disparaître la bande π et l'absorption entre π et α, puis pendant un certain temps l'absorption ressemble complètement à celle de l'oxyhémoglobine et ensuite comme à l'ordinaire elle est réduite en hémoglobine, — on la transforme en oxyhémoglobine en l'agitant avec de l'air, on la réduit de nouveau et ainsi de suite.

Si la matière colorante est transformée en hématine, la solution alcaline n'est pas très caractéristique à l'examen spectroscopique, mais après l'addition des agents réducteurs se montrent les bandes d'absorption de l'hématine réduite, tellement distinctes et faciles à reconnaître, même dans des solutions très faibles, qu'on pourrait à peine prétendre à une réaction plus nette et plus sensible.

En pratique, dans l'expertise médico-légale, on se trouve souvent en présence d'un mélange d'hémoglobine ou plutôt d'oxyhémoglobine avec la methémoglobine, ou de methémoglobine avec l'hématine (l'oxyhématine); or, si l'on connaît les phénomènes spectroscopiques que je viens de signaler, il n'est difficile ni d'en conclure l'origine de la matière colorante, qui ne peut être que celle du sang, ni de distinguer la matière colorante naturelle du sang de ses produits de transformation, mêlés ensemble.

Du reste, cette transformation de la matière colorante du sang en ses derivés demande un certain temps pour s'opérer. Il en résulte donc a priori que, si l'on connaissait le temps, que mettent ses transformations à se réaliser dans les circonstances données, qu'il s'agisse par exemple des taches de sang sur le bois, sur le linge, la laine, le fer etc. etc., il en résulterait qu'on pourrait reconnaître avec une certaine approximation quel âge ont les taches, constatation qui dans certains cas peut être de la plus grande importance. J'ai publié une expertise médico-légale, que j'ai faite avec M. Hamberg, dans laquelle l'expert était chargé de constater, si les taches d'une casquette étaient des taches de sang et, dans ce cas, si les taches pourraient remonter à un an. Il fut facile de constater qu'il s'agissait bien de taches de sang; en outre, en comparant à l'aide du spectroscope la transformation de la matière colorante du sang de ces taches à la transformation de matière colorante opérée dans des taches de sang séchées depuis des époques variées et bien déterminées, nous avons été autorisés à conclure presque avec certitude, que les taches, dont l'expertise médico-légale avait à s'occuper, pouvaient bien avoir l'âge supposé.

Ce serait sans doute d'une grande importance pratique de poursuivre, par des expériences variées relatives, soit à l'âge des taches de sang séchées, soit à leur épaisseur, soit à la substance à laquelle elles sont adhérentes, la transformation de la matière colorante du sang. On aurait ainsi des éléments de comparaison précieux pour tel ou tel cas donné.

Encore un exemple! Dans une autopsie médico-légale il peut être d'un grand intérêt de constater l'origine de la coloration noire d'un liquide renfermé dans l'estomac ou le tube digestif, par exemple dans les cas d'intoxication par le phosphore. Si la couleur dépend du sang transformé en hématine, ce qui arrive le plus fréquemment, rien de plus facile que de le constater à l'aide du spectroscope. La matière noirâtre, insoluble dans de l'eau ordinaire, se dissout très facilement dans de l'eau alcalinisée par l'ammoniaque, et après l'addition d'une goutte de sulfhydrate d'ammoniaque, on voit se produire très rapidement les bandes d'absorption belles et bien distinctes du spectre de l'hématine réduite.

C'est à M. Hoppe-Seyler que nous devons la démonstration de l'intoxication par l'oxyde de carbone à l'aide de l'examen spectroscopique du sang. Il a trouvé que le spectre de l'hémoglobine oxycarbonée ne diffère que très peu de celui de l'oxyhémoglobine; la différence consiste surtout en une petite déviation des bandes d'absorption vers l'extremité bleue du spectre. En outre, il a trouvé que les agents réducteurs ne produisent aucune altération de ce spectre, ce qui differencie si profondement le spectre d'oxyhémoglobine. De ces deux faits dépend tout le diagnostic de l'intoxication par l'oxyde de carbone. Mes expériences sur ce sujet m'ont convaincu que cette méthode, quant à la facilité et à la certitude, ne laisse absolument rien à désirer. Les tentatives qu'on a faites pour trouver dans les autres propriétés de l'hémoglobine oxycarbonée des réactions caractéristiques ne me semblent pas avoir parfaitement réussi, il ne me paraît pas non plus qu'elles soient nécessaires.

Si dans mes recherces je n'ai trouvé aucune méthode nouvelle pour le diagnostic de l'hémoglobine oxycarbonée, du moins suis-je arrivé à pouvoir mieux fixer les conditions dans lesquelles cette recherche peut être utilement poursuivie.

Je veux tout d'abord insister sur ce fait, qu'en pratique médicolégale, dans les cas d'intoxication, la matière colorante n'est jamais saturée par l'oxyde de carbone; la mort a toujours lieu avant la saturation complète. Il en résulte que l'expertise se trouve en présence d'un mélange de l'oxyhémoglobine avec l'hémoglobine oxycarbonée. On voit alors au spectroscope un spectre composé résultant de la combinaison des bandes d'absorption de ces deux éléments. Ce spectre présente deux bandes dont le milieu ne se trouve ni à la place de l'oxyhémoglobine ni à celle de l'hémoglobine oxycarbonée, mais en des points intermédiaires; cette déviation est plus marquée à la bande d'absorption α près de la ligne D. Le milieu de la bande α de l'oxyhémoglobine correspond, d'après mes mensurations, à la longueur d'onde de 578 millionièmes millimètre, la bande α de l'hémoglobine oxycarbonée à 572, et le milieu de la bande près de la ligne D, dans les cas d'intoxication, est placé sur une ligne intermédiaire entre 578 et 572, d'autant plus rapproché de 572 que l'hémoglobine contient plus d'oxyde de carbone. — Il en résulte qu'après l'action de l'agent réducteur cette bande, dont en enlève ainsi l'absorption appartenant à l'oxyhémoglobine, est plus éloignée de la ligne D, transférée naturellement à la place d'α de l'hémoglobine oxycarbonée. Ces déplacements sont faciles à vérifier, si l'on emploie un spectroscope convenable. A mon avis, le meilleur spectroscope pour cette recherche, comme en général pour étudier et mesurer exactement les spectres d'absorption d'une matière colorante quelconque, est celui qui joint une dispersion faible à une mensuration très fine. Le petit instrument que j'ai l'honneur de vous présenter, construit par le celèbre physicien Wrede, répond parfaitement à toutes ces exigences. La dispersion y est faible et par suite les bandes faibles se reconnaissent très nettement; la mensuration qui se fait par réticule croisé (de fils d'araignée) et vis micrométrique est assez délicate pour permettre, étant connue la rélation entre le spectre du prisme et le spectre normal, de déterminer avec précision en millionièmes de millimètre la longueur d'onde d'un rayon quelconque. — L'application de ce spectroscope aux recherches micro-spectroscopiques est également des plus commodes.

Si l'on fait correspondre le milieu de la bande α d'une solution d'un sang, intoxiqué par les vapeurs de charbon, avec le réticule croisé, de telle sorte que la croix divise la bande en deux parties parfaitement égales, on verra après l'addition d'un agent réducteur, que le centre de la croix semble déplacé vers le bord gauche de la bande, qui maintenant, se trouve n'être plus que celle de l'hémoglobine oxycarbonée. Il est donc évident que la situation des bandes dans le spectre, mesurée avec soin, présente de la valeur pour le diagnostic de l'intoxication par l'oxyde de carbone.

Le procédé le plus simple pour reconnaître l'hémoglobine oxycarbonée est basé sur sa résistance aux agents réducteurs. Une fois bien déterminée, l'action rapide et sûre de l'agent réducteur (celui que je prefère est la solution de protoxyde de fer de Stokes), la persistance des bandes ou plutôt la réduction partielle, car il y a toujours un peu de réduction, suffiront à permettre d'affirmer la présence de l'hémoglobine oxycarbonée. Quand la réduction est partielle, les deux bandes de l'hémoglobine oxycarbonée sont reliées par une absorption plus on moins legère, appartenant à l'hémoglobine réduite, le degré de l'intensité dans l'intervalle entre les deux bandes depend de la quantité de l'hémoglobine réduite. Il faut alors soigneusement comparer cette absorption dans le vert, qui représente l'action combinée de l'hémoglobine réduite et de l'hémoglobine oxycarbonée, avec la bande pure de l'hémoglobine réduite, dont il importe de bien connaître la forme typique. Dans tous les cas d'intoxication mortelle que j'ai observés, le sang était si chargé d'oxyde de carbone qu'une fois la réduction accomplie, l'intervalle entre les deux bandes n'était que très légèrement ombré.

Cette réaction donne des résultats si certains, qu'elle permet de poser dans un cas d'intoxication mortel des conclusions sur la cause de la mort avec une rigueur qu'on ne peut guère dépasser. On a bien dit que la présence de l'oxyde de carbone dans le sang n'est pas une preuve infaillible, absolue, que le gaz toxique soit la vraie cause de mort. Sans doute, mais il en est ainsi de tout autre toxique. Il est rare de trouver dans la réalité une complexité telle, qu'une personne intoxiquée par l'oxyde de carbone assez gravement pour que la présence du gaz nocif puisse être demontrée après la mort, et se trouvant encore sous l'influence de cette intoxication, puisse néanmoins devoir la mort à une autre cause. D'ailleurs, il faut naturellement ici comme partout prendre en considération toutes les circonstances relevées dans le cas spécial.

A quel degré et pendant combien de temps peut-on démontrer la présence de l'oxyde de carbone dans le sang d'une personne intoxiquée, qui a survécu à l'asphyxie? Je n'en ai pas d'expériences. Peut-être, Messieurs, avez vous des exemples, propres à élucider ce problème.

Voici une autre question importante: si, sur un cadavre, on ne réussit pas à trouver le gaz toxique dans le sang, est-on autorisé à exclure l'intoxication par l'oxyde de carbone? Le cas suivant peut se présenter par exemple, qu'une personne ait été tuée d'une façon quelconque, soit par un autre agent toxique, soit par suffocation etc., et que le meurtrier, pour diriger les soupçons dans une fausse direction, prenne toutes ses mesures pour faire croire que l'on est en présence d'un accident ou d'un suicide par les vapeurs de charbon. — Quant à moi, si, dans une recherche faite peu après la mort, après avoir étudié très soigneusement les phénomènes spectroscopiques, je trouve, que la réduction soit absolument totale, je n'hésiterai pas à affirmer qu'il n'y a pas lieu d'incriminer une intoxication par l'oxyde de carbone. Car, pour moi, l'asphyxie par les vapeurs de charbon est presque identique à l'intoxication par l'oxyde de carbone, le danger et le rôle de l'acide carbonique dans les vapeurs de charbon étant bien inferieurs à ceux de l'oxyde de carbone. Je ne connais aucun cas d'asphyxie par les vapeurs de charbon, qui ait été bien observé, et d'où on soit autorisé à conclure que l'acide carbonique a pu jouer le rôle capital, le rôle meurtrier dans cette intoxication, sans le concours d'une quantité appréciable de l'oxyde de carbone.

La valeur, que l'on peut attribuer à ce résultat negatif d'une recherche de l'oxyde de carbone, dépend naturellement aussi de la réponse, que l'on est autorisé à donner à la question suivante: pendant combien de temps après la mort par cette intoxication est-il possible de démontrer la présence du gaz délétère dans le sang? Personne, que je sache, n'a eu l'occasion de conserver pendant un temps assez long des cadavres de sujets, asphyxiés par l'oxyde de carbone et d'en examiner le sang à diverses reprises pour résoudre la question que nous avons posée. Mais, d'après tout ce que l'on a observé, il semble que l'oxyde de carbone puisse être retrouvé dans le sang du cadavre très longtemps après la mort, même si le cadavre se trouve dans un état avancé de putréfaction. C'est du reste ce que confirment parfaitement les résultats de mes expériences sur des cadavres d'animaux tués par l'oxyde de carbone et conservés durant un certain temps.

Il est une autre question, que l'expérience permet de résoudre facilement: pendant combien de temps le sang, conservé hors des vaisseaux d'intoxiqués, retient-il l'oxyde de carbone en suffisante quantité pour que le gaz soit reconnaissable? — On sait que les solutions d'hémoglobine oxycarbonée pure se maintiennent inalterées pendant des années, si elles ont été conservées dans des tubes de verre scellés à la lampe. Il m'a semblé intéressant de rechercher comment se comporte à ce point de vue le sang des personnes asphyxiées par les vapeurs de charbon. J'ai conservé pendant plusieurs années du sang recueilli à diverses époques à l'autopsie médico-légale de sujets asphyxiés par les vapeurs de charbon. Le sang, pur ou dilué avec une solution de borax, fut tout simplement conservé à la température ordinaire de la chambre dans des flacons bien remplis, fermés par des bouchons ordinaires. Cette année, au commencement de Juin, j'ai procédé pour cette recherche à l'étude de 10 flacons, contenant du sang pris à 6 autopsies pendant les années 1875—1880, où la mort par l'oxyde de carbone avait été constatée. Or, les flacons, que j'avais remplis de sang non-dilué, répandirent, lorsqu'on les déboucha, une odeur désagréable putride ou bien de beurre ranci; quant aux flacons qui contenaient du sang dilué avec une solution de borax, ils n'avaient aucune odeur ou bien une odeur faible, non désagréable. Dilué avec de l'eau, le sang donnait une liqueur limpide, que l'on pouvait employer sans filtration pour la recherche spectroscopique. Un de ces flacons seulement, dont le bouchon n'était pas bon, présenta un résultat douteux à l'examen spectroscopique, la réduction s'opéra presque complètement; dans tous les autres on pouvait voir avec une certitude absolue un spectre d'absorption, dont les bandes, comparées à celles de l'oxhyhémoglobine, étaient déplacées vers la ligne E, et la recherche ultérieure donna la preuve la plus manifeste de la présence de l'hémoglobine oxycarbonée. Dans un des flacons, où le sang était dilué avec de l'eau destillée, la plus grande partie de la matière colorante avait formé un depôt brunâtre qui se composait d'hématine, ainsi que le prouva l'examen spectroscopique. Le liquide surnageant, d'une coloration rosée, montrait au spectroscope deux bandes d'absorption, correspondant parfaitement à celle de l'hémoglobine oxycarbonée, et qui ne subirent aucune altération après l'addition d'une solution de protoxyde de fer, solution dont l'action instantanement réductrice auparavant avait été éprouvée sur du sang ordinaire. C'est ainsi que je pus reconnaître aussi dans ce flacon, où cependant la plus grande partie de la matière colorante était déjà transformée en hématine, la présence de l'hémoglobine oxycarbonée. Dans les autres flacons il n'y avait pas eu formation d'hématine.

Il est donc évident, que le diagnostic de l'intoxication par l'oxyde de carbone peut se faire ou se vérifier, quel que soit l'intervalle du temps écoulé après l'autopsie; à une seule condition, c'est que le sang aura été conservé dans des flacons, bien remplis et bien bouchés. C'est là un fait qui me semble avoir une réelle importance pratique, comme il va de soi qu'on n'a pas le droit de supposer que tout médecin, qui fait une autopsie, ait un spectroscope sous la main ou soit suffisamment rompu à cette méthode de diagnostic.

Qu'il me soit permis de vous présenter deux flacons, contenant de la sérosité pleurale, prise à l'autopsie d'un sujet, asphyxié par les vapeurs de charbon, il y a 9 ans. Dans l'un, qui a été fermé par un bon bonchon, on voit un liquide de couleur rose, limpide si le flacon n'est pas agité. Ce liquide montre au spectroscope deux bandes dans le vert, dont la situation correspond exactement à celle de l'hémoglobine oxycarbonée. — Dans l'autre flacon, contenant le même liquide, pris sur le même sujet, mais dont le bouchon était mal assujeti, la matière colorante est verdâtre, transformée en hématine.

C'est là, Messieurs, tout ce que j'avais à vous dire. En resumé, tout ce que j'ai voulu prouver à l'aide de ces experiences et de ces remarques minutieuses, que je vous remercie d'avoir bien voulu patiemment écouter, c'est que nous avons dans l'examen spectroscopique du sang, appliqué au diagnostic de l'intoxication par l'oxyde de carbone, une des méthodes les plus simples et les plus sûres dont nous puissions disposer pour remplir nos fonctions toujours si importantes et souvent si difficiles de médecins-légistes.

Quelles mesures peuvent être considérées comme les plus efficaces pour la prévention d'une épidémie, quand un cas isolé d'une maladie épidémique s'est déclaré, et quelles sont les maladies qui doivent être l'objet de ces mesures?

Measures to check Epidemics in their beginning.

Veranstaltungen einer beginnenden Epidemie vorzubeugen.

Dr. **J. Linroth,** Stockholm.

Je pars de la supposition que l'on admet comme une chose incontestée que la cause primaire des maladies épidémiques est due à des organismes vivants, dont il s'agit en conséquence de prévenir la propagation, si l'on veut empêcher la maladie en question de se développer et de s'étendre.

Parmi les maladies épidémiques, je m'arrêterai d'abord à celles dont la matière infectante est endogène, c'est à dire où le microbe particulier à chacune d'elles, sous l'influence de conditions naturelles, peut se développer exclusivement dans un corps humain prédisposé à la maladie, et où, par suite de la propagation du microbe aux dépens du corps, l'infection passe d'une personne malade dans une forme telle qu'elle est à même d'attaquer directement des personnes auparavant saines.

Si l'on veut empêcher l'extension du contage d'une maladie à laquelle s'applique la définition précitée, il faut naturellement s'efforcer de placer le malade sous un contrôle aussi complet et aussi judicieux que possible, afin que le contage, en le quittant, ne rencontre pas d'autres personnes, et, dans la mesure du possible, puisse être tué et détruit.

La première chose à faire, c'est, par conséquent, d'isoler le malade. A cet égard, dans les villes ou dans les grandes agglomérations rurales, l'on ne peut attribuer qu'une valeur secondaire à l'isolement opéré dans la demeure des malades. Le contrôle rigoureux de personnes expertes et intéressées à la conservation de la santé publique, sans lequel tout isolement des malades est plus ou moins illusoire, ne peut que rarement être maintenu dans les demeures privées. L'isolement, pour être effectif, exige une séparation si complète, qu'il est en général impossible de l'imposer à un ménage dont les membres sains ont des devoirs à remplir dans la vie sociale, et qu'il lui est tout aussi peu possible de l'exécuter.

Par conséquent, pour que des personnes attaquées par une maladie contagieuse puissent être isolées d'une manière offrant toute la sécurité possible, l'isolation ne peut se faire que dans des hôpitaux spécialement créés dans ce but. Un hôpital épidémique bien organisé et bien situé, constitue par conséquent, dans une agglomération d'hommes, la condition absolue, sine qua non, de toute lutte contre une maladie infectieuse. C'est la forteresse où l'on doit s'efforcer d'enfermer l'ennemi pour l'y tuer par la famine. C'est dans des établissements de cette espèce qu'après l'irruption de la maladie, l'on doit faire entrer aussi promptement que possible les sujets atteints sans tenir compte d'âge ni de position sociale.

Il ne peut être question ici des installations et de l'aménagement les plus convenables, ni de la meilleure situation pour un hôpital épidémique. Nous avons, ici à Copenhague, l'occasion de prendre connaissance, dans les hôpitaux de Blegdam et de l'Öresund, de véritables établissements modèles de cette l'espèce. — Je me contenterai de signaler que le double but des hôpitaux épidémiques, de servir à la fois d'établissements thérapeutiques et d'établissements préventifs, rend des instal ations spéciales absolument nécessaires. Il faut, dans la mesure du possible, que le tout soit rigoureusement séparé du reste du monde, et que chaque maladie soit soignée à part, dans un service spécial, constituant, pour ainsi dire, un hôpital dans l'hôpital.

Dans la plupart des maladies infectieuses, on ne connaît pas avec certitude à quelle periode de la maladie le virus commence, à quitter le sujet. Dans certaines maladies, cela a lieu assez promptement, dans d'autres relativement tard, mais, dès qu'une maladie s'est développée suffisamment pour que la nature en puisse être reconnue, il n'existe plus aucune sûreté. Plus le transfert de la demeure à l'hôpital sera prompt, plus ce sera avantageux. Dans la plupart des pays de l'Europe, toutes les villes ou les grandes agglomérations rurales possèdent des autorités sanitaires. Il doit être du devoir de celles-ci, — et il en est déjà ainsi, dans une foule de localités, — de veiller à ce qu'il existe des hôpitaux épidémiques dotés de toutes les installations nécessaires, et que le transport des malades contagieux aux hôpitaux puisse se faire avec le moins de danger possible pour le public.

Afin d'être à même de remplir ce devoir, l'autorité sanitaire doit en premier lieu avoir une prompte connaissance des cas survenus. Comme l'on peut admettre qu'ordinairement les hommes de l'art seuls sont parfaitement compétents pour déterminer la nature de la maladie, il doit être enjoint à chaque médecin, sans exception, de déclarer sans délai les cas de maladies infectieuses soumis à son traitement, soit directement à l'autorité sanitaire de la localité, ce que je considère pour ma part comme le procédé le plus expéditif et par conséquent le meilleur, soit au propriétaire de la maison qui, en ce cas, sera tenu d'envoyer immédiatement rapport du fait à l'autorité sanitaire.

Le transport à l'hôpital doit se faire dans des voitures affectées exclusivement à cet usage. Ce n'est qu'ainsi que l'on est à même d'empêcher l'emploi de voitures publiques au transport des malades infectieux, et de désinfecter d'une manière satisfaisante la voiture après chaque transport.

Dès que la source d'infection a été éloignée de la maison où le cas s'est déclaré, il s'agit de détruire le contage qui peut être y laissé. Nous arrivons ainsi à la désinfection de la demeure du malade. Cette mesure doit toujours être le corollaire de son entrée à l'hôpital. L'opération doit comprendre aussi bien les vêtements et la literie du malade, que la chambre même qu'il a occupée, et les personnes qui ont été en contact immédiat avec lui.

L'expérience a prouvé qu'ordinairement la désinfection ne peut se faire d'une manière satisfaisante que par les soins de l'autorité sanitaire locale, qui pour réussir complètement dans ses efforts, doit disposer d'un établissement ad hoc, muni de toutes les installations de rigueur, où il est en outre possible d'héberger provisoirement les habitants sains des maisons infectées, lesquelles doivent être totalement évacuées durant la désinfection. Sans cette mesure elles ne pourront être purifiées d'une manière offrant la sécurité suffisante.

Un bon établissement de désinfection doit comprendre: **a**, des pièces d'habitation à l'usage des personnes saines des maisons évacuées à cause d'infection; **b**, un four désinfecteur; **c**, des bains, et **d**, une buanderie. Aucune personne, aucun objet, entré dans l'établissement, ne doit en sortir sans être propre et par conséquent pur de contage. (Dans le cas où une personne se trouvant dans la période d'incubation d'une maladie infectieuse ne tomberait malade qu'après l'accomplissement de la désinfection, on doit recommencer l'opération. Cela entraîne, dans la règle, infiniment moins d'inconvénients que l'internement des personnes saines jusqu'à ce que la période latente d'une maladie in.ectieuse puisse être considérée comme passée).

La desinfection de la demeure des malades se trouve déjà exécutée en partie par le transport à l'établissement de désinfection des vêtements et de la literie employés. Ce qui reste encore à faire à cet égard, s'effectue, à Stockholm du moins, par la fumigation au soufre, dont on emploie 2 ½ kilogrammes pour chaque 100 mètre cube de la capacité de la chambre du malade ou du logement, et, éventuellement, par le remplacement des tentures, une nouvelle couche de peinture à l'huile et un nettoyage à fond. Si, à en juger par les recherches les plus récentes, l'on ne doit pas attribuer à la fumigation même une activité bien considérable, l'expérience montre toutefois, d'une façon non-équivoque, que la combinaison de toutes les mesures mentionnées est d'un très bon effet.

Telles sont, en résumé, les mesures contre les maladies infectieuses que l'expérience des dernières années à fait adopter à Stockholm, dont je dirige le service sanitaire public.

Il va de soi que l'utilité de ces mesures sera surtout sensible vis à vis des cas isolés de maladie épidémique qui se produisent au milieu d'une agglomération d'hommes. Je vais essayer de montrer, par des exemples tirés de Stockholm, l'utilité de ces mesures, et les maladies auxquelles ils sont principalement appliquables.

Prenons d'abord la variole. Après une affreuse épidémie dans les années 1873 et 1874, cette maladie cessa peu à peu à Stockholm, de sorte que dans ces dernières années il ne s'en est présenté que de temps à autre des cas importés d'autres endroits. A partir de 1879 inclusivement, l'on a commencé à traiter ces cas conformément aux principes que je viens d'exposer. A huit ou dix reprises depuis cette époque, il s'est produit ou des cas isolés ou de groupes de cas, et quoique Stockholm doive forcément posséder un nombre considérable d'individus prédisposés à cette maladie, la contagion ne s'est pas répandue plus loin, circonstance qui, à en juger de l'expérience des temps antérieurs, aurait indubitablement eu lieu, si les mesures prophylactiques mentionnées n'avaient pas été prises. Tout récemment, en mai dernier, la contagion fut introduite à Stockholm de la province. Les premiers cas survenus, ceux de trois enfants non vaccinés dans une seule famille, ayant été cachés par leurs parents pendant plus de quinze jours, la maladie avait déjà eu le temps d'attaquer une dizaine de personnes avant que l'on pût prendre les mesures nécessaires pour isoler les malades. Malgré cette circonstance, après que l'isolement eut eu lieu avec toute la promptitude possible et que les demeures des malades eurent été désinfectées, la variole cessa de s'étendre et pendant quinze jours il ne s'en présenta plus aucun cas. Tous ceux qui survinrent ensuite, eurent cela de commun qu'ils se produisirent dans des maisons situées au voisinage de l'hôpital épidémique, qui a malheureusement une situation des plus inconvenables dans une partie de la ville complètement encombrée d'habitations. On construisit par conséquent à la hâte un hôpital provisoire en bois au milieu d'une forêt de la banlieue de Stockholm, et j'espère que le danger d'une épidémie de variole dont notre capitale vient d'être menacée, sera désormais heureusement conjuré. — L'expérience de Stockholm, — et je sais qu'elle est confirmée par des observations d'autres localités — milite par conséquent de la façon la plus ample pour l'efficacité des mesures mentionnées contre la variole. L'isolement d'un seul malade, ou de quelques-uns, permet d'épargner cette affreuse maladie à des centaines, sinon à des milliers de personnes.

Le typhus exanthématique est une autre des maladies contre lesquelles les mesures mentionnées ont été employées avec un grand avantage à Stockholm. Dans les années 1870—1875, cette maladie se produisit épidémiquement à peu près chaque hiver à Stockholm, causant la mort de 200 à 300 personnes par année. En 1875 parut la loi suédoise actuelle sur les épidémies, ordonnant des mesures d'isolement et de désinfection. Dans le courant des dernières années, il a toujours été pris aussi contre les 5 ou 6 cas isolés, ou épidémies domestiques annuelles de typhus les mêmes mesures protectrices et préventives que contre la variole, et cela avec le résultat favorable qu'à aucune occasion, il n'est survenu une extension nouvelle de cette maladie si particulièrement infectieuse.

Parmi les autres maladies infectieuses, je mentionnerai encore la scarlatine et la diphtérie. Il paraît infiniment plus difficile d'arrêter leur propagation, que celle des deux maladies mentionnées précédemment,

Pendant les quelques années que j'ai eu à surveiller les maladies infectieuses à Stockholm, les deux maladies en question ont eu une extension si vaste, qu'il m'a été impossible de me procurer d'expérience du traitement préventif des cas isolés. Il n'a pas été possible, non plus, de procéder d'une façon aussi sommaire avec les cas isolés de ces maladies qu'avec ceux de variole et de typhus exanthématique. Dans des cas spéciaux, toutefois, on applique — et plus fréquemment d'année en année, — les mêmes procédés à la scarlatine et à la diphtérie, et les résultats ont été des plus encourageants. Je n'ai pas le moindre doute que l'on ne réussira à prévenir les épidémies de ces deux dernières maladies de la même façon que celles de la variole, si l'on aura l'occasion d'appliquer les mesures préventives mentionnées aux premiers cas qui se présentent.

Ce sont les petits centres qui possèdent à cet égard les plus grands avantages, car les maladies mentionnées s'y éteignent fréquemment pour n'y revenir que de temps à autre, et alors naturellement d'abord sous la forme de cas isolés. Dans les grands centres, au contraire, elles disparaissent à peine d'elles-mêmes, et l'on ne peut espérer de les exterminer que peu à peu.

L'hygiène publique n'a pas encore fait entrer la rougeole dans son domaine, et la facilité avec laquelle se propage cette maladie si décidément infectieuse, bravera probablement longtemps encore les tentatives de l'exterminer. Je ne crois pas, cependant, qu'il soit trop téméraire d'exprimer l'espérance que l'hygiène publique de l'avenir saura dompter aussi la rougeole.

Des maladies épidémiques ayant un intérêt plus général, il ne me reste qu'à signaler celles où la nature du sol exerce une certaine influence, c'est à dire le choléra, la fièvre typhoïde et la dyssenterie, dans lesquelles la matière infectieuse est de la nature que l'on a désignée par le nom d'ektogène, signifiant qu'elles ne sont pas en général infectieuses dans la forme sous laquelle le microbe quitte l'organisme attaqué, mais seulement après avoir subi une ou plusieurs phases de développement en dehors de cet organisme.

Personne n'ignore les puissantes armes que les améliorations sanitaires de l'époque actuelle dans tous les domaines offrent pour combattre les maladies en question. Assurément, le règlement du plan des villes avec de larges rues et des places ouvertes, leurs conduites d'eau et leurs systèmes d'égoûts, un pavage et un nettoyage améliorés, toutes ces choses, jointes à une foule d'autres, restreignent de la manière la plus évidente le sol favorable au choléra et à la fièvre typhoïde qu'offraient encore nos villes il y a quelques lustres. Il me suffira de rappeler à cet égard comment le cholera a diminué d'intensité en Europe. Ainsi, par exemple, à Stockholm, le nombre des décès dus à cette maladie a été:

En 1834, de 3665 sur une population de 82,000 habitants.
» 1853, » 2797 » » 95,000 »
» 1866, » 553 » » » 127,000 »

Il en est de même de la fièvre typhoïde. La diminution, à Stockholm, de cette dernière maladie ressort du fait que le nombre des décés annuels sur 10,000 habitants, qui était de 10 à 15 au commencement de la période décennale de 1870—1880, a diminué sans interruption depuis lors, si bien que dans les dernières années il n'a été que de 3 à 4 par 10,000 habitants.

Les améliorations qui ont amené des résultats si grandioses, doivent aussi êtres considérées comme la prophylactique la plus effective contre la propagation de ces maladies, et à mesure que le sol qui leur est favorable le devient tous les jours moins, les dangers attachés au soin des malades dans leurs demeures diminueront toujours davantage. Encore, pourtant, je le crois nécessaire, principalement pour le choléra, qui se propage avec une si désespérante facilité, d'isoler les premiers cas dans les hôpitaux épidémiques, de la même façon que pour les maladies contagieuses. On augmente ainsi la possibilité d'empêcher le miasme de pénétrer dans le sol favorable à sa propagation.

Pour rendre plus utiles les mesures d'isolement et de désinfection dont je signale ici l'urgence, il sera nécessaire que du moins toutes les villes du même pays en fassent l'application. L'expérience m'a appris que, spécialement quand la variole sévit dans des villes où les malades ne sont pas généralement isolés, la contagion menace incessamment d'autres localités en communication avec les premières. Une ville, au contraire, qui sait se protéger elle même, cesse à la même fois d'être un danger pour les autres. A la campagne, surtout quand la population y est aussi clair-semée qu'en Suède, la variole, depuis l'introduction de la vaccine, et le typhus exanthématique s'éteignent spontanément, s'ils ne reçoivent pas un nouvel aliment des villes.

Si enfin on résume les mesures que je considère comme les plus efficaces pour prévenir une épidémie, quand il s'est déclaré un cas isolé de la maladie, on pourra les formuler ainsi:

1⁰ Obligation pour chaque médecin de déclarer les maladies épidémiques survenues dans sa pratique;

2⁰ Admission aussi prompte que possible du malade dans un hôpital épidémique bien organisé, dont le transport s'opère dans des voitures spéciales; enfin

3⁰ Désinfection des demeures des malades, combinée avec un lavage et un nettoyage à fond, et évacuation des habitants sains à un établissement de désinfection.

Ce sont principalement la variole et le typhus exanthématique qui doivent être l'objet de ces mesures, mais on doit les appliquer aussi aux autres maladies épidémiques et avant tout aux maladies contagieuses.

DISCUSSION.

Dr. BOCKELMANN, de Jena: Nicht allein die Mikroben, Bacterien, Bacillen sind Feinde der Menschheit, noch besonders auch die Unwissenheit, Indolenz, die egoistische Orts- und Personalinteressen, welche die Weiterverbreitung verheimlichter ansteckender Krankheitsformen veranlassen.

Die Anzeigepflicht allein genüge nicht; die Ortsbehörden selbst, wenn es gegen das Localinteresse des betreffenden Orts sei, vernachlässigten die Anzeige an die Medicinalbehörde. Die Beamten der kleinen Staaten sind zu abhängig von den mitunter sehr unweisen Regierungen; die Aerzte sind im Kampfe um ihre Existens abhängig von der Clientel.

Es wird ein Fall mitgetheilt, der sich in dem Badeorte eines kleinen thüringschen Staates ereignete, in welchem, mit Kenntniss der Ortsbehörde und des Badecomites (bestehend aus Ortsbehörde, Landrath, Titularmedicinalrath, Apotheker) trotz erfolgter ärztlicher Anzeige, in diphteritisch inficirten Häusern Wohnungen an fremde Curgäste vermiethet wurden.

Daher sind internationale Gesetze und internationale unabhängige Beaufsichtigungsbehörden erforderlich, um der Weiterverbreitung ansteckender Krankheitsformen zu begegnen.

Rapport sur les cimetières du Danemark, leurs conditions hygiéniques et leur influence sur la santé publique.

The hygienic conditions of the Churchyards in Denmark.

Ueber die Friedhofsverhältnisse in Dänemark.

Dr. **F. Levison,** de Copenhague.

Messieurs,

En hygiène comme dans toutes les sciences en voie de progrès il arrive quelquefois que les théories poussent un peu trop vite sans attendre suffisamment les preuves de l'expérience; il peut en résulter qu'au bout de quelque temps on tombe de Charybde en Scylla et qu'on admette comme inoffensif ce qu'on avait condamné comme dangereux peu d'années auparavant. C'est précisément ce qui est arrivé pour les cimetières: tandisqu'autrefois les hygiénistes étaient à peu près unanimement d'accord sur les dangers d'avoir les cimetières très près des habitations et des puits, quelques expériences faites plus tard, en France et en Allemagne, ont prouvé que les cimetières sur lesquels portaient ces recherches, n'ont nui ni à la santé des voisins, ni à la pureté de l'eau dans les puits même peu distants. Séduits par la constatation de ces faits isolés, beaucoup d'hygiénistes ont alors diamétralement changé d'avis et soutiennent aujourd'hui qu'on peut très bien établir des cimetières dans le voisinage même immédiat des habitations et des puits. Le travail de M. Schuster publié dans la collection de M. Ziemssen est un exemple insigne de cette manière d'envisager les choses, mais il faut ajouter qu'arrivé aux conclusions M. Schuster hésite et recommande des précautions divergeant un peu des théories avancées auparavant.

Cependant, quand on étudie les auteurs qui traitent le sujet des cimetières, on s'aperçoit qu'il y a des exigences sur lesquelles la plupart de ces écrivains sont d'accord et qui en réalité semblent indispensables à qui veut agir consciencieusement.

M. Gosse a très bien formulé les conditions auxquelles doit satisfaire un terrain où l'on veut établir un cimetière:

1° Les terrains calcaires ainsi que les terrains siliceux placés dans les déclivités du sol, doivent être choisis pour l'établissement des cimetières.

2° Les terrains argileux, mais présentant une perméabilité, parceque l'argile est mélangée de sable et de cailloux, ne doivent être admis que s'il est impossible d'en trouver d'autres.

3° Les terres formées d'une argile compacte ne peuvent pas être utilisées pour cimetières soumis à des tours de rotation.

A ces conditions il faut ajouter que

4° l'on ne doit jamais ensevelir dans un terrain où les eaux du sol peuvent atteindre le fond des fosses et charrier avec elles les produits de la décomposition des cadavres.

Pour étudier les conditions hygiéniques des cimetières en Danemark, j'ai eu à ma disposition des renseignements provenant des sources diverses et je dois de sincères remerciments au gouvernement, aux autorités municipales de Copenhague, au conseil de santé et à mes confrères qui m'ont secondé dans ce travail.

1° Le ministère des cultes et de l'instruction publique a eu l'obligeance de demander à tous les pasteurs de village qu'ils voulussent bien remplir les blancs de formulaires analogues au spécimen que j'ai l'honneur de vous présenter ici:

1° Comment est situé le cimetière dans la paroisse de ?
Sur une colline?
Dans une plaine?
A quelle distance des puits et des habitations?
La pente du sol du cimetière regarde-t-elle les lieux habités et les puits?

2° Quel est le sol du cimetière?
Est-il argileux?
sablonneux?
mêlé de gravier ou de cailloux?
calcaire?
Le terrain est-il sec ou humide?
Trouve-t-on de l'eau en creusant les fosses?

3° Combien de temps le terrain a-t-il servi aux sépultures?
Quel est le nombre annuel des inhumations?
Le niveau du cimetière s'est-il graduellement élevé?

4° Les cadavres se décomposent-ils vite ou lentement? (Le tour de rotation est de 20 ans.)
En creusant de nouvelles fosses trouve-t-on souvent des parties de cadavres non décomposés?
Y a-t-il des caveaux dans le cimetière?
Ces caveaux sont-ils secs ou humides?

5° A-t-on fait une analyse chimique ou microscopique de l'eau des puits situés dans l'enceinte du cimetière ou alimentés par les écoulements de ce cimetière?
Quel en a été le résultat?

6° Quelles autres remarques avez-vous à faire sur les conditions hygiéniques du cimetière et de ses environs?
A-t-on souvent observé des épidémies dans le voisinage du cimetière?

Les autorités municipales de Copenhague m'ont fourni des renseignements sur les cimetières de cette ville tandisque pour les autres villes de Danemark et une partie de la campagne mes collègues m'ont communiqué leurs observations; enfin j'ai eu à ma disposition un recueil de documents compilés sur la demande du conseil de santé aux médecins employés au service de l'État, priant ces messieurs de vouloir bien donner leur avis sur les conditions hygiéniques à requérir pour les cimetières et sur l'à-propos de faire respecter la distance des cimetières aux puits et habitations conformément aux statuts du congrès d'hygiène tenu à Bruxelles en 1852.

Ces renseignements puisés à différentes sources et fournis en majeure partie par des personnes peu initiées aux éléments de l'hygiène doivent certainement n'être utilisés qu'avec beaucoup de précaution, mais en revanche on peut être bien persuadé que les pasteurs qui n'aiment point à représenter sous un jour trop sombre les choses qui se relient au culte, n'ont point exagéré les inconvénients et dangers des cimetières.

Dans cette étude sur les cimetières je commencerai par examiner la nature des terrains affectés à cet usage; puis j'examinerai si l'on peut leur attribuer des inconvénients méritant d'être signalés.

Sur une carte de Danemark j'ai fait ressortir par des couleurs différentes, la nature des couches superficielles du sol. Le rouge désigne les terrains argileux où d'ailleurs l'argile n'est point sans mélange, car elle contient de 30 à 80 % de sable et très souvent des cailloux. Là où le sable n'existe qu'en médiocre proportion, sa présence ne diminue pas la compacité de l'argile et dans beaucoup d'endroits les fossoyeurs employent le terme eau des cadavres pour spécifier le fait que les fosses et les cercueils renferment toujours de l'eau même durant la saison où les points environnants sont ordinairement à sec. L'argile est donc ici assez compacte pour empêcher l'écoulement de l'eau.

Les terrains argileux occupent la plus grande partie de Sélande et Fionie ainsi que des autres îles. On les retrouve sur la côte occidentale du Jutland, jusqu'au fond des échancrures nommées fjords; ils se présentent également ça et là dans le centre et le nord de la péninsule cimbrique.

La couleur verte indique les terrains sablonneux où le sable contient encore quelques centièmes d'argile, mais la proportion est insuffisante pour acquérir de la cohèrence: on trouve ces terrains dans le nord de Sélande et de Fionie, ainsi que sur une bande lougitudinale du Jutland à l'ouest des régions argilifères.

On a colorié en jaune les landes où le sable est exempt d'argile, mais transformé par le peroxide de fer en une masse solide qu'on découvre à une profondeur de 30 à 50 centimètres. Ces terrains ne se prêtent que très difficilement à la culture et conséquemment ne sont habités que par une population éparse.

Quant aux dunes indiquées par la teinte brune elles sont formées de sable pur lavé par les vagues, contre les envahissements desquelles elles forment une double ou triple rangée de remparts.

De tout le Danemark, Copenhague, situé en l'île de Sélande et qui, avec ses faubourgs, compte 300000 habitants, est la seule grande ville. Elle est bâtie sur un sol argileux; mais dans le cours des siècles le terrain bas et marécageux a été comblé par des remblais de nature variée.

L'examen de cette carte fait voir une quantité de taches rouges (on en peut compter 15): ce sont les points occupés par des cimetières encore en usage durant notre siècle et dont la plupart ont été fermés il y a trente ans. Parmi ces derniers j'ai compris quelques cimetières qui n'ont pas été employés comme tels depuis le commencement de ce siècle, mais où, en creusant dans le sol, on trouve encore des cercueils et des cadavres en décomposition. Ces cimetières intra-muros ont fortement contribué à rendre Copenhague insalubre et jadis la ville a beaucoup souffert de maladies pestilentielles. En 150 ans (1556—1711) ces maladies ont dix fois ravagé Copenhague. Après la grande épidémie de choléra (1853) les inhumations dans les cimetières urbains furent défendues et tous les convois étaient renvoyés aux cimetières situés alors en dehors des remparts de la ville, dans un quartier relativement peu habité.

Il y a maintenant en usage à Copenhague quatre cimetières anciens et le nouveau cimetière de l'ouest et à Frederiksberg, faubourg de Copenhague, deux cimetières, savoir un ancien et un nouveau. Sur la carte ils sont teintes en brun. A l'exception du cimetière de l'ouest et du nouveau cimetière de Frederiksberg, tous ces cimetières sont à présent entourés de maisons et par conséquent dans des conditions tout à fait semblables à celles qui ont fait condamner les cimetières intra-muros en 1853. Je me bornerai à décrire plus particulièrement le cimetière dit Assistentskirkegaard, qui est le plus vaste et qui pendant une série d'années a reçu plus de deux mille cadavres par an et aujourd'hui encore en reçoit sept cents chaque année.

Le cimetière est entouré de maisons qu'habitent en général des gens pauvres.

Le sol est presque exclusivement formé d'une argile compacte et le terrain y est tellement humide qu'en beaucoup d'endroits les cercueils sont submergés et qu'on doit étancher les nouvelles fosses à l'aide de seaux avant de pouvoir procéder à une inhumation. Sur toute l'aire du cimetière il y a des puits, mais l'eau qui s'y infiltre est tellement sursaturée de substances en décomposition qu'on a dû en défendre l'usage comme boisson. En faisant l'examen de cette eau, j'y ai trouvé des bactéries dans la proportion numérique de 2000 à 6000 par centimètre cube. Le cours de l'eau souterraine du cimetière affecte principalement les directions Sud et Ouest. MM. Colding et Thomsen et Mr. Fleury ont prouvé que le quartier situé entre le ruisseau de Ladegaard, les lacs, le cimetière et la rue de Vesterbro, est traversé pas ces eaux; qu'elles circulent ensuite sous le ruisseau de Ladegaard et reparaissent dans les puits creusés de l'autre côté du ruisseau; là elles sont recueillies par une sorte de cloaque surnommé par dérision le ruisseau des roses. Mr. Fleury a montré que l'eau des puits ci-dessus mentionnés contient de l'ammoniaque, des nitrates, des nitrites, de l'hydrogène carboné, etc.; en outre il a démontré que cette impureté n'est pas dûe à des causes locales, mais à la présence de l'eau circulant sous le sol du cimetière.

Passons maintenant à la question de savoir si le cimetière a exercé sur la santé publique une influence nuisible:

Par leurs travaux sur le cholera de 1853, MM. Colding et Thomsen ont prouvé que l'intensité de la maladie suivait les variations de la nature du sol; la partie la plus ancienne de la ville où le sol est relativement pur et sans remblai, n'avait été que faiblement attaquée par le choléra si l'on en excepte deux groupes de rues dont la situation est précisément favorable à l'affluence des eaux de deux cimetières; la partie relativement moderne de la ville, où le sol était en majeure partie formé d'un remblai de très mauvaise nature et contenant beaucoup de substances organiques, a été ravagée par la maladie. Parmi les régions les plus éprouvées Mr. Colding cite le faubourg dit Nørrebro, quartier situé dans les environs du cimetière de l'Assistance.

En 1856—59 la ville commença à s'approvisionner d'eau potable à l'aide d'une conduite et depuis lors on y a cessé de recourir aux puits; mais la région située de l'autre côté du ruisseau de Ladegaard n'ayant été que plus tard approvisionnée comme la cité et cela par degrés peu rapides, c'est là qu'il faut maintenant chercher les effets nuisibles attribués au cimetière.

Mr. Fleury, s'appuyant sur une statistique des cas de fièvre typhoïde traités à l'hôpital de Frederiksberg, mentionne qu'en 1875 les maisons desservies par la compagnie des eaux fournirent beaucoup moins de cas que les habitations où l'on faisait usage de l'eau des puits; après cette date on a observé, presque toutes les années, des épidémies de fièvre typhoïde dans ce quartier. L'épidémie la plus sérieuse fut constatée en 1880 et coïncida avec des travaux de régularisation du cours du ruisseau des roses où se déverse l'eau du cimetière; ses eaux furent barrées pendant quelque temps, plus tard le lit, étant partiellement desséché, émit des miasmes puants: une épidémie de fièvre typhoïde se déclara dans les maisons les plus proches de ce foyer putride et se propagea aux autres habitations du quartier. Jusqu'en 1881 et 1882 l'on a observé dans ce quartier là un très grand nombre de cas et même durant l'été de 1884 les propriétaires des maisons riveraines du ruisseau des roses se sont plaints de l'odeur infecte émanant de ce cloaque dans la partie qui n'est pas encore couverte.

Parmi les autres cimetières je ne nommerai que celui de la garnison et celui de Frederiksberg.

Mr. Hornemann a démontré qu'en 1857 une petite épidémie de choléra éclata dans quelques maisons très rapprochées de ce cimetière où durant l'épidémie de l'année précédente on avait enseveli un grand nombre de cadavres; les puits de ces maisons contenaient une eau très contaminée par des produits de décomposition cadavérique, et le commencement de l'épidémie coïncida avec des travaux de curage dans un fossé qui séparait le cimetière des maisons voisines.

A proximité du cimetière de Frederiksberg on a plusieurs fois noté des épidémies de fièvre typhoïde et dans les puits de ce quartier on a trouvé les indices d'une contamination par l'eau du cimetière.

Le nouveau cimetière de l'ouest est bien situé; il y a peu de maisons dans le voisinage et une grande partie du cimetière est drainée; mais voici qu'aujourd'hui la ville s'agrandit de ce côté là et que le cimetière, où sont déposés chaque année 3500 cadavres, sera comblé avant la fin de la période de vingt ans qui forme le tour de rotation. Alors la ville de Copenhague sera réduite à répéter ce mot d'un auteur français: »un terrible dilemme, déportation des morts ou crémation, nous étreint dans ses deux termes.«

Parmi les 68 autres villes du Danemark, deux seulement, Odensée et Aarhus, comptent plus de 20,000 habitants. La plupart d'entre elles sont situées près de la mer et par conséquent dans un emplacement assez favorable à l'établissement de cimetières dans de bonnes conditions. Durant ces dernières années beaucoup de villes ont été approvisionnées par une conduite d'eau qui a supplanté les puits, mais il y a encore des villes où l'on recourt aux puits quoique leurs eaux soient infectées et par les effluves des cimetières situés dans l'enceinte urbaine et par d'autres sources contaminantes.

Je dois renoncer à vous donner des détails sur la situation et l'influence sanitaire de chacun des quatre-vingt dix cimetières de ces villes. En dépit de mes instances, je n'ai pas réussi à obtenir des renseignements sur la ville de Viborg; c'est la seule exception. Dans un tableau synoptique que je ferai circuler parmi vous, j'ai dressé une liste de ces villes et je me bornerai à mentionner le fait que les formulaires de dix d'entre elles m'ont fourni des renseignements sur des épidémies de maladies infectieuses et notamment de fièvre typhoïde très probablement attribuables au voisinage du cimetière.

A Skelskör, petite ville située sur la côte occidentale de Sélande, le cimetière est dans la ville, le sol est composé d'argile et les puits de la ville reçoivent l'eau du cimetière; les puits les plus rapprochés du cimetière sont ceux du presbytère et de l'hôtel de ville et ne peuvent servir, tant leur eau est contaminée. En 1857 il y eut à Skelskör une forte épidémie de choléra et le médecin de la ville constata que, dans la partie inférieure de l'agglomération qui recevait l'eau dn cimetière, les 249 habitants fournissaient un contingent total de 56 malades, soit 22,5 %, tandis que dans le reste de la ville il n'y eut que 50 malades sur 1200 habitants, soit 4,7 %. Plus tard Skelskör a été à diverses reprises ravagé par des épidémies de fièvre typhoïde et Mr. Krebs, hygiéniste éminent et médecin de cette ville, a constaté que c'était toujours cette même partie de l'agglomération qui fournissait le plus de victimes.

En 1868 on draina le cimetière pour améliorer les conditions hygiéniques de la ville, mais encore en 1875 une nouvelle épidémie se déclara dans le même quartier. On remarqua, pour lors, que la maladie attaquait de préférence les femmes et les enfants qui restaient à la maison et dont l'eau de puits formait la boisson ordinaire, tandisque les hommes, vivant plus hors du logis et ne buvant que très rarement de l'eau, échappaient plus facilement à l'infection.

A Fredericia, ville fortifiée que les Allemands assiégèrent en 1849 et où 600 cadavres furent enterrés dans une fosse commune, le voisinage et spécialement les maisons les plus rapprochées du cimetière eurent beaucoup à souffrir de la fièvre typhoïde à partir de cette époque. Cet état dura jusqu'en 1874; le cimetière fut alors drainé et l'eau détournée dans une autre direction.

A Silkeborg on a observé que peu de temps après la mise en service pour les inhumations d'une partie du cimetière contiguë au presbytère, une épidémie de fièvre typhoïde se déclara dans cette maison. La maladie persista durant plus d'une année et le presbytère a eu plusieurs cas de fièvre typhoïde depuis ce temps là.

On peut donc soutenir, que dans la plupart des petites villes de Danemark le cimetière est établi dans un terrain qui n'offre pas les conditions hygiéniques nécessaires; que les puits avoisinants sont très souvent infectés et que dans un certain nombre de villes, savoir 10 sur 68, on a constaté avec quelle préférence les épidémies se développent dans le voisinage du cimetière.

Nous allons maintenant considérer la situation des cimetières de la campagne: là, les conditions hygiéniques sont encore pires dans la plupart des cas: dans les villages on n'a presque jamais, pour la cuisine, l'abreuvoir des animaux et le nettoyage des ustensiles de ferme, d'autre eau que celle des puits; les cimetières sont presque partout établis au milieu du village, sur le point le plus élevé, de telle sorte que les puits sont alimentés par les infiltrations du cimetière dont les eaux imprègnent également le sous-sol des habitations.

Le Danemark est partagé en sept diocèses et comme cette division concorde en partie avec la constitution physique du sol, je la respecterai dans l'énumération suivante.

Dans le diocèse de Sélande il y a 386 cimetières sans compter ceux de l'île de Bornholm qui relève de ce diocèse, mais ne sera point mentionnée ici à cause de ses conditions physiques différentes de celles des autres parties du royaume.

Voici la relation numérique des cimetières classés d'après leurs distances des puits et des habitations.

A plus de 160 mètres des habitations:	8	soit 2 %;	des puits:	9	soit 3 %
» » 35 » »	34	» 9 »	» »	64	» 16 »
» » 16 » »	43	» 11 »	» »	81	» 21 »
» » 6 » »	72	» 19 »	» »	145	» 38 »
A moins de 6 »	229	» 59 »	» »	87	» 22 »

Sur cent cimetières il y en a donc 78 qui sont situés à moins de 16 mètres des habitations et 60 à moins de 16 mètres des puits.

Il y a un cimetière sur lequel voici le seul renseignement que j'ai reçu: sa distance des puits et habitations excède 160 mètres.

Trois cent et un cimetières sont placés sur une élévation de terrain, 85 au niveau des environs; 269 ont leur pente dirigée sur les habitations et puits, 79 affectent une autre déclivité et 37 sont insuffisamment définis sous ce rapport.

Le sol est sec dans 210 cimetières, humide dans 175.

Voici la nature des terrains:

	Terrains secs.	Terrains humides.	
Argileux	87	124	Total: 211
Sablonneux	70	11	81
Graveleux	34	18	52
Calcaires	19	22	41

Cela fait donc 211 cimetières dont le sol est composé d'argile compacte, et sur ce nombre 124 sont humides. Dans 160 d'entre eux on trouve de l'eau en creusant des fosses et bien qu'en beaucoup d'endroits on ait tâché d'y remédier par le drainage, il y a 26 cimetières où ce drainage a été impuissant à combattre l'humidité. En certains endroits on n'a pas essayé de drainer parceque le niveau du cimetière était trop bas pour rendre cette mesure praticable. Il y a même plusieurs cimetières où l'eau affiue assez fortement pour rendre difficile les inhumations, p. e., ceux de Gislinge, Tostrup, Aunsö.

De ces cimetières	352	existent depuis plus de	200 ans
» »	8	» » »	100 »
» »	25	» moins	100 »

Le nombre annuel des inhumations est

inférieur à	50	dans	368 cimetières
supérieur »	50	»	12
et	100	»	5

Dans 82 cimetières la décomposition des cadavres n'est point achevée au bout de 20 ans; ailleurs elle s'effectue durant la période de rotation;

en quelques endroits, comme à Gjerninge, on peut même après 40 années trouver des parties conservées de cadavres.

En 21 villages on a observé la contamination des puits par l'eau du cimetière et dans plusieurs cas l'analyse chimique a fait constater que l'eau des puits contient des nitrates, des nitrites, de l'ammoniaque et de l'acide phosphorique. Je citerai, entr'autres, Kjeldby dans l'île de Möen, Udby, Aarby etc.

Dans 15 villages le cimetière a donné lieu a des épidémies de maladies infectieuses, surtout de fièvre typhoïde, je citerai, p. e., le presbytère de Tommerup où trois pasteurs et leurs familles ont tant souffert de maladies infectieuses causées par le voisinage du cimetière et par emploi de l'eau d'un puits contaminé, qu'on a décidé de démolir le presbytère pour le rebâtir plus loin de ce voisinage dangereux. Kongsted, Everdrup et d'autres villages fournissent autant de faits de maladies infectieuses dûes à la proximité du cimetière. A Everdrup le cimetière est situé près de l'étang du village et quand le niveau de l'étang s'élève à la suite d'une forte pluie, l'eau souterraine monte aussi dans les fosses. Les puits du village reçoivent presque tous de l'eau venant du cimetière et contiennent une grande quantité de substances organiques en décomposition. Dans presque toutes les maisons dont les puits sont ainsi infectés, l'on a, pendant c s dernières années, observé des cas de fièvre typhoïde très graves. Mr. Mackeprang, médecin de l'île de Möen, dit, en parlant de Kjeldby, que le cimetière a exercé une très fâcheuse influence sur la santé de la population.

Le diocèse de Lolland et Falster comprend 94 cimetières dont le sol est principalement argileux et qui par rapport à leurs distances des habitations et des puits se répartissent comme suit:

A plus de	160 mètres des habitations:	6 soit	6 % ;	des puits:	7 soit	8 %
» » »	35 » » »	10 »	11 »	» »	21 »	22 »
» » »	16 » » »	17 »	18 »	» »	25 »	27 »
» » »	6 » » »	19 »	21 »	» »	21 »	22 »
» moins «	16 » » »	42 »	44 »	» »	20 »	21 »

Sur cent cimetières il y en a donc 65 placés à moins de 16 mètres des habitations et 43 éloignés de moins de 16 mètres des puits.

62 cimetières dominent les environs;
32 » sont au niveau des environs.
58 ont une pente qui regarde les habitations;
31 ont la déclivité en des sens différents;
5 sont insuffisamment définis sous ce rapport.
43 ont un sol sec;
51 » » » humide.

La composition du terrain est

argileuse	dans 27	cimetières secs	et dans 40	cimetières humides
sablonneuse	» 6	»	» » 2	»
graveleuse	» 3	»	» » (—)	
calcaire	» 7	»	» » 9	

Il y a donc 67 cimetières, c. à. d., 71 %, dont le terrain est argileux. Dans 52 cimetières on trouve de l'eau en creusant les fosses, et dans douze endroits le drainage n'a pas suffi à empêcher l'humidité. A Huseby et Vigsnaes l'afflux de l'eau est excessif.

Ancienneté des cimetières:

89 datent de plus de 200 ans
(—) » » » » 100 »
5 » » moins » 100 »

A Tirs on a constaté que 20 ans ne suffisent pas à l'entière décomposition des cadavres.

Le nombre des inhumations est supérieur à 50 dans un cimetière et inférieur à 50 dans le reste.

En quatre cas on a constaté la contamination des puits par les écoulements du cimetière et je citerai, comme exemple, la petite île de Bogö où le puits du presbytère a été examiné. On y a trouvé de l'acide phosphorique, de l'hydrogène carboné, des nitrates, etc.: c'est bien pis encore dans les autres puits du voisinage qu'on n'a pas examinés.

Trois villages ont fourni des renseignements sur des épidémies de maladies contagieuses attribuables au cimetière. Vester-Ulslev, Kappel, Grönnegade.

Diocèse de Fionie.

On y trouve 202 cimetières: leur sol est généralement argileux; il y a pourtant dans le nord de l'île une région sablonneuse.

Distances:

A plus de 160 mètres des habit.,	4 cimetières, soit:	2 % ;	des puits	4	soit	7 %
» » » 35 » » »	19 »	» 9 »	» »	28	»	14 »
» » » 16 » » »	18 »	» 9 »	» »	47	»	23 »
» » » 6 » » »	50 »	» 25 »	» »	93	»	46 »
» moins » 6 » » »	111 »	» 55 »	» »	30	»	15 »

Sur 100 cimetières il y en donc 80 éloignés de moins de 16 mètres des habitations et 61 placés à moins de 16 mètres des puits. 148 cimetières dominent les environs, 54 sont au niveau des terrains environnants. La pente de 156 cimetières cherche les habitations, celle de 30 fuit les habitations et 16 cimetières sont insuffisamment définis sous ce rapport.

138 cimetières ont un terrain sec;
64 » » » » humide.

Le sol est argileux	dans 54 terrains secs	et dans 54 terrains humides
sablonneux	47	2
graveleux	23	4
calcaire	14!	4

Dans 67 cimetières on trouve de l'eau en creusant les fosses;
» 6 » le drainage a été impuissant à combattre l'humidité;
» 7 » il faut étancher les fosses à l'aide de seaux;
» 1 » (Ollerup) les cercueils flottent parfois, suivant le témoignage du pasteur.

189 cimetières comptent plus de 200 ans;
13 » » moins » 100 ».

Il n'y a que 4 cimetières où le nombre annuel des inhumations excède 50; trente sept cimetières laissent voir des cadavres incomplètement décomposés après 20 ans de séjour: à Sönder Næraa on a pu reconnaître les traits des cadavres enterrés depuis trente ans.

Dans 20 villages on a constaté la contamination des puits et ce fait est d'autant plus fatal que souvent c'est le puits de l'école qui est le plus proche du cimetière et par conséquent le plus infecté (Höjby, Fjeldsted, Kjerte).

Des 11 villages où l'on à observé des maladies infectieuses, spécialement la fièvre typhoïde et la diphtérie dans le voisinage des cimetières, c'est donc la majorité où la maladie s'est déclarée surtout parmi les élèves de l'école. A l'appui je citerai Höjby; à Tryggelöv (Langeland) on a noté que le forage d'un nouveau puits près du cimetière et l'emploi de ses eaux amenaient une épidémie de fièvre typhoïde.

Diocèse d'Aarhus.

Occupant la région orientale du Jutland, il est limitrophe au diocèse de Ribe qui comprend les arrondissements de la frontière Sud.

La nature du sol étant la même, j'abandonne la division ecclésiastique et traiterai sous le même chapitre les arrondissements du diocèse de Ribe situés sur la côte orientale de Jutland.

Le terrain est essentiellement argileux; le nombre total des cimetières 386; les distances, comme suit:

	des habit.	soit	des puits	soit
A plus de 160 mètres	16 cimet:	4 %	15 cimet.,	4 %
» » 35	47	12	102	27
» » 16	63	16	109	28
» » 6	96	25	110	28
à moins de 6	164	43	50	13

Sur 100 cimetieres il y en a donc 68 situés à moins de 16 mètres des habitations et 41 éloignés des puits de moins de 16 mètres.

298 sont plus élevés que les environs,
88 » aussi
277 ont la pente dirigée sur les habitations;
89 » » en sens contraire;
20 sont insuffisamment décrits sous ce rapport.

Il y a 234 cimetières secs; 152 humides. Le sol est

	secs		humides
argileux dans	68	et	86
sablonneux	80		31
graveleux	75		27
calcaire	11		8

Dans 141 cimetières on trouve de l'eau en creusant les fosses;
» 15, le drainage n'a pas suffi à empêcher cette humidité;
» 2, Elsted et Vrigsted, l'eau afflue si abondamment qu'il faut vider les fosses avec des seaux.

En quelques endroits le drainage a été établi au grand danger de l'hygiène, car on a conduit l'eau du cimetière au réservoir d'eau potable du village. Ainsi, au village de Skjöd les tuyaux de drainage aboutissent à l'étang du village et c'est là que les habitants puisent l'eau à boire, et ainsi de suite.

372 cimetières datent de plus de 200 ans; les autres sont plus récents. Dans 67 cimetières 20 ans ne suffisent point à la décomposition des cadavres.

Le nombre annuel des inhumations est

inférieur à 50 dans 380 cimetières;
supérieur à 50 dans 6 » seulement.
28 cimetières sont pourvus de caveaux;
25 de caveaux considérés comme secs;
3 » » » » humides.

En 21 villages on a constaté la contamination des puits;
» 21 » » » » des maladies infectieuses et notamment la fièvre typhoïde aux environs des cimetières, p. e. à Skjöd, Holbæk, Alminde. Deux médecins rapportent que, dans les fermes situées en contre-bas du cimetière et dans son voisinage, ils ont observé des cas graves et extrêmement nombreux de rachitis, scrofules, phtisie et autres maladies constitutionnelles.

Diocèse de Viborg.

Situé au centre du Jutland, ce diocèse comprend en grande partie les landes; mais vers le golfe appelé Limfjord il y a pourtant des régions à terrain argileux.

Sont situés:

à plus de 160 mètres des habit.	19 cimet., soit	9 %	; des puits,	27 cimet., soit	13 %
» 35	49	23		71	33
» 16	40	18		53	25
» 6	44	21		39	18
à moins de 6	61	29		23	11
	Total 213				

Sur 100 cimetières il y en a donc 50 placés à moins de 16 mètres des habitations et 29 à moins de 16 mètres des puits

167 cimetières dominent les environs;
49 sont au niveau de ceux-ci.
165 sont inclinés vers les habitations;
47 en sens contraire;
4 insuffisamment définis sous ce rapport.

Sur 137 cimetières secs	et 76 cimetières humides	
29	42	ont un terrain argileux
73	18	sablonneux
25	11	graveleux
10	5	calcaire

En 6 endroits le drainage a échoué; dans quelques cimetières, tels qu'à Gjedsted et Fjeldsö, le sol est tellement imprégné qu'il est à peu près impossible de creuser des fosses.

Dans 29 cimetières les cadavres mettent plus de 20 ans à se décomposer complètement. A Fjeldsö on doit quelquefois renoncer à creuser une fosse parcequ'on retrouve presque intact un cadavre qui pendant 20 ans a séjourné en terre.

212 cimetières datent de plus de 200 ans;
1 seul cimetière est nouveau.
21 cimetières sont pourvus de caveaux;
2 » ont des caveaux humides.

Le nombre annuel des inhumations est partout inférieur à 50.

Dans les rapports des pasteurs j'ai trouvé mentionnés 8 cas de contamination de l'eau des puits avoisinant le cimetière; mais il y a en Jutland nombre d'endroits où l'on est très peu difficile sur la qualité de l'eau et, si l'on voulait être plus minutieux dans l'examen, on trouverait sans doute un bien plus grand nombre de cas où les puits sont infectés. A Gravlev on a du condamner le puits de l'école; il était en contre-bas du cimetière et très infecté; on en a creusé un nouveau qui domine le cimetière et donne d'excellente eau.

Dans 18 villages on a observé, aux environs du cimetière, des épidémies de maladies infectieuses et, spécialement de fièvre typhoïde. Les villages situés dans la partie septentrionale du diocèse et où prédominent les terrains argileux sont ceux qui ont le plus souffert de ces maladies. C'est notamment à un éminent médecin de campagne, M. Petræus, que je dois la plupart des renseignements sur ces épidemies. Le presbytère de Hem doit être cité comme exemple très intéressant: situé dans le voisinage immédiat du cimetière, il a été le théâtre d'une série de petites épidémies de fièvre typhoïde, depuis 1875 jusqu'en 1881. A cette époque ce presbytère fut abandonné et l'on en bâtit un nouveau plus loin du cimetière: dès lors la fièvre typhoïde cessa. A Sönderholm le cimetière est situé sur le versant d'une colline au pied de laquelle se trouve le village; les fermes les plus rapprochées du cimetière en sont à 6 ou 10 mètres: dans ce village la fiévre typhoïde a sévi en 1879, 1882 et 1883.

A Vester Hornum le puits du presbytère est contaminé par l'eau souterraine du cimetière. Durant les cinq dernières années la famille du pastaur a souffert de la fièvre typhoïde, de la fièvre gastrique, de la fièvre puerpérale, de la diphtérie et d'une foule d'affections du pharynx et des poumons.

Diocèse d'Aalborg.

Il comprend la région au Nord du Limfjord et les îles de ce canal. Les terrain est essentiellement sablonneux et contient 195 cimetières de village.

Sont situés

à plus de 160 mètres des habit.,	25 cimet..	soit 13 % ;	des puits, 27,	soit 14 %
» » » 35	42	22	58	30
» » » 16	38	19	50	26
» » » 6	38	19	41	21
à moins de 6	52	27	19	9

c'est à dire que sur 100 cimetières 46 sont à moins de 16 mètres des habitations et 30 à moins de 16 mètres des puits.

151 cimetières dominent les environs;
44 sont au niveau des environs;
141 s'inclinent vers les habitations;
44 » en sens inverse;
10 sont insuffisamment rapportés.

On compte 132 cimetières secs et 63 cimetières humides. Le sol est

argileux dans	28	»	»	39
sablonneux	77	»	»	18
graveleux	17	»	»	3
calcaire	10	»	»	3

Dans 70 cimetières on trouve de l'eau en creusant les fosses. En plusieurs endroits l'eau est si abondante qu'il faut vider les fosses avant l'inhumation. Dans quatre cimetières, drainage infructueux.

Ce diocèse n'a que 8 cimetières dont la date remonte à 200 ans et 5 seulement où le nombre annuel des inhumations dépasse la cinquantaine.

Dans 35 cimetières la décomposition des cadavres ne s'achève pas en 20 ans; dix-neuf cimetières ont des caveaux et dans quatre ces caveaux sont humides.

Dans 9 villages on a trouvé les puits infectés; dans 6 villages, les voisins du cimetière ont souffert de la fièvre typhoïde; exemples: Emb, Veslöv, Snedsted.

Diocèse de Ribe.

Il occupe une partie du centre et de l'ouest du Jutland (littoral). Les arrondissements les plus à l'est ont été mentionnés à propos du diocèse d'Aarhus. Le terrain est presque partout sablonneux: ca et là pourtant on trouve des îlots de terre argileuse. Il y a 183 cimetières de village.

A plus de 160 mètres des habit. il y a	10 cimetières (soit 5 %);	des puits,	12	soit 7 %
» » 35	32	17	42	23
» » 16	39	22	52	28
» » 6	38	21	57	31
à moins de 6	64	35	20	11

Sur 100 cimetières 56 sont donc à moins de 16 mètres des habitations et 42 à moins de 16 mètres des puits.

127 cimetières dominent les environs;
56 » sont au même niveau;
122 » dirigent leur pente sur les habitations;
55 » l'en écartent;
6 » sont insuffisamment définis.

139	cimetières sont secs;			44	humides.	
17	cimetières secs	et		23	» ont un terrain	argileux,
106	»	»	»	19	» » » »	sablonneux,
16	»	»	»	1	» » » »	graveleux,
1	»	»	»	1	cimetière humide le terrain	calcaire.

Dans	59	cimetières	on trouve de l'eau en creusant les fosses;
»	5	»	l'eau afflue tellement qu'il faut vider les fosses avec des seaux avant de pouvoir inhumer;
»	4	»	le drainage est inefficace;
»	4	»	ont moins de 100 ans;
»	2	»	» plus » » ;
»	le reste		a » » 200 » .

Le diocèse n'a pas un cimetière où le nombre annuel des inhumations excède 50.

En plusieurs endroits le sol est tellement surchargé des produits de la décomposition qu'il exhale une odeur infecte quand on le remue, et dans 24 cimetières les cadavres ne se décomposent point en 20 ans.

Neuf cimetières ont des caveaux.

La contamination des puits a été constatée dans 3 villages, et dans le voisinage de 4 cimetières on a observé des maladies épidémiques. On doit noter entr'autres le cas de Sönderho, petite ville de l'île de Fanö, ou régna la fièvre typhoïde endémique; dans ses comptes rendus au conseil de santé, le médecin de l'île fit remarquer que le cimetière était situé sur le versant d'une colline et que l'eau souterraine devait nécessairemeut s'infiltrer dans les puits du village. Au bout de plusieurs années, le cimetière fut drainé et depuis ce temps-là les épidémies de fièvre typhoïde cessèrent de ravager Sönderho.

L'île de Bornholm est formée de rochers recouverts d'une mince couche d'argile. On y trouve 15 cimetières qui n'ont jamais donné lieu à la contamination de l'eau des puits, ni à des maladies infectieuses.

Je ne vous fatiguerai pas, Messieurs, par une plus longue énumération de chiffres statistiques. Le tableau synoptique ci-joint vous indiquera pour tout le pays la distance des cimetières des puits et habitations, l'élévation et la pente des cimetières, la composition du sol et son degré d'humidité, la date d'ancienneté et le nombre annuel d'inhumations, le temps nécessaire à la décomposition et certaines indications concernant l'élévation graduelle des cimetières et les endroits où les caveaux sont en usage. L'autre partie comprend le nombre des cas où l'on a constaté que les puits étaient contaminés et que le voisinage du cimetière occasionnait des épidémies.

Vous voyez que partout les distances sont très faibles et même que sur la somme des cimetières il y en a 45 pour cent dont la distance des puits est inférieure à 16 mètres, tandisque 65 pour cent sont à moins de 16 mètres des habitations Il existe cependant une grande différence quant à l'effet nuisible de cette proximité et cette différence est une fonction de la nature du sol.

Tant le diocèse de Sélande que celui d'Aarhus ont un sol presque exclusivement argileux et dans nombre de cas on y a constaté la contamination des puits et l'apparition de maladies infectieuses. Dans le diocèse de Ribe au contraire, c'est le terrain sablonneux qui prédomine soit sous forme de landes, soit comme dunes; on n'y a constaté la contamination des puits que dans trois cas et seulement dans quatre cas des épidémies à proximité du cimetière.

Il est donc évident que la nature du sol exerce une très grande influence et que dans les villages où le terrain sablonneux favorise la décomposition des cadavres et l'épuration de l'eau des cimetières, on peut permettre d'établir ces derniers beaucoup plus près de l'agglomération que là où l'argile compacte et humide enraye la prompte décomposition des cadavres et retient l'eau souterraine sans la purifier.

Je résume.

Nous avons vu que dans la ville de Copenhague, qui est la capitale, les cimetières ont un effet nuisible très prononcé et constaté par les hygiénistes. Parmi les 68 autres villes du royaume sur lesquelles j'ai obtenu des renseignements, 10 ont souffert de maladies infectieuses causées ou du moins favorisées par la proximité du cimetière. Dans la campagne on a constaté en 78 cas des épidémies, notamment de fièvre typhoïde, occasionnées par l'influence des cimetières.

Ce sont spécialement les presbytères et écoles publiques qui ont à souffrir de l'extrême proximité des cimetières. Je viens de citer plusieurs exemples de presbytères où la fièvre typhoïde s'est maintenue durant des années par suite de l'infection cadavéreuse des puits et il y en a qu'on a du abandonner pour neutraliser le fléau; tels sont ceux de Tommerup en Sélande et Hem dans le diocèse de Viborg.

Il en est de même des écoles publiques. Très souvent elles sont établies contiguës au cimetière ou même dans son enceinte.

Un comité composé d'hygiénistes et de maîtres d'école a fait une enquête sur l'état hygiénique des écoles en Danemark. Son rapport vient de paraître et l'on y remarque l'observation suivante relative aux points en question:

Le voisinage dont les écoles de campagne ont spécialement à souffrir est celui du cimetière. En beaucoup d'endroits on lui attribue une influence très pernicieuse sur les conditions hygiéniqes des puits de l'école.

Le rapport cite comme exemples de cette funeste influence les écoles de Gravlev, Lövsted, Thorning, etc.

Il se peut que parmi les observations ci-dessus rapportées il y ait des cas où un critique sévère refuserait d'admettre comme évidente la corrélation de l'épidémie avec l'influence du cimetière, mais en revanche il est certain qu'en beaucoup d'endroits les effets nuisibles des cimetières ont passé inaperçus de la population et que je n'en ai eu aucune communication. Une preuve de ce fait c'est qu'en nombre de cas les pasteurs n'ont pas eu d'observations à faire sur les conditions hygiéniques du cimetière et de ses environs, tandisque le rapport du médecin voisin donnait des renseignements très précis sur telles épidémies attribuables au cimetière.

Puisqu'en Danemark le terrain est si peu favorable à l'établissement des cimetières et que ceux-ci sont aussi nuisibles que je l'ai démontré, c'est donc pour le gouvernement un devoir de faciliter autant que pos-

ations tières de campagne.

Loll.-Flst.	Aalborg.	Viborg.	Aarhus.	Ribe.	Bornholm.	Total.
62	151	167	298	127	13	1267
32	44	46	88	56	2	407
58	141	165	277	122	11	1199
31	44	44	89	55	4	376
5	10	4	20	6		98
27	28	29	68	17	5	315
6	77	73	80	106	2	461
3	17	25	75	16	1	194
7	10	10	11	»	»	71
43	132	137	234	139	8	1041
40	39	42	86	23	7	415
2	18	18	31	19	»	101
	3	11	27	1	»	64
9	3	5	8	1	»	52
51	63	76	152	44	7	632
52	70	110	141	59	7	666
89	187	212	372	177	15	1513
»				2		10
5	8	1	14	4		70
»					»	5
1	5	1	6		»	29
93	190	212	380	183	15	1639
80	160	184	319	159	14	1378
14	35	29	67	24	1	289
»						6
5	15	19	25	9		136
2	4	2	3			34
7	19	21	28	9		170
28	65	56	79	57	6	458
54	110	142	275	104	9	1034
12	20	15	32	22		181

Ribe. Aux puits.	Ribe. Aux habitat.	B… Aux puits.
12	10	
42	32	8
52	39	4
57	38	3
20	64	»
183		

Aux habi

.... 88—

.... 238—1

.... 260—1

.... 362—2

.... 726—4

d'épidemie de ma infectieuses.

15

3

11

21

18

6

4

»

78

Renseignements sur les Cimetières des villes de Danemark.

Cim. dominant les environs		58
C. au niveau des environs		32
C. dont la pente s'incline vers les habitations		46
C. dont la pente ne s'incline pas vers les habitations		40
C. dont la pente n'est pas indiquée		4
Distance de plus de 160 mètres		16
» » 35		18
» » 16		17
» » 6		25
Moins 6		14
Terrains secs	Argileux	17
	Sablonneux	25
	Graveleux	14
	Calcaires	4
Terrains humides	Argileux	19
	Sablonneux	7
	Graveleux	3
	Calcaires	1
On trouve de l'eau en creusant les fosses		33
L'âge du cimetière	Plus de 200 ans	28
	Plus de 100 ans	4
	Moins de 100 ans	58
Le nombre annuel des inhumations	Plus de 200	5
	Plus de 100	10
	Plus de 50	34
	Moins de 50	41
Le niveau du cimetière s'est élevé		13
» » ne s'est pas élevé		69
Renseignements insuffisants		8
La décomposition des cadavres est accomplie en 20 ans		72
» » n'est pas accomplie en 20 ans		18
Il y a des caveaux sur le cimetière	secs	13
	humides	3

Distance des cimetières de campagne aux puits et aux habitations.

Distance de	Seelande. Aux puits.	Seelande. Aux habitat.	Fionie. Aux puits.	Fionie. Aux habitat.	Lollande. Aux puits.	Lollande. Aux habitat.	Aalborg. Aux puits.	Aalborg. Aux habitat.	Viborg. Aux puits.	Viborg. Aux habitat.	Aarhus. Aux puits.	Aarhus. Aux habitat.	Ribe. Aux puits.	Ribe. Aux habitat.	Bornholm. Aux puits.	Bornholm. Aux habitat.
Plus de 160 mètres	9	8	4	4	7	6	27	25	27	10	15	16	12	10		
Plus de 35 mètres	64	34	28	19	31	10	58	42	71	19	102	57	42	32	8	5
Plus de 16 mètres	81	43	47	18	25	17	50	38	53	10	109	63	51	39	4	2
Plus de 6 mètres	145	72	93	50	21	10	41	38	39	11	110	90	57	58	3	5
Moins de 6 mètres	87	229	30	111	20	12	19	32	23	61	50	161	20	64		3
	386		202		92		195		213		386		183		13	

Distance des cimetières de campagne.

	Aux puits.	Aux habitations.
Plus de 160 mètres	101 – 6 %	88 – 5 %
Plus de 35 mètres	394 – 24 %	238 – 14 %
Plus de 16 mètres	421 – 25 %	260 – 16 %
Plus de 6 mètres	509 – 30 %	362 – 22 %
Moins de 6 mètres	249 – 15 %	726 – 43 %
Total	1674.	

Diocèses de Danmark.	Cas de contamination de l'eau des puits.	Cas d'épidémie de maladies infectieuses.
Diocèse de Seelande	21	13
Diocèse de Lollande	4	3
Diocèse de Fionie	20	11
Diocèse d'Aarhus	21	21
Diocèse de Viborg	8	18
Diocèse d'Aalborg	9	6
Diocèse de Ribe	3	4
Ile de Bornholm		
Total	86	78

Renseignements sur les cimetières de campagne.

		Seelande.	Fionie.	Lolland-Fa.	Aalborg.	Viborg.	Aarhus.	Ribe.	Bornholm.	Total.
Cimetières dominant les environs		301	138	62	151	167	298	127	13	1267
Cimetières au niveau des environs		85	54	32	14	46	88	56	2	407
Cimetières dont la pente s'incline vers les habitations		269	156	58	141	165	277	122	11	1199
Cimetières dont la pente ne s'incline pas vers les habitations		79	30	31	44	44	89	55	4	376
Cimetières dont la pente n'est pas indiquée		37	16	5	10	4	20	6		98
Terrains secs	Argileux	87	54	27	38	29	68	17	5	315
	Sablonneux	70	47	6	77	73	80	106	2	461
	Graveleux	34	23	3	17	25	75	16	1	194
	Calcaires	19	14	7	10	10	11			71
	Total	210	138	43	132	137	234	139	8	1041
Terrains humides	Argileux	121	51	40	39	42	86	23	7	415
	Sablonneux	11	2	2	18	18	31	19		101
	Graveleux	18	3		3	11	27	1		64
	Calcaires	22	4	9	3	5	8	1		52
	Total	175	61	51	63	76	152	44	7	632
On trouve de l'eau dans les fosses		160	67	52	70	110	141	59	7	666
L'âge du cimetière	Plus de 200 ans	352	180	89	187	212	374	177	13	1513
	Plus de 100 ans	8						2		10
	Moins de 100 ans	25	13	5	8	1	14	4		70
Nombre annuel des inhumations	Plus de 100	5								5
	Plus de 50	12	4	1	5	1	6			29
	Moins de 50	368	198	93	190	212	380	183	15	1639
Décomposition finie en 20 ans		297	165	80	160	184	319	159	14	1378
Décomposition point finie en 20 ans		82	37	14	35	29	67	24	1	289
Renseignements insuffisants		6								6
Cimetière avec des caveaux secs		34	30	5	15	19	25	9		136
Cimetières avec des caveaux humides		19	1	2	4	2	3			32
	Total	53	33	7	19	21	28	9		170
Le niveau du cimetière s'est graduellement élevé		130	47	28	65	66	79	37	6	458
Le niveau du cimetière ne s'est pas élevé		213	127	54	110	132	275	104	9	1034
Renseignements insuffisants		51	28	12	20	13	32	22		181

sible toutes mesures propres à combattre les dangers qui en peuvent résulter, telles que drainage, reculement des cimetières, etc. Mais comme en Danemark il y a, et dans les villes et dans la campagne, une foule de cimetières où toutes les mesures possibles ne parviendraient point à conformer ces cimetières aux exigences de l'hygiène et où, comme l'a dit un médecin dans son rapport, la seule mesure effective serait de fermer le cimetière et d'en établir un tout nouveau dans un autre terrain, il est bien à regretter que le gouvernement n'ait point fait un accueil plus favorable à l'idée de la crémation facultative qui débarrasserait les cimetières d'une certaine quantité de cadavres et offrirait à ce même gouvernement la possibilité de pouvoir ordonner la crémation obligatoire dans les temps d'épidémie, comme, par exemple, en cas de choléra.

Me voilà, Messieurs, arrivé à la fin de ma tâche. Je vous ai donné un fidèle tableau de l'état des choses en Danemark en ce qui concerne la question des cimetières et j'espère maintenant que vos lumières me fourniront des éclaircissements sur les cimetières des autres pays et sur les réformes qu'on doit proposer aux gouvernements comme nécessaires.

DISCUSSION.

Geheimer-Medicinalrath Dr. GÜNTHER, de Dresde: Im Jahre 1879 haben wir in Sachsen eine Enquête über einige Fragen aus dem Gebiete der Friedhofshygieine veranstaltet, über deren Ergebniss ich Ihnen schon um deswillen eine kurze Mittheilung machen zu müssen glaube, weil unsre Erfahrungen zwar in einigen Punkten mit dem übereinstimmen, was, wie aus dem interessanten Vortrage des Herrn Vorredners zu entnehmen war, hier beobachtet worden ist, in einigen wesentlichen Punkten aber auch erheblich abweichen.

Wir haben auch einen Fragebogen hinausgegeben, aber nicht an die Herren Geistlichen, sondern an die Bezirksärzte. Die Fragen betrafen hauptsächlich den Einfluss, welchen die verschiedene Bodenarten auf die Dauer des Zersetzungsprocesses der beerdigten Leichname ausüben, auf die Beschaffenheit des Trinkwassers in den auf den Kirchhöfen oder in deren Nähe befindlichen Brunnen, und endlich darauf, ob aus der Nähe eines Kirchhofes eine nachweisliche Gesundheitsstörung oder auch nur eine erhebliche Belästigung den Menschen erwachsen sei. Unter den verschiedenen Bodenarten hat sich als die für eine rasche Zersetzung der Leichen günstigste durchlässiger Kies- und Sandboden erwiesen: in diesem war die Zersetzung von Kinderleichen spätestens nach 4, die von Erwachsenen nach 7 Jahren soweit vollendet, dass nur noch Knochen und etwas amorphe Humussubstanz übrig geblieben waren: Verzögerungen der Zersetzung kamen hier selten und zwar nur in feinkörnigem Sande vor und beruhten nur auf Zurückbleiben von Gehirnresten.

In Lehmboden war die Zersetzung von Kinderleichen in der Regel spätestens nach 5, die von Erwachsenen nach 9 Jahren beendet. Verzögerungen der Zersetzung kamen hier häufiger vor. Sie beruhten theils auf Fettwachsbildung in geringerer oder grösserer Ausdehnung und mit oder ohne Zurückbleiben von Gehirnresten, theils in letzterem allein. Hinsichtlich der Fettwachsbildung stellte sich heraus, dass diese nur aus präformirtem Fettgewebe erfolgt, nicht aus andern Organgeweben. An der Zersetzung der Leichen wirkten in mindestens einem Drittheile der

Fälle die Larven von Fliegen und andre niedre Thiere mit, ebenso auch niedre Pilze. Die Kleidungsstücke der Leichen zerfallen meist langsamer, als diese selbst, am frühesten die aus vegetabilischen Fasern, erst spät die aus animalischen hergestellten. Am längsten widersteht Seide und Leder. Diese Thatsachen sind das Resultat der Wahrnehmungen, welche von den Bezirksärzten bei mehr als 200 Ausgrabungen gemacht wurden.

Einen nachtheiligen Einfluss der Kirchhöfe auf das Grundwasser beziehungsweise die Brunnen, welche sich auf den Friedhöfen selbst oder in deren nächster Umgebung befinden, hat die genaue Untersuchung der betreffenden Brunnenwasser nur in den seltensten Fällen ergeben. Viele derartige Untersuchungen haben gezeigt, dass das Wasser der Kirchhofsbrunnen wesentlich reiner ist, als das der an bewohnten Stätten gegrabenen Brunnen. Dasselbe haben unter andern auch die Analysen ergeben, welche von Prof. D. Fleck an den zahlreichen Brunnen der verschiedenen Dresdner Kirchhöfe angestellt worden sind.

Fäulnissgeruch ist bei Exhumationen in der Regel nur während der ersten Monate nach der Beerdigung wahrgenommen worden, mitunter auch da nicht.

Dass eine Schädigung der Gesundheit bei den auf oder dicht an dem Kirchhofe Wohnenden habe constatirt werden können, welche auch nur mit einiger Wahrscheinlichkeit auf die Einflüsse des Kirchhofes hätte bezogen werden können, wird von allen Bezirksärzten einstimmig in Abrede gestellt, auch sei bei solchen Anwohnern eine grössere Erkrankungshäufigkeit nicht wahrzunehmen gewesen.

Diese Erfahrungen haben uns dazu geführt, die Erbauung von Häusern in offener Bauweise, bis auf 10 Meter Entfernung vom Kirchhofe zu gestatten.

Vom sanitären Standpunkte aus liegt also keine Nothwendigkeit vor, die Leichenverbrennung einzuführen. Wohl aber kann diese in grossen Städten aus dem Grunde sich erforderlich machen, weil das Areal zur Errichtung eines Kirchhofes in der Nähe derselben immer theurer und schwerer zu erlangen, und dadurch der Todtencultus erschwert wird.

Dr. F. Levison, de Copenhague: Messieurs! la communication intéressante de M. Günther nous à prouvé que les cimetières en Saxe différent en beaucoup de rapports des cimetières en Danemark; la cause de cette différence est certainement à chercher dans la nature des terrains affectés à l'usage des cimetières dans les deux pays et surtout dans la grand humidité des cimetières de Danemark. Il y a chez nous sur un total de 1674 cimetières de campagne 666 dans lesquels on trouve de l'eau en creusant les fosses, et selon l'avis unanime des hygiénistes, cette humidité des fosses contribue beaucoup tant à retarder la décomposition des cadavres qu'à la rendre nuisible à la pureté de l'eau des puits voisins et à la santé publique des environs.

Nous avons d'ailleurs observé, tout comme M. Günther, que le sable, sec et très pur n'est pas favorable à la décomposition rapide des cadavres, et à Sönder-Næraa en Fionie où le terrain du cimetière est composé d'un sable très fin on a trouvé les cadavres très bien conservés plus de 30 ans après l'inhumation.

M. Günther nous a dit que les recherches ont été faites en Saxe par les médecins et non pas par les pasteurs; il aurait certainement été à préférer de charger les médecins seuls de ces travaux; mais en Danemark les médecins ne sont pas tellement nombreux qu'on pût leur demander de réunir tous les renseignements nécessaires; il fallut alors s'adresser aux pasteurs de village qui par leurs fonctions connaissent bien les cimetières, et qui partout savent distinguer la nature de terrain, la pente, la durée de la décomposition telle qu'on la voit par le creusement des nouvelles fosses, etc.

Quant aux communications sur les faits et sur les épidémies causées par le voisinage du cimetière, je les ai pu contrôler presque partout par les observations des médecins et il y a très peu d'endroits où les pasteurs en ont mentionné sans que le médecin ait corroboré cette communication, tandisque dans d'autres endroits il y a eu des épidémies causées selon l'opinion du médecin par le cimetière où le pasteur n'a pas trouvé la corrélation assez évidente pour la mentionner sur le formulaire. Exemples: Kjeldby à Möen, Tommerup en Séland, etc.

Il est même étonnant de voir combien vite le souvenir des épidémies s'efface.

On ne trouve ni dans les rapports du pasteur ni dans celui du médecin actuel de l'île de Fanö des notions sur les épidémies de fièvre typhoïde qui ont regné au village de Sönderho pendant beaucoup d'années et qui selon l'avis de M. Petræus, le médecin qui alors soignait les habitants, étaient dues à la situation du cimetière et à l'influence de l'eau souterraine sur les puits du bourg. Ces épidémies se succédaient jusqu'en 1870, époque où le cimetière fut drainé et l'eau souterraine éloignée; maintenant, deux ans plus tard, ni le médecin ni le pasteur ne savent rien de ces faits.

La contamination de l'eau des puits est chez nous quelquefois si grande que les paysans même, qui ne sont pas très critiques sous ce rapport, la dédaignent comme boisson et que parfois les animaux n'y peuvent être abreuvés; dans d'autres endroits, l'analyse chimique a corroboré le témoignage du goût et de l'odorat en démontrant l'existence des substances produites par la décomposition des cadavres dans l'eau des puits; un médecin de la ville de Copenhague a, il y a quelques années, observé un cas de véritable empoisonnement par l'eau des puits sur le cimetière de l'assistance (Assistentskirkegaard), ce qui a fait défendre l'usage de ces puits pour la boisson.

Je maintiens donc mes résultats quant aux cimetières de Danemark et je crois avoir prouvé qu'ils constituent un véritable danger pour la santé publique.

Dr. Axel Lamm, de Stockholm: Man kann für die Einführung der Leichenverbrennung ein Motiv in der Schädlichkeit der Begräbnissplätze nicht immer finden. Einerseits sind die Begräbnissplätze in hygienischer Hinsicht so sehr verschieden. Man kann ja von mehreren sagen, dass gar keine Erfahrung des Unheils vorliegt; andererseits mag eine Dränirung oder gar eine Verlegung eines schlechten Platzes in eine mehr vortheilhafte Lage das Motiv einer hygienischen Gefahr des Begräbnissortes beseitigen.

Verneinen kann man doch nicht immer eine derartige Gefahr. In Petersburg z. B. benutzte man vor wenigen Jahren drei grössere Begräbnissplätze, einen im Osten, einen zweiten im Westen und einen dritten im Süden ebenerwähnter Stadt. Die Mortalität der Bezirke um diese Begräbnissplätze war zwischen 75 à 85 pro mille, während sie in den Arbeiterdistrikten in denselben Jahren nicht über 25 p. m. ausmacht.

Ich sehe auch nicht ein wesswegen der erste Vortragende gar dieses

Motiv für die Einführung der fakultativen Leichenverbrennung gebraucht. Sind die Begräbnissplätze antihygienisch, so folgt aus diesem Motive die Forderung einer obligatorischen Leichenverbrennung, aber nicht die einer fakultativen.

Die Frage der Leichenverbrennung hängt im wesentlichsten von zweien Bestimmungen ab, nämlich die von der Hygiene und von der legalen Medizin. Was nun die letzten betrifft, so haben zwei hochstehende schwedische Juristen mich versichert, dass höchst selten eine Ausgrabung für legalen Zweck in Schweden stattfindet und natürlich noch seltener ein Resultat daraus erhalten wurde. Es sagte mir gar ein Mitglied unsres höchsten Gerichts, dass wenn das Begraben antihygienisch sei, nichts von Seiten der criminellen Jurisprudenz der Cremation entgegenstände. »Es sei«, so sagte man, »weniger unglücklich für den Staat, wenn im Laufe eines Decenniums ein Verbrechen nicht entdeckt werde als wenn die Bevölkerung stets und immer einem schädlichen Einflusse sollte ausgesetzt sein.« Mir scheint daher, wenn man noch die vielen Gründe für die Cremation summirt, dass Nichts entgegenstehe die Leichenverbrennung doch endlich gesetzlich zu erlauben.

A few remarks on Cholera from a practical point of view.

Remarques sur le choléra d'un point de vue pratique.

Einige praktische Bemerkungen über Cholera.

Dr. **Grant-Bey**, de Caire.

Mr. President and Gentleman, when I came to this Congress it was will the sole intention of listening and of learning, but as our distinguished president has asked me to tell you something of my experience of Cholera in Egypt I most willingly acquiesce in doing so, not, however, to wrangle about the origin of the disease, but to discuss more particularly what are the best measures to be adopted for its control and ultimate extinction.

Gentlemen, it has been said that we know nothing about Cholera and that, therefore, we need do nothing against it; but this statement has emanated from an extra-mural school that science does not recognise as an authority.

Gentlemen, I feel, in addressing you, that it is a piece of supererogation to state that we know a great deal about cholera, apart from the admirable discoveries of Dr. Koch that are but of yesterday and that require further study and development before they are finally accepted by the scientific world.

But we know that cholera is very fatal — that it is Endemic in India, and that every few years it takes a wandering fit, and avails itself of every opportunity of leaving its native soil to search for »pastures new«.

It travels over land and over sea, wherever there is human communication. Here, however, I would remark that a long sea voyage or a long desert journey is not congenial to it; so that up till now Australia has not been visited by it; and it has been ascertained that a three days journey on the desert stamps it out of the caravan afflicted by it.

It is transferred from place to place slowly or quickly according to the methods of travel adopted by human beings; whether it be by sailing ship, or by steamer, wether on foot or by railway.

It is as frequently conveyed against the wind as in the same direction with it, and against the stream as with the current.

It flourishes in heat and in cold, but it is more severe in Summer than in Winter.

It is more general in low-lying districts than on elevated lands, and in the unsanitary slums of large towns than in the cleaner quarters.

It has been proved that contaminated drinking-water has been, and is still one of the principal media for propagating this disease which numbers amongst its victims all classes and conditions of men.

Every medical man, who has passed through a Cholera Epidemic, can give his own experience in grappling with this formidable malady, and **that**, combined and compared with the observations of others will ultimately lead to an accurate knowledge of the disease, so as to guide us not only in curing the patients suffering from it, but also in stamping it out on its habitat.

And here let me state that and thoroughly endorse the opinion of Dr. Cameron (M. P.) of Glasgow as expressed at the British medical Association meeting at Belfast, a few days ago, viz: »If we could stamp out the Cholera in India the rest of the word would have nothing to fear.«

In other words, India is the country where Cholera is Endemic, and is therefore always a source of danger to every country having communication with it. But to stamp out Cholera in India will be a Herculean labour, and will take many years of rigorous sanitation; and, probably, during that time we shall have now and again to combat the unwelcome visitor both by sea and land.

But, Gentlemen, while I am a Contagionist (a Microbist, if you choose), and therefore an Importationist as far as Cholera is concerned, I am at the same time convinced that the Commerce, which imports the malady, cannot be suspended, nor will it even allow of being immoderately impeded or obstructed; for thereby dishonesty is encouraged, the truth is concealed, and the malady is introduced clandestinely.

In my opinion, therefore, there is much more risk to a country by imposing a prolonged quarantine on vessels coming from an infected port than if there were to be a very short quarantine combined with an effective disinfection.

As regards the cargo it could be partially disinfected in situ by means of the fumes of burning sulphur or by any other disinfectant that could be made to permeate all through the hold of the vessel. After this it should be removed from the vessel, and put into a special magazine, there to be disinfected in a more thorough way for 24 hours: space being left between packages to allow of the free dissemination of the disinfectant used.

In the case of rags, more care should be taken than with any other kind of merchandise. They would have to be spread out in the disinfecting magazine on a sort of frame-work that would allow the fumes of the disinfectant to permeate from below upwards.

In the meantime the vessel itself would be undergoing a thorough cleansing and disinfecting process before another cargo is taken on board. Such officers and saylors or passengers as are not affected by the malady (I am now speaking of an infected vessel) should be permitted to disembark after a medical inspection and disinfection.

I admit that in carrying out this plan there is still some risk, but I consider the risk is less than in carrying out the alternative plan of detaining by force the healthy and the sick together for several days on a pest ship, or in a lazaretto. Besides I don't believe it can be done, unless the infected vessel be immediately sent away to some distant island from which there is no chance of escape, there to undergo a purgatory of quarantine, such, that even the most conscientious captains would feel themselves justified in falsifying their logs in order to avoid it.

Escapes from lazarettoes are too common to allow of their being looked upon as effective institutions for preventing the spread of contagious diseases.

Then, as to those affected by Cholera on board — they should be removed under special sanitary precautions to a Cholera Hospital.

All their dirty bed-linen should be either destroyed entirely by burning, or heated to a high temperature by boiling or baking, and the patients themselves should be washed with a ten per cent solution of Carbolic acid: antiseptic pillows of cotton or of other absorbent material should be placed under them for the absorption and disinfection of the dejections, and their bodies should be wrapped in a disinfected sheet; other warm coverings might then be put over this and the patients removed from ship to be conveyed to the Cholera Hospital in a disinfected vehicle.

In case there should be a Choleraic cadaver on board, I propose that it should be buried on shore under the same sanitary precautions as I recommended for the burial of the dead Cholera patients during the Epidemic of last summer in Egypt; viz: — to dust the cadaver with carbolic powder, then, to wrap it in a disinfected sheet and bury it as soon as possible.

This is the sanitary method of procedure I would recommend to be carried out when an infected vessel arrives at a non-infected port.

On the other hand, if a vessel arrives from an infected port with a clean bill of health, having had no suspected cases even during the voyage, and the cargo not being rags, I should give free pratique after a simple medical inspection, but, if the cargo is rags, I should insist on having them disinfected as well as the hold of the ship that contained them.

Then, again, if a vessel from an infected port arrives at a non-infected port with a clean bill of health, but showing that during the first part of the voyage there had been some suspicious cases on board that had either died or recovered: This would call for the special attention of the visiting sanitary officer, so as to make sure that the soiled linen of the patient had been destroyed or properly disinfected; he should also make a special point of finding out whether anyone on board was suffering from diarrhæa. Cases of diarrhæa under these circumstances should be dealt with in the same way as is recommended above for cases of Cholera.

Again, should a vessel from an infected port arrive at another infected port, I should adopt the same sanitary measures, as if she had arrived at a non-infected port, with the view of preventing the formation of a new centre of contagion which would, in all likelihood, cause a recrudescence of the disease.

I am taking it for granted that all this time the sanitary authorities on shore are alive to the situation, and have fully arranged for every emergency by establishing Cholera hospitals, by flushing and disinfecting the sewers, by cleansing the streets, by causing a house to house sanitary inspection &c.

While dealing with ships, however, there is another precaution of some importance to be mentioned, viz: — that the captain or officer who employs sailors from an infected port should have them pass a medical inspection before they are alloved to come on board.

Seeing that communication between an infected country or town and a non-infected country or town cannot be effectually cut off, however desirable it may be to do so, I should simply institute sanitary measures that would be as effective as possible without increasing panic and not so troublesome as to make people try to evade them.

I have passed trough two severe Epidemics of Cholera in Egypt which have clearly demonstrated the merits and demerits of the Cordons sanitaires.

During the Cholera Epidemic of 1865 no sanitary measures of this nature were adopted, but, notwithstanding this freedom from the Cordons sanitaires the panic amongst the foreign population in the country was even greater than the panic of last summers epidemic when the Cordons sanitaires were fully put to the test. I state this merely to show that the simple presence of Cholera in a community is quite sufficient of itself to cause a panic as we have seen this summer at the French infected towns, and we must be prepared to minimize the risk incurred by a panic-stricken people from an infected district scattering themselves over the country.

The only apparent good that could be attributed to the application of the Cordon sanitaire in Egypt was, that it decidedly retarded the progress of the malady and thus gave more time for the non-infected towns to prepare for the enemy that was sure to be introduced through those who would manage to pass the cordons by stealth or otherwise.

But, I fear, the ultimate result was far from favourable; for if the government had allowed the late sanitary board to finish their report on the Cholera we should have found the mortality of the last epidemic about the same as that of 1865.

It is not, therefore, in my opinion justifiable to apply Cordons sanitaires, if all the good they do is only to check the progress of the disease for a few days without lessening the ultimate mortality.

I do not hesitate to state my firm belief that if an absolutely perfect Cordon sanitaire were placed round an infected town or district the Cholera would not spread from there but would die out in due time unless it were endemic in the place.

It is the imperfection of the cordon that is scientifically its weakest point and as it is quite impossible to make it perfect it had better not be tried any more.

Now while the dictates of science are as a rule sound, they may be altogether impracticable, while a modification of them might be carried into effect with success.

I do not believe that civilized people would submit to be confined to an infected city by a Cordon sanitaire. They would rise in rebellion and break through the cordon at the risk of being shot. We are compelled therefore to propose more manageable and less annoying measures of sanitation.

If people choose to leave an infected place to go to a non-infected one, I do not understand why it should be either difficult or very annoying for them to inform the sanitary authorities of their intention, that they and their baggage may be disinfected on leaving.

All this requires considerable organizing and studying out in detail. Here I have only broached the subject in order that hygienists may ponder the matter over and come to some universally practical results.

With respect to prophylactic measures to be recommended (besides sanitary precautions) I would here mention that the members of several large house-holds in Cairo took from five to ten drops of dilute hydrochloric acid three times aday before and after the Cholera broke out in that town and only one of their number was seized by the malady, but as he was a Greek servant it was suspected that he did not take the acid.

I think it is a very important matter at such times, when a contagious disease is at the door, that all food should be well cooked and the drinking water boiled.

In the medicinal treatment of the disease I consider that I have had great success; and I shall here recount to you in a few words my experience.

During the Cholera of 1865, in Egypt, the most remarkable cases of recovery from this disease that came under my notice had been treated by giving small doses of the Protochloride of mercury (calomel) but frequently repeated according to urgency of symptoms; and notwithstanding the large quantities of calomel thus taken by the choleraic patients I never saw any of them manifesting the least sign of salivation.

I was then so satisfied with the good effects of this drug that I determined to prosecute this treatment more extensively, should I ever have the misfortune to be brought face to face with Cholera again.

But, although I have had an extensive native as well as European practice out there for nearly twenty years, I had not confronted the same disease till the Epidemic of last summer when I had no difficulty, at Damiette, in recognizing the disease raging there as being true Cholera.

By this time, however, my ideas about the calomel treatment of Cholera had become modified — and in this way —.

About five years ago I was induced to try Perchloride of mercury (Corrosive sublimate) in very small doses for the mucous diarrhæa of teething children that were being reared on the bottle, and I was so successful that I ventured to extent its use to chronic refractory diarrhæas of adults with equally good results as compared with the former treatment by Calomel or grey powder.

This led me to think that, perhaps, after all, the good results formerly obtained in such cases by administering calomel arose from a portion at least of the Protochloride being turned into the Bichloride of mercury in the stomach by the action of the free hydrochloric acid in the gastric juice and that probably the action of this drug was entirely a local one destroying the micrococci that were irritating the intestines and keeping up the diarrhæa.

With these ideas running in my mind when the Cholera broke out suddenly at Damietta last summer I determined to employ the Bichloride of mercury in the treatment of Cholera, but in what may be styled a heroic manner knowing full well the kind of disease I had to deal with and being convinced from former experience that in true cholera there is little or no absorption of medicines given by the mouth.

During the Epidemic then I adopted the following plan. — If the patient suffered from the symptoms of a simple diarrhæa I gave the tincture of opium in large, but divided, doses; and in many such cases this sufficed for the cure of the patient; but if vomiting or cramps supervened I immediately suspended the Opium treatment and gave the Bichloride of mercury in doses of one sixteenth up to one eight of a grain every quarter of an hour, every half hour or every hour according to the state of the patient. Of course, when I was called to see a patient manifesting all the usual symptoms of Cholera even if in the collapse stage of the disease I gave the Bichloride at once and I had many recoveries to record.

I do not mention here the adjuncts that I employed such as rubbing the patient with mustard and vinegar and trying in different ways to sustain the animal heat, because I wish to lay special stress on the medicinal treatment: and in the Bichloride of mercury I am convinced we have a powerful anticholeraic.

Out of sixty eight railway employés who were suffering from true Cholera, and who were treated by corrosive sublimate, only fifteen of them died, being a deathrate of little more than twenty-two per cent.

In India, on the other hand, we find from the published statistics that, in the military and civil services, there is a deathrate of 72 and 66 per cent respectively of the cholera cases treated.

Gentlemen, there is no time for going further into details here, but I shall leave with the secretary my report on the late Epidemic of Cholera in Egypt which was published in the British Medical Journal of February 9th of this year and I shall also have the pleasure of forwarding to him a copy of the sanitary regulation that I drew up for the Railway Department of the Egyptian Gov[t] and that were distributed (along with the drugs recommended) amongst the superintendents of railway works and stationmasters on the various lines of railway who were intelligent enough to understand the instructions, and carry them out with most satisfactory results.

But before closing my paper I will relate to you a most interesting as well as instructive case of what may be called a Partial Quarantine that had a very happy issue. And the facts I am now about to tell you are attested by the signature of one of our most esteemed physicians in Cairo — Dr. Vernoni.

On the outskirts of Cairo there is a porttown on the Nile named Boulaq. It is densely inhabited by the working classes and every here and there throughout the town there are conglomerations of low filthy Arab huts. Immediately to the South of one of these Arab hamlets and on lowlying ground there is a large French flour-mill surrounded by a wall twelve feet in height with only one large gate of entrance and exit opening to the West. Inside this wall, besides the mill, there is a large open area, and the mill with its enclosure-wall forms the base of a triangle, the apex of which points due West. The Northwest side is a high ground covered with Arab huts that look down into the mill area.

The Southwest side is occupied by the Khedives stables; and the road from and to the mill leads due South into the public road to Cairo.

The reason why I am so particular in mentioning the exact position of this mill as to its immediate surroundings will be obvious as I proceed.

Here there were constantly employed twelve Europeans and eighty five Arabs.

The Europeans had their houses in Cairo, while the Arabs had their families in Boulaq and dwelt principally in the huts near the mill.

Now, before the Cholera broke out at Boulaq the manager of this mill informed the Arab employés that if they continued to do their work at the mill and remained within the enclosure wall without having any communication with their families till the Epidemic had passed, they would not only receive their wages but would also be fed.

Eighty-two out of the eighty-five Arab employés submitted to these conditions, but the three that would not thus be separated from their families had, for the time being, to be discharged.

The European employés, however, were put under no such restriction so that they had free access to the mill and to their families in Cairo all through the Cholera Epidemic.

I may mention here that the mill is supplied with filtered water from the pipes connected with the Cairo waterworks, while the Arabs staying in Boulaq have their water-supply directly from the Nile and they drink it unfiltered.

It is well known how badly the Cholera raged all over Boulaq, the Khedive's stables not even escaping its ravages, but it more particularly attacked the Arab huts near the mill, and these had all to be burned to the ground so that many of the families huddled together at the foot of the mill enclosure wall, before the government was prepared to remove them to another settlement. Here a great number of them died of Cholera.

But, notwithstanding the close proximity of the disease and the fact that the nord wind was steadily blowing from the infected Arab huts right on to the mill area, yet during the three weeks of this Partial Quarantine there was not a single suspected case of Cholera at the mill. On making enquiries, however, after the Epidemic had ceased, concerning the three Arabs that had to be dismissed, it was ascertained that all the three had been attacked by the Cholera and two of them had died of it.

Now, I judge from this that, if the other eighty-two Arabs had had free communication with their infected families without undergoing any disinfecting process, they would not only have had a large proportion of deaths from Cholera amongst themselves but they would, in all probability, have carried the contagion to the European employés of the mill.

It must be manifest to every one that this affords a striking example of the fact that the Contagion of Cholera, whatever its nature may be, is not carried in an active living state by the wind but, on the contrary, if it be capable of being suspended in the air it becomes inert and more especially in dry hot air.

Then, as regards the weather, I may say that of all the sixteen summers I have spent in Egypt that of 1883 has been one of the mildest.

The natural inference from the above is, that the contagion of Cholera is carried by something more substantial than the wind, and that, even in the midst of an infected district, it is possible to stave off the disease by adopting sanitary measures, and where practicable, by imposing a modified isolation.

But it is also evident that if Cholera ever be of spontaneous origin, the French flour-mill at Boulaq surrounded as it is by low-lying damp soil, occupies a position which all authorities would agree is the most favourable for the spontaneous production of the disease; yet it remained exempt while the Cholera was raging all round it.

Another point, I think must be admitted, viz: that the towns and villages of Egypt, as long as they are inhabited by an ignorant and dirty race of people are not merely *periodically* suitable for the reception and propagation of the Cholera germ but are *always* a fit nidus for this or any other disease germ; and the reason why we have not the Cholera always there must be that the germs of one epidemic, for some reasons or other, die out; and there can be no recurrence of the disease till a fresh set of germs have been imported; for Choléra is not one of the Endemic diseases of Egypt.

Again, we know that cholera does not come down upon a country like a general hailstorm attacking villages, towns, and districts all at the same moments, but it steals in by some port or frontier-town and gradually spreads from town to town in direct relation with the communication between them. This is surely sufficient proof that meteorological influences do not play any very important part in the matter.

I have not the slightest doubt myself that the malady is caused by a living organism whose destruction we shall yet effect when our great scientists can tell us something more definite about its habits, mode of life and *local* in and out of the system.

In the mean time, however, with our present imperfect knowledge of the disease, I think I have indicated sanitary and medicinal measures of a practical nature and that will be more effective in staving off and stamping out the Cholera than the present quarantine regulations that are all the more intolerable because they can never be perfectly carried out and thus they have become ludicrous in their application.

Quelques remarques sur les moyens d'empêcher l'abus des boissons alcooliques.

How to prevent the abuse of Alcoholic Liquors.

Von der Vorbeugung des Missbrauchs alkoholischer Getränke.

Dr. **H. Selmer**, de Copenhague.

Messieurs!

»Comment empêcher l'abus de l'alcool?» voilà certainement celui de tous les problèmes que discute le Congrès médical international qui est de la plus haute importance à la société en général, qui s'étend beaucoup plus loin qu'au cercle limité des médecins et qui trouvera difficilement sa solution parmi eux seuls. Il est vrai, qu'il n'y a personne qui ait une telle connaissance des conséquences directes et indirectes de l'alcoolisme que les médecins devant qui toute timidité doit disparaître et les excuses et les mensonges qui d'ordinaire cachent le vice sont obligés de se taire. Mais il est dans l'éducation de notre état que les médecins qui en général ont une interprétation toute matérielle des phénomènes vitales régardent nécessairement l'ivrognerie plutôt en maladie qu'en vice. Il en est ainsi du crime qu'un certain parti considère comme le fruit d'une disposition maladive, comme une défectuosité cérébrale plutôt qu'un vice — selon cette manière de voir la responsabilité de l'individu disparaîtrait et la société resterait en effet impuissant en face du mal. Chacun qui a fait des observations pratiques sur l'alcoolisme et qui a suivi quelques alcoolistes à leur voie vers le bas aura fait l'expérience que la maladie est sans remède au neuf cas de dix; s'il faut lutter contre l'alcoolisme le seul de moyen c'est de faire des efforts pour empêcher les gens de devenir ivrognes. Mais ici cesse proprement dit le travail des médecins car nous venons de pénétrer au domaine de l'hygiène moral où les médecins en qualité de médecins n'ont ni vocation ni aptitude de diriger leurs efforts, car ce n'est pas le problème d'un seul état.

Quelque versés qui soient les médecins dans les phénomènes et les conséquences de l'alcoolisme, c'est pourtant ma ferme conviction que si l'on désire en effet combattre l'alcoolisme il faut lui faire la guerre d'un plus grand camp, de la totalité de la société. Tant qu'il n'est pas évident à la société que cette lutte c'est son devoir et son problème, les efforts d'un seul état seront impuissants et vains. Appeler la société au sentiment de son devoir et de sa responsabilité à cet égard, voilà la tâche de ceux qui se sont aperçu de l'importance de l'alcoolisme comme mal social, indifféremment si ceux-ci sont médecins ou laïques.

Il y a certainement plusieurs voies à suivre pour atteindre ce but. En nulle circonstance je désire compter pour rien l'importance des efforts pour donner au peuple — en faisant des discours ou bien en répandant des écrits — de meilleures et de plus saines notions sur l'usage des boissons fortes. Sans doute il est juste d'apprendre la sobriété au peuple, car on ne peut douter premièrement que l'usage des boissons alcooliques ne contenant que peu d'alcool, par exemple un ou deux pour cent, s'il est modéré et s'il reste ainsi, ne nuit pas à l'individu, et deuxièmement parce qu'il est douteux si avec notre culture actuelle on peut se passer de ces boissons.

Mais il y a toujours quelque chose qui ne satisfait jamais dans une manière d'agir intermédiaire — ainsi dans la recommandation de l'usage modéré des boissons fortes. D'abord cette idée est bien vague et s'interprète différemment de chaque individu, jamais par cela on éloigne le danger de surpasser ce qu'on sait par expérience pouvoir supporter de ces boissons. Mais ensuite les recommandeurs de cet usage manquent toujours leur but. Les gens vraiment sobres peuvent se contenter de la conscience qu'il ne s'agit pas d'eux, et des gens intempérants les neuf dixièmes se croient sobres. C'est encore le cas au plus haut dégré concernant ceux qui sont voisins de l'intempérance, s'il y a des limites quand il s'agit de quelque chose de si vague et de si élastique que l'usage modéré des boissons capiteux. Mais le pis c'est la circonstance déjà nommée que la recommandation de l'usage modéré de ces boissons éveille nullement la société du sommeil où elle s'est endormie; quand on lui parle du danger de l'alcoolisme, chacun répondra: à mon voisin, moi, je suis sobre.

Je ne dis pas, comme le font plusieurs de mes collaborateurs abstinents, que la recommandation de l'usage modéré des liqueurs est le pire ennemi de nos efforts; mais je crois certainement que c'est bien peu de chose qui résulte de cette manière de combattre l'alcoolisme. Car tout effort à cet égard qui ne produit pas un soulèvement général de la société au combat contre l'alcoolisme a manqué son but. Il faut que le sentiment de la nécessité d'un tel combat naisse dans la société elle-même, que celle-ci s'acquière la conviction, qu'elle ne peut pas refuser de mener ce combat ou bien le laisser à quelques combattants élus ou nommés par eux-mêmes. Pour éveiller un tel sentiment de responsabilité, pour produire un tel soulèvement général il n'y a qu'un seul moyen — l'exigence de l'abstinence absolue des boissons capiteux.

C'est que l'abstinence absolue a l'avantage qu'elle vise et s'adresse à chaque membre de la société et lui démontre son problème à lui; car la puissance des boissons capiteux est si répandue que personne ou presque personne peut se soustraire à l'exigence en disant: moi je l'ai accomplie.

Ensuite, l'abstinence absolue a l'avantage de donner à ses partisans le moyen le plus actif et le meilleur à combattre l'alcoolisme, la puissance de l'exemple, d'avance ôté à tous ceux qui se bornent à recommander la sobriété que tout le monde pratique ou bien croit pratiquer; ils commencent par une invitation à tomber d'accord avec le mal.

Enfin l'abstinence absolue a l'avantage d'assurer contre l'ivrognerie d'une manière plus sûre que la tempérance qui, après tout, n'est qu'une des nombreuses étapes de la route qui mène à l'intempérance, où s'arrêtent certainement la plupart mais d'où bien des hommes se laissent séduire à continuer la route vers le bas.

Si au combat contre l'alcoolisme on va viser au but le plus élevé, c'est à dire à son extermination, il faut accepter l'abstinence absolue et reléguer l'alcool et les boissons fortes à la pharmacie.

Si au contraire on désire tomber d'accord avec le mal, borner ses extrémités, mais tolérer ses conséquences cachées non moins dangereuses, eh bien! on peut se contenter de tempérance.

Messieurs, je ne me flatte pas de l'espoir que ma manière de voir trouvera aujourd'hui une grande adhésion pratique parmi les assistants; elle nécessite des sacrifices d'habitudes de tous les jours, d'agréments imaginaires qui peut-être sont les plus difficiles de tous — j'ai une certaine expérience à cet égard. Mais je ne puis imaginer que vous ne trouverez pas ce principe de l'abstinence totale d'un seul jet, d'un bon usage.

Car ici je ne parle pas d'utopies. L'abstinence totale des boissons fortes est un principe réalisé. En Amérique, en Angleterre et dans les pays scandinaves une quantité des habitants professe l'abstinence totale; nous nous trouvons à l'heure qu'il est au commencement d'un grand mouvement pour l'abstinence, qui peu à peu s'étendra sur tous les pays, que ravage l'alcoolisme. Je ne sais le nombre des »teatotalistes« en Amérique, mais en Angleterre cinq millions d'habitants se sont joints à ce mouvement, en Suède le chiffre monte vers les cent mille, en Norvège vers les vingt mille et ici en Danmark, où le mouvement a commencé le dernier, vers les dix mille. Ces chiffres répresentent les membres d'un nombre assez considérable de sociétés, d'associations et de réunions, qui ont dans l'abstinence totale des boissons capiteux leur seul but ou du moins leur but principal, ainsi »the British Temperance League« et »the New British and Foreign Temperance Society« fondés environ 1840, »United Kingdom Alliance« fondé 1853, toutes les trois en Angleterre; »the Independent Order of Good Templars« fut fondé environ 1850 en Amérique. Cet ordre mérite à un certain point une mention détaillée comme c'est bien sûr celle de toutes les réunions semblables qui a l'organisation la plus ingénieuse et la plus fixe et offre la plus grande garantie à ce que les membres ne retournent pas à leurs anciennes habitudes. Cet ordre, dont je suis membre, demande à ses adhérents une abstinence absolue et pour la vie de toute boisson forte et en défend l'achat, la vente et la distribution. Transplanté en Angleterre d'Amérique en 1868 et en Scandinavie 1878 à 80 il a atteint une étendue assez considérable dans ces pays, ainsi il comptait en Angleterre en 1881 plus de deux cent mille membres, en Suède environ soixante-dix mille, en Norvège six mille et en Danemark, où l'ordre fut fondé en 1883, mille. Quoique gardant toujours l'empreinte de son origine américaine et anglaise il est pourtant bâti à une base si large qu'il a pu s'introduire et convenir à la vie des pays scandinaves si différente à celle de son pays natal. L'administration centrale »Reight Worthy Grand Loge of the World« réside en Angleterre, mais chaque pays a son propre administration, »the Grand Lodge«, qui dirige les plus petites réunions »the Lodges« disséminées partout dans le pays et divisées en jurisdictions dont chacune a son supérieur. Ces »Lodges« ont des réunions hebdomadaires auxquelles les membres seuls peuvent assister; par ce moyen et par une discipline bien executée les membres sont étroitement liés en fidélité pour leur cause; ils se regardent comme les soldats d'une armée toujours sous les armes. Outre ces sociétés d'une extraction américaine ou anglaise il y en a aussi en Scandinavie qui sont fondées dans les pays eux-mêmes, les sociétés pour l'abstinence totale; ainsi il y en a une très grande et bien renommée en Norvège, une société analogue est formée en Danemark par fusion d'un nombre de petites réunions locales. Dans toutes ces sociétés la promesse de l'abstinence totale est la marque commune, pourtant dans les sociétés scandinaves cette promesse n'a durée que pour le temps qu'on en est membre. Mais il y en a d'autres sociétés qui à côté de l'abstinence totale ont d'autres buts, surtout assistance aux malades et assurance de vie. De cette espèce sont dignes d'être nommées: »the Rechabit Benefit Order« fondé 1835 à Salford en Angleterre, »the Order of Sons of Temperance« fondé presque à la même époque en Amérique »the United Kingdom Temperance provident Institution« fondé 1840 à Londres.

Enfin pour compléter ce sommaire des associations dans lesquelles l'abstinence totale joue un rôle plus ou moins important il faut nommer que le but de propager l'abstinence totale est attaché à une grande quantité d'associations religieuses en Amérique et en Angleterre, ainsi les Wesleyens, les Méthodistes.

Ce grand mouvement, dont nous voyons seulement le commencement, compte la plupart de ses partisans parmi ceux qui ne sont pas dans l'aise, parmi les ouvriers. Voilà ce qui est bien naturel, car les classes inférieures ont le plus grand avantage direct d'une abstinence totale des boissons fortes, tandis que les classes élevées s'aperçoivent difficilement des avantages indirects qui en résultent pour eux et pour cela elles avancent ce raisonnement: Il est certain que l'abstinence absolue est bonne aux ouvriers, mais nous autres nous n'en avons pas besoin. Messieurs, si l'abstinence absolue est bonne à l'une partie de la société c'est bien sûr un devoir pour l'autre de faire tout son possible pour la faire réussir en s'y joignant, car il ne suffit pas de montrer la juste voie quand on n'y marche pas soi-même. Je n'ai aucun doute que la partie la meilleure située de la société suivra tôt ou tard l'exemple donné assez souvent en Angleterre, où des hommes des couches sociales supérieures se joignent à et contiennent ce mouvement pour l'abstinence absolue des boissons fortes. Bien des médecins anglais suivent déjà ce principe et quand au commencement de ces remarques j'ai dit que le combat de l'alcoolisme n'est pas l'affaire des médecins en qualité de médecins, je ne voulais pas dire par cela qu'on peut renoncer à l'assistance précieuse des médecins pour ce problème. Les partisans du mouvement abstinent ne peuvent se passer d'aucun état, mais surtout les médecins leur sont indispensables, car nul autre état ne peut avoir un tel ascendant sur la société, nul autre état ne s'acquiert ou a l'occasion de s'acquérir une telle connaissance des individus, ce qui est nécessaire pour pouvoir les aider. Mais les médecins doivent combattre l'alcoolisme, faisant partie de la société humaine non pas en qualité de médecins.

Je voudrais bien que vous, Messieurs mes Collègues, ne fussiez pas les derniers à vous associer à ce mouvement bienfaisant à l'humanité, le combat contre l'alcoolisme par la puissance de l'exemple.

Communication sur l'action toxique des divers alcools [1]).

On the poisonous effects of the several species of Alcohol.

Ueber die topische Wirkung der verschiedenen Alkoholarten.

Prof. **Dujardin Beaumetz**, de Paris.

Dans un premier travail publié en 1879 [2]), nous avons montré par une série de recherches expérimentales, qui consistaient à produire chez les animaux un empoisonnement aigu, que les alcools étaient doués d'une puissance toxique variable, et nous avons pu, pour chacun d'eux, fixer la dose toxique limite. Nous devons rappeler que par ce mot de »dose toxique limite« nous entendons la quantité d'alcool pur (c'est à dire celui qui marque 100 ^{0} centigrades avec l'alcoomètre de Gay-Lussac à la température de 15 ^{0}, 5) qui, par Kilogramme du poids de l'animal, est nécessaire pour amener la mort dans l'espace de vingt-quatre à trente-six heures, avec abaissement graduel et persistant de la température.

Les résultats auxquels nous sommes arrivés sont résumés dans les deux tableaux qui vont suivre:

Dans le premier (tableau A), on peut voir successivement, en regard des alcools que nous avons appelés primordiaux, les chiffres qui indiquent pour chacun d'eux la dose toxique limite.

Ces chiffres, se trouvant pour les alcools monoatomiques fermentés dans une progression décroissante, démontrent d'une façon évidente et presque mathématique cette loi, qui veut que, dans une série de corps analogues, les plus toxiques soient ceux qui ont une formule atomique plus élevée.

S'il se produit pour les alcools monoatomiques non fermentés une infraction à cette loi, cela tient probablement, d'une part à leur origine différente, et d'autre part à leur degré de solubilité. Nous avons vu en effet que l'action toxique des alcools œnanthylique et capryliqne se trouvait sensiblement accrue, lorsqu'on rendait leur absorption plus facile en les dissolvant dans l'alcool éthylique, tandis que l'alcool cétylique, qui est tout à fait insoluble, restait, quoique le plus élevé dans la série, sans effet sur l'économie.

Nos recherces sur les alcools polyatomiques, et en particulier sur la glycérine, en nous faisant constater les propriétés nocives de ce corps, nous ont permis de tracer, les premiers, le tableau du glycérisme à côté de celui de l'alcoolisme, et d'établir les différents points qui rapprochent et qui éloignent ces deux empoisonnements.

---

[1]) Retenu à Paris par l'organisation du service des cholériques pour la ville de Paris et le Département de la Seine, je ne puis, à mon très grand regret, assister au Congrès de Copenhague et je prie mon excellent Collègue et ami, Monsieur le docteur L. Lunier, de donner lecture de la note ci-jointe qui résume les recherches expérimentales que Mr. le docteur Audigé et moi avons entreprises depuis près de dix ans sur l'action toxique des différents alcools.

[2]) Dujardin-Beaumetz et Audigé, Recherches expérimentales sur la puissance toxique des alcools. Paris, 1879.

TABLEAU A.

Degré de toxicité des alcools primordiaux.

Groupe des alcools.	Désignation des alcools et de leurs dérivés.	Doses toxiques moyennes par kilogramme du poids du corps de l'animal	
		à l'état pur	à l'état de dilution
		grammes.	grammes.
Alcools fermentés	Alcool éthylique C^2H^6O	8,00	7,75
	Alcool propylique C^3H^8O	2,90	3,75
	Alcool butylique $C^4H^{10}O$......	2,00	1,85
	Alcool amylique $C^5H^{17}O$	1,70	1,50 à 1,60
Alcools non fermentés	Alcool méthylique chimiquement pur CH^4O.....	»	7,00
	Esprit de bois ordinaire	»	5,75 à 6,15
	Alcool œnanthylique $C^7H^{16}O$...	8,00	»
	Alcool caprylique $C^8H^{18}O$.....	7 à 7,50	»
	Alcool cétylique $C^{16}H^{36}O$	»	»
Iso-alcools	Alcool isopropylique C^5H^8O...	»	3,70 à 3,80
Alcools polyatomiques	Glycérine $C^3H^8O^3$...........	»	8,50 à 9,00
Dérivés des alcools	Aldéhyde acétique C^2H^4O.....	»	1 à 1,20
	Ether acétique $C^2H^3O^2$, C^2H^5	»	4,00
	Acétone C^3H^6O.............	»	5,00

TABLEAU B.

Degré de toxicité des alcools du commerce.

Alcool étylique et alcools dn Commerce.	Dose toxique moyenne chez le chien par kilogramme du poids du corps pour amener la mort dans l'espace de 24 à 36 heures.		
		Flegmes.	Rectifiés.
	grammes.	grammes.	grammes.
Alcool éthylique	7,75	»	»
Esprit-de-vin fin de Montpellier	7,50	»	»
Eau de vie de poiré	7,35	»	»
Eau-de-vie de cidre et de marc de raisin ...	7,30	»	»
Alcool de grains	»	6,95	7,15
Alcool de mélasse de betteraves...........	»	6,90	7,15
Eau-de-vie de débit de vin (qualité ordinaire)	7,10	»	»
Eau-de-vie de débit de vin (qualité inférieure)	6,30	»	»
Alcool de pommes de terre	»	6,85	7,10
Alcool de pommes de terre (dit dix fois rectifié)	»	»	7,35

Enfin, en déterminant les propriétés toxiques des dérivés alcooliques, propriétés toxiques qui sont pour quelques uns très accusées, nous avons montré l'importance que jouait l'aldéhyde, l'éther acétique et l'acétone dans les empoisonnements alcooliques.

Il suffit de jeter un rapide coup d'oeil sur le second tableau (tableau B), pour voir que les doses toxiques limites obtenues avec les alcools du commerce sont la confirmation évidente des résultats qui ont été fournis par les alcools primordiaux. On pouvait en quelque sorte prévoir que la puissance toxique de ces boissons varierait selon la quantité plus ou moins grande des divers alcools et de leurs dérivés qui s'y trouveraient mélangés. Ainsi les eaux-de-vie de pommes de terre qui renferment des alcools butylique et amylique sont très dangereuses; mais si par une série de rectifications on arrive à les ramener à ne plus contenir que de l'alcool éthylique chimiquement pur, leur nocivité descend à sa limite minimum, c'est à dire à celle de l'eau-de-vie de vin.

Ces premières expériences, pour lesquelles l'Académie des sciences a bien voulu nous accorder un des prix Monthyon, n'ont pas été cependant sans soulever de nombreuses critiques. On nous a dit que des faits observés chez le chien n'étaient pas applicables à l'homme; on ajoutait que l'intoxication aiguë que nous déterminions chez cet animal, n'avait rien de semblable à l'empoisonnement lent et graduel que l'on désigne sous le nom d'alcoolisme chronique, et que les données que nous avions établies se trouveraient modifiées, si nos alcools étaient administrés journellement et à petites doses. Enfin on a soutenu que la méthode hypodermique que nous avons employée avait l'inconvénient de produire sous la peau des lésions graves et que ces lésions devaient entacher d'erreur les résultats obtenus.

Pour répondre à ces diverses objections, nous avons établi une autre série d'expériences. Ces nouveaux essais, qui portent bien cette fois sur l'alcoolisme chronique, consistent dans l'administration journalière par la voie stomacale, des différents alcools du commerce.

Ce n'est plus le chien que nous avons pris ici comme sujet d'expérience, mais bien le cochon. Nous avons choisi cet animal, non seulement parce que la structure de son appareil digestif s'éloigne peu de celle de l'homme, mais encore parce qu'il était le seul qui consentit à absorber volontiers nos alcools.

Dans cette seconde série d'expériences nous avons étudié l'action des divers alcools sur dix-huit porcs et sans entrer ici dans le détail de ces recherches exposées dans un travail qui vient d'être publié [1]), je résumerai simplement les conclusions auxquelles nous sommes arrivés.

Les animaux soumis aux expériences ont pris, en moyenne par jour, pendant 3 ans, de un gramme à un gramme 50 par Kilogr. du poids du corps.

Les alcools en expérience étaient les suivants:

Alcool éthylique	à 100	degrés,
Alcool de pommes de terre dix fois rectifié	à 47	»
Alcool de pommes de terre épuré au charbon	à 46	»
Flegmes de pommes de terre	à 73	»
Alcool de grain rectifié	à 72	»

[1]) Recherches expérimentales sur l'alcoolisme chronique. Paris 1884.

Flegmes de grain .... à 37 degrés,
Flegmes de betteraves...................... à 34 »
Alcool méthylique du commerce.............. à 90 »
Liqueur d'absinthe......................... à 48 »
Essence ou teinture d'absinthe............. à 48 »

Ces conclusions sont divisées en deux chapitres: Dans l'un nous examinons les effets généraux des alcools sur l'économie. L'autre a trait à l'action variable des différents alcools employés.

1°. *Effets généraux de l'empoisonnement lent par alcool.* — Pour mettre plus d'ordre dans notre exposé nous suivrons ces effets sur les divers systèmes de l'organisme en nous basant sur les symptômes observés pendant la vie et sur les lésions constatées après la mort.

Système digestif. Toutes les fois que les doses d'alcools administrés ne se sont pas élevées au delà de 1 gr. par Kilo, elles ont été assez bien supportées. Mais lorsque ce chiffre a été dépassé, nous avons vu au bout de quelques jours se produire constamment les phénomènes suivants: perte d'appétit plus ou moins prononcée, vomissements de bile et de glaires, diarrhée plus ou moins abondante et quelquefois mêlée à des matières glaireuses et sanguinolentes. Ces accidents du tube digestif ont pris parfois une acuité telle que nous avons du bien souvent cesser l'administration des alcools et mettre nos animaux pendant un certain temps au régime lacté.

Dans les quelques autopsies que nous avons pu faire, nous avons trouvé quelquefois une rougeur anormale de la muqueuse de l'estomac. Nous soulignons le mot anormale, car en examinant plusieurs estomacs de cochons sains, nous avons constaté que la région du grand cul-de-sac était toujours rosée ou rouge, tandis que celle du cardia et du pylore étaient blanches. Une seule fois cette muqueuse nous avait paru indurée à l'œil nu, mais cette lésion n'a pas été confirmée par l'examen microscopique. Ces altérations, peu marquées comme on le voit, sont restées bornées à la muqueuse et il n'y a jamais eu de 'initis proprement dit, c'est-à-dire d'épaississement des parois de l'estomac. Dans quelques cas nous avons vu la muqueuse de l'intestin congestionnée, en certains points même, elle présentait une coloration violacée, ecchymotique, comparable dans une certaine limite à celle que nous avons observée chez les chiens soumis à l'empoisonnement rapide par les alcools.

Système hépatique. Pendant la vie quelques uns de nos porcs ont présenté une coloration jaune des conjonctives et leurs urines ont été teintées par la bile.

A l'autopsie, nous n'avons rencontré que de la congestion du foie: dans certains cas le parenchyme hépatique était friable, mais il n'y avait ni hépatite interstitielle, ni ascite. Le professeur Cornil, dans l'examen histologique des préparations du foie de nos sujets, avait bien constaté un développement très notable de la charpente conjonctive de cet organe, mais en le comparant avec ceux d'animaux sains, il a retrouvé chez ces derniers la même abondance de tissu cellulaire. Les veines hépatiques, pas plus que leurs gaines celluleuses, ne paraissent enflammées.

En un mot, nous n'avons pu obtenir chez nos cochons, malgré la durée assez longue du régime alcoolique auquel ils ont été soumis, qu'une congestion très nette du foie avec ictère, sans déterminer son inflammation interstitielle.

Système rénal. Nos animaux n'ont jamais eu d'hématurie; leur urine, dont la densité a toujours été normale, et dans laquelle nons n'avons pas trouvé d'albumine, n'a été colorée que par la bile.

Les autopsies qui ont été pratiquées ont permis de constater une dégénérescence graisseuse du rein; M. Cornil dans ses examens histologiques avait été frappé tout d'abord de cette stéatose. Mais cette altération, si toutefois c'en est une, existe presque constamment chez les porcs. Aussi nous croyons qu'elle ne peut être attribuée au régime alcoolique, imposé à nos sujets. Chez l'un d'eux il y avait de la pyélite. Cette pyélite s'est elle produite sous l'influence de l'intoxication alcoolique? C'est là ce que nous ne saurions affirmer.

Système respiratoire. Presque tous nos porcs ont eu de la toux, toux qui n'a jamais cessé chez quelques uns d'entr'eux. Nous avons constaté à l'autopsie de ces derniers de la congestion pulmonaire, congestion quelquefois très marquée et allant même jusqu'à l'apoplexie.

Cette altération nous semble avoir eu une double origine. Nous pensons qu'elle doit être attribuée en partie à l'élimination de l'alcool par les voies respiratoires; mais nous croyons aussi que les circonstances atmosphériques y ont contribué dans une certaine mesure.

Nos animaux, pendant la période d'ivresse, qui se prolongeait de longues heures, restaient immobiles dans leurs box et s'y refroidissaient facilement. Il est donc probable que cette condition a favorisé chez eux le développement de la bronchite.

Système circulatoire. Nous n'avons pas observé chez nos porcs de troubles de circulation; nous devons signaler cependant chez plusieurs d'entr'eux l'existence d'une essoufflement assez marqué et qui se produisait à chaque fois qu'on les obligeait à se mouvoir. Il n'y a pas eu non plus d'hémorragies ni de gangrènes locales. Quant au cœur, il nous a paru presque toujours graisseux. Mais cet état particulier existe chez le cochon, comme nous avons pu le constater d'ailleurs, même à l'état normal. Les valvules étaient saines; mais dans plusieurs cas, nous avons trouvé en revanche, et le fait mérite d'être noté d'une façon toute spéciale, nous avons trouvé dans l'aorte et particulièrement à son sinus des plaques blanchâtres faisant une saillie notable. C'était bien là des altérations athéromateuses; mais elles étaient limitées à la crosse aortique et c'est en vain que nous les avons cherchées dans d'autres points. Ces désordres nous ont semblé devoir être attribuées à l'intoxication alcoolique; toutefois avant d'affirmer le fait, nous avons tenu à nous convaincre qu'on ne les retrouvait pas ordinairement même chez des porcs arrivés à un certain âge, c'est à dire ayant dépassé trois ans.

Système nerveux. Nos animaux n'ont pas présenté pendant la période d'ivresse de phénomènes d'excitation; mais ils tombaient aussitôt après avoir absorbé leur mélange alcoolique dans un état de torpeur qui se prolongeait plus ou moins longtemps. Au bout d'un certain temps d'alcoolisation, nous avons vu se produire chez quelques uns d'entr'eux des tremblements musculaires, de la faiblesse dans les membres et tout particulièrement une impotence très marquée du train postérieur. Il suffisait en effet du moindre choc pour les jeter à bas, et lorsqu'ils étaient ainsi étendus à terre, c'est à grand peine qu'ils pouvaient se remettre sur les pieds. L'examen nécroscopique ne nous a pas permis cependant de découvrir de lésions du côté des centres nerveux.

Nous n'avons pas constaté chez nos cochons de perturbations psychiques, à moins qu'on ne considère comme telle cette hébétude qui, dans les cas où l'administration des alcools était trop longtemps prolongée, succédait à la période de somnolence et qui disparaissait au bout de quelques jours lorsqu'on avait interrompu le régime alcoolique. Nous devons d'ailleurs faire remarquer ici que chez le porc le volume du cerveau est, proportionnellement à celui du corps, bien peu considérable; aussi l'on comprend facilement qu'il ne joue pas un rôle prépondérant dans les fonctions organiques de cet animal. C'est probablement à cette petitesse du cerveau qu'est due la différence existant entre l'alcoolisme du cochon et l'alcoolisme de l'homme. Chez ce dernier l'intoxication, qu'elle soit passagère ou chronique, produit le plus souvent en dehors des lésions organiques qui lui sont dues, des troubles de l'intelligence qui dominent la scène pathologique, et cela tient à coup sur à l'importance du cerveau dans l'espèce humaine. Chez le porc, au contraire, l'empoisonnement alcoolique ne se traduit que par de la somnolence, de la prostration et de l'hébétude; il nous semble donc rationnel d'admettre que c'est au faible développement de son cerveau que nous devons de ne pas observer chez cet animal de vésanies plus marquées.

Nutrition. L'intoxication lente par les alcools n'a pas empêché l'engraissement de nos porcs. Nous devons noter toutefois que lorsqu'il survenait chez eux des troubles intestinaux se prolongeant quelque peu, leur appetit diminuait et ils perdaient, momentanément du moins, un peu de leur poids. Ils ont pourtant à un moment donné, et cela malgré une nourriture toujours la même et proportionnelle à leur poids, cessé d'augmenter; mais ce n'est qu'après plus de deux ans de durée du régime alcoolique que cet amaigrissement définitif a commencé à se produire. Les cochons d'ailleurs qui ont servi à nos expériences appartenaient à la race dite tonquin ou anglo-chinoise, qui est disposée à l'engraissement. Aussi quoique nous ne leur ayons jamais donné qu'une ration d'entretien, ils ont acquis un poids assez notable. Ce poids en moyenne a dépassé 200 Kilos.

La chair de nos animaux ne présentait pas un bel aspect; on observait dans le tissu cellulaire dont les mailles étaient très lâches et dans l'épaisseur des masses musculaires des suffusions sanguines. Ces hémorragies interstitielles ont été assez nombreuses et assez caractérisées pour attirer l'attention des inspecteurs de la boucherie qui ont cru devoir s'opposer à la vente de la viande de nos porcs. Cette viande cependant, comme M. Decroix a pu s'en assurer, conservait avec son gout habituel ses qualités nutritives.

2°. *Influence des alcools.* Dans les conclusions qui précèdent, nous avons résumé les effets généraux sur l'organisme de l'alcool administré chaque jour par petites doses. Il nous reste désormais à examiner l'influence exercée par les divers alcools employés. On sait déjà que chacun de nos animaux, sauf un qui était destiné à nous servir de témoin, prenait un alcool différent, soit de l'alcool de pommes de terre, soit de l'alcool de grains, soit de l'alcool de betteraves, soit de l'alcool méthylique, soit de l'alcool éthylique, soit encore d'autres boissons, comme l'absinthe et l'essence d'absinthe. Quelques uns de ces alcools, ceux qui provenaient des betteraves, des grains ou des pommes de terre étaient administrés sous deux formes différentes, c'est à dire à l'état de flegme ou d'alcool brut et à l'état d'alcool rectifié. Parmi les alcools obtenus avec les pommes de terre, l'un de ceux que nous avons expérimentés était dix fois rectifié et nous venait de Suède.

Les résultats auxquels nous sommes arrivés avec nos dix-huit sujets qui avaient été partagés en deux séries, ne présentent pas à beaucoup près la précision pour ainsi dire mathématique que nous avions obtenue dans nos premières recherches sur l'intoxication alcoolique aiguë.

Néanmoins nous avons pu noter certains points qui offrent un réel intérêt. Nous avons constaté en particulier que pour chacun des alcools, les flegmes se sont toujours montrés plus nocifs que les alcools rectifiés. C'est ainsi que le porc qui prenait des flegmes de grains a succombé aux suites de l'alcoolisme, c'est ainsi que celui auquel on donnait des flegmes de betteraves, et que nous avons sacrifié dans le cours de l'expérimentation, a présenté des congestions du tube digestif, du foie, des poumons et enfin des athéromes artériels. De même aussi, nous avons trouvé chez le cochon, qui était soumis aux flegmes de pommes de terre, et que nous avons également fait abattre, une congestion hépatique des plus accusées.

A côté de ces animaux, ceux auxquels on administrait de l'alcool éthylique, de l'alcool de pommes de terre ayant subi dix rectifications ou même d'autres alcools rectifiés, n'offraient que peu ou pas de lésions. Ces faits nous autorisent donc à croire que ces derniers alcools comparés aux précédents, dont l'action est reconnue comme très nocive, jouissent d'une immunité relative. Et s'il nous fallait classer ces différents alcools, nous dirions, en nous appuyant sur nos expériences, que les moins toxiques sont l'alcool éthylique et l'alcool de pommes de terre dix fois rectifié, qui n'est d'ailleurs que de l'alcool éthylique presque pur. Viendraient ensuite les alcools de betteraves, de grains et de pommes de terre.

Pour ne rien omettre, nous ferons remarquer que celui de nos animaux qui ne prenait aucun alcool a succombé dans le cours de notre expérimentation à une affection pulmonaire contractée pendant le rigoureux hiver de 1879—80, et qui était caractérisée par une véritable sclérose du poumon.

Les porcs auxquels nous avons administré de l'absinthe et de la teinture d'absinthe nous ont offert une série de phénomènes assez intéressants. Contrairement à ceux qui prenaient des alcools, ils ont manifesté, pendant leur ivresse, une certaine excitation. Le tremblement chez eux n'a pas été plus marqué que chez les porcs alcoolisés, mais ils ont présenté de la contracture des membres et une hyperesthésie assez curieuse de la peau. Il suffisait, en effet, quelquefois de toucher légèrement la surface cutanée pour provoquer des contractions spasmodiques dans les muscles des membres. Nous n'avons cependant jamais observé chez eux quelque chose de comparable à l'épilepsie.

Ainsi donc, et pour en terminer, ces expériences qui ont demandé trois années d'observation établissent:

1°. Que les alcools, administrés d'une façon lente et continue, déterminent chez le porc, au bout d'un certain temps, des lésions anatomiques qui consistent en des congestions et des inflammations du tube digestif et du foie, sans atteindre cependant dans cet organe le degré d'hépatite interstitielle que l'on observe chez l'homme alcoolique; en des congestions du parenchyme pulmonaire, qui peuvent aller quelquefois jusqu'à l'apoplexie; en dégénérescences athéromateuses des gros vaisseaux et en particulier de l'aorte, et enfin en des suffusions sanguines dans l'épaisseur des muscles et dans le tissu cellulaire;

2°. Que ces lésions, inappréciables au bout de trente mois avec l'alcool éthylique et les alcools qui ont une autre origine que celle du vin, à la condition qu'ils aient été complètement rectifiés, sont au contraire trés accusées lorsqu'elles sont produites par les alcools bruts ou mal rectifiés, provenant soit des betteraves, soit des grains, soit des pommes de terre;

3°. Que la liqueur d'absinthe et l'essence d'absinthe donnent lieu chez les animaux à de l'excitation et finissent même par amener des phénomènes convulsifs.

Ces résultats, si on les compare au temps que nous avons consacré à nos recherches, sont bien peu considérables. Nous pensons toutefois qu'ils méritent d'être enregistrés, car ils viennent confirmer d'une façon éclatante nos premières expériences, et ils nous permettent d'affirmer que les désordres observés chez l'homme à la suite de l'alcoolisme, sont bien dus à l'absorption lente et progressive du poison auquel il se livre chaque jour. Nous espérons donc que ces nouvelles recherches expérimentales trouveront un bon accueil près de ceux qui s'intéressent à cette grande question sociale de l'alcoolisme.

La mortalité dans les différentes classes sociales à Copenhague, surtout par rapport aux maladies tuberculeuses.

On the Mortality in the different classes of the population of Copenhagen.

Die Sterblichkeit in den verschiedenen Klassen der Bevölkerung Kopenhagens.

Dr. **Th. Sörensen,** de Hobro, Danemark.

On ne connaît pas assez l'influence des rapports sociaux et économiques sur la mortalité des adultes, et l'on connaît encore moins leur influence sur les causes des décès. Je sais bien qu'il existe pour plusieurs pays, des renseignements sur l'intensité de la mortalité dans certaines classes des couches supérieures et moyennes, celles par exemple de grands propriétaires, des gens d'église, des médecins etc., de même que l'expérience des compagnies d'assurance sur la vie peut servir à montrer en partie la mortalité dans les couches sociales mentionnées; mais ici il faut pourtant faire observer que ces compagnies n'ont affaire, ordinairement, qu'aux individus dont l'état de santé, au moment de l'admission, est satisfaisant (ɔ: »aux bonnes vies«). Il existe aussi des renseignements sur la mortalité dans les couches inférieures dus aux sociétés ouvrières, à la formation desquelles le temps moderne a été témoin; mais il faut accepter avec un certain réserve ces renseignements, vu qu'ils viennent des caisses de secours en cas de maladie et qu'ils ont rapport à la partie prudente et aisée de la classe ouvrière, à l'exclusion du prolétariat proprement dit. Cependant, la comparaison de ces quotients de mortalité n'offre qu'un médiocre intérêt, parce qu'ils appartiennent à de différents pays, et ce qui est le pire, fort souvent ils ne permettent pas de séparer les populations des villes de celles de la campagne. Pour tirer quelque utilité réelle de la comparaison entre l'état de santé de deux classes d'individus, dont les positions sociales et économiques sont différentes, il faut, avant tout, que les rapports de temps et de lieu soient les mêmes. Jusqu'à présent des recherches suffisantes à cet égard n'ont été faites sur une échelle assez étendue, que pour quelques grandes villes. Comme base de la différence des conditions vitales on a établi, la différence des revenus moyens imposables pour chaque individu, la différence de la densité de la population, la différence de l'élévation de la demeure au dessus du sol (les étages), ou quelque chose de pareil. Mais sur ce peu de recherches il faut encore retrancher une partie assez grande, parce que la méthode employée offre des défauts essentiels, de sorte qu'il ne faut guère se fier aux résultats obtenus. Quelquefois on s'est contenté des quotients de mortalité sommaires, quelquefois on a fondé ses résultats sur les décès sans compter les personnes vivant en même temps. Il n'y a qu'une méthode vraiment rationnelle, celle qui est fondée à la fois sur les décès et sur le nombre des personnes de chaque classe d'âge et de chacune des différentes couches sociales. En partant de là on peut se contenter de la connaissance d'un seul dénombrement de population, lequel, dans ce cas, doit avoir eu lieu au milieu de la période dont les décès sont la base de notre calcul; en multipliant le nombre des années comprises dans cette époque par le nombre des personnes d'une classe d'âge donnée, on trouve tout le temps traversé par la totalité des personnes de cette classe; en divisant ensuite le nombre des décès par le temps traversé on trouve l'intensité de la mortalité. Toujours vaut-il mieux avoir deux dénombrements, dont l'un commence et l'autre termine la période en question; le temps traversé se trouve alors par interpolation. Le problème se résout pourtant le mieux par la méthode individuelle, laquelle tient un compte exact de chaque individu en particulier; mais la méthode offre évidemment de grandes difficultés toutes les fois qu'il s'agit d'une grande ville, dont la population présente ordinairement des fluctuations considérables.

L'examen dont j'ai l'honneur de présenter les résultats à l'honorable congrès médical, a pour base le dénombrement fait au commencement de 1870, ainsi que les certificats des décès de 1865—74. Selon ce dénombrement, Copenhague avait 181291 abitants, tandis que la moyenne de l'époque de 1865—74, telle que l'on peut la calculer à l'aide des dénombrements de 1860, 1870 et 1880, aurait été de 182964 habitants. Ainsi, les quotients de mortalité par cette raison sont peut-être un peu trop élevés, mais l'erreur ne saurait être que de peu d'importance pour les classes d'âge des différentes couches sociales, et en tout cas il ne s'agit ici que d'en trouver approximativement la règle de la mortalité. Le dénombrement étant arrangé par le bureau statistique, de la sorte qu'on connaît bien le nombre des personnes comprises dans chaque classe de métier, mais non la distribution d'âge, et ce dernier moment étant absolument nécessaire, j'ai eu accès, grâce à la courtoisie du bureau statistique, aux matériaux originaux du dénombrement, et puis je les ai arrangés de nouveau, en les conférant aux certificats des décès de la période nommée, et j'ai groupé les vivants comme les morts conformément à l'essai suivant de classer la population selon l'aisance. La méthode peut servir, je crois, sans pourtant être exempte des défauts inévitables.

Groupe I. Ouvriers de fabrique et artisans; journaliers; commissionnaires; marins; pêcheurs; bateliers; domestiques; couturières; pauvres secourus de l'assistance publique; ceux enfin, qui se trouvent économiquement dans des conditions pareilles. (Quant aux simples soldats et marins, ainsi qu'aux forçats, qu'il aurait fallu comprendre dans ce groupe, j'en ai fait abstraction.)

Groupe II. Fonctionnaires et employés subalternes; membres des classes militaires inférieures; retraités des classes mentionnées; maîtres d'école; commis de bureau ou de commerce; chefs de métier; aubergistes et petits restaurateurs; revendeurs et autres détaillants; fripiers; prêteurs sur gage; voituriers et cochers de place; timoniers; pilotes; chefs-ouvriers, et ceux qui sont censés de se trouver dans des conditions semblables.

Groupe III. Autres fonctionnaires au service de l'état ou de la commune; officiers et fonctionnaires militaires; retraités des classes mentionnées; savants; hommes de lettres et journalistes; médecins; avocats; artistes; étudiants; capitalistes; négociants; épiciers; libraires; marchands de vin; grands restaurateurs; directeurs d'hôtel; patrons de navire; buralistes de loterie etc.

On n'a eu égard qu'à la partie de la population qui avait atteint l'âge de 20 ans, et il se manifesta, qu'il en revint au groupe I 60120 individus (601200 années de vie) avec 12282 décès, au groupe II 32638 individus (326380 années de vie) avec 5430 décès, au groupe III 17747 individus (177470 années de vie) avec 3135 décès. Quoique le nombre de décès qui revient à chaque groupe, ne pût être jugé grand, quand il fallait le répartir sur une série de classes d'âge pour chaque sexe, il était cependant assez grand pour la plupart des classes d'âge en question, pour permettre d'attribuer une certaine importance aux différences bien accusées de la mortalité dans les différentes couches sociales. Pour plus de sûreté, j'ai toujours comparé la différence des quotients trouvés à l'erreur moyenne. Mais c'est encore une autre question de savoir, si les matériaux étaient tels, qu'en les groupant, on pouvait éviter des erreurs assez grandes pour fausser le résultat. Je crois, qu'à tout prendre, on peut supposer que cela a été possible, quoique il soit bien certain que, spécialement dans les listes de dénombrement, les renseignements n'étaient pas toujours aussi satisfaisants, qu'on pourrait le désirer. Pour beaucoup de femmes isolées et non mariées, telles que les veuves, il a été surtout difficile de déterminer la couche sociale, où il fallait les placer; il fallut donc se contenter des indications données par l'habitation — maison de devant ou maison de derrière, étage ou mansarde — et par la présence ou l'absence des domestiques. La conséquence en est que les quotients de mortalité trouvés pour les classes de l'âge le plus avancé du sexe féminin ne sont pas si certains que les autres, ce qui, cependant, n'a guère d'importance excepté que lorsqu'il s'agit d'une comparaison des quotients respectifs des groupes II et III. Aussi pour plusieurs artisans il se présentait des difficultés par rapport à leur groupement, parce qu'ils étaient désignés tailleurs, cordonniers etc., sans qu'il fût indiqué s'ils étaient maîtres ou simples ouvriers. Je les ai tous placés parmi les ouvriers, en supposant que par vanité la personne en question n'aurait pas manquée de se nommer patron si elle l'était en effet. Celles-ci ne sont pas toutes les sources d'erreurs, mais les autres ne sont pas assez importantes pour fausser d'une manière notable le résultat.

Je ne crois pas avoir besoin de faire observer que la différence qu'on pouvait noter dans la mortalité des différentes couches sociales, ne doit pas être considérée comme étant due à la seule différence des conditions hygiéniques de demeure, de nourriture etc., une différence qui dérive de l'inégalité des conditions — mais que le métier aussi exerce une influence assez considérable. Car, sans compter la possibilité que l'intensité du travail soit plus grande, et que par conséquent l'excès de travail qui en résulte, soit plus fréquent dans les couches inférieures que dans les couches supérieures, la qualité du travail occasionnera sans doute plus de danger dans celles-là que dans celles-ci.

En faisant encore observer que les maladies épidémiques de la période objet de mon examen n'ont présenté rien d'abnorme pour ce qui regarde Copenhague, je passe à exposer les rapports de mortalité dans les trois groupes, dont le groupe I représente les couches sociales inférieures, le groupe II celles du milieu, et le groupe III les couches supérieures.

TABLE I.

Sur 1000 vivants dans chaque classe d'âge moururent par an	Sexe masculin.			Sexe féminin.		
	Groupe I.	II.	III.	Groupe I.	II.	III.
20—25 ans	7,9	7,6	4,0	7,2	5,9	4,4
25—35 »	9,6	7,3	5,8	7,7	6,6	8,0
35—45 »	19,1	10,2	9,2	13,4	8,4	7,8
45—55 »	35,6	17,3	15,9	20,4	9,7	10,4
55—65 »	64,2	36,5	31,2	38,0	16,3	17,4
65—75 »	106,0	72,5	56,5	77,1	38,5	43,3
75 et plus	207,1	173,1	139,3	192,7	98,2	120,3

Si l'on compare la différence des quotients avec l'erreur moyenne, la mortalité, chez les deux sexes, paraît partout absolument plus grande dans les couches inférieures que dans celles du milieu excepté pour le sexe masculin la classe du plus jeune âge et celle du plus avancé, et, pour le sexe féminin, les deux classes du plus jeune âge où la différence est due, peut-être à des circonstances fortuites [1]). D'autre part la mortalité ne semble pas diverger beaucoup dans les couches moyennes et supérieures, parce que, pour ce qui concerne le sexe masculin, il ne se manifeste de

[1]) Ici, comme dans la suite, j'ai cru qu'il ne fallait pas faire cas de la différence, si elle n'était pas, tout au moins, deux fois plus grande que le total des erreurs moyennes des deux quotients comparés. A la rigueur il ne fallait peut-être pas accorder aux causes fortuites une si grande latitude, quand les quotients de mortalité, de deux groupes, diffèrent entre eux dans le même sens pour toutes les classes d'âge.

différence sensible que par rapport à la classe du plus jeune âge et à celle qui la suit immédiatement — prépondérance de mortalité dans les couches sociales moyennes — et, pour ce qui concerne le sexe féminin, par rapports à la classe de l'âge le plus avancé — prépondérance de mortalité dans les couches supérieures de la société, mais très-probablement peu sûre par suite de la difficulté mentionnée de grouper les femmes solitaires non mariées ou veuves.

Quant à la proportion entre la mortalité des deux sexes, elle n'est pas la même dans les différentes couches de société. C'est un fait commun à tous les trois groupes, que la prépondérance de mortalité du sexe masculin parvient à son maximum à l'âge de 45—65 ans, et que la proportion est ici à peu près celle de 2 : 1, — dans le groupe III cependant, le maximum n'est atteint qu'à l'âge de 55—65 ans; il est commun encore que la préponderance diminue dès la 65ième année, et que la différence s'efface même dans la classe d'âge le plus avancé — mais ici le groupe II semble faire exception, ce qui cependant, par la raison souvent mentionnée, peut être dû à quelque erreur. Mais pour les classes du jeune âge la conformité est beaucoup moins grande. Car, tandis que dans le groupe III nous ne trouvons pas de différence bien prononcée de la mortalité des sexes à partir de la 20ième jusqu'à la 45ième année, ceci n'est le cas dans le groupe II que dès la 20ième année jusqu'à la 35ième, et dans le groupe I même ce n'est que dès la 20ième jusqu'à la 25ième année. On en pourrait peut-être tirer la conclusion, que, tandis que les efforts qu'imposent à la constitution de la femme les couches et les soins prodigués à la progéniture, ne sauraient dans les inférieures couches sociales que, pendant l'espace de quelque peu d'années, rapprocher d'une manière considérable la mortalité de ce sexe à celle du sexe masculin, — le contraire est le cas dans les couches supérieures pendant toute la période des accouchements, c'est-à-dire jusqu'à la 45ième année.

La proportion de la mortalité pour les différentes classes d'âge n'est pas la même non plus. Tandis que, dans les couches inférieures, une augmentation constante de mortalité des deux sexes commence déjà environ la 36ième année — en général près de 100 p. ct. en comparaison pour chaque classe précédente, — dans les couches du milieu comme dans les couches supérieures une telle augmentation forte ne commence, pour le sexe masculin, qu'à l'âge d'environ 45 ans, et, pour le sexe féminin, ce n'est que vers la 55ième année. Nous trouvons de plus que, tandis que dans plusieurs classes d'un âge moins avancé — tant dans les couches du milieu que dans les couches supérieures — il ne se manifeste aucune différence distincte entre la mortalité, il se montre, au contraire, dans les couches sociales inférieures, une augmentation très remarquable dès le commencement jusqu'à la fin, en tout cas chez le sexe masculin.

Je vais donner maintenant un aperçu de la fréquence des causes de décès, basé sur une comparaison précise des certificats de décès pour la période de 1865—74, en faisant observer préalablement, que dans toutes les villes de Danemarc ces certificats sont expédiés par les médecins; ce qui n'empêche pas cependant, que les certificats ne présentent certains défauts, quand il s'agit de l'usage statistique que j'avais l'intention d'en faire ici. Quelquefois, par exemple, la diagnose n'était que supposée, parce que l'individu était mort sans traitement de médecin; quelquefois elle n'était que symptomatique; j'ai omis les unes et les autres de ces deux sortes de certificats. Les quotients trouvés ne sont donc à considérer que comme des minimums, ce qui cependant est d'une conséquence inférieure, dès que, comme ici, il ne s'agit, que d'une comparaison des quotients des couches différentes. Quant aux causes de décès, j'en ai exploré les six classes suivantes, que voici: 1) les maladies épidémiques, 2) les maladies du système nerveux, 3) les maladies des voies aérifères, 4) les maladies des organes de la circulation, 5) les maladies des organes abdominaux, enfin 6) les maladies tuberculeuses; je n'y ai compris ni la syphilis, ni le cancer, ni les autres formes des »maladies constitutionnelles«.

Pour plusieurs classes des causes de décès traitées ici, la couche inférieure a offert peu de décès relativement; c'est pourquoi j'ai jugé à propos de ranger cette couche avec celle du milieu. Mais néanmoins il se manifesta dans quelques classes d'âge — qui n'étaient pas toujours les mêmes — un nombre si limité de décès, que j'ai été obligé d'élargir celles-là afin de ne pas accorder trop de latitude au hasard.

Maladies épidémiques. De ce nombre sont: variola, morbilli, scarlatina, diphteritis, croup, tussis convulsiva, febris typhoïdea, typhus exanthemat., dysenteria, cholera asiatica, cholérine, catarrh. intest. acut., erysipelas, febris puerperalis, influenza, febris rheumat.

TABLE II.

<table>
<tr><th rowspan="3"></th><th colspan="6">Sur 1000 vivants dans chaque classe d'âge moururent par an</th><th colspan="6">Les décès par suite de mal. épid. firent en p. ct. de tous les décès</th></tr>
<tr><th colspan="2">Popul. totale.</th><th colspan="2">Groupe I.</th><th colspan="2">Gr. II et III.</th><th colspan="2">Popul. total.</th><th colspan="2">Gr. I.</th><th colspan="2">Gr. II et III.</th></tr>
<tr><th>Hom.</th><th>Fem.</th><th>H.</th><th>F.</th><th>H.</th><th>F.</th><th>H.</th><th>F.</th><th>H.</th><th>F.</th><th>H.</th><th>F.</th></tr>
<tr><td>20—25 ans</td><td>0,5</td><td>1,7</td><td>0,5</td><td>2,0</td><td>0,6</td><td>1,1</td><td>6,9 %</td><td>25,7 %</td><td>6,3 %</td><td>27,8 %</td><td>10,0 %</td><td>20,4 %</td></tr>
<tr><td>25—35 »</td><td>0,8</td><td>1,7</td><td>0,8</td><td>1,7</td><td>0,7</td><td>1,7</td><td>9,4</td><td>22,7 »</td><td>8,3 »</td><td>22,1 »</td><td>10,4 »</td><td>24,0 »</td></tr>
<tr><td>35—45 »</td><td>1,2</td><td>1,6</td><td>1,1</td><td>1,8</td><td>1,2</td><td>1,3</td><td>8,1 »</td><td>14,5 »</td><td>5,8 »</td><td>13,4 »</td><td>12,1 »</td><td>15,9 »</td></tr>
<tr><td>45—55 »</td><td>1,3</td><td>1,0</td><td>1,5</td><td>1,3</td><td>1,1</td><td>0,7</td><td>5,2 »</td><td>6,7 »</td><td>4,2 »</td><td>6,4 »</td><td>6,5 »</td><td>7,1 »</td></tr>
<tr><td>55—65 »</td><td>1,5</td><td>1,4</td><td>2,4</td><td>2,1</td><td>1,1</td><td>0,9</td><td>3,3 »</td><td>5,5 »</td><td>3,7 »</td><td>5,5 »</td><td>3,1 »</td><td>5,4 »</td></tr>
<tr><td>65—75 »</td><td>2,2</td><td>1,5</td><td rowspan="2">1,4</td><td rowspan="2">1,7</td><td rowspan="2">2,5</td><td rowspan="2">1,3</td><td>2,8</td><td>2,7 »</td><td rowspan="2">1,0 »</td><td rowspan="2">2,0 »</td><td rowspan="2">2,5 »</td><td rowspan="2">2,0 »</td></tr>
<tr><td>75 et plus</td><td>2,5</td><td>2,2</td><td>1,5 »</td><td>1,6 »</td></tr>
</table>

Il faut faire observer à l'égard de la totalité de la population qu'il y a chez le sexe masculin une augmentation distincte, si non grande, de mortalité proportionnée à l'âge; cependant ce n'est que quand on compare directement les classes du plus jeune âge à celles d'un âge plus avancé [1]);

[1]) La différence des quotients, ici comme dans la suite, est toujours comparée avec la somme des erreurs moyennes, même lorsque cela n'est pas dit expressément.

chez le sexe féminin la mortalité est à peu près aussi grande pendant la jeunesse que pendant l'âge avancé, ce qui est dû à la fièvre puerperale. C'est cette même cause de décès qui fait que, depuis la 20me année jusqu'à la 45me, la mortalité est absolument plus grande chez le sexe féminin, tandis que, dès la 45me année il n'y a pas de différence notable de mortalité entre les sexes.

Quant au sexe masculin la mortalité ne différait guère dans les différentes couches sociales, car ce n'est que dans la classe d'âge de 55—65 ans qu'il y a une différence distincte; c'est cependant le cas chez le sexe féminin dans les classes de 20—25, 45—55, 55—65 ans; chez l'un et l'autre sexe c'est, pour les classes mentionnées, le groupe I qui offre le plus de mortalité. Quoique il ne s'agisse ici que d'adultes, on devrait s'attendre à ce que les couches inférieures, proportionnément aux autres, eussent offert une mortalité plus grande par les maladies épidémiques, puisqu'il est probable que la plupart de celles-ci trouvent un bon terrain dans les circonstances hygiéniques défavorables, sous lesquelles vivent souvent ces couches à cause de l'accumulation des individus dans les maisons etc. Mais il ne faut pas oublier, qu'il y avait ici un état épidémique ordinaire; il est possible que le résultat eût été un autre, si l'on avait eu affaire à une epidémie de choléra par exemple[1]). En tout cas il vaut la peine de remarquer que le sexe féminin présente une plus grande différence de mortalité dans les couches sociales inférieures que le sexe masculin, ou, en d'autres termes, l'épouse de l'ouvrier paraît plus exposée que l'ouvrier lui-même, dont l'occupation l'éloigne de la maison pendant une grande partie des vingt-quatre heures.

Si, en traitant des maladies épidémiques, j'ai indiqué — ainsi que partout dans la suite — le pour cent de mortalité pour chaque classe de maladie de la mortalité totale, ce ne fut pas pour appuyer sur le résultat qui en ressortait. Mon intention était plutôt de montrer le peu que nous apprennent ces chiffres de pour cent, et combien est défiguré le tableau que nous présentent beaucoup d'auteurs. Ce n'est que par la comparaison avec les autres quotients de mortalité, qu'ils offrent quelque intérêt.

Nous allons encore examiner s'il y a quelque différence de la mortalité entre les groupes II et III qui ont été regardés ensemble ci-dessus. Pour découvrir plus aisément les moindres déviations, il sera peut être à propos de suivre la méthode qui consiste à calculer combien de décès chacun des groupes devrait avoir, si le quotient de mortalité pour chacun d'eux eût été égal à celui des tous les deux pris ensemble, et puis y confronter les véritables décès.

Entre la vraie somme de morts et la somme de morts calculée la différence entre les deux sexes n'est que petite proportionnément à l'erreur moyenne; quant à la mortalité par suite des maladies épidémiques, les adultes des couches sociales du milieu et des couches supérieures semblent à peu près dans les mêmes conditions.

Maladies du système nerveux. Dans la population prise dans sa totalité, la mortalité, comme le fait voir la table suivante, augmente constamment depuis la 35me année et surtout, depuis la 55me

[1]) Sans parler du résultat, si l'on avait fait entrer dans ces recherches l'âge puéril.

TABLE III.

	Groupe II.				Groupe III.			
	Hommes.		Femmes.		Hommes.		Femmes.	
	Véritables décès.	Calculés	Vérit.	Calcul.	Vérit.	Calcul.	Vérit.	Calcul.
20—25 ans	8	8	22	20	6	6	11	12
25—35 »	26	23	58	70	12	14	50	38
35—45 »	38	44	49	52	26	20	28	25
45—55 »	35	37	27	26	17	16	10	11
55—65 »	26	20	24	22	4	10	10	13
65 et plus	31	27	28	30	16	20	24	22
au total ...	164	159	208	220	81	86	133	121

année; mais d'autre part il est douteux, qu'il existe une différence entre les deux classes d'âge le plus jeune. La mortalité du sexe masculin, depuis la 35me année jusqu'à la 75me est sensiblement plus grande que celle du sexe féminin, tandis que dans les deux classes d'âge le plus jeune et le plus avancé, il ne se montre aucune différence sensible.

TABLE IV.

	Sur mille vivants dans chaque classe d'âge moururent par an.						Les décès par suite de mal du syst. nerv. firent en pct. de tous les décès.					
	Pop. tot.		Groupe I.		Gr. II et III.		Pop. tot.		Groupe I.		Gr. II et III.	
	Hom.	Fem.	H.	F.	H.	F.	H.	F.	H.	F.	H.	F.
20—25 ans	0,3	0,3	0,5	0,3	0,2	0,2	4,2 %	4,5 %	5,5 %	4,0 %	3,1 %	3,1 %
25—35 »	0,5	0,3					5,9 »	4,0 »				
35—45 »	1,1	0,7	1,3	0,9	0,8	0,5	7,4 »	6,4 »	6,8 »	6,7 »	8,1 »	6,1 »
45—55 »	1,9	1,3	1,9	1,6	1,8	1,1	7,5 »	8,7 »	5,3 »	7,8 »	10,7 »	11,1 »
55—65 »	6,3	3,2	7,5	4,5	5,7	2,3	14,0 »	12,6 »	11,7 »	11,8 »	16,4 »	13,8 »
65—75 »	11,6	7,3	13,8	9,4	10,6	5,8	14,8 »	13,1 »	13,0 »	12,2 »	16,1 »	14,4 »
75 et plus	15,5	12,0	15,9	15,8	15,4	9,6	9,2 »	8,5 »	7,7 »	8,2 »	9,8 »	8,9 »

Les couches sociales inférieures de l'un et l'autre sexe ont la prépondérance en mortalité sans que cette prépondérance se soit clairement prononcée dans autant de classes d'âge du sexe masculin que du sexe féminin.

Si nous détachons le groupe II du groupe III, et que nous examinons la mortalité à la manière indiquée ci-dessus, nous avons:

TABLE V.

	Groupe II.				Groupe III.			
	Hommes.		Femmes.		Hommes.		Femmes.	
	Vérit. décès.	Calculés.	Vér.	Calc.	Vér.	Calc.	Vér.	Calc.
20—35 ans	11	9	10	14	8	6	13	8
35—45 »	29	30	19	20	16	14	13	10
45—55 »	54	60	29	41	33	26	30	20
55—65 »	94	105	46	55	67	55	43	34
65—75 »	86	91	73	79	68	63	60	53
75 et plus	22	31	51	47	39	30	34	37
au total ...	296	326	228	256	231	194	193	162

Pour l'un et l'autre sexe le groupe II présente moins de morts que selon le calcul; la différence, comparée avec l'erreur moyenne, n'est pas tout-à-fait insignifiante. Ainsi la mortalité due aux maladies du système nerveux semble moindre dans les couches du milieu que dans les couches supérieures. Si cette proportion, sans analogie dans aucune d'autres classes de maladies examinées jusqu'ici, vient se vérifier, elle tient peut être à l'incitation exagérée, conséquence du travail et des plaisirs, (l'intempérance?) qui dans les grandes villes de notre temps caractérise la vie des couches supérieures. Si la syphilis y est pour quelque chose, la diagnose des certificats de décès n'était pas assez précise pour en décider.

M a l a d i e s d e s v o i e s a é r i f è r e s. Voici une classe de maladies qui, dans notre climat, est d'une grande importance par rapport à la mortalité, surtout à l'âge avancé.

TABLE VI.

	Sur 1000 vivants dans chaque classe d'âge moururent par ans.						Les décès par suite de mal. des voies aérif. firent en pct. de tous les décès.					
	Pop. tot.		Groupe I.		Gr. I et III.		Pop. totale.		Groupe I.		Gr. II et III.	
	H.	F.	H.	F.	H.	F.	H.	F.	H.	F.	H.	F.
20—35 ans	0,5	0,3	} 0,7	} 0,4	} 0,5	} 0,3	6,9%	4,5%	} 7,8%	} 5,3%	} 7,7%	} 4,6%
25—35 »	0,7	0,5					8,2 »	6,7 »				
35—45 »	2,0	0,9	2,8	1,2	1,0	0,5	13,5 »	8,2 »	14,7 »	9,0 »	10,1 »	6,0 »
45—55 »	3,6	1,8	5,8	2,6	1,9	1,0	14,3 »	12,0 »	16,3 »	12,7 »	11,2 »	10,1 »
55—65 »	7,7	4,2	12,1	6,5	5,4	2,7	17,1 »	16,6 »	18,8 »	17,1 »	15,6 »	16,2 »
65—75 »	14,1	11,6	21,5	16,7	10,8	8,0	18,0 »	20,9 »	20,3 »	21,7 »	16,4 »	19,8 »
75 et plus	25,4	20,7	34,9	28,2	22,4	16,0	15,1 »	14,7 »	16,9 »	14,6 »	14,3 »	14,8 »

Dans la totalité de la population la mortalité de chaque sexe s'élève considérablement et sans interruption depuis la 35me année, tandis qu'il est douteux, qu'il y ait de la différence entre les deux classes de l'âge le plus jeune. La mortalité du sexe masculin, depuis la 35me année jusqu'à la 75me, est absolument plus grande que celle du sexe féminin, tandis que la différence dans les deux classes de l'âge le plus jeune et dans la classe de l'âge le plus avancé, est à peu près nulle.

Excepté la classe d'âge de 20—35 ans, où la différence entre les groupes n'est pas décidée, les couches inférieures sont beaucoup plus soumises à cette sorte de causes de décès que les autres, car, chez tous les deux sexes, la mortalité du groupe I à partir de la 35me année jusqu'à la 55me est proportionnément presque deux fois plus grande que celle des groupes II et III ensemble, et presque une fois plus grande depuis la 55me année jusqu'à la 75me. Le maximum de mortalité de la population ouvriere étant à peu près le même pour le sexe féminin que pour le sexe masculin il semble en résulter que le travail en plein air ne joue pas ici un rôle important.

TABLE VII.

	Groupe II.				Groupe III.			
	Hommes.		Femmes.		Hommes.		Femmes.	
	Vérit. décès.	Calculés.	Vérit.	Calcul.	Vérit.	Calcul.	Vérit.	Calcul.
20—35 ans	28	22	17	20	8	15	14	11
35—45 »	39	37	24	20	15	17	7	10
45—55 »	62	63	38	37	27	27	16	18
55—65 »	108	100	62	65	44	52	42	40
65—75 »	112	93	111	109	45	64	71	73
75 et plus	63	45	71	79	26	44	70	62
au total...	412	360	323	330	165	219	220	214

Chez le sexe féminin, la mortalité due aux maladies des voies aérifères semble être la même dans les couches du milieu que dans les couches supérieures, mais, chez le sexe masculin, elle est décidément plus grande dans celles-là que dans celles-ci.

Maladies des organes de la circulation du sang. Il n'y a guère de classe de causes de mortalité, sur laquelle, dans les différents pays, on est moins d'accord à l'égard de ce qu'il faut ranger dans cette catégorie. S'il faut toujours user de la précaution, quand il s'agit de comparer la fréquence de différentes causes de décès dans les différents pays, la population prise en sa totalité, c'est surtout dans cette classe-ci qu'il faut en user.

Dans la population totale la mortalité augmente depuis la 35me année; chez le sexe féminin elle s'élève sans interruption, mais chez le sexe masculin ce n'est que jusqu'à la 75me année; pour tous les deux sexes il est douteux qu'il y ait de la différence entre les deux classes de l'âge le

TABLE VIII.

	Sur mille vivants dans chaque classe d'âge moururent par an.						Les décès par suite de mal. dans les org. de la circ. du sang firent en pct. de tous les décès.					
	Pop. tot.		Groupe I.		Gr. II et III.		Pop. tot.		Groupe I.		Gr. II et III.	
	H.	F.	H.	F.	H.	F.	H.	F.	H.	F.	H.	F.
20—25 ans	0,2	0.2	0,2	0,2	0,3	0,3	2,8 %	3,0 %	2,2 %	2,7 %	4,6 %	4,6 %
25—35 »	0,3	0,3					3,5 »	4,0 »				
35—45 »	0,7	0,7	0,8	0,8	0,5	0,7	4,7 »	6,4 »	4,2 »	6,0 »	5,1 »	8,5 »
45—55 »	1,5	1,1	1,9	1,4	1,2	0,9	6,0 »	7,3 »	5,3 »	6,9 »	7,1 »	9.1 »
55—65 »	3,3	2,2	2,8	3,1	3,5	1,6	7,3 »	8,7 »	4.4 »	8,2 »	10,1 »	9,6 »
65—75 »	5,3	5,6	4,7	7,0	5,5	4,5	6,8 »	10,1 »	4,4 »	9,1 »	8,3 »	11,1 »
75 et plus	7,6	9,0	7,9	10,0	7,6	8,4	4,5 »	6,4 »	3,8 »	5,2 »	4,9 »	7,8 »

plus jeune. Depuis la 45me année jusqu'à la 65me, le sexe masculin offre une mortalité un peu plus grande que le sexe féminin, mais dans toutes les autres classes d'âge il n'y a pas de différence prononcée entre les deux sexes.

Chez le sexe masculin, la différence entre les groupes, dans aucune classe d'âge, n'est si grande proportionnément aux erreurs moyennes, qu'elle ne saurait s'attribuer aux circonstances fortuites; chez le sexe féminin c'est la même chose dans les trois classes de l'âge le plus jeune et dans la classe de l'âge le plus avancé; ce n'est que depuis la 55me année jusqu'à la 75me, que la mortalité est décidément plus grande dans les couches inférieures que dans les autres.

TABLE IX.

	Groupe II.				Groupe III.			
	Hommes.		Femmes.		Hommes.		Femmes.	
	Vérit. décès.	Calcul.	Vérit.	Calcul.	Vérit.	Calcul.	Vérit.	Calcul.
20—35 ans	21	16	23	20	5	9	9	11
35—45 »	20	20	26	27	6	8	14	15
45—55 »	46	40	28	33	13	16	20	16
55—65 »	73	65	37	39	26	34	27	24
65—75 »	37	47	56	62	43	33	47	41
75 et plus	15	15	40	41	15	15	34	33
au total...	212	203	210	222	108	115	151	140

Entre les couches sociales supérieures et celles du milieu, il n'y a pas de différence prononcée de mortalité due aux maladies des organes de la circulation du sang, ni pour le sexe masculin, ni pour le sexe féminin.

Maladies des organes de l'abdomen. La classe des causes de décès dont il s'agit ici, est d'un caractère un peu complexe; cependant ce sont surtout les maladies des organes urinaires, qui lui donnent son empreinte distinctive, chez le sexe féminin conjointement avec des maladies des organes sexuels.

TABLE X.

	Sur mille vivants dans chaque classe d'âge moururent par an.						Décès par suite de mal. dans les organes de l'abdomen firent en pct. de tous les décès.					
	Pop. tot.		Groupe I.		Gr. II et III.		Pop. tot.		Groupe I.		Gr. II et III.	
	H.	F.	H.	F.	H.	F.	H.	F.	H.	F.	H.	F.
20—25 ans	0,5	1,1	0,7	1,2	0,5	0,7	6,9 %	16,7 %	7,8 %	16,0 %	7,8 %	10,8 %
25—35 »	0,7	1,0					8,2 »	13,3 »				
35—45 »	1,3	1,3	1,4	1,7	1,2	0,9	8,8 »	11,8 »	7,3 »	12,7 »	12,1 »	11,0 »
45—55 »	2,8	2,0	2,9	2,6	2,7	1,5	11,1 »	13,3 »	8,1 »	12,7 »	16,0 »	15,2 »
55—65 »	5,5	2,9	5,9	4,4	5,3	1,9	12,2 »	11.5 »	9,2 »	11,6 »	15,3 »	11,4 »
65—75 »	10,6	5,9	11,0	7,5	10,5	4,8	13,6 »	10,6 »,	10,4 »	9,7 »	15,9 »	11,9 »
75 et plus	18,0	8,7	17,5	11,3	18,1	7,1	10,7 »	6,2 »	8,4 »	5,9 »	11,6 »	6,6 »

En contemplant d'abord, comme toujours la totalité de la population, le sexe masculin présente une augmentation distincte et continuelle de mortalité depuis la 35me année, le sexe féminin depuis la 45me. La mortalité du sexe féminin surpasse celle du sexe masculin dans la classe de l'âge le plus jeune; dans les deux classes suivantes il n'y a pas de différence distincte relativement à l'erreur moyenne, mais après la 45me année elle devient plus grande chez le sexe masculin. Il semble qu'il soit à cause des maladies des organes sexuels — très-souvent peut-être par suite d'avortement ou de couches — que le sexe féminin présente une mortalité relativement plus grande chez les plus jeunes classes, mais que ce soient les maladies des organes urinaires, qui dans les classes d'un âge plus avancé sont cause de la préponderance extraordinaire de mortalité chez le sexe masculin.

La différence entre les groupes est si petite chez le sexe masculin pour toutes les classes d'âge, qu'elle peut être rapportée au hasard; mais chez le sexe féminin, la mortalité dans toutes les classes d'âge, excepté celle de l'âge le plus avancé, est décidément plus grande dans les couches sociales inférieures que dans les autres.

TABLE XI.

	Groupe II.				Groupe III.			
	Hommes.		Femmes.		Hommes.		Femmes.	
	Vérit. décès.	Calculés.	Vérit.	Calcul.	Vérit.	Calcul.	Vérit.	Calcul.
20—35 ans	21	24	41	41	16	18	22	23
35—45 »	44	43	42	37	23	21	15	19
45—55 »	86	91	57	55	45	49	23	26
55—65 »	93	98	45	46	56	51	30	28
65—75 »	103	90	52	66	49	62	58	44
75 et plus	42	36	36	35	30	36	27	28
au total...	389	382	273	280	219	228	175	168

Il n'y a rien qui porte à croire qu'entre les couches sociales inférieures et celles du milieu, il y aurait de la différence à l'égard de la mortalité due aux maladies des organes de l'abdomen, ni pour le sexe masculin, ni pour le sexe féminin.

Maladies tuberculeuses. Ici sont comprises: tuberculosis acuta, phthisis pulmonum et tuberculosis in aliis corporis partibus.

TABLE XII.

	Sur 1000 vivants dans chaque classe d'âge moururent par an.						Décès par suite de mal. tubercul. firent en pct. de tous les décès.					
	Pop. tot.		Groupe II.		Gr. II et III.		Pop. tot.		Groupe I.		Gr. II et III.	
	H.	F.	H.	F.	H.	F.	H.	F.	H.	F.	H.	F.
20—25 ans	4,0	2,1	4,3	1,9	3,4	2,6	55,6%	31,8%	54,4%	26,4%	56,7%	48,1%
25—35 »	4,1	2,7	4,5	2,6	3,3	2,7	48,2 »	36,0 »	46,9 »	33,8 »	49,3 »	38,0 »
35—45 »	4,7	3,2	6,0	4,0	3,1	2,4	31,8 »	29,1 »	31,4 »	29,9 »	31,3 »	28,8 »
45—55 »	5,8	3,3	8,8	4,4	3,4	2,2	23,0 »	22,0 »	24,7 »	21,6 »	20,1 »	22,2 »
55—65 »	7,5	3,2	13,3	4,5	4,4	2,2	16,7 »	12,6 »	20,7 »	18,8 »	12,7 »	13,2 »
65—75 »	5,9	2,7	10,6	4,5	2,9	1,3	7,5 »	4,9 »	8,6 »	4,2 »	3,4 »	2,2 »
75 et plus	2,3	2,3					1,2 »	1,6 »				

Si l'on regarde la population de Copenhague comme totalité sociale, on voit, qu'il mourut, dans la classe d'âge de 20—25 ans relativement 1 fois plus d'hommes que de femmes, et que depuis la 25me année jusqu'à la 45me il en mourut ½ fois plus, et depuis la 45me année jusqu'à la 75me, encore à peu près 1 fois plus; ce n'est que dans la classe d'âge d'au delà de 75 ans que la différence, comparée à l'erreur moyenne, se montre assez petite pour se rapporter au hasard. Cette circonstance dénote que les bacilles tuberculeux qui, selon la découverte de Koch, jouent un si grand rôle dans l'étiologie de cette maladie, ne trouvent pas le terrain également préparé partout. La cause de la disposition plus grande de l'homme est probablement due, en partie à la nature de son occupation (à la poussière ou à d'autres irritations locales), en partie à d'autres circonstances aptes à contribuer à saper la constitution, telles que l'excès du travail physique ou moral, circonstances hygiéniques mauvaises pendant le travail, une vie déréglée etc. Que la différence entre la mortalité à cause des maladies tuberculeuses, chez l'homme et chez la femme, est à son minimum depuis la 25me année jusqu'à la 45me, est un fait, qui nous montre l'influence de la période des couches jointes au soin des enfants sur cette cause de décès.

La comparaison de la mortalité entre les différentes couches sociales fera paraître encore davantage combien il importe aux bacilles tuberculeux de trouver le sol préparé. Car les couches sociales inférieures offrent, chez tous les deux sexes, une mortalité bien plus grande, due à la maladie tuberculeuse, que les autres couches. Si l'on compare la différence des quotients avec l'erreur moyenne, voici ce qui en résulte, pour les différentes classes d'âge. Chez le sexe masculin il ne faut pas se fier à la mortalité plus grande du groupe I dans la classe d'âge le plus jeune, tandis que dans toutes les autres, elle est plus ou moins prononcée. La mortalité du sexe féminin dans la classe de l'âge le plus jeune, est moindre dans le groupe I que dans les groupes II et III, mais il ne faut se fier à la différence, ni dans cette classe d'âge, ni dans la suivante; dans toutes les autres classes au contraire, le groupe I montre une mortalité plus grande très prononcée.

De prime abord ce résultat porterait peut-être à croire à la suprématie absolue des bacilles par rapport à l'étiologie de cette maladie. On pourrait en effet statuer que ce sont les rapports hygiéniques défavorables sous lesquels l'ouvrier vit si souvent avec sa famille à la maison, qui préparent favorablement le terrain aux baciles et qui amènent la mortalité plus grande dans le groupe I. Mais dans ce cas il faudrait supposer que la mortalité devrait, tout au moins, se montrer aussi grande chez les femmes que chez les hommes des familles ouvrières. Mais c'est ce qui n'est nullement le cas, puisqu'il paraît que la mortalité du sexe féminin dans le groupe I n'a pas augmenté au même degré que celle du sexe masculin, en comparaison des sexes respectifs dans les deux autres groupes. Nous trouvons que dans les groupes II et III la mortalité du sexe masculin est à peu près $^1/_2$ fois plus grande que celle du sexe féminin dans la classe d'âge de 44—45 ans, et dans les deux classes suivantes, elle est 1 fois plus grande; dans les trois classes les plus jeunes la différence entre les quotients des deux sexes n'est pas assez grande pour y attacher aucune importance. Mais dans le groupe I, la mortalité du sexe masculin est à peu près une fois plus grande que celle du sexe féminin depuis la 20me jusqu'à la 55me année — excepté la classe d'âge de 35—45 ans, où elle n'est que $^1/_2$ fois plus grande — et dans les deux classes suivantes elle est respectivement 2 fois et $1^1/_2$ fois plus grande. On peut en conclure qu'il y a, chez le sexe masculin, non seulement des rapports hygiéniques défavorables à la maison, mais qu'il y en a aussi d'autres circonstances contribuant à la mortalité plus grande à cause des maladies tuberculeuses. J'ai dit plus haut où il faut aller les chercher.

Il est intéressant à voir combien different les groupes à l'égard de la mortalité dans différentes classes d'âge. Chez le sexe masculin nous ne trouvons pas, dans le groupe I, de différence distincte entre les deux classes d'âge le plus jeune, mais dès la 35me année il y a une augmentation bien prononcée de la mortalité jusqu'à la 65me année, et ensuite il y a une diminution dans la classe d'âge le plus avancé; chez le sexe féminin la mortalité augmente depuis la 20me jusqu'à la 45me année, mais plus tard il n'y a pas de mouvement distinct. Pour les deux sexes le résultat coïncide à peu près avec celui que présente la population de Copenhague prise dans sa totalité. Dans les groupe II et III au contraire, il ne se manifeste aucun mouvement distinct, ni pour le sexe masculin, ni pour le sexe féminin, excepté la classe de l'âge le plus avancé, où la mortalité diminue. Ainsi ce sont les couches sociales inférieures qui exercent une influence tout-à-fait prédominante sur le mouvement de la mortalité due aux maladies tuberculeuses, mouvement constaté chez toute la population de Copenhague. Dans deux villes ou pays différents on ne peut donc pas s'attendre à vérifier la même proportion de la mortalité des classes d'âge, dès qu'il s'agit de cette cause particulière de mortalité — quand même la base de classification des causes de décès serait la même partout — car indépendemment d'autres circonstances, elle se réglera encore sur le contingent plus ou moins grand que les ouvriers apportent à la totalité de la population. Comme le démontre ce qui précède, cette circonstance devait exercer son influence — quoique en moindre degré — sur la proportion de mortalité chez les deux sexes, ainsi que sur la mortalité à cause des maladies tuberculeuses en général. En tout cas, la statistique, en se développant davantage, démontrera sans aucun doute que, si l'on ne doit s'attendre à des quotients constants quant à la mortalité totale, il ne faudra s'y attendre non plus quant aux causes de décès particulières. Et l'espace et le temps avec la différentiation qui en résulte, exerceront leur influence.

En confrontant le groupe II et le groupe III, nous avons:

TABLE XIII.

	Groupe II.				Groupe III.			
	Hommes.		Femmes.		Hommes.		Femmes.	
	Vérit. décès.	Calculés.	Vérit.	Calcul.	Vérit.	Calcul.	Vérit.	Calcul.
20—25 ans	58	48	54	48	27	37	21	27
25—35 »	123	108	115	112	46	61	59	62
35—45 »	129	115	100	97	38	52	43	48
45—55 »	126	114	90	82	37	49	32	40
55—65 »	100	81	63	53	24	43	24	33
65 et plus	43	32	28	25	11	22	14	17
au total...	579	498	450	417	183	264	193	227

Entre ceux qui sont morts en effet et ceux qui seraient morts selon le calcul, il y a, surtout chez le sexe masculin, une différence passablement prononcée relativement à l'erreur moyenne, le groupe II ayant plus de décès que selon le calcul. Ainsi nous pouvons supposer que la mortalité due aux maladies tuberculeuses est plus grande dans les couches sociales du milieu que dans les couches supérieures, du moins chez le sexe masculin.

Comme je viens d'expliquer, de toutes les maladies mentionnées ici, c'est surtout aux maladies tuberculeuses et aux maladies des voies aérifères qu'il faut s'en prendre si les couches inférieures de Copenhague présentent une mortalité beaucoup plus grande que les autres couches. Le reste des causes de décès, surtout chez le sexe masculin, n'avait presque pas d'importance, comparativement du moins, ce que montre la table synoptique que voici. (Table XIV, p. 137.)

Quant aux maladies tuberculeuses, je veux encore montrer la fréquence relative de cette cause de décès dans toutes les branches de métier examinées ici. J'ai calculé pour cet effet combien de décès dus aux maladies tuberbuleuses auraient eu lieu dans chaque classe d'âge et dans chaque classe de métier, si la mortalité avait égalé celle de toutes les classes prises ensemble; ayant combiné les résultats dans trois groupes d'âge, j'y ai comparé les décès réels. (Table XV, p. 138.)

Ensuite j'ai indiqué, quelle était la mortalité totale de chaque branche de métier, parce qu'il est de quelque intérêt de la comparer à la mortalité due aux maladies tuberculeuses.

Les boulangers et les confiseurs ainsi que les charpentiers de tout genre offrent moins de mortalité à cause de maladies tuberculeuses que selon le calcul; la différence est pour ceux-là 4 fois, pour ceux-ci entre 2 et 3 fois plus grande que l'erreur moyenne. Aussi la mortalité totale, pour les métiers mentionnés, était moindre que la mortalité moyenne pour tous les métiers.

Les cordonniers présentent la mortalité moyenne à cause des maladies tuberculeuses, mais leur mortalité totale était au-dessous de la moyenne. Cependant, si ce métier se montre relativement salutaire par rapport aux autres formes de maladie, elle ne l'est point, quant aux maladies tuberculeuses. Comme dans les classes de l'âge jeune moins d'individus que selon le calcul meurent de ces maladies, et comme le contraire a lieu dans les classes d'un âge plus avancé, il ne faut pas croire, que le métier a attiré des individus affligés de cette maladie.

Quant aux selliers, aux tapissiers, aux peintres et vernisseurs, aux forgerons, aux fondeurs de fer et mécaniciens, aux ferblantiers, aux menuisiers etc. la mortalité amenée par les maladies tuberculeuses correspond au calcul, ou bien la différence entre l'expérience et le calcul est si petite en proportion de l'erreur moyenne, que, probablement la mortalité se conforme à la moyenne. Quant à la mortalité totale, il en est de même pour les métiers mentionnés.

Pour les maçons aussi la mortalité à cause des maladies tuberculeuses s'approche de la moyenne, mais la mortalité totale est plus grande que la moyenne. Cela indique que ce métier expose plus aux autres maladies qu'à celle dont il s'agit ici.

Les tailleurs présentent une mortalité plus grande que la calculée; la différence est entre deux et trois fois plus grande que l'erreur moyenne. La mortalité totale aussi était plus grande que la calculée, mais la différence n'en était pas si grande, proportionnément à l'erreur moyenne,

TABLE XIV.

	Sur 1000 vivants dans chaque classe d'âge moururent par an.	Groupe I.							Groupes II et III.						
		Toutes les causes de décès.	Maladies épidémiques.	Mal. du syst. nerveux.	Mal. des voies aérif.	Mal. des org. de la circul. du sang.	Mal. des org. de l'abdomen.	Mal. tubercul.	Toutes les causes de décès.	Mal. épidémiques.	Mal. du syst. nerveux.	Mal. des voies aérif.	Mal. des org. de la circul. du sang.	Mal. des org. de l'abdomen.	Mal. tubercul.
Sexe masculin.	20—25 ans	7,9	0,5	0,3	0,6	0,1	0,5	4,3	6,0	0,6	0,2	0,3	0,3	0,5	3,4
	25—35 »	9,6	0,8	0,5	0,7	0,3	0,8	4,5	6,7	0,7	0,3	0,5	0,4	0,5	3,3
	35—45 »	19,1	1,1	1,3	2,8	0,8	1,4	6,0	9,9	1,2	0,8	1,0	0,5	1,2	3,1
	45—55 »	35,6	1,5	1,9	1,8	1,9	2,9	8,8	16,9	1,1	1,8	2,6	1,2	2,7	3,4
	55—65 «	64,2	2,4	7,5	4,2	2,8	5,9	13,3	34,7	1,1	5,7	6,5	3,5	5,3	4,4
	65—75 »	106,0	1,3	13,8	11,6	4,7	11,0	11,6	66,0	2,6	10,6	16,7	5,5	10,5	3,4
	75 et plus	207,1	2,4	15,9	20,7	7,9	17,5	5,6	156,4	2,5	15,4	28,2	7,6	18,1	1,3
Sexe féminin.	20—25 ans	7,2	2,0	0,4	0,3	0,2	1,3	1,9	5,4	1,1	0,1	0,3	0,3	0,6	2,6
	25—35 »	7,7	1,7	0,3	0,5	0,3	1,1	2,6	7,1	1,7	0,3	0,4	0,4	0,7	2,7
	35—45 »	13,4	1,8	0,9	1,2	0,8	1,7	4,0	8,2	1,3	0,5	0,5	0,7	0,9	2,4
	45—55 »	20,4	1,3	1,6	5,8	1,4	2,6	4,4	9,9	0,7	1,1	1,9	0,9	1,5	2,2
	55—65 »	38,0	2,1	4,5	12,1	3,1	4,4	4,5	16,7	0,9	2,3	5,4	1,6	1,9	2,2
	65—75 »	77,1	1,4	9,4	21,5	7,0	7,5	4,2	40,4	1,5	5,8	10,8	4,5	4,8	1,7
	75 et plus	192,7	2,4	15,8	34,9	10,0	11,3	5,5	107.9	2,0	9,6	22,4	8,4	7,1	0,3

TABLE XV.

	Maladies tuberculeuses.								Toutes les causes de décès.							
	L'âge de 20—35 ans.		35—55.		55 et au delà.		**au total.**		L'âge de 20—35 ans.		35—55.		55 et au delà.		**au total.**	
	Maîtres et simples ouvriers morts.	Décès calculés, selon le table des ouvriers et des maîtres dans toutes les branches de métier examinées.	Maîtres et simples ouvriers morts.	Décès calculés, selon le table des ouvriers et des maîtres dans toutes les branches de métier examinées.	Maîtres etc. morts.	Décès calculés etc.	Maîtres etc. morts.	Décès calculés etc.	Maîtres etc. morts.	Décès calculés etc.	Maîtres etc. morts.	Décès calculés etc.	Maîtres etc. morts.	Décès calculés etc.	Maîtres etc. morts.	Décès calculés etc.
Boulangers et confiseurs	9	19	10	14	»	4	19	37	20	35	36	43	26	34	82	112
Relieurs et imprimeurs	35	19	15	13	5	4	55	36	59	35	42	41	40	33	141	109
Selliers et tapissiers	7	11	12	12	1	3	20	26	17	20	42	38	24	23	83	81
Cordonniers..............	40	48	54	52	25	24	119	124	80	88	126	163	180	183	386	434
Tailleurs	32	22	56	41	19	17	107	80	44	40	145	130	137	133	326	303
Peintres et vernisseurs	15	19	17	16	4	4	36	39	31	34	59	51	33	34	123	119
Serruriers, maréchals ferrants, chaudronniers, taillandiers, forgerons d'ancres........	37	36	28	37	10	8	75	81	64	66	124	117	73	62	261	245
Fondeurs de fer et mécaniciens	12	14	13	9	1	1	26	24	27	25	40	28	5	7	72	60
Ferblantiers, dinandiers, aiguilliers, orfèvres, potiers d'étain	22	15	9	15	6	7	37	37	35	28	46	48	55	53	136	129
L'industrie du tabac	46	21	25	12	2	3	73	36	79	40	64	39	19	20	162	99
Maçons....................	14	19	21	23	7	7	42	49	38	35	89	72	71	54	198	161
Charpentiers de tout genre ..	18	27	28	36	9	11	55	74	29	48	111	114	76	81	216	243
Menuisiers, chaisiers, tonneliers, tourneurs, ceux qui fabriquent du placage, charrons, raboteurs...........	49	64	54	63	29	23	132	150	88	116	201	197	184	177	473	490

qu'on pouvait juger la mortalité plus défavorable que la mortalité moyenne. Relativement, ce métier, comme on le voit, expose au maladies tuberculeuses, mais il est probable qu'elle n'expose pas particulièrement aux autres formes de maladie, car la différence entre l'expérience et le calcul pour ce qui regarde cette cause de décès, suffit pour niveler la différence entre l'expérience et le calcul quant à la mortalité totale. Il n'y a rien qui indique que ce métier eût attiré des individus poitrinaires.

Les relieurs et les imprimeurs présentent aussi une mortalité plus grande à cause des maladies tuberculeuses que selon le calcul; la différence en est entre 2 et 3 fois plus grande que l'erreur moyenne. Aussi la mortalité totale était elle décidément plus grande que la mortalité moyenne. C'est presque toujours dans le jeune âge (la classe d'âge de 20—35 ans) que la différence se manifeste; il faut donc supposer la possibilité, que ce résultat soit dû, en partie, à ce que cette espèce d'occupation a attiré des individus d'une disposition tuberculeuse.

La fabrication du tabac offre, d'une manière encore plus décidée, une mortalité plus grande à cause des maladies tuberculeuses que selon le calcul — la différence en est entre 4 et 5 fois plus grande que l'erreur moyenne; quant à la mortalité totale, même proportion. Quoique la différence entre la réalité et le calcul soit à son maximum dans le jeune âge, elle se trouve encore notable dans la classe d'âge de 35—55 ans; peut-être le travail facile y attire beaucoup de personnes poitrinaires, mais il est hors de doute, que l'occupation elle-même expose considérablement aux maladies tuberculeuses. Le nombre des individus morts de cette forme de maladie ne pouvant, ni dans l'industrie du tabac ni chez les relieurs et les imprimeurs, niveler le surplus que présente la mortalité totale, ces branches de métier exposent probablement à d'autres formes de maladie.

Il est superflu d'ajouter que, parce que, dans une certaine branche de métier la mortalité a été anomalement grande à cause des maladies tuberculeuses dans des lieux et des temps donnés, il ne faut pas croire, qu'elle est, dans toute son étendue au moins, particulièrement attachée à ce métier. Il est bien possible p. ex. que l'industrie du tabac ait pu s'exercer dans un lieu et un temps donné sous des circonstances hygiéniques particulièrement défavorables, qui tenaient à la ventilation défectueuse des localités de l'établissement etc. Pour déterminer en quelque sorte à quel degré une occupation dispose aux maladies tuberculeuses, il faut une série de recherches entreprises sous des rapports divers. Mais il va sans dire que cela ne diminue pas l'importance de la recherche spéciale qui se maintient dans les limites de la localité où elle a été faite.

Pour juger de la fréquence des décès amenés par les maladies ébrieuses (delirium tremens et alcoholismus chronicus) ainsi que par les suicides et les accidents dans les différentes couches sociales, j'ai comparé les décès véritables à ceux qui auraient eu lieu, si la mortalité de chaque groupe eût été égale à celle de tous les trois ensemble, et en même temps j'ai eu en vue l'influence inégale de l'âge — c'est à dire l'âge a été éliminé.

La mortalité à cause des maladies ébrieuses augmente notablement chez les deux sexes, et surtout chez le sexe masculin des couches supérieures à travers celles du milieu jusqu'aux inférieures. La fréquence des suicides va en croissant chez le sexe masculin de la même façon;

TABLE XVI.

	Groupe I.				Groupe II.				Groupe III.			
	Hommes.		Femmes.		Hommes.		Femmes.		Hommes.		Femmes.	
	Vérit.	Calc.	Vérit.	Calc.	Vérit.	Calc.	Vérit.	Calc.	Vérit.	Calc.	Vérit.	Calc.
Mal. ébrieuses	243	139	23	12	44	106	5	9	8	49	»	6
Suicides	295	211	82	54	109	148	8	29	30	75	9	16
Accidents ...	129	76	26	17	20	55	5	11	9	28	4	6

chez le sexe féminin elle est à son maximum dans les couches inférieures, mais elle est à son minimum dans celles du milieu. Les accidents malheureux sont, chez le sexe masculin, absolument plus fréquents dans les couches inférieures que dans les autres qui ne semblent pas différer de beaucoup entre eux; quant au sexe féminin, il est douteux, qu'il y ait de la différence entre les groupes.

XIV. Section de Médecine militaire.

Président:

M. le Dr. N. Salomon, de Copenhague.

Présidents d'honneur:

M. le Dr. J. Billings, de Washington.
» Dr. Th. Colan, de Londres.
» Dr. E. Edholm, de Stockholm.
» Prof. F. Esmarch, de Kiel.
» Prof. E. Gurlt, de Berlin.
Sir James Hanbury, de Londres.
M. le Dr. C. Lommer, de Magdebourg.
Sir William Mac Cormac, de Londres.
M. le Dr. A. Michaelis, d'Innsbruck.
» Dr. I. Neudörfer, de Vienne.
» Dr. P. Soutzos, d'Athènes.
» Dr. F. Thaulow, de Christiania.
» Prof. E. Vallin, de Paris.
» Dr. G. Winter, d'Helsingfors.

Secrétaires:

M. le Prof. J. Ewart, de Brighton.
» Dr. Funck, de Posen.
» Dr. Nylander, d'Engelholm (Suède).
M. le Dr. H. Laub, de Copenhague.
» Dr. H. von Harten, de Copenhague.

Lundi 11 août à 9 h. 1/2 du matin, la section se constitue.

Hygienische Deckung einer operirenden Armee und des zu ihr gehörenden Hinterlandes.

Sur la protection hygiénique d'une armée en campagne et du pays d'approvisionnement qui y correspond et qu'elle laisse derrière elle.

The hygienic protection of an active army and of the surrounding country in the rear.

Oberstabsarzt Dr. **A. Michaelis,** d'Innsbruck.

Vortragender macht auf die Verheerungen durch Seuchen aufmerksam, welche im neunzehnten Jahrhundert die grösseren europäischen Heere während des Krieges getroffen haben, und erinnert daran, dass wie nach der Schlacht bei Leipzig ganz Mittel-Europa verseucht war, auch Oesterreich schon beim strategischen Aufmarsche eines seiner Heere in Galizien 1855 die Armee vorzeitig aufzulösen veranlasst war, da sie gegen 40,000 Mann mehr als 20 % verlor und im Hinterlande die Kriegsseuchen debordirten. Es sei den Franzosen in der Krim und den Russen an der unteren Donau und im Orient bei allen Feldzügen seit 1709 (Pultava) nicht besser ergangen.

Diese Verheerungen träfen mit naturgesetzlicher Sicherheit bei allen nach Hunderttausenden oder gar nach einer Million zählenden Armeen ein, wenn keine besondere Vorkehrungen getroffen worden seien. Der Secessionskrieg und der letzte deutsch-französische Krieg seien Ausnahmsfälle besonderer Art, und führt der Vortragende die Punkte an, welche sie als solche bezeichnen lassen.

Es entstehe nun die hochwichtige Frage, ob man angesichts der Folgen der allgemeinen Wehrpflicht dieser bedenklichen Perspektive gegenüber aus strategischen, politischen und humanitären Gründen nicht Massregeln ergreifen könne und wolle, welche geeignet seien, epidemische Seuchen in gewissen Schranken zu halten. Wer in der Lage sei, eventuell die sanitäre Obsorge für eine mehrere Hunderttausend Mann starke Armee übernehmen zu müssen, der könne nicht gleich Unbetheiligten die finstern Bilder der Zukunft mit einem Schiboleth, etwa mit c'est la guerre — verscheuchen. Von diesem Standpunkte aus hält der Vortragende die internationale Betrachtung des Gegenstandes für zweckmässig, ja für sehr nothwendig.

Die Mittel, welche geeignet seien, dass niemals fehlende Elend einzuschränken, theilt Vortragender in

1. politische,
2. militärische und
3. politisch-militärische ein.

Zu den politischen zählt die Volkserziehung in erster Linie. So lange in Kirche und Schulen gelehrt werden darf, dass Epidemien nicht etwa das sind, was sie wirklich darstellen, selbstverschuldetes Ueberhandnehmen einer ansteckenden Seuche, eine Vermehrung vorhandener giftiger Parasiten, sondern eine Züchtigung des Himmels, welche wohlthätig wirke für Alle, die sie in Gottergebung tragen, u. s. w., so lange könne von der Popularisirung der nothwendigen, opfervollen Wehraktion nicht die Rede sein. Eine Betheiligung der Massen an dieser sei aber nothwendig entweder durch freien Willen der Betheiligten oder durch Zwang, und sei nicht blos in Kriegszeiten, sondern allzeit culturell von Bedeutung.

Keine Grossmacht verfüge über ein Epidemiegesetz, höchstens über Verordnungen von geringer Tragweite. Ein solches Gesetz sei zu beschaffen und habe beiläufig folgende Punkte festzustellen:

a) Beim Auftreten oder in Aussicht stehenden gefährlichen Epidemien hat in jeder Gemeinde sofort eine Sanitäts-Commission in Permanenz zu treten, gleichviel ob ein Arzt vorhanden ist oder nicht.

b) Die Commission hat die bei jeder Gemeinde stets vorhandenen gesetzlichen Bestimmungen durchzuführen, insbesondere

c) eine isolirte Spitalsanstalt, für welche ein Reglement und, im Falle ein Arzt nicht mitwirkt, auch Vorschriften für die Behandlung bei der Gemeinde allzeit erliegen, ist zu gründen und möglichst abzuschliessen. Hierzu passen eventuell auch Bauernhäuser, deren Bewohner dislocirt worden.

d) Es ist ein Desinfektionsofen herzustellen und nach Vorschrift in Betrieb zu setzen. Die Desinfektionsmittel werden von Amtswegen nach dem Perzentsatze der Bevölkerung geliefert.

e) Keine Leiche ist im Orte zu dulden, sondern ist der Verstorbene ohne Pomp nach Todeserklärung auf einen neben der Anstalt zu gründenden Friedhof unter einem Verschlage zu schaffen, mit Desinfektionsflüssigkeit zu übergiessen, und unter Anwendung von Aetzkalk zu beerdigen.

f) Es sind besondere Transportmittel für die Anstalt zu halten und zu desinfiziren.

g) Es besteht die Anzeigepflicht unter strenger Verantwortung.

h) Jeder Erkrankte, der nicht genügend isolirt, abgesperrt werden kann, jeder, der geeignete Pflege nicht findet, alle von der Erkrankung befallenen Reisenden u. s. w. müssen ohne Unterschied des Geschlechtes und des Alters allsogleich in die Anstalt gesendet werden.

i) Effekten und Wohnung des Erkrankten sind amtlich zu desinfiziren, eventuell die ersteren zu verbrennen.

Die militär-politischen Massregeln beziehen sich auf die gemeinsame Sanitäts-Polizei im Aufmarschrayone durch Haus-, Hof-, Orts-, Lager- und Strassen-Kommanden. Wer ein Cantonnement kenne, wo Mannschaft mit der Bevölkerung zusammen, dicht gedrängt, dieselbe Wohnung benütze, der weiss auch, wie in wenigen Tagen Haus, Hof und Ortschaft sammt Umgebung aussehe. Die Verwehrlosung ist die Regel, die Brunnen sind bald verunreinigt, die Luft in den Schlafräumen unleidlich, verdorben und der Geruch faulender Exkremente überall. Ein Cantonnement in Galizien, Polen, Bosnien, Walachei u. s. w. sei bei den gegenwärtigen Verhältnissen noch gefährlicher als früher, da 3—4mal grössere Heeressäulen auf beiden Seiten wirken werden und die Seuchenkeime dort nie fehlen.

Die resultirenden Gefahren wären nur durch gesetzliche Bestimmungen zu reduziren. Ein Eingehen in Details sei wohl zunächst überflüssig.

Die sanitäre Ordnung zu beiden Seiten der Heeresstrasse wäre nach Meinung des Vortragenden einzig und allein dem Civile gegen Entschädigung zu überlassen und nach der Oertlichkeit durch Desinfektions-Commissionen unter militärischer Aufsicht und Leitung zu besorgen. Es seien Sanitäts-Etappen zu gründen, die auch im friedlichen Lande mittels Proklamation in Thätigkeit treten würden. Anleitung zum Unterrichte, Werkzeuge und Desinfektionsmittel müssten die Regierungen liefern. Das Alles sei durch ein Kriegsgesetz zu normiren.

Eine Aehnlichkeit mit der bekannten russischen Institution, die Erisman beschreibt, sei hier wohl principiell ersichtlich, aber Vortragender meint, dass der gemachte Vorschlag insofern eine andere Wirkung äussern müsse, als nicht etwa erst während des 2. oder 3. Stadiums eines Krieges nach dem Debordiren von Epidemien, eine viel zu spät wirkende Kraft eingesetzt würde, die an und für sich immer nur lokal Erfolge schaffe und welche oft durch die Schlachtfelder allein absorbirt wäre. Die Desinfektion habe mit dem strategischen Aufmarsche durch systematisch bestellte Institutionen zu beginnen und mit der vollendeten militärischen Aufgabe respektive Repatriirung der Truppen zu enden. Was die letztere bedeute, wo infizirte Truppen ohne jede universelle Reinigung bei den Ortsbewohnern vor der Auflösung schon einquartiert und dann einfach entlassen werden, — das habe die Vergangenheit wohl genügend gelehrt.

Mehr denn je müsse man darauf dringen, dass das Militär wie das Civile belehrt, durch Mannschaftsschulen aufgeklärt werde und dass alle principiellen, einschlägigen Fragen international behandelt würden, um schliesslich völkerrechtliche Bestimmungen schaffen zu können. Die Vorschriften zur Installirung der Desinfektions-Commissionen seien in die Mobilisirungs-Instruktionen und -Pläne aufzunehmen.

Vom militärischen Standpunkte müsse weiters darauf gedrungen werden, dass beim strategischen Aufmarsche für jeden Vertheidigungs-Abschnitt Epidemie-Spitäler mit allem Zugehör errichtet, und diese im Falle des Bedarfs nur ihrem Zwecke gemäss verwendet werden. Diese Anstalten müssen eventuell den etwa nöthig erscheinenden Kriegsquarantainen, deren Definition hier nicht Raum finde, welche aber keinesfalls die Verbindungen zwischen Hinterland und Armee nach vorn hindern, als Basis dienen. Derartige Anstalten seien zeither immer zu spät und niemals dem Zwecke entsprechend, auch unter dem Drange der Verhältnisse nicht immer lokal richtig zur Aufstellung gelangt. Sie bedürfen ausgiebiger Vorarbeiten.

Es berichtet der Vortragende auch noch über die Unsicherheit des Rapportwesens, welche mehreren Heeren schon verhängnissvoll geworden sei. Er wolle nur darauf hindeuten, dass die laufenden Rapporte bei der Mobilisirung nicht für die hygienische Deckung der Armee ausreichen. In Toulon stritt man sich über die Natur vorgekommener Cholerafälle, die sich zuerst in einem Jägerbataillone ereignet haben sollen 1854 gerade so, wie vor Kurzem. Damals läugnete man die Natur der Krankheit, zündete durch das infizirte Bataillon in Varna und setzte die ganze Division bei Kustendje in Flammen. Aehnliches geschah 1877 im Gouvernement Kiew bezüglich des Flecktyphus.

Um zu verhüten, dass einzelne Heeresbestandtheile Seuchenkeime ernster Natur schon in die Operationsbasis tragen, wären ärztliche Gutachten, wofür die Verfasser die höchste Verantwortung tragen, in die Hauptquartiere am ersten Mobilisirungstage zu senden und falls ein solches Bedenken erregende Mittheilungen zu machen hätte, müssen diese sofort der Heeresleitung telegrafirt werden, um den gefährlichen Truppentheil noch vorläufig ausscheiden zu können.

Schliesslich bestehen hinreichende, reglementäre Vorschriften, wie sie für die Salubrität stehender Lager, bei Belagerungs-Arbeiten u. s. w. unbedingt nothwendig wären, noch immer nicht, wiewohl es allgemein bekannt ist, dass längere Zeit bezogene Freilager giftig werden. Noch immer sind die versenkten Erdhütten das Prototyp einer behaglichen Feldwohnung und bis heute sind nicht einmal die bereits in harten Winterstellungen am Lim erprobten, improvisirten, heizbaren Wohnungen reglementär irgendwo eingeführt. Wie wichtig die Unterkunftsfrage zur Verhütung von Epidemien sei, müsse wohl nicht erörtert werden.

Die Lagerhygiene, welche mit den ungeheuren Cavallerie-Massen und vermehrten Bespannungen neben den heute wohl drei- und vierfach stärkeren Armeen zu rechnen hat, bedarf wohl, wie der Vortragende sagt, einer gründlichen neuen Bearbeitung. Kriegserfahrung und Wissenschaft finden hier eine ihrer würdige Anwendung.

Die Sektion erklärte sich mit den vom Vortragenden entwickelten Ansichten vollkommen einverstanden und hielt es für dringend nothwendig aus humanitären, politischen (internationalen) und militärisch-technischen

Gründen, in Zeiten des Friedens beim Entwurf des allgemeinen Mobilisirungsplans Vorsorge zu treffen und die Durchführung der nothwendigen Massregeln durch Gesetze zu sichern.

La statistique médicale militaire comme base sérieuse et unique d'une statistique internationale médicale des États européens.

Medical-Military Statistics as an important and unique basis of international medical statistics for the European States.

Die militaire Medicinal-Statistik als solide und gewissermassen einzige Grundlage für die internationale Medicinal-Statistik der europäischen Staaten.

Dr. **I. Schmoulewitsch,** de St. Petersbourg.

Messieurs!

Tout le monde civilisé est persuadé que le bien-être humain dépend à un haut degré des progrès de la médecine comme science prévenant les maladies et les combats. Il est très probable que personne n'objectera qu'un des meilleurs moyens pour le développement progressif de cette science ne soit la méthode statistique. Une seule observation, se rapportant à l'influence qu'une condition naturelle ou artificielle exerce sur la vie et la santé des hommes ou à l'influence d'une cure dans une maladie quelconque, etc. — n'a aucune importance scientifique. Chaque conclusion décisive exige plusieurs observations, qui doivent être disposées en certains groupes et d'une certaine manière, c'est-à-dire exploitées d'après la méthode statistique. Un phénomène, observé sous certaines conditions, devient d'autant plus clair et compréhensible, que ces conditions sont plus variées; c'est pourquoi les spécialistes font tous les efforts dans les congrès internationaux pour rendre possible l'application de la méthode statistique comparative à toutes les questions financiaires, juridiques, etc., qui ont un intérêt particulier pour le genre humain; et voilà pourquoi ces congrès excitent toujours un si vif intérêt dans le monde civilisé. Et en effet, aux congrès de statistique ont été présentés plusieurs travaux précieux sur diverses branches de la statistique internationale, mais malheureusement la partie médicale y brille toujours par son absence. Comment expliquer ce fait? Est-ce que les questions médicales ont une moindre importance pour la prospérité des hommes, que les questions juridiques, agricoles ou financiaires? Est-ce par manque de bonne volonté, d'intérêt pour leur science ou de moyens intellectuels de la part des médecins? Nullement. L'absence presque complète des recherches médico-statistiques comparatives est provoquée par les énormes difficultés du sujet, par la complication des faits qui sont nécessaires pour une telle recherche et principalement par ce que les projets conçus pour des recherches pareilles, étaient denués de base pratique et par cela même irréalisables.

Vous savez très bien, Messieurs, que la statistique médicale présente en général d'énormes difficultés, à cause de la nécessité où nous sommes d'avoir deux séries différentes de chiffres. Les conclusions tirées des données concernant la morbidité et la mortalité, considérées séparement, ne sauraient suffire aux exigences de la science. Pour y satisfaire, il faut que le groupe d'individus qui a fourni les chiffres des malades et des morts soit connu dans tous les détails, savoir le sexe, l'âge, les conditions de la vie, etc., car il n'y a que les données puisées à cette source, qui à juste titre puissent prétendre donner lieu à une statistique médicale scientifique. Eh bien, Messieurs, les moyens dont la statistique médicale dispose actuellement dans divers pays ne permettent pas, à mon avis, d'établir une statistique médicale internationale qui puisse embrasser la population toute entière dans le sens que j'ai eu l'honneur d'exposer. Je suis persuadé que nous n'arriverons à la possibilité de créer une statistique médicale internationale qu'en prenant pour point de départ un certain groupe de la population — notamment les armées — comme le groupe le plus accessible aux études statistiques.

L'effectif de l'armée, étant connu à tout moment dans tous ses éléments, dans toutes les conditions d'âge, d'origine, etc., nous offre des séries des chiffres les plus difficiles à recueillir pour tout autre groupe de la population. Je n'ose prétendre que dans les comptes-rendus médicaux militaires, les données concernant la morbidité soient d'une exactitude irréprochable; mais je suis sûr que pour tout autre classe de la population il est impossible d'arriver à de meilleurs résultats. Quant aux données sur les décès, on peut affirmer qu'elles sont absolument exactes, tous les cas étant scrupuleusement enregistrés. Les conditions de la vie: casernement, nourriture, vêtements, travaux, etc., sont également connues à chaque moment donné, et ce qui est d'une importance énorme — ces conditions sont à peu près les mêmes dans tous les pays.

Messieurs! Si à tout ce que j'ai eu l'honneur d'exposer vous prenez encore en considération que toute l'armée est sous un constant contrôle médical, que presque dans tous les pays il existe des bureaux de statistique médicale militaire et que les États qui publient des comptes-rendus annuels ne comprennent pas moins de 4 millions de soldats, — vous conviendrez que l'armée est un groupe presque idéal, de nature à fournir une base solide à l'étude de la statistique médicale internationale. Je propose donc de puiser à cette excellente source.

Les difficultés qui peuvent se présenter pour la réalisation de ma proposition, sont faciles à vaincre. Quelques États, par exemple, ne donnent dans leurs comptes-rendus que les chiffres absolus des malades et des morts et, probablement par des raisons politiques, n'indiquent pas les chiffres de l'effectif des différentes armes. Eh bien, nous pouvons respecter ces raisons. La statistique comparative n'a pas besoin des chiffres absolus; les indications pour cent facilitent même la solution de son problème. Une autre difficulté serait la différence des tables nosologiques acceptées dans les différents États. Cette différence dépend du développement spécial qu'ont pris les sciences médicales, selon le génie des peuples, de la prédominance de l'une ou de l'autre branche de ces sciences dans les différents États. Il serait facile de s'accorder dans cette relation. L'importance des moments étiologiques est reconnue partout, et on pourrait très-bien les prendre pour base de la table nosologique, ayant en vue toutefois les groupes anatomo-physiologiques. Quant à la classification des maladies, on pourrait en vue des différentes opinions ne pas trop spécialiser et se borner à quelques grands groupes. Je trouve même nécessaire la simplification de la table nosologiques pour les rapports médicaux militaires, puisque la statistique médicale militaire n'a pas pour but de résoudre les questions scientifiques médicales, mais doit avoir en vue seulement les mesures hygiéniques que l'on doit entreprendre au moment donné. C'est pourquoi les tables nosologiques trop détaillées sont tout-à-fait superflues et ne font que du mal, en prenant trop de temps aux médecins militaires.

Bref, Messieurs, je suis persuadé qu'en comparaison avec l'énorme importance que la statistique médicale militaire comparative peut avoir pour la détermination et l'éclaircissement des causes de la morbidité et la mortalité des populations en général et spécialement des armées, les difficultés sont parfaitement surmontables.

C'est pourquoi, Messieurs, j'ai l'honneur de vous proposer la résolution suivante:

Considérant

1) Que la statistique médicale comparative est d'une très haute importance pour tous les peuples;

2) Que la statistique médicale comparative n'a pas fait de grands progrès jusqu'à ce moment, à cause de l'impossibilité d'avoir pour toute la population les éléments nécessaires;

3) Que les armées européennes présentent les groupes les plus parfaits pour les recherches comparatives, étant composées de personnes du même âge, faisant les mêmes travaux, vivant dans les mêmes conditions et se trouvant sous un contrôle médical constant et

4) Que la statistique des armées est déjà dotée de comptes-rendus annuels, obligatoires dans tout les États;

La section exprime le vœu:

Que les États européens s'accordent relativement à une forme, unique et commune pour tous les rapports médicaux militaires annuels, ayant une commune table nosologique, fondée sur l'étiologie et servant de base à une statistique médicale comparative en général.

DISCUSSION.

Dr. P. Soutzo, d'Athènes: M'associant au vœu émis par notre savant confrère de St. Petersbourg, je n'ai qu'à ajouter quelques mots pour compléter son idée. Certainement, la statistique médicale des armées peut servir comme base à une statistique internationale, mais à la condition que les divers États s'entendront pour accepter un plan uniforme, et fonderont sur les mêmes bases les données fournies par les tableaux, car pour le moment cela n'existe pas; les uns p. ex. donnent la morbidité par rapport à l'effectif, les autres par rapport au nombre des entrées; même dissidence pour la mortalité, les uns donnent la mortalité par rapport à l'effectif, les autres par rapport aux entrées en général, et d'autres par rapport aux entrées de chaque maladie. La différence de la langue dans laquelle ces statistiques se publient est aussi un obstacle pour leur utilisation; aussi, pour que la statistique médicale militaire puisse servir de base à une statistique internationale, il faut que préalablement les divers États s'entendent pour adopter une nomenclature commune, une base commune pour la relation des tableaux, et que la statistique militaire de chaque pays soit publiée dans la langue du pays et dans une autre langue commune pour les statistiques de tous les États.

On Sunstroke.

Sur l'insolation.

Ueber Hitzschlag.

Surgeon-General Sir **Jos. Fayrer**, de Londres.

The Nineteenth Annual Report of the Sanitary Commissioner with the Government of India for 1882 gives the following information:

»In the year 1882 the European Army in India numbered 57,198 men; out of these there were:

Cases of	Apoplexy	15
	Sunstroke	102
	Hemiplegia	5
		122

with 49 deaths.«

Apoplexy, sunstroke, and hemiplegia are bracketed together, the deaths from each are not separately stated, but they are all attributable to the effects of heat.

In the same year there were 3,539 European women and 6,208 children with the army; out of these there were six cases of sunstroke, with two deaths, among the women; and three cases, with one death, among the children. The proportion of attacks and mortality is much less than among the men, no doubt owing to the conditions of living, which involve less exposure to predisposing and exciting causes of sunstroke.

The Native Army in 1882 numbered 126,589 men; among these there were cases of

Apoplexy	18
Sunstroke	23
	41

with 17 deaths.

The jail population for 1882 was 94,059, out of which there were 70 cases of apoplexy and sunstroke, with 31 deaths.

The greater susceptibility of the European to the influence of heat is well shown in these returns.

Dr. Cunningham, the Sanitary Commissioner, says, regarding apoplexy and sunstroke: »During 1881 the results under this head were more than ordinarily favourable, and in 1882 they were more favourable still.

»For the European Army of India the admission rate was 2,3 per mille against 3,9 in 1881, and 6,7 in 1880.

»The death rate 0,85 against 1,48 and 2,69 in 1881 and 1880.«

The following table shows that admissions and deaths were more numerous in Bengal than in the other Presidencies.

Apoplexy and Sunstroke[1]).

Annual admission and death rates in three presidencies.

Period.	Army of India.		Bengal.		Madras.		Bombay.	
	Admission pr. 1000.	Deaths per 1000.	Admission per 1000.	Deaths per 1000.	Admission per 1000.	Deaths per 1000.	Admission per 1000.	Deaths per 1000.
1870—79	4	1,52	4	1,53	3	1,42	4	1,56
1880	7	2,69	8*	3,14*	3	0,78	6	3,03
1881 †	—	1,48†	5	1,75	2	0,96	3	1,21
1882	2	0,85	3	0,94	2	0,82	2	0,63

* Excluding troops in Afghanistan.

† Including Troops on active service and on the march.

The facts just cited show how far insolation and the effects of heat contribute towards sickness and mortality among certain classes of persons, the circumstances of whose life, being under direct observation and control, furnish reliable data for consideration of their vital statistics.

The figures indicate chiefly the more severe forms, those in which the cerebro-spinal system suffers, they do not include the simpler effects of heat, as seen in fevers which are often complicated by the operation of other climatic influences, such as telluric miasmata, malaria, alternations of temperature, hygrometric and electric states of the atmosphere.

But, as this paper is meant to deal specially with insolation, I must restrict my remarks to those conditions which are generally comprehended in the terms sunstroke, thermic fever, ardent fever, heat apoplexy, heat asphyxia, etc., etc., and which imply different pathological conditions, though they are apt to be confounded with each other.

The influence of a high temperature on the general health of soldiers, sailors, and other residents of hot climates is a subject of much hygienic importance and merits careful consideration, but it can only be glanced at here, merely as introductory to the discussion of the more striking and special effects of heat as seen in insolation which is indeed the purport of the present communication.

Man, of all animals, appears to possess the greatest adaptability to change of climate, and to be capable of maintaining health under extreme variations of heat and cold, provided his constitution be unimpaired by disease or exhaustion, his viscera in a normal state of functional integrity and activity, and his diet sufficient in quantity and appropriate in quality for the requirements of nutrition.

His body has the inherent power of regulating and maintaining an equable temperature under extremes of cold or heat, his state of health, acclimatization, idiosyncrasy, and ethnic peculiarities, all contributing towards this end.

---

[1]) Report of Sanitary Commissioner on the Government of India for 1882.

Vigorous, healthy Europeans, of temperate habits, have the power of sustaining, nay, of thriving under, great heat, but recent arrivals seem more prone to suffer than those who have become accustomed to the climate and have learned how to protect themselves against its injurious effects; whilst a negro or a native of India can tolerate heat which would prostrate a European; but if the temperature rise above a certain degree, all alike succumb: for example, numbers of natives of India die from the effects of the hot winds.

Heat is so closely associated with other climatic conditions, such as electric, hygrometric, and barometric states of the atmosphere, telluric and other miasmata, that it would be difficult to say how far it alone is concerned in affecting the health of those who are exposed to their combined operation; it seems probable, however, that the deteriorating effects of hot climates are due in a larger measure to those accessories than to heat itself. The effects of climate on human health and endurance are not yet sufficiently determined, and it is to naval and military medical officers that we must look for further data.

The human body, in a state of health, has the autonomous faculty of preserving a due equilibrium of temperature under varying conditions; but it is doubtful if continued exposure to great atmospheric and solar heat can be endured without injury. The observations of Parkes, Becker, and others serve to show that certain deteriorating effects are produced by it on the nervous system, the eliminative and secretory functions, the power of digestion and assimilation. Fever also, which is liable to be complicated by miasmatic poisoning, may result in all degrees of severity, from the simplest to the most ardent forms, passing, in extreme cases, into those dangerous conditions which are known as sunstroke.

Fever due to the action of heat is sometimes very severe, the temperature rises high, and in some cases proves rapidly fatal. Such is the ardent fever which may be complicated with and present the remissions, peculiar to malarial poisoning.

The degree in which heat operates is modified by the hygrometric state of the atmosphere; dry hot air is better tolerated than damp hot air; the hot winds of upper India are less trying than the moist though cooler air of Bengal and Southern India; dry heat favours perspiration and so keeps the body cool; damp air even though cooler, suppresses perspiration by limiting evaporation, and thus diminishing the refrigerating powers of the body.

Toleration of heat depends much on state of health, vigour of constitution, mode of living, especially absence of excess of food or alcohol. Healthy persons bear a high temperature well, if transpiration be unimpeded by atmospheric moisture and other causes, and the air be pure. When from any cause perspiration fails, suffering soon ensues, and the danger becomes great of ardent fever or insolation; the danger is enhanced when the temperature of moist and impure air rises above that of the body.

In India the months of April, May, June and July are those in which thermic fever is most prevalent, and it is not only persons who are exposed to the direct operation of solar heat who suffer, — for some of the worst cases occur in rooms, in the shade, in tents, barracks, or at night, especially when the air is vitiated as well as hot, and in those who are predisposed by disease, debility, or intemperate habits. Indeed not only may fever result, but frequently the worst form of insolation. It is remarkable how comparatively seldom men suffer on board ship from insolation, yet they are by no means exempt, as travellers by the Red sea and Persian Gulf can testify.

In addition to the febrile conditions referred to, the effects of great heat may be as follows:

1st. Syncope from exhaustion, caused by either the direct rays of the sun or a heated atmosphere in the shade, especially when the physical or mental powers are depressed, e. g., in the case of engine room men in steamers, in hot climates, when the temperature rises to 120° or more; men on parade or marching if oppressed with clothes or accoutrements; labourers, artificers, and others, in heated rooms, barracks, hospitals, tents, and ships may suffer in this way; or may pass into the dangerous state of asphyxia, or cardiac apnœa, especially if exhausted by dissipation and intemperance. The condition is one of depression, the skin is cold and pale, the pulse feeble.

Death may occur from failure of the heart, but recovery is usual.

2nd. — An analagous condition caused by the action of the direct rays of a powerful sun on the head or spine.

The respiratory centre may be affected, circulation and respiration fail, and death result. Recovery is the more frequent result, but this may be retarded by mischief done to the nerve centres. The first symptoms of exhaustion having passed, reaction may assume the form of high fever, or may indicate lesion of the cerebro-spinal system. When death occurs suddenly or rapidly, as it occasionally does, from cardiac failure by inhibition through the vagus — it is sometimes attributed to the coagulation of cardiac myosin, but is more probably a post-mortem change — the heart's action is perhaps brought suddenly to a close by tetanic contraction of the ventricles, as shewn by C. Bernard, and L. Brunton as the result of the action of great heat.

The condition of syncope or shock is in short liable to be followed by reaction and consecutive symptoms of varied character, affecting the nervous system, and I have frequently observed that these symptoms do not come on for some time, it may be days, after recovery from the first urgent symptoms.

3rd. — From over heating of the whole body, either by direct exposure to the solar rays or to a high temperature in the shade, vasomotor paralysis, intense pyrexia, failure of circulation and respiration resulting in asphyxia, and often in death.

This form of insolation may arise from direct action of the sun's rays on the head and body. The blood, nerve and other tissues, become over-heated in addition to the shock which arises from the first impression of heat; the temperature of the body rises to 106°, 109°, or even higher; cardiac and respiratory failure soon result.

But it comes on frequently also in the shade or at night, and especially in persons who are suffering from exhaustion, fatigue, dissipation, illness, or over-indulgence in food or alcohol, and in those who have weak or fatty hearts, especially when the air is impure from overcrowding or insufficiency of cubic space. Such, indeed, form a considerable part of the fatal attacks of the so-called heat-apoplexy or asphyxia in India.

Some die, many recover, but not unfrequently the recovery is imperfect, there are sequelæ, the result of structural change, which impair health or intellect, and destroy life at last.

In the cases depending on heat-exhaustion and shock, the primary symptoms are those of depression, — the person becomes unconscious or nearly so, the skin is cold, pale, and moist, with feeble pulse, and, it may be, sickness. The condition is that of collapse, and in this state, if reaction be not soon established, death from syncope may result, though this is rare; recovery is generally complete, but, when the direct application of intense solar light and heat have caused it, secondary lesions may result.

The premonitory symptoms of insolation may appear for some hours, even days, before the dangerous conditions set in. There is general malaise, restlessness, insomnia, apprehension of impending evil, precordial anxiety, hurried, gasping shallow breathing, giddiness, headache, nausea, or even vomiting, anorexia, great thirst, a desire to micturate frequently, and fervent heat of the skin. These symptoms, one or the other of them, becoming aggravated, the temperature rises to 104^0, 106^0, or even 110^0, dyspnœa and restlessness increase, the head, face, neck, and skin become red and livid, pulse full and labouring, carotid pulsation very perceptible, pupils contract closely to dilate again widely before death, unconsciousness passes into complete coma, stertor, convulsions, — often epileptiform, — relaxation of sphincters, and suppression of urine may precede death.

These symptoms indicate a profoundly disturbed state of the cerebro-spino centres, the intense heat is incompatible with the due performance of these functions, and death will rapidly result unless prompt aid be given; indeed it frequently does so despite all treatment.

Death is caused by apnœa or asphyxia; there may be cerebral hæmorrhage and effusion, whilst petechial patches appear on the body in some cases.

Though many recover, or rather do not die, a large proportion are permanently injured, and become more or less invalids for life, which is frequently shortened by obscure central or meningeal changes, which affect the sufferer in various degrees of intensity, irritability, impaired memory, headache, mania or dementia, partial or complete paraplegia, partial or complete blindness, intolerance of the sun's rays, — rendering a person otherwise fairly healthy, incapable of serving in hot climates or of enduring exposure to the sun. This may end gradually in fatuity, dementia, or epilepsy, or both, or chronic meningitis, with thickening of the calvaria, and intense cephalagia; or, in a lesser degree, the patient may suffer from disordered innervation and general functional derangement, which seriously impairs health.

Morbid Anatomy. — When death has occurred from syncope, on shock there is no very obvious morbid change: the brain with its membranes, and the lungs, are sometimes, not always, congested; the venous trunks, especially those of the abdomen and the right cavities of the heart, may be full of blood, which is dark, grumous, often imperfectly coagulated, and deficient in oxygen. Lividity of the body comes on rapidly after death.

In animals killed by exposure to a high temperature, the blood and tissues having been heated to 110 degrees or higher, the heart has been found in some cases contracted, in others it remained flaccid.

In death from thermic fever and the more intense form of insolation, the lungs and pulmonary circulation in man are often deeply congested, the heart in some cases is contracted, it may be from coagulation of the myosin, and the venous system is engorged.

Before death the body may be marked with petechial patches or livid ecchymosis. The blood is dark, grumous, and acid in reaction, the globules are crenated and do not readily form into rouleux.

The body for some time after death retains a high temperature, when opened the interior and viscera feel pungently warm, and dark blood drips freely from the incisions. Rigor mortis comes on rapidly, the brain and membranes are congested, and there may be cerebral hæmorrhage, or effusion of serum into its substance or cavities.

Treatment: The great object is to prevent an occurrence of the disease. Careful protection of the head and spine from the direct rays of the sun by proper Solah (pith) hats; light-clothing — fine woollen is the best — should be worn, and cotton pads over the spine.

Precaution against over-fatigue or exertion, either physical or mental, and freedom from excitement on the one hand, or depression from fatigue or want of food on the other, is most desirable. Rooms should be well ventilated and the atmosphere kept as pure as possible by constant ingress and egress of air.

The punkah, thermantidote and tattie should be freely used; and exposure to the sun, and fatigue or work during the hotter parts of the day should be avoided. During the hot still nights — a most dangerous time — punkahs should be kept freely going, windows open, the body should be protected by light woollen covering to protect against sudden alternations of temperature.

Moderation is essential. Excess of animal food and alcoholic drinks should be scrupulously avoided; depression from want of food equally to be deprecated. A moderate amount of physical exercise and mental occupation should be encouraged; regularity in living should be enforced. No one more likely to suffer from insolation than he who has suffered from mental or physical exhaustion, or who has become habituated to the abuse of alcohol or excess of food.

Healthy men who lead regular lives withstand heat, and preserve health in a measure that would be regarded as remarkable if contrasted with its effects on those who do not observe these precautions.

I would make a few remarks on treatment —

In simple heat exhaustion, remove the patient to a cool place in the shade if possible. Douche with cold water on the head and chest, not too prolonged, so as to depress. Remove all tight and oppressive clothing. Apply ammonia to the nostrils and give a slight stimulant; if depression be prolonged or profound, treat as for ordinary faint, let the patient avoid fatigue or exposure to heat as much as possible.

When a man is struck down by the hot sun, use the cold douche freely; the object is two-fold—to rouse by reflex action and to reduce temperature.

At the capture of Rangoon in 1853, in the month of April, numbers of men were struck down by the fierce sun. They were brought to the field hospital quite unconscious, clad in thick red coats with leather stocks, and were treated with free douching with the Bhisty's mussuck, and all recovered except one or two who had been bled.

In the case of a general officer, flagellation with a sweeper's broom was effective in rousing. Mustard poultices to the body and legs, and stimulating enemata with a diffusable stimulant by the mouth, in some cases was useful.

When I say these cases recovered, I refer to the reaction at the time. In some there were consecutive symptoms of fever, cephalalgia, etc. And could we trace their subsequent history, it would probably be found that complete recovery never took place, but that some chronic intra-cranial mischief remained.

Exposure to the sun should be carefully guarded against in future, and unless recovery has been complete and rapid the sufferer should be removed to a colder climate, when he must be protected from excitement, mental or physical, and continued care must be taken to prevent excess of every kind. In severe cases of thermic fever the object is to reduce temperature as speedily as possible, before tissue changes take place. The hyper-pyrexia is due not only to the direct action of heat on the tissues, but vaso-motor disturbance, and therefore quinine and morphia used hypodermically have been thought to produce good results by reducing blood pressure and temperature. Quinine probably may do so, the efficacy of morphia I should think questionable.

Bleeding has been abandoned, except in rare and exceptionable cases, where it may be necessary to relieve a labouring heart and prevent suffocation. In ordinary cases, though temporary relief may have been afforded by it, the improvement has been transient, and followed by relapse into a more dangerous condition.

No absolute rule can be laid down in this or any other disease; bleeding may, for reasons above mentioned, be the lesser evil, and if so should be adopted. Treatment generally consists in cold affusion, and the application of ice, care being observed not to reduce the body temperature too low. A thermometer will guide in this respect. The bowels should be relieved by purgatives or enemata. Sinapisms to the chest may be useful.

Blisters are sometimes applied to the neck, but rarely, I should think, with any benefit. In the epileptiform convulsions which sometimes occur, inhalation of chloroform may be useful, but it must be carefully watched.

The earliest and most severe symptoms having subsided, the fever which follows must be treated on ordinary principles. As the case progresses, if symptoms of intra-cranial mischief supervene, indicating meningeal inflammation, iodide and bromide of potassium and counter-irritation may be of service.

As a rule it is most desirable that one who has so suffered should not return — at least, for a considerable period after he has apparently recovered — to a hot climate, and that he should always be guarded against heat, overwork, exhaustion, anxiety, and errors in diet.

The sequelæ of sunstroke are often very distressing, rendering the patient a source of much anxiety to himself and to his friends.

The less severe symptoms, such as those of the slighter form of meningitis, or of cerebral mischief, occasionally pass away after protracted residence in a cold climate; but they are frequently the cause of suffering, danger, and shortening of life, and offer some of the saddest proofs of the danger of residence in tropical countries.

The time at my disposal is too brief to allow of justice being done to the various sequelæ of sunstroke. I have described some of them in an article published in »Brain«, part vii., a few years ago: nor can I, for the same reason, do more than allude to the valuable monographs on sunstroke by Professors Longmore, Maclean, the late Drs. Hill and Barclay, and especially to a most scientific and valuable work by Dr. H. C. Wood of Philadelphia which deals exhaustively with the etiology, pathology and treatment of all the forms and phases of insolation. My own experience of sunstroke has been recorded in several previous papers.

DISCUSSION.

Dr. Meinert, de Dresde: Excessive Hitze, namentlich bei feuchter Atmosphäre, vermag zweifelsohne auf directem Wege die durch Hyperpyrexie charakterisirte Form des Hitzschlags zu erzeugen, und den Sonnenstich im engeren Sinne auf directe Einwirkung der Sonnenstrahlen zurückzuführen, trage ich ebensowenig Bedenken. Immerhin glaube ich, dass ein indirecter, von Sir Jos. Fayrer nicht betonter, Vorgang für sämmtliche in der gemässigten Zone und für die Mehrzahl der in den Tropen vorkommenden Fälle von Hitzschlag in den Vordergrund der pathogenetischen Momente gestellt werden muss: das ist der hochgradige und rapide Wasserverlust, den der Organismus bei hoher atmosphärischer Temperatur erleidet. Kein Geringerer als Goltz (Ueber den Tonus der Blutgefässe etc., Virchows Archiv) hat nachgewiesen, dass ein in Erscheinung tretendes Missverhältniss zwischen Weite und Füllungszustand des Gefässsystems, bei einer gewissen Grenze angekommen, lähmend auf den Tonus der Blutgefässe wirkt und endlich Herzparalyse herbeiführt. In dieser Gefahr befindet sich jeder, der bei grosser Hitze die beträchtlichen, namentlich durch Haut- und Lungenperspiration bedingten, Serumverluste seines Blutes nicht durch entsprechende Wasserzufuhr ausgleicht. In der That entsprechen die Symptome des Hitzschlags (namentlich die Dyspnoë und die Herzschwäche) sehr auffallend dem durch Blutverdickung erzeugten Complex der Erscheinungen, während sie zwar durch das begleitende Fieber zu einem Krankheitsbilde sui generis vervollständigt werden, aber durch die Hyperpyrexie allein, wie intens sie auch sein mag, sich nicht erklären lassen. (Intermittens, Recurrens, lobuläre Pneumonie und andere oft mit höchster Steigerung der Eigenwärme verlaufende Krankheiten lassen Dyspnoë und Herzschwäche vermissen). Prophylaxe und Therapie werden demgemäss in erster Linie auf reichlichen Genuss von Wasser, oder in der Hauptsache aus Wasser bestehenden Getränken, Werth zu legen haben und in der deutschen Armee scheint dieser Grundsatz (vgl. die ausgezeichnete Monographie des Stabsarzts Dr. Jacubasch »Ueber Hitzschlag«) jetzt allgemein verbreitet zu sein. Ich glaube nicht, dass in der gemässigten Zone ein seinen Durst stets rechtzeitig mit Wasser stillender Soldat auf dem Marsch, unter sonst noch so sehr dazu disponirenden Umständen, von Hitzschlag befallen werden kann. Dass, wenn die Krankheit ausgebrochen ist, zur Herabsetzung des Fiebers und Anregung der Reflexe die bekannten hydrotherapeutischen Massnahmen ihren Werth behalten, brauche ich wohl kaum zu erwähnen. Das aber glaube ich schliesslich betonen zu müssen, dass auch für diejenigen Fälle, wo excessive Hitze als directe Ursache der Krankheit bezeichnet werden darf, der reichliche Ersatz der ausnahmslos beträchtlichen Wasserverluste als indicatio vitalis gelten sollte.

Dr. Schmoulewitsch, de St. Petersbourg, richtete die Frage an den Vortragenden, was man in der englischen Wissenschaft als apnoë versteht. Er machte darauf aufmerksam, dass man in Deutschland unter apnoë einen solchen Zustand versteht, bei welchem das Thier nicht athmet in Folge eines Ueberflusses von Sauerstoff; im Englischen scheint man mit diesem Worte eine erschwerte Athmung auszudrücken.

Ausserdem hat Dr. Schmoulewitsch auf die Bemerkung des Dr. Meinert erwiedert, dass er vollständig die Wichtigkeit des Wasserverlustes anerkennt, dass es ihm aber in hohem Grade unwahrscheinlich scheint, dass dieser Moment das wichtigste beim Sonnenstich ist. Veränderung der Herzthätigkeit — Beschleunigung derselben — tretet viel früher ein, als die Blutmasse bedeutend vermindert ist. Er ist überzeugt, dass man es hier mit einer Wirkung der hohen Temperatur auf die Nervencentren des verlängerten Markes und zwar in erster Reihe auf die Respirations- und Circulationscentren zu thun hat.

Dr. Colan, de Londres: While serving in a hospital ship in the Red Sea, I saw a good deal of sunstroke and found the most successful treatment to be to apply a large piece of ice in flannel to the nape of the neck, behind the medulla oblongata and to let it gradually melt, also to give a stimulant as brandy, etc., internally. In about two hours the patient was generally well. If a man came to me in the morning, and said he felt unwell all over, without any special symptom, and he was then neglected he would probably be dead of sunstroke in the evening, dying from Asphyxia or Cardiac apnoea.

Dr. Laub, de Copenhague, fait encore quelques remarques concernant les suites prochaines de l'insolation; il cite un cas tout à fait singulier où le malade par suite d'un accès de très courte durée, fut apporté à l'hôpital dans une situation d'aliénation complète, qui ne disparût que graduellement dans deux ou trois jours. La convalescence fut, comme à l'ordinaire, une assez longue.

Typhoid or enteric fever among European soldiers and others in the tropics.

La fièvre typhoïde chez les soldats européens dans les pays tropicaux et chez les autres habitants de ces pays.

Der Abdominal-Typhus unter den europäischen Soldaten und Andern in den Tropen.

Deputy Surgeon-General Dr. **Jos. Ewart,** de Brighton.

That this disease has long found a congenital home in India may be gathered from the classical works of Clark, Annesley, and Twining. Professor Maclean, the distinguished teacher of military medicine at Netley, saw and treated cases of continued fever at Madras (1838), Secunderabad, in the Deccan, and in China as far north as Nankin, extending over twenty days in duration, with bowel complication, which he had no hesitation in stating (1880) must have been cases of enteric fever. But the honour of first identifying it in our Indian Empire, on the perfected lines laid down by Gerhard, Stewart and Jenner, belongs, so far as I am aware, exclusively to Surgeon-Major Scriven, formerly of the Bengal Medical Service. He exposed the error of the prevailing view that it did not exist in India and the tropics, by observing and recording a case at Meerut in November, 1851. At the post mortem examination, the characteristic ulceration of Peyer's patches at the lower end of the ileum was found fully confirming the provisional diagnosis (Indian Annals of Medical Science, No. VII, p. 512, 1857). In 1854 he published some notes of three cases met with in Burmah (Medical Times and Gazette, p. 70, Jan. 28th, 1854). He subsequently saw, whilst serving at the Calcutta General Hospital, one or two doubtful cases which recovered, and three others, regarding the nature of which there never was any doubt, and in these the diagnosis was corroborated by the revelations at the autopsies. Scriven's cases all occurred in young European soldiers or sailors, residing in such widely scattered localities as the North-west Provinces, British Burmah, and Lower Bengal.

In 1855, it fell to my lot whilst stationed at Ajmeer, Rajputana, to discover the existence of enteric fever among the natives of India. Three well-marked cases, with an epitome of the symptoms during life, and of the necroptic appearances at the inferior end of the ileum, were recorded and published in the seventh number of the Indian Annals. At the concluding part of that paper, it was remarked that »without the most scrutinizing post mortem examinations being made in all those fatal cases which are denominated remittent fever, the conclusions drawn must be attended with some degree of uncertainty. Are not many of these examples of typhoid and typhus fever? In 1857—59, several well-marked cases of typhoid fever were noted whilst I was in charge of the Meywar Bheel Corps, among the Bheels of the regiment and the aborigines of the district. This experience, coupled with that previously obtained at Ajmeer, induced me again to enquire on this occasion, through the columns of the Indian Lancet, whether many of the remittents met with in hot countries were not in reality either typhus, typhoid, or relapsing fevers, modified and often materially aggravated by the presence of malaria in the system. I have repeatedly observed since this experience was gained, and the declaration founded upon it was made, both in and around Calcutta and elsewhere in many parts of India, that, in a very large number of remittents and continued fevers, the chief and fatal factor is the typhoid fever poison.

Although the answer to these inquiries was rather tardily delivered, it was at length given, with no uncertain sound, in the affirmative. Thus, a place was not assigned to it in the army medical returns, showing the sickness and mortality of the British troops serving in India until 1861, or about ten years after Scriven's first case was noticed. But, from that year to the present time, its increasing prevalence, and the augmented death-rate from it, have been notable facts. It remained unrecognised in the returns of the Sanitary Commissioner with the Government of India until 1871, from which year, down to 1881, it has constituted, as pointed out by Bryden, the most mortal form of fever in the European army of that country. Its very general recognition is, doubtless, attributable to better diagnosis, and verification in fatal cases by carefully conducted post mortem examinations. That it had always existed, and that it was no new importation, as was first supposed by some, is manifest from the cases recorded in the works of the Indian authorities previously referred to, and that, as pointed out in my monograph of 1856, it had always been grouped among remittent and continued fevers — chiefly the former — has now been amply proved. The increased prevalence of, and mortality from it, have been marked by a corresponding diminution in the frequency of, and the death-rate from, remittent and continued fevers. These facts have been established by the statistics of the late Surgeon-Major Bryden, and, since his untimely death, have been annually confirmed by his successors in office.

Ever since Scriven directed attention to this subject, enteric fever has been recognised as a constant factor in the sickness and mortality at the Calcutta European General Hospital, to which he was attached for several years. Its endemic occurrence, in all parts of India, has been acknowledged by Edward Goodeve, Chevers, Fayrer, Morehead, Francis, Cornish, Furnell, Lyons, Moffat, Massy, O'Brien, Cleghorn, Green, Hanbury, Hunter, and a host of others belonging to the British and Indian medical services.

The general result is that enteric fever now figures as by far the most fatal form of pyrexial disease met with among the younger soldiers serving in India. Year by year we have been hearing more of its existence. So that there were, in the course of eleven years ending 1881, no fewer than 1453 [1]) deaths, among the European troops, 115 among the women, and 112 among the children, ascribed to the ravages of this form of fever.

The prevalence of, and mortality from intermittent, remittent, continued and enteric fever as a group, contrasted with those of enteric fever alone, are brought out in the subjoined statement:

	Ratios per 1000 Strength.					
	Bengal.		Madras.		Bombay.	
	Admissions.	Deaths.	Admissions.	Deaths.	Admissions.	Deaths.
1870—79						
All	612,6	4,02	270,4	2,04	663,0	2,89
Enteric............	5,3	2,28	3,9	1,42	3,1	1,75
1880						
All	818,3	5,73	452,7	1,75	1128,8	8,99
Enteric............	8,7	3,07	2,6	1,36	9,5	5,76
1881						
All	770,2	3,43	279,6	0,77	844,8	3,74
Enteric............	6,3	2,62	0,9	0,58	4,2	2,83

Thus we learn that, though compared with the whole fever group, the inefficiency caused by enteric fever is small; it nevertheless accounts

[1]) The statistical data, throughout this paper, have been quoted from the later most valuable reports of the Sanitary Commissioner with the Government of India.

for by far the greater proportion of deaths in all the three presidential commands. »It is,« in the words of Surgeon-General Marston, pre-eminently the disease of which tne young soldier dies in India.« Cholera, in 1881, caused a death-rate of 2,33 per thousand, whilst that from enteric fever amounted to 2,64 in the European Army of India. The former, in its epidemic form, is more fearful, occasioning much mortality in a more limited space and time; the latter is widespread, occurs at all seasons of the year, and destroys the British soldier in larger numbers, both in the hills and plains.

The influence of season is shown in the following figures, embracing eleven years, 1871 to 1881. There were 679 admissions during the cool, cold, comparatively rainless and non-malarious months of November, December, January and February; 1323 during the warm, intensely hot, dry and almost absolutely non-malarious months of March, April, May and June; and 1288 during the moist, rainy, warm, hot, and extremely malarious months of July, August, September and October. The two points which may be noted in connection with these facts are, first, that its prevalence is altogether independent of malaria, and secondly, that it is intimately related to rise of temperature.

The more the facts are criticised, the more certain does it appear that the only known climatic condition which can claim an enduring share in the augmented prevalence of enteric fever is high temperature. But that, within certain limits, it is only an auxiliary and not an essential element in the causation, may be inferred from the tolerably frequent occurrence of the disease in the cold season. The inference tends rather to the conclusion that heat emphasizes the local conditions by means of which the exciting cause is generated and disseminated.

It has been observed in all countries that the young are peculiarly liable to attack, just as, in still earlier life, from reasons and conditions not quite understood, there is a special proclivity to measles, scarlatina and whooping cough. As regards enteric fever in India, there is this remarkable difference in degree. Thus, the general fever death-rate (exclusive of eruptive fever) among the troops serving in the United Kingdom, was 0,26 per 1000, whilst the enteric fever death-rate alone among the men of the same ages in the Indian Army amounted to 3,63; that is to say that, for every soldier who perished from fever in the home army, fourteen died from enteric fever in India. Of late years, a considerable increase of young men has been imported into the Indian army by means of the short service system, whilst the number of older men have undergone a somewhat corresponding decrease. These facts are well demonstrated in the subjoined statement:

Year	Under 25.	25 to 29.	30 and upwards.	
	Per cent.	Per cent.	Per cent.	
1871 to 1875......	38	27	35	= 100
1876	33	33	34	= 100
1877	33	35	32	= 100
1878	35	36	29	= 100
1879	39	33	28	= 100
1880	41	34	25	= 100
1881	43	35	22	= 100

The effect of this increase of young men upon the mortality from enteric fever is very apparent from the statement given below:

Years.	Mortality from Enteric Fever and Ratio of Liability to it at Different Ages.					
	Under 25.		25 to 29.		30 to 34.	
	Deaths per 1000.	Per cent. of Liability.	Deaths per 1000.	Per cent. of Liability.	Deaths per 1000.	Per cent. of Liability.
1877	2,45	44,2	1,55	27,9	0,99	17,8
1878	6,04	53,0	3,55	31,1	1,04	9,1
1879	6,17	54,1	2,73	23,9	1,78	15,6
1880	6,25	56,26	3,15	28,35	1,09	9,81
1881	4,56	59,84	1,57	20,60	0,79	10,37

Thus, with the increase of the number of youths since 1877, the death rate has been more than doubled, if we exclude the exceptional year 1881. In 1877, out of every hundred of the rank and file, 33 were under the age of 25, and the per centage of liability was only 44,2. In 1878, 1879, 1880, and 1881, the per centage of men under 25 rose to 35, 39, 41, and 43, whilst their liability to enteric fever had risen to 53,0, 54,1, 56,26, and 59,84, in these years respectively.

The influence of recent residence in India is also very remarkable.

Years.	Mortality from Enteric Fever and Rates of Liability to it at different Periods of Residence in India.					
	1st and 2nd year.		3rd to 6th year.		7th to 10th year.	
	Deaths per 1000.	Percentage of Liability.	Deaths per 1000.	Percentage of Liability.	Deaths per 1000.	Percentage of Liability.
1877	3,31	59,5	1,35	24,2	0,90	16,1
1878	7,90	63,4	2,64	21,2	1,38	11,0
1879	7,99	67,2	2,18	18,3	1,24	10,4
1880	9,08	75,98	1,78	14,90	0,47	3,93
1881	4,55	60,02	2,07	27,31	0,56	7,39

During the first and second year of residence, the death-rate stands extremely high, but very much lower between the third and sixth year, and lower still during the seventh and tenth year.

The statistical revelations of these statements prove beyond disputation that whatever may be the influence of local conditions and a high temperature in predisposing to enteric fever, the subject — the young soldier, is the main cause of death, and that to attain the highest enteric fever death-rate, it is only necessary to send him to India and bring him back under the short service system.«

The influence of malarial poisoning, at certain seasons, in modifying the incubation, invasion, course, and termination in convalescence or death, admits of no doubt. In America, enteric fever thus complicated has received the designation of »typho-malarial fever«. It may be questioned whether the condition is of such commanding importance as to justify this addition to our nosology. It would be as reasonable to call a case of small-pox ushered in by ague, liable to recur, and modify the course and character of the exanthem, if not promptly controlled and checked by quinine »variolo-malarial fever«. That the malarial element is not overlooked or disregarded in India, is manifest from the necessity of using quinine largely in the management of such cases. During the malarious season, ague not infrequently aggravates and complicates the stage of invasion, whilst the morning remissions and evening exacerbations later on, may be so strongly developed as to induce the practitioner to believe for a time that he is really dealing with a tropical remittent. The case oscillates, according to the degree of enteric or malarious poisoning, merging into the type whose efficient cause predominates, thus leading the practitioner to conclude that the conditions are convertible. The truth is probably that there is no such convertibility. The observation of the combination of the two diseases, proceeding side by side is, however, of the greatest importance in practice. Under such circumstances, a careful daily record of the morning and evening temperature, the subjective and objective symptoms, and the effects of quinine help eventually to establish the true nature of the case.

In the non-malarial, dry and hot months in India, enteric fever prevails largely among the young European soldiers. Why? First, because their youth, for some reason not fully known, is a powerful predisponent. Secondly, because heat, as might be expected, emphasizes the production and diffusion of its cause; and, under these conditions, we find it as easily diagnosed and uncomplicated in the recently arrived English soldiers as in England.

In natives, the rash is not so easily made out as in Europeans; but with care, it can often be distinguished in those whose shades of colour verge upon brown rather than black. In a certain proportion of cases, both in Europeans and tolerably fair-skinned natives, the rash is not seen; but, in fatal cases of this kind, the pathognomonic ulcerations of Peyer's patches are, nevertheless, found.

There is much diversity of opinion as to the origin and causation of enteric fever. Many authorities regard the efficient cause as a contagium vivum, germ, bacterium, or contagious bioplast of extreme minuteness, endowed with specific powers — so specific, that it is capable of producing enteric fever only, and that only when the soil — the young subject — is ready, to facilitate its operations. Here it is believed to germinate and multiply during a certain tolerably definite term, and to be expelled or cast off by the ulcers in the lower portion of the ileum, after which, in favourable cases, convalescence ensues. As to its whereabouts outside the body, Budd, of Bristol, and since his time many others, considered that is was contained in the dejecta, and thence found access to water, food, or air, whence it was conveyed to the digestive tract, thus lighting up enteric fever in the predisposed, on having passed unscathed through the ordeal of gastric digestion. Hence the tendency, in modern times, to look upon neglected drains, privies, and sewers as its mots favourite breeding ground. Thus this widely credited doctrine implies that enteric fever is caused by specifically endowed organisms, which stand in the same relation to its product — the disease, as the seed does to the plant; and the bacillus of typhoid fever, it is said, has been discovered without possessing the power, however, of reproducing the disease after inoculation. Murchison adduced a mass of evidence which he thought went to prove that the cause was often spontaneously generated in privies and sewers from fæcal filth; hence the invention by him of the term pythogenic fever. Whether bacteria or bacilli are the cause of enteric fever is still an open question. Dr. Lewis, after much patient research, »has arrived at the conclusion that these microscopic organisms have no specific action in the causation of disease, but are rather to be regarded as epiphenomena« (Hewlett).

Be this as it may, enteric fever is undoubtedly the product of a specific cause, and that it is in some way or other — not yet sufficiently understood — mostly associated with filth of animal origin. Its long period of incubation — often extending to two or three weeks or more — its duration and phenomena, although not so well defined as those of measles, small-pox, or scarlatina, point to the specific character of that cause. I have seen it in London, and in many parts of India, in exotics and indigenes, and to me, the fever has always seemed to be the same in all its essential particulars. This being so, I have never seen any reason to believe that the cause, in both cases, was not identical.

The communicability of enteric fever by means of milk, water, air, and food, tainted with the specific cause of the disease, is generally acknowledged. Its possible association with diseased meat has not been overlooked. Dr. Walder, of the Zurich Hospital, has recorded an outbreak of the kind among some of the young persons who attended a Choral Festival at Cloten. Similar instances have been suspected elsewhere, notably at Subathu, in the Sub-Himalayahs, in July and August, 1879, when enteric fever prevailed largely among the men of the 70th Regiment. At the same time, a disease existed among the sheep slaughtered for consumption, characterized by fever; temperature rising from 103° to 107°; diarrhœa and wasting; and in some carcases that were specially examined, the intestinal and mesenteric glands were found to be diseased. On the discovery of this disease among the sheep, precautions were taken that the affected animals should not be killed for food. Its issue to the men ceased on the 3rd of August. The last case of enteric fever occurred on the 20th or 18 days afterwards (Surgeon-General Marston's Report, dated 27th June, 1881).

The inference is that the meat ration, imperfectly cooked, contained the enteric poison, and was thus communicated with as much precision as in other cases, it is believed to be conveyed to susceptible or predisposed persons, through the medium of water, milk or air. It appears, however, on a close review of the history of this regiment, that the first case (not fatal) occurred at Mooltan on 26th March, 1879; six admissions, with four deaths, while on the march; three cases, with one death, at Dagshai in July; and 24 admissions, of which four were fatal at Subathu, where the first case was admitted on the 21st April, and the last on the 20th August. The diseased mutton theory of causation, is therefore unproven and probably incorrect, for the evidence taken as a whole tends rather to uphold the view that the disease was carried there, having dogged the regiment during the march thither from Mooltan (loc. cit.).

It has been urged by some that enteric fever is very rare among the natives of India, and that when it does occur, it is mainly among meat-eating and spirit-drinking Ghoorkas, Khasias, and others. My first three cases recorded in the Indian Annals of Medical Science, those of Dr. Mc Connell (Calcutta Medical College Hospital), and three of Wise's cases (Dacca) cited by Sir Joseph Fayrer, in the »Climate and Fevers of India«, occurred among non meat-eating Hindus. It is probably more frequent among meat-eating and spirit-drinking Europeans; but that it is not infrequently met with among Hindus who subsist mainly upon vegetarian diet, with milk and fish, is in consonance with my experience.

In a comprehensive review of the etiology of enteric fever in India, by Sir Joseph Fayrer, in his classical work just referred to, the following observations occur: »It is said by some writers that enteric fever is a common disease among natives of India; by others, that it is almost unknown. I think there can be little doubt that it is common enough. The causes which influence the European equally affect the native, and unless it be race peculiarity, there can be no reason why the native should suffer less than the European. Dr. Wise's reports from Dacca, Dr. Mc Connell's from Calcutta, and many others affirm its existence.

»There can be no doubt, I think, whatever view may be taken of the etiology of these cases, that they clearly show that, under certain circumstances, natives and Europeans are both affected with enteric symptoms . . . . But while the returns of the Sanitary Commissioner, the statistics of the hospitals, and other records, place the existence of this form of fever among natives beyond question, the etiology is still uncertain. My own impression is that it may depend on specific organic poisoning, but I doubt if this can be limited to human excreta; and believe that miasmatic poisoning, under certain undefined modifying circumstances, may give rise to continued or continuo-remittent fever, which becomes practically indistinguishable from specific enteric fever. That enteric fever should have one specific origin in temperate climates, is no proof that it may not have others in the tropics.

»I think I have cited evidence enough to show that, in the opinion of many medical officers of experience, ulceration of the small intestines and Peyer's glands is not necessarily indicative of specific enteric fever. but may also occur in the climatic fevers of remittent and continued type. I believe a considerable amount of climatic fever occurs in the tropics, in which the symptoms and phenomena so closely resemble those of true enteric fever, that they may cause one to be mistaken for the other, and that the post-mortem discovery of ulceration attests the severity of the disease; but this does not proclaim its original cause . . . . All I have said indicates the existence of fever, which is neither simple continued ordinary remittent, nor specific enteric, and that it should stand apart, its affinity being with malarial rather than with true enteric fever, though it has much in common with both. It may, after all, turn out to be true enteric fever, and were it admitted that the specific form of fever may originate in animal effluvia and emanations generally, and is not restricted to be a specific contagium, developed o n l y i n h u m a n e x c r e m e n t, then it is probable enough that in such a source we may find its origin, for there are few localities in which organic emanations do not taint the air, or pollute the soil or water. Still the fact that these conditions are often rife, and yet this form of fever so infrequent, whilst the effects of season, locality and age, play so important a part in developing it, seems to show that climatic conditions are largely concerned.«

Sir Joseph would, therefore, include in the nomenclature the addition of endemic enteric, or continued fever, »probably due to organic miasmata, combined with those influences of earth, air, or place, that are developed most readily in tropical or sub-tropical climates; also retaining specific typhoid fever, assignable to a specific cause, whether that is to be looked for in a specific contagion from another individual's bowels, spontaneous evolution, or the decomposition of organic matter.«

I need scarcely remark that the question raised by Sir Joseph Fayrer, supported by Surgeon-General Marston in his learned report, already referred to, and many other able and distinguished physicians of wide experience in tropical diseases, is one of vast importance. Whether it tends in the direction of his endemic enteric, or continued, the typho-malarial of Dr. Woodward, Professor Léon Colin's view of transformation of remittent into enteric, or of true enteric fever, such as is met with in temperate latitudes, having a more extended basis of causation than is to be found in human excreta, or limited to these as is believed to be the case in both temperate and tropical countries by many authorities, can only be settled by present or future observers on the spot. Until this investigation has been made, the question may be regarded as an open one.

In reference to this part of the subject, the following observations of my former colleague and esteemed friend, Professor Norman Chevers, C. I. E., are practical and pertinent. »There may be follicular ulceration, first tubercular, second dysenteric; but whenever I have found such ulceration in a case of fever, the other features have been those of true enteric fever . . . . If there be two forms of Indian enteric fever, there may be two sets of intestinal lesions. My own English and Indian experience, however, shows no change in these lesions.« He gives the following excellent advice to young medical officers: »Approach each fever case, where the disease assumes a continued form, in a spirit of vigilant inquiry, and never rest satisfied until you have sufficient grounds for determining whether it is one of remittent or true enteric« (l. c.).

An attentive perusal of the reports of the Sanitary Commissioner with the Government of India, leads to the conviction that the inquiries hitherto made, with a view to localize the origin of enteric fever, have not been sufficiently exhaustive in their character and scope. Endeavours in abundance are forthcoming to prove the absence of decomposing fæcal filth, the wholesomeness of the water, food, and air, the sufficiency of well ventilated barracks, and the excellency of the conservancy and sanitation, within the limits of the cantonments occupied by the troops. Indeed, it must at once be conceded that no reasonable expense has been spared to perfect Indian military cantonments in most of these respects. But there still remains difference of opinion as to the quality of much of the water supply. If evidence were required that it is not here where enteric fever is generally contracted, it will be found in the comparative infrequency of the disease among married soldiers and their families, who have no inducements to stray beyond their quarters, and the scrupulously clean and well kept grounds immediately surrounding them.

But is it so with the young unmarried und recently-arrived soldiers, who, as has been demonstrated, are specially prone to attacks of enteric fever? No! If animal or fæcal filth, undergoing putrefactive decomposition does not exist to any appreciable extent in barracks, hospitals and their vicinity, within station limits, it does nevertheless abound, in marvellous profusion, in bazaars, villages and hamlets, freely visited by the youthful soldiery. Here it is -- it may be far away from their barracks — in localities soddened with the filth of generations — nay, it may be of many centuries — where they are not only liable to breathe air tainted with noxious impurities, but obtain food, milk, alcoholic liquor, water, aerated or otherwise, of questionable quality and purity. Here it is, where they are constantly exposed to conditions, which, in temperate climates, are credited with the preservation, generation, and propagation of the enteric fever poison — conditions which, as we have seen, are intensified at certain seasons by the extreme heat of the climate. There is nothing in this repugnant to the doctrine that, in its etiology, enteric fever is closely associated with the existence of putrifying animal or fæcal filth. Where then is the difficulty of tracing the origin of the disease generally to the existence of pythogenic causes? Not certainly in the absence of local insanitary conditions, but rather in the nature, direction, and method of the investigations hitherto adopted.

It is manifest that the generally acknowledged freedom of barracks, and their close vicinity from putrescent filth, is, in itself, scarcely a sufficient objection to the filth theory of causation. It is beyond this boundary where the conditions, as indicated, are to be sought for and found. The inquiry should moreover embrace a rigid and impartial scrutiny of the patient's history and habits, derived, when possible, first from himself, and secondly from his friends, and extend over a period of many days antecedent to the attack, so as to cover the period of incubation, varying according to the best authorities, from one to three weeks or more.

I have cited facts to show that the diffusion of typhoid fever in India is favoured by age and recent residence, and given my reasons for concluding that high temperature probably co-operates, not so much by preparing the soil — the individual constitution — as by intensifying the filth conditions in which the poison is generated, and that the cause of paroxysmal and remittent fever, shares chiefly in the malarious season as a complicating and modifying element.

At this season, it has often to be taken into account in the diagnosis, prognosis, and management of many other morbid conditions. Every experienced physician and surgeon knows how materially convalescence from medical and surgical disease may be hindered by its existence in the economy. But there does not seem to be any solid ground for admitting that there is any more intimate relationship between malaria and the materies morbi of enteric fever, than there is between it and the cause of any other specific or non-specific disease, whose course it may modify, complicate, aggravate, or even mask for a time.

It is quite possible that the fæcal filth theory of causation, may not cover the whole ground: the poison may perhaps thrive and propagate in other kinds of filth. It was the possibility of such being the case, that, in 1875, I advised the Government of Bengal, to the effect, that to render the discharges of enteric fever and cholera cases innocuous, they should be thoroughly desinfected by carbolic acid, chloride of zinc, or sulphate of iron, or burnt in preference to the prevailing dry earth system, which deodorized, but did not disinfect. »Deodorized by dry earth, the excreta are buried in trenches often close to the habitations of the healthy, and the soil, thus fertilized, is utilized for the cultivation of vegetables and cereals. This method is, no doubt, sufficient for the destruction of ordinary night soil. But it is questionable whether it affords adequate protection against local outbreaks of enteric fever and cholera. By this plan, deodorization is wonderfully complete. Still, if there be a solid basis of truth in the theory that the poisons causing cholera and enteric fever respectively are contained in some form or other in the dejecta cast off in the course of these diseases, and that the soil, under certain conditions, favouring the stagnation and impurity of its contained moisture, may, according to Pettenkofer and his followers, constitute a congenial nidus for their subsistence, development, and propagation subsequently, through the medium of air, well-water, milk, and articles of food, there would be reason to fear that dry earth, admirable as a mere deodorizer, may not be a desinfectant in the sence of destroying or rendering inoperative the potential causes of these maladies.« (Transactions of the Epidemiological Society of London, Feb. 4th. 1880.)

DISCUSSION.

Dr. TH. COLAN, de Londres: I quite agree with the remarks of Dr. Ewart, that the contagiousness of typhoid is still a question; ever since it was first recognised as a distinct disease people have differed on the subject, and after about thirty years in the Royal Navy I myself could not give a decided opinion, though I am inclined to think it is not contagious. My opinion is the same as Dr. Ewart's that it is the young that suffer most. The young soldier in India in the bazaars puts himself in circumstances which cause typhoid taking bad milk, food and drink, and indulging in venereal practice. As to typhoid being malarial it is so perhaps in the sense of nearly all fevers save the contagious yellow fever (from which I suffered myself) having a trace of malaria, and therefore Quinine may be useful in the treatment; but above all I would advise no solid food, owing to the ulceration, but fluid including stimulants.

Die Pneumatometrie als Hülfsmittel zur Beurtheilung zweifelhafter Gesundheitszustände der Soldaten.

La pneumatométrie comme moyen de juger les états morbides douteux chez les soldats.

Pneumatometry as a means of decerning of doubtful states of health in soldiers.

Dr. **S. Dahlerup,** de Nyborg, Danemark.

Meine Herren!

Die Pneumatometrie ist von Vielen, vielleicht von den Meisten, bisher nur als eine physiologische Curiosität betrachtet worden, welche zwar ihre wissenschaftliche Bedeutung haben könne, aber ohne practischen Werth sei. Nur der Wunsch, nach bestem Vermögen zur Vertilgung dieser Anschauung beizutragen — nur der Wunsch, den grossen Werth dieser Methode für den Stand, wozu ich gehöre, nachzuweisen, ist es, der mir den Muth gegeben, in dieser hochgeehrten Versammlung eine Diskussion über ihre diagnostische Bedeutung speciell für Soldatenverhältnisse zu eröffnen.

Der Militärarzt hat eine doppelte Aufgabe, er hat die dienstliche Aufgabe, für das Heer ein so grosses und dienstfähiges Materiel wie möglich zu bewahren, und er hat die humane Aufgabe, einen Soldaten mit einer fortdauernden Brustaffektion nicht Strapazen auszusetzen, welche die schädlichsten Folgen für sein Leben haben können und mit denen er infolge einer frühzeitigen richtigeren Auffassung seines Zustandes möglicherweise hätte verschont werden können. Man kann deswegen nicht hinlänglich genug auf Untersuchungsmethoden Gewicht legen, die ihm diese Aufgaben erleichtern und ihn in den Stand setzen, die Dienstfähigkeit eines Mannes zu beurtheilen, selbst wenn wir diesen Methoden keine absolute Gültigkeit zuerkennen, sondern selbige nur als Hülfsmittel, welche die schon längst bekannten Untersuchungsmethoden complettiren und corrigiren, anerkennen können. Ich gestehe gern, dass die Pneumatometrie ihre Fehler und Unvollkommenheiten hat; derselbe Vorwurf kann aber gegen die Stethoskopie, die Spirometrie u. s. w. gemacht werden — ja ich würde es sogar für ganz verwerflich halten, auf die Resultate derselben allein eine bestimmte Diagnose zu bauen, anderseits aber wage ich zu behaupten, dass sie in unserer Untersuchung noch eine Erläuterung gewährt und dass sie diese in den sehr frühen Stadien giebt, oft lange bevor die Stethoskopie irgend eine Krankheit vermuthen lässt. Wir treffen ja so oft zweifelhafte Fälle, Fälle, in welchen ein Mann mit einem fortdauernden Husten oder häufig wiederkehrenden Anfällen davon, umhergeht, und es ist eben in solchen Fällen — in denen die Stethoskopie nur negative Erfolge giebt —, dass die Pneumatometrie auf ihrem Platze ist und in der Diagnose helfen kann.

Die Pneumatometrie misst das Maximum derjenigen Kraft, die das Individuum bei der Respiration entwickeln kann, und diese Kraft ist im gesunden und kranken Zustande sehr verschieden. Wenn wir »eine bedeutende Verminderung an Kraft« in einer der zwei Respirationsphasen haben, dann haben wir Krankheit. Um nun festzusetzen, was wir als »eine bedeutende Verminderung an Kraft« betrachten sollen, gilt es zuvörderst die Grenzen des gesunden Zustandes zu bestimmen, also das Normale zu finden, und in casu nicht das Normale für Menschen im

Allgemeinen, sondern das Normale für Soldaten, das heisst: für gesunde, erwachsene Männer in demselben Alter, deren Kräfte und Ausdauer durch die Anstrengungen des Soldatendienstes geprüft sind. und es kommt demnächst darauf an, diese Norm durch eine ganz bestimmte Technik der Untersuchung festzusetzen. Dieses muss bestimmt urgirt werden, da die Untersuchungsmethode grossen Einfluss auf die Erfolge hat. Erst wenn wir eine solche Norm für Soldaten haben, können wir den Abweichungen irgend eine Bedeutung beimessen.

Um eine solche zu erlangen habe ich deswegen mehrere Jahre hindurch die Mannschaft der Bataillone meiner Heimath kurz vor der Permittirung derselben untersucht und eine Reihe von über 700 Untersuchungen gesammelt, deren Resultate ich, so kurz wie möglich, hier mitzutheilen mir erlaube. Es würde uns zu weit führen die verschiedenen Untersuchungsmethoden und die dazu benutzten Apparate zu erwähnen, ich bemerke deswegen nur, dass alle meine Untersuchungen auf dieselbe Weise ausgeführt sind: mit Waldenburgs Mundstück und mit Anwendung der langsamen Methode, das heisst: wo die Respirationsanstrengung mit steigender Kraft bis zum Maximum der Anstrengung geführt wird, und wo die Quecksilbersäule ungefähr 2 Sekunden auf dem höchsten Punkte gehalten werden kann. Um nicht mit weitläufigen Zahlen zu ermüden werde ich nur die Hauptresultate citiren:

1) Die Exspirationskraft liegt bei dem gesunden, ausgebildeten Soldaten in den meisten Fällen, nämlich 71 %, zwischen 60 und 90 ^{mm} Quecksilber.

2) Die Inspirationskraft liegt in der überwiegenden Anzahl von Fällen (82 %) zwischen 40 und 70 ^{mm}.

3) Das bei jedem Untersuchten bestehende Verhältniss zwischen der Grösse der Exspiration und der Inspiration kann man mit einer einzigen Zahl ausdrücken. Diese Zahl, die Proportionszahl, zeigt, wie viele Procent der Exspiration die Inspiration ausmacht, und wird also leicht gefunden, indem man für jeden Einzelnen die Inspirationszahl mit 100 multiplicirt und demnächst mit der Exspirationszahl dividirt. Diese Proportionszahl liegt in den meisten Fällen, nämlich 72 %, zwischen 60 und 80. Hierin liegt, meiner Anschauung nach, der Kern der ganzen Sache; die absolute Grösse der Inspiration und die der Exspiration ist bis zu einer gewissen Grenze nicht entscheidend, das Hauptgewicht liegt in der Proportionszahl, in der Erhaltung des normalen Verhältnisses zwischen Inspiration und Exspiration. (Ich sage ausdrücklich: bis zu einer gewissen Grenze, denn beide Athmungsphasen haben ihre absolute, durch die Untersuchungen bestimmte minimale Grenze.) Wir haben ja nämlich gesehen, dass ein Mann, z. B. mit einer Inspirationskraft von 40, eben so gesund wie ein Mann mit einer Inspirationskraft von 70 sein kann, wenn nur bloss seine Exspirationskraft in dem richtigen Verhältnisse dazu steht, also kleiner bei der niedrigeren Inspiration, grösser bei der höheren ist. Ich glaube, dass frühere Forscher auf dieses Verhalten alzu wenig Gewicht gelegt haben, indem sie nur die Äusserpunkte der Inspiration und der Exspiration, welche ja zwischen ziemlich weite Grenzen spielen, zu bestimmen gesucht haben, ohne darauf hinlänglich zu achten, dass eine grössere Inspirationskraft normal immer eine grössere Exspirationskraft fordert, und dabei ist eine so grosse Uebereinstimmung zwischen den Resultaten herbeigeführt, dass die Pneumatometrie practisch unbrauchbar gewesen ist. Will man dagegen das

festhalten, dass es nur die Proportion ist, auf der Alles beruht, und diese Proportion durch eine grosse Anzahl Untersuchungen als innerhalb bestimmten, ziemlich engen Grenzen liegend gefunden ist, dann wird auch erheblicheren Abweichungen practische Bedeutung zukommen.

Gehen wir von diesen Resultaten aus, dann haben wir also gefunden, dass vollkommene Gesundheit der Respirationsorgane eines Soldaten eine Proportionszahl zwischen 60 und 80 fordert. Treffen wir also einen Soldaten, der über irgend eine fortdauernde Krankheit in den Athmungsorganen klagt, können wir andere Krankheiten, welche die Untersuchung schmerzhaft oder auf andere Weise genirend machen können, ausschliessen, und auch sicher sein, dass er seine volle Kraft in beiden Phasen anwenden will — also Simulation ausschliessen —, finden wir nun bei einem solchen Soldaten eine wesentliche Herabsetzung in der einen Phase und als Folge hiervon ein abnormes Steigen oder Sinken der Proportionszahl, dann sind wir theoretisch berechtigt irgend eine Krankheit in den Respirationsorganen zu vermuthen, und wir werden gleich sehen, wie die practische Erfahrung uns das Recht hierzu giebt. Ohne auf die Theorien von den Ursachen, weshalb wir in Krankheitsfällen eine Verminderung der Respirationskräfte finden, hineinzugehen, Ursachen, die noch nicht hinlänglich aufgeklärt sind oder worüber allenfalls keine Einigkeit herrscht, werde ich nur die grossen Hauptfacta anführen, welche von den bei allen früheren Untersuchungen über Pneumatometrie bei Krankheitszuständen gemachten Erfahrungen sowie von meinen eigenen Untersuchungen bestätigt worden. — Wir finden also bei Kranken fürs Erste: dass die Inspirationskraft in einer Gruppe von Krankheiten, welche von Phthisis und den chronischen Infiltrationszuständen in den Lungen repräsentirt sind, unverhältnissmässig gering ist. Als eine Folge der unverhältnissmässig geringen Kraft der Inspiration wird also die Proportionszahl niedriger als das Normale, nähert sich Null; und zweitens finden wir umgekehrt die Exspirakraft in einer anderen Gruppe, die durch Verminderung der Elasticität der Lungen von deren geringstem Grade bis an das vollkommen entwickelte Emphysema pulm. charakterisirt wird, geschwächt, wodurch also die Proportionszahl höher als das Normale wird, sich an 100 nähert oder sogar darüber hinaus geht. Für beide Gruppen gilt es, dass es nur einigermassen anfangende Krankheitsformen sind, die sich durch Abweichungen in der Proportionszahl zeigen, in den späteren und spätesten Stadien wird nämlich auch die andere Respirationsphase vermittelst der allgemeinen Schwächung der Muskelkraft geringer als das Normale werden und die Proportionszahl sich dadurch wieder der Norm nähern; man wird aber dann, wie gesagt, in beiden Phasen eine absolute Verminderung unter dem Normalen finden, und ausserdem wird solches keine praktische Bedeutung für Soldatenverhältnisse haben, weil die Krankheit lange vor diesem Zeitpunkt für die Stethoskopie zugänglich sein wird und so die Entlassung des Betreffenden bewirkt haben. Diese zwei Hauptfacta kann man als bewiesen betrachten, sie sind Thatsachen, die durch die Untersuchungen aller derer, die sich mit pneumatometrischen Beobachtungen bei Kranken beschäftigt haben, bewiesen sind, und wir können hierdurch mit Sicherheit das Dasein zweier grossen Gruppen, der chronischen Infiltrationszustände und der chronischen Bronchiten mit anfangendem oder schon entwickeltem Emphysem darthun, und sie zeigen sich auf eine charakteristische und von einander absolut abweichende Weise. — Es würde nun indessen keine grosse praktische Bedeutung haben zu wissen, dass die Proportionszahl niedriger als das Normale in der Phthisis und höher als das Normale im Emphysem ist, wenn diese Krankheiten schon durch andere Untersuchungsmethoden constatirt werden können; eine ganz andere praktische Bedeutung hat es aber, wenn die Pneumatometrie die Krankheit entdecken oder wenigstens mit grosser Wahrscheinlichkeit früher als die anderen Methoden vermuthen lassen kann. Wie es aber a priori wahrscheinlich ist, dass, wenn die entwickelte Phthise oder das entwickelte Emphysem die Proportionszahl so bedeutend afficiren, auch die anfangenden Formen sie auf dieselbe Weise, wenn auch in geringerem Grade, afficiren werden, so finden sich auch hinlänglich zahlreiche Erfahrungen darüber, dass das Dasein der Krankheit und ihre Natur durch die Pneumatometrie, lange bevor ihre Entwickelung zu den ausgesprochenen pathologisch-anatomischen Veränderungen führte, welche die Stethoskopie entdecken konnte, erleuchtet worden. Unter den 700 Untersuchten fanden sich 25 mit einer ungewöhnlich hohen oder ungewöhnlich niedrigen Proportionszahl. Von diesen 25 hatten 7 Husten mit Hæmoptyse gehabt oder waren von phthisischem stirps (sie hatten Proportionszahlen von 37 bis 50) und 5 andere litten häufig an Husten und an Kurzathmigkeit beim Laufen (diese hatten Proportionszahlen von 80 bis 112). Es ist mir nicht möglich gewesen ihnen allen genau im Laufe der (4--5) Jahre nach der Permittirung zu folgen; so viel habe ich doch erfahren, das mehrere von diesen jetzt an ausgesprochenen Brustaffektionen leiden, einer ist sogar an Phthisis gestorben. Ich werde nur noch ein Beispiel anführen, weil es hier schon während der militärischen Laufbahn, die hier in Dänemark sehr kurz ist, gelungen ist die Krankheit zu constatiren. Der Patient verrichtete seinen Dienst, zwar von Husten geplagt, aber ohne krank gemeldet zu werden. Bei der pneumatometrischen Untersuchung zeigte seine Proportionszahl sich als 108, also nicht unerheblich höher als das Normale. Man musste folglich annehmen, er litte an Emphysem, ohne dass jedoch dies, trotz wiederholter stethoskopischer Untersuchung, entdeckt werden konnte. Im Herbst litt er nun mehrere Mal an Bronchiten, welche zuletzt das Emphysem so viel entwickelten, dass dieses nun auch stethoskopisch erwiesen wurde und seine Entlassung aus dem Militärdienst veranlasste.

Aber, könnte man fragen, wenn auch die Pneumatometrie die grossen unkomplicirten Krankheitsformen nachweisen kann, welche Erläuterungen giebt sie denn bei den komplicirten, zum Beispiel bei der nicht ungewöhnlichen Komplication von Phthisis und Emphysem? Ich werde hierauf antworten, dass man wahrscheinlich in beiden Phasen der Respiration eine absolute Verminderung unter dem Normalen erhalten würde, dass aber ein solcher Fall höchst wahrscheinlich so sehr hervorgerückt sein würde, dass der Dienst der Pneumatometrie nicht länger nöthig wäre, und endlich dass es wohl zu erinnern ist, dass die Pneumatometrie sich nicht auf feinere Diagnosen einlassen kann, sie giebt nur einen Fingerzeig, sie ist wie ein Signal von Gefahr auf der Eisenbahn, einer Gefahr, deren Lage rechts oder links sie zwar zeigen kann, deren nähere Natur zu erforschen sie aber Anderen überlassen muss.

Sollte ich nun zuletzt resumiren, welche Bedeutung die Pneumatometrie für den Militärdienst in zweifelhaften Fällen hat, und was sie zu leisten vermag, würde es ungefähr folgendermassen lauten:

Vermittelst der bei einer grösseren Anzahl Untersuchungen bei Soldaten gefundenen, normalen pneumatometrischen Verhältnisse kann die

Pneumatometrie entscheiden, ob anwesende Funktionsstörungen in den Respirationsorganen sich nur an kurzdauernde, mehr unbedeutende Krankheiten referiren oder auf anfangende chronische Gewebsveränderungen, die noch nicht stethoskopisch nachweisbar sind, deuten. Gleichzeitig kann sie einen etwaigen Begriff sowohl von der Natur der Gewebsveränderungen als von ihrer Entwicklungsstufe gewähren.

DISCUSSION.

Dr. Schmoulewitsch, de St. Petersbourg, bemerkt, dass die Inspiration ein aktiver, während die Exspiration ein passiver Process ist, bei welchem der Zustand der Unterleibsorgane eine grosse Rolle spielt, und Krankheiten der letzteren können das Verhältniss der In- und Exspiration wesentlich modificiren.

Dr. Ziegel, de Stettin: Die Pneumatometrie, insbesonders die Feststellung der Proportionszahl zwischen Einathmung und Ausathmung, scheint eine gute Untersuchungsmethode für physiologische und pathologische Zwecke zu sein; dieselbe scheint auch für dänische militärärztliche Verhältnisse zu passen, unter denen nur geringe Ansprüche in Bezug auf Zeit und Zahl an die Wehrpflicht der Einwohner gemacht werden; sie eignet sich wenig für die Deutschen, weil sie das Resultat der Untersuchung von der Willkür des Untersuchten abhängig macht. Wenn der schwächlich aussehende, aber eigentlich taugliche und gesunde Mann weiss, worauf es bei der Untersuchung ankommt, so wird er die Proportionszahl durch zu geringes Ein- oder Ausathmen, ohne dass er kontrolirt werden kann, leicht zu seinen Gunsten ändern. Wir machen dieselbe Erfahrung bei der in der deutschen Armee ziemlich obligatorischen Brustmessung. Je nach dem Untersucher und nach dem guten Willen oder der Gewandtheit des Untersuchten giebt sie ein äusserst verschiedenes Resultat und ist deshalb als objektiver Massstab für die Beurtheilung des Militärpflichtigen wenig zu brauchen. Es ist deshalb auch bei der Anwendung der Pneumatometrie als militärärztliche Untersuchungsmethode die grösste Vorsicht nöthig.

Dr. Lommer, de Magdeburg, bemerkt zur Klarstellung einer Bemerkung des Dr. Ziegel, dass der Brustmessung im deutschen Heere im Allgemeinen nur ein beschränkter Werth beigelegt werde; sie bildet nur insofern eine entscheidende Massregel, als eine Minimalgrenze (0,80 ^{m}) festgesetzt ist, unter welcher kein Mann (weder als Musiker, noch als einjährig freiwilliger Soldat) eingestellt werden darf. Es wird zu prüfen sein, ob sich die Pneumatometrie wirklich für die Untersuchung des Militärpflichtigen eignet, oder nicht vielmehr nur, wie mir scheint, als eine Methode zur Untersuchung Kranker.

Ueber die alkoholischen Getränke als Bestandtheil der Ration des Soldaten und des Matrosen.

Les boissons alcoholiques dans les rations du soldat et du matelot.

Alcoholic Liquors as forming part of the alimentary allowance of soldiers and sailors.

Dr. **I. Schmoulewitsch,** de St. Petersbourg.

Hochverehrte Versammlung!

In den meisten europäischen Staaten werden weder der Alkohol noch die weingeistigen Getränke überhaupt in die tägliche Ration des Soldaten und Matrosen eingeschossen. Daraus wäre also der Schluss gerechtfertigt, dass die europäischen Regierungen der Meinung sind, dass der Alkohol für den arbeitenden Menschen weder nothwendig noch nützlich ist. Nun existirt aber noch fast überall eine Klausel, welche dem kommandirenden Chef das Recht anerkennt unter vielen, nicht genau bestimmten, Bedingungen nach seinem Ermessen den Soldaten und Matrosen eine oder sogar mehrere Spiritus-Rationen in der einen oder der anderen Form ausliefern zu lassen. Durch diese Klausel wird die Grundbestimmung vollständig annullirt. Es bleibt rein Sache der Willkür und der persöhnlichen Anschauungen des Chefs, wie viel und wie oft seine Untergeordneten Alkohol bekommen. Als genügende Gründe zur Alkoholgabe gelten: nasses Wetter, grosse Hitze, intensive Kälte, anstrengende Märsche, bevorstehende Manöver, Revues und Schlachten, überstandene Manöver, Revues und Schlachten, ungenügende Nahrung, epidemische Krankheiten u. s. w. Je mehr diese Gründe vom kommandirenden Chef anerkannt werden, desto öfter wird die Alkoholgabe geliefert; ist aber der Chef zufällig ein Mässigkeitsfreund (was wohl zu den grossen Seltenheiten gehört), so bekommen seine Untergeordnete den Alkohol nur ausnahmsweise. Es können also zwei Regimenter, die neben einander stehen, wesentlich verschiedene Mengen Alkohol bekommen, und es kommt in der Wirklichkeit so vor. Ich kenne ein Land, wo die Matrosen, solange sie am Ufer in ihrer Heimath sind, kein Alkohol bekommen. So wie sie aber zur See sind, bekommen sie regelmässig täglich circa 4 Unzen Alkohol auf 2 Mal, und ausserdem noch Extraportionen bei Windsturm. Wäre es denn nicht naiv zu glauben, dass der Matrose, welcher so gut mit Alkohol bedient wurde während der mehrmonatlichen Seefahrt, auf einmal sich das Trinken abgewöhnt bei seiner Ankunft in die Heimath. Er thut es auch nicht, er trinkt auch zu Hause — nur nicht officiell.

Dieselben Folgen hat die intermittirende Gabe des Alkohols bei den Soldaten; sie schafft Gewohnheitstrinker — was doch die Grundbestimmung zu vermeiden wünscht.

Es ist also klar, meine Herren, dass durch die jetzt existirenden Bestimmungen der Alkoholgebrauch nichts weniger als regulirt ist. Sie tragen das Gepräge der Unentschlossenheit, welche auch die Meinungen der Aerzte charakterisirt, die doch in allen Ländern bei solchen Bestimmungen zu Rathe gezogen werden.

Ist diese Unentschlossenheit von Seite der Aerzte berechtigt? Erlauben sie mir, meine Herren, etwas genauer auf die Frage einzugehen.

Bei der Entscheidung über den Alkoholgebrauch in der Armee und der Marine muss man in Betracht nehmen die rein diätetische und die sociale Seite. Für erstere sind massgebend die bis jetzt vorgenommenen physiologischen Versuche, für letztere die Entsetzen erregenden statistischen Daten über den immer mehr und mehr sich verbreitenden Alkoholgebrauch mit seinen schrecklichen Folgen.

Was nun die physiologischen Versuche anbetrifft, so muss man zugestehen, dass die Wissenschaft in dieser Hinsicht ärmer ist, als es die Lebenswichtigkeit der Frage erheischt. Ich kan hier unmöglich die reiche Litteratur referiren, ich will nur einige der hervorragenden Arbeiten erwähnen.

Ueber den Einfluss des Alkohols auf die Verdauung wissen wir seit Claude Bernard, dass er in kleinen Dosen die Absonderung der Verdauungssäfte vermehrt, in grossen vermindert. Wenn wir diese Angaben auch für den Menschen als gültig annehmen, so sind sie doch nicht direkt zu verwerthen, da die Versuche an Kaninchen und Hunden gemacht sind und die Begriffe über grosse und kleine Dosen unbestimmt bleiben. Sie werden auch nicht für verschiedene Individuen dieselben sein; eine Dose, welche bei dem zum Alkoholgenuss gewohnten Individuum gar keine subjektive Empfindung und wahrscheinlich auch keine Hyperämie der an den Reiz gewohnten Gefässe hervorruft, wird für den nicht gewohnten schon eine sehr grosse sein und eine deprimirende Einwirkung auf die Absonderung der Verdauungssäfte ausüben. Ueber den Einfluss des Alkohols auf die Absonderung der Verdauungssäfte sind direkt am Menschen Versuche angestellt von Cretschy und Buchner. Ersterer konnte bei seiner an einer Magenfistel leidenden Versuchsfrau konstatiren, dass das Erscheinen der Neutralreaktion des Mageninhaltes verzögert wurde, wenn sie 3 Cc. Alkohol bekam; daraus schliesst er auf eine die Verdauung verlangsamende Wirkung des Alkohols. Buchner experimentirte nur mit Wein und Bier, zwar auch an Frauen. Mittelst der Magensonde spülte er den Magen aus 6 Stunden nach der Mahlzeit; den fehlenden Theil der Ingesta nahm er als verdaut an, obwohl in dem einen oder dem anderen Falle ein Theil des Mageninhaltes sehr gut in den Darmkanal unverdaut übergegangen sein könnte. Beim Weingebrauche fand Buchner keine merkliche Differenz; das Bier hat in seinen Versuchen die Verdauung sehr verlangsamt; er schreibt es aber nicht dem Alkohol zu, sondern anderen Bestandtheilen des Bieres.

Wir wollen aber als wahrscheinlich zulassen, dass der Magensaft, unter dem Einflusse des Alkoholreizes auf die Gefässe, auf die Nerven oder sogar direkt auf die absondernden Drüsenelemente, sich in grösserer Quantität absondert; dann kommt die Frage an die Reihe, in wiefern dieses der Verdauung zu Gute kommt? Buchner hat konstatirt, dass eine Beimischung von 10 bis 20 % Alkohol bei künstlichen Verdauungsversuchen die Verdauung des Eiweisses bedeutend verlangsamt. Ich habe bei meinen Versuchen schon bei 8 % Alkohol etwa ein Drittel des Eiweisses unverdaut vorgefunden, während im parallelen Versuche ohne Alkohol alles verdaut war. Dies hängt unzweifelhaft von der Einwirkung des Alkohols auf das Pepsin ab. Ausserdem schlägt bekanntlich Alkohol auch die Peptone nieder. Können diese Erscheinungen in unserem Magen wirklich vorkommen? Können die dazu nöthigen Koncentrationen im Magen stattfinden? Das bringt uns zur Frage über die Raschheit der Resorption des Alkohols im Magen. Nach einer älteren Angabe von Bouchardat und Sandras ist von 150 Gr. Alkohol, die in den Magen eines Hundes eingebracht wurden, nach 2 Stunden kaum ein Gramm geblieben. Prof. Dogiel konnte schon nach 1 1/2 Minuten nach Einführung von Alkohol in den Magen seine Anwesenheit im Chylus nachweisen. Nun ist aber die Resorption im leeren und vollen Magen wesentlich verschieden; höchst wahrscheinlich hängt auch viel von der Qualität des Inhaltes ab. Köhler meint, dass ein Löffel fetten Bouillons oder Oels die Wirkung und Resorption des Alkohols bedeutend abschwächt. Aber auch im leeren Magen scheint die Resorption nicht einförmig vorzugehen. Ich glaube in meinen Diffusionsversuchen bemerkt zu haben, dass die ersten Alkoholtheile sehr rasch durch die thierische Membran durchgehen, dass aber späterhin die Diffusion viel langsamer stattfindet; bei Diffusion durch Kautschukmembranen findet das Gegentheil statt. Wir sind also über die Zeit des Verweilens des Alkohols im Magen noch gar nicht im Klaren, während sie doch von wesentlicher Wichtigkeit für die Verdauung ist: bei rascher und vollständiger Resorption muss er nur eine günstige Wirkung ausüben durch Vermehrung der Verdauungssäfte, im entgegengesetzten Falle tritt in den Vordergrund seine Einwirkung auf die Verdauungssäfte und die Verdauungsproducte.

Ebenso unklar ist die Einwirkung des Alkohols auf die Fette. Theoretisch gibt man zu, dass der Alkohol einen Theil der Fette lösen kann; da aber, sagt Herr Buchner, die Resorption des Fettes aus dem Magen nicht stattfindet, so hat das weiter keine Bedeutung. Ich kann auf das bestimmteste erklären, dass Fett in Alkohol gelöst, nicht nur durch thierische, sondern auch durch Kautschukmembranen diffundirt. Eine Einsaugung der Fette aus dem Magen bei Gegenwart von Alkohol ist also theoretisch sehr wohl möglich; ob es auch wirklich stattfindet, müssen weitere Versuche entscheiden.

Sie sehen also, meine Herren, dass die Entscheidung der Frage über den Einfluss des Alkohols auf den Vordauungsvorgang lässt noch vieles zu wünschen übrig. Und eine so gewichtige Autorität wie Buchheim hatte Recht zu sagen in seinem letzten Buche, dass bis jetzt haben wir wohl noch keinen genügenden Grund für die Annahme, dass die chemischen Vorgänge der Magenverdauung durch die Gegenwart von Weingeist befördert werden.

Ebenso steht es mit dem Alkohol als Sparmittel. Während man ziemlich einstimmig annahm, dass die Quantität der ausgeschiedenen Kohlensäure und des im Harn erscheinenden Harnstoffs bei Alkoholgebrauch vermindert ist, und dies als eine Folge verminderter Oxydation betrachtete, behauptet letztens Wolfers auf Grund genauer Versuche, dass der Alkohol den Sauerstoffbedarf wie die Kohlensäureausscheidung steigert, wirkt also keineswegs als die Oxydation herabsetzend.

Vom Alkohol als Nahrungsmittel will ich gar nicht sprechen. Ist es auch richtig, dass 95 % des aufgenommenen Alkohols, wie es letztens Bodländer behauptet, als Kohlensäure und Wasser ausgeschieden werden, so sind doch die Spannkräfte, die dabei frei werden, wenn es sich um physiologische Dosen handelt, so verhältnissmässig klein, dass sie gar nicht in Betracht kommen können.

Ueber den Einfluss des Alkohols (in physiologischen, nicht toxischen Dosen) auf die Temperatur des Körpers haben wir verschiedene, sich widersprechende Angaben. Die einen wollen ein Sinken, die anderen ein Steigen der Temperatur, die dritten wollen gar keinen merklichen Einfluss gesehen haben. Allenfalls ist der Einfluss ein sehr geringer.

Endlich ist auch die wichtigste Frage über den Einfluss des Alkohols in physiologischen Dosen auf das Nervensystem bei weitem nicht als abgeschlossen zu betrachten. Die ersten Erscheinungen seitens des Nervensystems sollen eine Beschleunigung des Herzschlags, eine Erweiterung der peripheren Gefässe und als Folge der letzteren eine Sinkung des Blutdrucks sein. Wenn wir die Herzbeschleunigung als eine Sympathicus-Wirkung ansehen, und die Gefässerweiterung auch als eine centrale Erscheinung auffassen, so stehen wir vor einem bis jetzt noch nicht erklärten Widerspruche. Wir wissen ja, dass Reizung der Medulla oblongata eine Verengerung der Gefässe, eine Wirkung der Vasaconstrictoren hervorruft. Und wie soll man die Erweiterung der Gefässe mit der konstatirten Beschleunigung der Stromgeschwindigkeit in Zusammenhang bringen? Endlich wird die im späteren Stadium der Alkoholwirkung eintretende Verlangsamung der Herzthätigkeit einer Vagusreizung zugeschrieben, und in demselben Stadium existirt eine Verlangsamung der Athmung, was doch keiner Vagusreizung entspricht. Wir sehen also, dass auch in dieser Richtung noch vieles seiner theoretischen Erklärung wartet.

Eins ist nur als feststehend zu betrachten, dass der erschöpfte Muskelapparat in kurzer Zeit auch nach mässigem Alkoholgenuss wieder kräftig und leistungsfähig wird, und zwar nicht nur durch den rascheren Blutstrom, welcher die Ermüdungsstoffe wegspült, sondern auch durch die erhöhte Reizbarkeit des Muskelnervenapparates. Und das ist auch das einzige Factum, welches für unsere Frage von wesentlicher Bedeutung ist. Alle übrigen physiologischen Wirkungen des Alkohols haben für uns Militärärzte ein sehr mässiges praktisches Interesse.

Als Verdauung beförderndes Mittel z. B., ist uns der Alkohol ziemlich gleichgültig. Wir haben mit jungen, 20—25jährigen, kräftigen Leuten, den gesundesten des Volkes, zu thun, deren Verdauung ebenso wenig unterstützt werden muss wie die eines gesunden säugenden Kindes. Den bei weitem grösseren Theil der Soldaten und Matrosen machen die Landleute aus, deren Mägen nicht durch feine Genussmittel verwöhnt sind, die durch den Alkohol ersetzt werden müssen. Wenn Genussmittel wirklich ein Bedürfniss des menschlichen Organismus sind, so ist dieses Bedürfniss viel besser zu befriedigen mit mehr indifferenten Stoffen als dem Alkohol, nämlich mit Thee oder Caffee, deren hoher Werthals Genussmittel allgemein anerkannt ist und die auch schon in den meisten Staaten in die tägliche Ration des Soldaten und Matrosen eingeführt sind.

Ebensowenig interessirt uns der Alkohol als Sparmittel. Bei dem Soldaten ist gesorgt für eine vollständig genügende Nahrung; er bekommt seine 500—550 Gramm Kohlenhydrate, seine 120—150 Gr. stickstoffhaltige Substanzen, seine 30—40 Gr. Fette u. s. w., und das ist theoretisch und praktisch äusserst genügend. Wir haben es nicht mit einem Proletarier zu thun, der für sein tägliches Brot sorgen muss, der trotz schwerer Arbeit nicht genügend verdient, um die Bedürfnisse seines Organismus zu befriedigen, und sich um ein Mittel umsehen muss seinen Körper bei knapper Diät in statu quo zu erhalten. Für die meisten Soldaten ist die Ration eine qualitativ und quantitativ besser zusammengesetzte Nahrung, als er sie vor dem Dienste hatte. Einen berechtigten Vorwurf kann man den Rationen in den meisten Staaten machen — die Einförmigkeit; aber dagegen ist mit Alkohol wenig geholfen, sie ist auf viel indifferenterem Wege zu beseitigen.

Vom Alcohol als erwärmendem Mittel spricht Niemand mehr. Das subjektive Wärmegefühl nach Alkoholgebrauch, welcher von der Hyperämie des Magens und lokaler Nervenreizung abhängt, hat nichts mit der Körpertemperatur zu thun.

Der Unheil, den der Alkohol unter Armeen gestiftet, die in kalten Ländern operiren müssen, auch unter der Marine bei Polarexpeditionen, ist genügend bekannt. Ebensowenig hat sich Alkohol bewährt in heissen Ländern. Die Zeugnisse der Generäle und solcher gediegenen Beobachter wie Parkes und andere sprechen übereinstimmend gegen seinen Gebrauch. Der Branntwein (und bei einer Armee kann ja nur von diesem, als dem concentrirtesten und am wenigsten voluminösen Mittel die Rede sein) kann als durststillendes Mittel nicht dienen; ein Glas warmen oder sogar kalten Caffee oder Thee thut es viel besser.

Es bleibt also nur der einzige Fall, wo es sich darum handelt die erschöpfte Kraft momentan zu restauriren, die Leute ohne ein roborirendes Mahl wieder leistungsfähig zu machen, z. B., wenn ein eben in forcirtem Marsche angekommenes Regiment sofort gegen den Feind vorrücken muss. In diesem Falle ist der Alkohol wirklich nicht zu ersetzen; aber diese Ausnahmsfälle sind äusserst selten, und es bedarf für sie keiner Klauseln, welche der Willkür ein so breites Feld überlassen und zum Missbrauch des Alkohols sehr oft Gelegenheit geben.

Wir sehen also, meine Herren, dass zum Gebrauche des Alkohols in der Armee und Marine keine dringende oder sogar genügende physiologische Gründe existiren. Man fühlt sich aber verpflichtet noch viel energischer gegen den Gebrauch des Alkohols aufzutreten, wenn man die sociale Seite der Frage betrachtet. Wir können diese unmöglich ignoriren, seit der algemeinen Wehrpflicht, die so zu sagen eine beständige Diffusion zwischen der Armee und dem Volke herstellt. Bei der unglücklichen Eigenschaft des Alkohols einen Reiz zum weiteren Gebrauch auszuüben, ein unabweisliches Bedürfniss für den Organismus zu werden, bei der wenig entwickelten moralischen Kraft der niederen Klassen, die ihnen helfen könnte den Drang zum Alkohol zu überwinden, bei den erbärmlichen socialökonomischen Verhältnissen, unter denen das Gros der Völker leben muss — darf man es als ein schreckliches Unglück betrachten, wenn jährlich Hunderte Tausende von jungen Leuten, die an den Alkoholgebrauch gewöhnt sind, in ihre Heimath zurückkehren. Die Armee könnte und dürfte eine Entwöhnungsschule bilden, aber schon in keinem Falle zur Verbreitung der entsetzlichsten aller Volkskalamitäten — des Alkoholismus — mitwirken.

Meine Herren! Auf Grund des Gesagten erlaube ich mir Ihnen folgende Resolution vorzuschlagen:

Die Sitzung für Militär-Medicin erklärt, dass die bis jetzt existirenden, noch nicht als abgeschlossen zu betrachtenden wissenschaftlichen Untersuchungen keine genügende physiologische Gründe zum Gebrauche des Alkohols in der Armee und der Marine darstellen.

Den Caffee und den Thee erklärt die Sitzung als vollständig hinreichende Ersatzmittel des Alkohols, deren Einschliessung in die Ration des Soldaten und Matrosen äusserst wünschenswerth ist.

DISCUSSION.

Dr. L. S. Vogelius, de Fredericia (Danemark): Ich wünsche nur ganz kurz die Resultate einiger Untersuchungen über die physiologische

Wirkung des Alkohols, welche ich auf dem physiologischen Laboratorium des Herrn Prof. Panum angestellt habe, mitzutheilen.

Betreffend den Einfluss des Alkohols auf die bei der Respiration entwickelte Kohlensäuremenge habe ich zehn Versuche an Kaninchen mittelst des Ludwig'schen Apparates gemacht, und erst habe ich Tracheotomie gemacht.

Meine Versuche wurden nun folgendermassen angestellt: Alle Kaninchen erhielten dieselbe Futtermenge, nur einmal des Tages, Nachmittags. Nachdem die Thiere gewogen waren, wurde die Tracheotomie gemacht und eine Kanüle hineingelegt.

Das Thier lag nun zugedeckt, bis die Respirationsfrequenz sich 10 Minuten lang konstant hielt. Dann wurde die Tracheotomie-Kanüle in Verbindung mit dem Respirationsapparate gesetzt, und der Versuch begann. Nach dem Schlusse des Versuches wurde das Thier gelöst, und ca. eine halbe Stunde nachher wurden mittelst einer Oesophagusssonde 100 Cbc. Wasser, welches mehr oder weniger Alkohol enthielt, eingegeben. Die Kanüle wurde, nachdem die Respirationsfrequenz wieder konstant geworden war, in Verbindung mit dem Apparate gesetzt.

Aus diesen Versuchen ergiebt sich, dass sich die Kohlensäureausscheidung bei Gaben von 5—15 Cbc. abs. Alkohols mit 1,5—19 % verminderte, bei Gaben von 20—30 Cbc. mit 16—69 % vergrösserte, während der Sauerstoffverbrauch sich bei den kleinen Gaben vergrösserte und bei den grossen verkleinerte.

Meine Versuche über den Einfluss des Alkohols auf den Harn, zu dem ich zwei junge Köter angewendet habe, ergiebt eine geringe Abnahme der festen Stoffe im Harn, die schwefelsauren Salze (und Chlor) ausgenommen, und die Menge des Harnstoffes ist abnehmend bei steigenden Alkoholgaben.

Es erwies sich auch, dass beim Genuss des mit einem grösseren Qvantum Wasser gemischten Alkohols dieser sich durch eine längere Periode und in grösserer Menge ausscheiden wird, als wenn dasselbe Qvantum in koncentrirter Form genossen wäre. Diese Versuche haben eine gewisse praktische Bedeutung; man hat nämlich, um den schädlichen Folgen des Branntweinstrinkens zu entgehen, das Biertrinken an seine Stelle setzen wollen. Der Alkohol wird als Bier in verdünntem Zustande genossen und deshalb geschwinder ausgeschieden.

Es ergiebt sich auch aus diesen Versuchen, dass nur eine geringe Menge Alkohol direct durch den Harn ausgeschieden wird und der grösste Theil desselben dann im Verlauf der ersten 24 Stunden.

Betreffend den Einfluss des Alkohols auf die Körpertemperatur kann ich meine Resultate als Resumé geben. Ich habe gefunden:

1) dass der Alkohol die Temperatur bei Gesunden nicht zum Fallen gebracht hat (Versuchsobjekte waren Kaninchen, Hunde und Menschen);

2) dass der Alkohol vielmehr eine kleine Temperaturerhöhung bewirkt hat, und

3) der Alkohol hat bei Febrilen, speciell hektisch Febrilen (Phthisikern), die Temperatur nicht zum Fallen gebracht.

Dr. TH. COLAN, de Londres: I wish to give no opinion as to the use of alcohol in temperate climates, it must be left to people themselves. It is the opinion of some medical men in England that two ounces of alcohol can be taken with impunity daily, any thing more in the blood being poisonous; but I am of opinion that in the Arctic regions when I served as Fleet surgeon of the English expedition, during which we had a temperature descending from freezing point to $45^1/_2$ below the zero of Fahrenheit, the men's experience in sledging was that they preferred tea while at work, to spirits, and I agree with them.

Dr. BROWNE, de Washington, stated that in a recent conversation with Chief Engineer Melville of the ill fated »Jeannette« the subject of the use of alcoholic stimulants in the Arctic regions was discussed, when Mr. Melville pronounced as his opinion that the use of alcoholic stimulants was injurious. Further that the sailors preferred tea or coffee, knowing the good effects following their use in contrast to the bad results incident to the use of liquors. Mr. Melville also stated that there was no appetite for alcoholic stimulants while in the high latitudes, the only desire being for coffee or tea, preferably for the latter.

Dr. Browne was pleased to corroborate the opinion of Fleet surgeon Colan by the testimony of Mr. Melville.

De la périostite de fatigue.

On the Periostitis caused by overfatigue.

Ueber die Anstrengungs-Periostitis.

Dr. **H. Laub**, médecin-major, de Copenhague.

Il n'est pas rare que les soldats soient envoyés à l'hôpital parce qu'ils ne sont plus en état de marcher à cause de douleurs dans le tibia. A leur admission, la maladie est peut-être désignée comme rhumatique ou scorbutique ou comme suite d'une prétendue contusion; quelquefois on l'appelle œdéma cruris. Mais dans les dernières années, notre attention ayant été éveillée sur sa véritable nature, on la désigne pourtant souvent sous son vrai nom. Dans mes rapports, je l'ai appelée »periostitis tibiæ e labore«, périostite de fatigue, et je crois que ce nom, dont se servent aussi mes collègues, est convenable. La diagnose sur la véritable nature de la maladie est en effet fort simple. Une origine traumatique directe est toujours formellement niée, et en général on n'en trouve pas non plus le moindre signe objectif. Après quelques jours d'observation, il est impossible de la confondre avec le scorbut ou le rhumatisme. La question se réduit alors à savoir, si c'est un simple gonflement œdémateux des intéguments, ou une véritable inflammation du périoste. Il est encore facile de donner réponse à cette question; la physionomie de la maladie est en tout cas assez caractéristique et l'issue fréquente par la formation de néoplasmes osseux ne laisse plus aucun doute.

Du premier coup d'œil, on s'aperçoit que les individus attaqués, presque sans exception, sont de jeunes soldats, le plus souvent des recrues, qui par conséquent sont peu habitués aux fatigues de la vie militaire; d'ailleurs on se convaincra facilement que, par suite de leur ancienne position sociale, ils sont peu habitués à faire l'usage de leurs extrémités inférieures que l'on exige maintenant d'eux. Nos paysans nous en donnent un grand contingent. En général ils quittent l'école de leur village à l'âge de 14 ou 15 ans tout au plus, et cela ne peut étonner personne que l'élasticité de leur enfance, qui n'est que fort peu développée par l'instruction insuffisante de gymnastique de cette école, se perde vite sous l'influence du travail journalier dans les champs, qui devient encore plus rude par la pesanteur de leurs sabots. Le reste se compose d'ouvriers au travail sédentaire (de cordonniers, de tailleurs, d'horlogers, etc.) tandis que l'affection est très rare parmi nos étudiants, nos clercs de bureaux, etc.; je pense parce que le goût et le besoin du sport sont bien plus développés et plus naturels chez ceux-ci, comme aussi parmi eux le temps dans lequel ils fréquentent l'école et les cours de gymnastique qui en résultent, se termine bien plus tard. Il est assurément bien rare de trouver cette maladie chez le soldat dont l'éducation est finie. J'en ai, il est vrai, des exemples dans mes rapports; mais en examinant de plus près, on trouvera presque toujours quelque chose qui rend le cas un peu dubieux. Plusieurs de ces soldats par exemple ont, peu de temps avant de rentrer au service, souffert d'une pneumonie ou de quelque autre maladie fébrile, ou bien ils se sont heurté le tibia. Même si ces cas, selon toute apparence, n'ont point laissé de trace, il est assez naturel de présumer qu'ils ont pourtant laissé une »resistentia minor« locale où universelle. Parmi tous mes cas — je rendrai bientôt compte de la qualité de mes matériaux — il y avait un seul individu de trente ans, un lieutenant de l'armé territoriale rappelé sous les drapeaux; mais il se montra avoir la syphilis invétérée avec des douleurs ostéocopiques. Ce qui est étonnant, c'est qu'il n'y a guère de cavaliers parmi mes malades; chez le petit nombre que j'ai inscrit, on trouvera toujours quelque chose qui rend le cas douteux. Je nommerai ainsi un artilleur à cheval, canonnier conducteur, qui, il est vrai, niait tout influence directement traumatique, mais dont on découvrit qu'il avait conduit le cheval timonier: c'était précisement la jambe protégée par l'attelle qui était attaquée.

J'ai donc cru juste d'omettre tout à fait ces malades, dont le nombre du reste ne monte pas à dix. Il me reste donc 156 malades, tous traités à l'hôpital militaire de Copenhague, pendant l'époque de 1876—1883, presque tous fantassins — infanterie, ingénieurs, artilleurs à pied, etc., en outre quelques peu (4) d'élèves de l'école des sous-officiers de l'armée et quelque soldats de la marine. Je me suis restreint à ces matériaux par plusieurs raisons, partie pour me former un aperçu aussi solide que possible des récidives, partie, et surtout pourtant, parce que les rapports avant cette époque laissent beaucoup trop à désirer. Je n'ai pas non plus parcouru les régistres des différents corps, desquels pourtant on pourrait tirer quelques renseignements utiles. En outre, je me suis tenu à mes propres souvenirs, à mes propres impressions personnelles, comprenant bientôt que l'obtention de matériaux pour usage statistique serait une impossibilité. Quand on pense cependant combien de cas de cette nature passent, au moyen d'un simple traitement dans les casernes, sans qu'on ait besoin de faire entrer le malade à l'hôpital, on avouera sans doute que la maladie s'est présentée avec une fréquence assez notable.

Quant à l'invasion, il est bien rare que le malade soit en état d'en indiquer une cause spéciale, comme par exemple un faux pas ou un saut; comme règle générale, après une longue marche ou une course précipitée, il indique avoir ressenti une lassitude aiguë dans le tibia. S'il arrive à se reposer, le calme lui fait perdre ses sensations, en tout cas suffisamment pour que le lendemain il recommence son service. Mais à la prochaine fatigue, les douleurs reviennent, et il peut ainsi se passer un temps plus ou moins long — dans mes cas depuis peu de jours jusqu'à six semaines — avant qu'elles se soient tellement empirées qu'il faille l'envoyer à l'hôpital. Tandis qu'au commencement, comme nous venons de l'observer, il ne ressent qu'une grande lassitude qui cesse bientôt, les douleurs deviennent ensuite plus vives, il devient sensible à la pression, remarque une légère tuméfaction et, à la fin, les douleurs deviennent si constantes et si violentes, qu'il est transféré à l'hôpital, assez souvent dans un état misérable et pouvant à peine marcher.

On trouve alors le plus souvent, et si souvent que je désignerai cet endroit sous le nom de locus electus, le long du tiers ou bien de la partie supérieure de la surface antérieure du tibia, une légère infiltration œdémateuse accompagnée quelquefois ou d'une rougeur qui disparaît au bout de quelques jours, ou bien d'une décoloration de la peau comme après un coup, une sensibilité considérable à la pression et de sourdes et continuelles douleurs, qui souvent empêchent de dormir la nuit. Au bout de quelques jours tout au plus, on trouvera que les intéguments sont faciles à déplacer sur le périoste enflé et douloureux, de sorte qu'on peut s'assurer que la tumeur ferme et pâteuse, gardant, à la pression plus forte, l'empreinte du doigt, n'appartient qu'à celui ci. Dans un seul cas, que je n'ai pas observé moi-même, le calcan a été le siège d'une affection complètement pareille, dans tous les autres cas, elle s'est tenue au tibia et se trouve, quant à cet os, selon mes notes. dans les endroits suivants:

Locus electus	113
Tuberositas et pourtour voisin . .	15
Tiers inférieur	15
Surface postérieure	12
(Calcaneus	1)
Total	156.

En général, l'affection ne se trouve que d'un côté; en 22 cas seulement, les deux tibias étaient attaqués.

Il n'est pas étonnant que de temps en temps, à l'arrivée du malade à l'hôpital, on trouve une légère augmentation de la température, mais d'ailleurs la marche est tout à fait afébrile; on n'a jamais observé de suppuration. Par un traitement convenable, les douleurs spontanées disparaissent vite. mais tumeur et sensibilité se perdent bien plus lentement, laissant souvent une exostose, tantôt diffuse, tantôt pointue dans la directection transversale partant de la partie interne du tibia. Quand la consistence en est devenue osseuse, la sensibilité a en général aussi disparu; mais les accès se reproduisent à la première occasion avec une grande facilité. de sorte que les récidives font très souvent traîner à la longue un séjour à l'hôpital et rendent souvent un nouvel envoi à celui-ci nécessaire. De mes 156 malades, 22 y ont été renvoyés d'une à quatre fois. Le résultat, pour ma part, est comme suit:

Guéris en moins de temps que 4 semaines	55
— — plus	22
Renvoyés au service avec des restes palpables . .	63
Réformés	16
Total	156

Bien peu ont été traités plus de deux mois à l'hôpital. Il est au fond naturel que le degré de développement de l'ossification soit en raison directe de la durée de la maladie, quoique même après des cas assez vite rétablis on puisse observer une ossification assez grande pour ne pas être méconnue. Quoique l'exostose, comme je viens de dire, soit le plus souvent très aplatie et, comme on le voit de l'aperçu, peu génante à l'avenir pour le service militaire, on voit pourtant de l'autre côté des néoplasmes vraiment déformants, causant une véritable invalidité. Nous avons ainsi, il y a peu de mois, vu un soldat, provisoirement déclaré hors d'état de servir et rappelé plus tard sous les drapeaux, chez qui les deux tibias se présentaient comme courbés en avant par suite d'un rachitisme de l'enfance, tandis qu'au fond ils étaient tout à fait droits et seulement couverts de grandes couches de néoplasmes sur la surface antérieure, suites d'une attaque de cette sorte l'année précédente. Le malade, bien qu'il y eût un an qu'il avait quitté l'hôpital, marchait misérablement.

Je ne me vois pas en état de citer d'autres moments étiologiques que ceux que j'ai déjà nommés. Il m'a pourtant semblé que des personnes d'une taille très elevée, qui, on le sait, ne font nullement le plus de résistance, ont une certaine prédominence. Il en est de même, de l'autre côté, avec les individus à jambes courtes, surtout quand celles-ci ont, en même temps, une direction abnorme (genou en dedans, jambe à la sabre). Une dépendance de la cachexie scrophuleuse ou syphilitique est, selon moi, impossible à prouver. On aurait présumé une combinaison entre les varicosités des extrêmités inférieures et, de l'autre côté, les ténosynites, affections provenant assurément de raisons tout à fait pareilles. La première de celles-ci ne s'est presque jamais montrée en compagnie des périostites; il en est de même avec la dernière, qui du reste, ce qui me semble assez notable, s'est présentée plus rarement que les périostites.

Quant au traitement, je n'ai pas grand'chose à dire. Si simplement le calme du lit et des épithèmes froids n'amènent pas un prompt soulagement, on peut naturellement se servir de glace, de vésicatoires, d'un bandage Martin, etc., et même, avec des résultats assez bons, de sangsues, de moxes ou de l'appareil Pacquelin. J'ai fait 5 fois l'incision profonde de toute la partie infectée. La cicatrisation s'est faite vite et la guérison a été le plus souvent parfaite. Ce traitement, quoiqu'il soit un peu radical, je ne balance pas à le recommander.

Dans la plaie de l'incision, j'ai trouvé le périoste gros de plusieurs millimètres et, surtout dans ses couches profondes, des hémorrhagies évidentes, ou ponctueuses, ou même de la dimension d'un petit pois. Dans ces cas, j'ai toujours trouvé la décoloration citée de la peau comme après une contusion.

Quant à la cause de la périostite en question, il n'y pas de doute qu'il faut la chercher dans les serrements répétés par l'action musculaire. Le long du côté interne du tibia, correspondant exactement au point d'issue du musculus soleus, ainsi qu'autour du tuberositas tibiæ, nous trouverons aussi les exostoses les plus saillantes; le fait est en tout cas que les exostoses, même si elles partent de l'issue des muscles, se propagent et se développent surtout sur la surface libre du tibia.

Ce n'est que depuis dix ans tout au plus que cette maladie a été reconnue par les médecins militaires danois, tandis qu'auparavant elle semble, dans les rapports, s'être cachée principalement sous le nom d'œdema cruris; de plus, elle a augmenté à un degré assez considérable.

Quelle en est donc la raison? Dans le monde bourgeois, d'après toute probalité, elle reste inconnue. Quelques-uns de nos malades déclarent qu'avant d'entrer au service, ils ont ressenti quelque chose de semblable, par exemple après une course forcée. Ils ont alors été alités quelques jours, ne se sont par conséquent plus exposés à de telles fatigues, n'en ont donc pas ressenti de suites et ne se sont aperçus des récidives qu'après avoir commencé les exercices militaires.

Quoique je n'aie trouvé nulle part de descriptions de cette maladie, je ne saurais prétendre qu'elle soit quelque chose de spécial pour le soldat danois; il n'y a pas non plus dans les règlements d'exercice de notre armée, surtout dans ceux qui concernent la marche, de différence remarquable d'avec ceux des autres armées. Je ne puis que regarder cette affection comme un des malheurs adhérents à la courte éducation de nos soldats. Nous trouvons un appui — naturellement aucune preuve — pour cette opinion dans la circonstance notable, que 90 de mes 156 malades se trouvent dans les trois années de 1881—83, tandis que le plus petit reste se présente pendant les 5 années précédentes. Et c'est précisément à la fin de 1880 qu'un raccourcissement ultérieur du temps de service du soldat eut lieu. Or, même si l'on ne peut montrer aucune différence dans les principes d'éducation du soldat, on conçoit facilement que néanmoins, pour parvenir à un but respectable, il a fallu développer une plus grande force. C'est par exemple très souvent le cas, qu'on fait l'instruction théorique des soldats entre les différents exercices sur le champ des manœuvres, et cette instruction, ils la reçoivent debout, sinon par d'autres raisons, parce que l'humidité du terrain très souvent les empêche de se coucher. J'ai entendu dire par plusieurs personnes que c'est ce qu'il y a de plus fatigant dans le service, et que la tentation de se coucher ou de s'endormir n'est jamais plus grande qu'à cette occasion. Il me paraît superflu de prouver que cette circonstance est favorable au développement du périostite déjà commencé. Encore une chose. Je citerai seulement que nos troupes du génie, dont l'école, surtout au commencement, justement par la raison indiquée, exige beaucoup du soldat, nous ont fourni un contingent relativement considérable, quoique à peu près la moitié de ces troupes se compose de conscrits venant des classes de la société qui, comme je viens de l'indiquer, sont le moins disposées à cette maladie.

Je crois, MM., que nous avons devant nous une maladie de marche véritablement moderne, qui mérite quelque attention.

DISCUSSION.

Prof. E. VALLIN, de Paris, est tenté de considérer les accidents observés par M. Laub comme une complication d'un processus, qui est assez commun dans l'armée française, et qu'on désigne généralement sous le nom de fourbure. Quand des jeunes gens habitués à marcher avec des sabots ou pieds nus, sont astreints à faire de longues étapes peu de temps après leur arrivée au service, et que les souliers ont produit quelque blessure ou écorchure douloureuse, ils cherchent à éviter la pression sur le sol de la partie endolorie; ils contractent violemment certains muscles, et l'appui n'a plus lieu que sur un des trois points de la voûte. Mais bientôt les muscles contracturés s'épuisent; ils se relâchent, et restent inertes; le poids du corps porte alors directement sur les ligaments articulaires qui se distendent, dont les fibres se rompent partiellement comme dans l'entorse, et l'on peut voir des ecchymoses sous-cutanées se produire. Plus tard, ces ligaments relachés laissent les surfaces cartilagineuses se frotter, s'écraser l'une contre l'autre; de là des arthrites douloureuses, des synovites, des lésions diverses des bourses séreuses, etc. Plusieurs de nos collègues, chirurgiens de l'armée, nous ont dit avoir observé, comme complication de cette fourbure, des périostites des malléoles ou du tibia, périostite laissant couler, quand on incise à bonne heure les parties tumifiées, un liquide visqueux et filant. Ces périostites s'observent particulièrement chez les très jeunes soldats, par exemple chez ceux qui ont dévancé l'appel ou sont engagés volontaires.

M. Vallin demande à M. Laub, s'il a constaté les cas de périostite à la suite de marches forcées et d'exercices très fatigants, ou bien dans le service sédentaire de la vie de garnison; enfin si les sujets atteints étaient très jeunes et au début du service. M. Gosselin a décrit depuis longtemps en France ce qu'il appelle la tarsalgia des adolescents, dont le mécanisme se rapproche beaucoup de celui qui produit la fourbure des soldats en marche.

M. Vallin est également un peu surpris que sur 156 malades, 77 aient complètement guéri; 63 ont été assez améliorés pour pouvoir reprendre leur service; 16 seulement furent reformés. Puisque M. Laub affirme qu'il n'a jamais trouvé de contusion du tibia ou du pied dans ces cas analogues, il faut chercher une autre explication. Peut-être ne doit-on voir là que le résultat des tractions répétées, exercées sur le périoste au niveau ou au voisinage des insertions musculaires chez des individus dont l'ossification n'est pas entièrement terminée, ou du moins chez lesquels le périoste et le tissu osseux ont encore un activité nutritive considérable.

Dr. Th. Colan, de Londres: Dr. Laub's paper is a most valuable one to army and navy medical officers. What was thought to be muscular pains in the Arctic Regions when the men in sledging had do draw about 220 lbs. each on the ice, may here been really due to periosteal inflammation which would commonly be called »pains in the bones«. The muscles being inserted into congested periosteum would draw on it and naturally cause a good deal of pain. The question is what had best be done? I should say the best treatment is rest, probably assisted by friction to help to remove the blood from the inflammed parts.

Die Antiseptik im Kriege, sowohl im Allgemeinen als besonders in Rücksicht auf die Anwendung sicher wirkender und einfacher Verbandrequisite, die des geringen Volumens wegen, welches sie einnehmen, vorzugsweise geeignet sein möchten im Felde verwendet zu werden.

Le traitement antiseptique dans la chirurgie militaire en général et spécialement l'usage d'appareils de pansement efficaces et peu compliqués d'un volume si restreint qu'ils soient de préférence applicables en temps du guerre.

The antiseptic treatment of wounds in time of war with particular regard to the employment of safe, efficacious and simple requisites of such small compass as to adapt them particulary for military surgery.

Prof. **Esmarch,** de Kiel.

(Resumé.)

1. Es ist eine dringende Forderung der Humanität, auch im Kriege allen Verwundeten den Schutz und die Wohlthat der antiseptischen Wundbehandlung angedeihen zu lassen.

2. Um dieser Forderung gerecht werden zu können,

a. müssen alle Militärärzte mit der antiseptischen Wundbehandlung vollkommen vertraut und in der Anwendung derselben geübt sein;

b. muss das untere Sanitätspersonal (Lazarethgehülfen, Krankenwärter, Krankenträger) in den Grundsätzen der Antiseptik unterrichtet und in antiseptischen Hülfsleistungen ausgebildet sein;

c. müssen nicht nur die Feldlazarethe und die Sanitätsdetachements, sondern auch die Medicinwagen der Truppentheile, die Bandagentornister und die Taschen der Lazarethgehülfen hinlänglich mit antiseptischem Verbandmaterial ausgerüstet werden;

d. auch sollte jeder Soldat im Kriege ein Verbindzeug bei sich tragen, mit welchem im Nothfalle provisorisch ein antiseptischer Schutz-Verband angelegt werden kann.

3. Alle Verbandstoffe sollten so kompendiös als möglich verpackt werden, damit sie nicht zu viel Raum in Anspruch nehmen, und sollten schon für Verbände verschiedener Grössen abgetheilt sein, damit sie ohne Zeitverlust verwendet werden können.

Wenn man erst im Augenblick des Gebrauches das zu verwendende Quantum Verbandstoff aus grösseren Packeten entnehmen muss, dann ist eine Vergeudung des Materials fast unvermeidlich, und eine Inficirung des ganzen Quantums durch beschmutzte Hände, Staub, etc. sehr zu fürchten.

4. Da unter allen antiseptischen Mitteln sich bisher das Sublimat als das wirksamste erwiesen hat, so dürfte sich dasselbe am Besten zur Imprägnirung der Verbandstoffe eignen.

5. Als Material für die Verbände aber entspricht allen Anforderungen am Besten der Verbandmull (ungebleichte Gaze), und ist derselbe sowohl für die Bedeckung der Wunden, in Form von Kompressen, wie zur Fixirung der letzteren, als Binden, zu verwenden.

6. Es wird daher als einheitliches Verbandmaterial der mit 1 $^0/_{00}$ Sublimatlösung imprägnirte Verbandmull (Sublimatmull) vor-

geschlagen. Durch Kompression lässt sich das Volumen desselben beträchtlich reduciren.

7. Aus diesem Sublimatmull können Stücke von gleicher Grösse hergestellt werden, welche als Kompressen für alle Arten von Wunden zu verwenden sind.

Würde man z. B. eine Grösse von 50 Ctm. im Quadrat wählen, so könnte man ein solches Stück, 4 bis 6fach zusammengelegt, als erste Bedeckung für eine einfache Schussöffnung gebrauchen, während 8—10 solcher Stücke in ganzer Grösse auf einander gelegt als Verband für eine grosse Wunde, z. B. nach Amputationen, Resektionen etc., dienen könnten.

8. Aus demselben Material könnten Binden von einer bestimmten Breite und Länge hergestellt werden, welche für alle Arten von Wunden zu verwenden wären.

Würde man z. B. als Normalbinde eine Breite von 10 Ctm. und eine Länge von 5 Metern wählen, so könnte man dieselbe bei Wunden der verschiedensten Grösse zur Fixirung der Gaze-Kompressen benutzen. Wollte man eine schmälere Binde gebrauchen, so liesse sich die aufgerollte Normalbinde mit einem scharfen Messer leicht in 2 Hälften theilen.

9. Im Nothfalle lässt sich auch aus diesen Binden, durch Hin- und Herlegen, eine Kompresse von beliebiger Dicke herstellen.

10. Zum Desinficiren der Hände und der Instrumente kann eine Karbolsäurelösung nicht wohl entbehrt werden. Es müssen daher in den Feldlazarethen sowie auf den Hauptverbandplätzen die Mittel vorhanden sein, um rasch grössere Mengen von dieser Lösung herzustellen.

Für die Feldlazarethe müssen grössere Mengen krystallisirter Karbolsäure nebst Mensuren mitgeführt werden.

Für die Hauptverbandplätze und Sanitätsdetachements würde es sich empfehlen, gelöste Karbolsäure in kleineren Gläsern und so abgetheilt mitzunehmen, dass eine solche Dosis in ein Gefäss von bekanntem Rauminhalt (Irrigator, Schale, Eimer) geschüttet, eine Lösung von bestimmter Stärke gäbe, weil sonst von Seiten des unteren Sanitätspersonals gar zu leicht Misgriffe bei der Herstellung von Mischungen gemacht werden.

Der Karbolspray ist für die Feldpraxis entbehrlich, ebenso Protective, Silk und Makintosh; im Nothfalle können beide letzteren Stoffe durch gefirnisstes Seidenpapier ersetzt werden.

11. Um für den Fall des Verbrauchs der mitgenommenen Verbandstoffe rasch neues antiseptisches Material herstellen zu können, sollte auch Sublimat (in $2^{1}/_{2}$ Theile Glycerin gelöst) in genügender Quantität mitgeführt werden, und sollte das Sanitätspersonal instruirt sein, dass und wie sich mit Hülfe desselben die verschiedensten Materialien (Mull, Watte, Jute, Torf, Lint, Sägespäne, Holzwolle) in antiseptische Verbandstoffe verwandeln lassen.

12. Auch Jodoformpulver in Streubüchsen ist für einige Arten von Wunden kaum entbehrlich, im Allgemeinen aber kommt seine antiseptische Wirksamkeit der des Sublimats nicht gleich.

13. Sublimatcatgut in verschiedener Stärke und Drainröhren von verschiedenem Kaliber müssen in genügender Menge vorhanden sein.

14. Schwämme sollten auf den Verbandplätzen gar nicht gebraucht werden, weil es nicht möglich ist, dieselben vor Infektion zu bewahren. An Stelle derselben gebraucht man Tupfer aus antiseptischem Material

(Sublimatwatteballen im Gaze eingebunden), die vor dem Gebrauch in Sublimatlösung getaucht, nach dem Gebrauch aber vernichtet werden.

15. Auch sollten die chirurgischen Instrumente möglichst wenig Furchen und Rillen haben, weil sich in diesen sehr leicht Fäulnisserreger so festsetzen, dass sie durch eine oberflächliche Reinigung nicht zu entfernen sind.

---

16. Mit Benutzung dieses Materials können nicht nur in den Feldlazarethen, sondern auch auf den Hauptverbandplätzen alle Wunden streng antiseptisch verbunden, resp. operirt werden.

17. Wo strenge Antiseptik nicht ausführbar ist, z. B. auf den Truppenverbandplätzen, da sollte wenigstens der erste Grundsatz aller Wundbehandlung: nur nicht schaden, alles Handeln beherrschen.

18. Man unterlasse also jede Untersuchung der Wunde mit Fingern oder Instrumenten, welche nicht chirurgisch rein (aseptisch) sind, weil an nicht gereinigten Fingern und Instrumenten stets Fäulnisserreger haften, welche bei der Untersuchung abgestreift werden und dann Entzündung, Eiterung und Wundfäulniss hervorrufen.

Eine Ausnahme von dieser Regel machen nur die lebensgefährlichen Blutungen.

19. Das Ausziehen von Kugeln ohne antiseptische Kautelen ist durchaus zu unterlassen. Ein in den Körper eingedrungenes Projektil bildet an sich eine nur geringe Schädlichkeit. Viele Kugeln heilen ein, ohne nachhaltigen Schaden zu veranlassen.

Die Erfahrung lehrt, dass auch sehr schwere, innere Verletzungen (der Knochen, Gelenke, Sehnen, Nerven, Lunge, des Herzens, des Gehirns, etc.), welche die Kugel auf ihrem Wege hervorgebracht hat, heilen können, ohne Eiterung, ohne Fieber, ohne accidentelle Wundkrankheiten, wenn keine Fäulnisserreger mit in die Wunde eingedrungen sind.

20. Wo also strenge Antiseptik nicht anwendbar ist (z. B. auf den Truppenverbandplätzen), da sollten sich die Ärzte jedes operativen Eingriffs enthalten. Hier bleiben ihnen nur die Aufgaben:

a. provisorische Verbände anzulegen, d. h. die frischen Wunden reichlich mit antiseptischem Material zu bedecken, um sie vor dem Eindringen von Fäulnisserregern zu schützen,

b. die verletzten Körpertheile ruhig zu stellen (Immobilisirung durch Tücher, Schienen, Gibsverband),

c. die Verbundenen so rasch als möglich dorthin zu schicken, wo man im Stande ist, die Wunden streng antiseptisch zu behandeln.

21. Wenn sich nach Ankunft eines provisorisch verbundenen Verwundeten im Feldlazareth keine Symptome einstellen, welche eine innere Untersuchung der Wunde nothwendig machen (Fieber, Schmerzen, Blutung, Durchtritt von Wundsekret), so lasse man dieselbe unberührt und entferne nicht einmal den ersten Occlusionsverband, denn viele Schusswunden können ohne Eiterung, ohne Fieber und andere accidentelle Wundkrankheiten unter dem ersten Verband heilen.

22. Treten aber solche Erscheinungen auf, welche eine Untersuchung der Wunde nothwendig machen, dann muss sofort der Verband entfernt und eine energische antiseptische Behandlung der Wunde vorgenommen werden. Dazu gehört (ausser den grösseren Operationen, Amputationen, Resektionen, etc., welche sich als nothwendig herausstellen) vor Allem eine ausgiebige Spaltung, Drainirung und gründliche Desinfek-

tion mit wirksamen antiseptischen Mitteln (als Chlorzink, Sublimat, Jodoform, etc.) und darnach die Anlegung des antiseptischen Verbandes.

23. Die Krankenträger haben, wenn ein Verbandplatz in der Nähe ist, keine andere Aufgabe als die Verwundeten so schonend wie möglich auf die Tragbahre zu lagern und so rasch wie möglich zum Verbandplatze hinzutragen.

24. Nur in den Fällen, wo ärztliche Hülfe nicht in der Nähe, oder kein Verbandmaterial mehr zu haben ist, sollen die Verbindzeuge, welche die Soldaten bei sich tragen, von den Verwundeten selbst oder den Krankenträgern benutzt werden (namentlich bei den Kavalleriedivisionen). Dieselben müssen ausser dem antiseptischen Verbandmaterial (zwei Sublimatmullkompressen, und eine Sublimatmullbinde) auch noch ein dreieckiges Tuch enthalten, mit welchem der Schutzverband bedeckt, das verwundete Glied fixirt und eventuell eine improvisirte Schiene befestigt werden kann.

On hospital organization and first dressings in time of war.

Sur l'organisation des hôpitaux et sur le premier pansement en temps de guerre.

Ueber die Organisation der Hospitäler und über den ersten Verband im Felde.

Sir **William Mac Cormac,** de Londres.

War has been graphically described as an epidemic of injuries. Under such circumstances, everything depends upon a clear appreciation of the medical requirements and a right method of fulfilling them; in other words, upon a simple and effective method of administration.

In a large civil hospital, everything is at hand and time is not a pressing element; the results will mainly depend upon the amount of penetration and skill evinced in the diagnosis and treatment of injuries; in war it is far otherwise, and the individual efforts of the ablest surgeons count for very little, if the system which deals with the sick and wounded be not based upon sound and practical principles.

Whether or not the wounded are to be promptly succoured, and saved from the evils and complications arising out of infective wound diseases will depend, first of all, upon a proper distribution of men, transport and material — that is, upon a field medical organization and administration. Great efforts have been made of late years to put these upon a simple and effective basis, and with a larger amount of success than has ever before been achieved in war.

Even had there been no tendency to development in these respects, on the part of the medical services, the changed conditions of modern warfare would have rendered such development imparatively necessary, for the hospital organization that adapted itself fairly well to sieges and slow wars conducted by comparatively small numbers of men, would be quite inadequate for large and rapidly moving forces striking quick and successive blows, or concentrating their power in one supreme effort.

Now, what is the modern system of medical organization?

It has for its object, the safety of the wounded, a prompt and economical administration, and the effectiveness of the fighting force.

Its principles are — to provide for the immediate wants of the fighting force in front, relieving it of all non-effectives, by sending them in the direction in which they must go, viz: — towards the rear, from front to base, so as to maintain a sufficiency of hospital accommodation where it is most needed, and retaining with the force moving and fighting in the field, only that amount of material, personnel, and transport, necessary for the prompt succour and removal of the wounded after an action.

The machinery employed is a minimum provision for the separate corps units. A hospital corps, or bearer column with transport and material for forming dressing stations; moveable field hospitals lightly equipped — stationary base or general hospitals — supplemented by other hospitals or rest-depots at certain points along the lines of communication to provide for the sick and wounded passing from front to base.

The amount and nature of the hospital equipment should be inversely to the distance from the front, that is, it, and the amount and variety of the dieting should be increased the nearer we get towards the base, where the majority of the sick and wounded will gravitate, and where provision can be made equal to that of the best civil or military hospital in times of peace. Hospital provision should, as a rule, be two-thirds at the base and along the lines of communication, and one-third ambulant at the front.

I omit all allusion to hospital trains, hospital ships, etc., as they can only be utilized under certain peculiar circumstances.

It is a great mistake to suppose that much is needed, or can be done for a wounded man under fire, or immediately after an action, beyond attending to his most pressing requirements, and moving him carefully to a place of safety, where alone the necessary time and attention, and the results of consultative measures can be applied.

To restrain grave hæmorrhage, avert the consequences of shock, or support a fractured bone is, of course, necessary, and to secure the moral effect of a first dressing in concealing the blood and injury from the wounded man and his comrades, is also a very desirable object.

It is in proportion, however, to the ease and promptitude with which a man can be relegated to the care of skilled hands, with the necessary appliances, that his safety will be secured.

It follows, as a matter of course, that antiseptic methods should, in some form, or other be applied to military surgery: and the results of these methods where they have been carried out have been so remarkable that we are now confronted by the question as to how far it is practicable to apply antiseptic dressings on the battle-field, and at once, and what are the best and easiest methods of accomplishing this.

Now, no two wars are alike — but we may for practical purposes divide them into large European wars, and small wars between European and semi-civilized races.

I hold that our aim should be to get our wounded as promptly taken to a field hospital as practicable, in all wars; and in small ones between European and semi-civilized races, we can, in a measure, often succeed in taking our hospitals to our wounded, instead of the converse.

The present organization is probably the best that can be devised for promptly stripping the battle-field of its wounded; and for European wars, in which artillery and arms of precision are used, bearer companies and dressing stations are essential to the collection, dressing, and distribution of the wounded to the several field hospitals.

But in small wars with semi-civilized nations, who are not expected to utilize the latest devised arms, it should be quite practicable to advance a field hospital, or a section thereof, together with a portion of a bearer company to the front. Under such circumstances, the wounded would be in close proximity to a hospital to which they should be at once transported, without being first subjected to the risk of defilement of their wounds by the hurried application of a first dressing.

It is no doubt most desirable to keep a gun-shot wound aseptic, but the exposure and handling of it are calculated to effect the very reverse of this, and, as a matter of experience, the application of a first dressing is not only, in many instances, a superfluous work, for it has commonly to be cut off at the first dressing station or field hospital, but it is often likely to prove mischievous from the unskilful manner in which it is applied. If these observations be founded on fact, it follows that the practice of antisepsis, in the form of a first dressing, is likely to have but a limited sphere of application in war.

Still, the attempt should be made.

If the future fighting dress of the soldier be a loose garment, supplied with pockets, as on grounds of common sense and physiology it should, a packet of antiseptic dressing, wrapped in some impermeable envelope, might be carried in one of such pockets.

The nature of the first dressing is a question of detail, about which we do not seem to have reached a finality.

In the little Ashantee campaign, every soldier had a small packet, containing Esmarch's triangular bandage and first dressing, modified in some trifling particulars as regards the strength of the carbolic ointment and the provision of some safety-pins.

In the Afghan war, a similar description of first dressing, with the addition of a little cotton wool, wrapped in a piece of wax paper, was used.

It is quite clear that the first dressing must be very cheap, easily prepared and not likely to be impaired by keeping — of the very simplest description, capable of being affixed without any roller bandage, and of an antiseptic kind.

Absorbent cotton wool acts as a filter, and it is capable of being made antiseptic.

It is a point of some practical importance that the material first applied to the wound, should be greasy, or not likely to stick to it, especially where the wounded have to be transported to a distance.

A triangular bandage is the safest and best method of affixing a dressing, as it is not likely to ligature the limb.

If some absorbent material, like spongio-piline, with its outer impermeable layer, could be rendered antiseptic, it might be utilized for the purpose.

Mr. Sampson Gamgee has lately proposed a new kind of sponge with antiseptic properties, in the perfecting of which he is at present experimentally occupied.

Various chemical agents have been proposed as antiseptics — a solution of corrosive sublimat in glycerine and water, promises well and is a very powerful antiseptic, and cheap. Iodofoim is an agent which promises to be of great service if its use can be made more manageable.

The dredges for dusting the wound lightly with iodoform although extensively and successfully used in the late Egyptian campaign are, it is to be feared, impracticable. Antiseptic oacum, tenax, turfmoss or woodwool are all too bulky for easy carriage.

On the whole, then, a triangular bandage with a little cotton wool rendered antiseptic with carbolic, salycilic acid, iodoform or some other antiseptic, and wrapped in a piece of wax paper, to act as a protective in dressing, seems for the present time the most practicable form of first dressing. But as we have said, these involve questions of detail, about which there is room for considerable progress, before any finality is reached.

We repeat that the wounded soldier should, as a rule, be conveyed to a field hospital as promptly as possible, where antiseptic surgery and more complete and trustworthy methods of dressing can be skilfully and properly applied once for all, and to accomplish this purpose, that which is chiefly deficient in most wars, viz: — plenty of transportes required.

DISCUSSION.

Dr. MICHAELIS, d'Innsbruck: Bei einer objektiven Behandlung des auf der Tagesordnung stehenden Gegenstandes ist zunächst die Frage zu erledigen, ob die Soldaten Verbandpäckchen mit sich führen sollen? Wer den Muth besitzt, eine Antwort darauf zu geben, der wird jedenfalls von einer der sich gegenüberstehenden Partheien getadelt werden. Derjenige, welcher die Ansicht ausspricht, dass die Manipulation unreiner Hände an den frischen Wunden schädlich sei, dass die erste Indikation der Behandlung in der raschen Übertragung auf einen Platz, wo Ärzte sich befinden, bestehe, dass jeder Zeitverlust vermieden werden müsse, und daher die Päckchen überflüssig wären, kann darauf rechnen, dass jeder Soldat anderer Ansicht ist und darauf besteht, dass sogleich ein Deckverband gegen schädliche Mikrobien angelegt werde. Die Offiziere mehrerer Armeen würden in diesem Augenblick in der Abschaffung der Päckchen einen Fehler und darin die Vernachlässigung der nöthigen Vorsorge erblicken. Wer sich für die Verbandpäckchen entscheidet, der setzt sich den gewiss gerechten Vorwürfen der ruhig denkenden, technisch gut orientirten Fachmänner aus, welche in der Manipulation mit den Verbandstücken bei unreinen Händen eine direkte Schädlichkeit erblicken. Nun ist aber nicht zu verkennen, dass die Mehrzahl der Verwundeten sich darauf gefasst machen muss, längere Zeit auf der Walstatt liegen zu bleiben. Ein nennenswerther Sanitätsdienst findet thatsächlich nur im ersten Stadium des Kampfes und in der Hälfte des 2ten Stadiums (Eintritt der Verstärkungen in die Schwärme) statt. Sind diese verdichtet, sind gar schon die Reserven eingetreten, so sucht Jedermann Deckung. Eine frei gehende Patrouille der Träger würde bei der Dichtigkeit des Bleihagels nur in seltenen Intervallen existiren können. Unter solchen Umständen ist das Verbandpäckchen während des Kampfes überflüssig für die Fortgetragenen, und die, welche schwer getroffen liegen bleiben, wird Niemand verbinden. Sie selbst können es nicht, und ihre Kameraden sind weder im Fall des

Sieges noch der Niederlage bei ihnen; sie können in der Regel nicht für sie thätig sein.

Aus dem Vorhandensein der Päckchen entsteht in keinem Fall ein bedeutender Vortheil, oft gewiss ein Nachtheil. Soll aber ein solches mitgeführt werden, so darf man es im Frieden nicht vorbereiten, nicht in staubigen Magazinen aufbewahren, so muss es in einer festen Ledertasche unterhalb der Patrontasche liegen und ein starkes Desinfektionsmittel enthalten. Die in gewissen Armeen seit Jahren aufbewahrten, nicht desinfizirten schliessen eine eminente Gefahr in sich, welche nicht ganz durch Borsäure, die auch hier und da angewendet ist, schwindet. — Das Desinfiziens kann nicht Jodoform sein, es würde der ganze Truppenkörper, ja die Armee darnach riechen und die Mannschaft von vorn herein an die Gefahr erinnert werden, sie müsste beständig daran denken. In diesem Augenblick, wo man nur zwischen Jodoform und Sublimat zu wählen hat, würde der letzte allein zulässig erscheinen. — In den Händen der Ärzte liegt die Sache anders. Für sie giebt es auf den Verbandplätzen kein besseres Mittel als das Jodoform, verdünnt in der Streubüchse. Was Mikulicz darüber gesagt hat, behauptet das militärärztliche Offizierskorps der Östreichisch-Ungarischen Armee und grosse Männer, wie Billroth, nach Erfahrungen im Kriege und Frieden. Uns sind, seitdem einiges Lehrgeld bezahlt worden ist, keine Nachtheile der Anwendung bekannt geworden, wohl aber staunenswerthe Erfolge, denen gegenüber ein Einzelunfall eventuell verschwindet. Dort, wo hastig gearbeitet, ja gewissermassen unvorsichtig, wie das im klinischen Sinne auf Verbandplätzen Regel ist, da giebt es gar kein besseres, leichter zu handtirendes Desinfiziens als das Jodoform, das Verbandmittel der Armen, wie es Mosetig nennt, zu denen in erster Linie die Soldaten gehören, welche die Walstatt decken.

Es kann nicht beabsichtigt sein, hier, wo die Zeit schon drängt, in weitere Details einzutreten. Nur in grossen Umrissen sind hier die Postulate des ersten Verbandes und die Umstände, unter denen es angelegt wird, berührt. Das Resumé der Mittheilung besteht demnach in folgenden Punkten: 1. Die Verbandpäckchen, wenn die Armeen auf ihre Existenz Werth legen, müssen frisch, mit Sublimat desinfizirt, in einer Ledertasche unter der Patrontasche verwahrt sein. 2. Die Ärzte sind mit Jodoform in Streubüchsen verschlossen zu versehen. — Alles andere hat nur sekundäre Bedeutung.

Dr. Ziegel, de Stettin: Nachdem die Frage der Antiseptik im Kriege von ärztlich-technischem Standpunkte in erschöpfender Weise behandelt worden ist, gestatten Sie mir noch einige Worte zur militärischen Seite derselben. Die Resultate der modernen Wundbehandlung sind jetzt in den Krankenhäusern glänzende, z. Th. ideale, nicht so bei den prakt. Ärzten ausserhalb derselben, wenn sie auch mit dem Prinzip und der Methode vollständig vertraut und mit dem besten Materiel versehen sind, weil ihnen das geschickte und eingearbeitete Personal der Krankenhäuser fehlt. Jeder Leiter der chirurgischen Abtheilung eines grösseren Krankenhauses macht die Erfahrung, dass, wenn er einen neuen Assistenten, ja neues Unterpersonal bekommt, Fehler in der Wundbehandlung gemacht werden, deren traurige Folgen die Kranken zu tragen haben, bis das neue Personal völlig eingearbeitet ist. Die Sanitätstruppe der Verbandplätze und der Feldlazarethe muss darum nicht nur unterrichtet und geübt sein, sie muss in dem bestimmten Truppenkörper mit einander eingearbeitet sein. Wenn der jetzige preussische Kriegsminister Bronsart von Schellendorf es vor Jahren ausgesprochen hat, dass jede Truppe, die auf dem Schlachtfelde unmittelbare Verwendung findet, im Frieden so organisirt sein muss, dass sie bei der Mobilmachung ohne Weiteres in die Kriegsformation übergehen kann, so gilt dies nicht nur von dem kämpfenden Theil der Armee, sondern ganz besonders auch von dem Sanitätspersonal der Schlachtfelder. Für den Truppenverbandplatz, für den Hauptverbandplatz, für die Feldlazarethe müssen im Frieden nicht nur die einzelnen Personen vorhanden, sondern sie müssen zu diesen Truppenkörpern formirt sein, so dass die letzteren nur nöthig haben die in ihnen ausgebildete Reserve des Sanitätskorps in sich aufzunehmen und sofort ganz mit sich zu verschmelzen. Der Divisionsarzt, wenn die Division die höhere taktische Einheit der Armee darstellt, muss schon im Frieden sein Feldpersonal (wie ein Regimentskommandeur sein Regiment) völlig in der Hand haben. Unter ihm muss ein Lazarethdirektor die Lazarethe der Division zu dirigiren und ein Chef der Sanitätsabtheilung d. h. des Personals der Verbandplätze dieselbe militärisch wie technisch zu führen geübt und gelernt haben. Es müssen die Chefs der Feldlazarethe wie der Sanitätsdetachements ihre Ärzte, Lazarethgehülfen, Wärter, ja auch die Beamten, wie diese sich unter einander, kennen und die beste Methode der Krankenbehandlung überhaupt wie der Wundbehandlung ins besondere mit ihnen schon im Frieden vollkommen eingeübt und durchgearbeitet haben, dann erst wird die wissenschaftliche Erkenntniss und das bestmögliche Material im Kriege für die Verwundeten die segensreichsten Folgen haben.

Dr. Lommer, de Magdebourg, wies darauf hin, dass, wenn einmal die antiseptische Wundbehandlung im Felde geübt werden solle, man dieselbe vom ersten Augenblicke an und auch bei Leichtverwundeten, die nach den Bestimmungen der Preussischen Armee nicht in die Feldlazarethe, daher erst später in regelmässige Lazarethbehandlung gelangen, anwenden müsse. Ueber die Wahl der Mittel, bezw. der Verbandmittel, kann eine Heeres-Sanitätsleitung nicht lediglich nach theoretischen Gründen entscheiden, sondern müsse ausserdem die Organisation ihres Feld-Sanitäts-Wesens und die dabei in Betracht kommenden militärischen Rücksichten in Betracht ziehen, namentlich von einer Vergrösserung des Trains zur Heranschaffung von Verband- u. a. Mitteln absehen. Denn wenn man auch, wie die verschiedenen Vorträge in der chirurgischen Sektion ergeben, mit Jodoform oder Karbolsäure oder Sublimat — bei richtiger Verwendung — vorzügliche Ergebnisse erhalten könne, so bleibe zu bedenken, dass man in der ersten Linie der Kämpfenden, wenn nur kleinere Truppenkörper engagirt seien, nicht darauf rechnen dürfe stets ein Sanitäts-Detachement mit seiner ganzen Ausrüstung an Wagen etc. zur Stelle zu haben, dass man da vielmehr nur auf die Verbandmittel der Bandagentornister und Lazarethgehülfentaschen zählen könne. Weil aber diese Verbandmittel nicht weit genug reichten, wäre die Ausstattung jedes einzelnen Soldaten mit einem geeigneten Verbandpäckchen unentbehrlich; dass dazu nur ein trockenes Antiseptikum gebraucht werden könne, sei selbstverständlich. Die Krankenträger der Sanitätsdetachements würden am zweckmässigsten mit fertigen Tupfern versehen, die mit einem trockenen Antiseptikum bestreut seien.

Was die Sanitätsdetachements und die Feldlazarethe anlange, so wurde darauf hingewiesen, dass man in der Preussischen Armee dem Sublimat den Vorzug gebe, weil es neben seiner sonstigen guten Eigenschaften den Vortheil des geringsten Volumens habe, mithin die Mitnahme reichlicher Mengen des antiseptischen Stoffes bei Ersparung von Raum auf den Sanitätsfahrzeugen gestatte. Wichtig sei es übrigens, dass schon im Frieden nicht bloss die Sanitätsoffiziere, sondern auch Lazarethgefülfen und Krankenträger mit den Grundzügen der Aseptik und Antiseptik vertraut gemacht würden, wie dies in der Preussischen Armee geschicht.

Prof. Dr. Mosetig v. Moorhof, de Vienne. Antisepsis ist auch in der ersten Linie sehr erwünscht und absolut zu erstreben. Hierzu können aber nur Pulververbände dienen, weil deren Anwendung einfach und leicht, und weil diese relativ vom Quale des Deckverbandes unabhängig sind, d. h. nicht eigens zubereitete, im Felde kaum mitzuführende Verbandstoffe erfordern. Borsäure hierzu ist nicht zu empfehlen, weil es als Antimykoticum zu schwach ist, Salicylsäure reizt und ballt mit den Wundsekreten zu einem mörtelartigen Brei, welcher den Abfluss der Wundsekrete hindert. Jodoform hat diese Übelstände nicht. Es genügt in kleinster Menge, ist ein Anodynum, und ballt mit den Wundsekreten nicht. Es empfiehlt sich also am besten zum ersten Verbande im Felde. Seine sichere Antisepsis befähigt es aber auch für die Feldspitäler, und ganz besonders für die Evakuationen, weil der Verband sehr lange liegen bleiben kann ohne gewechselt zu werden, ohne Rücksicht darauf, ob die Wundsekrete durchgeschlagen haben oder nicht.

Ueber Blutstillung im Kriege.

L'hémostasie chirurgicale en temps de guerre.

Surgical Hæmostase in time of war.

Oberstabsarzt, Dr. **J. Neudörfer**, de Vienne. [1]

Hochansehnliche Versammlung!

Der hochgeehrte Präsident unserer Sektion hat mich eingeladen den einleitenden Vortrag über die Blutstillung im Kriege zu übernehmen.

In Entsprechung dieser mich ehrenden Aufforderung glaube ich vorerst einige Worte über die im Kriege vorkommenden Blutungen vorausschicken zu sollen. Ich kann hiebei die durch Hieb und Stich hervorgerufenen Blutungen unberücksichtigt lassen, weil diese Blutungen sich in keiner Weise von den durch dieselben Verletzungen im Frieden erzeugten Blutungen unterscheiden; hauptsächlich aber, weil Hieb- und Stichwunden in den neueren Kriegen gegenüber den Schusswunden nur eine verschwindend kleine Zahl darstellen. Sie betrugen im amerikanischen Kriege nur 0,37 % sämmtlicher Kriegsverletzungen. [2]

[1] Wegen der beschränkten Zeit wurde vom Verf. nur ein Auszug der nachstehenden Abhandlung der Sektion vorgetragen.

[2] Unter den 246790 Kriegsverletzungen waren 245790 Schusswunden und 922 Hieb- und Stichwunden.

Ich beschränke mich daher auf die durch Schüsse erzeugten Blutungen.

Auch im Kriege haben wir Blutungen aus verletzten Arterien, aus verletzten Venen und parenchymatöse Blutungen zu berücksichtigen.

Diese Blutungen erfolgen theils unmittelbar nach der Verletzung, oder in den ersten Stunden, oder erst Tage oder Wochen nach der Verletzung. Die Blutungen sind entweder sofort tödtlich, d. h. es fliesst mit einem Male, also in wenigen Minuten so viel Blut aus, dass das Leben nicht erhalten werden kann, oder der Blutverlust ist kein erschöpfender, oder die Blutung wiederholt sich in solchen Zeiträumen, die nicht hinreichen, den erlittenen Blutverlust durch die Blutneubildung zu ersetzen, und auch in diesem Falle wird die Blutung endlich zum Tode führen.

Nun sollte man glauben, nachdem die Projektile den menschlichen Körper in jeder nur möglichen Richtung durchbohren und daselbst immer grössere oder kleinere Substanzverluste erzeugen, dass die durch Schüsse erzeugten Verletzungen immer von starken Blutungen begleitet sein müssen, und dass die Blutstillung die Hauptthätigkeit des Chirurgen ausmacht, die er bei der ersten Hilfe auf dem Hilfs- oder Verbandplatze dem Verwundeten zu leisten hat; dem ist jedoch nicht so, wie gleich gezeigt werden soll.

Es unterliegt keinem Zweifel, dass Schusswunden tödtliche Blutungen erzeugen. Man kann beim Abräumen des Schlachtfeldes, sowohl aus der Menge des auf dem Boden und in den Kleidern befindlichen Blutes, als auch durch das wächserne und blutleere Aussehen des ganzen Körpers fast mit Sicherheit schliessen, dass der Verwundete an Verblutung nach aussen oder an innerer Verblutung gestorben ist; namentlich wird ein grosser Theil, wenn nicht der grösste Theil, der durch Bauch- und Brustschüsse auf dem Schlachtfelde Getödteten an innerer Verblutung gestorben sein. Bis jetzt fehlt jede sichere Angabe über das Verhältniss der an äusserer und innerer Verblutung zu den aus andern Ursachen auf dem Schlachtfelde Gestorbenen. Ich möchte dasselbe jedoch auf mindestens 60 % schätzen. Jedenfalls beträgt die Zahl der Verbluteten mehr als die Hälfte aller Gefallenen.

Diese am Felde Verbluteten könnten nicht gerettet werden, auch wenn hinter jedem derselben ein erfahrener und gewandter Chirurg stehen könnte, der alle Mittel zur Hämostase in Bereitschaft hätte, weil ein grosser Theil der Verbluteten an innerer Verblutung durch einen Schuss in die Bauch- oder Brusthöhle stirbt, bei welchen Blutungen die chirurgische Therapie ohnmächtig ist. Aber auch bei Verletzungen von Arterien, die dem Chirurgen zugänglich sind, am Halse, an den oberen und unteren Extremitäten, kann es zu Blutungen kommen, zu deren Bewältigung der Chirurg keine Zeit findet, die also tödtlich wirken. Von diesen auf dem Schlachtfelde Verbluteten, die also dem Militärarzte nicht zu Gesichte kommen, abstrahire ich daher in meinem Vortrage. Aber wenn ich auch bloss jene Verletzungen berücksichtige, die ihm zur ersten Hilfeleistung zugeführt werden, so stellt die Hämostase nur einen verschwindend kleinen Theil seiner chirurgischen Thätigkeit während der ersten Hilfeleistung dar, denn die parenchymatöse oder kapillare Blutung wird bei Schusswunden ceteris paribus ebenso gering sein, wie aus der Wundfläche einer regelrecht ausgeführten Amputation oder nach einer Geschwulst-Exstirpation. Die tägliche Erfahrung lehrt ja, dass die Kapillar-Blutungen sehr bald von selbst aufhören und keine Intervention von Seite des Chirurgen erheischen.

Auch venöse Blutungen geben dem Chirurgen bei Verletzung an den Extremitäten fast niemals, bei Verletzungen am Halse nur selten zu schaffen. Es bleiben daher nur die durch Schuss verletzten Arterien übrig, welche eine Blutstillung von Seite des Chirurgen nothwendig machen könnten.

Ich kann in dieser Beziehung nur sagen, dass weder ich noch jene Militär-Chirurgen, mit denen ich über die Sache gesprochen habe, jemals in die Lage gekommen, eine durchschossene Arterie wegen primärer Blutung zu unterbinden. Larrey hat, so viel ich mich erinnere, dieses nur einmal gethan. Longmore [1]) berichtet aus dem Krimkriege, dass unter den 4434 mit Schusswunden Behandelten überhaupt nur 15 Verletzungen der Arterien = 0,33 % verzeichnet sind. — In den Berichten der Potomak-Armee [2]) finden sich unter 36508 Schusswunden nur 27 Arterien-Verletzungen = 0,073 % aller Verletzungen verzeichnet. John A. Lidell [3]) gibt an, dass auch bei Schussverletzung der Arterien höchstens 15 % aller verletzten Arterien eine primäre Blutung gegeben haben. Die Tabelle I [4]) zeigt überdiess, dass von 118 Schussverletzungen mit gänzlicher Durchtrennung von Arterien nur in 34 Fällen primäre Blutungen vorgekommen sind.

TABELLE II

über 118 Fälle vollständiger Durchtrennung grosser Blutgefässe mit Angabe der Zahl der primären Blutungen.

	Arterien.	Zahl der Fälle.	Resultate.		Primäre Blutung.		Keine primäre Blutung.	
			genesen.	gestorben.	genesen.	gestorben.	genesen.	gestorben.
Vollständige Durchtrennung der	Carotis communis	2	»	2	»	1	»	1
	» interna	1	»	1	»	»	»	1
	Axillaris	6	»	6	»	1	»	5
	Brachialis	15	10	5	3	2	7	3
	Radialis	10	6	4	3	»	3	4
	Ulnaris	6	4	2	1	»	3	2
	Femoralis	31	5	26	1	13	4	13
	Poplitea	20	6	14	3	2	3	12
	Tibialis	24	6	18	»	3	6	15
	Peronea	3	1	2	»	1	1	1
	Summe	118	38	80	11	23	27	57

[1]) Longmore, Gunshot Injuries. London 1877, pag. 150.

[2]) Circular Nr. 6, 1865, pag. 38.

[3]) Surgical memoirs of the war of the rebellion, collected by the U. S. sanitary Commission. Vol. I, pag. 26.

[4]) Diese, sowie die meisten meiner hier zitirten statistischen Daten sind dem unübertroffenen, mit grossem Fleiss und Sorgfalt verfassten und mit seltener Liberalität von der Kriegs-Verwaltung der vereinigten Staaten herausgegebenen Werke: The medical and surgical History ... Part. III, Vol. II, Surgical History, 1883, entnommen.

Aus diesen Daten geht hervor, dass Schusswunden dem Militär-Chirurgen bei der ersten Hilfe zur Blutstillung nicht viel Gelegenheit geben.

Es soll jedoch damit nicht gesagt sein, dass die Blutungen dem Militär-Chirurgen überhaupt nicht viel vorkommen. Nur die relative Seltenheit der primären Blutstillung auf dem Schlachtfelde wurde betont und dabei hervorgehoben, dass die meisten durch Schusswunden erzeugten Blutungen, die nicht augenblicklick durch Verblutung tödten, in der Regel von selbst stehen und daher nur selten auf dem Hilfs- oder Verbandplatz die Intervention des Militär-Arztes erheischen; dagegen stellen sich sekundäre Blutungen gar nicht selten ein: bei den aus verletzten Arterien spontan gestillten Blutungen, ferner aus Arterien, deren Wandungen durch das Projektil gequetscht und verschorft worden sind, bei welchen die Blutungen erst nach Trennung des Schorfes eintreten; ferner durch verschiedene Wundkrankheiten, besonders bei Pyämie und Gangrän; endlich treten im Kriege, ganz so wie im Frieden, Blutungen nach Amputationen und sonstigen Operationen auf.

In den schon mehrfach zitirten Berichten aus den amerikanischen Kriegen sind 3245 arterielle Blutungen verzeichnet, von denen 1649 die unteren, 878 die oberen Extremitäten, 291 den Kopf, Hals und das Gesicht und 427 den Rumpf betroffen haben. Von den 3245 Blutungen ist in 1010 Fällen die blutende Arterie nicht genannt. Der Rest von 2235 Blutungen vertheilt sich auf die verschiedenen Arterien des Körpers. Die blutenden Arterien und die Schicksale der durch die Blutungen Betroffenen sind aus der Tabelle II zu entnehmen.

Aus dieser Tabelle ist zu ersehen, dass von den 2235 Blutungen 484 durch primäre Arterien-Verletzungen bedingt waren und dass nur 110 primäre Blutungen vorgekommen sind, ferner dass von den 2235 Blutungen 1380 = 61,7 %, während von den 245790 Schussverletzungen überhaupt nur 31922 = 13,6 % tödtlich verlaufen sind. Die Mortalität durch Blutung ist also etwa 5 mal so gross als jene nach Schussverletzungen, 3 mal so gross als jene durch Pyämie, Gangrän, Erysipelas und Tetanus zusammen. Bei diesen 2235 Blutungen wurden 1155 Arterien-Unterbindungen ausgeführt.

TABELLE II

ber 2235 Fälle von arteriellen Blutungen des Kopfes, der Brust, des Rumpfes, der oberen nd unteren Extremitäten, in welchen das blutende Gefäss angegeben ist, nebst dem Schicksale der Blutenden.

Arterien.	Zahl der Fälle.	Resultate. Genesen.	Resultate. Gestorben.	Primäre Arterien-Verletzung.	Primäre Blutung.	Pyämie. Genesen.	Pyämie. Gestorben.	Gangrän. Genesen.	Gangrän. Gestorben.	Erysipelas. Genesen.	Erysipelas. Gestorben.	Tetanus. Genesen.	Tetanus. Gestorben.	Tod durch Hämorrhagie.
Innominata	2	»	2	»	»	»	»	»	»	»	»	»	»	2
Carotis comm.	96	21	75	31	6	»	1	»	2	»	»	»	»	41
» externa	12	4	8	5	2	»	»	»	»	1	»	»	»	6
Thyreoidea superior	3	2	1	»	»	»	»	»	»	»	»	»	»	1
Lingualis..........	7	4	3	5	1	»	1	»	»	»	»	»	»	1
Occipitalis	13	8	5	4	»	»	»	»	»	»	»	»	»	3
Auricularis	3	2	1	1	1	»	»	»	»	»	»	»	»	1
Temporalis	30	24	6	6	3	»	»	3	1	2	»	»	»	1
Facialis	21	12	9	4	1	1	»	»	»	1	»	»	1	5
Submentalis	2	2	»	1	1	»	»	»	»	»	»	»	»	»
Maxillaris interna...	14	6	8	1	1	»	»	»	»	»	»	»	»	8
Meningea media ...	8	4	4	1	»	»	»	»	»	»	»	»	»	2
Carotis interna.....	11	2	9	2	1	»	»	»	»	»	»	»	»	5
Frontalis	1	1	»	»	»	»	»	»	»	»	»	»	»	»
Subclavia	62	10	52	12	1	»	6	2	4	1	3	»	»	32
Vertebralis	2	»	2	1	»	»	»	»	»	»	»	»	»	2
Cerebralis	1	»	1	»	»	»	»	»	»	»	»	»	»	1
Mammaria interna ..	9	2	7	1	»	»	1	»	»	»	»	»	»	5
Brachialis	2	»	2	»	»	»	»	»	»	»	»	»	»	1
Intercostalis	37	11	26	7	4	»	2	»	1	»	»	»	»	13
Thyreoidea media..	3	2	1	1	»	»	»	»	»	»	»	»	»	»
» inferior..	1	»	1	1	»	»	»	»	»	»	»	»	»	1
Cervicalis superficial.	2	1	1	»	»	»	»	»	»	»	»	»	»	»
Suprascapularis	12	5	7	1	»	»	»	»	»	»	»	»	»	3
Axillaris	87	11	76	26	4	»	1	»	6	»	1	»	»	56
Acromialis	10	1	9	»	»	»	»	»	»	»	1	»	»	6
Subscapularis	13	4	9	»	»	»	2	»	»	»	»		»	5
Circumflexa humeri.	32	20	12	1	»	1	2	1	1	»	1	»	1	7
Ramus muscularis ..	2	»	2	»	»	»	»	»	»	»	»	»	»	2
Brachialis	261	162	99	73	22	»	25	18	11	7	4	»	»	33
Rami musculares ...	4	2	2		»	»	1	»	»	»	»	»	»	1
Profunda brachii ...	14	8	6	»	»		»	»	»	»	»	»		5
Anastomotica magna	9	1	8	»	»	»	1	»	»	»	»	»	»	6
Radialis...........	111	76	35	32	5	»	7	6	4	3	»	»	»	8
» et Ulnaris..	4	1	3	1	»	»	2	»	»	»	1	»	»	»
Ulnaris	49	37	12	7	1	»	1	6	1	»	»	»	»	7
Fürtrag	950	440	504	225	54	2	53	36	31	15	11	»	2	270

Arteria

Arterien.	Zahl der Fälle.	Resultate. Genesen.	Resultate. Gestorben.	Primäre Arterien-Verletzung.	Primäre Blutung.	Pyämie. Genesen.	Pyämie. Gestorben.	Gangrän. Genesen.	Gangrän. Gestorben.	Erysipelas. Genesen.	Erysipelas. Gestorben.	Tetanus. Genesen.	Tetanus. Gestorben.	Tod durch Hä-
Übertrag....	950	446	504	225	54	2	53	36	31	15	11	»	2	270
Interossea	42	33	9	5	1	»	1	5	1	»	»	»	»	5
Arcus palmaris	23	16	7	»	»	»	2	»	»	»	»	»	»	2
Dorsalis et radialis indicis	2	2	»	»	»	»	»	»	»	»	»	»	»	»
Carpi dorsalis	1	1	»	»	»	»	»	»	»	»	»	»	»	»
Arcus volaris profundus	1	1	»	»	»	»	»	»	»	»	»	»	»	»
Digitalis	10	8	2	»	»	»	1	»	»	»	»	»	»	»
Aorta descendens ..	2	»	2	2	»	»	»	»	»	»	»	»	»	2
Phrenica	1	»	1	»	»	»	»	»	»	»	»	»	»	1
Hepatica	2	»	2	2	»	»	»	»	»	»	»	»	»	2
Splenica	2	»	2	1	»	»	»	»	»	»	»	»	»	2
Mesenterica	2	»	2	1	1	»	»	»	»	»	»	»	»	2
Colica media	1	»	1	1	»	»	»	»	»	»	»	»	»	»
Spermatica	2	1	1	»	»	»	1	»	»	»	»	»	»	»
Iliaca comm.	7	»	7	2	1	»	»	»	1	»	»	»	1	3
» interna	7	»	7	1	»	»	»	»	»	»	»	»	»	6
Ilio-lumbaris	1	»	1	»	»	»	»	»	»	»	»	»	»	1
Glutea	22	4	18	2	1	»	3	»	»	»	»	»	»	12
Ischiadica	8	»	8	1	»	»	»	»	1	»	»	»	»	4
Pudenda	4	1	3	»	»	»	»	»	»	»	»	»	»	3
Hæmorrhoidalis	1	»	1	»	»	»	»	»	»	»	»	»	»	1
Iliaca externa......	26	3	23	6	»	»	2	»	2	»	»	»	»	[illegible]
Epigastrica	2	2	»	1	»	»	»	»	»	»	»	»	»	
Circumflexa ilei	3	»	3	»	»	»	»	»	»	»	»	»	»	3
Femoralis	551	119	432	103	27	2	48	11	53	2	1	»	2	19[illegible]
Pudenda externa ...	1	1	»	»	»	»	»	»	»	»	»	»	»	»
Profunda femoris...	60	18	42	1	»	»	6	2	2	»	»	»	»	25
Circumflexa externa	10	2	8	»	»	»	2	»	»	»	»	»	»	4
Anastomotica magna	7	4	3	»	»	1	»	»	»	»	1	»	»	[illegible]
Perforans	6	»	6	»	»	»	1	»	»	»	»	»	»	[illegible]
Rami musculares...	54	15	39	2	»	»	13	1	2	1	»	»	»	1[illegible]
Poplitea	105	26	79	46	9	»	12	5	24	2	»	»	1	3[illegible]
Rami articulares ...	8	3	5	1	»	»	»	»	1	»	»	»	»	[illegible]
Tibialis	270	128	142	76	14	»	29	19	28	3	3	»	3	4[illegible]
Rami musculares ...	2	»	2	»	»	»	»	»	»	»	»	»	1	
Interossea	6	5	1	»	»	»	»	»	»	»	»	»	»	
Dorsalis pedis	3	3	»	»	»	»	»	»	»	»	»	»	»	
Plantaris	8	6	2	»	»	»	1	»	»	»	»	»	»	
Malleolaris externa..	2	»	2	»	»	»	»	»	1	»	»	»	»	
Peronea	17	7	10	5	1	»	2	1	1	»	»	»	1	
Pulmonales	3	»	3	»	1	»	»	»	»	»	»	»	»	
Summe....	2235	855	1380	484	110	5	177	80	148	23	16	»	11	65[illegible]

Die Tabelle III zeigt die Vertheilung der Unterbindung auf die einzelnen Arterien.

TABELLE III

über 1155 Gefäss-Unterbindungen in Folge von Schuss-Verletzungen.

	Unterbundene Arterien.	Zahl der Fälle.	Resultate.	
			Genesen.	Gestorben.
Arteria	Carotis comm.	82	19	63
	» externa	7	4	3
	Thyreoidea superior	1	1	»
	Lingualis	1	1	»
	Occipitalis	5	4	1
	Auricularis	1	1	»
	Temporalis	18	14	4
	Facialis	8	5	3
	Submentalis	1	1	»
	Subclavia	51	10	41
	Mammaria interna ..	2	»	2
	Intercostalis	6	2	4
	Thyreoidea media ..	1	1	»
	Cervicalis superficialis	1	1	»
	Suprascapularis	2	2	»
	Axillaris	49	7	42
	Acromialis	1	»	1
	Subscapularis	2	1	1
	Circumflexa humeri	18	11	7
	Ramus muscularis ..	1	»	1
	Brachialis	170	119	51
	Rami musculares ...	3	1	2
	Profunda brachii ...	7	5	2
	Anastomotica magna	1	»	1
	Radialis	59	45	14
	Ulnaris	22	20	2
	Interossea	9	6	3
	Fürtrag	529	281	248

	Unterbundene Arterien.	Zahl der Fälle.	Resultate.	
			Genesen.	Gestorben.
	Übertrag	529	281	248
Arteria	Arcus palmaris	4	4	»
	Dorsalis et radialis indicis	2	2	»
	Carpi dorsalis	1	1	»
	Arcus vol. profund.	1	1	»
	Digitalis	4	3	1
	Iliaca comm.	5	»	5
	» interna	3	»	3
	Glutea	6	2	4
	Ischiadica	2	»	2
	Iliaca externa	26	3	23
	Spermatica	1	»	1
	Femoralis	374	93	281
	Pudenda externa ...	1	1	»
	Profunda femoris ...	22	5	17
	Perforans	6	»	6
	Rami musculares ...	24	6	18
	Poplitea	36	8	28
	Rami articulares ...	3	1	2
	Tibialis antica et postica	7	4	3
	Tibialis antica	40	22	18
	Dorsalis pedis	1	1	»
	Interossea	2	1	1
	Tibialis postica	48	29	19
	Plantaris	3	2	1
	Peronea	4	1	3
	Summe	1155	471	684

Aus der Tabelle IV sieht man, den wievielten Tag nach der Verletzung die Blutung aufgetreten.

TABELLE IV

über die Tage, an welchen die erste Blutung erfolgt ist.

Tag der Blutung nach der Verletzung.	Zahl der Fälle.	Kopf, Brust und obere Extremitäten.	Bauch, Becken und untere Extremitäten.	Tag der Blutung nach der Verletzung.	Zahl der Fälle.	Kopf, Brust und obere Extremitäten.	Bauch, Becken und untere Extremitäten.
1. Tag	153	68	85	Übertrag	1012	554	458
2. »	17	5	12	21. Tag	35	23	12
3. »	17	6	11	22. »	34	16	18
4. »	26	17	9	23. »	28	17	11
5. »	24	15	9	24. »	23	15	8
6. »	37	22	15	25. »	14	6	8
7. »	62	36	26	26. »	20	13	7
8. »	58	34	24	27. »	13	8	5
9. »	68	35	33	28. »	17	12	5
10. »	71	37	34	29. »	13	8	5
11. »	71	44	27	30. »	5	3	2
12. »	68	43	25	31. bis 40. Tag ...	102	51	51
13. »	64	33	31	41. » 50. » ...	57	25	32
14. »	52	30	22	51. » 60. » ...	40	15	25
15. »	51	36	15	61. » 70. » ...	21	6	15
16. »	40	21	19	71. » 80. » ...	10	1	9
17. »	41	20	21	81. » 90. » ...	8	3	5
18. »	39	24	15	91. » 100. » ...	6	»	6
19. »	33	19	14	Über 100. Tag	22	4	18
20. »	20	9	11				
Fürtrag....	1012	554	458	Summe	1480	780	700

Aus der Tabelle V ist zu entnehmen, dass 74 Arterien-Verletzungen von traumatischen Aneurysmen begleitet gewesen, dass von denselben 23 genesen und 51 = 68,7 % gestorben, dass 42 mittelst Ligatur behandelt worden sind, von denen 29 = 69,02 % gestorben, und dass 32 ohne Ligatur behandelt worden und von diesen 22 = 68,7 % gestorben sind.

TABELLE V

über 74 Fälle von traumatischem Aneurisma.

	Arterien.	Zahl der Fälle.	Genesen.	Gestorben.	Behandlung mit Unterbindung. Genesen.	Behandlung mit Unterbindung. Gestorben.	Behandlung ohne Unterbindung. Genesen.	Behandlung ohne Unterbindung. Gestorben.
Arteria	Carotis comm.	5	1	4	»	3	1	1
	» externa	1	»	1	»	»	»	1
	Subclavia	3	»	3	»	»	»	3
	Suprascapularis	2	1	1	1	1	»	»
	Circumflexa	1	1	»	»	»	1	»
	Brachialis	7	2	5	2	3	»	2
	Profunda brachii	1	»	1	»	»	»	1
	Radialis et ulnaris	3	2	1	1	»	1	1
	Interossea	1	1	»	»	»	1	»
	Iliaca interna	1	»	1	»	1	»	»
	Ischiadica	1	»	1	»	»	»	1
	Femoralis	20	5	15	5	11	»	4
	Pudenda	1	1	»	»	»	1	»
	Axillaris	14	3	11	2	10	1	1
	Acromialis	1	»	1	»	»	»	1
	Profunda femoris	2	2	»	2	»	»	»
	Poplitea	1	»	1	»	»	»	1
	Tibialis	7	2	5	»	»	2	5
	Peronea	2	2	»	»	»	2	»
	Summe	74	23	51	13	29	10	22

Was die Behandlung anlangt, so gibt die Tabelle VI die Art der Behandlung und das Schicksal der 2235 arteriellen Blutungen an.

TABELLE VI

über 2235 Fälle von arteriellen Blutungen mit der Art ihrer Behandlung.

	Behandlung.	Zahl der Fälle.	Genesen.	Gestorben.	Sterblichkeits-Prozente.
Blutungen	zu deren Stillung die Amputation nothwendig war	294	122	172	58,5
	die spontan, oder durch Druck, oder mit stiptischen Mitteln stille gestanden sind..........	786	262	524	66,6
	die durch Unterbindung gestillt worden sind.....	720	328	392	54,4
	die eine Unterbindung und nachträglich eine Amputation nothwendig gemacht haben.....	87	34	53	60,9
	die eine Amputation und nach derselben eine Unterbindung nothwendig gemacht haben....	348	109	239	68,6
	Summe........	2235	855	1380	61,7

Die Tabelle VII gibt die Vertheilung der 115 Ligaturen auf die einzelnen Arterien und deren Schicksal an.

Nachdem ich diese statistischen Daten über Gefässverletzung und Blutung in Folge von Schussverletzungen vorausgeschickt habe, will ich zunächst einige die Hämorrhagie und die Hämostase betreffenden Momente besprechen.

Sobald eine Arterie theilweise oder ganz durch Schuss durchtrennt ist, so muss eine grössere oder geringere Blutung erfolgen. Wenn die Arterie ein starres Rohr wäre, durch welche das Blut mit einer Pumpe durch 60 bis 72 Hubhöhen getrieben würde, dann wäre es sehr leicht, die Menge des in der Minute ausgeflossenen Blutes zu bestimmen, man brauchte bloss den Querschnitt der starren Arterie mit der Geschwindigkeit des Blutes (die eine bestimmte Funktion der Hubhöhe ist) zu multipliziren, dann bekäme man die einer Hubhöhe (einer Pulswelle) entsprechende Blutquantität, die 60 bis 72 mal vervielfältigt den Blutverlust während einer Minute ergeben würde. In der Wirklichkeit stehen jedoch die Verhältnisse ganz anders. Die Arterien sind elastische Röhren, die neben der Elastizität ihrer Häute eine aktive Kontraktilität besitzen, ihren Querschnitt zu ändern vermögen und auch wirklich ändern. In gleicher Weise ändert sich der Wanddruck, folglich auch die Geschwindigkeit der Blutströmung und auch die Zahl der Pulswellen. In der Blutbewegung gibt es also keine konstante, sondern nur variable Grössen, und jede derselben ist unbekannt, es lässt sich daher die Grösse des Blutverlustes für eine bestimmte Zeit absolut nicht berechnen; man kann zwar die in einer bestimmten Zeit aus einer durchschnittenen Arterie ausfliessende Blutmenge messen, aber die gewonnene Ziffer gilt nur für den konkreten Fall und für keinen andern. Es werden aber die durch die Verletzung hervorgerufenen Veränderungen im Querschnitt, im Wanddruck etc. nicht augen-

TABELLE VII

über die verschiedenen Arten der Unterbindung und die Sterblichkeit nach denselben.

Arterien.	Zahl der Fälle.	Unterbindung in der Kontinuität.		Unterbindung ober- und unterhalb der Wunde.		Unterbindung in der Wunde.						Art der Unterbindung unbekannt.		Nach der Amputation			
						ein Ende.		beide Enden.		ohne Angabe des Endes.				in der Kontinuität der Arterie.		in der Amputationsfläche.	
		Genesen.	Gestorben.	Genesen.	Gestorben.	Genesen.	Gestorben.	Genesen.	Gestorben.	Genesen.	Gestorben.	Genesen.	Gestorben.	Genesen.	Gestorben.	Genesen.	Gestorben.
Carotis und ihre Äste	124	29	66	»	»	5	1	5	3	3	3	8	1	»	»	»	»
Subclavia » » »	63	5	29	»	»	4	4	2	1	»	»	1	1	4	12	»	»
Axillaris » » »	71	5	17	»	»	3	2	3	4	2	3	3	9	2	10	1	7
Brachialis » » »	181	66	17	1	1	5	2	17	6	3	3	15	10	9	10	9	7
Radialis et ulnaris » » »	102	11	2	3	»	9	4	22	5	12	1	14	4	4	3	7	1
Iliaca » » »	43	2	24	»	»	2	1	»	»	»	»	»	8	»	5	1	»
Femoralis » » »	427	28	91	»	»	1	10	6	23	2	5	14	28	33	64	21	101
Poplitea » » »	39	3	10	»	»	2	2	1	4	»	2	1	7	»	»	2	5
Tibialis » » »	101	3	5	»	»	7	4	11	8	6	2	16	10	»	1	16	12
Peronea » » »	4	»	»	»	»	»	»	»	»	»	»	1	2	»	»	»	1
Summe	1155	152	261	4	1	38	30	67	54	28	19	73	80	52	105	57	134
		63,1 %		20,0 %		44,1 %		44,6 %		40,4 %		52,2 %		66,8 %		70,1 %	

blicklich eintreten, sonderen mindestens erst nach 1,5—2 Sekunden; man kann daher annehmen, dass bei der Verletzung einer mittleren Arterie, z. B. der brachialis, axillaris oder femoralis im unteren Drittel, in den ersten anderthalb oder 2 Sekunden 20 bis 30 Gram Blut ausfliessen wird, und dieses ist das Minimum des bei jeder Arterien-Verletzung vorhandenen Blutverlustes. Nach den ersten 2 Sekunden können sich die nervösen Einflüsse der Vasamotoren geltend machen, die in den einzelnen Arterien-Verletzungen sehr verschieden sein dürften. Die Wirkung der Vasomotoren kann eine Contraktion und einen Verschluss der verletzten Arterie, also eine spontane Blutstillung bewirken. Diese Blutstillung kann eine bleibende oder nur eine temporäre sein, in dem letzteren Falle wird sich sekundär wieder eine Blutung einstellen, die dann nicht mehr spontan gestillt werden, sondern die Intervention des Militärarztes erheischen dürfte. Diese Fälle von sekundären Hämorrhagien nach spontaner, temporärer Hämostase sind es, die den früher gegebenen statistischen Daten zu Grunde gelegen sind.

Man nimmt zwar gewöhnlich an, dass in Folge der Verletzung sich eine Ohnmacht einstellt, und die mit der Ohnmacht einhergehende Herzschwäche solle die Hämostase bewirken. Ich muss jedoch besonders hervorheben, dass eine spontane Hämostase mit Hilfe der Vasomotoren allein zustande kommen kann, wenn auch das Herz mit ungeschwächter Thätigkeit fortarbeiten sollte[1]; übrigens ist die Ohnmacht und die herabgesetzte Druckkraft des Herzens selbst eine Wirkung der Vasomotoren des Herzens, der Herz-Ganglien, die auch durch andere Momente, nicht bloss durch Blutverluste, bedingt sein kann und bekanntlich auch oft genug ohne Hämorrhagien täglich zu beobachten ist. Die Wirkung der Vasoconstrictoren kann aber auch länger auf sich warten lassen, sich erst nach einer oder mehreren Minuten geltend machen, in Folge dessen wird die Blutung durch eine oder mehrere Minuten lang fortdauern; endlich kann die Wirkung der Vasoconstrictoren ganz ausbleiben, oder es kann sogar die Wirkung der Vasodilatatoren zur Geltung gelangen, deren Vorhandensein jetzt nicht mehr in Abrede gestellt werden darf. Man sieht daraus, dass bei arteriellen Blutungen von dem minimalsten Blutverluste von 20 oder 30 Gr. bis zum vollständigen Verblutungstode sehr verschieden grosse Blutverluste vorkommen können.

Ich habe soeben den geringsten Blutverlust bei einer Arterien-Verletzung mit 20—30 Gram bestimmt, die Frage nach dem Maximum des Blutverlustes hat kein praktisches Interesse; den Chirurgen interessirt es jedoch zu wissen, bei welchem Blutverluste der Tod durch Verblutung eintritt, wenn auch aus der Arterie des Verbluteten noch einige Zeit Blut ausfliessen kann.

Diese Angabe lässt sich jedoch nicht bestimmen.

Ist es doch nicht möglich die Quantität des Blutes in einem Individuum zu bestimmen; man nimmt gewöhnlich an, die Blutquantität beträgt $^1/_{12}$ oder $^1/_{13}$ des Körpergewichtes. Ich glaube jedoch, dass alle zur Bestimmung der Blutmenge verwendeten Methoden zu kleine Resultate geben, dass die Blutmenge in der Wirklichkeit grösser ist; wenn es auch in dieser Richtung individuelle Schwankungen giebt, doch circa $^1/_{10}$ des

---

[1] Ich verweise auf den II. Abschnitt meiner demnächst erscheinenden Beiträge zur Theorie und Praxis der modernen Chirurgie.

Körpergewichtes beträgt. Dagegen lässt sich über die Grösse des mit dem Leben verträglichen Blutverlustes keine bestimmte Ziffer aufstellen und schwankt dieselbe innerhalb sehr weiter Grenzen. Frauen ertragen nach Entbindungen unglaublich grosse Blutverluste. Ebenso kann man einem Menschen durch Venäsektionen sehr bedeutende Mengen Blut nehmen, ohne das Leben zu gefährden. Überhaupt vertragt ein Mensch einen viel grösseren Blutverlust, wenn derselbe so langsam erfolgt, dass die Gefässe Zeit finden sich der verkleinerten Blutmenge zu adaptiren. Erfolgt der Blutverlust dagegen sehr rasch, dann reicht schon ein geringer Blutverlust hin, um den Verblutungstod herbeizuführen. Man kann also sagen, bei langsamen Blutverlusten tritt der Tod durch Verblutung erst ein, wenn mehr als die Hälfte der Gesammtblutmenge ausgeflossen ist, während bei schnellen Blutverlusten schon der Verlust von $^1/_3$ der vorhandenen Blutmenge den Verblutungstod hervorruft. Nachdem aber, wie früher angegeben worden ist, die Schnelligkeit, mit welcher das Blut aus einer verletzten Arterie ausfliesst, von der Art und Schnelligkeit der Wirkung der Vasomotoren, diese aber von der individuellen Beschaffenheit der Verletzten abhängt, so ist klar, dass bei gleichem absolutem Blutverluste ein Mal der Verblutungstod eintreten und das andere Mal die Arterienverletzung zur weiteren ärztlichen Behandlung gelangen kann, während bei verschieden absoluten Blutverlusten der relativ kleinere aber schnelle Blutverlust den Verblutungstod, während der relativ grössere Blutverlust, der durch langsames Aussickern oder durch stossweises in längeren Zwischenräumen erfolgtes Ausströmen herbeigeführt worden, mit Erhaltung des Lebens verträglich ist. Es wird daher bei einem Menschen im mittleren Gewichte von 70 Kilogram der zum Verblutungstode führende Blutverlust zwischen 2,3 und 3,5 Kilogram schwanken.

Die nächste Frage ist, woran ein Verbluteter stirbt.

Man sollte glauben, dass die Beantwortung dieser Frage keinem Zweifel unterliegen könne, dass jeder Verblutete an Lähmung des Herzens sterben müsse; doch ist die Sache durchaus nicht so entschieden, als man glauben könnte. Es ist ja bekannt, dass das Herz ein intrakardiales Nervencentrum hat, und dass auch das Herz der Warmblüter, selbst wenn dasselbe aus der Brust herausgeschnitten und von den Blutgefässen getrennt worden ist, noch längere oder kürzere Zeit seine rhytmischen Kontraktionen fortsetzt. Es ist daher noch nicht entschieden, ob der Verblutete nicht zuerst an Lähmung des Respirations-Centrums in der Medulla oblongata stirbt und der Stillstand des Herzens erst sekundär erfolgt. Mir scheint, dass auch in dieser Beziehung zwischen dem schnellen und dem langsamen Blutverluste ein Unterschied bestehen dürfte, und zwar dürfte bei schnellem Blutverluste die Herzlähmung (Synkope) die eigentliche Todesursache sein und erst die Herzbewegung sistiren, dann die Respiration, dagegen dürfte bei langsamer Verblutung das Aufhören des Athmens das Primäre sein. Der Verblutete würde an Asphyxie sterben und sekundär erst tritt der Stillstand des Herzens ein. Dieser Anschauung entspricht auch die Beobachtung, dass die Verbluteten nicht immer unter den gleichen Symptomen sterben; dort wo die eigentliche Herzparalyse das Primäre ist, da wird der Verblutete, dessen Respirations-Centrum noch wirksam ist, unter Krämpfen enden, während, wenn die Lähmung der Medulla oblongata das Primäre ist, der Verblutete ohne Krämpfe sterben dürfte. Diese Frage hat jedoch nicht bloss theoretisches, sondern scheint auch ein praktisches Interesse zu haben. Wenn der Stillstand des Herzens das Primäre ist, und die Respiration nur in Folge der aufgehobenen Herzbewegung aufhört, dann dürfte das Herz und die Medulla noch durch längere Zeit erregungsfähig bleiben, dagegen dürfte bei langsamer Verblutung die Medulla oblongata paralysirt werden, wobei das gesammte Centralnervensystem und die Herzganglien eine solche Veränderung erleiden, dass an eine Wiedererregung des Respirations- und Cirkulations-Centrums nicht mehr zu denken ist. Es dürfte daher in der Voraussetzung, dass die Angaben und Schlüsse richtig seien, möglich werden, einen oder den andern auf dem Schlachtfelde Verbluteten wieder ins Leben zurückzurufen.

Man wird bei der Abräumung des Schlachtfeldes alle jene, bei denen der Tod durch Zertrümmerung des Schädels, des Gehirns, des verlängerten Markes, durch Verletzung des Herzens, der Aorta und der Cava und durch Verletzung eines grösseren Gefässes in der Bauchhöhle eingetreten ist, wie bisher nach Konstatirung der Identität und nach Erfüllung der übrigen vorgeschriebenen Normen und Formalitäten der Beerdigung zuführen; dagegen wird man bei den Verbluteten, deren Blutung aus verletzten Gefässen am Halse oder an den Extremitäten stammt, und deren Muskulatur ihre Erregbarkeit für Elektricität noch nicht ganz eingebüsst hat, hoffen dürfen, sie durch geeignete Mittel wieder ins Leben zurückrufen zu können. Ohne mich in die Details dieser Wiederbelebungsversuche einzulassen, will ich nur andeuten, dass es sich bei dieser Wiederbelebung um 3 verschiedene Mittel handeln wird:

1) Die Erregung des noch erregbaren intrakardialen Cirkulations-Centrums, was am zweckmässigsten durch Transfusion relativ kleiner Mengen sauerstoffreichen Blutes geschehen kann, nachdem die Berührung von lebendem Blute mit dem Herzfleische das beste und kräftigste Erregungsmittel des Herzens ist.

2) Die Zuführung äusserer Wärme zum Körper durch Erwärmung der Haut.

3) Die Anwendung der Elektricität auf den Phrenicus, Vagus und Sympathicus.

Diese Wiederbelebungsversuche werden wohl nicht leicht vom Militärarzt ausgeführt werden können und dürften vielmehr stets den Ärzten der freiwilligen Hilfe zufallen. Auch ist diese Frage noch nicht spruchreif und erheischt noch experimentelle Vorstudien an künstlich verbluteten Thieren, und deshalb habe ich den Gegenstand hier angeregt.

Indem ich nun zur Blutstillung bei den durch Schuss verletzten Arterien übergehe, so muss ich zuerst die Ligatur als Blutstillungsmittel besprechen.

Ich bin überzeugt, dass von allen lebenden Chirurgen kaum Einer sein wird, der bei einer unzweifelhaften Arterienverletzung nicht sofort zur Arterien-Ligatur schreiten oder wenigstens dieses Mittel in Erwägung ziehen wird. Es ist dieses auch begreiflich; bei der technisch operativen Ausbildung der Gefäss-Ligaturen, bei der Sicherheit, mit welcher die Unterbindung das verletzte Gefäss unwegsam macht, bei dem Umstande, dass man innerhalb gewisser Grenzen die Unterbindungsstelle beliebig wählen kann, fühlt sich der Chirurg ganz sicher und stolz auf dieses souveräne Mittel der Blutstillung.

Die mit der Ligatur erzielten Resultate bei Schusswunden, wie sie in

Pag. 59 Tab. III angeführt sind, sind jedoch geeignet, unseren Enthusiasmus abzukühlen und uns sehr bescheiden auf unsere Erfolge niederblicken zu lassen.

Die im amerikanischen Kriege wegen Schussverletzung der Arterien ausgeführten Ligaturen geben im Durchschnitte eine Mortalität von 58,71 %.

Noch abschreckender ist die Zahl, wenn ich die Mortalität nach den einzelnen Arterien berechne, wobei ich alle Fälle, die 100 % Mortalität ergeben haben, unberücksichtigt lasse.

Nach der Mortalität haben:

49	Ligaturen der Arteria axillaris			eine Mortal. von			87,71 %
51	»	»	» subclavia	»	»	»	80,39 %
36	»	»	» poplitea	»	»	»	77,77 %
22	»	»	» profunda fem.	»	»	»	77,27 %
82	»	»	» carotis comm.	»	»	»	76,83 %
24	»	»	Muskeläste der femoralis u. profunda	»	»	»	75,0 %
374	»	»	Arteria femoralis	»	»	»	58,28 %
47	»	»	» beiden tibiales	»	»	»	44,67 %
7	»	»	» carotis externa	»	»	»	42,85 %
48	»	»	» tibialis postica	»	»	»	37,5 %
59	»	»	» radialis	»	»	»	23,72 %
18	»	»	» temporalis	»	»	»	22,22 %
22	»	»	» ulnaris	»	»	»	9,09 %

Welche Methode der Blutstillung man auch immer anwendet, das angestrebte Ziel bleibt stets dasselbe und besteht darin, die blutende Arterie unwegsam zu machen. Das geschieht auch, wenn man das blutende Ende der Arterie lege artis unterbindet. Die Arterie wird durch den Unterbindungsfaden nicht nur an der Unterbindungsstelle verschlossen, sondern sie wird bis zu dem nächst höher gelegenen Kollateralast undurchgängig; der Blutstrom fliesst dann nicht in den unterbundenen Arterienstumpf hinein, sondern fliesst sofort durch die höher gelegenen Seitenäste, dieselben erweiternd, unter verändertem Drucke in alle Gefässe, auch in die unterbundene Arterie unterhalb der Ligaturstelle und versorgt den Körpertheil, dem man das Hauptgefäss unterbunden hat, mit Blut.

Das Ideal des Ligaturverlaufes ist, wenn in dem unterbundenen Arterien-Abschnitte von der Unterbindungsstelle bis zum nächsten Kollateralast gar kein Coagulum sich bildet; dieses Ideal soll immer angestrebt und kann auch oft genug erreicht werden. Wenn man bei der Unterbindung schonend vorgeht, d. h. wenn man die Arterie nicht im weiten Umfange isolirt, nicht weit hervorzieht und die Vasomotoren und die Vasa vasorum, welche in dem die Arterien umschliessenden Bindegewebe liegen, unberührt lässt, dann kontrahirt sich der unterbundene Arterien-Abschnitt bis zu dem nächst höher gelegenen Kollateralast allmählig so vollständig, dass kein Blut und folglich auch kein Coagulum in demselben sein kann. Die sich koncentrisch zusammenziehende Arterie presst das Blut von der Unterbindungsstelle gegen das Centrum, welches mit dem kreisenden Blute in den Kollateralstrom hineinfliesst. Dieses Ziel wird nicht unwesentlich unterstützt, wenn man die Arterie doppelt unterbindet und zwischen beiden Ligaturen durchschneidet, weil dann die Arterie sich nicht nur koncentrisch, sondern auch in ihrer Längenachse verkürzen und das in dem Blindsack befindliche Blut desto schneller aus dem Blindsack in den Kollateralstrom hineinpressen kann.

Dieser Modus operandi hat aber auch noch einen anderen Vortheil. Wenn man die Arterie zwischen beiden Ligaturen durchschneidet, so ziehen sich beide Arterienstümpfe zurück und fördern die Bildung eines Kollateral-Kreislaufes und erleichtern den Eintritt des Blutes in den periferen Theil des unterbundenen Arterienstammes. Endlich ist bei der doppelten Unterbindung und Durchschneidung der Arterie zwischen den Ligaturen die Gefahr einer Blutung aus dem periferen Ende des Arterienstumpfes sehr vermindert oder ganz aufgehoben. Es sollte daher der alte von Jones angegebene, jetzt aber grösstentheils verlassene Modus als Norm für jede Arterien-Unterbindung festgehalten werden; es sollte jede in der Kontinuität zu unterbindende Arterie ohne Ausnahme doppelt unterbunden und zwischen beiden Ligaturen durchschnitten werden. Dieser Operations-Modus sollte um so eher eingehalten werden, wenn der Heilungsverlauf nach der Arterien-Unterbindung nicht dem eben geschilderten Ideale entspricht, d. h. wenn das Blut nicht aus dem unterbundenen Arterien-Abschnitte ausgetrieben werden kann, es daher zur Bildung eines Coagulums kommt. Ohne auf die histologischen Veränderungen des Coagulums näher einzugehen, soll nur hervorgerufen werden, dass auch in diesem Falle das angestrebte Ziel darin besteht, eine organische Verwachsung der unterbundenen Arterien zu erreichen. Es wird daher unter allen Verhältnissen nöthig sein, bei der Unterbindung Alles zu vermeiden, was die Wunde zu reizen und die Eiterung hervorzurufen geeignet ist. Es sollen daher die zur Arterie führenden Weichtheilschnitte klein, die Vasomotoren und die Vasa vasorum geschont und die zur Ligatur bestimmte Substanz so gewählt werden, dass die Ligatur als fremder Körper die Wunde so wenig als möglich reizt.

Ich komme bei dieser Gelegenheit zur Besprechung des Ligaturmaterials selbst. Wenn dasselbe die eben gestellten Bedingungen erfüllen soll, so muss der Unterbindungsfaden entweder einheilen oder ausgestossen oder endlich resorbirt werden. Damit der Unterbindungsfaden einheile, muss er die Eigenschaft haben, inalterabel zu sein. Er muss glatt, glänzend, nicht gedreht und gerifft sein, ein Continuum bilden, darf durch Flüssigkeiten nicht erweicht werden, darf keine Zwischenräume haben, in welche Granulationen eindringen könnten, und darf auch keine Substanzen enthalten, welche zersetzend auf die umgebende Gewebsflüssigkeit wirken. Die gewöhnlichen Hanf-, Flachs- und Seidenfäden eignen sich daher nicht zur Arterien-Ligatur, weil dieselben eine unebene Oberfläche haben, Flüssigkeiten in sich aufnehmen und zersetzen und überdies Fermente enthalten, deren Einverleibung bei ihrer Anfertigung nicht vermieden werden kann, wobei ich von der infektiösen Natur des Fadens, die er durch die zufällige Berührung mit einer schmutzigen Hand, mit dem atmosphärischen Staub u. s. w. erlangt, ganz absehe. Aber alle diese Substanzen können als Ligaturmaterial verwendbar gemacht werden, wenn sie durch irgend einen Überzug, Wachs, Harz, Lack etc. glatt, glänzend, für Flüssigkeiten undurchdringlich und von Schmutz und Fermenten durch einen der vielen antiseptischen Stoffe, Karbolsäure, Borsäure, Sublimat etc. gereinigt werden. Ein solcher Faden kann dann einheilen,

d. h. es kann sich um den Unterbindungsfaden eine Kapsel bilden, welche den Faden von dem Nachbargewebe vollkommen abschliesst und daselbst durch Jahre hindurch oder durch das ganze Leben unverändert erhält. Der Ligaturfaden kann abgekapselt werden (das ist der technische Ausdruck für diesen Ausgang), oder er kann, wenn die Bedingungen der Einheilung nicht günstig sind, die eingeschnürte Arterie durchschneiden und ohne Eiterung abgehen. Es scheint überdies, dass man dasselbe Resultat erreichen kann mit Seide, die eine halbe bis eine Stunde in 5 % Karbolsäure gekocht worden ist. Durch diese Präparation wird die Seide inalterabel, von Infektionskeimen befreit und hört auf reizend auf die Wunde zu wirken. Meiner Ansicht nach würde man ganz dasselbe Ziel erreichen, wenn man den Hanf-, Flachs- oder Baumwollfaden ganz analog wie den Seidenfaden behandeln und in 5 % Karbolsäure durch eine Stunde lang kochen würde. Die an einzelnen Kliniken übliche Art der Bereitung, den Faden durch 6—24 Stunden in Karbolsäure kochen und durch 14 Tage in dieser Lösung maceriren zu lassen, ist zwar weder für den Faden noch für die Arterie, die mit dem Faden unterbunden wird, nachtheilig, aber nothwendig ist diese Procedur nicht; ich glaube auch nicht, dass sie die Sicherheit besonders fördert, denn ein Faden, der nach einstündigem Kochen in Karbolsäure zur Unterbindung noch nicht brauchbar ist, wird auch nach mehrstündigem Kochen und mehrtägiger Maceration in Karbolsäure zur Unterbindung nicht brauchbar sein. Sehr viel Aufsehen hat seinerzeit die Anwendung des Silberdrahtes zur Arterien-Ligatur gemacht. Marion Sims hat die Silberdrähte sowohl zur Naht als zur Ligatur, als die Gewebe nicht reizend, vorgeschlagen und angewendet. Es ist richtig, dass die glatten, glänzenden, biegsamen und wenig veränderlichen Silberdrähte die Gewebe in keiner Weise reizen, und ganz ähnliche Eigenschaften sind auch dem ausgeglühten Eisendraht zuzuschreiben; beide Drähte reizen die Gewebe gar nicht, dennoch werden dieselben wohl kaum je zur Arterien-Ligatur verwendet werden, weil dieselben bei aller Biegsamkeit doch steif sind und nicht einheilen werden, da sie bei den unvermeidlichen Verschiebungen der Muskeln und der einzelnen Körpertheile doch drücken und beleidigen. Ganz dasselbe lässt sich auch von den Rosshaaren als Ligaturmaterial sagen; die reinen, glatten und inalterablen Rosshaare reizen die Gewebe nicht, haben aber vermöge ihrer Steifigkeit keine Tendenz zum Einheilen.

Das Ausstossen der Ligatur kann aber immerhin ohne Eiterung erfolgen. Dagegen wird in allen Fällen, wo der Ligaturfaden rauh, imbibirbar und alterabel, sowie wenn derselbe von Infektionskeimen nicht befreit worden ist, ferner wenn die Arterie zu weit entblösst, zu stark hervorgezogen ist und überhaupt deren Nervenfasern gereizt oder zerstört worden sind, die Ausstossung des Ligaturfadens mit Eiterung einhergehen, welche ihrerseits nicht ohne Einfluss auf die Arterie bleibt, indem in einem solchen Falle in der unterbundenen Arterie stets ein Coagulum sich bilden wird, dessen Schicksal zum Theil von dem Charakter der Eiterung abhängt.[1])

---

[1]) Ich selbst habe Versuche gemacht mit Aluminium-Draht, mit dünnen Kautschukfäden, die sich jedoch nicht bewährt haben. Der Aluminiumdraht hat mit Ausnahme des Gewichtes gar keine Vorzüge, dagegen namhafte Nachtheile dem Silberdrahte gegenüber, und die Kautschukfäden reizen zwar die Gewebe nicht, lassen sich aber schwer knoten.

Von dem Gedanken ausgehend, dass der thierische Körper die Fähigkeit besitzt, organische, ganz besonders aber thierische Substanzen zu assimiliren, d. h. dieselben aufzulösen, zu resorbiren und dem eigenen Körper einzuverleiben, hat man versucht thierische Gewebe als Ligaturmaterial zu verwenden. Im Beginne des Jahrhunderts wurden dünne Fäden aus gegerbtem Leder als Ligaturmaterial versucht, dann hat Astley Cooper Darmsaiten als Ligaturmaterial vorgeschlagen und verwendet. Diese Versuche waren zuweilen von Erfolg begleitet und die Fäden wurden resorbirt; in einzelnen Fällen jedoch sind die Versuche fehlgeschlagen, deshalb kamen die Vorschläge in Vergessenheit. Erst Lister hat das thierische Ligaturmaterial wieder in Schwung gebracht; er hat eine eigene Präparation der Darmsaiten angegeben, die auch allgemein adoptirt worden ist; dabei wurde die Resorbirbarkeit der Catguts als Thatsache sichergestellt; aber von vielen Seiten wurden Bedenken gegen die Anwendung der Catguts als Ligaturmaterial erhoben, weil dieselben zu schnell erweicht und resorbirt werden und die unterbundene Arterie ohne Schutz lassen. Daraufhin wurden neue Vorschläge zur Präparation der Darmsaiten angegeben, von denen die Behandlung der Darmsaiten mit Chromsäure sowohl von Lister als von Owen empfohlen und geübt wird.[1]) Bryant hat als Ligaturmaterial schmale Streifen aus der Aorta des Rindes vorgeschlagen und auch mit Erfolg ausgeführt. Auch wurden Sehnenfasern und Fasern aus dem Ligamentum nuchae des Känguruh, endlich wurden noch präparirte Nervenfasern vorgeschlagen.

Von manchen Seiten wird behauptet, dass auch die Seiden-Ligatur resorbirt werden könne; aus eigener Erfahrung jedoch kann ich darüber nichts angeben; dagegen glaube ich, dass alle Ligaturmaterialien thierischen Ursprungs mit Ausnahme der Darmsaiten, auch wenn dieselben sich ganz vorzüglich bewähren sollten, keine Zukunft in der Chirurgie haben werden, weil diese Materialien keinerlei andere Verwendung finden und daher keinen Handelsartikel darstellen. Die Darmsaiten jedoch, die in beliebiger Menge zu haben sind, weil dieselben auch zu vielen anderen Zwecken verwendet und an vielen Orten fabrizirt werden, dürften wohl niemals mehr aus der chirurgischen Praxis verschwinden, da dieselben wirklich den grossen Vorzug haben, die Gewebe gar nicht zu reizen, sich sehr bald im Körper aufzulösen und daselbst resorbirt zu werden. Ich für meinen Theil muss jedoch behaupten, dass eine Präparation der Darmsaiten nach der ursprünglich von Lister angegebenen Methode oder mit Chromsäure nach Owen nicht nothwendig ist. Diese Präparation der Darmsaiten hat zwar keinen Nachtheil, ich vermag derselben jedoch auch keinen Vortheil zuzuerkennen. Die käuflichen Saiten sind, so wie sie sind, als Ligaturmaterial ganz gut verwendbar; wenn dieselben in Karbolsäure erweicht und in Form eines chirurgischen Knotens doppelt oder dreifach geknotet werden, dann geht der Knoten nicht auf, lässt sich auch fest anziehen, und braucht man sich um eine solche Ligatur nicht weiter zu kümmern; man kann die Wunde der Weichtheile über die Ligatur vereinigen und per primam heilen lassen. Eine Infektion der Wunde durch die Darmsaite ist zwar nicht unmöglich, aber sie wird

[1]) Neuerdings wurden die Darmsaiten anstatt mit Karbolsäure und Chromsäure mit Sublimat präparirt.

äusserst selten sein, weil man zur Fabrikation von Darmsaiten nur gesunde, nicht milzbrandkranke Thiere verwendet, — es würde ja sonst der Arbeiter selbst erkranken, — und weil ferner durch die Fabrikation, durch die Einwirkung von Säuren (eau de Javelle), von Luft und Hitze der etwa vorhandene Infektionsstoff unschädlich gemacht werden dürfte.

Ich habe bei meiner Besprechung bis nun die Unterbindung in der Kontinuität oder nach Hunter im Auge gehabt. Ich habe diese Methode der Unterbindung in früheren Zeilen bei Blutungen aus Schusswunden als die beste und daher auch als die einzig zulässige erklärt. Durch spätere Erfahrung belehrt habe ich meine Ansicht dahin geändert, dass die Methode nach Hunter nicht immer als die beste Methode der Unterbindung aufzufassen ist; sie hat zwar den grossen Vorzug vor der Unterbindung in der Wunde, dass im ersten Falle die Operation im gesunden Gewebe vorgenommen wird, dieselbe leicht, schnell und elegant ausführbar ist, dagegen hat sie den grossen Nachtheil, dass die Gefahr der Blutung aus der verwundeten Arterie nicht mit Sicherheit durch dieselbe verhütet werden kann, weil die Kontinuitäts-Unterbindung von einem Kollateral-Kreislauf begleitet ist, welcher das Blut, wenn auch unter geringerem Druck als vor der Unterbindung, in das verletzte Gefäss selbst eindringen lässt; wenn daher die verletzten Arterienstümpfe nicht durch den Nerveneinfluss, oder sonst wie, verschlossen und unwegsam sind, so kann trotz der Unterbindung die Blutung sowohl aus dem centralen, als aus dem peripheren Ende der Arterie, wenn auch mit geringerer Vehemenz und langsamer als vor der Unterbindung stattfinden, was natürlich nicht geschehen könnte, wenn man die verletzten Enden der Arterie am Orte der Verletzung oder in der unmittelbarsten Nähe derselben zu unterbinden vermöchte. Freilich ist die Unterbindung in der Wunde viel schwieriger, mühsamer und dauert daher viel länger, weil es schwierig ist, in dem suffundirten, gequetschten, angeschwollenen und entzündeten Gewebe das zu- und das abführende Gefäss aufzufinden. Wenn es daher nur halbwegs möglich ist, soll man in der Wunde unterbinden.

Die Zusammenstellung in der Tabelle VII auf Pag. 63 ist geeignet, dem eben ausgesprochenen Grundsatze eine sehr wichtige Bedeutung zu geben. Von 413 Unterbindungen in der Kontinuität sind 261 tödtlich verlaufen, das giebt eine Mortalität von 63,1 %, während die Unterbindung in der Wunde eine um etwa 20 % kleinere Mortalität giebt. Wenn bloss ein Ende in der Wunde (das obere) unterbunden worden ist, so betrug die Mortalität nur 44,1 %, wenn beide Enden unterbunden worden sind, so betrug dieselbe 44,6 %, und für die Unterbindung in der Wunde, bei welcher das unterbundene Ende nicht genannt ist, hat die Mortalität nur 40,4 % betragen. Doch ist zur Steuer der Wahrheit, sowie um die Kontinuitäts-Unterbindung nicht ganz in Misskredit zu bringen, die Bemerkung nöthig, dass die angeführten Kontinuitäts-Unterbindungen nur sehr grosse Arterien, die Carotis communis, die Subclavia, die Axillaris, die Iliaca und Poplitea betroffen haben, deren Unterbindung schon an und für sich einen sehr gefährlichen operativen Eingriff darstellen, während die Unterbindung in der Wunde in der Regel nur die Äste dieser grossen Gefässe getroffen hat, ferner ist die Zahl der Kontinuitäts-Unterbindungen unvergleichlich grösser, als jede Gruppe der Unterbindung in der Wunde, endlich dürfte bei der Kontinuitäts-Unterbindung nicht mit der nöthigen Schonung für die Vasomotoren und für die Ernährungs-Gefässe vorgegangen worden sein; während also bei der Unterbindung in loco durch die Unterbindung nicht viel an der Sachlage geändert wird, indem die Vasomotoren durch die Schussverletzung selbst mehr oder weniger beschädigt sind, so werden bei der typischen Kontinuitäts-Unterbindung diese Nerven sehr bedeutend geschädigt, es wird daher zur bestehenden eine neue nicht unbedeutende Verletzung hinzugefügt. Alle diese Momente sind geeignet, die unverhältnissmässig hohe Mortalitätsziffer der Kontinuitäts-Unterbindung in einem milderen Lichte erscheinen zu lassen, was auch die 3 letzten Rubriken der Tabelle VII darzuthun scheinen. In der Rubrik »Art der Unterbindung unbekannt« ist die Mortalität mit 52,2 % angegeben, und in den zwei letzten Rubriken, wo die Unterbindung in Folge einer Blutung aus dem Amputationsstumpf gemacht worden ist, hat die Mortalität nach der Unterbindung in der Kontinuitat 66,8 % und nach der Unterbindung in der Amputationsfläche 70,1 % betragen. Dessenungeachtet aber muss vor der Unterbindung in der Kontinuität der Unterbindung in loco im Interesse der konservativen Chirurgie der Vorzug eingeräumt werden, und tritt die erstere dann in ihr Recht, wenn die Unterbindung in der Wunde aus irgend einem Grunde nicht ausführbar oder erfolglos geblieben ist.

Es giebt viele Chirurgen, die von der Torsion der Arterien schwärmen und dieselbe am liebsten überall anstatt der Arterien-Ligatur anwenden möchten. Die Anhänger der Torsion führen als Vorzug dieser Methode an, dass bei der Torsion die Arterie durch einen Faden nicht gereizt wird, und dass man den Faden auch nicht zu entfernen oder den Abgang abzuwarten braucht. Um nun die Torsion auf ihren wahren Werth zurückzuführen, braucht man bloss das Wesen der Arterien-Torsion zu beleuchten. Versucht man das freie durchschnittene Ende einer Arterie mit einer Pinzette zu fassen, und die Arterie um ihre Längsachse zu drehen, so wird dieser Versuch misslingen, so lange dieselbe in ihrer normalen Lage sich befindet und mit dem sie umgebenden Bindegewebe verbunden ist; erst wenn diese Arterie von ihrer Umgebung isolirt und hervorgezogen worden ist, gelingt es dieselbe zu torquiren. Die Torsion erstreckt sich dann auf die ganze Strecke, in welcher die Arterie isolirt und freigelegt ist. Wenn die Isolirung bis zum nächsten Kollateralast reicht, so erstreckt sich die Wirkung der Torsion auch ebenso weit; es ist deshalb usus, die Grenze, wie weit sich die Torsion zu erstrecken hat, selbst zu bestimmen, indem man die blossgelegte und hervorgezogene Arterie 1 bis 2 Cm. vom freien Ende senkrecht auf ihre Längenachse in einer Pinzette fixirt und das freie Ende der Arterie um ihre Längenachse dreht. Die Torsion erstreckt sich dann bis zum queren Abschluss der Arterie durch die zweite Pinzette. Man kann die Achsendrehung so oft wiederholen, bis die Arterie ganz abgedreht ist; doch ist dieses überflüssig und reicht es hin, sie 6 bis 10mal um die Achse zu drehen; dann bleibt selbst eine Arterie mittleren Kalibers vollkommen verschlossen.

Nach dieser Auseinandersetzung ist es klar, dass die Torsion der Arterien bei einem beabsichtigten Verschluss der Arterie in der Kontinuität gar nicht ausführbar ist und nur zu einem Verschluss der getrennten Arterie in der Wunde oder in der Amputationsfläche versucht werden kann. Auch hier sind die angegebenen Vorzüge der Torsion ganz bedeutungslos. Die Torsion soll die Arterie vor der

Reizung durch den Unterbindungsfaden schützen und von der Sorge um das Schicksal des Ligaturfadens befreien. Bei der Ligatur mit gewöhnlichen Darmsaiten, mit Lister's Catguts, mit präparirten Seiden- oder anderen Fäden erreichen wir gans dasselbe auf einfachere Art. Diese Ligaturen reizen die Arterie gar nicht, werden entweder resorbirt oder abgekapselt (sie heilen ein), oder sie gehen ohne Eiterung ab und machen dem Chirurgen absolut keine Sorgen. Halten wir der Ligatur die Torsion entgegen, so wird bei derselben die Arterie möglichst stark insultirt. Die Arterie muss nämlich mindestens im Umfange von 1 bis 2 Cm. von den Gefässnerven und Ernährungsgefässen entblösst und hervorgezogen, also stark gereizt und beschädigt werden; dazu kommt noch, dass wir von dem bleibenden Verschlusse der torquirten Arterie nicht fest überzeugt sind. Bei kleinen Arterien kann man zwar diesen Verschluss fast mit Sicherheit annehmen, aber bei diesen tritt der Verschluss auch ohne Torsion spontan ein, bei Arterien grossen Kalibers aber kann man durchaus nicht verbürgen, ob die Elastizität und Kontraktilität der Arterien nicht eine Retrotorsion der gedrehten Arterie hervorruft. Die Hämostase durch Arterien-Torsion wird daher selbst in der Friedenspraxis keine verlässliche sein, und ist von der Verwendung im Kriege ganz auszuschliessen.

Das Motiv die Arterie vor der Reizung durch den Ligaturfaden zu schützen, war es auch, welches Sir James Simpson auf den Gedanken der Akupressur und seine Nachfolger auf den Gedanken der Akutorsion gebracht hat. Nachdem ich nachgewiesen, dass die modernen Ligaturen die Arterien gar nicht reizen, so entfällt die Nothwendigkeit der Methode der Akupressur und der Akutorsion. Nachdem ferner diese Methoden für den Arterien-Verschluss in der Kontinuität gar nicht anwendbar sind, und bei ihrer Anwendung in der Amputationsfläche, für welche sie von ihren Erfindern bestimmt worden, immer mit einer neuen Verletzung der Weichtheile verbunden sind, da durch die Nadel eine Stichwunde der Weichtheile erzeugt wird, welche die Muskeln, Venen, Lymphgefässe und Nerven trifft, nachdem endlich diese Methoden durchaus keine Sicherheit gegen eine Verschiebung und ein Herausfallen der Nadel, gegen ein Abrutschen und Entspannen der Arterien von der drückenden Nadel bieten, so können dieselben für die Hämostase im Kriege gar nicht in Betracht gezogen werden. Überhaupt haben alle Methoden der temporären Ligatur und Klausur der Arterien gegenwärtig keine Berechtigung und entheben mich dieselben an dieser Stelle einer kritischen Besprechung zu unterziehen.

Wie ich schon erwähnt habe, wird jeder Chirurg beim Vorhandensein einer arteriellen Blutung sofort an eine Arterien-Ligatur denken, aber ausführen wird er dieselbe nicht sofort, sondern er wird immer zuvor die Blutstillung durch Kompression versuchen.

Wie bei der Ligatur, so unterscheiden wir auch bei der Kompression:

a) Die Kompression in der Wunde,
b) » » unmittelbar ober- und unterhalb der Wunde,
c) » » in der Kontinuität der Arterie und
d) » elastische Einwickelung nach Esmarch.

ad a). Die Kompression in der Wunde wird gewöhnlich unter dem Namen der Tamponirung der Wunde bezeichnet und besteht darin, in die Wunde so viel Verbandstoff oder ein anderes Material zu bringen.

bis der Druck auf die Wundwand grösser als der Druck des Blutes ist, mit welchem dasselbe aus den Gefässen auszufliessen strebt. Selbstverständlich muss eine gut ausgeführte Tamponade die Blutung stillen; aber es ist nicht leicht eine gute Tamponade auszuführen, d. h. die Wunde so zu tamponiren, dass der Druck auf das blutende Gefäss den Blutaustritt hindere und die Wunde dabei nicht reize und schädige. Dort wo zahlreiche Knochensplitter in der Wunde sich befinden, wird man nicht leicht an die Tamponade denken können, weil die Splitter in die Weichtheile eingetrieben würden und die vorausgeschickte Beseitigung der Splitter weder ein leichtes noch ein ungefährliches Unternehmen ist. Auch wenn keine Knochensplitter in der Wunde eingestreut sind, ist eine dem Zwecke entsprechende Tamponade keine einfache Aufgabe. Eine gute Tamponade soll auf jenen Ort, wo das blutende Gefäss sich befindet, einen konstanten Druck wirken lassen, dessen Grösse und Richtung spontan keine Änderung erleiden soll, was aber schwer zu erreichen ist. Gewöhnlich begnügt man sich nur im Allgemeinen die Wunde so auszustopfen (zu tamponiren), dass kein Blut ausfliessen kann. Das Blut kan dabei aus dem Gefässe kontinuirlich ausfliessen, sich einen Weg in die Weichtheile und in das interstitielle Bindegewebe bahnen, aber nicht nach aussen ausfliessen; die Blutung kan altso fortbestehen, ohne dass man dieselbe zu Gesicht bekommt. Die Wirkung einer solchen Tamponade ist daher fast ebenso resultatlos, als wenn man sich die Augen verdeckt um die Blutung nicht zu sehen; dazu kommt noch, dass der Tampon als fremder Körper die Wunde reizt und, was die Hauptsache ist, das Blutserum nicht austreten lässt und zur Entstehung von Sepsis Veranlassung giebt. Deshalb ist die Tamponade als solche (die Kompression in der Wunde) nicht zu empfehlen. — Nur in Verbindung mit Stipticis ist sie gestattet; dann aber ist es ihre Hauptaufgabe, das Stipticum, das gleichzeitig Antisepticum sein soll, nicht aus der Wunde ausfliessen zu lassen. Diese Aufgabe ist relativ leicht zu erfüllen. Bei dieser Art der Anwendung der Tamponade handelt es sich nicht darum, den Tampon mit einem unveränderlichen Drucke auf das blutende Gefäss wirken zu lassen, sondern nur dass das Stipticum mit dem austretenden Blut in Berührung bleibe. Ich kann daher hier von der detaillirten Besprechung der Applikation der Tamponade absehen, da dieselbe später bei der Behandlung der stiptischen Mittel ihren Platz finden soll.

ad b). Die Kompression unmittelbar ober- und unterhalb der Wunde entspricht der Unterbindung der blutenden Arterie oberhalb und unterhalb der Wunde. Das Wesen dieser Kompression besteht darin, die Wundwände mit keinem fremden Körper in Berührung zu bringen, das Wundsekret frei ausfliessen zu lassen und das verletzte Gefäss oberhalb und unterhalb der Wunde in der unmittelbarsten Nähe derselben in geeigneter Weise zu komprimiren.

Die Kompression kann auf 4 verschiedene Arten ausgeführt werden:

1) Die einfache cirkuläre Konstriktion ober- und unterhalb der Wunde, wobei die letztere von der Konstriktion nicht direkt betroffen wird. Die cirkuläre Einschnürung kann mit einer Schnur oder einer verschieden breiten Binde geschehen. Es ist hiebei zu bemerken, dass im Allgemeinen die nachtheiligen Wirkungen der cirkulären Einschnürung

abnehmen, wenn die Breite der Binde zunimmt. Ganz beseitigt können sie nicht werden, aber für kurze Zeit kann diese Kompression mit einer relativ breiten Binde geduldet werden; dagegen soll die cirkuläre Konstriktion mit einem Faden oder mit einer Schnur auch nicht für die kurze Zeit einer 1/4 Stunde angewendet werden.

2) Die einfache lokale Kompression ober- und unterhalb der Wunde ohne cirkuläre Konstriktion der Extremität. Diese wird ausgeführt durch die verschiedenen Aderpressen, Knebel und Schrauben, Tourniquets, welche durch 1 oder 2 grosse Pelotten die Arterie komprimiren und dem Venenblut und der Lymphe den Weg nicht verschliessen. Weil die Blutung aus dem centralen wie aus dem peripheren Ende der verletzten Arterie erfolgen kann, so wird auch die lokale Kompression ober- und unterhalb der Wunde mittelst Kompressorien, Tourniquets nothwendig sein. Dem Wundsekrete ist durch diese Kompression der Austritt nicht gehindert. Dieselbe kann daher für kurze Zeit angewendet werden.

3) Die elastische cirkuläre Einschnürung ober- und unterhalb der Wunde. Diese unterscheidet sich sehr wesentlich von der sub 1 angeführten Einschnürung dadurch, dass die letztere von viel nachtheiligeren Folgen begleitet sein wird als die erstere. Die einfache Einschnürung muss schon von Hause aus viel stärker angewendet werden als die elastische, weil die unmittelbare Folge der einfachen Abschnürung zwar eine Volumsabnahme der Extremität, die sekundäre Folge jedoch eine Zunahme des Volums und eine Schwellung der Extremität ist; der Schmerz wird daher gross und selbst die Gefahr der Gangrän nicht ausgeschlossen sein; während bei der elastischen cirkulären Abschnürung der Einschnürungsdruck schon an und für sich kleiner zu sein braucht, daher auch der Schmerz und die Gangrängefahr kleiner sein wird, weil die elastische Binde sich dem An- und Abschwellen der Extremität anschmiegt und nahezu einen gleichförmigen Druck auf die Extremität übt. Ich kann die Bemerkung nicht unterdrücken, dass sehr viele Chirurgen sich der Eigenschaft einer elastischen Binde, sich dem Volumen der Extremität zu adaptiren, nicht voll bewusst werden; sie wenden daher einen zu grossen Zug der elastischen Binde an und erzielen einen weder nothwendigen noch erwünschten Druck. Mit anderen Worten, zu starker Zug beim Anlegen einer elastischen Binde kann sehr gefährlich werden, ja eine noch gefährlichere Einschnürung wie mit der einfachen Binde erzeugen.

4) Die lokale Kompression ober- und unterhalb der Wunde mit einer elastischen Binde. Diese Kompression kann mit den verschiedenen Tourniquets ausgeführt werden, an welchen die einfachen durch elastische Bänder ersetzt worden sind; sie kann aber auch ohne jede Vorrichtung dadurch ausgeführt werden, dass an jener Stelle der Haut, die über der Arterie liegt, eine elastische Pelotte (ein mehrere Centimeter messender Badeschwamm) unter die Binde gelegt wird, welche die Arterie komprimirt, die Cirkulation in dem verletzten Gliede aber nicht aufhebt. Auch bei dieser lokalen Kompression mit elastischen Binden ist der Ausfluss des Wundsekretes in keiner Weise beeinträchtigt. Es ist möglich alle 4 Arten der eben erörterten Kompression ohne Nachtheil für die Wunde in einfacher Weise anzuwenden, wenn man für den Austritt des Wundsekretes mittelst Drainröhren sorgt. Man kann über eine drainirte Wunde irgend einen Verbandstoff legen und den ganzen Wundbezirk mit einer einfachen oder

elastischen Binde komprimiren, dann hat man die Blutstillung und den Wunddeckverband vereinigt.

ad c.) Analog der Unterbindung in der Kontinuität der Arterie kann auch die Kompression in der Kontinuität ausgeführt werden. Diese Kompression in der Kontinuität kann wieder auf verschiedene Arten stattfinden.

1) Die einfache cirkuläre Abschnürung in der Kontinuität an einer geeigneten Stelle centralwärts von der verletzten Arterie.

2) Die lokale Kompression in der Kontinuität, d. i. die centrale Applikation eines der verschiedenen Tourniquets, welche das zuführende Hauptgefäss komprimiren, ohne die Cirkulation in den Venen und Lymphgefässen zu beeinträchtigen.

3) Die cirkuläre Abschnürung in der Kontinuität mit einer mässig angezogenen Kautschukbinde und

4) Die lokale Kompression in der Kontinuität mit Hilfe der verschiedenen Tourniquets, welche statt einfacher elastische Binden haben, oder durch elastische Binden, denen man eigene elastische Pelotten aus Badeschwamm etc. eingeschaltet hat, d. h. dass man über eine mehrere Centimeter dicke Pelotte aus Badeschwamm, die auf das zuführende Hauptgefäss liegt, die Kautschukbinde führt.

Die Kompression in der Kontinuität lässt selbstverständlich die blutende Wunde insoferne unbeeinflusst, als man dieselbe in geeigneter Weise antiseptisch verbinden oder offen lassen kann.

ad d.) Endlich wäre noch die elastische Einwickelung zur Erzeugung der künstlichen Blutleere nach Esmarch zu erwähnen.

Man kann nämlich, so wie zur unblutigen Operation, die verletzte Extremität von der Peripherie gegen das Centrum elastisch einwickeln. In der Gegend der blutenden Wunde angelangt, wird ein gereinigter Schwamm über die Wunde gelegt und über dieselbe die Einwickelung gemacht, bis man weit genug über die Wunde gekommen, dann kann ohne Zuhilfenahme des Schlauches (der überhaupt niemals angewendet werden soll) eine zweite elastische Binde cirkulär über die letzte Hobeltour gelegt und daselbst befestigt und die erste elastische Binde von der künstlich blutleer gemachten Extremität abgewickelt werden.

Ich habe hier die verschiedenen Arten der Kompression besprochen, ohne dabei erwähnt zu haben, wer die Kompression ausführt, und zu welchem Zwecke sie ausgeführt wird.

Ich will daher jetzt über den Zweck der Kompression einige Bemerkungen machen.

Die Kompression soll entweder ein selbstständiges Hämostaticum oder bloss Nothbehelf sein, welcher den Blutenden so lange vor Verblutung schützen soll, bis ein geeignetes Hämostaticum angewendet werden kann, oder endlich soll sie nur ein Hilfsmittel der Hämostase sein, zur Erleichterung das blutende Gefäss aufzufinden und unwegsam zu machen. Wenn die Kompression die Blutung bleibend stillen soll, so muss sie den Blutstrom von dem verletzten Gefässe abhalten und ganz so wie bei der Unterbindung einen Kollateralkreislauf einleiten und so lange unterhalten, bis die verletzte Arterie geheilt ist. Da die Heilung, selbst wenn die Verletzung ein Riss in der Länge der Arterie ist, mehrere Tage dauern wird, so muss auch die hämostatische Kompression mehrere Tage, also mindestens 48 Stunden dauern. Eine so lange dauernde Kompression darf, wenn sie nicht viel Schmerz verursachen und schädliche Folgen haben soll, die Cirkulation in der Extremität nicht ganz unterbrechen und auch auf die blutende Arterie nur einen so geringen Druck üben, dass die Arterienwände sich berühren und keine Blutwelle passiren lassen. In einem solchen Falle, d. h. wenn die bleibende Hämostase mit der Kompression erzielt werden soll, kann die cirkuläre Einschnürung keine Anwendung finden. Es wird also nur die lokale Kompression gestattet sein, und zwar wird, analog wie bei der Ligatur, die lokale Kompression unmittelbar ober- und unterhalb der Verletzung der lokalen Kompression in der Kontinuität vorzuziehen sein, und da die verschiedenen Kompressorien, mögen dieselben mit einfachen oder mit elastischen Bändern montirt sein, leicht verschoben werden, und in der Anwendung sehr viel Zeit und Umsicht erheischen, so wird schon im Frieden und noch mehr im Kriege die beste Methode der Kompression als Hämostaticum folgende sein: In die blutende Wunde werden eine oder mehrere elastische oder starre Drainröhren eingelegt; über die Wunde wird sorgfältig gereinigter Badeschwamm so gelegt, dass derselbe die Drains durchlässt, sonst aber die Wunde und einige Centimeter der Weichtheile ober- und unterhalb der Wunde in der Dicke von 3 bis 5 Cm. bedeckt. Über diesen Schwamm werden eine oder mehrere Circulartouren einer 3 Finger breiten elastischen Binde[1]) mit mässiger Spannung angelegt und an Ort und Stelle befestigt, wobei die Drains zwischen den Kautschukbinden-Touren nach aussen gehen. Ein solcher Verband gestattet den Ausfluss des Wundsekretes durch die Drainröhren, hindert aber gleichzeitig den Austritt des Blutes, kann längere Zeit liegen bleiben und eine Heilung der verletzten Arterie zustande kommen lassen. Es versteht sich von selbst, dass wenn gleichzeitig ein Knochenbruch mit der Arterienverletzung vorhanden ist, die lokale Kompression mit elastischen Binden die Anwendung der Extension und seitlicher Schienen zum Zwecke der Heilung des Knochenbruches nicht ausschliesst. Wenn es sich jedoch darum handelt, die Blutung nur so lange hintanzuhalten, bis die Mittel zur Unterbindung herbeigeschafft sind, oder wenn es sich darum handelt, durch die Kompression die Auffindung des blutenden Gefässes zu ermöglichen, also in solchen Fällen, wo die Kompression nur kurze Zeit, $^1/_4$ bis $^3/_4$ Stunde, wirken soll, da ist es gestattet, jede der früher genannten Methoden, auch jene mit cirkulärer Einschnürung der Extremität anzuwenden, wobei hervorzuheben ist, dass die elastische Einwickelung der Extremität nach Esmarch sich ganz besonders dazu eignet, die verletzte Arterie aufzufinden.

[1]) Es muss erwähnt werden, dass es elastische Binden giebt, die so hart sind und so stark drücken, dass ihre Anwendung nur mit starken Schmerzen und mit Schaden für den Kranken angewendet werden könnten. Solche Binden sind gar nicht anzuwenden. Am besten sind weiche elastische Binden, deren eingewebte elastische Fäden 1 Qu.mm. im Querschnitte haben.

Ebenso wichtig wie der Zweck, den man mit der Kompression erzielen will, ist es auch, wer die Kompression ausübt.

Es giebt Menschen, die eine sehr harte Hand und wenig Gefühl in derselben haben; diese Menschen legen in der Regel jeden Kompressionsverband so straff an, dass derselbe, auch wenn er nur kurze Zeit liegen bleibt, schon nachtheilig wirkt. In solchen Händen ist schon eine elastische Binde, ganz besonders aber der elastische Schlauch, ein für den Verwundeten gefährliches Hilfsmittel; deshalb ist es zweckmässig, den elastischen Schlauch, der auch vollkommen entbehrlich ist, aus der Chirurgie ganz abzuschaffen und die Binden nur mit so dünnen Kautschukfäden zu verwenden, dass eine harte Hand bei zu starkem Zuge die Kautschukfäden einreissen wird, wodurch der Verwundete von Schmerz und Schaden bewahrt bleibt.

Diese eben angeführte Bemerkung ist nöthig, weil in den meisten Staaten der Sanitätsmann mit Knebeltourniquets reichlich versehen wird. gleichzeitig wird demselben die Gefahr der Blutung so grell als möglich dargestellt und die Blutstillung als seine erste und wichtigste Aufgabe zur Pflicht gemacht. Die Folge hievon ist, dass der Blessirtenträger sein Tourniquet viel zu oft anwendet und viel zu fest zusammenschnürt. Eine Abhilfe in dieser Richtung ist nothwendig. Der mit der ersten Hilfe betraute Laie ist über die Gefahr der Blutung bei Schusswunden entsprechend aufzuklären, derselbe ist zu belehren, dass die Anwendung des Tourniquets nur selten nothwendig ist, und wenn seine Anwendung erwünscht oder erforderlich sein sollte, dasselbe so schonend anzulegen sei, dass der Verwundete keinen Schmerz und keine nachtheilige Folgen von dem Tourniquet habe. Die Zahl der Tourniquets ist in jeder Armee eine viel zu grosse und sollte in geringerer Zahl ins Feld mitgenommen und auch seltener verwendet werden. Sehr weiche Kautschukbinden würden sich in der Hand des Blessirtenträgers, der als Laie die erste Hilfe zu leisten hat, nützlicher erweisen als die Knebeltourniquets.

An die Ligatur und die Kompression würde sich in natürlicher Reihenfolge die Besprechung der Hämostase mittelst der kleinen Bruns'schen Pinzetten, der pinces hémostatiques von Koeberle und Péan, und mittelst Zusammenschweissen der Arterien durch Druck, durch mâchure anschliessen. Die Anwendung der kleinen Bruns'schen Pincetten, der sogenannten Bulldogs, setzt voraus, dass man das blutende Gefäss bereits freigelegt hat; dann aber ist es zweckmässiger, dasselbe zu unterbinden, als die kleine, leicht abstreifbare und die Wunde als fremden Körper reizende Pinzette liegen zu lassen. Aber auch die Hämostase mittelst der pinces hémostatiques und die mit ihr verbundene Zusammenschweissung der Arterie durch Druck, welche die Arterie sammt den sie bedeckenden Weichtheilen zusammendrückt und zur Verklebung bringt, ist bei Blutungen in Schusskanälen schwer auszuführen und ist in ihrer Wirkung unsicher; diese Methoden wurden daher nur der Vollständigkeit wegen erwähnt, praktischen Nutzen haben dieselben jedoch nicht.

Ich habe jetzt die Hämostase mittelst Ligatur und mittelst Kompression besprochen; beide haben das Gemeinschaftliche, die Wegsamkeit der verletzten Arterie auf mechanischem Wege aufzuheben.

Ich habe jetzt die Hämostase durch chemische, physikalische und dynamische Mittel zu besprechen.

Die Tabelle VI würde zwar gegen die Wirksamkeit dieser Mittel sprechen, weil in der zweiten Horizontal-Rubrik von 786 so behandelten Fällen 524 Todesfälle, also eine Mortalität von 66,6 %, ausgewiesen sind; indessen fasst die eben zitirte Rubrik sowohl die spontan stille gestandenen sowie die durch Kompression und endlich jene durch Stiptica gestillten Blutungen zusammen. Aus dieser Rubrik kann also das Mortalitätsprocent der Bluter, deren Blutung durch Stiptica gestillt worden ist, nicht entnommen werden.

Auch habe ich in dieser Rubrik noch eine Anzahl von Blutstillungsmitteln zu besprechen, die bisher nicht versucht und nicht gewürdigt worden sind.

Unter der Bezeichnung Stipticum hatten die alten Chirurgen eine grosse Anzahl von Medikamenten zusammengefasst, die theils durch innere Verabreichung, theils durch äusserliche Anwendung hämostatisch wirken sollten. Sie alle aufzuzählen wäre zwecklos, weil viele derselben ganz unwirksam sind oder erst nach lange dauernder Applikation wirken. Ich werde daher von allen innerlich gereichten Stipticis absehen, weil die Wirkung derselben nicht prompt, sondern erst nach Stunden und Tagen zur Geltung kommt, und auch von den äusserlich angewendeten werde ich nur eine kleinere Zahl erwähnen.

Alle stärkeren Mineral- wie organischen Säuren wirken zwar koagulirend auf das Blut, aber es handelt sich nicht bloss um ein momentanes Mittel zur Koagulation des Blutes, sondern um ein solches, welches das Coagulum organisationsfähig erhält; alle Coagula aber, welche nachträglich zerfallen oder zerfliessen, eignen sich selbstverständlich nicht als Blutstillungsmittel. Es entfallen demnach eine grosse Anzahl von koagulirenden Mitteln für die Blutstillung; in gleicher Weise giebt es eine grosse Anzahl von Substanzen, welche nur zusammenziehend auf organische Gewebe wirken, die aber für sich allein das Blut nicht koaguliren können. Es sind dieses Substanzen, die man mit dem Namen adstringentia bezeichnet, die man in Verbindung mit wirksamen blutstillenden Mitteln zur Unterstützung der Hämostase anwendet. Es sind dieses der Alaun, das Catechu, das Tannin, die Gerbsäure in allen Formen u. s. w. Man wendet ferner nur solche Substanzen als Blutstillingsmittel an, die nicht nachtheilig für die Gesundheit und das Leben des Verletzten sind und die Wundheilung fördern, dadurch entfallen wieder eine grosse Anzahl von Metallsalzen, die sonst koagulirend wirken.

Ein beliebtes Mittel der ältern Militärärzte war die Aqua vulneraria Thedenii, welches aus 30 Theilen Essigsäure, 15 Theilen Weingeist, 5 Theilen verdünnter Schwefelsäure und 10 Theilen Honig [1]) besteht und blutstillend, die Wundheilung fördernd wirkt.

Ein Stipticum, welches lange Zeit in hohen Ehren stand und alle anderen Blutstillungsmittel verdrängt hat, war das unter dem Namen Liquor ferri sesquichlorati bekannte Eisen-Präparat. Die wissenschaftliche Bezeichnung ist Ferrichlorid; seine chemische Formel ist $Fe_2 Cl_6$, eine chemische Verbindung, die schon dem alten Glauber bekannt war. Im

[1]) Militär-Pharmacopöe von 1855.

wasserfreien Zustand ist dasselbe farblos, in Lösung hat dasselbe eine gelbe oder braune Farbe und einen eigenthümlichen zusammenziehenden Geschmack. Löst man 100 Theile des Ferrichlorids in 63,5 Theile Wasser, so erhält man eine Flüssigkeit, welche bei 25° das spezifische Gewicht 1,67 hat und zu einer gelben krystallinischen Masse von der Formel $Fe_2 Cl_6 + 12 H_2O$ erstarrt. Eine Lösung von Ferrichlorid in Wasser, welche 15 % Eisen enthält, giebt das bekannte Präparat Liquor ferri sesquichlorati. Die wässerige Lösung des normalen Ferrichlorids zersetzt sich beim Erwärmen, als auch bei seiner Berührung mit thierischen Flüssigkeiten, in Salzsäure und in ein Oxychlorid oder ein lösliches Ferrihydroxyd. Die Zersetzung erfolgt desto leichter, je verdünnter die Lösung ist. Diese Inkonstanz des gelösten Ferrichlorids hat dem Mittel in neuerer Zeit viele Gegner geschaffen. Die Amerikaner wenden das Ferrisulfat $Fe_2(SO_4)_3$ als Blutstillungsmittel an, über dessen Wirkung mir jede Erfahrung fehlt. Obwohl das Ferrichlorid in der eben genannten Lösung wirklich blutstillende Eigenschaften besitzt, so kann ich seiner Anwendung doch nicht das Wort sprechen, weil es sich in verdünnter Lösung zersetzt und auch im koncentrirten Zustande zerstörend auf die thierischen und pflanzlichen Gewebe wirkt.

Ein anderes im Alterthum gebräuchliches Mittel zur Blutstillung ist das Colophonium. Wenn man das lichte oder braune Colophonium in einer Reibschale verkleinert, so bekommt man ein gummiartiges, weisses, feines Pulver, welches bei der Blutwärme weich und sehr klebrig wird. Wenn dieses gepulverte Colophonium einfach in eine blutende Wunde geschüttet wird, so hört die Blutung bald auf. Die hämostatische Wirkung scheint theils auf mechanischer Grundlage durch innige Verlöthung und Verbackung, theils aber auf chemischer Basis zu basiren, doch ist die letztere bisher nicht genügend studirt.

Ich würde in einem gegebenen Falle das Colophonium mit gleichen Theilen reiner Salicylsäure gemengt anwenden, ein Gemenge, welches, ohne die blutstillende Eigenschaft desselben zu beeinträchtigen, seine Schutzkraft gegen Sepsis nicht unwesentlich erhöht.

Hieher gehört die Blutstillung durch physikalische Agentien der Temperatur. Sowohl die Kälte als auch die Wärme wirken blutstillend.

In den letzten 25 Jahren wurde die Kälte in Form der Applikation der Eisbeutel oder des puren Eises, welches in die blutende Wunde gelegt worden ist, sehr gerühmt, ja dasselbe bildet noch jetzt hie und da das erste und souveränste Blutstillungsmittel. Es muss festgehalten werden, dass die Kälte nur reflektorisch auf das Rückenmark wirkt, von wo dann Reize auf die Vasokonstriktoren und das Herz ausgelöst werden, wodurch die Blutung gestillt wird. Lokal wirkt die Kälte durchaus nicht blutstillend, weil dieselbe weder eine Koagulation des Blutes noch eine aktive Kontraktion durch die Gefässnerven zu erzielen vermag. Kälte verhütet die Gerinnung des Blutes und lähmt die Gefässnerven; die indirekte Wirkung der Kälte durch das Rückenmark kann jedoch nicht in Abrede gestellt werden. Die Reflexwirkung kann jedoch vom Arzte nicht beherrscht werden. Die Reflexe werden oft von ganz anderen Organen ausgelöst, oder dieselben rufen neben der erwünschten Kontraktion der Gefässe noch Krämpfe und andere motorische Störungen hervor; deshalb, sowie wegen der Unsicherheit der Blutstillung durch Kälte hat dieses Mittel sehr viel von seinem Nimbus eingebüsst.

Ganz so wie das Eis wurde die Glühhitze als souveränes Blutstillungsmittel betrachtet. Man hat das Glüheisen, den Galvanokauter und den Thermokauter als unfehlbare Hämostatica proklamirt; man kann sich jedoch leicht überzeugen, dass dieses nur theilweise richtig ist. Wenn man mit einem weiss- oder rothglühenden Metall ein blutendes Gefäss kauterisirt, so bildet sich an dem kauterisirten Blutgefäss ein Ringschorf, der dem Blutgefässe weder eine Verengung seines Lumens noch eine Verkürzung in seiner Längenachse gestattet; das Gefäss bleibt klaffend an seine Umgebung gelöthet. Aber auch das Blut koagulirt nicht, wenn es mit dem glühenden Metall in Berührung kommt, weil sich sehr bald durch Verdampfung das bekannte Leidenfrost'sche Phänomen einstellt, welches die Berührung des Blutes mit dem glühenden Metall verhütet. Ein heisses, nicht glühendes Metall kann blutstillend wirken, nur fehlt uns das richtige Urtheil über den Grad der Erwärmung des Eisens.

Die Alten hatten die Schusswunden mit siedendem Leinöl ausgegossen. Es scheint, dass sie damit in erster Linie die Blutstillung der Schusswunden beabsichtigt haben, die sie wegen der möglichen Verblutung für sehr gefährlich hielten. Mit dem siedenden Leinöl haben sie allerdings eine sichere Hämostase erreicht, aber sie mussten mit dieser gefährliche Brandwunden, schwere Entzündungen und starke Schmerzen mit in den Kauf nehmen.[1])

Will man eine höhere Temperatur als Hämostaticum verwenden, so eignet sich die Anwendung derselben mittelst einer Flüssigkeit deshalb nicht, weil diese die ganze Wunde durch Hitze reizt und schädigt, während dieselbe blos auf das blutende Gefäss oder auf die blutende Lokalität wirken soll. Wenn man siedendes Leinöl oder geschmolzenes Blei in ein hohles Glüheisen giesst und daselbst verschliesst, dann hat man ein Instrument, mit welchem man ganz lokal und verlässlich blutstillend wirken kann.

Nur für profuse (nicht aber für arterielle) Blutungen eignet sich die länger dauernde Irrigation mit destillirtem Wasser von 50—55 ° Celsius.

Das Ergotin hat eine besondere Wirkung auf die Gefässnerven, die Vaso-Konstriktoren zur Kontraktion anregend; doch muss dasselbe ins Blut übergehen, um diese Wirkung zu haben. Die äusserliche Anwendung des Ergotins hat keine Wirkung, der innerliche Gebrauch lässt zu lange auf die Wirkung warten, deshalb ist es am besten, das Mittel durch die Lymphgefässe ins Blut gelangen zu lassen, d. i. durch die subkutane Injektion. Die gewöhnlichen wässerigen und alkoholischen Extrakte des secale cornutum rufen Schmerzen und Eiterung bei der subkutanen Injektion hervor; etwas besser in dieser Beziehung ist das Ergotin Bonjean, noch besser wirkt das vom Apotheker Bombellon in Neuenahr bereitete Ergotin.

Schliesslich muss ich noch eines Mittels erwähnen, das ich für das vorzüglichste unter allen mir bekannten Hämostaticis halte. Wird eine blutende Wunde mit einer hinreichenden Menge freien und aktiven Sauerstoffes in Berührung gebracht, so ziehen sich alle Gefässe unter der Einwirkung dieses Gases sehr kräftig zusammen und stillen die Blutung fast eben so sicher, wenn nicht verlässlicher, wie die Gefässligatur. Ich habe in den letzten Jahren die Mehrzahl meiner Operationen mit dem

[1]) Sie wollten auch die Schusswunden, die sie für vergiftete Wunden hielten, durch das siedende Oel entgiften.

Messer auf unblutige Weise durch die Anwendung des freien Sauerstoffes gemacht. Ich muss hierbei wieder auf den II. Abschnitt meiner Beiträge verweisen. Ich will hier nur kurz anführen, dass die Applikation des freien aktiven Sauerstoffes auf eine blutende Wunde in Form des Wasserstoff-Superoxyd (Wasserstoff-Peroxyd ist der häufigere Namen), welches einen gangbaren Handelsartikel bildet, ein vorzügliches Blutstillungsmittel ist, welches den grossen Vorzug besitzt, die Wunde gleichzeitig antiseptisch zu machen.

Vielleicht würde man dasselbe Resultat erreichen, wenn man gereinigten Sauerstoff unter einem Druck von mehreren Atmosphären in gewöhnliches Wasser oder in 1%ige Karbolsäure- oder Salicylsäure-Lösung hineinpresste und diese Flüssigkeit aus einem Syphon, wie er zu Sodawasser verwendet wird, in die blutende Wunde spritzte. Der beim Nachlass des Druckes frei werdende Sauerstoff würde ganz analog wie jener aus Wasserstoff-Peroxyd die Blutung stillen. Auch der in der Luft enthaltene Sauerstoff vermag unter günstigen Umständen die Blutung zu stillen, besonders wenn die Luft immer erneuert wird. Die so häufig beobachtete spontane Blutstillung scheint dem in der Luft enthaltenen Sauerstoff zu danken zu sein.

Schliesslich soll noch erwähnt werden:

In allen Lehrbüchern der Chirurgie wird unter den Blutstillungsmitteln auch die Amputation des Gliedes, an welchem die unstillbare Blutung vorkommt, angeführt, und in der That finden sich auch zahlreiche Berichte vor, in welchen zum Zwecke der Blutstillung die Amputation ausgeführt worden ist. (Auch in den vorstehenden Tabellen Pag. 62—63 ist die ausgeführte Amputation zum Zwecke der Blutstillung angeführt.) Es dürfte daher nicht überflüssig sein, diese Indikation zu präzisiren.

Meiner Ansicht nach darf die Amputation eines Gliedes weder unter die Zahl der Hämostatica aufgenommen, noch darf die unstillbare Blutung als Amputations-Indikation gelten gelassen werden. Es giebt für den erfahrenen Chirurgen keine unstillbare Blutung, und es darf auch nach dem gegenwärtigen Standpunkt unserer Wissenschaft für den Chirurgen keine solche geben; unter der grossen Zahl der bekannten Blutstillungsmittel wird stets eines zu finden sein, welches im Stande ist, eine Blutung an den Extremitäten zum Stehen zu bringen, folglich darf auch die Blutung weder Amputations-Indikation sein, noch die Amputation als Blutstillungsmittel angeführt werden. Damit soll jedoch nicht gesagt werden, dass bei einer unstillbaren Blutung sich nicht doch die Ausführung einer Amputation als unvermeidlich herausstellen kann. Es kann ja vorkommen, dass der Chirurg die Quelle der Blutung nicht auffinden kann, dass dieselbe aus irgend einem Grunde nicht zugänglich ist, oder dass er sich die für diesen Fall geeigneten Behelfe nicht verschaffen kann, oder endlich, dass wegen Vorhandensein einer pyämischen Blutentmischung oder einer fortschreitenden Gangrän die Blutung sich stets erneuert; in allen diesen Fällen ist es nicht die Blutung als solche, sondern unglückliche Zufälle oder die mitvorhandenen Wundkomplikationen, welche die Amputation erheischen. Es ist dabei zu erwähnen, dass beim Bestehen einer Pyämie, einer fortschreitenden Gangrän, der Hämophilie, auch die Amputation nicht im Stande sein wird, die Wiederholung der Blutung hintanzuhalten, wenn die krankhaften Zustände nicht zuvor beseitigt worden sind; wenn dieselben aber gehoben sind, dann treten die früher genannten Blutstillungsmittel in ihr Recht und entfällt selbstverständlich die Amputation zur Stillung der Blutung.

Endlich muss noch der Transfusion Erwähnung geschehen.

Zwar wird die Bluttransfusion für die Mehrzahl der Fälle weniger als Blutstillungsmittel, als vielmehr als Mittel zur Wiederbelebung nach grossen Blutverlusten verwendet. Wie schon erwähnt, wird in allen Fällen, wo der Blutverlust sehr gross und der Tod durch Verblutung nicht mehr zu verhüten, oder wo derselbe bereits eingetreten ist, wenn die Erregbarkeit der Medulla oblongata nicht ganz erloschen ist, die Transfusion die Erhaltung des dem Erlöschen verfallenen und die Wiederbelebung des bereits erloschenen Lebens bewirken; indessen kann die Transfusion unter Umständen auch blutstillende Eigenschaften entfalten.

In allen Fällen, in welchen die Blutung in Folge einer bestehenden Hämophilie oder in Folge einer fehlenden Kontraktilität der Arterien durch die Vasomotoren oder endlich in Folge einer Hydrämie nicht gestillt werden kann, dürfte die Bluttransfusion auch als Blutstillungsmittel wirken. Auch in diesen Fällen wird die Transfusion erst als ultima ratio in Betracht kommen.

In dieser Beziehung muss bemerkt werden: dass die Transfusion mit defibrinirtem Blute sowohl als Hämostaticum als auch als Wiederbelebungsmittel gleich gut verwendbar ist; dass es besonders der reiche Sauerstoff ist, welchen das Blut durch das Schlagen oder Quirreln aus der Luft aufnimmt, der dem defibrinirten Blute seine blutstillende und belebende Wirkung verleiht, dass aber auch das ganze Blut zu diesem Zwecke verwendet werden kann. Das ganze Blut hat den Vortheil, dass die lebenden Blutkörperchen durch den Defibrinationsakt nicht alterirt werden, während das defibrinirte Blut die Alteration der Blutkörperchen beim Schlagen durch die reiche Sauerstoffaufnahme aus der Luft kompensirt.

Die Bluttransfusion, sowohl als Hämostaticum wie auch als Wiederbelebungsmittel, soll nur mit wenig Blut ausgeführt werden und 30—50 Ccm. nicht überschreiten, weil schon eine kleine Quantität gesunden Blutes hinreicht, um das Respirations- und Cirkulations-Centrum zu erregen und die Gefässe durch die Vasomotoren zur Kontraktion zu bringen. Ich kann daher den Vorschlag von Schwarz anstatt der Bluttransfusion die $^1/_2$ bis 1 $^0/_0$ Kochsalzinfusion auszuführen, trotz der wenigen gelungenen Versuche an Hunden[1]), nicht das Wort reden, weil meiner Ansicht nach, die Anschauung, der Tod durch Verblutung trete durch mangelhafte Füllung der Arterien ein, welche durch die Kochsalzinfusion abgeholfen werde, nicht ganz richtig ist. Es ist wahr, dass bei Verbluteten die Arterien nicht mit Flüssigkeit erfüllt sind (sie sind es ja auch an der Leiche nicht), aber die Ausfüllung durch eine Kochsalzlösung würde ich beim Menschen nicht anwenden und es vorziehen, durch Transfusion einer kleinen Menge die Arterie zur Kontraktion zu veranlassen, weil es zweckmässiger ist, dass die Arterie sich der geringen Blutquantität adaptirt, als die Arterie durch die Kochsalzinfusion auszufüllen, welche auf die Vasomotoren, auf diesen wichtigen Regulator des Lebens, ohne Wirkung bleibt.

Ob der Vorschlag Ponfick's, die Transfusion mittelst Ein-

[1]) Die an Menschen angestellten Versuche sind nicht überzeugend genug, denn dort, wo die Blutkörperchen nicht funktioniren, wie bei der Kohlenoxyd-Vergiftung, lässt die Kochsalz-Infusion im Stiche.

spritzung des Blutes in die Bauchhöhle auszuführen, zweckmässig ist, darüber vermag ich aus eigener Erfahrung nichts anzugeben. Nachdem jedoch das Resorptionsvermögen der Bauchhöhle durch vielfach wiederholte Experimente konstatirt ist, so muss man annehmen, dass auch das in die Peritonealhöhle eingespritzte Blut sehr rasch resorbirt werden wird, und da es leichter, einfacher und wahrscheinlich auch weniger gefährlich ist, 20—30 Ccm. Blut mittelst einer Spritze mit Hohlnadel in die Bauchhöhle zu spritzen, als sie in eine Vene oder gar in eine Arterie zu transfundiren, so scheint es gerechtfertigt zu sein, das dem Körper einzuverleibende Blut durch die Lymphgefässe des Zwerchfells in den Kreislauf zu bringen. Jedenfalls dürfte der nach jeder Transfusion auftretende Schüttelfrost bei der Transfusion durch die Bauchhöhle ausbleiben, weil der Schüttelfrost, wie ich glaube, nur die Folge der Berührung der inneren Gefässwand mit dem Transfusionsröhrchen und mit dem von aussen kommenden fremden Blute ist. Bei der Transfusion durch die Bauchhöhle wird die innere Gefässwand nicht mit dem Transfusionsröhrchen in Berührung gebracht, und auch das Blut kommt erst in die Venen, nachdem es die Lymphgefässe passirt hat. Der Schüttelfrost dürfte daher bei dieser Methode der Transfusion ausbleiben. Ich erinnere mich auch nicht gelesen zu haben, dass bei den Transfusionsversuchen durch die Bauchhöhle Schüttelfrost aufgetreten ist.

Ich will das hier Vorgetragene zusammenfassen und in folgende Punkte resumiren, und ich werde diesen Punkten einzelne Sätze in einem Anhange anreihen, die zu begründen ich an dieser Stelle keine Zeit finde.

1) Die Schusswunden rufen häufig Blutungen hervor. Mehr als die Hälfte aller auf dem Schlachtfelde Gefallenen sind an Verblutung gestorben. Es giebt absolut keine Mittel, die Verblutung auf dem Schlachtfelde zu verhüten oder ihre Zahl zu verkleinern.

2) Auf dem Hilfs- und auf dem Verbandplatze jedoch kommen arterielle Blutungen nur sehr selten vor. Der Militärarzt hat daher daselbst keine Veranlassung zu hämostatischen Eingriffen.

3) Auch bei verletzten Arterien kann, wie dieses bei verletzten Kapillaren fast immer geschieht, die Blutung spontan stille stehen und mitunter sogar dauernd gestillt bleiben; doch wird es häufiger zu wiederholten sekundären Blutungen kommen. Es giebt aber auch Arterienverletzungen, bei denen es nur sekundäre und keine primäre Blutungen giebt.

4) Die spontane Blutstillung der Arterie erfolgt durch die aktive Kontraktion und Retraktion der Arterie, welche dadurch verschlossen und unwegsam gemacht wird. Bei gänzlicher Durchtrennung der Arterie wird diese Kontraktion und Retraktion leicht möglich sein und häufig vorkommen, bei theilweiser oder seitlicher Arterienverletzung ist dieser spontane Verschluss sehr erschwert, kann aber nichts destoweniger ausnahmsweise vorkommen. Die spontane Blutstillung kann aber auch durch mechanischen Verschluss der Arterien, durch ein Knochenfragment oder durch einen fremden Körper, der durch die Muskelkontraktionen oder aus einer andern Ursache das Lumen der verletzten Arterie verschliesst, bewirkt werden.

5) Die Gefässnerven (Vasokonstriktoren), welche die Kontraktion und Retraktion der Arterie anregen, können den Arterienverschluss nicht augenblicklich bewirken, sondern werden dazu mindestens 2 Sekunden brauchen; so lange wird daher die Blutung bei jeder Arterienverletzung dauern.

Es wird daher bei jeder solchen Verletzung im Minimum der Blutverlust 20—30 Ccm. betragen.

6) Das Maximum des Blutverlustes, welcher noch mit dem Leben vereinbar ist, lässt sich nicht genauer bestimmen und hängt unter Anderem von der Schnelligkeit, mit welcher das Blut ausfliesst, und von der leichten Erschöpfbarkeit des Circulations- und Respirations-Centrums ab.

7) Beim Verblutungstode kann die Herzlähmung das primäre und die Lähmung der Medulla das sekundäre, es kann jedoch auch umgekehrt die Lähmung der Medulla das Primäre sein. Im ersten Falle wird die Möglichkeit einer Wiederbelebung nicht ganz ausgeschlossen sein.

8) Die aus dem amerikanischen Kriege gesammelten Unterbindungs-Resultate sind sehr wenig ermunternd, sie geben eine durchschnittliche Mortalität von 58,71 %; wenn man die Mortalität der grösseren Arterien berücksichtigt und die 100 %ige Mortalität unberücksichtigt lässt, so findet man eine Sterblichkeit sogar biszu 85 %.

9) Das Ideal des Ligaturverlaufes ist, wenn in dem unterbundenen Stumpfe kein Coagulum sich bildet, wenn das unterbundene Ende der Arterie sich vollständig zusammenzieht, weder Blut noch ein Coagulum enthält und in der kürzesten Zeit einen Kollateralkreislauf entstehen lässt, der von dem der Unterbindungsstelle nächst höher gelegenen Seitenaste ausgeht und das Blut überall hin, auch in die unterbundene Arterie unterhalb der Unterbindungsstelle, hinführt. Das Unterbindungsresultat muss noch immer als sehr günstig betrachtet werden, wenn sich zwar ein Coagulum in der unterbundenen Arterie bildet, wenn dasselbe jedoch bald in Bindegewebe umgewandelt wird, und wenn an der Unterbindungsstelle keine Eiterung entsteht.

10) Dieser als ideal und als sehr günstig bezeichnete Verlauf der Ligatur wird in der Wirklichkeit zu erreichen sein, wenn man den zur Arterie führenden Weichtheilschnitt relativ klein macht, die Arterie nicht in weitem Umfange von ihrer Umhüllung entblösst, sie nicht aus ihrer Lage stark hervorzieht, d. h. wenn man die Vasomotoren und die Vasa vasorum so wenig als möglich beschädigt oder zerstört, und wenn man nach dem Rathe von Jones die Arterie doppelt unterbindet und zwischen den beiden Ligaturen quer durchschneidet. Für diese, bei jeder Unterbindung in der Kontinuität giltige Regel sprechen mehrere sehr wichtige Gründe, von denen ich nur hervorheben will, dass diese Methode die schnelle Einleitung eines Kollateralkreislaufes begünstigt und die sekundäre Blutung aus der Unterbindungsstelle verhütet.

11) Das Schicksal des Unterbindungsfadens ist folgendes: Derselbe heilt an Ort und Stelle ein, d. h. es bildet sich um den Faden als fremden Körper eine Kapsel, in welcher der Faden Jahre lang oder das ganze Leben hindurch unverändert bleibt; oder der Faden schneidet die Arterie an der Unterbindungsstelle durch und verlässt den Körper ohne Eiterung, oder das Abgehen des Fadens erfolgt bei der Durcheiterung der Arterie an der Unterbindungsstelle; oder endlich der Ligaturfaden verschwindet, d. h. er wird erweicht, aufgelöst und resorbirt.

12) Alle Unterbindungsfäden, die inalterabel, nicht imbibirbar, glatt und glänzend sind, können im Körper einheilen oder ohne Eiterung ausgestossen werden, wenn bei der Blosslegung der zu unterbindenden Arterie mit der nöthigen Schonung und Reinlichkeit vorgegangen worden ist und die Vasomotoren und die Vasa vasorum so wenig als möglich insultirt worden sind; dort wo diese Bedingungen nicht erfüllt sind, wird der Unterbindungs-

faden stets eine starke Eiterung hervorrufen und das Zustandekommen einer Nachblutung begünstigen.

13) Als Ligaturmaterial wurden verwendet: weicher Silberdraht und ausgeglühter Eisendraht, reine Rosshaare, und Aluminiumdraht. Der Eisen- und Silberdraht und die Rosshaare sind zwar glatt, glänzend, inalterabel, sind aber bei aller Biegsamkeit doch noch starr, können nicht einheilen, aber ohne Eiterung abgehen. Der Aluminiumdraht ist zu spröde und wird durch die Säfte angegriffen. Hanf-, Flachs- und Seidenfäden sind durch die Säfte des Körpers imbibirbar und alterabel, enthalten in ihren Vertiefungen Keime der Fäulniss und Zersetzung; sie können durch einstündiges Kochen in 5 %iger Karbolsäure unschädlich gemacht werden. Käufliche Darmsaiten mit Karbolsäure gereinigt, Darmsaiten nach der von Lister gegebenen Vorschrift mit Karbolöl, und nach Mc. Owen mit Chromsäure präparirt, können als Ligaturmaterial resorbirt werden oder einheilen. Präparirte Fäden (oder Streifen) aus der Aorta des Rindes, aus dem Ligamentum nuchae, Känguruhsehnen und präparirte Nerven würden, wenn sie sich auch zur Unterbindung ganz gut eignen sollten, niemals eine allgemeine Anwendung finden, weil diese Materialien kein Handelsartikel sind, und weil dieselben keine besonderen Vorzüge vor den gebräuchlichen Unterbindungsfäden haben.

14) Für jeden Chirurgen wird die Versuchung, bei der Blutstillung mittelst der Arterienligatur die Unterbindung in der Kontinuität der Arterie auszuführen, sehr gross sein, weil diese Operation schnell, leicht und elegant ausgeführt werden kann; im Interesse des Verletzten ist es jedoch gelegen, die Unterbindung in der Wunde oder die Unterbindung der verletzten Arterie in der unmittelbaren Nähe der Verletzung ober- oder unterhalb derselben vorzunehmen und die Unterbindung in der Kontinuität nur für jene Fälle aufzusparen, in welchen dieselben in der Wunde oder in der unmittelbarsten Nähe derselben nicht gelungen oder erfolglos geblieben ist. Die Unterbindung in der Wunde oder in deren Nähe ist zwar schwieriger, zeitraubender und minder elegant als jene in der Kontinuität, weil das Messer sich in blutig suffundirten, gequetschten und unkenntlichen Geweben bewegt, dafür ist diese Art der Unterbindung für die Blutstillung sicherer und für den Verletzten schonender als die Unterbindung in der Kontinuität, bei welcher die Blutungsgefahr nicht ganz behoben wird, weil der Kollateralkreislauf das Blut in das untere Ende des verletzten Gefässes hineinsendet und dort zu einer Blutung Veranlassung geben kann. Auch ist zur Kontinuitäts-Unterbindung eine neue Verletzung im gesunden Gewebe nöthig. Die im amerikanischen Kriege gesammelten statistischen Daten geben für die Unterbindung in der Kontinuität eine um 20 % höhere Mortalität als für die Unterbindung in der Wunde und in deren unmittelbaren Nähe.

15) Die Torsion ist in der Kontinuität der Arterie, also in der Wunde, gar nicht ausführbar; aber auch in der Amputationsfläche oder bei gänzlicher Trennung der Arterie kann die Torsion nur nach Blosslegung (Isolirung) und starkem Hervorziehen der Arterie ausgeführt werden; es werden dabei die Vasomotoren und Ernährungs-Gefässe, dann die Arterien selbst in weitem Umfange geschädigt. Bei einem Gefässe grösseren Kalibers ist überdies die Gefahr der Retrotorsion der torquirten Arterie und des Wiedereintrittes der Blutung nicht ausgeschlossen. Die Arterien-Torsion hat auch sonst keinen Vorzug vor der Ligatur und hat weder

in der Friedenspraxis und noch weniger in der Chirurgie des Krieges eine praktische Berechtigung.

16) Die Akupressur und die Akutorsion sind gleichfalls in der Kontinuität der Arterie gar nicht ausführbar, und wenn sie zum Verschluss einer Arterie des Stumpfes bestimmt sind, so involviren diese Methoden eine schwerere oder leichtere Stichverletzung der Extremität, und bei allem dem haben diese Methoden keinen Vorzug vor der gebräuchlichen Arterienligatur und haben den Nachtheil, dass die Nadel verschoben werden und herausrutschen kann; diese Methoden haben daher in der Chirurgie des Krieges gar keine Berechtigung.

17) Die Blutstillung mit Hilfe der Tamponade der Wunde oder die Hämostase mittelst Kompression in der Wunde wäre sehr zweckmässig und sehr wirksam, wenn es nicht so schwierig wäre, eine blutende Wunde gut zu tamponiren. Eine gute Tamponade soll auf das blutende Gefäss dauernd einen Druck üben, der grösser ist, als der Druck, mit dem das Blut aus der Arterie strömt, und soll die übrigen Theile der Wundfläche weder drücken noch reizen; das gelingt aber nicht immer. In der Regel dringt das Blut unter dem Tampon hervor, und wenn dasselbe nicht nach aussen dringen kann, so wühlt es sich einen Weg zwischen und in die Muskeln und das Bindegewebe. Die durch die unsichtbare Blutung hervorgebrachte Zerstörung, hauptsächlich aber die durch das zurückgehaltene Blutserum erzeugte Sepsis, sprechen gegen die Anwendung der Tamponade als Hämostaticum.

18) Die Kompression oberhalb und unterhalb der Wunde als Hämostaticum kann ausgeführt werden durch cirkuläre Einschnürung ober- und unterhalb der Wunde mittelst einer Schnur oder einer Binde oder durch lokale Kompression der zu- und wegführenden Arterie, welche nur die Blutbewegung in der verletzten Arterie, nicht aber in der Extremität hindert. Die cirkuläre Einschnürung kann wie die lokale Kompression der zu- und wegführenden Arterie mittelst gewöhnlicher oder elastischer Binden bewerkstelligt werden. Diese Kompression, welche die Schusswunde selbst frei lässt, kann für kürzere Zeit ohne Nachtheil angewendet werden.

19) Analog der Ligatur in der Kontinuität kann man auch die Kompression in der Kontinuität mittelst cirkuläre Einschnürung oder mittelst lokaler Kompression der zuführenden Arterie durch einfache oder elastische Binden und Tourniquets bewirken.

20) Die Hämostase kann durch die elastische Einwickelung der ganzen verletzten Extremität nach Esmarch erfolgen.

21) Die cirkuläre Kompression mittelst breiter Binden wirkt innerhalb gewisser Grenzen durch Abschnürung wenig nachtheilig; am schädlichsten wirkt bei gleichem Zuge eine Schnur oder ein Faden.

22) Die elastischen Binden müssen weich sein, sollen nur Kautschukfäden von höchstens e i n Qu.mm enthalten. Ihr Hauptvorzug vor den nicht elastischen Binden besteht darin, sich innerhalb gewisser Grenzen der Zu- und Abnahme des Volumens der Extremität anzupassen. Starke oder, wie man sagt, harte elastische Binden sollen daher so wie der elastische Schlauch niemals angewendet werden.

23) Die Kompression kann entweder als Hämostaticum zur dauernden Blutstillung oder nur als vorübergehendes Schutzmittel gegen Verblutung, bis die Mittel und Behelfe zur dauernden Blutstillung herbeigeschafft sind, oder endlich nur als Hilfs- oder Unterstützungsmittel der Hämostase zur leichteren Auffindung der Quelle, aus der die Blutung stammt, verwendet

werden. Nach der Verschiedenheit des angestrebten Zieles wird auch die Kompression eine verschiedene sein.

24) Wenn man die Wahl hat, sind elastische Binden den unelastischen vorzuziehen; dieselben brauchen und sollen nicht zu stark angezogen werden; sie haften und wirken auch bei Abnahme des Volumens und wirken nicht zu schädlich bei Zunahme des Volumens der verletzten Extremität.

25) Der mit der ersten Hilfe betraute Laie ist über die Gefahr der Blutung bei Schusswunden entsprechend zu belehren; es ist ihm begreiflich zu machen, dass die Nothwendigkeit der Applikation eines Tourniquets auf dem Felde nur selten vorhanden ist, dass seine Applikation eine schonende sein müsse, wegen des Schadens, den ein zu fest angelegtes und länger liegendes Tourniquet anrichtet. Weiche Kautschukbinden werden sich in der Hand des Laien unschädlicher erweisen als die Knebeltourniquets, weil die einzelnen Kautschukfäden bei zu starkem Zuge ihre Elasticität einbüssen oder einreissen; er kann daher auch bei starkem Zuge dem Verwundeten mit der Binde nicht schaden.

26) Die Zahl der Tourniquets ist in allen Armeen eine viel zu grosse; sie sollen in geringer Zahl ins Feld genommen und an die Hilfsmannschaft ausgegeben und dem faktischen Bedürfnisse entsprechend so seltend als möglich angewendet werden.

27) Die beste Methode der Blutstillung mittelst Kompression besteht darin, in die blutende Wunde eine oder mehrere Drainröhren zu führen, über die Wunde dann eine 5—7 Cm. dicke elastische Pelotte aus gereinigtem und desinfizirtem Bade- oder Feuerschwamm zu legen, welche das Lumen der Drainröhren offen lässt, und über das Ganze eine elastische Binde so fest anzulegen, dass die zu- und abführende Arterie mehrere Centimeter ober- und unterhalb der Wunde komprimirt wird, die Drainröhren aber das Blutserum und das Wundsekret frei ausfliessen lassen. Diese Kompression darf nur der Chirurg, nicht der Blessirtenträger ausführen. Diese Methode der Hämostase hindert die Anwendung der Extension und seitlicher Schienen beim Vorhandensein einer Schussfraktur nicht.

28) Die Bruns'schen Pincetten, die sogenannten Bulldoggs, die Pinces hémostatiques nach Koeberle oder Péan können keinen Anspruch machen, zur Hämostase verwendet zu werden; sie sind so wie das Skalpell nur ein Instrumentalbehelf zur momentanen Blutstillung während einer blutigen Operation, sie dürfen nur in Gegenwart des Chirurgen liegen bleiben, nicht aber behufs Sicherung gegen eine Blutung in Abwesenheit des Chirurgen oder während eines Transportes.

29) Innerlich gereichte Medikamente wirken zu langsam, brauchen zu ihrer Wirkung mehrere Stunden, um als Hämostatica angesehen zu werden, die schon in wenigen Minuten wirken müssen. Auch die Adstringentia, wie der Alaun, das Tannin und die Gerbsäure-Präparate sind zu schwach, also keine Hämostatica.

30) Die verschiedenen äusserlichen medikamentösen Blutstillungsmittel wirken entweder chemisch oder physikalisch oder dynamisch oder physikalisch und dynamisch und haben neben blutstillenden noch antiseptische Eigenschaften. Sehr beliebt waren durch lange Zeit die Aqua vulneraria Thedeni, der Liquor ferri sesquichlorati, welche jedoch gegenwärtig nicht mehr gebräuchlich sind. Theden's Wundwasser ist einfach aus der Mode gekommen. Das Eisensesquichlorid, ein Ferrichlorid mit 15 % Eisen, hat die Eigenschaft, sich in Salzsäure und in Oxychlorid oder in Ferrihydroxyd

zu zersetzen. Die Amerikaner wenden eine Ferrisulfatlösung als Blutstillungsmittel an, ein Präparat, das weniger zersetzlich ist, über dessen hämostatischen Werth ich jedoch keine Erfahrung, daher auch kein Urtheil habe.

31) Das bei den Alten bekannte Blutstillungsmittel, gepulvertes Colophonium, ist ein werthwolles Stipticum; es scheint durch seine Klebrigkeit auf mechanische Art zu wirken. Ich ziehe vor, wo ich dasselbe als Stipticum verwende, es mit gleichen Theilen von Salicylsäure zu mischen.

32) Die hämostatische Wirkung der Kälte besteht in einer reflektorischen Auslösung der Vasomotoren durch das Rückenmark. Die lokale Applikation der Kälte würde die Vasomotoren an Ort und Stelle eher lähmen als zur Kontraktion anregen.

Die Auslösung der Reflexe im Rückenmarke lässt sich jedoch nicht im Vorhinein bestimmen; es können auch Tetanus und andere sensible und motorische Störungen als Resultate der Reflexauslösung erscheinen; deshalb hat die Anwendung der Kälte nicht jenen hämostatischen Werth, den man ihr so lange zugeschrieben hat. Die Applikation des Eises und der Kälte, die im Felde ohnehin so schwer durchzuführen ist, zeigt sich als gar nicht wünschenswerth.

33) Das Glüheisen, der Galvano- und Thermokauter rufen sowohl bei der Weiss- wie bei der Rothgluht eine Verschorfung des durchschnittenen Gefässes hervor, verhindern das Gefäss sich zu kontrahiren und zu retrahiren. Die Roth- und Weissgluht vermag keine Koagulation des Blutes zu erzeugen, weil es durch rasche Verdampfung zum Leidenfrost'schen Phänomen kommt, welches die Berührung der Flüssigkeit mit dem Kauter (Eisen- oder Platinbrenner) verhindert. Metalle, die bis weit unter die Glühtemperatur erwärmt worden sind, könnten sich zwar zur Koagulation des Blutes und zur Blutstillung eignen, wenn der Grad der Erwärmung angegeben werden könnte.

34) Als Blutstillungsmittel eignet sich Hitze in Form von heissen Flüssigkeiten nicht, weil diese die Wirkung der Hitze auf die ganze Wunde und auf alle Gewebe weit jenseits der Wundfläche ausdehnen, während dieselbe bloss auf die blutende Stelle wirken soll; man könnte dieses jedoch mit einem hohlen Glüheisen, das mit geschmolzenem Blei (330° C.) oder siedendem Leinöhl (316°) gefüllt ist, erreichen. Die Irrigation mit 40—50 gradigem Wasser ist nur bei profusen Blutungen von Nutzen. Das Ausbrennen der Schusswunden mit siedendem Leinöl bei den alten Chirurgen hatte den Zweck, die Blutung zu stillen und die Wunde zu entgiften, die sie für vergiftet hielten; starke Reizung und gefährliche Entzündung war stets Folge dieser schädlichen und sträflichen Praxis.

35) Die subkutane Injektion mit Ergotin nach der Vorschrift von Bonjean und noch besser jene von Bombellon wirkt hämostatisch durch die Einwirkung des Mittels auf die Vasomotoren.

36) Das Ergotin hat eine besondere Wirkung auf die Gefässnerven, die Vasokonstriktoren zur Kontraktion anregend; doch muss dasselbe ins Blut übergehen, um diese Wirkung zu haben. Die äusserliche Anwendung des Ergotins hat keine Wirkung, der innerliche Gebrauch lässt zu lange auf die Wirkung warten; deshalb ist es am besten, das Mittel durch die Lymphgefässe ins Blut gelangen zu lassen, d. i. durch die subkutane Injektion. Die gewöhnlichen wässerigen und alkoholischen Extrakte des secale cornutum rufen Schmerzen und Eiterung bei der subkutanen Injektion hervor; etwas besser in dieser Beziehung ist das Ergotin Bonjean,

noch besser wirkt das vom Apotheker Bombellon in Neuenahr bereitete Ergotin.

37) Der freie aktive Sauerstoff ist das beste Blutstillungsmittel, weil die durch den aktiven Sauerstoff erzeugte Kontraktion der Gefässe die Blutung eben so sicher stillt wie die Gefässligatur. Die Applikation des freien Sauerstoffes ist am besten in Form von Wasserstoff-Hyperoxyd, vielleicht auch durch Einpressen des Sauerstoffes in gewöhnliches Wasser oder in eine 1 % ige Karbol- oder Salicylsäure-Lösung, die man dann mit Hilfe eines Syphons (wie er für Sodawasser üblich ist) in die Wunde spritzen kann. Ich habe eine erkläkliche Anzahl von blutigen Operationen mit Hilfe des Wasserstoff-Hyperoxydes ohne wesentliche Blutung und ohne Ligaturen ausgeführt.

38) Unter günstigen Umständen reicht schon der in der Luft befindliche Sauerstoff hin, die Blutung zu stillen, besonders wenn die Luft von selbst oder durch Ventilation bewegt wird. Die zahlreichen beobachteten spontanen Blutstillungen scheinen der Einwirkung des Sauerstoffes in der Luft zu danken zu sein.

39) Die Amputation darf weder unter die blutstillenden Mittel, noch darf die unstillbare Blutung unter die Indikationen zur Amputation gezählt werden, weil unter den vielen Blutstillungsmitteln immer das eine oder das andere Mittel zur Blutstillung ausreichen dürfte. — Wo die Blutung nicht gestillt werden kann, dort sind entweder die nöthigen Mittel zur Blutstillung nicht zu erlangen, oder der Chirurg ist in der Auswahl derselben unsicher. Die Bequemlichkeit und Leichtigkeit, mit welcher eine Amputation ausgeführt werden kann, darf niemals die Veranlassung werden, einen Verwundeten zu verstümmeln, wenn es möglich ist, demselben durch mühsame und zeitraubende hämostatische Encheiresen sein Glied zu erhalten.

40) Die Transfusion ist mehr ein Wiederbelebungsmittel Verbluteter; indessen muss man derselben auch hämostatische Eigenschaften zuschreiben. Das Einführen von gesundem, sauerstoffreichem Blut wirkt anregend auf die Gefässnerven, und in dieser Beziehung ist die Transfusion auch als Hämostaticum zu betrachten.

41) Die Transfusion kann mit Erfolg mit ganzem, wie mit defibrinirtem Blute ausgeführt werden. Das ganze Blut hat den Vortheil, dass die Blutkörperchen nicht durch Schlagen alterirt worden sind und in jeder Beziehung ihre Integrität bewahrt haben, während das defibrinirte Blut durch die Aufnahme von Sauerstoff aus der Luft beim Defibriniren die belebende Wirkung auf die Gefässnerven erhält.

42) Die Quantität des zu transfundirenden Blutes wurde in der Regel viel zu gross bemessen. 30—50 Ccm. reichen für die Mehrzahl der Fälle aus. Das Blut wird in allen seinen Theilen kontinuirlich erneuert, d. h. es geht das Blut fortwährend zu Grunde, wird aus dem Körper ausgeschieden und durch neues Blut ersetzt. Die Transfusion hat den Zweck, zur Blutneubildung anzuregen, dazu reichen schon 20—30 Ccm. hin.

43) Die von Schwarz, Bischoff, Kronecker empfohlene und ausgeführte ½ bis 1 % ige Kochsalzinfusion anstatt der Bluttransfusion empfiehlt sich nicht, weil es zweckmässiger ist, durch eine geringe Menge von Blut die Gefässe zur Kontraktion zu veranlassen, um das zurückgebliebene Blut unter den nöthigen Druck zu bringen, als diesen Druck durch eine Kochsalzinfusion in die Gefässe zu erzielen.

44) Ponficks Vorschlag, die Transfusion durch Injektion des Blutes in die Bauchhöhle zu bewerkstelligen und das eingespritzte Blut durch

Resorption durch die Lymphgefässe in den Kreislauf zu bringen, scheint den Vortheil zu haben, dass diese Methode der Transfusion von keinem Fieber gefolgt ist, weil bei derselben kein fremder Körper mit der inneren Gefässwand in Berührung kommt und das transfundirte Blut erst nach seinem Durchgange durch die Lymphgefässe in die Blutgefässe gelangt. Ich selbst habe jedoch keine Erfahrung über die Wirkung dieser Transfusion.

45) Die Transfusion durch die Arterien hat nur eingebildete Vorzüge, dafür reelle Nachtheile, ist daher nicht anzuwenden. Die alte Methode der Transfusion durch eine der Venen in der Ellenbeuge hat den Vorzug vor jeder Methode, in welcher das Blut von einer anderen Stelle in den Körper eingeführt wird.

Anhang

über die nachfolgenden Sätze, die in meinem Vortrage nicht besprochen und begründet werden konnten[1].

1) Die Anforderung der Kriegsverwaltung an eine Schiesswaffe in Bezug auf grosse Anfangs- und Endgeschwindigkeit, auf Tragweite, Rasanz und Durchschlagfähigkeit stimmen mit den Anforderungen der Humanität des Chirurgen, das Projektil ceteris paribus weniger schädlich zu machen, überein, weil die neueren Projektile mehr Lochschüsse mit relativ geringer Betheiligung der Umgebung des Wundkanals erzeugen.

2) Die neuen Schusswaffen mit der Patrone von Hebler und Rubin (Kaliber von 9 und 8 Mm.) sind wegen ihrer grossen Anfangs- und Endgeschwindigkeit, ihrer grossen Seitenrotation, Constanz der Bahn und geringen Deformirbarkeit den gegenwärtigen in Europa gebräuchlichen Projektilen gegenüber als schonender und humaner zu bezeichnen. Es würde sich empfehlen darauf hinzuweisen, dass diese humaneren Projektile auch die Kriegszwecke fördern und bei einer Neubewaffnung zu berücksichtigen wären.

3) Die Projektile erhitzen sich nicht bis zur Schmelztemperatur des Bleies, üben auch keinerlei thermische Wirkung auf die Wunde aus; die Deutung der Schiessexperimente und die aus denselben gezogenen Schlüsse über die thermische Wirkung auf Schusswunden ist nicht richtig.

4) Die Hypothese von Busch über die hydrostatische Wirkung der Projektile beim Aufschlagen derselben auf den Knochen, besonders auf den Schädel, ist nicht stichhaltig.

5) Die explosive Wirkung der Projektile auf den Schusskanal ist vom physikalischen Standpunkte vollkommen zu erklären; die Grösse der Explosionswirkung, so wie die Zone, in welcher die Wirkung eingeengt ist, lässt sich aus den ballistischen Daten einer jeden Waffe mit ziemlicher Genauigkeit berechnen; diese werden daher selbstverständlich bei den verschiedenen Handfeuerwaffen eine verschiedene Grösse haben.

6) Das Projektil, welches den Körper trifft, enthält selbst keine Fäulnisskeime und trägt auch keine in die Wunde. Wenn auch die Oberfläche des Projektils nicht ganz rein gewesen sein sollte und beim Laden mit Staub und Keimen bedeckt war, so reicht doch die im Laufe durch das

[1] Das Nähere hierüber findet sich im VI. Abschnitte meiner Beiträge.

Abbrennen der Gase entstandene Hitze, trotz der kurzen Zeit ihrer Einwirkung auf das Projektil, hin, um die Keime unwirksam zu machen. Während des Fluges durch die Luft nimmt das Projektil keine Keime auf, so dass es keimfrei bis zum Körper anlangt. Die Kleider und die Haut des Getroffenen sind zwar nicht frei von Keimen, aber die mit grosser Endgeschwindigkeit und grosser Durchschlagskraft begabten Projektile werden von diesen Fäulnisskeime enthaltenden Stoffen (Tuch, Hemd, Haut) entweder gar nichts in die Wunde hineintragen, oder dieselben aus der Wunde wieder mitnehmen; das Projektil wirkt also nicht septisch auf die Wunde. Die Schusswunden sind daher ebensowenig durch die Pulvergase nach der Ansicht der alten, als durch septische Keime nach der Ansicht der neueren Ärzte als vergiftete Wunden zu betrachten.

7) Die durch das Projektil als solches und durch die zutretende Luft nicht septisch infizirte Wunde ist als aseptische Wunde zu betrachten und kann aseptisch bleiben, wenn sie nicht durch den Helfer septisch infizirt wird.

8) Eine aseptische Schusswunde wird septisch infizirt:

a) durch jeden Verband, der dem rasch zersetzenden Blutserum den freien Austritt aus der Wunde und der Luft den freien Zutritt zur Wunde nicht gestattet.

b) durch Berührung der Wundfläche mit unreinen Fingern, mit unreinen Instrumenten und Schwämmen.

c) durch Ausspülen oder Waschen der Wunde mit Wasser, gleichviel ob dasselbe rein oder unrein ist, weil auch die Berührung einer Wunde mit reinem Wasser eine Zersetzung derselben hervorrufen kann.

9) Eine jede Schusswunde kann aseptisch erhalten werden, wenn der Austritt des zersetzlichen Blutserums und der Zutritt der Luft kein Hinderniss erfahren; mit anderen Worten, wenn die Wunde anfangs gar nicht verbunden, nicht berührt und nur gegen Staub, Schmutz und mechanische Reizung geschützt wird.

10) Man kann Schusswunden vollkommen aseptisch auf einfache Weise auf die Art verbinden, dass man durch Drains das Blutserum nach aussen leitet, im Übrigen die Wunde mit einem antiseptischen Pulver, am besten mit feinem Salicylpulver, ausfüllt, das Ganze mit weitmaschigem Organtin bedeckt und mit solchen Binden verbindet. Dieser antiseptische Verband kann nicht vom Laien-Helfer, sondern nur von Chirurgen ausgeführt werden; der erstere soll sich darauf beschränken, den Verwundeten so rasch und so schmerzlos als möglich aus der Feuerlinie zu tragen; seine wichtigste und segensreichste Thätigkeit besteht in einer temporären Immobilisation der Fragmente für den Transport ohne die Wunde zu berühren. Unter Festhaltung des Gesichtspunktes, dass die Sepsis der Wunden nur durch unreine Hände und Instrumente, durch die Benutzung von Wasser und Schwämmen, nicht aber durch den Zutritt von Luft, bewerkstelligt wird, ist die Frage, ob auch in der Chirurgie des Krieges die Antisepsis anzuwenden sei, mit „ja“ zu beantworten; die Frage über das wie, wird gegenstandslos.

11) Im Felde sind primäre Operationen auf die Zertrümmerung von Extremitäten durch das grobe Geschütz einzuschränken, und in diesen Fällen hat die Absetzung des Gliedes so nahe als möglich der Verletzungsstelle zu erfolgen. Wenn die zertrümmerte Extremität nur an einem Lappen mit dem Körper zusammenhängt, kann und soll man sich begnügen,

diesen Lappen zu durchtrennen, sich gegen Nachblutung zu sichern und den Stumpf, so wie er ist, zu verbinden. Die Praxis, weit oberhalb der Verletzung typisch zu amputiren, um nur im gesundem Gewebe zu operiren, entspricht weder dem Interesse des Verwundeten noch den Grundsätzen der konservativen Chirurgie.

12) Von sekundären Operationen wird die Amputation in den unteren Extremitäten nur in seltenen Fällen, die in den oberen Extremitäten fast niemals nothwendig werden. Wenn es als Grundsatz hingestellt wird, dass sich die Amputation in Folge von Schussverletzungen an den oberen Extremitäten fast immer umgehen lässt, dann wird in künftigen Kriegen die Zahl dieser Amputationen sehr klein sein und nicht jene erschreckend hohe Ziffer wie in den bisherigen Kriegen erreichen. Mit der Abnahme der Amputationszahl wird zwar die Zahl der Gelenks- und Kontinuitäts-Resektionen besonders an den oberen Extremitäten zunehmen; es ist jedoch hervorzuheben, dass mit der Einführung der humanen Projektile von Hebler, Gallardo und Rubin, so wie mit der aseptischen Wundbehandlung nach den in den Punkten 1—8 erwähnten Prinzipien die Zahl der Resektionen und Operationen überhaupt abnehmen wird.

13) Nachdem es konstatirt ist, dass die Behandlung der Frakturen mittelst Extension günstigere Heilresultate als die einfache Immobilisation aufzuweisen hat, dass namentlich die Heilungsdauer kürzer, die Deformität und Verkürzung kleiner, die entzündlichen Erscheinungen, der Schmerz und ceteris paribus auch das Fieber und die Eiterung geringer als bei jeder anderen Behandlung ist, so sollte auch bei Schussfrakturen die Behandlung mittelst Extension allgemein eingeführt werden, nachdem es nur wenige Fälle giebt, in denen sich die einfache Extension nicht anwenden lässt. — Der erfahrene Chirurg wird übrigens auch in den Fällen, wo die Schussfraktur in der Nähe des Gelenkes sitzt, und wo das obere Fragment eine abnorme Stellung durch Beugung, Rotation, Ad- und Abduktion hat, Mittel und Wege finden, um die Extensionsbehandlung zu ermöglichen.

14) Der Kontentiv-Verband bei Schussfrakturen soll niemals nach der Methode von Mathysen als cirkulärer, schwer entfernbarer Verband, sondern nach meiner Methode angelegt werden, weil dieser in Form von Gypsschienen nicht leicht eine cirkuläre Einschnürung der verbundenen Extremität erzeugt, sehr schnell anzulegen und noch schneller ohne Instrumente abzunehmen ist Anstatt des Gypses sollte ferner ausschliesslich der Tripolith verwendet werden, weil derselbe als Handelsartikel käuflich, der mit demselben angelegte Verband sehr leicht ist, schneller trocknet, weniger verdirbt, bröckelt und abfärbt, kein Eczem noch Jucken erzeugt, sich sehr leicht von den Händen des Chirurgen und von der Haut des Kranken beseitigen lässt, und weil man mit dem Tripolith alle Verbände, ganz so wie mit Gyps, ausführen kann.

15) Der Begriff der Intransportabilität Schwerverwundeter ist nicht scharf definirt; um denselben genauer zu bestimmen, ist der etwa nachtheilige Einfluss der freien Luft, der Temperatur, der Lage, der Stösse und der Erschütterung, die der Verwundete während des Transportes auf der Bahre, im Wagen, auf der Eisenbahn, auf dem Schiffe ausgesetzt ist, besonders zu behandeln. Es wird sich hiebei ergeben, dass bei Berücksichtigung der verbesserten Verband- und Lager-Methoden, bei dem Fortschritte in der Einrichtung der Blessirten-Wagen, der Sanitätszüge und Schiffs-Ambulancen, die Armeen sich ihrer Verwundeten und Kranken grösstentheils ohne Nachtheil für die letzteren rasch entledigen können.

Es wird dann keine Überfüllung von Verwundeten im Rücken der Armee mehr geben; die Wundkrankheiten und Epidemien werden nicht mehr die steten Begleiter der kämpfenden Heere, die Kranken und Verwundeten nicht mehr den Drangsalen, Entbehrungen und Gefahren des Krieges ausgesetzt sein.

DISCUSSION

Prof. ESMARCH, de Kiel: Die statistische Frage ist hier von keinem Werth. Die Unterbindung in der Kontinuität der Arterie oberhalb der Verwundung ist ein durchaus unsicheres Verfahren; die meisten Kranken sind an sekundären Blutungen, wenn nicht an Sepsis, zu Grunde gegangen. Das einzig sichere Verfahren ist Unterbindung an Ort und Stelle; grosser Schnitt, damit die Arterie ganz wie an einem anatomischen Präparate freiliege; Blutgerinnsel müssen, wenn nöthig, mit dem scharfen Löffel, ernfernt werden; das verletzte Stück der Arterie muss exstirpirt werden. Wo künstliche Blutleere möglich ist, lässt sich die Operation ganz bequem ausführen. Äusserst strenge Antiseptik ist zu beachten.

Prof. MOSETIG v. MOORHOF, de Vienne, empfiehlt, wenn es an passendem Unterbindungsmaterial fehlt, die Torsion selbst grösserer Arterien; für kleinere empfiehlt sich die Methode noch besser. Es giebt Fälle, wo weder Unterbindung noch Torsion möglich sind; dann muss man tamponiren und zwar mit einem antiseptischen Material, das lange Zeit in der Wunde bleiben kann, wozu ganz besonders Jodoform geeignet ist. Vortragender referirt an einen Fall von Küster (Berlin), wo wegen Blutung der Arteria vertebralis mit Jodoformgaze tamponirt wurde und zwar mit glücklichem Ausgang. Eisenchlorid u. dgl. ist gänzlich zu verwerfen.

Im Anschluss der vorliegenden Frage zeigt Prof. ESMARCH eine Verbesserung seines Apparats für künstliche Blutleere vor. Um die Übelstände der bis jetzt gebrauchten Gummibinden zu vermeiden — sie werden nach kürzerer oder längerer Zeit bröckelig, ohne dass es möglich ist, im Voraus diesen Zustand zu beurtheilen — hat er eine neue Binde konstruiren lassen, wo das elastische Element durch stählerne in weichem Leder eingenähte Spiralfedern bewerkstelligt ist. Die Länge der mit einem gewöhnlichen Nicaise-Schluss versehenen Binde beträgt $1^1/_2$ Meter. (Fabrikant: Beckmann in Kiel.)

Études sur la pneumonie fibrineuse dans la garnison de Copenhague, surtout relativement à la fréquence de la maladie et à ses conditions étiologiques.

Studies on the fibrinous Pneumonia in the garnison of Copenhagen, especially as to the frequency of the disease and its etiological conditions.

Studien über die croupöse Pneumonie in der Garnison Kopenhagens, besonders in Betreff der Häufigkeit und der ätiologischen Bedingungen der Krankheit.

Dr. **J. P. Poulsen,** médecin-major, de Copenhague. [1]

Parmi les maladies aiguës internes qu'on rencontre ordinairement dans les hôpitaux militaires en temps de paix comme pendant la guerre, la pneumonie fibrineuse (croupeuse) occupe une place importante à plusieurs égards. Quoique moins commune que les affections catarrhales de la poitrine, l'inflammation du poumon appartient pourtant aux maladies qui se sont montrées spécialement fréquentes, souvent même sous forme épidémique, parmi les soldats. Cette circonstance, combinée aux graves symptômes qui souvent l'accompagnent, le danger sérieux qui s'y rattache et les questions scientifiques que ces derniers temps en ont vues surgir, font que le sujet de ces études mérite sous plusieurs rapports l'attention spéciale des médecins militaires. Cela est surtout vrai pour un pays comme le Danemark, où, d'après les observations du bureau de statistique officielle, la pneumonie après la phthisie est la cause de mort la plus fréquente, au moins dans les villes, et occupe même la tête de la série des causes de mort dans la garnison de Copenhague pendant la période décennale soumise à mes études, cette même maladie ayant occasionné environ un quart du nombre total des décès.

Afin de contribuer à éclaircir quelques-unes des questions relatives à la fréquence et l'étiologie de la pneumonie parmi les militaires, je donnerai dans les lignes suivantes une relation succincte de l'apparition de cette maladie dans la garnison de Copenhague pendant les dix années de 1873—82. Mes observations s'étendent sur 1364 cas de pneumonie fibrineuse primaire, traités dans l'espace que j'ai cité à l'hôpital militaire de Copenhague, où j'ai dirigé un service pendant sept ans. Dans la période en question, l'effectif de l'armée et de la flotte en garnison à Copenhague — déduction faite des officiers et sous-officiers [2]) — a été en moyenne de 3733 hommes par an et s'est composé de 3 régiments d'infanterie, 1 bataillon de gardes du corps, 1 régiment de cavalerie, 1 régiment et demi d'artillerie de campagne, 2 bataillons d'artillerie de place, 1 régiment de pionniers, 1 détachement du train, 2 compagnies de soldats d'arsenal, plusieurs écoles, non-combattants, etc. Il faut y ajouter les conscrits de la marine, appelés chaque année sous les drapeaux, qui avant d'être embarqués font un cours d'instruction à bord des casernes flottantes et des vaisseaux-écoles de la marine. Ces derniers, dont les

---

[1]) L'auteur ayant été malade pendant le Congrès, ce mémoire, annoncé dans le programme parmi les communications prévues, n'a pas été lu devant la Section.

[2]) Pour l'année, environ 870 hommes. Je n'ai pas compté ces classes, qui en cas de maladie se font le plus souvent traiter à domicile, les registres de l'hôpital ne pouvant par cette raison donner de renseignements sur la proportion dans laquelle elles ont été atteintes de pneumonie.

malades ont aussi été soignés à l'hôpital militaire, n'ont pour la plupart fait de service à Copenhague que pour un temps très court, circonstance, qui a été prise en considération dans l'évaluation de l'effectif.

Une des questions qui se présentent tout d'abord à l'examen, c'est celle de la **fréquence de la pneumonie fibrineuse dans la garnison de Copenhague.** A certaines époques de l'année, quiconque visite l'hôpital militaire de Copenhague doit involontairement avoir l'impression que la pneumonie est une maladie particulièrement fréquente dans les corps militaires de cette garnison. D'une salle à l'autre, le regard rencontre de longues rangées de malades pneumoniques, et, relativement aux inflammations pulmonaires, l'on trouve tout à fait insignifiant le nombre des autres affections internes. Mais les apparences peuvent tromper: commençons donc par comparer le rapport de la pneumonie dans la garnison avec sa fréquence parmi la population civile de la capitale.

TABLE I.

Année.	Garnison de Copenhague.			Population civile de Copenh.	
	Effectif moyen.	Nombre de cas de pneumonie.	Nombre par mille hommes de garnison.	Nombre de cas de pneumonie.	Nombre par mille habitants.
1873.........	4014	217	54,1	1363	7,5
1874.........	3866	232	60,0	1819	9,5
1875.........	3916	138	35,2	1656	7,9
1876.........	3681	117	31.8	1494	7,2
1877.........	3651	105	28,7	1531	7,2
1878.........	3528	79	22,4	1208	5,5
1879.........	3749	140	37,3	1708	7,5
1880.........	3545	123	34,7	1576	6,7
1881.........	3682	100	27,5	1943	8,0
1882.........	3699	113	30,5	1979	7,9
Moyenne	3733	136,4	36,2	1627,7	7,4

De cet aperçu il ressort qu'à Copenhague la fréquence de la pneumonie est notablement plus considérable dans la garnison que parmi la population civile. La différence est le plus considérable en 1873, où le rapport entre la morbidité pneumonique de la population civile et celle de la garnison est de 1 à 7,5, et descend à son minimum en 1881 où le rapport est de 1 : 3,4. La moyenne des dix années, 7,5 contre 36,2, soit un rapport de 1 : 4,6, donne donc pour résultat que durant cette période la pneumonie a paru en moyenne 4 fois ½ plus souvent dans la garnison que parmi la population civile.

Si la pneumonie fibrineuse est plus fréquente à Copenhague parmi les soldats que chez les autres habitants de la ville, cela ne veut pas dire que la santé des militaires soit généralement plus mauvaise; on s'en convaincra en comparant le rapport de la pneumonie dans les deux classes nommées aux autres maladies aiguës internes ou épidémiques.

TABLE II.

Rapport en pourcents de la pneumonie aux maladies épidémiques.

Année.	Garnison de Copenhague.	Population civile de Copenhague.
1873	?	4,7
1874	19,9	6,0
1875	13,1	4,8
1876	10,7	4,6
1877	12,8	4,7
1878	9,3	3,9
1879	11,4	3,8
1880	11,6	3,9
1881	9,4	4,9
1882	11,2	4,4
Moyenne	12,1	4,6

Ainsi, comparée aux autres affections aiguës internes, la pneumonie paraît relativement beaucoup plus souvent chez les militaires de la capitale que dans la population civile, car dans la première catégorie elle présente 3 fois plus de cas que dans la seconde. Calculée d'après ce principe, la morbidité de la garnison oscille entre un minimum de 9,3 % en 1878 et un maximum de 19,9 % en 1874; celle de la population civile entre 3,8 % en 1879 et 6,0 % (1874), ce qui correspond à peu près aux mêmes années. Exprimé en chiffres, le rapport du minimum au maximum est de 1 : 2,13 pour la garnison et de 1 : 1,58 pour la population civile.

Il est à propos d'avoir un point de départ pour juger de la fréquence d'une maladie dans une armée ou un corps d'armée; on le trouve naturellement en examinant la morbidité d'autres armées. C'est pourquoi je reproduis ici, tel que j'ai pu le trouver dans la littérature médicale, un aperçu de la morbidité pneumonique dans quelques autres armées, autant que possible durant les mêmes années que celles dont il s'agit dans mes propres recherches:

TABLE III.

Fréquence de la pneumonie pour mille hommes de l'effectif moyen.

Année.	Garnison de Copenhague.	Garnison de Stockholm.	Armée finnoise.	Armée prussienne.	Armée autrichienne.	Armée belge.
1873........	54,1	61,1	»	»	»	3,4
1874........	60,0	44,8	»	} 11,5 (1874–1877)	»	3,0
1875........	35,2	42,6	»		»	5,5
1876........	31,8	36,1	»		»	5,0
1877........	28,7	27,3	»		»	3,1
1878........	22,4	17,2	»		} 11,4 (1878–1882)	4,1
1879........	37,3	12,6	11,4	12,7		4,1
1880........	34,7	34,6	19,2	12,3		»
1881........	27,5	23,2	7,1	»		»
1882........	30,5	»	9,0	»		»
Moyenne	36,2	33,5	11,7	12,2	11,4	4,1

On voit par cet aperçu que la morbidité pneumonique est notablement plus considérable dans les corps militaires de la garnison de Copenhague que dans les armées finnoise, prussienne, autrichienne [1]) et belge, tandis qu'elle est presque la même que celle de la garnison de Stockholm: les fluctuations annuelles de ces deux garnisons marchent à peu près de pair. Je ne chercherai point ici à trouver la raison pourquoi la pneumonie est tellement plus fréquente dans les corps militaires de ces deux dernières villes que dans ceux des autres armées nommées, mais en constatant le fait, je me bornerai à faire remarquer que l'on ne saurait guère en chercher la raison dans la brièveté relative du service militaire dans l'armée danoise, du moins pas dans cette circonstance seule, car la garnison de Stockholm se compose de soldats de profession qui s'engagent volontairement pour plusieurs années, et pourtant les corps militaires de la capitale suédoise présentent un très haut degré de morbidité pneumonique. Pour tirer des conclusions précises de notre aperçu comparatif, il faudrait toutefois avoir des renseignements détaillés sur la portée des indications publiées concernant le nombre des pneumonies: n'ont-elles trait qu'aux cas traités dans les hopitaux militaires, ou bien comprennent-elles aussi les malades moins gravement atteints et soignés dans les infirmeries ou à la chambre dans les casernes? Pour Copenhague, il n'y a point de doute: tout malade fiévreux est mis à l'hôpital, ce qui a pu également contribuer à cette forte hausse de la morbidité. Comparées à l'ensemble des maladies traitées à l'hôpital militaire de notre ville pendant la période de 1873 à 1882, les pneumonies présentent un minimum de 2,6 %, un maximum de 7,4 % et une moyenne de 4,2 %, tandis qu'à Stockholm on trouve une variation de 3,4 % (1881) à 9,9 % (1875)

[1]) M. le Dr. Winter, de Helsingfors, médecin en chef de l'armée finnoise, et M. le médecin de régiment Fickl à Brunn ont eu la bienveillance de m'instruire sur la fréquence de la pneumonie dans l'armée finnoise et dans l'armée autrichienne comme sur plusieurs autres points concernant les questions traitées.

et une moyenne de 7,4 %, ce qui pour cette garnison s'explique par le nombre relativement considérable de malades soignés dans les casernes. Dans l'armée finnoise le nombre des pneumonies durant les quatre années indiquées s'élève en moyenne à 4,9 %, en comptant tous les malades entrés dans l'hôpital, et dans l'armée prussienne le chiffre correspondant est de 3,7 % pour la période de six ans précitée, c'est-à-dire un peu plus que la proportion inférieure à 3 %, généralement constatée dans les hôpitaux civils.

Le tableau I, présenté dans les pages précédentes, fait voir que la fréquence de la pneumonie s'exprime par des nombres inégaux pour les diverses années et qu'en général, autant pour la garnison que pour la population civile, la maladie montre un coëfficient de morbidité très différent pour chacune des dix années. Cette propriété est commune à la pneumonie et à d'autres maladies épidémiques. Pour la garnison, le minimum a lieu en 1878: 79 cas; le maximum en 1874: 232 cas, ce qui correspond à un rapport de 1 : 2,9, ou bien, si l'on compte par mille, afin de corriger la perturbation causée par l'inégalité de l'effectif des différentes années, l'on a pour rapport 1 : 2,7. La fluctuation annuelle de la morbidité pneumonique dans les corps militaires ne marche aucunement de pair avec l'état morbide de la population civile, soit que l'on considère les nombres absolus ou les valeurs calculées en tant pour cent; mais on doit aussi se souvenir comment se passent les choses. Tandis que des inexactitudes peuvent aisément et de diverses manières se glisser dans les rapports hebdomadaires prescrits aux médecins civils de Copenhague, il y a peu de chances pour qu'un cas de pneumonie dans les classes inférieures de la garnison échappe à l'attention, tout malade devant être mis à l'hôpital. Du reste, le minimum et le maximum de la morbidité parmi la population civile s'observent, en prenant les pour cents, dans les mêmes années que pour la garnison, et se désigne par le rapport de 1 : 1,7, tandis que, eu égard aux nombres absolus, le maximum correspond à l'année 1882, et ces nombres donnent le rapport de 1 : 1,6. Ainsi la fluctuation annuelle a beaucoup plus d'amplitude pour la garnison que pour la population civile.

L'influence des saisons sur la fréquence de la pneumonie fibrineuse dans la garnison de Copenhague est représentée dans le tableau IV, où les cas sont répartis suivant les divers mois dans lesquels a eu lieu le frisson initial, début de la maladie.

TABLE IV.

Année.	Janvier.	Février.	Mars.	Avril.	Mai.	Juin.	Juillet.	Août.	Septembre.	Octobre.	Novembre.	Décembre.	
1873	3	2	8	11	76	41	14	25	15	9	7	6	217
1874	15	15	10	14	88	35	13	6	20	5	6	5	232
1875	9	3	12	12	46	12	12	8	6	7	6	5	138
1876	7	8	7	14	38	8	9	6	1	8	5	6	117
1877	4	3	6	11	34	27	5	4	3	3	2	3	105
1878	4	4	2	10	21	16	8	3	8	2	1	»	79
1879	4	7	13	14	60	14	13	1	1	6	6	1	140
1880	12	13	6	11	34	13	12	3	4	4	9	2	123
1881	5	6	9	30	18	11	5	5	3	2	4	2	100
1882	3	7	5	18	17	26	6	4	8	4	7	8	113
Somme	66	68	78	145	432	203	97	65	69	50	53	38	1364

Il résulte de cette table que pour les corps militaires de Copenhague la pneumonie est une maladie endémique et stationnaire, qui apparaît durant chacun des 12 mois de l'année, mais d'ailleurs se présente avec une fréquence très inégale aux diverses époques de l'année. Après janvier et février, qui ont à peu près la même morbidité, le nombre des cas augmente lentement en mars, s'élève notablement en avril et atteint son maximum en mai, qui à lui seul compte 31,7 % de la somme totale des cas. A partir de ce maximum, les pneumonies diminuent en nombre, mai plus lentement qu'elles n'avaient augmenté. En juin, le chiffre est encore élevé; en juillet, il n'est que la moitié de celui du mois précédent; en août et septembre, il baisse jusqu'à environ le même niveau que dans les deux premiers mois de l'année. La baisse continue en octobre et novembre pour atteindre en décembre son minimum, à savoir 2,8 % de la somme totale des cas. Tel est le mouvement de la série des sommes mensuelles, tel aussi se reproduit-il dans ses traits principaux et sans beaucoup de variation durant chacune des dix années de la période que nous avons étudiée.

Toutefois les chiffres cités pour les 12 mois de l'année ne donnent point une idée exacte de la morbidité réelle, car l'effectif de la garnison est très variable dans les différentes parties de l'année. Ainsi, tandis que pendant les premiers mois de l'année la garnison s'accroît seulement de quelques contingents peu nombreux de conscrits, appelés sous les drapeaux pour passer l'école d'hiver, jusqu'en 1881 le plus grand nombre de conscrits, ceux de l'infanterie, sont entrés au service à la fin d'avril; depuis 1881, c'est dans les derniers jours de mars que ces conscrits se présentent, après quoi viennent en mai et juin les contingents de l'artillerie de campagne, des pionniers, des gardes du corps, de l'artillerie de place, des non-combattants etc. Outre cela on voit arriver en mars, avril et mai et plus tard, durant les mois d'automne, plusieurs contingents des conscrits destinés au service de la flotte. En septembre, on rappelle encore sous les drapeaux pour les manœuvres d'automne quantité d'hommes de classes antérieures, après quoi le plus grand nombre est renvoyé dans ses foyers en octobre et l'effectif se maintient assez faible pendant le reste de l'année. Cet accroissement de l'effectif par reprises doit naturellement entraîner une hausse correspondante dans le nombre des pneumonies; c'est là un fait d'autant plus clair, que les nouvelles recrues qui arrivent sont naturellement moins à même de résister aux influences nuisibles que leurs camarades plus anciens, et pour cette cause plus disposées à être attaquées par la maladie. Si l'on veut donc comparer la fréquence de la pneumonie aux différents mois et aux différentes saisons dans une garnison où l'effectif est si variable, il faut tout d'abord chercher à trouver un principe uniforme pour l'évaluation et ne point prendre uniquement pour point de départ les nombres absolus. C'est ce que j'ai tâché d'obtenir en traitant les nombres de pneumonies par mille hommes de l'effectif réellement présent pendant chacun des trimestres donnés. Pour comparaison, j'ai ajouté aux rapports trouvés pour la garnison un aperçu de la répartition trimestrielle des pneumonies dans la population civile de la capitale durant la même période et par tout le Danemark pendant les années de 1867—75.

TABLE V.

		Trim. I.	— II.	— III.	— IV.	Somme totale.
Garnison de Copenhague	nombres absolus . .	212	780	231	141	1364
	rapport pour mille hommes	9,3	17,3	4,5	4,6	»
Population civile de Copenhague		5277	4859	2356	3445	15937
Tout le Danemark		39980	38358	15159	22558	116055

Tandis que pour la répartition trimestrielle des pneumonies il y a correspondance entre les résultats fournis par la population civile de Copenhague et celle du pays entier, qui toutes deux ont leur maxima au premier trimestre et leurs minima au troisième trimestre, la garnison de Copenhague donne, en calculant par mille soldats, deux fois autant de malades le 2ème trimestre que le 1er, tandis que pour les 3ème et 4e trimestres le nombre est notablement plus faible et presque également réparti sur les deux. Cette répartition des cas est, il est vrai, sensiblement différente de ce qui a lieu pour le reste de la population, mais les divergences sont pourtant moins considérables que celles des nombres absolus. Ce qu'il y a surtout de particulier, c'est que du 3e au 4e trimestre la hausse est bien insignifiante, tandis que pour la population de la capitale et le pays entier, il y a une augmentation de 50 %. On peut évidemment en inférer qu'il doit y avoir dans les conditions d'existence des jeunes soldats quelque chose qui favorise particulièrement le développement de la pneumonie chez eux au début de leur service. Pour la comparaison, j'ajouterai que, sur 1076 cas de pneumonie fibrineuse constatés dans la garnison de Stockholm durant les 9 années de la période (1873—81), 392 se sont présentés au 1er trimestre, 365 au 2e, 90 au 3e et 228 au 4e. Cette répartition, du reste, ne concorde point avec le rapport indiqué par Huss pour la population civile de Stockholm et la Suède en général durant une période de 16 ans. D'après ce rapport, le plus grand nombre des pneumonies se montre dans les mois du printemps (mars—mai). Dans l'armée autrichienne, durant le quinquennium de 1878—1882, le maximum fut atteint pendant le printemps (mars—mai) et le minimum eût lieu en automne (septembre—novembre). Dans l'espace biennal de 1879—81 l'armée prussienne a eu respectivement pendant les semestres d'hiver (décembre—mai) 6,9 ‰ et 6,8 ‰ de son effectif malades de pneumonie contre 5,8 ‰ et 5,6 ‰ du même effectif durant les semestres d'été, rapport qui diffère sensiblement de celui qui a été noté dans ma sphère d'observation.

Les diverses armées et les groupes de population civile précitées ont, comme on l'a vu, cela de commun, qu'à certaines époques de l'année, hiver ou printemps, la pneumonie fibrineuse en attaque un plus grand nombre d'individus et prend les proportions d'une épidémie plus ou moins considérable. Pour expliquer une pareille irruption de cette épidémie, dont l'origine est obscure comme celle de tant d'autres, la pensée se reporte involontairement sur les **conditions climatologiques**, en s'y figurant un facteur au moins important par son concours. On a longtemps considéré la pneumonie fibrineuse, ainsi que le font beaucoup encore, comme une maladie liée aux influences atmosphériques aussi intimement que les catarrhes, mais dans les derniers temps cette manière de voir a été de plusieurs côtés l'objet de doute et de contradiction. L'on a entre autres choses fait valoir que pour la plus grande fréquence des catarrhes le point de culmination est en janvier et février, les mois les plus froids de l'année, tandis que la pneumonie a son maximum de fréquence dans les mois du printemps. Pour soutenir leur idée, les partisans de la théorie d'après laquelle la pneumonie est une maladie de nature catarrhale, ont cherché à mettre en relief certaines particularités des conditions météorologiques qui d'un côté caractériseraient en général le climat des saisons où a le plus souvent apparu la pneumonie, tandis que de l'autre elles prévaudraient tout spécialement durant les années où la maladie s'est montrée extraordinairement fréquente. A cet égard, Lebert a insisté sur ce qu'on ne doit point considérer exclusivement un seul élément météorologique, mais plutôt s'appuyer sur une combinaison de plusieurs éléments de ce genre; il considère surtout de forts changements de température survenant par sauts brusques, plus ou moins notables, et aussi la variabilité des vents, comme une combinaison qui engendre particulièrement l'inflammation pulmonaire. D'autres (Huss) ont accusé les vents du nord, surtout s'ils soufflent longtemps, concurremment avec les variations fréquentes de la température durant la même journée ou d'un jour à l'autre. Cette hypothèse jouit aussi d'un certain crédit chez nous, et l'opinion publique a fait surtout au vent d'est, vent prédominant du printemps, la mauvaise réputation de causer la pneumonie. En Autriche, on voit, d'après des recherches spéciales (Myrdacz), dans les oscillations considérables de la température et dans le peu d'abondance des pluies ou neiges des conditions météorologiques auxquelles on doit attribuer un rôle important dans le développement de la pneumonie. Tout récemment, Jürgensen de Tubingue et son chef de clinique M. Keller ont insisté sur l'importance des eaux atmosphériques; ils y voient un facteur essentiellement influent et par une série d'observations, faites à Tubingue et s'étendant sur 8 années, ils cherchent à prouver une certaine relation entre la morbidité par pneumonie fibrineuse et la quantité d'eau tombée, en sorte qu'une proportion restreinte de cette eau favorise l'évolution du principe morbifique, tandis que son abondance l'entrave, probablement à cause d'un décroissement ou d'une augmentation, y correspondant, de l'eau du sous-sol. Cette même hypothèse ayant été confirmée par plusieurs autres, je vais examiner ses rapports avec les observations dont je dispose et, par voie d'introduction, présenter d'abord un aperçu en millimètres des quantités d'eau tombée durant les 10 années comprises par mes recherches, en l'appuyant sur les indications du bureau météorologique de Copenhague.

TABLE VI.

Eau tombée pendant les trimestres de la période décennale en mm.

Année.	I.	II.	III.	IV.	Année entière.
1873......	56	157	267	187	637
1874	92	71	222	136	521
1875......	99	102	134	152	487
1876......	132	123	155	105	515
1877.. ...	157	102	266	148	673
1878......	99	136	130	163	528
1879......	67	145	248	62	622
1880......	63	85	159	281	588
1881......	52	70	231	148	551
1882......	85	139	180	149	553
Somme	902	1130	1992	1531	5675
Moyenne	90,2	113	199,2	153,1	567,5

Pour qui cherche à découvrir l'influence des conditions météorologiques sur la plus ou moins grande fréquence de la pneumonie, les indications numériques absolues des cas de pneumonie pour chaque mois ne sauraient servir à tirer des conclusions de mes observations, l'effectif étant trop inégalement représenté aux diverses époques de l'année. On pourrait tout au plus comparer entre elles les indications des différentes années, quoique pour quelques-unes d'elles l'effectif moyen annuel présente des variations assez fortes; mais quand il s'agit des mois, on obtiendrait un résultat absolument faux en employant les nombres absolus. Pour éviter cela, j'ai groupé les mois par trimestres, ce qui facilite le calcul de l'effectif moyen et diminue l'influence des erreurs provenant d'éventualités; puis j'ai calculé le nombre des cas de pneumonie par mille de l'effectif moyen, présent pendant chacun des quatres trimestres astronomiques de l'année. Pour des recherches de cette nature, on emploie généralement la division en quatre saisons météorologiques, mais à cause des époques de hausse et de baisse de l'effectif, cette division s'harmoniserait moins bien avec les observations que je traite.

TABLE VII.

Nombre de cas de pneumonie calculé pour mille hommes présents.

Année.	I.	II.	III.	IV.
1873	5,5	26,8	9,7	6,6
1874	17,5	28,9	7,4	5,0
1875	10,6	14,3	4,9	5,7
1876	9,8	13,1	3,2	6,5
1877	6,0	16,1	2,4	2,7
1878	4,5	10,8	4,0	1,1
1879	10,8	19,7	2,9	4,2
1880	13,6	13,3	3,9	5,7
1881	8,6	13,6	2,4	3,1
1882	6,5	15,0	3,8	5,2
Moyenne	9,3	17,3	4,5	4,6

Si maintenant on cherche le rapport de la hauteur d'eau tombée à la fréquence de la pneumonie pendant les dix années, ainsi que l'a fait Jürgensen pour sa série d'observations, on aura tout d'abord le résultat suivant pour les différentes années: dans le décennium qui a été l'objet de mes recherches, la hauteur moyenne annuelle d'eau pluviale s'élève à 567 ^{mm} (ce qui coïncide avec la quantité normale d'eau tombée à Copenhague durant 60 années). Cette hauteur fut dépassée en 1873, 1877, 1879 et 1880. Pour deux de ces années, 1873 et 1879, le nombre des cas de pneumonie n'en dépasse pas moins 136, chiffre annuel moyen des cas du décennium. Durant les deux autres années, 1877 et 1880, le chiffre est inférieur et le rapport correspond ainsi à celui qu'indique Jürgensen.

Il y a 6 années pendant lesquelles la hauteur moyenne d'eau tombée n'est point atteinte. Durant deux de ces années, 1874 et 1875, le nombre des cas de pneumonie dépasse le chiffre annuel moyen, tandis que pendant quatre autres il reste en dessous.

Cela prouve donc qu'une quantité d'eau supérieure à la moyenne ne correspond que durant deux années à une fréquence relativement faible de la pneumonie, et pareillement une quantité d'eau inférieure à la moyenne ne correspond que pour deux années à une fréquence relativement forte de la pneumonie. Il y a au contraire deux années où l'on trouve une quantité d'eau supérieure à la moyenne coïncidant avec une plus grande fréquence, et quatre années, signalées par une quantité d'eau tombée inférieure à la moyenne, correspondant à une fréquence relativement faible. Quatre années humides ont donné un total de 585 cas de pneumonie, soit en moyenne 146,2 par an; six années sèches un total de 779 cas et une moyenne annuelle de 129,8.

Ainsi, sous le rapport des années, l'hypothèse du savant professeur de Tubingue ne se confirme point dans le cercle de mes observations. Allons maintenant en faire l'essai pour les 40 trimestres.

Dans les dix trimestres janvier-mars, une quantité d'eau supérieure à la moyenne coïncide deux fois avec un nombre de pneumonies inférieur au chiffre moyen; une quantité d'eau inférieure à la moyenne correspond deux fois à un nombre supérieur de pneumonies.

Pour les dix trimestres avril—juin la relation précitée d'une forte ou faible quantité d'eau à un nombre inférieur ou supérieur de pneumonies s'est montrée pour quatre années, tandis que les six autres ne l'ont point donnée.

Pour les dix trimestres de juillet—septembre, quatre années où le calcul tombe juste, 6 où il porte à faux.

Les dix derniers trimestres accusent 5 années de correspondance et 4 années de discordance. Un des trimestres de cette série a eu une quantité d'eau à peu près moyenne coïncidant avec un nombre de pneumonies supérieur au moyen.

De ces quarante trimestres 17 justifient donc l'antagonisme indiqué par Jürgensen, 22 le contredisent.

En combinant par addition les nombres de cas, calculés par mille hommes de l'effectif, et les trimestres relativement humides ou secs, on a:

TABLE VIII.

Trimestres	Trimestres humides.		Trimestres secs.	
	Nombre des trimestres.	Fréquence de la pneumonie par trim.	Nombre des trimestres.	Fréquence de la pneumonie par trim.
Série I	5	9,7 °/₀₀	5	9,0 °/₀₀
— II	5	17,1	5	17,0
— III	5	5,0	5	4,0
— IV	3	4.5	6	4.5
	18	moyenne 9,1	21	moyenne 8,7

En moyenne, la morbidité n'est donc que très peu plus grande durant les trimestres humides que pendant les trimestres secs, et pour les cas que j'ai observés, une relation entre la quantité d'eau tombée et la fréquence de la pneumonie ne se laisse pas ainsi démontrer. Toutefois, on ne saurait s'autoriser de ce fait pour nier la possibilité d'une telle relation. Dans une grande ville comme Copenhague, où les toits et le pavé recueillent l'eau pluviale, tandis qu'un vaste réseau d'égoûts emporte rapidement l'eau tombée, l'influence de la pluie sur la quantité d'eau contenue dans le sous-sol se reduit naturellement à bien peu de chose; car, comme je l'ai déjà dit, c'est en augmentant les eaux du sous-sol que l'eau tombée entrave la production de la pneumonie, l'excès d'humidité ne favorisant pas, d'après Jürgensen, au point de vue de la qualité et de la quantité, l'évolution des micro-organismes inférieurs, de la présence desquels dans le sous-sol des bâtiments habités dépend probablement le développement de la pneumonie d'après ce même auteur. A Copenhague, ce qui détermine le degré d'humidité du sous-sol, ce n'est point la quantité d'eau tombée, mais le niveau au-dessus de la mer et la nature du sol, tandis que tout naturellement les conditions sont différentes dans les villes entourées de jardins et de terres cultivées où l'écoulement des eaux atmosphériques ne se fait ni si aisément, ni si vite.

Pour ce qui concerne l'influence de la température, le fait que le 2ème trimestre de la période décennale présente deux fois plus de morbidité que le premier, montre que l'infériorité de la température n'a pas en soi une influence décisive sur le développement de la pneumonie. J'ajoute dans la table ci-jointe un aperçu de la température moyenne à Copenhague pendant les dix années et leurs 40 trimestres que je dois à la bienveillance du bureau météorologique de Copenhague.

TABLE IX.

Température moyenne annuelle et trimestrielle des dix années.

Année.	I.	II.	III.	IV.	L'année entière.
1873	1,7	8,6	15,4	5,3	7,8
1874	2,2	8,6	15,3	4,0	7,5
1875	— 1,3	9,4	16,0	2,5	6,5
1876	0,2	8,7	15,4	3,2	6,9
1877	0,0	8,8	13,7	4,9	6,9
1878	1,4	11,3	15,8	4,7	8,4
1879	— 2,0	9,7	14,9	2,5	6,3
1880	— 0,1	10,8	16,4	3,4	7,6
1881	— 2,8	9,9	14,3	4,6	6,5
1882	3,2	10,8	16,0	3,5	8,4
Moyenne	0,3	9,7	15,3	3,9	7,3

En comparant 1874 avec 1878, années respectives de maximum et de minimum de morbidité pneumonique, on trouve que la température moyenne annuelle dépasse dans l'une et l'autre la température moyenne de la période décennale; dans la première année, cependant, fort peu. Si, à côté de l'année 1874, dont la température est à peu près égale à la moyenne, nous rangeons, relativement aux conditions thermiques, d'une part les années dont la moyenne annuelle dépasse la moyenne décennale, et de l'autre celles dont la température reste au-dessous de la moyenne de la période, nous avons :

TABLE X.

Température des dix années.	Nombre d'années.	Nombre de cas.	Nombre de cas par année.	Fréquence moyenne annuelle par mille.
Température moyenne . .	1	232	232	60,0
» relativement élevée	4	532	133	35,4
» relativement basse	5	600	120	32,1

Pour les 40 trimestres, en prenant pour point de départ les valeurs calculées par mille hommes de l'effectif présent pendant chaque trimestre, les observations ont donné le résultat suivant :

TABLE XI.

Température des 40 trimestres.	Nombre de trimestres.	Fréquence moyenne de la pneumonie par trimestre et par mille.
Température moyenne	7	9,7
» relativement élevée	15	6,9
» relativement basse	18	10,2

Quand une évaluation statistique se fonde sur des chiffres aussi peu nombreux que ceux des années citées, c'est à peine si l'on ose lui attribuer une force démonstrative réelle. Si toutefois on en juge d'après l'évaluation des rapports des trimestres, une température relativement basse semble favoriser le développement de la pneumonie. Le contraste n'est point insignifiant, car la fréquence moyenne de la pneumonie par trimestre affecte la proportion de 10,2 ‰ pour les trimestres dont la température moyenne est relativement basse, et 6,9 ‰ pour les trimestres à température relativement élevée. Toutes choses égales d'ailleurs, on doit donc s'attendre à trouver le plus grand nombre relatif des pneumonies dans les trimestres dont la température moyenne est inférieure à celle de la saison (astronomique) à laquelle appartient chaque trimestre en question.

Plusieurs autres conditions météorologiques ont été examinées d'après le même principe et en vue de leur influence possible sur la fréquence de la pneumonie durant les divers trimestres. Nous en avons eu les résultats suivants :

TABLE XII.

		Nombre de trimestres.	Fréquence moyenne par trimestre et par mille.
Amplitude moyenne de l'oscillation thermique quotidienne	moyenne décennale.....	11	13,1
	excès sur la moyenne...	16	6,4
	défaut	11	8,3
Variabilité moyenne de la température de jour en jour	moyenne décennale	9	9,7
	excès	13	8,3
	défaut	18	8,9
Pression moyenne de l'air	moyenne décennale	4	12,6
	excès	18	9,7
	défaut	18	7,2
Humidité moyenne de l'air	moyenne décennale	9	8,7
	excès	14	8,9
	défaut	15	8,3

Il semble ressortir assez clairement de ce tableau qu'on n'est pas autorisé d'attribuer à aucune des conditions météorologiques désignées une influence certaine, facile à démontrer, sur le développement de la pneumonie. Néanmoins il n'est pas invraisemblable que ces conditions aient pourtant quelque influence à cet égard, au moins comme causes prédisposantes: le fait que presque partout en Europe la pneumonie se manifeste le plus fréquemment durant les mois du printemps en est un signe certain; mais auxquels des facteurs météorologiques, à quelles combinaisons atmosphériques il faut donner le rôle dans ce sens, voilà une question indécise encore et dont on ignore la solution.

Fréquence de la pneumonie dans les différentes armes. Durant la période que j'ai étudiée l'inflammation du poumon ne s'est point présentée avec une égale fréquence dans les différentes armes dont ce compose la garnison. C'est ce qu'on voit par l'aperçu ci-dessous:

TABLE XIII.

Arme.	Rapport pour cent.
Non-combattants	1,0
Artillerie de place et soldats d'arsenal	1,8
Cavalerie	2,2
Pionniers	2,9
Artillerie de campagne et train	3,6
Infanterie	4,1
Matelots et soldats de marine	4,5

Dans la garnison de Copenhague, l'infanterie est l'arme où se montre la plus grande morbidité pneumonique. La même chose a été également constatée dans d'autres armées; le fait n'est donc pas accidentel. D'après le compte-rendu sanitaire de l'armée prussienne pour les deux années de 1879—81, ce sont les fantassins qui à Berlin ont le plus souffert de pneumonie, et l'on suppose que cela tient à la nature de leur service. De Cologne on rapporte également que la pneumonie a été relativement plus fréquente dans l'infanterie que dans les autres armes. Dans l'armée autrichienne, c'est l'infanterie qui, après la cavalerie, pendant les cinq années de 1878—82 a présenté la plus grande morbidité pneumonique. Pour expliquer cette proportion, tantôt on en a cherché la cause dans le poids du bagage du soldat d'infanterie et la constriction des courroies qui gênent le jeu de la respiration, tantôt on a fait valoir les grandes fatigues à lesquelles sont exposés les fantassins pendant l'exercice et les évolutions, les marches longues et pénibles à la poussière et à la chaleur en été, au froid et au vent pendant l'hiver, etc. Il me semble qu'on devrait y ajouter ce que l'exercice et les manœuvres militaires ont de nouveau et d'insolite pour la plupart des conscrits de l'infanterie. Dans une armée comme celle du Danemark, où la durée du service actif est très courte, cet élément à une importance spéciale, tandis que le changement d'occupation et d'habitudes est relativement beaucoup moins prononcé pour les non-combattants, les soldats d'arsenal, etc., et même pour la cavalerie, qu'on préfère recruter parmi les gens habitués à panser les chevaux, cette fonction absorbant précisément une bonne partie du temps du cavalier. En rentrant à la caserne, le soldat d'infanterie est souvent essoufflé, échauffé et en transpiration, car son champ de manœuvre est ordinairement fort loin de là; une fois débarrassé de son bagage, de sa buffletterie et de son uniforme, il respire involontairement à plus longs et plus grands traits et s'expose par là à aspirer les matières morbigènes qui peuvent se trouver dans la caserne. On peut également parler d'une manière analogue des pionniers, des sappeurs, etc. dont ordinairement aussi le champ de manœuvre est situé loin de la caserne; mais on choisit préférablement et autant que possible pour cette arme des gens qui, par leur position civile, sont habitués aux rudes travaux des champs ou bien ont été élevés comme ouvriers dans certaines professions qui peuvent être utilisées dans l'exercice de leurs fonctions militaires. Du reste, d'après les règlements en vigueur chez nous, l'on choisit tant pour pionniers que comme artilleurs et cavaliers uniquement des gens fortement constitués et robustes, tandis que, sous ce rapport, on n'exige pas autant des soldats d'infanterie. De même que dans l'armée autrichienne, l'artillerie de place n'a éprouvé chez nous qu'une faible morbidité, tandis que l'artillerie de campagne, qui en Autriche vient après l'artillerie de place et est donc favorablement située, à Copenhague au contraire n'a relativement pas été épargnée par la pneumonie. Le grand nombre d'inflammations pulmonaires parmi les hommes de la flotte est assurément dû partie à la circonstance que les équipages en service actif sont surtout nombreux pendant les mois où la pneumonie se manifeste en général avec le plus de fréquence, partie à l'encombrement qui règne à bord des navires amarrés dans le port et leur servant soit de caserne, soit d'appareil d'exercice. En mer, à ce qu'il paraît, la pneumonie est relativement rare.

En examinant la fréquence de la pneumonie dans les armes diverses, il n'est pas rare de constater pour chacune d'elles de grandes différences dans la morbidité de chaque corps. Cela conduit naturellement à demander où il serait le plus juste de chercher la cause d'une pareille divergence, et alors la pensée s'arrête involontairement sur ce qui pour une arme donnée est le seul élément variable, à savoir **les localités du logement.** Köhnhorn fut le premier à le prouver pour la garnison de Wesel, en trouvant que la plus ou moins grande fréquence de la pneumonie dans les divers corps militaires était réglée par les conditions de leur casernement. Dans certaines casernes, la pneumonie ne se bornait pas à attaquer à plusieurs reprises un grand nombre d'individus à la fois; elle s'y installait en permanence, de sorte qu'il n'y avait guère de trimestre exempt de cas. D'autres casernes pouvaient au contraire pendant une série d'années ou de semestres entiers rester à l'abri de la pneumonie, puis tout à coup fournir en un seul semestre un grand nombre de malades pneumoniques. Ici l'inflammation du poumon avait ses foyers, l'épidémie était localisée et limitée, tandis que dans les premières casernes elle était endémique et éclatait de temps à autre sous forme de vraie épidémie. Dans d'autres villes de garnison, la pneumonie a également paru liée à certaines localités. Durant l'année 1879--80 Knoevenagel observa un grand nombre de pneumonies dans la garnison de Cologne, et il dérive avec certitude la maladie des conditions défavorables et insalubres du casernement. A Harburg, pendant nombre d'années la grande majorité ($^1/_3$) des pneumonies est venue de la citadelle, ce qui dénote la présence de conditions locales insalubres, dont les habitants de la caserne subissent l'influence. Il faut encore ajouter les épidémies de pneumonie qu'on a plusieurs fois observées dans les prisons: là aussi les cas dépendaient de certaines conditions de la localité. Dans les casernes de Copenhague, nous avons observé quelque chose de semblable. A l'exception de quelques petites casernes bien aménagées, construites dans ces derniers temps pour servir spécialement d'écoles et par conséquent ne logeant que les élèves de ces écoles, les autres casernes de la ville ont vu presque chaque année se présenter des cas plus ou moins nombreux de pneumonie. L'aperçu ci-joint (la table XIV) fait voir la répartition de ces cas dans 11 casernes de Copenhague durant la période de dix ans dont nous parlons ici.

Comme on le voit par cet aperçu, la pneumonie ne s'est point manifestée avec la même fréquence dans les différentes casernes. Aucune d'elles, durant l'espace de temps que comprennent mes recherches, n'a été tout à fait épargnée par l'inflammation du poumon, mais tandis que dans quelques-unes d'elles la maladie s'est manifestée avec une fréquence relativement considérable et souvent a pris le caractère d'épidémie véritable, dans d'autres elle n'a fait qu'une apparition plus sporadique, se réduisant souvent à de simples cas isolés. Supposant que pendant tout le courant de l'année les logements aient tous été occupés, ce qui sans doute n'a pas été le cas pendant l'hiver, et calculant par mille hommes de l'effectif que chaque caserne complète a été supposée pouvoir loger durant les dix ans de 1873—82, on voit que le rapport varie du minimum 6,3 ‰ dans la citadelle au maximum 41,4 ‰, que l'on trouve dans la caserne de Sölvgade. Parmi les autres casernes le no. 7 (de l'artillerie), le no. 4 (des gardes du corps) et le no. 10 (de la marine) se distinguent par un nombre de pneumonies très notable, comparé à celui des places occupées. Les casernes no. 5, 8 et 9 offrent aussi une proportion apparemment assez forte; mais chaque année, à la levée des recrues, le manque de place fait qu'un certain nombre de soldats désignés pour ces logements ont dû être provisoirement logés ailleurs, le plus souvent dans un camp de tentes, et il ne m'a pas été possible de préciser le nombre exact de pneumonies correspondant à l'effectif ainsi déplacé. La proportion de la pneumonie dans ces casernes ne saurait donc être indiquée avec une parfaite exactitude. D'ailleurs on a constaté en général que, parmi les soldats campés sous les tentes, il y a ordinairement eu moins de cas de pneumonie que parmi ceux qui logeaient dans les casernes. C'est encore une sorte de preuve de la relation qu'il doit y avoir entre la maladie et les localités employées comme habitations. Dans les casernes où la pneumonie s'est montrée avec le moins de fréquence, tantôt on a constaté seulement quelques cas isolés, un ou deux par an, tantôt même l'année entière s'est passée sans aucun cas, mais les années suivantes en ont amené un nombre plus considérable. Ainsi en 1878 les forts maritimes n'ont pas eu un seul cas de pneumonie; l'année suivante 12, dont 9 rien qu'en juin et juillet, se succédant par intervalles relativement courts. Dans la caserne no. 6, à Strandgade, dans les années 1875 et 1881 il ne s'est présenté absolument aucun cas de pneumonie et pendant trois autres années un seul cas. Le plus haut chiffre de la période décennale a été de 5. En 1878, le régiment des hussards de la garde a été complètement exempt d'inflammations pulmonaires, mais durant chacune des trois années suivantes, il se produisit six cas. La caserne de Sölvgade au contraire fournit en tout 540 cas de pneumonie pendant les dix années en question; pendant deux années seulement la quotité s'est abaissée à un minimum un peu supérieur à 30 cas, mais autrement, la moyenne a été d'environ 50 cas par an et même en 1873 elle en atteignit 115 et en 1874, 98. La caserne de la citadelle peut contenir 741 hommes, c'est-à-dire plus de la

TABLE XIV.

	Caserne.	Nombre d'hommes*).	Corps de troupe.	Nombre de cas de pneumonie.	Elévation au-dessus du niveau moyen de la mer.	Niveau des eaux du sol.	Nature du sous-sol.
1⁰	Caserne de la citadelle.	741	1r reg. d'infanterie, 1r bat. d'artill. de place (école de sous-off.).	47	1,40-2,00 m.	0,31-0,62 m.	0,50—1,00 m. de remblai de bon matériaux, en-dessous argile.
2⁰	Caserne des hussards de la garde.	244	Rég. des hussards de la garde.	31	3,10-3,40	0,93-1,24	2,17—2,48 de remblai reposant sur argile.
3⁰	Caserne de Sølvgade.	1304	3e et 4e rég. d'infanterie.	540	6,26-7,00	2,79-4,96	2,18 de remblai de bons matériaux, en-dessous argile.
4⁰	Caserne des gardes du corps	479	Bataillon des gardes du corps.	74	6,32-7,66	2,79-3,72	4,18 de remblai ordinaire, en-dessous sable ou argile.
5⁰	Caserne de Kronprindsessegade.	281	Rég. des pionniers.	72	4,59	1,24-1,86	2,17 de remblai sur argile.
6⁰	Caserne de Strandgade.	217	2e bataillon d'artillerie de place.	21	1,86	?	1,86 de remblai de mauvaise qualité sur ancien lit de mer.
7⁰	Nouvelle caserne d'artillerie.	574	1r rég. d'artillerie de campagne et train.	138	2,17	1,55	Remblai de mauvais matériaux sur ancien lit de mer.
8⁰	Caserne de Vildersgade.	281	Non-combattants, soldats d'arsenal.	54	1,80	?	1,86 de remblai mauvais, en-dessous lit de mer.
9⁰	Caserne sur le canal de Fredriksholm.	185	Artillerie de campagne (moitié du 2e rég.).	55	1,86-2,41	0,31-0,93	2,17 de remblai sur ancien lit de mer.
10⁰	Caserne de la marine.	250	Soldats de marine, école de sous-off.	54	1,77	÷0,25-1,55	1,86-2,17 de remblai mauvais sur terre d'alluvion.
11⁰	Forts maritimes.	643	1r bataillon d'artillerie de place.	66	»	»	»

*) Les officiers et les sous-officiers logés dans les casernes, ne sont pas compris dans ce nombre.

moitié de ce que contient celle de Sölvgade; elle n'a eu durant les dix années que 47 cas de pneumonie, dont 38 dans le 1er régiment d'infanterie, tandis que pendant la même période, les 3e et 4e régiments d'infanterie, logés à la caserne de Sölvgade, ont respectivement compté 268 et 272 cas chacun. Et pourtant, ces régiments sont à très peu près également forts en nombre, ils font les mêmes exercices sur le même champ de manœuvre, et, à tout prendre, ils partagent d'une manière égale le soleil et le vent dans leur service quotidien! La cause de cette morbidité si considérablement différente doit donc être cherchée dans un autre état de choses et il est alors tout naturel de jeter les yeux sur les conditions locales, particulières aux casernes, afin d'y voir ce qui, sous ce rapport, pourrait contribuer au développement de la maladie.

Qu'il doit y avoir dans les casernes comme telles quelque chose qui favorise le développement de l'inflammation du poumon et autorise à regarder jusqu'à un certain point la pneumonie comme une maladie de caserne, cela paraît ressortir de la fréquence inégale que présente la maladie dans les diverses garnisons de province. Dans quelques-unes de ces garnisons, les militaires sont logés chez les bourgeois de la ville en question, de telle manière, toutefois, que l'administration militaire surveille avec vigilance la qualité des logements offerts. Telles autres villes de garnison sont au contraire pourvues de casernes, dont quelques-unes sont de vieux bâtiments, tandis que d'autres ont été construites à une époque plus rapprochée. D'après des rapports officiels comprenant les cinq années de 1878—82, la pneumonie s'est montrée dans ces garnisons dans les proportions suivantes, qui désignent le nombre moyen des inflammations du poumon par rapport aux autres affections internes aiguës.

TABLE XV.

Ville de garnison.	Logement.	Moyenne pour cent des maladies épidémiques de 1878-82.
Elseneur..........	Caserne	18,1
Nestved	»	18.4
Odense[1]	»	12,5
Aarhus	»	9,9
Randers	»	8.5
Nyborg...........	Logement en ville.	7,7
Fredericia	»	8,1
Viborg	»	8,5
Aalborg	»	5.8

La différence de fréquence de la pneumonie dans les villes où les militaires habitent des casernes et celles où ils sont logés chez les bourgeois, saute tout d'abord aux yeux. Le moins en relief sont les différences pour les villes d'Aarhus et de Randers, mais il faut ajouter que là les casernes sont neuves, mieux agencées au point de vue hygiénique et probablement

[1]) A Odense une partie des militaires est logée dans des maisons spéciales, fournies par la ville, contenant chacune 40—50 hommes, ce qui les rend à plusieurs égards assez égales à des casernes.

par cette raison même jusqu'à présent moins infectées, tandis qu'au contraire les casernes d'Elseneur (le château de Kronbourg qui remonte à environ 300 ans) et de Nestved qui toutes deux sont des plus anciennes, offrent une forte quotité pour cent de pneumonies. Parmi les villes qui manquent encore de casernes, Viborg et Aalborg méritent une attention spéciale. L'une et l'autre de ces villes, garnisons les plus septentrionales du pays, ont une altitude relativement grande et se distinguent en général par leur climat froid et humide et par la force du vent. Cependant, les cinq dernières années les pneumonies y ont été relativement rares, et à Aalborg même il y en a eu encore moins qu'en toute autre ville de garnison du pays.

Si l'on excepte les forts maritimes, dont naturellement la destination spéciale au point de vue de la fortification n'a pu exercer qu'une influence défavorable sur l'aménagement des locaux assignés aux habitants comme demeures et comme dortoirs, toutes les autres casernes de Copenhague ont été construites à une époque reculée, lorsque les exigences d'une hygiène sage et bonne n'étaient ni connues ni suivies. C'est pourquoi, au point de vue hygiénique, elles laissent toutes beaucoup à désirer et que depuis longtemps le besoin d'une construction de nouvelles casernes et d'une réforme des anciennes se fait généralement sentir. Ce serait toutefois m'entraîner trop loin en dehors de mon cadre que de passer en revue toutes les imperfections hygiéniques de nos casernes, et par cette raison je me bornerai ici à faire remarquer simplement qu'en réalité l'influence de ces défauts est d'autant plus sensible, que d'après les règlements l'espace assigné à chaque homme est relativement très insuffisant, se réduisant à 10—11 mètres cubes d'air et à 3—3,6 mètres carrés de plancher. C'est là une circonstance très défavorable, à laquelle la ventilation, qui se borne au procédé simple d'ouvrir les fenêtres, ne saurait apporter remède, quand même les fenêtres des dortoirs resteraient constamment ouvertes de jour, les soldats étant alors tenus à séjourner dans les salles à demeure.

La comparaison des conditions hygiéniques des différentes casernes ne démontre aucune qualité qui, à elle seule, suffise à expliquer l'apparition accumulée ou épidémique dans telles d'entre elles plutôt que dans telles autres. Elles sont toutes, comme les quartiers de la ville auxquels elles appartiennent, situées sur un terrain plus ou moins humide et comblé, et il n'est pas rare que le remblai se compose des matériaux les plus mauvais et les plus malsains (vieilles vidanges), sous lesquels on trouve à une profondeur variable une couche argileuse ou un ancien lit de mer [1]). Comme déjà dit, Jürgensen a, dans le travail de M. Keller, émis l'hypothèse que l'abondance de l'humidité du sol entrave le développement de la pneumonie, tandis que les conditions inverses favorisent au même degré ce développement; il part de la supposition qu'une surabondance d'eau produit des conditions défavorables à l'existence des microbes, porteurs présumés du virus de la pneumonie, pour le développement desquels il est de la plus haute importance que le liquide nutritif où ils se tiennent, ait un certain degré de condensation, et de plus il admet qu'en général les organismes infectants, alors seulement qu'ils sont desséchés et réduits en poussière, se laissent facilement transporter par cette voie à d'autres véhicules. C'est

[1]) Je dois à l'obligeance de M. Ambt, ingénieur au service de la ville, d'avoir eu communication des données relatives au niveau du terrain, à l'épaisseur de la nappe d'eau souterraine et à la nature du sous-sol.

aussi de cette manière que, d'après lui, s'expliquent le plus facilement et le plus naturellement les épidémies pneumoniques dont l'apparition à été limitée à certaines localités restreintes. Dans ce qui précède, il a été déjà dit qu'à Copenhague ce n'est point l'eau tombée, mais principalement l'élévation au-dessus du niveau moyen de la mer qui détermine la hauteur des eaux du sous-sol des casernes, quoiqu'on ne doive nier à cet égard l'influence d'autres conditions et spécialement de la constitution géologique du terrain. En examinant l'état des différentes casernes de ce point de vue (voir la Table XIV, colonnes verticales 5 et 6), on voit que celles dont la situation est plus élevée et dont le sous-sol est par conséquent moins humide ont aussi fourni relativement le plus grand nombre de pneumonies, comme c'est surtout le cas pour les casernes no. 3, 4 et 5, tandis que pour la citadelle, qui a présenté la proportion la plus faible de pneumonies, le niveau dépasse à peine de quelques pieds la ligne moyenne des eaux du port, et que pour cette raison aussi l'eau du sous-sol atteint presque la surface du terrain. La caserne no. 6 occupe également un terrain bas dont le sous-sol est humide, et elle ne compte en réalité qu'un nombre relativement petit de pneumonies. Jusque-là, tout s'accorde bien avec la théorie émise par Jürgensen, mais il y d'autres faits qui la contredisent. Ainsi il y a plusieurs casernes dont le niveau s'élève à peine au-dessus de la ligne moyenne de la mer et qui néanmoins sont remarquables par une morbidité pneumonique relativement considérable. C'est le fait par exemple pour les casernes no. 8, 9 et 10, pour ne point parler des casernes flottantes du port militaire, qui chaque année ont été fort éprouvées par la pneumonie. Il y a ici un désaccord entre la théorie susdite et la réalité: il fait naître un certain doute involontaire sur la vérité de cette doctrine d'ailleurs aussi séduisante que spirituelle, et en tout cas il prouve qu'il doit y avoir dans la localité d'autres conditions que l'humidité du sous-sol qui exercent une influence sur le développement de la pneumonie.

A un point de vue étiologique général, on est certainement assez autorisé à admettre en principe que l'encombrement des casernes ou tout au moins leur maintien au complet, joint à de mauvaises conditions hygiéniques, est en général ce qui engendre naturellement les maladies infectieuses comme la pneumonie, et il s'ensuit de soi-même que l'influence de ces conditions doit se faire sentir surtout chez les conscrits nouvellement arrivés, qui sont toujours relativement moins à même de résister aux agents morbifiques. On comprend ainsi facilement, pourquoi la caserne de Sölvgade s'est toujours distinguée par une morbidité relativement forte, car cette caserne est presque toujours remplie et en même temps une de celles qui se font remarquer par leur construction ancienne et la mauvaise distribution des salles et des corridors, bref par leurs mauvaises conditions hygiéniques en général. Aussi les effets de ces influences s'observent-ils en plusieurs sens. La pneumonie n'est pas seule à présenter une fréquence relativement grande dans cette caserne; la fièvre typhoïde, la parotite épidémique, la diphtérie, les fièvres exanthématiques et d'autres maladies infectieuses sont aussi plus fréquentes et plus répandues dans cet établissement que dans les autres casernes. Ce n'est point seulement sous le rapport du nombre de cas de maladies constatés que cette caserne dépasse les autres; l'influence de ses mauvaises conditions hygiéniques se manifeste aussi au point de vue purement qualitatif par le caractère grave qu'il n'est pas rare de voir prendre aux maladies qui s'y sont développées. Sur

1364 cas de pneumonie traités à l'hôpital militaire de Copenhague durant la période de 1873—82, la maladie s'est présentée 91 fois sous la forme typique, bien prononcée de pneumonie primaire asthénique. Je ne range sous cette dénomination que les cas qui, conformément aux excellentes descriptions si vraies de Liebermeister et de Leichtenstern, se font remarquer par un début lent, une marche maligne, une prostration excessive des forces, des phénomènes cérébraux, une fièvre intense, tuméfaction du foie et de la rate, ictère, etc. En cherchant quels sont les corps qui ont principalement fourni ces cas, je trouve qu'à elle seule la caserne de Sölvgade a présenté 56 cas de ce genre, c'est-à-dire 61,5 %, tandis que pour la même caserne le total des cas est 540, soit 39,5 %, et, par conséquent, elle n'aurait pas dû fournir un si fort contingent à la catégorie de ces cas sérieux.

Tandis que l'opinion qui voit dans la pneumonie une maladie infectieuse a gagné de plus en plus de terrain pendant ces derniers temps parmi les médecins de tous pays, il règne encore du doute et de l'obscurité sur la place parmi les maladies infectieuses qu'il faut lui assigner, et surtout s'il faut la ranger du côté des maladies miasmatiques ou de celui des maladies contagieuses. L'étude de la relation de la pneumonie aux diverses localités où elle se produit, soulève tout naturellement cette question. C'est surtout avec les maladies malariennes et avec la fièvre typhoïde que la pneumonie présente à plusieurs égards une correspondance notable; c'est pourquoi les divers observateurs la classent tantôt dans la première, tantôt dans la seconde de ces catégories différentes de maladies infectieuses. Köhnhorn qui a donné un aperçu des cas de typhus et de fièvre intermittente observés à Wesel, et les a classés d'après les corps de troupes, les semestres et les casernes, n'a pu, il est vrai, réussir à démontrer un rapport entre la fièvre typhoïde et la pneumonie, tandis que, en tenant compte des localités, il a au contraire trouvé une relation incontestable entre la fièvre intermittente et la pneumonie, ces maladies montrant généralement la même fréquence pour cent dans les différentes casernes. Il en tire donc la conclusion qu'il y a entre ces maladies une certaine relation étiologique, jusqu'ici encore peu éclaircie. Le compte-rendu sanitaire de l'armée prussienne (et du 13ᵉ corps d'armée) pour les années 1879—81 contient un tableau graphique très instructif, où l'on voit la relation entre la pneumonie, la fièvre intermittente et la fièvre typhoïde dans ces années; ce tableau fait ressortir le rapport qui existe entre la pneumonie et les deux maladies infectieuses nommées, et démontre surtout que, si l'on tient compte des localités où elles se présentent, l'inflammation pulmonaire est presque exactement proportionelle aux deux autres maladies désignées, tandis que si l'on compare les trois maladies sous le rapport de la saison où elles se manifestent le plus souvent, on voit que chacune relève sa courbe à des époques différentes des autres. Jürgensen, qui le premier a tâché de prouver la nature infectieuse de la pneumonie, est convaincu de l'influence des localités sur le développement de la pneumonie, et dans le travail de M. Keller il place à cet égard la maladie au même rang que la fièvre typhoïde, tandis que d'abord il était plus disposé à trouver de l'analogie entre la pneumonie et le rhumatisme articulaire aigu et la méningite cérébrospinale épidémique. Le fait que souvent on observe parmi les habitants d'une même maison plusieurs cas de pneumonie, survenus en même temps ou presque coup sur coup, justifie d'après lui la conclusion que le virus pneumonique, à l'instar de celui de la fièvre typhoïde, s'attache à la localité dans laquelle une fois il s'est glissé. S'appuyant sur ses observations, il croit même pouvoir attribuer au virus de la pneumonie une ténacité plus grande qu'à celui de la fièvre typhoïde, mais, en revanche, le virus pneumonique aurait moins de force infectieuse. Cette opinion ne paraît pourtant pas confirmée par les observations dont j'ai disposé, puisque les pneumonies y surpassent relativement de beaucoup la fièvre typhoïde (4,3 : 1) Les matériaux soumis à mon étude, ne suffisent pas à éclaircir les rapports de la fièvre intermittente, cette maladie étant devenue très rare à Copenhague les dernières années, de sorte que la garnison n'en compte qu'un très petit nombre de cas par an. Au contraire, la fièvre typhoïde apparaît chaque année régulièrement sous une forme endémique dans la plupart de nos casernes, prenant par intervalles plus ou moins longs le caractère d'une épidémie d'intensité variable. Les conditions locales sont essentiellement les mêmes pour cette maladie que pour la pneumonie, en sorte que les casernes qui durant la période de 1873—82 ont donné un petit nombre de pneumonie, n'ont eu en général à présenter qu'un nombre relativement modéré de fièvres typhoïdes, tandis que là où la pneumonie a sévi le plus fortement, le typhus a aussi fait le plus de ravages. Ainsi les casernes no. 3, 4, 7 et 8 n'ont pas seulement fourni des cas isolés de fièvre typhoïde, mais en outre et à plusieurs reprises elles ont été le foyer actif d'épidémies locales de cette maladie, tandis que les casernes 1, 6 et 11 n'ont eu en proportion que peu de cas. Quant aux époques de l'apparition de la fièvre typhoïde, cette maladie, tant pour la garnison que pour la population civile, a été le plus fréquente dans les mois d'août à octobre et le plus rare aux deux premiers trimestres, c'est-à-dire qu'elle s'est montrée aux époques de l'année où la pneumonie était le moins fréquente. Quoique ces deux maladies ne paraissent pas exercer d'influence l'une sur l'autre sous le rapport de fréquence, nous avons néanmoins observé parfois qu'il y a eu des épidémies de la fièvre typhoïde durant des années où précisément la pneumonie s'était rarement montrée. Ainsi parmi les dix années sur lesquelles portent mes recherches, 1878, qui a eu le moins de pneumonies, a vu sévir de fortes épidemies de la fièvre typhoïde dans plusieurs casernes de Copenhague.

Sous divers rapports, il y a donc entre la pneumonie et la fièvre typhoïde une analogie qu'on ne saurait méconnaître, analogie que Jürgensen a, entre autres, cherché à poursuivre jusqu'au virus encore inconnu qui, d'après lui, constitue le principe de la maladie. Néanmoins, les opinions sont encore fortement partagées quant au classement des deux maladies sous le rapport de contagiosité. Si elles appartiennent réellement toutes les deux au même groupe de maladies infectieuses, il faut admettre que le virus infectant ne se transmet immédiatement quand il est nouvellement sécreté par un malade, mais qu'il n'en devient capable qu'après avoir parcouru, en dehors de l'organisme humain, sous certaines conditions favorables une évolution ultérieure, et subi une forte multiplication. Mais beaucoup de médecins, surtout ceux qui exercent à la campagne, où la population vit plus éparse et où par conséquent il est plus facile de suivre la marche qu'affecte la maladie en se propageant, contestent positivement la justesse de cette idée et, forts de leurs nombreuses observations, ils se croient parfaitement autorisés d'attribuer à la pneumonie un caractère contagieux tout aussi décidé que celui de la diphtérie, de la parotite épidémique, du typhus exanthématique, etc. Ainsi, tant de la Norvège que de plusieurs autres pays de l'étranger, on a rapporté des cas, où la pneumonie a naturellement dû être considérée comme transmise par contagion des malades aux personnes qui les soignaient ou qui de telle autre manière se trouvaient en contact journalier avec eux. Chez nous, entre autres, un de mes compatriotes, M. le Dr. Flindt, médecin de l'île de Samsö, a composé un travail aussi intéressant que sérieux dans laquelle, s'appuyant sur ses observations personelles durant une suite d'années, il tâche de prouver la contagiosité de la maladie et sa transmissibilité directe d'individu à individu. La question parut un instant résolue, lorsque Friedlaender, il y a quelques années, démontra l'existence d'un micrococcus caractéristique dans les crachats d'un malade pneumonique, dans le tissu inflammé du poumon et dans les vaisseaux lymphatiques interlobulaires. En inoculant à des animaux ce parasite, cultivé dans une gélatine nutritive d'une certaine composition, il produisit chez ces animaux une pneumonie fibrineuse, qui fournit un micrococcus tout à fait égal à celui qui avait été inoculé. Toutefois, la découverte de Friedlaender n'a pas encore été généralement confirmée, et il reste encore douteux, si son micrococcus est réellement le porteur du virus pneumonique ou s'il n'est qu'un microorganisme survenu tout à fait accidentellement dans l'exsudat bronchique du poumon enflammé. Le même doute existe encore à l'égard du pneumococcus découvert par Emmerich à Munich dans la masse intercalée (le hourdage) des planchers de deux dortoirs de la prison d'Amberg, dans lesquels avait apparu dans un espace de temps relativement court un grand nombre de pneumonies. On n'a point vu confirmer cette découverte par d'autres observateurs, et une tentative pour trouver des germes du micrococcus pneumonique dans nos casernes de Copenhague s'est montrée tout à fait infructueuse. Avec l'assistance de mon ami et collègue M. le docteur Salomonsen, qui est un élève du Dr. Koch et qui, s'étant spécialement occupé de l'étude de la bactériologie, est parfaitement au courant de toutes les questions qui s'y rattachent, j'ai fait soulever le plancher en plusieurs endroits de la caserne de Sölvgade, surtout dans des salles qui durant plusieurs années de suite avaient fourni un grand nombre de pneumonies. On prit des échantillons de la masse intercalée, qui furent conservés dans des verres stérilisés et convenablement bouchés, et l'on en sema une petite quantité avec toutes les cautèles nécessaires dans une gélatine nutritive. Il s'ensuivit bien un développement de nombreuses bactéries et de diverses sortes de mucédinées et de mucorines, mais aucun micrococcus caractéristique, conforme à la description donnée par Friedlaender, ne fut observé, et toutes les expériences d'inoculation à des animaux (souris) ont donné un résultat complètement négatif.

Par rapport à la fréquence de la pneumonie, le nombre des cas bien observés où une transmission de la maladie par un malade à un individu sain paraît avoir réellement eu lieu, n'est pas encore assez considérable pour lever tous les doutes concernant la contagiosité de la pneumonie. En parcourant les cahiers d'observation de l'hôpital militaire pour les dix années de 1873—82, je ne trouve que quatre cas où la maladie s'est produite dans des conditions telles qu'on puisse être autorisé à admettre la transmission directe d'un malade à un sujet sain, et cela quoique les pneumoniques de notre hôpital ne soient point isolés, mais mêlés avec

[1]) Den almindelige kroupose Pneumonies Stilling blandt Infektionsdommene af N. Flindt, Dr. med., Distriktslæge. Kjøbenhavn 1882.

d'autres malades. De ces quatre cas, deux concernent des infirmiers qui, précisément à cette époque, avaient soigné nombre de pneumonies et dormi dans la même salle que les malades pris d'inflammation pulmonaire. Les deux autres cas se produisirent chez des convalescents encore alités qui depuis longtemps couchaient dans des salles principalement occupées par des malades pneumoniques. La pneumonie étant endémique dans la plupart des casernes de Copenhague, il n'est naturellement pas facile de démontrer que dans un certain corps militaire la maladie ait été causée et propagée par la transmission d'homme à homme, surtout comme plusieurs observations attribuent au virus pneumonique une ténacité considérable aux localités où une fois il a pénétré, mais cependant il y a plus d'une circonstance qui semble indiquer cette manière de propagation de la maladie. Nous avons ainsi souvent été témoins d'un cas isolé de pneumonie suivi au bout de peu de temps par un nombre plus considérable de cas dans le même corps, la même compagnie ou la même chambrée. Le fait n'a point été rare dans des localités qui auparavant avaient été épargnées par la pneumonie pendant un temps assez long et où d'ailleurs ni l'aménagement de la caserne, ni la nature du service, ni les conditions climatologiques ne rendaient possible l'indication d'un motif de l'irruption subite et accumulée de la maladie. Cette circonstance, jointe à la préférence que la pneumonie affecte assez souvent pendant longtemps pour certains locaux, aussi bien que la fréquence de la maladie dans les garnisons de province où les militaires habitent des casernes, fréquence relativement plus grande, d'après ce que nous avons dit, que là où les soldats logent chez les bourgeois, tout cela constitue des faits qui font penser involontairement à l'existence d'un virus contagieux, se propageant d'un seul malade à d'autres individus soit par transmission directe, soit de seconde main par l'intermédiaire des localités auxquelles il s'est attaché. Il est reservé à l'avenir d'éclaircir ces questions qui sont encore entourées de doute et d'obscurité.

Quelques notions sur la morbidité et la mortalité dans l'armée Hellénique.

Some remarks on the morbidity and the mortality in the Greek army.

Einige Bemerkungen über die Morbidität und die Mortalität des griechischen Heeres.

Dr. **P. Soutzo**, Inspecteur général, d'Athènes. [1])

Messieurs!

Presque partout on étudie un peu la langue de mon pays dans les collèges, mais aussitôt qu'on a quitté les bancs, on l'abandonne et on l'oublie complètement, je ne m'en plains pas; c'est tellement naturel; mais la conséquence de ce fait est que tout ce qui se publie en Grèce, ou en

[1]) Le traité suivant, annoncé après la publication du programme, faute de temps, n'a pas été lu devant la section.

grec, reste complètement inconnu à l'étranger; donc la statistique médicale de notre armée subit le même sort. Je n'ai point l'intention d'absorber votre temps, ni de mettre à l'épreuve votre patience en vous débitant ici les nombreux tableaux et les chiffres sans fin d'une statistique médicale; mais dans l'espoir que la connaissance des principales données de la statistique médicale de notre armée pourra offrir quelque intérêt pour ceux d'entre vous qui s'occupent de statistique médicale comparée ou internationale, je me permets de vous communiquer quelques notions très succinctes sur la morbidité et la mortalité dans l'armée hellénique. C'est un résumé très court des données fournies par les deux dernières années, 1882 et 1883.

1° *Morbidité.*

En 1882, sur un effectif de 19814 hommes, il y a eu 22842 entrées dans les hôpitaux militaires et les infirmeries, et en 1883, sur un effectif de 21665 hommes, 24800 entrées; ce qui nous donne 1152 entrées sur 1000 hommes en 1882, et 1144 en 1883, moyenne des deux années 1148 entrées sur 1000 hommes. Le nombre des entrées vous paraît peut-être énorme, mais je dois vous dire que chez nous nous n'avons pas les malades à la chambrée; tous nos soldats entrent dans les hôpitaux ou les infirmeries militaires pour se faire traiter.

En adoptant la division un peu arbitraire et mal définie, mais généralement admise, des maladies en internes, externes et vénériennes, nous avons eu sur 1000 entrées:

	en 1882, entrées	en 1883, entrées	moyenne des deux années
pour maladies internes	843,35	866,88	855,11
» » externes	102,83	93,26	98,04
» » vénériennes	53,82	39,86	46,84

et si nous faisons ce même calcul par rapport aux hommes présents sous les drapeaux, nous avons sur 1000 hommes:

	en 1882, entrées	en 1883, entrees	moyenne des deux années
pour maladies internes	971,5	991	981,25
» » externes	118,5	106,7	112,60
» » vénériennes	62,0	45,6	53.80

Parmi les maladies internes, celle qui occupe le premier rang par ordre de fréquence, tant en 1882 qu'en 1883, c'est la fièvre intermittente; je me sers de cette expression à dessein et je ne dis point ni fièvre paludéenne, ni fièvre de marais, car pratiquant dans un pays où cette fièvre est endémique, je partage complètement l'opinion de l'éminent professeur M. Tommasi Crudeli, de Rome, qu'elle ne se produit pas qu'au voisinage des marais, ni qu'à cause du déssèchement des mares d'eau stagnantes, mais aussi dans des localités qui ne sont pas, ni n'ont jamais été marécageuses. Donc la fièvre intermittente a fourni à elle seule 413,5 entrées sur 1000 en 1882, et 483 en 1883, moyenne des deux années 448, 25 sur 1000 entrées, soit plus des 4/9 du total des entrées pour maladies internes; mais j'ai hâte de vous dire que dans ces entrées il y a d'assez nombreuses récidives, et c'est pourquoi je me sers toujours de l'expression entrées et pas malades. Le type le plus fréquent de la fièvre intermittente chez nous est le quotidien; la fièvre tierce est moins fréquente, les autres types sont bien plus rares encore. Elle revêt assez rarement la forme pernicieuse, puisqu'en 1882, sur 9446 entrées pour fièvre intermittente, on n'a eu que 32 cas pernicieux, dont 11 avec issue fatale, et en 1883 sur 11991 fièvres d'accès, on n'a compté que 33 cas de fièvre pernicieuse, dont 5 seulement mortels. Contre les fièvres intermittentes, nous prescrivons de préférence à tous les autres sels de la quinine, le sulfate ou le bi-sulfate à haute dose et dans les cas urgents, le bromhydrate en injections sous-cutanées. Aucun des soi-disant succédanés de la quinine ne nous a fourni de résultats tant soit peu satisfaisants; aussi, après de vains essais, nous les avons depuis longtemps abandonnés, car ils nous faisaient seulement perdre inutilement un temps précieux, au préjudice des malades. Maintenant, en sera-t-il de même du remède préconisé par M. le professeur Crudeli, c.-a.-d. de la décoction concentrée du citron? je n'en sais rien; ne l'ayant pas employé, je ne puis pas avoir d'opinion là-dessus; je me propose aussitôt de retour en Grèce de le faire essayer, même sur une grande échelle, car si l'expérience confirme son efficacité, ce sera pour nous une acquisition très importante, vu les sommes considérables que nous dépensons pour l'achat des sels de quinine, tandis que le citron chez nous est un fruit qui ne coûte rien.

Après les fièvres intermittentes, les maladies internes les plus fréquentes sont celles de l'appareil respiratoire, qui ont fourni, en 1882, 177,8 entrées sur 1000, et en 1883 164,5, moyenne des deux années 171,15; et parmi celles-ci prédomine le catarrhe des bronches (119,6 entrées sur 1000 en 1882 et 117,5 en 1883). La tuberculose des poumons, que je classe ici, n'a fourni que 7, 7 entrées sur 1000 en 1882 et 4,7 seulement en 1883, moyenne des deux années 6,2. La rareté de la phthisie pulmonaire dans notre armée s'explique par le court séjour des soldats sous les drapeaux, car chez nous l'engagement est d'un an pour l'infanterie et de deux ans pour les armes spéciales; or, les recrues sont soigneusement examinées avant d'être enrôlées et tous ceux qui présentent une prédisposition à la maladie sont exemptés; dès lors on comprend aisément que le nombre des soldats chez qui la tuberculose pulmonaire se développe pendant leur court séjour sous les drapeaux ne peut pas être considérable.

Les maladies des organes digestifs qu'on aurait pu supposer bien fréquentes dans un pays chaud, occupent le troisième rang; elles n'ont présenté que 75 entrées sur 1000 en 1882, et 96,9 en 1883, moyenne des deux années 85,95.

Les maladies de l'appareil circulatoire sont très rares dans notre armée; elles n'ont fourni que 2 entrées sur 1000 en moyenne pour les deux années; cette rareté s'explique aussi par le court séjour des soldats sous les drapeaux et parce que chez nous les rhumatismes articulaires aigus sont très rares.

Les maladies zymotiques ne sont pas non plus bien fréquentes dans notre armée. La fièvre typhoïde ou le typhus abdominal, si vous préférez ce nom, ne figure sur nos relevés que pour 27 entrées sur 1000 en 1882 et pour 22 seulement en 1883, moyenne des deux années 24,5 entrées sur 1000 (toujours entrées). La variole a fourni en 1882 11,2 entrées sur 1000 et en 1883 seulement 1,6; cette grande différence entre les deux années s'explique par le fait que la petite vérole ayant été importée en Grèce de l'État voisin en 1882, a trouvé un grand nombre de personnes mal vaccinées, ou n'ayant point subi la vaccination, car chez nous, comme un peu partout, le peuple est réfractaire à la vaccination, il est antivacciniste de parti pris; mais la peur que lui ont inspirée les ravages causés par l'épidémie d'un côté et d'un autre côté l'introduction et la culture sur les lieux du vaccin animal, qui nous a permis de pratiquer chez le peuple, mais surtout dans l'armée, des vaccinations et des révaccinations en très-grand nombre dans un bref espace de temps, ont amené l'heureux résultat que les chiffres susmentionnés expriment. La scarlatine ne doit pas même être mentionnée; en 1882 on n'en a observé aucun cas dans l'armée et en 1883 trois seuls cas se sont présentés. La rougeole a été observée en 1882, 115 fois sur 22842 entrées et en 1883, 17 fois seulement sur 24800 entrées. Aucun cas d'angine diphthéritique; autant elle est fréquente chez nous chez les enfants, autant elle est rare chez l'adulte. La méningite cérébrospinale ou typhus cérébrospinalis n'a fourni que 1,5 entrées sur 1000 en 1882 et 2,5 en 1883; cette petite augmentation en 1883 est due à l'encombrement inévitable de nos soldats dans les casernes étroites et mal aërées que nous trouvâmes à Larissa lors de l'occupation de cette ville. Mais si les entrées pour méningite cérébrospinale ont été peu nombreuses, la mortalité a été assez considérable comme j'aurai l'honneur de vous l'exposer tout à l'heure. Toutes les autres maladies internes que je n'ai pas mentionnées parce qu'elles ne présentent rien d'intéressant, prises ensemble, n'ont fourni que 245 entrées sur 1000 en 1882 et 208 en 1883; je n'ai point mentionné l'alcoolisme par la raison toute simple que cette intoxication si commune dans les armées des pays du nord est presque inconnue chez nous; l'alcool n'entre point dans la ration du soldat, nos troupiers boivent de préférence le vin naturel du pays qui n'amène pas l'alcoolisme; deux seuls cas ont été observés en 1883 chez d'anciens sous-officiers qui préfèrent le petit verre au vin du pays.

Je regrette beaucoup de n'avoir pu prendre part à la discussion qui a eu lieu hier dans cette enceinte même sur l'alcool comme boisson du soldat; elle a été faite en allemand, et cette langue ne m'est pas assez familière; j'aurai soutenu, me basant sur les travaux qui ont été faits en France et qu'a si clairement exposés, devant une autre section du congrès, M. le docteur Lunier, de Paris, que le vin naturel, non additionné d'alcool, que la bière et toutes les boissons dans lesquelles l'alcool se trouve en combinaison naturelle, ne produisent pas l'alcoolisme, tandis que toutes les boissons qui sont préparées avec de l'alcool produit de distillation, n'importe quelle en soit la provenance, amènent à la longue l'alcoolisme. Mais cette question n'est plus à l'ordre du jour, et si j'ai dit ces quelques mots, c'est tout simplement pour justifier mon vote d'hier contre l'alcool comme partie constituante de la ration du soldat.

Je passe aux maladies externes, dont la plupart sont dues à des accidents inhérants à la vie et au service militaire; elles consistent, par ordre de fréquence, en plaies, abcès phlegmoneux, entorses, fractures, brûlures, luxations, etc.; inutile de citer des chiffres qui ne sont dus qu'au hasard; je crois cependant devoir mentionner les maladies des yeux que nous classons aussi parmi les maladies externes, car elles ont fourni 22,2 entrées en 1882, et 25,8 en 1883; mais la conjonctivite granuleuse en elle seule constitue la moitié des entrées pour maladies oculaires, malgré l'isolement des granuleux, malgré que nous les reformons aussitôt la maladie constatée et que les granulations, même légères, constituent chez nous un cas d'exemption du service militaire. Les maladies de la peau figurent en 1882 pour 22 entrées sur 1000, et en 1883 pour 15,7 seulement.

Il ne me reste qu'à dire quelques mots sur les maladies vénériennes; elles n'ont fourni, d'après ce que j'ai eu l'honneur de vous dire, en moyenne, pour les deux années, que 53,8 entrées sur 1000; mais comme dans ce chiffre la blennorrhagie de l'urèthre avec ses suites figure en moyenne, pour les deux années, pour 33,15 entrées sur 1000, il ne reste que 20,65 entrées sur 1000 pour la syphilis proprement dite, chancres, accidents secondaires et tertiaires; ce chiffre n'est pas énorme pour une armée constituée de jeunes gens non-mariés, mais il s'explique par le fait que la syphilisation marchant chez nous de front avec la civilisation, dans les grandes villes, et surtout dans les villes maritimes, comme Athènes, Corfou, Patras, etc., les cas de syphilis sont assez fréquents, mais dans nos provinces, et surtout dans les villes situées loin du littoral, les maladies vénériennes sont tellement rares, qu'il y a des infirmeries militaires qui pendant toute une année n'ont pas eu à enregistrer un seul cas de syphilis.

2° *Mortalité.*

La mortalité dans notre armée a été de 11,5 sur 1000 hommes présents en 1882 et de 9 sur 1000 en 1883, moyenne des deux années 10,2; elle a été de 9,9 sur 1000 entrées en 1882 et de 8 sur 1000 entrées en 1883, moyenne des deux années 8,9 sur 1000 entrées.

La maladie qui a présenté la plus grande mortalité relative, c'est la méningite cérébrospinale; car bien qu'elle n'ait occasionné qu'une mort et $^1/_{10}$ sur 1000 hommes présents en 1882, et 1,7 en 1883, nous avons eu 23 morts sur 36 cas en 1882, c'est-à-dire 63 %, et 37 morts sur 74 malades en 1883, soit 50 %. Cela prouve, Messieurs, combien sont erronées les données fournies par le calcul de la mortalité de chaque maladie fait par rapport aux hommes présents et non pas par rapport aux cas qui se sont présentés. La mortalité de la fièvre typhoïde a été, en 1882, de 2,4 sur 100 typhiques, et en 1883, de 2,7 %. Celle de la variole, en 1882, de 19 %, et en 1883 de 28 %, parce que cette année les cas de variole ont été bien moins nombreux, comme j'ai eu l'honneur de vous le dire, mais la plupart des malades ont présenté la variole hémorrhagique avec des complications très-graves. La pneumonie infectieuse nous a fourni une mortalité de 10 % en 1882 et de 6,7 % en 1883. La tuberculose pulmonaire 14 % en 1882 et 20 % en 1883, ces derniers chiffres seraient évidemment bien plus considérables, si le temps du service militaire était plus long et si nous ne réformions pas immédiatement tout soldat présentant les symptômes confirmés de la maladie, à part ceux qui, très nécessiteux, préfèrent mourir dans les hôpitaux militaires entourés de soins, que chez eux privés de tout. Ceux-là sont traités dans une salle spéciale. Quoique je blâme le calcul de la mortalité de chaque maladie fait par rapport aux hommes présents, puisqu'on le fait, je crois devoir vous le donner du moins pour les principales maladies zymotiques:

	en 1882	en 1883
fièvre typhoïde morts sur 1000 hommes présents	0,6	0,4
méningite cérébrospinale	1,1	1,7
variole	2,5	0,5
tuberculose pulmonaire	1,1	1,1
pneumonie infectieuse.	2,0	2,15

En terminant, Messieurs, je souhaite que le vœu exprimé par la Section de médecine militaire dans une de ses séances sur la proposition de M. le docteur Schmoulewitsch, de St. Petersbourg, soit pris en considération par les gouvernements de tous les États, et que sous peu nous nous trouvions dans le cas heureux d'échanger nos statistiques médicales rédigées sur le même plan et pouvant être utiles à nous tous, à la science et surtout à l'humanité.

Dans les séances de la Section de médecine militaire les **démonstrations** suivantes ont eu lieu:

Generalarzt a. D., Dr. Niese, d'Altona, zeigte einige, in Modellen dargestellte, **auf dem Schlachtfelde aus dort stets vorhandenen Gegenständen extemporirte Transportmittel für Verwundete** vor, und bemerkte dabei Folgendes:

Es ist eine lohnende Aufgabe, die Mittel und ihre Anwendung kennen zu lernen, welche stets auf dem Schlachtfelde vorhanden sind, um verwundete Krieger mit deren Hilfe zu transportiren, wenn keine von den vorbereiteten und in's Feld mitgenommenen Transportmitteln oder von anderen für die Weiterschaffung empfohlenen Gegenständen zur Hand sind. — Ich habe einige kleine Modelle angefertigt, welche solche extemporirte Transportmittel darstellen; habe mich jedoch fast gänzlich auf solche beschränkt, welche in den mir bekannten Lehrbüchern der Kriegschirurgie und den betreffenden militärärztlichen Vademecums nicht beschrieben sind. Aus diesen Schriften können meine Angaben leicht vervollständigt werden.

Die hier vorgelegten Gegenstände sind folgende:

1. Zusammenzuschiebende Eisendrahtschiene für die untere Extremität. Jeder Krankenträger muss eine solche Schiene, welche sehr leicht ist und nur einen kleinen Raum einnimmt, in seiner Verband-Tasche mit sich führen.

2. Zusammenzulegende Eisendrahtschiene für die obere Extremität.

Beine Schienen sind nicht als eigentliches Verbandmittel, sondern nur als ein Transportmittel zu betrachten, um den Verwundeten für den ersten Transport vorzubereiten.

3. Eine Gewehr-Rock-Bahre, aus 4 Gewehren und 2 Waffenröcken, resp. Mänteln. — Diese Bahre ist bereits in vielen einschlägigen Schriften angegeben und daher bekannt. Ich habe am Kopf- und am Fussende je zwei zusammengebundene Bajonette — gleichsam als Querhölzer — zwischen die Gewehre gebunden, um solche auseinander zu sperren. Ich führe diese Bahre aber hier hauptsächlich auch deshalb

mit vor, weil sie bei der Vorbereitung der Saumthiere zum Verwundeten-Transport wiederholt in Betracht kommt.

4. Eine Gewehr-Schleife. Auf dieser befördert ein Mann den Verwundeten leichter, als wenn er ihn tragen soll. Der Soldat nimmt sein eigenes Gewehr und das des Verwundeten, hängt beider Tornister mit den Riemen über die Gewehre, setzt den Verwundeten rückwärts auf die Tornister und bindet ihn erforderlichen Falls fest. Er ergreift dann die beiden, vorher abgeschossenen, Gewehre an den Läufen und schleift den Verwundeten, unter Zuhilfenahme der beiden Gewehrriemen, auf den Kolben, je nach dem Terrain ziehend (bergauf) oder schiebend (bergab).

5. Eine Bahre aus 4 Kavallerie-Säbeln und einem Mantel. — Die in der Scheide befindlichen Säbel werden, nachdem sie durch die umgestülpten Aermel eines Mantels gesteckt sind, je zwei und zwei an ihren unteren Enden zusammengebunden und an den Griffen getragen.

6. Eine Sänfte (Litière) auf einem Saumthiere. — Eine aus zwei Gewehren, mit darauf sitzenden Bajonetten, gebildete Gewehr-Mantel-Bahre wird auf den mit zwei viereckig zusammengelegten Mänteln bedeckten Rücken des Saumthiers gelegt und die herabhängenden Theile des die Bahre bildenden Mantels an jeder Seite um die beiden Gewehre gewickelt, so dass der Verwundete eine Stütze für seine Arme hat. Hierauf wird die Bahre oder Sänfte durch Riemen befestigt. Der vordere Riemen wird vorne um den Leib des Thieres geschnallt. Der hintere Theil der Bahre aber wird so befestigt, dass an jeder Seite um das Gewehr ein Riemen gebunden, nach vorne geführt und hier an dem vorderen Bauchriemen befestigt wird, weil die Saumthiere keinen Riemen an den hinteren Weichtheilen dulden. Ausserdem wird auch noch ein Schwanzriemen, von den beiden Gewehren ausgehend, zur sicheren Lage der Bahre angebracht. — Der Verwundete wird dann auf die letztere gehoben, ein Waffenrock, Mantel oder dgl. ihm unter den Kopf gelegt, worauf er durch einen Riemen um den Leib und einen anderen um die Beine befestigt wird.

7. Der Verwundete sitzt quer auf dem Sattel (à la Cacolet). — Die beiden Packtaschen eines feldmarschmässig ausgestatteten Pferdes werden jenem um den Leib und zugleich an den vorderen und hinteren Zwiesel gebunden. Sie dienen als Stütze für die beiden Arme. Die Fouragierleine, in welcher zwei Schlingen gemacht werden, wodurch die beiden Arme zu stecken sind, wird wom Nacken aus über die dahin gelegte (leere) Hufeisentasche nach vorne geführt und am Sattelgurt befestigt. Sie dient als Lehne für den Rücken. — Zur grösseren Sicherheit wird ein Riemen vorne und ein anderer hinten an der Säbelkoppel und resp. nach vorne und hinten am Sattelgurt befestigt. — Ein zusammengerollter Mantel dient als Stütze für die Füsse.

8. Der Verwundete sitzt rittlings im Sattel. — Die beiden Packtaschen werden ihm um den Leib gebunden, zur Stütze für die Arme. Ein gerollter Mantel wird ihm in den Rücken gelegt und um's Pferd, wie auch um den hinteren Zwiesel befestigt. An jeder Seite wird er mit einem um den Leib gehenden Riemen an den Sattelgurt geschnallt.

9. Für meine Versuche, um auf einem Kameel Verwundete mit den vorhandenen Gegenständen zu transportiren, stellte mir der bekannte Thierhändler, Herr Hagenbeck in Hamburg, seine eigene Intelligenz, seine erfahrene Dienerschaft und 15 zweihöckerige Kameele zur Disposition. — Ich führe hier ein zweihöckeriges Kameel vor, wie ich es zum

Transport von zwei liegenden oder vier sitzenden Verwundeten ausgestattet habe. — Zwischen die beiden Höcker und vor den vordersten Höcker wird je ein mit einem Riemen fest umschnürter, zusammengerollter Mantel um das Kameel (etwa mit einer Fouragierleine) befestigt. An jeder Seite des Thieres wird eine Gewehr-Rock-Bahre angebracht, indem jedes der vier Gewehre, aus denen die einzelne Bahre besteht, speciell an den Umschnürungs-Riemen der obigen zusammengerollten Mäntel fest gemacht wird. — Der Verwundete, welcher liegt, bekommt einen Mantel etc. unter den Kopf und wird festgebunden. Die sitzenden erhalten als Stütze und Lehne einen Mantel im Rücken und einen anderen unter den Füssen. Sie werden gleichfalls festgebunden.

Medical Director J. M. BROWNE, U. S. Navy, presented a sketch of an **Ambulance Cot** with the following remarks:

This cot was designed by Surgeon Henry M. Wells, U. S. Navy, for the easy and rapid transportation of sick and wounded persons in Hospitals, Prisons, Ambulances, Police Stations, Factories, Steamers, and the Army and Navy.

It is constructed of stout Canvass, with thin hickory slats, (about forty in number, $^5/_8$ of an inch in width and $^1/_4$ of an inch in thickness, thus forming a bottom of spring slats, like a mattrass,) stitched in across the bottom, giving it sufficient stiffness laterally, and permitting it to adapt itself longitudinally, to the form of the patient, rendering the support equable and comfortable.

It is made to accommodate a person six feet in height, its width being two and a half feet, and the sides six inches in height.

It has two poles made of hickory, and without the poles it can be rolled up and carried under the arm, having a weight of ten pounds.

There are five stout Canvass handles on each side for lifting, so arranged that the cot can be carried straight or at *any angle* required by the disability of the patient.

For a person badly wounded, or completely disabled, two men on *each side* should be employed, *each* taking two handles.

As the bottom of the cot adapts itself to the form of the body, it can be inclined to an angle of 45° without the sliding of the patient.

It can be used in the form of a chair and carried by two persons.

It is simple, compact, durable and cheap, and is readily adapted for use (without the stretcher poles) in handling the sick and wounded on narrow and tortuous stairways, ship's ladders, and gangways, in ambulances, hospitals, and wherever the disabled are to be moved.

There is no metal in its construction, and it can be cleaned or scrubbed like a hammock

It is also intended as an Army stretcher and Camp cot.

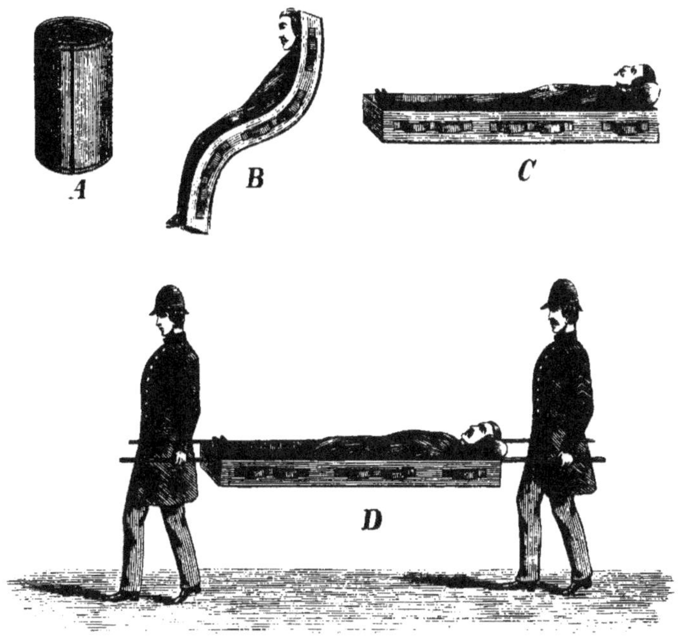

A. Represents the cot rolled up, weight 10 lbs.
B. Showing how a patient can be carried at any angle.
C. Cot without poles.
D. Cot with poles, as Police, and Army Stretcher.

Plusieurs objets appartenant au **matériel de santé danois,** exposés au Palais d'Industrie, furent présentés aux membres pendant la dernière séance de la Section. Le médecin inspecteur général de l'armée, M. SALOMON, présenta à la Section une voiture pour le transport des blessés, construite d'après ses idées et adoptée par l'armée danoise. Elle est destinée à 4 individus grièvement blessés et divisée en deux étages. Ce qui caractérise cette voiture, c'est surtout la manière dont on place les brancards à l'étage supérieur. Cet étage est composé de deux châssis en bois, tendus de toile à voile et occupant chacun une moitié latérale de la voiture. Ces châssis se meuvent séparément au moyen d'un mécanisme spécial (parallélogramme à articulations); chaque châssis est descendu par derrière par un homme jusqu'à la hauteur où l'introduction du brancard avec le blessé peut se faire sans difficulté, après quoi un ou deux hommes remettent facilement tout l'appareil en place et l'y raffermissent au moyen de quelques crochets. L'introduction du brancard sur le châssis est facilitée par l'application de deux pieds à roulettes aux extrémités antérieures des hampes. On charge d'abord l'étage supérieur, ensuite l'inférieur (ɔ: le fond de la voiture, où l'on pousse tout simplement les brancards au moyen de l'appareil à roulettes que nous avons nommé). Le déchargement se fait dans le sens contraire. On se sert pour cette voiture des brancards en usage partout dans l'armée danoise, de sorte que pendant tout le transport le blessé peut rester sur le même brancard où il a été placé dès le commencement. La voiture est en outre munie d'un ventilateur appliqué sur la toiture, d'une sonnerie, d'une petite galerie sur la toiture, afin de pouvoir y placer les sacs des blessés, de supports solides pour leurs fusils dans le fond de la voiture, de compartiments ou magasins pour les appareils de pansement et la caisse à eau, etc., enfin il y a des marchepieds des deux côtés et par derrière pour celui qui accompagne et surveille les blessés. — Après la présentation, des essais de chargement et de déchargement furent faits, sous la direction de M. le médecin aide-major Dr. HEMPEL, avec des blessés simulés.

Ensuite le médecin inspecteur. M. le docteur SALOMON, présenta, avec une courte explication, les cantines médicales des bataillons, les sacs et les sacoches d'ambulance, les gibernes pour pansements, les boîtes d'instruments nouvellement approuvées, dont tous les instruments en acier sont nickelés, autant que possible, munis de manches de métal et placés dans les boîtes dans des couches en bois. Il fit une mention spéciale de quelques instruments, tels que les attelles en tôle rectangulaires, munies de jointures sur les côtés courts, de sorte que l'on peut les accrocher les unes aux autres et leur donner de cette façon une longueur considérable. — Le médecin-major Dr. LAUB présenta alors un appareil de sa construction pour soulever les malades dans leurs lits ou autres couches (afin de les panser ou de leur faire changer de place). Nous donnons plus bas la description et un dessin de cet appareil.

Le médecin-major Dr. MÖLLER présenta un modèle de fourgon d'ambulance destiné à l'armée danoise. Deux de ces voitures s'accouplent et sont construites de façon à pouvoir contenir le matériel nécessaire à une ambulance de brigade, laquelle correspond environ à la moitié d'un »Sanitätsdetachement« prussien. Cette voiture est attelée de deux chevaux et construite sur le même principe que le »Sanitätswagen« prussien. Elle a la forme d'une grande caisse, divisée en plusieurs compartiments munis d'étagères et fermés par des portes (comme des armoires); ces compartiments se trouvent des deux côtés d'une paroi traversant en long le milieu de la voiture et dans la partie postérieure de celle-ci. Du dehors, on place sur les étagères les caisses contenant les matériaux de pansement, les objets nécessaires et les appareils d'opérations et de pansement, les boîtes aux instruments de chirurgie, les vivres: vin, café, sucre, extrait de viande, etc., et les ustensiles nécessaires pour leur préparation. Sur le devant se trouve un réservoir d'eau, tandis que les verres et les fioles à médicaments ont leur place dans la partie intérieure des deux battants des portes de derrière. Lorsqu'on ouvre celles-ci, on peut les mettre à couvert au moyen d'une sorte de toit que l'on forme en rabaissant une trappe qui se trouve sur la voiture. Une autre trappe située plus bas forme comme une table et met l'expéditeur à même de distribuer les médicaments qui se trouvent dans la partie intérieure des portes, et de ranger les instruments placés sur les tablettes postérieures de la voiture, sans avoir à craindre le vent ni la pluie. Les caisses que l'on place sur les tablettes des compartiments latéraux et postérieurs de la voiture, sont, d'après leur contenu, assez lourdes, mais elles sont faciles à pousser dans la voiture et à en retirer au moyen de bandes en acier appliquées sous le fond des caisses, lesquelles glissent sur des rails de laiton, enduits d'huile, dans le fond des compartiments. On transporte encore, dans les deux voitures, quelques brancards, de la literie (coutils de matelas à rembourrer avec de la paille, couvertures de laine, chemises) pour 10 blessés et une tente facile et prompte à dresser, de forme cube et ayant la place suffisante pour une table d'opération et les médecins opérateurs, ainsi que pour quelques couches.

Le matériel de santé de la Marine fut présenté par le médecin inspecteur de la Marine M. le docteur HORNEMANN, assisté par MM. le médecin-major Dr. BERG et l'aide-major Dr. MORTENSEN. La Marine avait exposé:

1° Une caisse d'instruments (en acajou) où sont réunis tous les instruments de chirurgie nécessaires. Les instruments sont placés dans des rainures faites dans des plaques d'acajou sans garniture, ce qui s'est montré le plus pratique pour leur conservation.

2° Un sac d'ambulance, renfermant tout ce que prescrivent les règlements et destiné aux compagnies de débarquement.

3° Une petite caisse de pansement, contenant les objets de pansement les plus nécessaires et quelques médicaments, destinée aux chaloupes canonnières et aux bateaux torpilleurs où il n'y a pas de médecin.

4° Une civière (civière Miller modifiée) pour le hissement et la descente des malades et des blessés.

Enfin furent présentées les tentes et baraques transportables du système Döcker construites par la maison Christoph & Unmack. Elles sont formées de châssis en bois, tendus d'un carton-feutre imperméable spécial, avec un plancher de bois. Elles se sont montrées confortables et étanches en temps de pluie et de vent, et moins chaudes au soleil que les tentes en toile. On les place et déplace très vite et elles prennent, quand elles sont emballées, relativement peu de place, de sorte qu'elles se transportent facilement sur des voitures. Elles sont bâties ou comme tentes à un compartiment, pour les soldats (10 ou 12 hommes par tente), ou comme baraques, plus grandes et divisées en compartiments, destinées à être employées comme lazarets. Elles sont alors munies de doubles parois, séparées par un petit espace d'air. La paroi extérieure est imperméable, l'intérieure est rendue incombustible. Elles sont ensuite munies d'un »reiterdach« pour la ventilation, de fours à ventilation, de petits compartiments spéciaux pour l'infirmier, pour la tisanerie, pour les bains (on se sert aussi de tentes spéciales pour cet usage) et d'un cabinet d'aisances. Ces baraques peuvent se faire assez grandes pour contenir 8, 10, 20 à 25 lits, avec 13 jusqu'à 15 mètres cubes par lit.

Appareil pour soulever les malades. (Dr. LAUB, de Copenhague.) Comme le montrent les dessins ci-joints, l'appareil se compose d'un certain nombre de bandes de toile, en général 5, que l'on introduit sous le malade pendant qu'il est couché, et de deux barres, qu'après l'application des bandes on fait passer à travers des boutonnières que l'on trouve aux extrémités de celles-ci. Tout l'appareil forme donc une sorte de brancard.

Les bandes, fig. III, sont de toile double et très forte, que l'on peut matelasser avec de la ouate en-dedans des boutonnières pour rendre la couche plus molle; on peut les laver et désinfecter à loisir. Elles ont 0,17 m. de large; la longueur de celles qui sont représentées dans le dessin est de 1,08 m. Les boutonnières sont appliquées deux à deux à une distance convenable en-dedans du bout de la bande. Elles doivent être bordées de rubans ou soigneusement cousues pour les empêcher de se déchirer. A un des bouts de la bande, on trouve encore une couple de boutonnières appliquées un peu en dedans des extérieures, afin de pouvoir racourcir une seule bande par exemple, comme dans la planche pour la tête ou pour l'une des extrémités inférieures, quand on désire dégager l'autre.

Les barres dans la planche sont de bâtons de frêne ronds, de 2,5 m. de longueur. Pendant la guerre, on peut se servir, faute de mieux, des barres d'un brancard.

Dans la planche, les barres sont appliquées de la façon qui en général serait la plus convenable, c'est-à-dire l'une sous la tête (les barres sont ici introduites dans la série intérieure de boutonnières; on peut aussi passer la bande sous l'oreiller du malade, dans ce dernier cas les boutonnières extérieures seraient en général les plus applicables), une bande est passée sous les épaules, les deux suivantes sous la partie supérieure et inférieure du bassin et la cinquième sous les mollets. En faisant l'application des bandes, il faut naturellement avoir soin que le malade repose sur le milieu de la bande.

On fait entrer les barres du côté des pieds. Il est facile de voir que le meilleur support, c'est-à-dire le plus large, s'obtient en commençant l'introduction du côté extérieur de la bande. Si l'on veut avoir plus de place en un endroit, on fait le contraire. La planche nous montre toutes les bandes appliquées de la manière que nous avons décrite la première, à l'exception de celle du milieu, supportant le bord supérieur du bassin. Dans la fig. II, où l'on a supposé un abcès de la région iliaque, elle est retroussée de telle sorte, qu'elle n'a, à peu près, que la moitié de sa largeur, tandis que les bouts en sont poussés par en bas le long de la barre, tout près de la bande en-dessous. De cette manière, on a obtenu une place bien suffisante pour le pansement.

Deux hommes, se tenant chacun de son côté de la couche du malade, l'en soulèvent avec facilité; mais en général, il sera nécessaire d'en avoir trois, comme dans la planche, deux à la tête, un aux pieds. Les deux premiers s'appliquent la barre sur l'épaule extérieure et en même temps l'un d'eux place son coude contre l'épaule de l'autre, afin de garder la distance convenable.

Le premier appareil de cette sorte fut improvisé en 1869, d'après les indications du rapporteur, d'un drap de lit et en une couple d'heures, dans une maison particulière. Il a été décrit, avec des modifications de peu d'importance et qui plus tard ont été abandonnées, dans le Hospitalstidende« de 1873 p. 155. En 1884, il a été admis dans le matériel des lazarets de l'armée danoise.

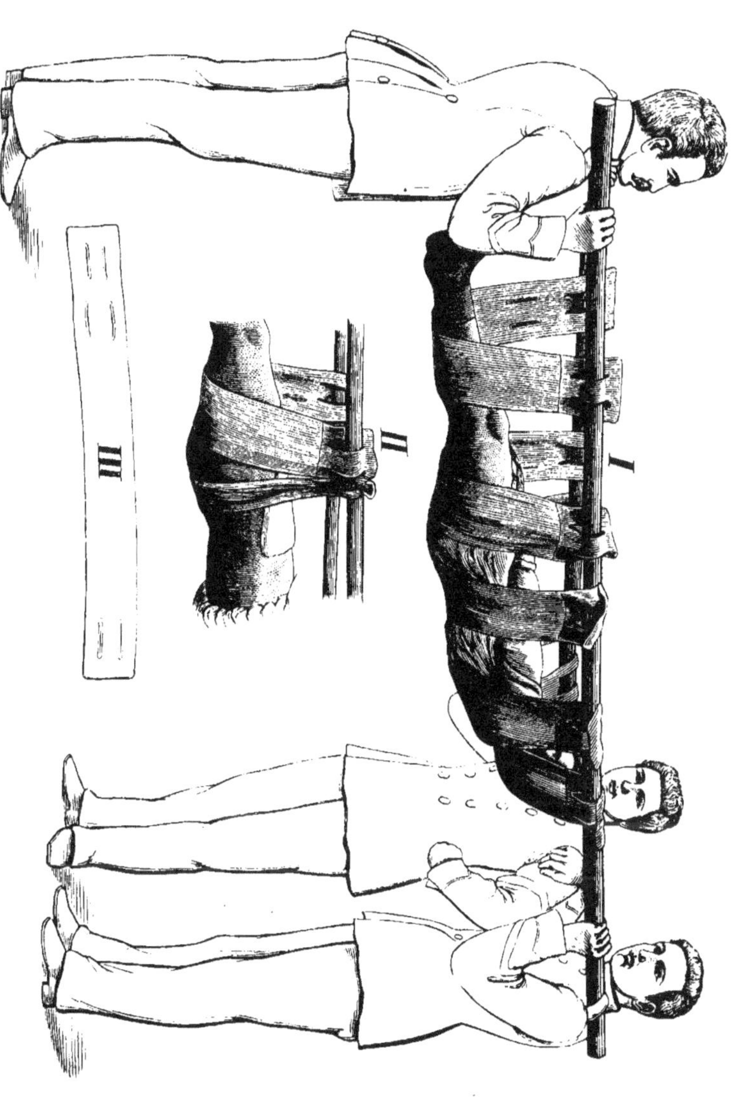
I
II
III

Les démonstrations finies, la section de médecine militaire termina ses séances, après que M. le docteur COLAN eut prononcé les paroles suivantes:

M. le président Dr. SALOMON!

It is with much pleasure that I have the honour on the part of the gentlemen attending the Section of Military medicine, to return you our sincere thanks for the kind and courteous manner in which you have presided over us, as well as at the splendid dinner given by the officers of the Section. While giving thanks in particular to you sir, our able and courteous secretary Dr. Laub, and all the gentlemen in the Committee of the Section, I would wish also to return thanks to the King of Denmark for his magnificent hospitality and courtesy which was also attended to us by her most gracious Majesty the Queen, the King and Queen of the Hellens, and the Crown prince and princess. I should wish also to include all the doctors of Denmark who supported the Congress, the Guild or Corporation of Copenhagen and the citizens in general. Their kindness and hospitality has been unbounded and carried out in every way beyond our utmost expectation. To entertain about 2000 medical men and their ladies has been a heavy task, but it has been done, well done and splendidly done, and we thank the King and his people for so doing. We foreigners leave Copenhagen with feelings of deep gratitude to the President (Prof. Panum) of the Congress and all concerned in it. May you all prosper.

www.ingramcontent.com/pod-product-compliance
Lightning Source LLC
LaVergne TN
LVHW010122230826
846091LV00001BA/113

* 9 7 8 2 3 2 9 3 4 4 3 4 8 *